# 实用小儿外科学

上册

张金哲　潘少川　黄澄如　主　编

浙江科学技术出版社

图书在版编目(CIP)数据

实用小儿外科学/张金哲,潘少川,黄澄如主编.
杭州:浙江科学技术出版社,2003.12
ISBN 7-5341-1816-6

Ⅰ.实… Ⅱ.①张…②潘…③黄… Ⅲ.儿科学:
外科学 Ⅳ.R726
中国版本图书馆CIP数据核字(2003)第108502号

# 实用小儿外科学

张金哲　潘少川　黄澄如　主编

**责任编辑**／宋　东　孙秀丽
**封面设计**／孙　菁

| | |
|---|---|
| 出　　版 | ／浙江科学技术出版社 |
| 地　　址 | ／浙江杭州市体育场路347号 |
| 邮　　编 | ／310006 |
| 印　　刷 | ／杭州富春印务有限公司 |
| 发　　行 | ／浙江省新华书店 |
| 开　　本 | ／880×1230　1/16 |
| 印　　张 | ／91 |
| 插　　页 | ／3 |
| 字　　数 | ／2 412 000 |
| 版　　次 | ／2003年12月第1版 |
| 印　　次 | ／2003年12月第1次印刷 |
| 定　　价 | ／320.00元 |
| 书　　号 | ／ISBN 7-5341-1816-6/R·345 |

版权所有　翻印必究

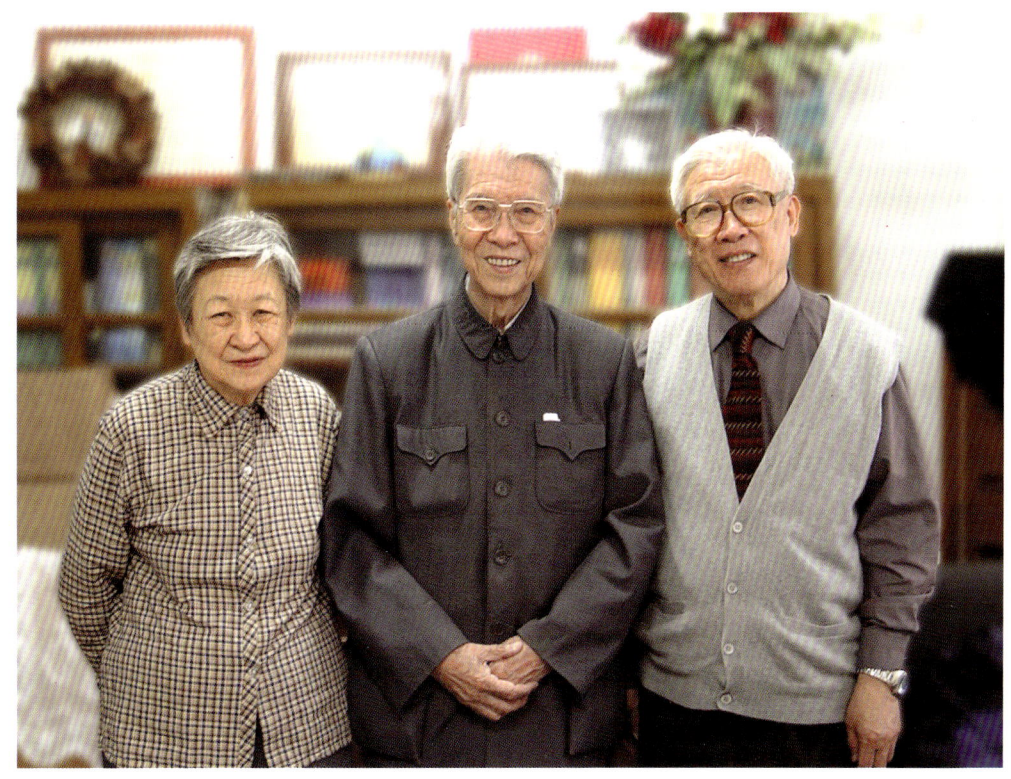

黄澄如　　　　　张金哲　　　　　潘少川

## 主 编 简 介

黄澄如　1926年生。1950年毕业于北京大学医学院（现北京大学医学部）医疗系。现任首都医科大学附属北京儿童医院小儿外科教授，泌尿外科主任医师，硕士研究生导师；《中华小儿外科杂志》编委、《中华泌尿外科杂志》编委、英国小儿外科学会会员。曾参加11本有关小儿泌尿外科内容的著作编写，如：《诸福棠实用儿科学》、《黄家驷外科学》及吴阶平主编的《泌尿外科学》等，并主编国内第一本《小儿泌尿外科学》（1996）。在国内外发表论文69篇。多次获北京市和卫生局科技进步奖，有丰富的诊治经验及独到见解。

张金哲　1920年生。中国小儿外科创始人，首都医科大学小儿外科教授，博士生导师，中国工程院院士，首都医科大学附属北京儿童医院特级专家。中华小儿外科学会第一任主任委员，并连任名誉主委。曾任亚洲小儿外科学会常务理事10年，太平洋小儿外科学会荣誉会员及地区主席。专业擅长为小儿施行手术，有不少技术创造与革新，如张氏钳（先天性巨结肠手术）、张氏瓣（胆道防反流手术）、张氏膜（肛门直肠手术）等均被国内外引用与推崇。著书30部，论文150篇。

潘少川　1926年生。1951年毕业于北京大学医学院（现北京大学医学部）六年制医疗系，1959年后专攻小儿骨科。1980年5月率先开展了小儿脊柱侧弯和后突的器械矫正。1990～1994年为北美小儿矫形外科学会会员，亚洲小儿外科学会终身会员。1990～1998年当选为中华医学会小儿外科学会主任委员。现任首都医科大学小儿骨科教授。先后发表论文80余篇。主编了国内首部《小儿矫形外科学》、《小儿外科手术学》和《实用小儿骨科学》，并参加其他15部骨科、儿科学的部分章节的编写。多次获北京市和卫生局科技进步奖，为北京市有突出贡献的专家。

## 主 编 寄 语

《实用小儿外科学》一书从编写到付印，历经6年，由于编写工程浩大，期间出现了许多意想不到的困难。来自全国各地的百余名编著者皆为各地儿科骨干，工作繁忙，但他们都非常认真地对待，精心编写，反复修改，全书近千幅插图中许多都为作者的原创，对准确、细致地介绍手术起了重要的作用。这期间的许多工作都需要认真、仔细，一丝不苟才能完成。各位编者和出版社编辑所付出的辛勤劳动，保证了本书以最新最全的面貌问世。对此，我们深感欣慰，藉此向全体编著者致谢。

该书内容囊括了小儿外科学的各个亚专业和有关专科领域。之所以能实现这一愿望，是和各地医科大学、儿童医院同道的齐心协力分不开的。许多专业，如小儿神经外科邀请了国内最知名的首都医科大学附属北京天坛医院的专家编写，眼科和耳鼻喉科邀请了首都医科大学附属北京同仁医院的专家编著。这些内容来自作者们多年的专科实践经验，在理论和技术方面代表了目前国内的最高水平。相信本书会对专职小儿外科医师起到较为重要的参考作用，同时也希望对小儿内科和成人外科的同道有所裨益。

# 《实用小儿外科学》编委会

**主　　编**　张金哲　潘少川　黄澄如

**编　　委**　（按姓氏笔画排列）

　　　　　　王景昭　王燕霞　冯中一　刘贵麟　江泽熙
　　　　　　李仲智　李振东　吴守义　谷兴琳　张金哲
　　　　　　金百祥　赵亚度　柳端今　施诚仁　陶文芳
　　　　　　黄澄如　童尔昌　潘少川

**作者名单**　（按姓氏笔画排列）

丁素琴/华中科技大学医学院附属同济医院麻醉科
于　明/中国医科大学附属第二医院儿外科
于凤章/首都医科大学附属北京儿童医院外科
马自成/华中科技大学医学院附属同济医院麻醉科
马松立/河北省唐山市第二医院骨科
马承宣/中国人民解放军总医院儿外科
马振宇/首都医科大学附属北京天坛医院神经外科
马瑞雪/中国医科大学附属第二医院儿外科
王　军/首都医科大学附属北京同仁医院眼科
王　果/华中科技大学医学院附属同济医院外科
王汉林/河北医科大学附属第三医院儿科
王永禄/北京大学第一医院儿外科
王学文/西安市儿童医院外科
王建伟/山东大学医学院附属医院儿外科
王承武/北京积水潭医院小儿骨科
王练英/中国医科大学附属第二医院儿外科

王荣光/首都医科大学附属北京同仁医院眼科
王继孟/山东省立医院骨科
王维林/中国医科大学附属第二医院儿外科
王景昭/首都医科大学附属北京同仁医院眼科
王慧贞/中国医科大学附属第二医院儿外科
王德中/青海省儿童医院外科
王燕霞/首都医科大学附属北京儿童医院外科
邓京城/首都医科大学附属北京儿童医院外科
卢　炜/首都医科大学附属北京同仁医院眼科
叶　辉/首都儿科研究所附属儿童医院外科
叶祖萍/天津市儿童医院外科
田玉科/华中科技大学医学院附属同济医院儿外科
白继武/首都医科大学附属北京儿童医院外科
包国强/天津市儿童医院外科
冯中一/首都医科大学附属北京口腔医院颌面外科
冯家钧/哈尔滨医科大学附属第二医院外科

吉士俊/中国医科大学附属第二医院儿外科
吕　岚/首都医科大学附属北京同仁医院眼科
朱宣智/首都医科大学附属北京同仁医院耳鼻喉科
朱锦祥/苏州大学附属儿童医院外科
任　振/南京市儿童医院外科
刘　磊/首都医科大学附属北京同仁医院眼科
刘文英/四川大学华西医院儿外科
刘正全/重庆医科大学附属儿童医院外科
刘尚礼/中山大学附属第二医院骨科
刘贵麟/中国人民解放军总医院儿科
刘润玑/山东省立医院儿外科
江启俊/哈尔滨医科大学附属第三医院外科
江泽熙/武汉市儿童医院外科
安裕志/首都医科大学附属北京同仁医院眼科
许瑞江/中国人民解放军总医院儿外科
孙　宁/首都医科大学附属北京儿童医院外科
孙　琳/首都医科大学附属北京儿童医院外科
孙文榕/天津市儿童医院儿外科
孙晓毅/华中科技大学医学院附属同济医院儿外科
杜晓杰/天津市儿童医院外科
李　正/中国医科大学附属第二医院儿外科
李世忠/四川省成都市儿童医院外科
李冬梅/首都医科大学附属北京同仁医院眼科
李仲智/首都医科大学附属北京儿童医院外科
李金良/山东大学医学院附属第二医院儿外科
李宗凯/天津市儿童医院外科
李承鑫/首都医科大学附属北京儿童医院外科
李昭铸/哈尔滨医科大学附属第二医院儿外科
李恭才/西安交通大学第二附属医院儿外科
李桂生/中山大学附属第一医院儿外科
李振东/河北医科大学附属第二医院儿外科
李晓峰/首都医科大学附属北京儿童医院外科
李健仁/天津市儿童医院外科
李崇理/山西医科大学第一医院儿外科
李德泽/首都医科大学附属北京天坛医院神经外科
杨启政/郑州大学第三附属医院儿外科
杨明浩/天津市儿童医院外科

吴　晓/首都医科大学附属北京同仁医院眼科
吴文波/江西省儿童医院外科
吴守义/上海第二医科大学附属新华医院小儿骨科
吴荣德/山东省立医院外科
何永奇/首都医科大学附属北京同仁医院眼科
谷兴琳/南京医科大学附属儿童医院外科
谷继卿/天津市儿童医院外科
邹大卫/江西省儿童医院外科
邹留河/首都医科大学附属北京同仁医院眼科
汪启筹/上海第二医科大学附属新华医院儿外科
张　源/青海省儿童医院外科
张凤翔/河北医科大学附属第二医院外科
张文同/山东大学医学院附属医院儿外科
张文瑛/福建省立医院外科
张传汉/华中科技大学医学院附属同济医院麻醉科
张金哲/首都医科大学附属北京儿童医院外科
张学军/首都医科大学附属北京儿童医院外科
张学衡/山东大学医学院附属医院儿外科
张建立/北京积水潭医院小儿骨科
张咸伟/华中科技大学医学院附属同济医院麻醉科
张锡庆/苏州大学附属儿童医院外科
张潍平/首都医科大学附属北京儿童医院外科
陆　进/首都医科大学附属北京儿童医院外科
陈文龙/重庆医科大学附属儿童医院外科
陈永卫/首都医科大学附属北京儿童医院外科
陈幼容/首都医科大学附属北京儿童医院外科
陈自敏/广西医学院附属医院外科
陈雨历/山东大学医学院附属医院儿外科
陈学军/首都医科大学附属北京同仁医院耳鼻喉科
陈展硕/中南大学湘雅医院外科
陈博渊/山西省儿童医院外科
林振福/河北医科大学附属第三医院儿科
罗世琪/首都医科大学附属北京天坛医院神经外科
罗爱林/华中科技大学医学院附属同济医院麻醉科
季海萍/山东省立医院外科
金士翱/华中科技大学医学院附属同济医院麻醉科
金百祥/复旦大学附属儿科医院外科

周　红/首都医科大学附属北京儿童医院外科
周　兵/首都医科大学附属北京同仁医院耳鼻喉科
周永德/中国医科大学附属第二医院儿外科
庞秀琴/首都医科大学附属北京同仁医院眼科
郑训淮/安徽省六安地区人民医院外科
房志勤/天津市儿童医院外科
赵　颖/首都医科大学附属北京同仁医院眼科
赵亚度/首都医科大学附属北京天坛医院神经外科
赵国贵/中国医科大学附属第二医院儿外科
赵晓山/河北省唐山市第二医院骨科
赵燕玲/首都医科大学附属北京同仁医院耳鼻喉科
胡士敏/首都医科大学附属北京同仁医院眼科
胡延泽/四川大学华西医院儿外科
胡银莲/天津市儿童医院外科
柯金清/福建省立医院外科
柳端今/首都医科大学附属北京同仁医院耳鼻喉科
段体德/昆明医学院第一附属医院儿外科
侯　英/中国医科大学附属第二医院儿外科
施玉英/首都医科大学附属北京同仁医院眼科
施诚仁/上海第二医科大学附属新华医院儿外科
姜　娟/首都医科大学附属北京儿童医院外科
贺延儒/首都医科大学附属北京儿童医院外科
袁继炎/华中科技大学医学院附属同济医院儿外科
贾和庚/首都医科大学附属北京儿童医院外科
贾胜琴/天津市儿童医院外科
夏熔圻/南京市儿童医院外科
钱雪丽/北京大学第一医院儿外科
徐　林/北京中医药大学附属东直门医院骨科中心
徐　泉/西安交通大学第二附属医院儿外科
徐本源/江西省儿童医院外科
徐尚恩/郑州大学第三附属医院儿外科

徐新六/华中科技大学医学院附属同济医院儿外科
栾梅香/新疆医学院第一附属医院外科
高　玲/首都医科大学附属北京儿童医院外科
高文忠/天津市儿童医院外科
高国庆/首都医科大学附属北京儿童医院外科
高解春/复旦大学附属儿科医院外科
郭志平/天津市儿童医院外科
郭志和/首都医科大学附属北京儿童医院外科
郭宗远/山东省立医院外科
陶文芳/哈尔滨医科大学附属第一医院儿外科
黄澄如/首都医科大学附属北京儿童医院外科
黄耀添/西安西京医院儿外科
龚以榜/重庆医科大学附属儿童医院外科
章菊明/江西省儿童医院外科
梁　栋/北京积水潭医院小儿骨科
梁廷臣/首都儿科研究所附属儿童医院外科
梁若馨/首都医科大学附属北京儿童医院外科
彭明惺/四川大学华西医院儿外科
董冬生/首都医科大学附属北京同仁医院眼科
董志行/山东大学医学院附属医院儿外科
葛琳娟/复旦大学附属儿科医院外科
韩培彦/首都医科大学附属北京友谊医院口腔科
韩福友/哈尔滨医科大学附属第二医院儿外科
童尔昌/华中科技大学医学院附属同济医院外科
谢家伦/中山大学第一附属医院儿外科
褚先秋/遵义医学院附属医院外科
潘少川/首都医科大学附属北京儿童医院外科
戴海江/首都医科大学附属北京同仁医院耳鼻喉科
戴祥麒/天津医院小儿骨科
魏明发/华中科技大学医学院附属同济医院儿外科

**主编助理**　孙　琳

# 序

早在新中国成立之初,我在北大医院外科的同事张金哲医师就建立了一个崭新的专业——小儿外科。从无到有,虽然规模很小,但已有了专业的病床、专业门诊和适于小儿的手术工作,使当时小儿外科疾病的治愈率明显提高,在轮转的年轻医师中普及小儿外科常见病知识方面也起了一定的作用。1955年新建的北京儿童医院落成后,小儿外科迁入新院,有了迅速发展的条件。与此同时,全国各大城市均有一批专家开展了小儿外科工作,使我国小儿外科事业蓬勃发展。而北京儿童医院小儿外科的发展可能是全国小儿外科发展的缩影,半个世纪的耕耘有了瞩目的成就。今天,由张金哲院士和潘少川、黄澄如两位教授主编,组织全国几十位小儿外科专家,以其丰富的临床经验为基础,编写了《实用小儿外科学》,正是人们期待已久符合"三个代表"的大好事。

建国初期,我与张金哲医师共事多年,对他的敬业精神、科学技术根底、治学态度与写作能力颇有了解。近年来,因忙于各自工作,疏于联系,但他的突出成绩时有所闻。当选为中国工程院院士及荣获国际小儿外科金奖,足以说明他团结全国同道共同在中国小儿外科所做的成绩已在国内科学界及国际同道中得到了肯定。

本书由张金哲主持组织全国著名小儿外科专家编写,把这一代的小儿外科经验与成就记录下来,对今后小儿外科的继续发展必有所启发与借鉴。本书即将付印,邀我作序,颇感荣幸。这是一代学科创始人的毕生贡献。我虽未睹全部内容也能肯定本书的价值,衷心为之祝贺。并祝我国小儿外科事业在新世纪中新人辈出,与时俱进,更有突出发展与成就。

吴阶平

**2003 年 11 月**

# 前　言

近半个世纪，我们经历了临床医学的空前变化，除了医学理论和技术的发展外，诸多电子仪器和计算机在医学界的广泛应用，特别是近来微创外科的开展，对小儿外科的发展提供了多种新手段。

1997年经中华医学会小儿外科分会常委们研究，考虑到全国小儿外科专业发展的需要，同时为及早总结老一辈专家的经验并进一步促进全国各有关的亚专业交流，吸收国际同行的新理论、新疗法，建议编写一部较为系统的《实用小儿外科学》。这个建议经过酝酿得到了大家的积极响应，也得到了有关领导的大力支持。虽因种种原因拖延了出版时日，但几经充实内容，仍不失为小儿外科范围内，包括循环、呼吸、消化、神经、五官、泌尿及运动各系统较为全面的著作。

从《实用小儿外科学》的内容可看出，该书涉及以小儿为服务对象的各个外科系统的工作范围，同时也反映了一些非外科专业，如影像学和物理诊断科室的工作经验。全书实现了编写计划的初衷，包含了国内外前辈的工作基础，又广泛收集了近年来的新理论、治疗原则和具体方法。

全书理论与实际并重，反映我国小儿外科各个领域日益成熟。同时也可看出，不少疾病的治疗效果仍难尽如人意，有的病种还难以治愈。这也是我们临床和科研工作的努力方向。

当前很多病人都在推敲我们所作的治疗决定是否正确。他们都在探讨我们手术的时间、技巧和疗效如何？病人对病因和遗传因素也非常关心，越来越多的家属从网上寻找疾病的有关知识。这些既是一种压力，同时更是一种让我们努力工作的动力。

愿本书能协助小儿外科专业医师及有关的临床工作者解决医疗工作中的实际问题。同时也希望今后有更多的小儿外科医师继往开来，与时俱进，努力创新，用现代高科技经验不断充实本书的内容，使之日臻完善。

张金哲　潘少川　黄澄如
2003年12月

# 目 录

## 上册

### 第一章 总 论 ·········· 1
#### 第一节 小儿外科的基本概念 ·········· 1
一、小儿外科的范围与内容 ·········· 1
二、小儿外科的历史与发展 ·········· 5
三、小儿手术特点 ·········· 13
四、小儿外科的基本问题 ·········· 17
#### 第二节 小儿麻醉 ·········· 20
一、概述 ·········· 20
二、小儿椎管内阻滞麻醉 ·········· 20
三、全身麻醉 ·········· 23
四、小儿围手术期监测 ·········· 27
五、小儿麻醉器械与装置 ·········· 29
六、特殊病种的小儿麻醉原则 ·········· 32
七、小儿围手术期的液体疗法 ·········· 37
八、小儿麻醉并发症 ·········· 43
九、小儿术后护理 ·········· 45
#### 第三节 术后特殊护理 ·········· 47
一、卧床体位 ·········· 47
二、静脉滴注 ·········· 47
三、引流管 ·········· 48
四、伤口 ·········· 48
五、石膏牵引 ·········· 48
#### 第四节 创伤、烧伤与休克 ·········· 49
一、创伤 ·········· 49
二、烧伤 ·········· 52
三、休克 ·········· 56
#### 第五节 软组织感染 ·········· 59

| 一、概述 | 59 |
|---|---|
| 二、新生儿皮下坏疽 | 61 |
| 三、新生儿脐炎 | 63 |
| 四、新生儿乳腺炎 | 64 |
| 五、新生儿、婴幼儿上颌骨骨髓炎 | 65 |
| 六、疖 | 67 |
| 七、急性淋巴管炎、急性淋巴结炎 | 67 |
| 八、丹毒 | 68 |
| 九、蜂窝织炎 | 70 |
| 十、急性坏死性筋膜炎 | 72 |
| 十一、髂窝淋巴结炎与髂窝脓肿 | 73 |

### 第六节 畸形与遗传 ........75
| 一、胚胎 | 75 |
|---|---|
| 二、遗传 | 79 |
| 三、畸形 | 81 |
| 四、广泛畸形 | 85 |
| 五、联体双胎 | 87 |

### 第七节 小儿实体肿瘤与血管瘤 ........90
| 一、实体肿瘤 | 90 |
|---|---|
| 二、血管瘤 | 116 |

### 第八节 小儿影像介入技术与内镜外科 ........138
| 一、介入性超声学在小儿外科的应用 | 139 |
|---|---|
| 二、经内镜逆行胰胆管造影术 | 141 |
| 三、腹腔镜在小儿外科的应用 | 143 |

### 第九节 小儿外科伦理学与社会学 ........147
| 一、我国现代儿科的社会特点 | 147 |
|---|---|
| 二、小儿外科工作的道德要求 | 148 |
| 三、教学、科研、临床工作中的医德要求 | 152 |

## 第二章 头颈部疾病 ........155
### 第一节 眼及附属器疾病 ........155
| 一、眼的解剖与生理 | 155 |
|---|---|
| 二、眼睑先天性异常 | 165 |
| 三、泪器病及角膜病 | 173 |
| 四、先天性青光眼 | 189 |
| 五、先天性白内障及晶状体异常 | 196 |
| 六、眼外伤 | 208 |
| 七、斜视 | 217 |

八、眼内肿瘤 ……………………………………………………………………………………… 226
　　九、眼眶肿瘤 ……………………………………………………………………………………… 232
第二节　耳部疾病 ………………………………………………………………………………………… 240
　　一、耳的胚胎发育 ………………………………………………………………………………… 240
　　二、小儿耳颞部的临床解剖 ……………………………………………………………………… 241
　　三、外耳先天性畸形 ……………………………………………………………………………… 245
　　四、急性化脓性中耳炎及乳突炎 ………………………………………………………………… 246
第三节　鼻部疾病 ………………………………………………………………………………………… 249
　　一、鼻及鼻旁窦的发生与发育 …………………………………………………………………… 249
　　二、鼻畸形 ………………………………………………………………………………………… 250
　　三、颜面外伤 ……………………………………………………………………………………… 253
　　四、鼻旁窦炎与鼻内镜鼻旁窦手术 ……………………………………………………………… 254
第四节　扁桃体炎症及肥大 ……………………………………………………………………………… 258
　　一、咽扁桃体炎症及肥大 ………………………………………………………………………… 258
　　二、腭扁桃体炎症及肥大 ………………………………………………………………………… 262
第五节　气管切开术 ……………………………………………………………………………………… 269
第六节　唇裂与腭裂 ……………………………………………………………………………………… 278
第七节　口腔颌面部疾病 ………………………………………………………………………………… 289
　　一、损伤 …………………………………………………………………………………………… 289
　　二、感染 …………………………………………………………………………………………… 299
　　三、颞下颌关节疾病 ……………………………………………………………………………… 304
　　四、血管瘤 ………………………………………………………………………………………… 307
　　五、囊肿 …………………………………………………………………………………………… 310
　　六、良性肿瘤及瘤样病变 ………………………………………………………………………… 313
　　七、恶性肿瘤 ……………………………………………………………………………………… 317
第八节　颈部淋巴结疾病 ………………………………………………………………………………… 320
第九节　甲状腺与甲状旁腺疾病 ………………………………………………………………………… 326
　　一、概述 …………………………………………………………………………………………… 326
　　二、单纯性甲状腺肿 ……………………………………………………………………………… 329
　　三、甲状腺功能亢进症 …………………………………………………………………………… 331
　　四、甲状腺功能减退症 …………………………………………………………………………… 334
　　五、甲状腺炎 ……………………………………………………………………………………… 336
　　六、甲状腺肿瘤 …………………………………………………………………………………… 338
　　七、甲状腺其他疾病 ……………………………………………………………………………… 340
　　八、甲状旁腺疾病 ………………………………………………………………………………… 342
第十节　水囊瘤 …………………………………………………………………………………………… 345
第十一节　鳃裂囊肿和瘘管 ……………………………………………………………………………… 348

| 一、鳃裂囊肿和瘘管的胚胎形成 | 348 |
| 二、鳃裂囊肿和瘘管 | 349 |
| 三、甲状舌管囊肿 | 352 |

## 第三章 胸部疾病 ... 357

### 第一节 乳腺疾病 ... 357
- 一、乳腺的发生与发育 ... 357
- 二、乳房的先天性畸形 ... 358
- 三、儿童期乳房肥大症 ... 358
- 四、急性乳房炎 ... 359
- 五、乳房纤维腺瘤 ... 360

### 第二节 胸壁畸形 ... 361
- 一、漏斗胸 ... 361
- 二、鸡胸 ... 365
- 三、叉状肋 ... 368
- 四、肋骨缺如 ... 368
- 五、胸骨裂 ... 369
- 六、波伦综合征 ... 369

### 第三节 先天性膈疝 ... 369
- 附：胸骨后疝 ... 374

### 第四节 食管疾病 ... 374
- 一、先天性食管闭锁和气管-食管瘘 ... 374
- 附：单纯气管-食管瘘（第Ⅴ型） ... 378
- 二、食管憩室 ... 379
- 三、食管狭窄 ... 380
- 四、小儿胃食管反流 ... 381
- 五、食管裂孔疝 ... 387

### 第五节 纵隔肿瘤及囊肿 ... 391
- 一、概述 ... 391
- 二、神经源性肿瘤 ... 394
- 三、先天性食管囊肿 ... 395
- 四、畸胎类瘤 ... 396
- 五、淋巴管瘤 ... 397
- 六、支气管囊肿 ... 397
- 七、胸腺瘤与胸腺囊肿 ... 398
- 八、脂肪瘤 ... 398

### 第六节 呼吸道先天性疾病 ... 399
- 一、肺不发育与肺发育不全 ... 399

二、新生儿呼吸窘迫综合征的胸部外科急症 ……………………………………………………… 399
三、肺动静脉瘘 …………………………………………………………………………………… 400
四、先天性肺囊肿 ………………………………………………………………………………… 400
五、乳糜胸 ………………………………………………………………………………………… 402

### 第七节 肺感染性疾病 …………………………………………………………………………… 403
一、肺炎与脓胸 …………………………………………………………………………………… 403
二、支气管扩张 …………………………………………………………………………………… 406
三、肺结核 ………………………………………………………………………………………… 410
四、球孢子菌病 …………………………………………………………………………………… 413

### 第八节 肺肿瘤 ……………………………………………………………………………………… 415
一、错构瘤 ………………………………………………………………………………………… 415
二、支气管平滑肌瘤 ……………………………………………………………………………… 415
三、支气管腺瘤 …………………………………………………………………………………… 416
四、肺癌 …………………………………………………………………………………………… 416
五、肺转移性肿瘤 ………………………………………………………………………………… 417

### 第九节 动脉畸形 …………………………………………………………………………………… 418
一、动脉导管未闭 ………………………………………………………………………………… 418
二、血管环 ………………………………………………………………………………………… 420
三、主动脉弓中断 ………………………………………………………………………………… 423
四、主-肺动脉瘘 …………………………………………………………………………………… 427
五、左冠状动脉起源于肺动脉 …………………………………………………………………… 428
六、先天性冠状动静脉瘘 ………………………………………………………………………… 430
七、右心室双出口 ………………………………………………………………………………… 432

### 第十节 肺静脉异位连接 …………………………………………………………………………… 434
一、概述 …………………………………………………………………………………………… 434
二、完全性肺静脉异位连接 ……………………………………………………………………… 435
三、部分性肺静脉异位连接 ……………………………………………………………………… 442

### 第十一节 心脏畸形 ………………………………………………………………………………… 444
一、完全型大动脉转位 …………………………………………………………………………… 444
二、先天性肺动脉闭锁 …………………………………………………………………………… 447
三、法洛四联症 …………………………………………………………………………………… 450
四、主动脉缩窄 …………………………………………………………………………………… 454
五、先天性心脏憩室 ……………………………………………………………………………… 457

### 第十二节 心脏纵隔闭合不全 ……………………………………………………………………… 458
一、房间隔缺损 …………………………………………………………………………………… 458
二、室间隔缺损 …………………………………………………………………………………… 460
三、房室间隔缺损 ………………………………………………………………………………… 463

| 四、单心室 | 465 |
| --- | --- |
| 五、三尖瓣下移畸形 | 468 |
| 六、三房心 | 470 |

### 第十三节 心脏肿瘤 …… 476
一、原发性心脏肿瘤 …… 476
二、转移性心脏肿瘤 …… 479
附：心包炎 …… 480

### 第十四节 小儿心肺异常的处理 …… 483
一、胎儿、新生儿的心肺生理 …… 483
二、心肺异常的手术治疗 …… 486
三、心肺异常的术后护理 …… 488
四、控制性低血压 …… 492
五、体外循环 …… 495
附一：肺动脉高压 …… 498
附二：心脏骤停 …… 501

## 第四章 腹部疾病 …… 507

### 第一节 腹壁非疝疾病 …… 507
一、脐炎 …… 507
二、脐部残余 …… 509
三、腹壁肿瘤 …… 511

### 第二节 腹股沟疝 …… 513

### 第三节 腹壁疝 …… 519
一、先天性腹肌发育不良 …… 519
二、脐疝 …… 526

### 第四节 腹部外伤 …… 527
一、概述 …… 527
二、腹壁挫伤 …… 533
三、脾破裂 …… 533
四、胃肠道损伤 …… 536
五、外伤性胰腺炎 …… 541
六、肝破裂 …… 544
七、外伤性疝 …… 549

### 第五节 肝与胆道疾病 …… 552
一、小儿肝脏解剖生理 …… 552
二、小儿胆道解剖与生理 …… 555
三、肝脏感染性疾病 …… 558
四、肝脏先天性畸形 …… 563

五、肝脏肿瘤 …………………………………………………………………………… 564
六、小儿肝移植 ………………………………………………………………………… 568
七、先天性胆道发育异常 ……………………………………………………………… 577
八、急性胆囊炎 ………………………………………………………………………… 578
九、小儿胆石症 ………………………………………………………………………… 580
十、急性梗阻性化脓性胆管炎 ………………………………………………………… 583
十一、原发性硬化性胆管炎 …………………………………………………………… 585
十二、小儿胆道出血 …………………………………………………………………… 587
十三、婴儿自发性胆总管穿孔 ………………………………………………………… 590
十四、浓缩胆栓综合征 ………………………………………………………………… 591
十五、小儿胆道肿瘤 …………………………………………………………………… 593
十六、梗阻性黄疸 ……………………………………………………………………… 594
十七、胆道闭锁 ………………………………………………………………………… 598
十八、胆管扩张症 ……………………………………………………………………… 613
十九、小儿肝棘球蚴病 ………………………………………………………………… 629
　　附：肝泡球蚴病 …………………………………………………………………… 635
二十、胆道蛔虫病 ……………………………………………………………………… 635

第六节　胰腺疾病 ………………………………………………………………………… 638
一、小儿胰腺损伤 ……………………………………………………………………… 638
二、低血糖症 …………………………………………………………………………… 640
三、胰腺假性囊肿 ……………………………………………………………………… 643
四、胰腺囊肿和肿瘤 …………………………………………………………………… 646
五、急性胰腺炎 ………………………………………………………………………… 650
六、小儿胰腺疾病的外科治疗 ………………………………………………………… 652

第七节　脾疾病与门静脉高压症 ………………………………………………………… 664
一、小儿脾脏的解剖与生理 …………………………………………………………… 664
二、游走脾 ……………………………………………………………………………… 666
三、脾脓肿 ……………………………………………………………………………… 667
四、脾棘球蚴病 ………………………………………………………………………… 668
五、脾结核 ……………………………………………………………………………… 669
六、脾囊肿 ……………………………………………………………………………… 670
七、脾肿瘤 ……………………………………………………………………………… 671
八、小儿脾部分切除术 ………………………………………………………………… 672
九、门静脉高压症 ……………………………………………………………………… 674
十、小儿Budd-Chiari综合征 ………………………………………………………… 684
十一、小儿上消化道大出血 …………………………………………………………… 685

第八节　胃和十二指肠疾病 ……………………………………………………………… 690

一、胃和十二指肠外科急腹症 …………………………………………………………………… 690

二、先天性幽门前区闭锁 ……………………………………………………………………… 692

三、新生儿胃自然穿孔 ………………………………………………………………………… 693

四、十二指肠梗阻、闭锁、狭窄及环形胰腺 …………………………………………………… 694

五、先天性肥厚性幽门狭窄 …………………………………………………………………… 697

六、消化性溃疡 ………………………………………………………………………………… 700

七、胃内异物和胃石症 ………………………………………………………………………… 702

八、先天性肠回转不良 ………………………………………………………………………… 703

九、胃肿瘤 ……………………………………………………………………………………… 713

# 下册

## 第九节 消化道重复畸形 ……………………………………………………………………… 717

一、概述 ………………………………………………………………………………………… 717

二、十二指肠憩室 ……………………………………………………………………………… 719

三、十二指肠血管压迫综合征 ………………………………………………………………… 721

四、胃重复 ……………………………………………………………………………………… 723

五、十二指肠重复 ……………………………………………………………………………… 723

六、小肠重复 …………………………………………………………………………………… 723

七、结肠和直肠重复 …………………………………………………………………………… 724

## 第十节 小肠疾病 ……………………………………………………………………………… 725

一、克罗恩病 …………………………………………………………………………………… 725

二、急性出血坏死性肠炎 ……………………………………………………………………… 728

三、肠结核 ……………………………………………………………………………………… 730

四、先天性肠闭锁和肠狭窄 …………………………………………………………………… 731

五、胎粪性肠梗阻 ……………………………………………………………………………… 737

六、胎粪性腹膜炎 ……………………………………………………………………………… 738

七、梅克尔憩室 ………………………………………………………………………………… 740

八、肠系膜囊肿和肿瘤 ………………………………………………………………………… 743

九、Peutz-Jegher 综合征 ……………………………………………………………………… 746

十、短肠综合征 ………………………………………………………………………………… 746

十一、盲襻综合征 ……………………………………………………………………………… 750

十二、肠瘘 ……………………………………………………………………………………… 754

十三、肠扭转 …………………………………………………………………………………… 758

## 第十一节 内疝 ………………………………………………………………………………… 762

一、概述 ……………………………………………………………………………………………… 762
　　二、网膜囊疝 …………………………………………………………………………………………… 764
　　三、腹膜隐窝疝 ………………………………………………………………………………………… 764
　　四、肠系膜裂孔疝 ……………………………………………………………………………………… 765
第十二节　肠套叠 …………………………………………………………………………………………… 766
第十三节　大肠疾病 ………………………………………………………………………………………… 771
　　一、结肠的解剖生理 …………………………………………………………………………………… 771
　　二、结肠闭锁和狭窄 …………………………………………………………………………………… 772
　　三、新生儿结肠穿孔 …………………………………………………………………………………… 774
　　四、青少年性息肉 ……………………………………………………………………………………… 776
　　附：青少年性息肉病 …………………………………………………………………………………… 777
　　五、家族性结肠多发性息肉症 ………………………………………………………………………… 778
　　六、溃疡性结肠炎 ……………………………………………………………………………………… 779
第十四节　小儿急性阑尾炎 ………………………………………………………………………………… 783
第十五节　先天性巨结肠 …………………………………………………………………………………… 789
　　附：特殊类型的先天性巨结肠及先天性巨结肠类缘性疾病 ………………………………………… 812
第十六节　直肠和肛门疾病 ………………………………………………………………………………… 815
　　一、先天性肛门直肠畸形 ……………………………………………………………………………… 815
　　二、直肠肛管损伤 ……………………………………………………………………………………… 839
　　三、小儿便血 …………………………………………………………………………………………… 841
　　四、肛门失禁 …………………………………………………………………………………………… 845
　　五、便秘 ………………………………………………………………………………………………… 851
　　六、直肠脱垂 …………………………………………………………………………………………… 856
　　七、骶尾部畸胎瘤 ……………………………………………………………………………………… 859
　　八、肛瘘 ………………………………………………………………………………………………… 860

第五章　泌尿生殖系统 ……………………………………………………………………………………… 864
　第一节　泌尿生殖系统胚胎学 …………………………………………………………………………… 864
　　一、泌尿系统的发生 …………………………………………………………………………………… 864
　　二、生殖系统的发生 …………………………………………………………………………………… 868
　第二节　泌尿生殖系疾病的诊断 ………………………………………………………………………… 871
　　一、病史采集 …………………………………………………………………………………………… 872
　　二、主要症状 …………………………………………………………………………………………… 872
　　三、体格检查 …………………………………………………………………………………………… 873
　　四、影像学检查 ………………………………………………………………………………………… 874
　第三节　非特异性泌尿生殖系感染 ……………………………………………………………………… 888
　　一、尿路感染 …………………………………………………………………………………………… 888
　　二、肾瘢痕与尿路感染 ………………………………………………………………………………… 891

三、肾积脓 ………………………………………………………………………………… 891

　　四、急性附睾炎 …………………………………………………………………………… 891

　　五、急性睾丸炎 …………………………………………………………………………… 893

　　六、阴茎头包皮炎 ………………………………………………………………………… 894

第四节　泌尿生殖系结核 …………………………………………………………………… 895

第五节　原发性膀胱输尿管反流 …………………………………………………………… 899

第六节　肾畸形、输尿管畸形 ……………………………………………………………… 904

　　一、肾数目异常 …………………………………………………………………………… 904

　　二、肾结构异常 …………………………………………………………………………… 905

　　三、肾形态、位置及旋转异常 …………………………………………………………… 909

　　四、输尿管畸形 …………………………………………………………………………… 911

第七节　肾盂输尿管连接处梗阻 …………………………………………………………… 914

第八节　双输尿管、输尿管囊肿、输尿管口异位 ………………………………………… 918

　　一、双输尿管 ……………………………………………………………………………… 918

　　二、输尿管囊肿 …………………………………………………………………………… 919

　　三、输尿管口异位 ………………………………………………………………………… 920

第九节　膀胱畸形 …………………………………………………………………………… 922

　　一、膀胱不发育与发育不全 ……………………………………………………………… 922

　　二、重复膀胱 ……………………………………………………………………………… 922

　　三、脐尿管畸形 …………………………………………………………………………… 922

　　四、膀胱憩室 ……………………………………………………………………………… 924

第十节　膀胱外翻、尿道上裂、泄殖腔外翻 ……………………………………………… 926

　　一、膀胱外翻 ……………………………………………………………………………… 926

　　二、尿道上裂 ……………………………………………………………………………… 930

第十一节　尿道畸形 ………………………………………………………………………… 935

　　一、重复尿道 ……………………………………………………………………………… 935

　　二、巨尿道 ………………………………………………………………………………… 937

　　三、尿道息肉 ……………………………………………………………………………… 938

第十二节　尿道瓣膜症、尿道憩室 ………………………………………………………… 939

　　一、后尿道瓣膜症 ………………………………………………………………………… 939

　　二、前尿道瓣膜症及憩室 ………………………………………………………………… 943

第十三节　尿道下裂 ………………………………………………………………………… 944

第十四节　阴茎畸形 ………………………………………………………………………… 949

　　一、包茎与嵌顿包茎 ……………………………………………………………………… 949

　　二、阴茎不发育 …………………………………………………………………………… 951

　　三、重复阴茎 ……………………………………………………………………………… 952

　　四、阴茎扭转 ……………………………………………………………………………… 953

五、隐匿阴茎 ... 954
六、阴茎阴囊融合 ... 954
七、阴茎阴囊转位 ... 955
八、小阴茎 ... 956

第十五节 睾丸及附睾畸形、输精管异常、前列腺囊异常 ... 961
一、隐睾 ... 961
二、单睾 ... 968
三、无睾 ... 969
四、多睾 ... 970
五、睾丸横过异位 ... 971
六、附睾畸形 ... 972
七、输精管缺如 ... 974
八、前列腺囊 ... 975

第十六节 性别畸形 ... 977
一、女性假两性畸形 ... 983
二、真两性畸形 ... 984
三、男性假两性畸形 ... 986
四、性腺发育不全 ... 988

第十七节 阴囊其他病变 ... 989
一、鞘膜积液 ... 989
二、精索静脉曲张 ... 991
三、睾丸扭转 ... 994
四、睾丸附件扭转 ... 998

第十八节 女性生殖系及外阴病变 ... 1000
一、阴道未发育或缺如 ... 1000
二、处女膜闭锁 ... 1000
三、小阴唇粘连 ... 1001
四、子宫、阴道重复畸形 ... 1001
五、泌尿生殖窦畸形 ... 1002
六、泄殖腔畸形 ... 1002
七、尿道黏膜脱垂 ... 1003
八、尿道口旁囊肿 ... 1004

第十九节 肾性高血压 ... 1004

第二十节 泌尿系统损伤 ... 1007
一、肾损伤 ... 1007
二、输尿管损伤 ... 1010
三、膀胱损伤 ... 1012

四、尿道损伤 ........................................................................................................................ 1013

第二十一节　小儿尿石症 ................................................................................................ 1017
 一、肾结石 ........................................................................................................................ 1021
 二、输尿管结石 ................................................................................................................ 1023
 三、膀胱结石 .................................................................................................................... 1024
 四、尿道结石 .................................................................................................................... 1024

第二十二节　梅干腹综合征 ............................................................................................ 1025

第二十三节　泌尿男生殖系肿瘤 .................................................................................... 1031
 一、肾肿瘤 ........................................................................................................................ 1031
 二、肾上腺肿瘤 ................................................................................................................ 1033
 三、横纹肌肉瘤 ................................................................................................................ 1035
 四、睾丸肿瘤 .................................................................................................................... 1039

第二十四节　胎儿泌尿外科与围生期管理 .................................................................... 1043
 一、胎儿的肾功能和尿流动力学 .................................................................................... 1044
 二、胎儿泌尿系统B超检查和发育异常的发生率 ........................................................ 1046
 三、梗阻性尿路疾病的胎儿期处理 ................................................................................ 1047
 四、出生前尿路扩张或异常病例的出生后处理 ............................................................ 1048

第二十五节　遗尿症 ........................................................................................................ 1049

第二十六节　神经源性膀胱 ............................................................................................ 1054

第二十七节　泌尿系统异物 ............................................................................................ 1068
 一、膀胱异物 .................................................................................................................... 1068
 二、尿道异物 .................................................................................................................... 1069
 三、肾内异物 .................................................................................................................... 1070

## 第六章　皮肤和皮下组织肿瘤 ............................................................................................ 1072

第一节　硬纤维瘤 ............................................................................................................ 1072

第二节　小儿肌间血管瘤 ................................................................................................ 1074

第三节　血管球瘤 ............................................................................................................ 1076

## 第七章　肌肉骨骼系统 ........................................................................................................ 1081

第一节　骨与关节的先天性畸形 .................................................................................... 1081
 一、分类 ............................................................................................................................ 1082
 二、先天性肌性斜颈 ........................................................................................................ 1084
 三、短颈综合征 ................................................................................................................ 1085
 四、先天性高肩胛症 ........................................................................................................ 1086
 五、先天性胫骨假关节 .................................................................................................... 1086
 六、先天性髌骨脱位 ........................................................................................................ 1089
 七、发育性髋内翻 ............................................................................................................ 1092
 八、束带综合征 ................................................................................................................ 1094

九、发育性髋关节脱位 ································································································ 1096

**第二节 骨发育不全** ································································································ 1112
　一、骨发育不全 ······································································································ 1112
　二、先天性成骨不全 ······························································································· 1114
　三、婴儿骨皮质增生症 ··························································································· 1115
　四、马方综合征 ···································································································· 1117
　五、锁骨、颅骨发育不全 ························································································ 1118
　六、Larsen 综合征 ································································································ 1119

**第三节 骨软骨病及有关疾患** ··················································································· 1121
　一、Legg-Calve-Perthes 病 ···················································································· 1121
　二、足舟骨坏死（Köhler 病） ·················································································· 1131
　三、Freiberg 骨梗死 ······························································································ 1132
　四、胫骨粗隆骨软骨病（Osgood-Schlatter 病） ·························································· 1133

**第四节 骨关节感染** ································································································ 1134
　一、急性血源性骨髓炎 ··························································································· 1134
　二、化脓性关节炎 ································································································· 1145
　附：新生儿和婴儿化脓性髋关节炎 ············································································ 1149
　三、骨关节结核 ···································································································· 1151

**第五节 关节病** ····································································································· 1174
　一、暂时性髋关节滑膜炎 ························································································ 1174
　二、类风湿关节炎 ································································································· 1175

**第六节 神经肌肉系统疾病** ······················································································ 1181
　脑性瘫痪 ············································································································· 1181

**第七节 外伤性疾患** ································································································ 1190
　一、臂丛神经麻痹 ································································································· 1190
　二、注射性臀大肌挛缩症 ························································································ 1198

**第八节 脊柱畸形** ·································································································· 1199
　一、常见脊柱畸形 ································································································· 1199
　附：带血管蒂肋骨移植术 ························································································ 1232
　二、常用的手术方法 ······························································································ 1234

**第九节 足及小腿** ·································································································· 1238
　一、正常足的生长 ································································································· 1238
　二、姿势性畸形 ···································································································· 1239
　三、先天性马蹄内翻足 ··························································································· 1243
　附：残留或顽固性马蹄内翻足 ·················································································· 1252
　四、高弓足 ·········································································································· 1256
　五、平足症 ·········································································································· 1259

六、巨趾 ………………………………………………………………………………………………… 1261
　　七、赘生趾(多趾) ……………………………………………………………………………………… 1262
　　八、肢体不等长 ………………………………………………………………………………………… 1263
　　附：伊利扎诺夫对肢体延长术的基础研究 …………………………………………………………… 1276
第十节　骨折与脱位 ………………………………………………………………………………………… 1282
　　一、小儿骨折的特点 …………………………………………………………………………………… 1282
　　二、锁骨骨折 …………………………………………………………………………………………… 1285
　　三、肱骨近端骨骺骨折 ………………………………………………………………………………… 1286
　　四、肱骨髁上骨折 ……………………………………………………………………………………… 1290
　　五、肱骨外髁骨折 ……………………………………………………………………………………… 1300
　　六、肱骨内上髁骨折 …………………………………………………………………………………… 1305
　　七、肘关节脱位 ………………………………………………………………………………………… 1307
　　八、牵拉肘 ……………………………………………………………………………………………… 1309
　　九、孟氏骨折与脱位 …………………………………………………………………………………… 1310
　　十、外伤性髋关节脱位 ………………………………………………………………………………… 1314
　　十一、股骨颈骨折 ……………………………………………………………………………………… 1317
　　十二、股骨干骨折 ……………………………………………………………………………………… 1321
第十一节　类肿瘤疾患 ……………………………………………………………………………………… 1325
　　一、骨囊肿 ……………………………………………………………………………………………… 1325
　　二、动脉瘤样骨囊肿 …………………………………………………………………………………… 1328
　　三、骨纤维异样增殖症 ………………………………………………………………………………… 1329
　　四、组织细胞增生症-X ………………………………………………………………………………… 1331
第十二节　骨肿瘤 …………………………………………………………………………………………… 1334
　　一、骨软骨瘤 …………………………………………………………………………………………… 1334
　　二、软骨肉瘤 …………………………………………………………………………………………… 1339
　　附：软骨肉瘤亚型 ……………………………………………………………………………………… 1344
　　三、骨样骨瘤 …………………………………………………………………………………………… 1345
　　四、骨肉瘤及其亚型 …………………………………………………………………………………… 1348
　　五、尤文肉瘤 …………………………………………………………………………………………… 1350

# 第八章　神经系统 …………………………………………………………………………………………… 1354

第一节　颅脑损伤 …………………………………………………………………………………………… 1354
　　一、儿童颅脑损伤 ……………………………………………………………………………………… 1354
　　二、新生儿颅脑损伤 …………………………………………………………………………………… 1360
第二节　颅内肿瘤 …………………………………………………………………………………………… 1366
　　一、概述 ………………………………………………………………………………………………… 1366
　　二、髓母细胞瘤 ………………………………………………………………………………………… 1369
　　三、颅咽管瘤 …………………………………………………………………………………………… 1370

四、小脑星形细胞瘤 ... 1373
五、颅后窝室管膜瘤 ... 1374
六、大脑半球胶质瘤 ... 1375
七、脑干肿瘤 ... 1376
八、松果体区肿瘤 ... 1377
九、视神经胶质瘤 ... 1379
十、婴幼儿颅内肿瘤 ... 1379
十一、脑膜瘤和脑膜肉瘤 ... 1380
十二、脉络丛乳头状瘤 ... 1381
十三、颅内肿瘤与结节性硬化 ... 1382

### 第三节 颅内血管病 ... 1383
一、脑动静脉畸形 ... 1383
二、脑面血管瘤病 ... 1385
三、大脑大静脉畸形 ... 1385
四、海绵窦动静脉瘘 ... 1386
五、烟雾病 ... 1386

### 第四节 颅脑先天性疾病 ... 1387
一、小头畸形 ... 1387
二、狭颅症 ... 1388
三、颅裂 ... 1388
四、小脑扁桃体下疝畸形 ... 1389
五、脑穿通畸形 ... 1389

### 第五节 颅内脓肿 ... 1390
一、脑脓肿 ... 1390
二、硬脑膜外脓肿 ... 1391
三、硬脑膜下脓肿 ... 1391

### 第六节 脑寄生虫病 ... 1392
一、脑囊虫病 ... 1392
二、脑棘球蚴病 ... 1393

### 第七节 脊髓疾病 ... 1394
一、闭合性脊髓损伤 ... 1394
二、椎管内肿瘤 ... 1395
三、脊髓血管畸形 ... 1396
四、脊髓感染性疾病 ... 1397
五、椎管内及脊髓先天性疾病 ... 1398
六、先天性脑积水 ... 1400

# 第一章 总 论

## 第一节 小儿外科的基本概念

小儿外科的定义目前尚不统一,总的说来是指为小儿做手术的专业。国外一般习惯把小儿普通外科、泌尿外科、胸科及小儿实体瘤划分为小儿外科,而以先天性畸形为主要病种。前苏联及东欧国家则把矫形外科也列入同等重要内容。中医学一般把小儿皮肤病也归入小儿外科范畴,尤其是在明清年间。本书则按目前国内小儿外科学家遵循的观点,阐述如下:

### 一、小儿外科的范围与内容

小儿外科学是研究处理小儿时期外科疾病的一门科学,是临床医学的一个专业。

小儿外科从成人外科中发展出来,成为一个独立的临床专业,是因为小儿需要的外科技术有其特点。这和小儿内科从成人内科中分出来的道理是一样的。不同年龄阶段的小儿生理、解剖都各有其特点,如:新生儿只能吃奶,婴儿不会说话,幼儿一般也不易与医生合作,于是要求有专门技术的医生给他们做手术。众所周知,小儿由于脑发育不成熟,对麻醉的要求与成人不同;由于免疫功能不完善,对切口的无菌要求也与成人不同;手术部位的解剖更因其年龄而异,如骨的生长与软骨的骨化均有年龄规律;小儿胃肠的结构与功能也不同于成人。这些都说明,小儿外科有必要成为一个独立的临床专业,但外科技术的发展需要一定的过程,因为长期未能达到小儿手术的要求,所以小儿外科的独立至今不过100年。而儿内科,在我国早于唐代即有专著,在西方也比儿外科早上百年。

小儿外科的常见病种因年龄特点与成人外科有所不同。比如:产伤只见于新生儿,先天性畸形是在出生时即已存在。小儿常见的感染与急腹症也有所不同。婴儿皮下坏疽是新生儿特有的感染;肠套叠在婴儿很常见,但罕见于成人。此外,小儿外科在治疗方案设计上,也反映出小儿的年龄特点。因为手术都具有破坏性,故在设计手术方案时必须考虑小儿的生长与发育,如过早的关节固定手术若损害了骨骺,就会妨碍小儿日后的生长。小儿的生命年限很长,术后5年或10年的生存对小儿是远远不够的。

小儿外科学成为独立学科的作用是,在技术实践集中的条件下,对小儿特有的疾病进行深入研究,研究有效的方法,制定合理的治疗标准,并将其推广实行,促进广大外科工作者共同提高儿童疾病的疗效。例如婴儿皮下坏疽是新生儿在产房的化脓性传染病。生后三五天内突然发现后背红肿,几小时内扩散至大半个后背。虽然20世纪50年代以前已有抗生素治疗,但死亡率几乎是100%。50年代有了小儿外科专业之后,研究者很快研究了皮下坏疽的病理,发现此种化脓性感染不能等待脓肿的形成(中医谓之"熟透",西医谓之"局限"),需要提前切开引流,于是死亡率立即下降至10%以下。此方法很快推广至全国,从此皮下坏疽的死亡率以5%以下为治疗标准。而目前,该病在很多城市已不会引起死亡,且罕有新生儿发生传染。又如肠套叠,作为小儿常见的急腹症,在成人外科仅偶尔一见,很难积累经验,而专业小儿外科医生每年能处理300～500例此种患儿,于是就研究空气灌肠疗法,设计并制造了简便设备,创出了90%以上的非手术治愈率。该法很快在全国推广,不但小儿外科医生能做,成人外科医生也能做,放射科医生也做,从而使县级医院都可达到上述治愈标准。

(一)小儿外科常规分科

小儿外科和成人外科一样,要解决各部位的各种手术问题,因此也分为普通外科、骨科、泌尿外科、胸外科、心血管外科及神经外科等很多专业。

1. 小儿普通外科　小儿外科专业建立的初期一般都包括所有小儿外科疾病。随着工作的开展,技术的进步,某些特殊技术如骨科、泌尿外科、胸外科、神经外科等纷纷发展为独立的专门技术,最后剩下的都仍然混合在小儿外科之内,就称为小儿普通外科(小儿普外)。现在一般认为小儿普外科包括两个范畴:一个是在各个专门技术均已发展成为独立专业之后,小儿普通外科只是以腹部外科及软组织外科为主;另一个是多数小儿外科尚无各种独立专业的情况下,小儿普通外科除上述腹部外科及软组织外科外,也包括一些普通脑神经外科如脑脊膜膨出,一些普通胸外科如食管、纵隔、膈及肺的手术,一些泌尿外科如肾积水、肾母细胞瘤(Wilms瘤),以及各部位的创伤与感染如骨折、骨髓炎等。规模较大的小儿普通外科中也有的再分为很多小专业。划分小专业的目的是进一步提高疗效。

(1)胃肠外科　主要处理胃肠道畸形所致的肠梗阻及出血性状况,如肠狭窄、肠闭锁、肠旋转不良、肠重复畸形、梅克尔憩室,以及后天性溃疡、炎症引起的器质性病变。

(2)肛肠外科　主要处理先天性肛门直肠畸形、巨结肠等,这些患儿都以排便困难或失禁为主。如果说一般小儿普外科的要求是无肛门患儿能排便通畅,保证营养与健康,则肛肠外科专业就要求能自主控制排便、排尿,并能结婚生育,保证正常的社会生活,而且这些远期功能都要在小儿时期一次解决。这就需要创造必要的检查方法与标准。肛门直肠测压、肛周肌电检测以及术中神经肌肉反射检查等都保证了手术技术的改进和对肛周解剖与排便生理的进一步了解,使肛门手术后疗效达到更高的水平。

(3)肝胆外科　主要处理小儿先天性胆道畸形,如先天性胆道闭锁及胆总管囊肿(或扩张)、胆胰汇合异常以及肝肿瘤和门静脉高压症。由于肝胆外科疾病的特殊性,在治疗技术上要求运用较先进的手段,显微外科、激光切割、超声切割、电凝氩气止血等现代技术在小儿肝胆外科的应用反映了小儿外科的现代化水平,亲属供肝小儿活体肝移植手术更是反映了小儿外科技术水平的提高。

(4)急症外科　主要处理小儿创伤、感染与急腹症,也包括一些急性出血及各部位的剧痛。创伤以骨折、烫伤为主,也包括车祸创伤引起的头部、胸部、腹部及泌尿道损伤。感染包括各部软组织的严重化脓及骨髓炎、脓胸等。急腹症目前以阑尾炎及肠梗阻、肠套叠、嵌顿疝等为主。在我国南方偏僻山区,蛔虫并发症如胆道蛔虫、蛔虫团肠梗阻仍是威胁小儿生命的急腹症。

(5)门诊外科　包括能在门诊处理的小伤小病,患儿得到处理后可回家休养不需住院。常见病种为小型软组织裂伤的缝合,小面积烫伤的包扎,一般淋巴结炎、痈毒疖肿、皮下小瘤的切除,普外的疝修复,泌尿外科的包皮环切,骨科的赘生指、斜颈以及整形外科的唇裂缝合等,这些病种都可在门诊手术。门诊外科是近年来发展的新专业,很受患儿家长的欢迎。门诊外科虽然是处理小病,但也有其特殊的技术要求。因为要保证术后不需特殊护理,小儿在母亲照护下能正常生活而无高热、剧痛、呕吐、尿闭等严重反应,因此常规手术技术与麻醉方法常不适用,必须专门研究,使其成为一个小专业,特别是手术简短、安全的要求,是门诊外科最重要的目标。

(6)加强的急症外科和门诊外科　有的医疗单位把急症外科及门诊外科扩大,划为与普通外科、骨科、泌尿外科等同级的专业。因为分科过细之后,各专业间互不了解。一个车祸创伤,头、胸、腹、尿道及四肢骨骼均可能有损伤,各专业处理均有困难,而急症专业则责无旁贷。急症专业因专门处理各部急症,故能积累各部位常见急症的处理经验,也可组织各有关专业协作。急症外科专业的设置不但能提高急症处理的质量,也能培养低年资外科医生的基础知识和基本技能,如抢救休克、使用抗生素、给予胃肠外营养,以及止血、止痛、处理伤口等。

2.小儿骨科　又称矫形外科,主要处理小儿骨关节畸形。事实上在现代医学发展中,小儿矫形在小儿外科划分以前就已存在,并有相当丰富的经验。在小儿外科成为专业以后,随着小儿外科基本问题的解决,小儿矫形也向前推进了一步,成为现代的小儿骨科。病种也从一般先天性髋脱位、畸足、后天小儿麻痹及佝偻病等后遗畸形,扩大到脊柱畸形、脑瘫等畸形的矫正,并且矫正年龄越来越小。Ilizarov学说下骨骼的延长与塑形以及小儿的断指再植等都是现代小儿骨科尖端技术发展的标志。

3.小儿泌尿外科　主要处理小儿泌尿生殖器官畸形,一般也包括女孩生殖器官问题。小儿泌尿外科发展较晚,是在小儿外科手术安全性达到一定水平之后才发展起来的。因为泌尿科病种多非急性致命性,而更追求远期功能的高水平,因此小儿泌尿外科的发展代表了小儿外科发展的进步时代。常见病种为尿道下裂、下尿路梗阻、肾积水以及各种泌尿生殖器官畸形。排尿动力学问题与尿失禁、尿潴留及膀胱输尿管反流等问题是当前小儿泌尿外科的热门话题。小儿肾周围肿瘤及膀胱生殖器肿瘤则是当前小儿泌尿外科工作的另一个重点。

4.小儿胸外科及心血管外科　不少医疗单位把小儿心血管外科与胸外科分开,作为一个独立的专业。主要处理先天性心脏畸形,而把纵隔、膈、肺方面的问题划入普外科或普通胸外科。

人工心肺机的发明,打开了心脏手术的禁区。随着先天性心脏畸形尽早治愈的要求越来越高,机器的设计也越来越小、越来越精密,但仍然满足不了新生儿的要求。因为新生儿心脏太小,任何机器接头、插管都妨碍手术操作,故不得不放弃心肺机,改用深低温的方法。因此心血管外科的发展,要求有相应的麻醉监护及其必要的辅助科室,如放射影像与生化检验等科室的配合,技术上的协作也更为重要。所以现代小儿心血管外科已经超出外科范围,而是由内科、外科及有关技术人员共同组成的一个专业。随着专业技术与设备的进步,能处理的病种也越来越多,绝大多数心脏、大血管畸形目前都已有满意的疗法。

5.小儿神经外科　主要处理影响脑发育、脑本身的先天性颅骨畸形和脑血管畸形、各种脑积水,以及脑与脊髓瘤或囊肿。脊髓畸形与外周神经有时也可划入矫形外科(骨科)范围。小儿颅骨发育的年龄特点很突出,脑膜血管与颅骨关系也不同于成人,脑功能发育与代偿能力更有惊人的差异。因此小儿神经外科手术技术与器械设备均要求适应不同年龄特点。预后要求更偏重远期功能,智商太低生活不能自理者,不但增加社会负担,也造成患者终身痛苦。

6.小儿麻醉与复苏科　麻醉是外科的基础。过去麻醉只是配合外科完成手术。随着外科各专业越分越细,对麻醉的要求也越来越专、越来越高。与此同时,各专业医师应对不同年龄小儿的基础技术越来越生疏,例如骨科患者很少发生休克、心力衰竭,因此,偶尔发生术后意外,骨科医师就很难处理,再加上现代抢救措施及设备又都很复杂,不可能一朝一夕就能熟练掌握,故麻醉科逐渐发展包括了复苏科,进一步又扩大为监护中心。

现代麻醉与外科的分工是"外科管功能,麻醉管生命"。这点在小儿外科尤为突出。例如做一个肛门成形手术,解剖范围很小,仅限于会阴,出血不足 20ml。如果术后孩子死亡,不论是肺炎还是硬肿症,都是麻醉科或监护复苏科的责任。所以,在很多发达的医疗单位,麻醉科是与外科平行的独立科室,它的专业范围不只针对外科患者,也包括内科患者的抢救及各种现代器械检查的麻醉。于是现代麻醉科也就再分成各专业麻醉、复苏科、小儿监护、新生儿监护等。技术力量主要以受过严格训练的麻醉师为主,新生儿监护的从业人员还需受过系统的新生儿学训练。

除了上述几个专业以外,凡是成人外科已有的专业,小儿外科也都有。如小儿整形外科、小儿颌面外科、小儿内分泌外科、小儿皮肤外科等。有的成立独立专业,有的附在其他专业内,总之,小儿这些问题都要求用专门技术处理。

(二)小儿外科最新发展的专业

近年来小儿外科又发展了几个新的专业,简介如下:

1. 小儿实体肿瘤外科　小儿肿瘤的发展前沿为基因工程与分子肿瘤学的临床应用。目前其尚处于实验研究阶段。作为综合治疗的一部分,已有成功病例的报道。手术技术与设备的进步,如电刀、热刀、冷刀、激光刀、超声刀和其他电子设备,以及术前化学治疗(简称化疗)、放射治疗(简称放疗)的选用,已把肿瘤的切除率提高到空前的水平。电子控制技术代替了大部分手工操作与经验控制。小儿肿瘤的防治工程更是实体瘤的重要工作。因此,小儿实体瘤不仅仅是外科的一个专业,而且是已超出外科的一个专业。

2. 小儿脏器移植外科　小儿脏器移植,在显微外科技术进步之后已进入发展阶段。小儿免疫反应与排异反应较成人缓和。亲属部分脏器移植(特别是肝移植)与胎儿脏器移植,都为小儿脏器移植供体来源提供了更多途径。干细胞培养移植的应用在小儿很有开发前途。随着小儿的特点被深刻认识,小儿脏器移植将成为内容广泛的新专业。

3. 微创外科、内镜外科、影像介入纤维内镜与荧屏监视操作　这些技术在小儿各管道器官疾病的治疗中发展迅速。腹腔镜、胸腔镜将代替不少传统切开手术。小儿胆管、阑尾、幽门狭窄、先天性巨结肠和肝、脾、胰手术及肿瘤探查、活检定级等,均已应用这些技术在临床广泛施行并获成功。新的应用与开发正在迅速发展。γ刀、X线刀对脑肿瘤的治疗,导管对心血管畸形的治疗与肿瘤的栓塞治疗,也都在向小儿年龄段发展。微创外科的前景预示着外科手术的重大革命。

(三)小儿外科按年龄阶段划分的专业

小儿处在迅速发展变化的年龄段,因此不同年龄阶段又划分了各年龄的专业。

1. 一般小儿外科　处理婴儿至 12 岁(或 14 岁)小儿的各种疾病。我们一般讲的小儿外科都是指此年龄阶段。医院病床可分为婴儿床、幼儿床及儿童床。各不同专业如骨科、泌尿外科等,也都在此年龄范围内再划分。

2. 新生儿外科　处理出生后 28 天以内患儿的疾病。这是从普通小儿外科中分出来的。新生儿外科的独立划分主要表现在三大基础问题解决的现代化:①"温度与湿度"环境保证了避免术后肺炎、硬肿症的发生。②"呼吸监护"保证了术后的呼吸与循环。③"静脉营养"保证了术后长期不能进食患儿的营养代谢。这样就把新生儿手术后死亡率降低到了更低水平。在此基础上,致命性畸形患儿不但可以保全生命,还有条件争取良好的远期功能;对非致命性畸形患儿,则有条件尽量提前治疗,争取一切畸形都在出生后立即解决。

3.胎儿外科 这是刚开始进行临床实践的专业,要求解决很多基础问题。如目前胎儿手术必须在恒温水槽内切开子宫取出胎儿,不使其发生呼吸,不损伤胎盘脐带,并且在无中枢抑制麻醉下(母亲)进行手术。此外,还要求产前检查现代化,实现水下无血手术技术。显微外科技术也要适应水下操作并使用无刺激性缝合物。现在临床上能做的病种多为梗阻性疾病,如脑积水、肾积水、下尿路梗阻等。此外,ABO 溶血与 Rh 溶血的胎儿换血,也是目前成功的技术之一,从而避免了一部分晚期妊娠死产。

4.少年外科 处理青春期的各种外科疾病。因为青春期少年的很多情况不同于成人,特别是从社会医学角度出发,这一时期有显著的特点。我国近年来也发展了少年外科,但年龄划分尚不一致。一般是指 14～18 岁(也有人指 12～21 岁)。青春期各系统器官迅速发育,特别是骨骼、肌肉与性器官发育迅速,有关的外科问题则是这一专业的主要内容。一般常认为小儿外科包括成人各专业,只是无产科,但实际上在少年外科中,产科问题也成了重要内容。

总之,小儿外科是较新发展的临床专业,一切正在不断扩大和改变。小儿约占总人口的 1/3,而且从各个方面来说小儿发病率比成人要高,但目前小儿医疗的投入力量还远远不及成人,无法满足需要。可以预见,小儿外科的迅速发展将是必然的。

## 二、小儿外科的历史与发展

(一)世界小儿外科的发展史

自有人类以来,婴儿分娩后断脐带由咬断(俗称咬脐部)到割断(剪扎)都反映了小儿对外科的需要与实践。古代人在与疾病的斗争中积累了许多治疗小儿外科疾病的经验,但目前也只能看到一些零散个案的记载。

秦汉以来存在两千余年的阉人(宦官)"七岁净身"就是指切除睾丸,同样阉人手术在西方基督教、圣诗班中也自古流行,然而一直到 19 世纪末,小儿外科尚未形成科学体系。

19 世纪末,西方医学进入现代化,小儿外科开始受到注意,不少成人的手术也有小儿年龄段的报道。一个手术的偶然成功都是新闻性的个案报道。伦敦和巴黎首先设置了小儿外科病室;美国儿童医院也收治外科患儿;在俄罗斯帝国时代,莫斯科儿童医院建立了小儿外科专科。

小儿外科发展为独立的专业是在 20 世纪初。自瑞士 Fredet(1908)和德国 Rammsted(1922)先后采用幽门环肌切开术治疗先天性幽门肥厚性狭窄获得良好的疗效以后,医学界对建立小儿外科专业的思想才逐渐形成。当时小儿外科手术都是由一般外科医师兼顾的。幽门肥厚性狭窄手术的成功,促使了小儿外科的发展,主要原因是手术简单、易学,成活率高,便于推广。从此小儿开腹多了,经验也多了,做的人也多了,手术范围逐渐扩大,使小儿外科逐渐发展成为一个专业。第一次世界大战以后,西欧开始出现小儿外科专业医师;前苏联"十月革命"时期,小儿外科已有较大规模的发展;美国后来居上,1941 年 Ladd 与 Gross 的《小儿腹部外科学》的出版,使小儿外科跳出了成人外科的框框。

(二)现代小儿外科的发展史

1.小儿外科的历史地位 现代小儿外科是在第二次世界大战以后才蓬勃发展起来的专业。这是医学发展的必然规律。人们认识到小儿与成人有很多不同,所以小儿内科从成人内科中发展成为专业。当然,同样的理由，小儿外科也应自成人外科中分化为独立专业。但是，直到100多年后，随着外科技术水平特别是麻醉技术的提高，小儿外科专业的发展才成为现实。因此可以说，小儿外科的发展，标志着医学水平的提高。说明只有高水平的医院才能治疗年龄小的孩子的病，能为小婴儿做手术。

小儿外科虽然只是儿科的一部分，但是小儿外科的发展却是儿科现代化的标志。很多现代化的儿内科诊所，不少治疗方法及仪器的应用都需要由麻醉与外科技术相配合。如果没有发达的小儿外科，就不可能培养出熟练的小儿麻醉医师或小儿外科技术，儿内科工作也就称不上现代化。

随着生活水平的提高，小儿病种有了很大的改变，对儿外科的要求也迅速增长。据北欧的一个统计，1966年到1976年间，儿外科医师与病床数增加了10倍。与儿内科相比，从原来的1：10变成为1：1，内、外科比例几乎相等。原因是传染病流行被控制了，创伤、畸形、肿瘤等外科病突出了。内科病平均一个医师能管几个住院患儿，而外科患者常需要一组医师合作治疗一个患儿。当前，在经济文化水平高的国家，儿童医院内外科病床数比大致是1：1，经济文化水平低的国家则仍以内科为主。

2. 现代小儿外科发展的三个里程碑  自1922年Rammstedt采用幽门环肌切开术成功并推广以后，施行肥厚性幽门狭窄手术的婴儿普遍成活，不少新生儿先天性胃肠道畸形的矫治手术也陆续成熟，小儿外科的发展由此开始。到20世纪50年代末期，食管闭锁气管瘘患儿的成活率已达到90%。这是小儿外科的第一个里程碑——争取成活阶段。

1941年，Ladd出版了介绍美国波士顿儿童医院小儿腹部外科经验的著作，系统阐述了胃肠道畸形。1953年，Gross的《婴儿和儿童外科学》系统阐述了该院小儿外科丰富的实践经验，同时系统介绍了泌尿外科疾病，并且首先介绍了心脏大血管畸形的矫治手术。该书成为标志第一个里程碑水平的具体记录文件，在国际上有很大影响。20世纪50~80年代突出解决了新生儿手术中环境温度与湿度控制、监护与人工呼吸、静脉高营养等3个问题，新生儿术后成活有了保障，从而把小儿外科的任务重点由争取成活过渡到恢复功能，这是第二个里程碑的特点。

到了20世纪90年代，小儿外科开始突破现实临床手术的范畴。随着现代影像诊断技术的进步，围生期医学的发展，分子生物学及基因学的应用，外科手术的高科技化，胎儿外科、器官移植、微创外科与介入外科等应运而生，成为小儿外科第三个里程碑的发展苗头。目标是减少外科手术的损伤，恢复正常解剖功能，从细胞基因方面达到诊断、治疗与预防的效应。这对人类优生优育将产生革命性的影响。当前小儿实体瘤的研究趋势，除进一步引入高科技手段改进手术方法之外，大多集中在基因工程的临床应用。对于难治的神经母细胞瘤，已有不少分子肿瘤学疗法应用于小儿患者并发展迅速。1983年，美国三藩市Harrison的开腹胎儿双肾积水手术成功，宣布了胎儿外科的成功。以上均是代表小儿外科第三个里程碑的技术基础，同时也是21世纪小儿外科的展望。

3. 小儿泌尿外科的兴起  20世纪50~80年代，小儿外科的水平一般以新生儿外科为代表，随着前述3个基本问题的解决，人们对很多困难畸形的态度发生了改变。如巨大脐膨出，可以一次缝合，以后长期人工呼吸，长期静脉高营养。恶性肿瘤可以进行超大量化疗、骨髓移植，加以多次扩清手术。巨结肠、无肛门的治疗重点在远期排便功能。随着现代化小儿麻醉技术的进步，手术时间可以不受限制，小儿泌尿外科的兴起代表了小儿外科手术已无生命危险方面的顾虑。因为泌尿系统畸形不属于立即危害生命的疾病，同时泌尿器官畸形特别是小婴儿管道畸形的手术要求很高，远期功能正常才是治疗的目标。因此，小儿泌尿外科强调手术细微彻底，一期做完，避免分期手术留下麻烦。一穴肛修复要一次解决排便、排尿及生育问题，手术可进行20小时。美国、日本等国的第二代小儿外科专家多以泌尿外科为专长。

### (三) 我国古代医学在小儿外科方面的记载

我国古代医学书籍记载了一些零散的小儿外科临床经验。公元610年，隋代巢元方《诸病源候论》记载："初生断脐，因浴水入脐或尿湿包裹，风邪侵入，故疮久不瘥。风入伤经脉，则变为痫。"说明了脐炎发生的原因和并发破伤风的可能性。又如对于膀胱结石的记载："小儿石淋者，淋而出石也，其状，小便时茎中痛，尿不能速出。此时自痛，膀胱里急，砂石自小便道出，甚者水道塞痛，令人闷绝。"宋代（约公元1000年）著名的儿科学家钱乙曾著《小儿药证直诀》述及小儿外科疾病，如丹瘤（丹毒）、噤口（破伤风）等。《小儿卫生总微论文》中（著者不详）对于先天性畸形疾患如并指、缺唇、侏儒、肢废等都有描述。明代外科学家（公元1600年）王肯堂所著《外科准绳》中述及许多小儿外科疾病，多属感染脓疡，还有对肠套叠的描述："儿生五月至岁，有结癖在腹，成块如梅核大，来去或似卵大，常叫痛者，左肋下名玄气，右肋下名癖气。如面黑，目直视，泻黑血，口鼻手足冷，不进食者死。"

关于小儿外科手术，史书上曾有记载。《晋书》85卷（公元350年）中《魏咏之传》记载本人患兔唇的医治："医曰：可割而补之，但须百日进粥，不得笑语。"魏咏之治疗后卒获痊愈。公元16世纪，明代孙志宏有肛门闭锁手术治疗记载："罕有儿初生无谷道大便不能者，旬日后必不救。须用细刀割穿，要对孔亲切。开道之后，用绢帛卷如小指，以香油浸润插入，使不再合，傍用生肌散敷之自愈。"清代官本《医宗金鉴》（公元1750年）已列有"小儿外科篇"，描述脓毒诸症。从上可见，我国古代医学已注意到小儿外科疾病。

### (四) 我国现代小儿外科发展情况

自西医传入中国至新中国建立前，我国的现代外科与现代儿科都已达到与国际上相当的水平，但是小儿外科工作只有偶然的文献记载。全国只有上海、北京两个收内科疾病的儿童医院，基本上没有专职小儿外科医生。多为成人外科医师被迫做一些小儿急症手术，如肠套叠、嵌顿疝等，死亡率非常高。20世纪30年代末，上海朱履中曾在波士顿学过小儿外科，但回国后却只做骨科、妇科与普通外科，偶尔做一个小儿手术。

新中国成立后，政府制定了加强妇幼卫生保健的方针，并学习前苏联的模式，设置大量的儿童保健和医疗机构，几乎各省都建立了专门的儿童医院或妇女儿童医院，并设专门的小儿外科。不少城市综合医院与医学院附属医院也都建立了专人负责的小儿外科。到20世纪60年代，治疗水平基本上接近国际接受的标准。在60~70年代间小儿外科工作基本没有发展，而此时国外小儿外科正好有个飞跃。80年代改革开放之后，我国的小儿外科与先进国家已有很大的差距；至90年代末，我国小儿外科基本上未踏入第三个里程碑的界限。

1950年，第一届全国卫生代表大会上明确要加强妇幼工作，提出了开展小儿外科工作。北京张金哲、上海马安全、佘亚雄首先开始了小儿外科的建设，且很快显示出效果。据北京大学医学院1949~1950年统计，当时婴儿皮下坏疽的死亡率几乎为100%。而1951~1952年已下降至10%以下，以后又迅速降至5%以下。当时小儿手术最大的问题是小儿麻醉。限于全麻插管器械的缺乏，只有很少几家大医院才能开展小儿手术。直到北京首先使用肌内注射硫苯妥钠基础麻醉加局部麻醉成功并推广后，小儿外科工作才得以在全国各大城市开展。20世纪60年代初，我国不少城市都有了相当水平的小儿外科专业医生，如武汉童尔昌、广州赖炳耀、沈阳李正、西安王修忠、济南季海萍与张学衡、上海金百祥、重庆王赞尧等，对我国小儿外科专业起了开创性的作用。50~60年代我国小儿外科工作多限于急症，特别是急腹症。上海佘亚雄推出的"空气灌肠治疗肠套叠"可以称为那个时代的代表性成就，90%的早期肠套叠可以不行手术而治愈，技术简单安全，很快为全国各地医师所掌握，甚至县医院也达到90%复位率的效果，在国际上广受赞许。80年代以后，新生儿外科在国内大城市有了稳定的水平,小儿外科的各分科专业如矫形外科、泌尿外科、神经外科、胸心外科、整形外科、肿瘤外科等也都逐渐发展。90年代初,某些代表性疾病的疗效曾一度接近国际水平,不久,由于国际上90年代的高科技进步,我国又落后了。在高科技科研方面,我们基本尚未涉及第三个里程碑的内容。直到21世纪开始,我国才有小儿肝移植成功与腹腔镜的广泛迅速开展。

新中国成立初期,卫生工作任务中提出了加强妇幼保健工作,而当时我国尚无正规的现代化儿童医院,儿科工作也只限于儿内科的少数医师。面对人口众多的中国,只有迅速培养大量应用人才才能切合当时需要,于是在医学院里设立了专门的儿科系,培养儿科医师。第一代儿外科医师的迅速培养就是为了当时的需要。1954年制定了儿科学教学大纲,1958年4所医学院正式招收儿科系学生。以后随着师资和教学条件的改善,很快发展到十几所医学院设立了儿科系,培养了大量儿科专业人才,使我国各省大中城市都有了完整的综合性儿童医院或妇幼保健院(妇女儿童医院)。儿童保健工作深入普及到农村山区,使我们这样一个人口大国的儿童防疫保健在世界领先,受到联合国的表扬。但是,快速培养专业医师也有一定的缺点,这些医生只能适应国家医卫机构的需要,而人民群众希望有家庭医师的关照,特别是小婴儿患者,为一般感冒等小病奔走在患者集中的大医院既不方便而且有危险。因为通过专一技术培训的人才不能满足需要,于是从2000年以后逐渐关闭了儿科系,有的保留为儿科重点专业。就全国范围而言,当时的儿科系完成了伟大的历史任务,特别是对全国儿童医院的建设以及儿外科的建设起了不小的作用。

(五)中华医学会小儿外科学分会简史

科学学术工作的发展历史一般反映在学术活动方面。回顾专业学会的历史可以从一个重要的侧面反映本专业的历史。下面介绍中华医学会小儿外科学分会历史,从中可以了解我国现代小儿外科的发展实况。

中华医学会小儿外科学分会是中国小儿外科医务工作者的群众性学术团体,自发起组织以来已有三十余年历史。在党和人民政府的支持下,经老一辈小儿外科专家及广大小儿外科工作者的长期共同努力,中华小儿外科学会已建成为包括:肝胆、肛肠、肿瘤、新生儿、骨科、胸心、泌尿和麻醉8个学组的全国性多层次的科技团体,为提高儿外科技术和保证儿童健康服务。

1.创建过程　中华医学会小儿外科学分会的创建与发展历程大体上可以从3条线来追述:

第一条线是新中国建立后卫生部提出加强妇幼保健工作的方针。

在1950年第一届全国卫生工作代表大会上,党中央确定了加强妇幼保健工作的方针,在医学院中成立儿科系,培养儿科专业医师,从此开始对我国的小儿外科提出专业的要求。在1953年卫生部组织的医学教改会议上,确定了儿科系教学计划,制定了小儿外科的教学大纲,决定编写小儿外科教科书,张金哲、佘亚雄参加了会议。1957年组织由北京医学院、上海医学院和上海第二医学院三校儿外科医师组成的编写小组,由马安权领衔,佘亚雄、张金哲、王赞尧、过邦辅参加编写我国第一本小儿外科教科书。这个组织开始了国内小儿外科医师的互相联系与交流,为扩大全国小儿外科医师的交往打下了基础。

在组织编写教科书的同时,卫生部委托北京、上海举办了小儿外科医师进修班,大量培养小儿外科专业医师,学员中许多人成为当时各地小儿外科专业的开创者,对小儿外科的发展起了很大的作用。

1961年,由佘亚雄领衔修订教科书,增加了武汉的童尔昌和广州的赖炳耀参加编写。1979年仍由佘亚雄组织力量进行第三次教科书改编,又有李正、陈文龙等多人参加。1985年在上海进行第四次修改,1991年又进行了第五次修改,不断增加新的编委。每次教科书编写会都在卫生部领导下,由全国各地小儿外科教育中心学者参加,这种高级交流每次都为小儿外科学术活动起到巨大的推动作用,成为小儿外科学会建立与发展的第一条线。

第二条线是杂志的发展与活动。

20世纪60年代,当时全国已有很多城市开展了小儿外科业务,并有互相交流的要求,提出建立全国小儿外科医师通讯网,每月由北京印发《小儿外科通讯》(油印)。1963年《小儿外科通讯》扩大篇幅,改为《儿外通讯文集》,分别由张金哲、佘亚雄、何应龙、王赞尧、李正、童尔昌、赖炳耀各出一期。1964年,武汉童尔昌争取到武汉医药杂志的支持,出版了《武汉医药杂志小儿外科附刊》(双月刊),开始有了小儿外科的专业杂志。这个杂志的特点是由各地区轮流承担编辑,总编辑部设在武汉分会,各地区组织编委会,每年各编一期。这样既广泛发动各地人员,又组织了地区学术活动,为小儿外科专业培养了大量学术活动积极分子。"文化大革命"期间一切杂志停刊,武汉同道于艰难中在《武汉新医药》名下坚持每年出版一期《小儿外科专号》。至1980年,中华医学会批准出版了《中华小儿外科杂志》季刊(附中华小儿外科杂志第一届编委名单),1986年改为双月刊。编委组织扩大,活动内容增加,编审同时也进行学术报告会及小儿外科讲习班等,保证并丰富了地区小儿外科学术交流活动。这是小儿外科学术活动发展的第二条线。

**附 《中华小儿外科杂志》第一届编委名单(1980～1982)**

总 编 辑:童尔昌
副总编辑:张金哲 佘亚雄 何应龙 陈文龙
编   委:(以姓氏笔画为序)
　　　　马孝义　王　果　王兴国　王修忠　王桂茹　王德生　刘来全
　　　　刘致民　江泽熙　李　正　李振东　何应龙　佘亚雄　邹大卫
　　　　宋育麟　张世恩　张丽英　张金哲　张学衡　陈文龙　季海萍
　　　　金百祥　赵同生　胡廷泽　徐尚恩　徐新六　郭思齐　黄婉芬
　　　　彭崇惠　韩茂棠　童尔昌　赖炳耀　潘少川
常务编辑:王　果　江泽熙　宋育麟　徐新六　童尔昌

第三条线是在儿科学会的支持下,以广大儿外科同道的奉献精神与凝聚力量,强烈要求学术交流与学会组织。

小儿外科是新兴专业,各地从业人数均很少,因此大家渴望跨地区进行学术交流。张金哲在北京工作,与卫生部及中华医学会联系方便,于是联系了全国同道。1964年中华医学会儿科学会在北京举办第六届全国大会,开始争取把儿外科列为一个专业组,以马安权为组长,有20人参加,进行了第一次全国性的儿外科专业交流,儿外科开始有了组织学会的雏形。1978年第七届儿科学术会议(桂林)小儿外科小组约有40人参加。在儿科学会诸福棠支持下,吴瑞萍具体负责,正式组织了小儿外科学组,张金哲、佘亚雄、童尔昌为正、副组长(马安权已去世)。1980年,在哈尔滨地方分会及何应龙、张世恩的努力下,召开了第一届全国小儿外科学术会议,有120人参加,选出学组领导成员18人。北京张金哲、上海佘亚雄、武汉童尔昌为正、副组长,北京潘少川、马承宣为秘书,委员为上海金百祥、马孝义、天津薛璇英、哈尔滨何应龙、沈阳李正、济南张学衡、南京赵同生、杭州彭崇惠、南昌邹大卫、西安王修忠、广州赖炳耀、遵义王兴国、郑州徐尚恩。

上述三条线的结合就使中华小儿外科组织于1986年被中华医学会正式批准为专科学会,从此小儿外科有了独立的专业组织。

2.学术交流　1964年第六届全国儿科大会中,第一次组织了小儿外科专业讨论;1966～1978年间学术交流活动基本中断;1978年之后,小儿外科学会的学术交流活动蓬勃发展。这些学术交流在启迪思想、繁荣学术、交流信息、提高技术、发现人才、促进小儿外科发展方面发挥了重要作用。

小儿外科学会组织学术会议有以下几种类型:①全国性小儿外科大会。②专业和专题学术讨论会。③地区性小儿外科学术讨论会。④国际性学术交流。

(1)全国性小儿外科大会  1980年在哈尔滨召开第一届全国小儿外科学术会议,由何应龙和张世恩负责主办。有120人参加,中华儿科学会吴瑞萍副主任委员参加并讲话。会议除了学术交流外,还选出了学组成员18人,并决定每4年召开一次大会。

1983年,在山东济南召开了第二届全国小儿外科大会,由张学衡和季海萍负责主办,参加的代表有200多人,会上就小儿外科普外、骨科、泌尿、急症、新生儿等专业问题进行了热烈的讨论和交流,并提出了成立中华小儿外科学会的申请。

1987年,在苏州召开了第三届全国小儿外科大会,由朱锦祥负责主办,参加的代表有300多人。卫生部妇幼司司长林佳楣参加了会议并讲话,宣布正式成立中华小儿外科学分会,同时选出第一届委员31人,张金哲、佘亚雄、童尔昌、潘少川为正、副主任委员,潘少川、马承宣为秘书(附名单)。学会工作地点设在北京,并先后成立了骨科、泌尿、麻醉及新生儿专业组。

**附  中华医学会小儿外科学分会第一届委员名单(1987～1990)**

主 任 委 员:张金哲
副主任委员:童尔昌  佘亚雄  潘少川
常 务 委 员:(以姓氏笔画为序)

　　　　　　马承宣　李　正　吴守义　张学衡　陈文龙　金百祥
　　　　　　韩茂棠　赖炳耀
委　　　员:丁文祥　马孝义　马承宣　王　果　王兴国　王修忠　叶蓁蓁
　　　　　　冯家钧　朱锦祥　李　正　李振东　吴守义　佘亚雄　谷兴琳
　　　　　　邹大卫　张世恩　张金哲　张学衡　陈文龙　陈自敏　陈博渊
　　　　　　季海萍　金百祥　胡　劲　胡廷泽　俞　魁　徐尚恩　曹泽贵
　　　　　　韩茂棠　童尔昌　赖炳耀　潘少川　薛璇英
秘　　　书:潘少川　马承宣

1990年11月,在南昌召开了第四届全国小儿外科大会,由邹大卫负责主办,参加的代表有500多人,收到论文1300多篇。这次会议进行了小儿外科学会第一次改选,选出了以潘少川为学会主任委员的新班子。

1994年,在成都召开了第五届全国小儿外科大会,由胡廷泽负责主办,台湾洪文宗与王桂良应邀参加了大会并作报告,会议学术气氛浓烈。会上进行了第二次小儿外科委员会改选,潘少川连任主任委员,并吸收11位中青年委员。同时会上决定成立肛肠、肝胆和肿瘤3个专业学组,并讨论了小儿专业医师的标准。

1999年,在北京大兴县召开了第六届全国小儿外科大会,进行了第三次小儿外科委员会的改选,刘贵麟为主任委员,同时改选了《中华小儿外科杂志》编委会,由江泽熙任主编。

(2)专业和专题学术讨论会  随着小儿外科水平的不断提高和专业研究的深入,小儿外科学会内成立了普外以外的8个专业组:骨科(吉士俊、王承武)、心血管(丁文祥)、麻醉(金士翔、詹振刚)、新生儿(叶蓁蓁)、泌尿(黄澄如)、肛肠(李正、刘贵麟)、肝胆(李振东、王果)、肿瘤(金百祥)等学组(括号内为第一任专业组组长)。各学组均组织了多次专题学术讨论会。

这些专题讨论会各具特色,每次都就当时存在的小儿外科重要问题开展深入的讨论,为专业医师互相学习、共同切磋、提高技艺提供了机会,对推动专业的深入发展起到了重要的作用。

(3)地区性小儿外科学术讨论会　在儿外科学会的倡导和影响下,除《中华小儿外科杂志》组织的西北、华北地区,东北地区,中南、西南地区及华东地区每年一次的编审会之外,各省市纷纷组织地方小儿外科分会,如北京、上海、山东、河北、四川、山西、陕西、甘肃、河南、江苏、广东等,定期或不定期举行小儿外科学术讨论会、疑难病例分析会,有时也跨地区、省市相互邀请参加各种讨论会,这对小儿外科的普及和提高起到了重要的作用。

(4)国际性学术交流　对外开放以来,我国小儿外科扩大了国际交流。1980年,美国著名的匹茨堡小儿外科教授Kisselwetter〔美国国际人民交流会(P.T.P)〕、洛杉矶的Gans〔美国儿外杂志(J.P.S)主编〕和纽约的Bronsther〔世界儿外援助会(SACOW)主席〕、费城的Koop(1981～1988年任美国卫生署长)、法国的Bette、瑞士的Rickham及日本的葛西森夫、骏河敬次郎等先后来华,与我国小儿外科学会建立联系。世界各国不断有小儿外科专家访华讲学,我国也不断有人出国访问、讲学。1983年,加拿大多伦多儿童医院以Filler为首的小儿外科代表团18人访华,1984年中国科协组织了以张金哲、佘亚雄为首的第一个中国小儿外科代表团一行9人回访加拿大。1984年10月,在天津卫生局的支持下,韩茂棠组织了第一次国际小儿外科讨论会,有6个国家、30位儿外科著名人士和国内80多位小儿外科代表参加会议。1956年,在印度加尔各答亚洲小儿外科大会上,张金哲、马承宣与台湾洪文宗、林哲男等同道建立联系。1988年10月又在天津组织了第二次国际小儿外科讨论会,有15个国家60位外宾参加。此次大会首次有7位台湾同道携夫人参加,与国内代表120人热烈交流学术。1990年5月在北京举办第一次亚洲小儿外科学术讨论会,以后在1991、1992、1993年,北京连续举办小型国际性小儿外科讨论会,标志着我国小儿外科逐步在国际小儿外科学界有了一定的地位。太平洋小儿外科学会、亚洲小儿外科学会、世界小儿外科联合会等组织先后和我国小儿外科学会建立联系。张金哲、佘亚雄、黄澄如分别被聘为《美国儿外科杂志》、《国际儿外科杂志》及《地中海医学杂志》的编辑顾问。张金哲1986年开始连任亚洲小儿外科学会执行理事,并于1998年9月在苏州组织召开第15届亚洲小儿外科大会,会上成立了亚太小儿泌尿学会,选举黄澄如为第一任理事长。1999年5月,在北京召开太平洋小儿外科学会第32届大会,会议的成功举办在国际同道中影响很大。2001年9月在北京召开的21届世界儿科大会上,由张金哲组织了儿外科分组会。

3. 小儿外科杂志与书籍的出版及其他活动的开展

(1)杂志出版　《小儿外科杂志》首先发展成全国性一级学术专业杂志,成为国际上公开交换的杂志,附《小儿外科杂志》大事记表如下:

1)《儿外通讯文集》(1963年,共出7期)。

2)《武汉医学杂志小儿外科附刊》,双月刊(1964～1966年,共出15期)。

3)《武汉新医药小儿外科专号》(1976～1979年每年一期,共出4期)。

4)《中华小儿外科杂志》,季刊(1980～1984年,共20期)。

5)《中华小儿外科杂志》,双月刊(1985年～现在)。

6)2002年湖南刘宏主编了《临床小儿外科杂志》,双月刊,为小儿外科又开辟了一个学术阵地。

(2)书籍出版　由学会组织编写的书籍有(个人组织或其他单位组织的书籍很多,故未列):童尔昌主编,张金哲、佘亚雄副主编,编写了《中国医学百科全书·小儿外科分册》;张金哲、佘亚雄、童尔昌又组织编写《小儿外科系列全书》,共8册;潘少川主编的《小儿矫形外科学》;童尔昌、季海萍主编的《小儿腹部外科学》;张金哲、陈晋杰主编的《小儿门诊外科学》;蒋先惠主编的《小儿神经外科学》;赖炳耀、黄澄如主编的《小儿泌尿外科学》；陈文龙、张善通主编的《小儿心胸外科学》；张学衡主编的《新生儿外科学》；詹振刚主编的《小儿麻醉学》。此外，童尔昌选编了教学幻灯片，张金哲选编了小儿外科手术录像带。

(3) 手术器械的研制　上海马孝义组织力量与上海手术器械厂共同研制了小儿外科专用手术器械。1981、1982、1983 年分别在上海召开普外、心血管、骨科、泌尿、内镜等成套小儿手术器械鉴定会，使中国小儿外科手术器械有了标准，并使同道在有关器械方面得到切磋和交流。

(4) 继续教育与科普方面　在中华医学会、卫生部的领导下，小儿外科学会分别在北京、上海举办了多期小儿外科专题研讨班，包括新生儿、肛肠、心血管等专题培训班。现在各大城市中心医院均已能举办小儿外科进修班及专题提高研讨班。发表的小儿外科方面的科普文章更是不胜枚举，如张金哲、陈晋杰主编的《小儿意外急救事典》一套 3 册，分别为婴儿、幼儿、儿童分册，就是以小儿意外事故防治为主的大众科普读物。

4. 小儿外科学分会的活动成绩　小儿外科在中国是个新兴专业，各地区专业人员都不多，但患者多，病种复杂，很多病缺乏成熟的治疗方法与疗效标准，因此小儿外科比其他专业更需要学术交流与经验传播，特别是跨地区交流，这是小儿外科学会创立与发展的主要基础。30 多年来，据小儿外科学术活动调查统计，我国从事小儿外科工作者约有 3000 多人，这个数字还包括一部分非小儿外科专业人员，相对全国 3 亿儿童是微不足道的。在中国经济尚不发达、交通困难的情况下，3000 多名城市小儿外科医师是无法满足全国小儿外科患者需要的，因此小儿外科学会活动提出："专业人员钻研小儿外科技术与疗效标准，团结全国成人外科医师共同完成小儿外科的任务，而不是搞技术垄断。"这对小儿外科工作的发展起到了良好的作用，具体表现为以下几个方面：

(1) 小儿外科学术会议不断扩大与团结　1964 年参加会议 26 人，1978 年 40 人，1980 年 120 人，1983 年 200 人，1987 年 300 人，1990 年 400 人，1994 年 500 人，1999 年 1000 人，说明自愿参加小儿外科工作的人越来越多。由于学会执行"团结、推广、普及"的精神，抵制"行会"垄断，因此发扬了互助互教的良好医德，对疗效提出较高标准，互相切磋、互相竞赛。

参加会议的人越来越多，特别是基层不分专业的外科医师的参加，对小儿外科学会活动起到了宣传推广本专业的作用，在更大的范围内发展了小儿外科工作。

(2) 提高了学术水平　学会越办越红火，人多文章多，也反映了实际工作做得多。有了量，量中出质，自然好文章、好技术层出不穷。回顾这几次大会和专题会，每次都有优秀论文，都有新的发明与改进。质量的提高也吸引了更多的人参加交流，钻研工作。1997 年，张金哲被选为中国工程院院士，标志着中国小儿外科工作已被中国科学界认可，达到了一定的科学水平。

(3) 得到兄弟学会专业人员的协助　我国小儿外科专业从无到有不过 50 年，学会的历史更短，各方面均落后于成人外科各专业及儿内科各专业（全世界小儿外科都是如此）。小儿外科作为儿科工作的一部分，很需要兄弟专业的支持与帮助。其他专业人员参加儿外科学术活动，会带来先进技术、先进理论、先进思想。1995 年 5 月，上海小儿肿瘤专题会议邀请了吴孟超院士等 4 位成人肿瘤专家作报告，与会者均感受益匪浅。事实上，近年来小儿肿瘤工作与研究的发展都是与成人肿瘤专业合作或在成人肿瘤专业协助下进行的。在其他领域内，特别是心血管外科、神经外科以及矫形外科，都是由成人在该专业先开展某些小儿工作，而后发展为小儿某专科专业的。

(4) 得到国内科学界与国际小儿外科界的承认　1997 年，张金哲当选为中国工程院院士，反映了中国科学界最高组织承认了中国小儿外科工作的学术水平。中国工程院医药卫生工程学部共有临床医学家 30 人，代表专业 20 个。中国小儿外科学专家在中国工程院有一个席位，代表了中国小儿外科 50 年的发展水平。

### 三、小儿手术特点

不同年龄小儿在生理解剖上各有特点，按照小儿特点施用特殊技术无疑会收到更好的效果。下面重点介绍有新生儿特点的手术技术，以便举一反三，在新生儿与成人之间酌情变通使用。

（一）切口

新生儿皮肤薄而松软，切开时不易保持切口匀直及皮缘为直角，缝合时不易准确对齐。皮下脂肪被中间的皮下筋膜分为两层，但年龄越小组织越薄而不易识别。脂肪的形态在新生儿与小婴儿及幼儿中也各不相同。新生儿皮下脂肪层较薄，皮下脂肪为黄色粟粒状，而筋膜下脂肪则为浅黄色细微粒状。深筋膜或肌肉筋膜（也称肌膜）虽然也很薄而透明，不像儿童或成人的呈厚韧银亮状，但明显的区别是切开浅筋膜可见深层脂肪层，切开深筋膜下面无脂肪而只见肌纤维或其他深层器官。此外，浅筋膜下常有较大的小静脉。

2~3个月龄以上的小婴儿脂肪较厚，皮下脂肪为白色大颗粒状；6个月龄以上稍胖婴儿脂肪层张力很高，切开皮肤后白色脂肪颗粒可能自然凸出，甚至有个别颗粒脱落至切口外，而浅筋膜下脂肪层虽然也增厚，但不发生颗粒性脱落现象。胖婴儿的浅筋膜很难完整显露，但皮下小静脉永远贴近浅筋膜下存在，可将其作为标志。随着年龄的增长，深筋膜逐渐变厚、变韧，6个月龄以上的婴儿基本上可见到不透明的银白色肌肉筋膜，而腹股沟韧带一类的筋膜则呈现为典型韧厚银亮粗纤维组织。

小儿皮薄、软而易活动，故必先固定切口两端才能切直切正（刀刃垂直）。一般要求切口两端拉直压紧，刀刃注意左右垂直，最好一刀切开浅筋膜，但不要切开深筋膜。

皮下切开也需固定，但方向应改为横向拉开，手指左右压紧拉开，使切口有张力，刀刃轻轻逐层切至深筋膜，切开脂肪组织，暴露完整的深筋膜层，达此层后用刀柄轻推即暴露完整筋膜。不慎切破某处时，可见膜下无脂肪，由此可知切深。不暴露清楚筋膜层次，不可钝性分离，以防层次混乱或识别不清而失去解剖关系。

一刀切开浅筋膜后，立刻夹住浅筋膜缘（不必非要夹住出血血管），使切口外翻，压迫切üre。每厘米1钳可完全止血。一般再切至深筋膜层均无出血，个别活动性出血点可以细线结扎或行电灼。钳夹压迫10分钟后去钳则出血可自止，个别出血点可电灼，以减少皮下结扎线。

电刀、激光刀、氩气刀、高微波刀等应用于新生儿手术时，都应调至低功率（小焦点），宁可效果慢些，不可过分灼伤组织。

（二）缝皮

新生儿皮肤薄而软，皮缘不易对齐，一般要两重缝合。大针脚1cm间距，使伤口对严，再缝一层连续皮缘缝线，进针距皮切缘越近越好（图1-1-1）。3天拆除皮缘线，7天拆除伤口线。

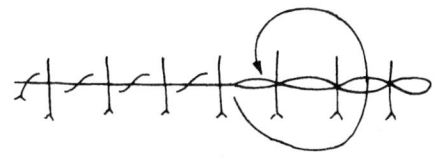

图1-1-1　新生儿的皮肤缝合

婴儿皮薄，脂肪厚而有张力，伤口不易对严，也可用同样方法进行两重缝合，但要求皮缘缝合进针距皮缘稍远。

缝合婴幼儿和儿童皮肤的针脚一般比成人的针脚稍小即可。要求伤口对严，皮缘对齐，一般以1cm为参考标准，即：针距1cm，进针距皮缘0.5cm，深0.5cm。

（三）针线的选择

针线的选择（图1-1-2）原则上是细针细线，但针必须比双线稍粗。若针细线粗则反折处损伤最大。针粗线细与针细线粗所致的损伤比较，前者的损伤要小得多。

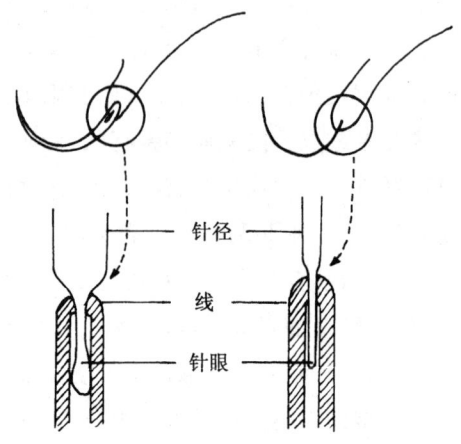

图1-1-2 针径与线粗细关系示意图

缝合皮肤用细三棱针，该种针长而弧度大，采用锐利圆针则对新生儿皮肤的损伤更小；线用3-0左右。

缝合皮下筋膜用针身短、弧度大的粗圆针；线用3-0左右。

深筋膜有张力可用0号或1号粗线作间断缝合，也可用可吸收线。缝合切口处，一般用3周内吸收线（Dexon），内部张力缝合如肌腱韧带宜用2个月吸收线（Maxon）。

无损伤线对新生儿最为适宜，肠吻合用4-0、5-0左右的线，缝合尿道用6-0、7-0线，缝合小血管及胎儿外科用11-0线。

（四）新生儿手术方法与器械特点

1. 开颅切口　成人用的小号颅钻与线锯只限于大儿童用。新生儿颅骨薄软，前后囟无骨质，颅部钻孔可用普通重组织剪即可剪开，对稍硬的颅骨如枕骨处，可用专为新生儿开颅设计的颅环锯、颅骨剪（图1-1-3）。

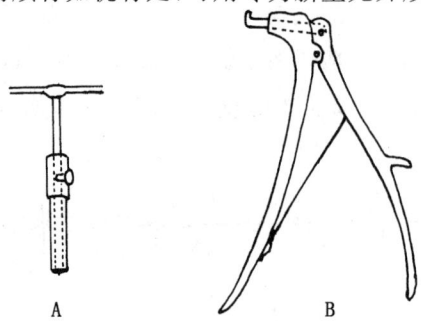

图1-1-3 用于新生儿的手术器械

A.颅环锯　B.颅骨剪

**2. 开胸切口**　成人用切除肋骨、切开及缝合肋骨床的开胸方法不适于小儿。因小儿肋骨床窄而薄,缝合后针孔易漏气。一般学龄以下儿童均应用肋间开胸法开胸及肋骨并拢缝合法关胸。

小婴儿尽量经第5～6肋间开胸,此处切口最长(肋骨最长)。皮肤切口首选一侧背胸切口绕过肩胛骨下角。掀起肩胛骨,肩胛下顶部摸到肋骨为第2肋,以此为起点,下数至第5肋作肋间切口,刀口靠近第6肋上缘以免伤及肋间神经及血管。

大孩子切口不够大时,可以在骨膜下剪断上下各一肋骨前后两端。

关胸时用3～4针张力线(2个月吸收线,1～2号Maxon)穿过两相邻肋骨互相绑扎使胸腔伤口闭合(图1-1-4)。外用细线缝合伤口,肌膜至少缝合3层(肋骨床、肋骨间肌膜、肋骨前肌膜),肩胛骨固定至原位,胸壁肌肉逐层缝合。

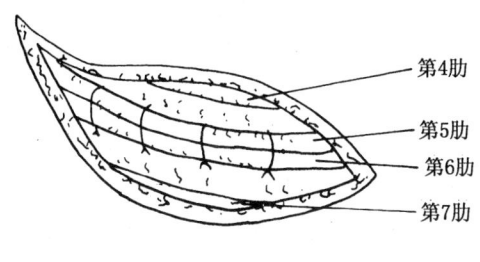

图1-1-4　关胸

**3. 脊柱切口**　小儿脊椎很难数准,皮肤画线更不准确。一般要求用大头针钉入脊突,拍侧位片,然后对照大头针的位置判断脊椎节数。

小儿椎板切除后,特别是硬脊膜切开或部分切除后,因两侧背肌较薄,如果缝合后张力大,切口闭合不严,难免漏水。一旦伤口愈合不良则导致全部切口裂开,暴露椎管,造成生命危险。因此皮肤及皮下切口多选弧形切口,皮肤弧形瓣要跨过肌肉层直切口范围全部,以降低肌层缝合张力,保护肌层切口。

**4. 开腹切口**　为使患儿将来着装时腹部瘢痕不显,多选用横切口,常用的有下腹横纹切口与肋缘下切口。

上腹手术如肝、胆手术用肋缘下切口,下腹手术如巨结肠、无肛门、盆腔手术可用下腹横纹切口。肋缘及下腹切口均可向两侧腰部延长而不影响腹部正面的美观。

急症手术,特别是腹部外伤休克行紧急探查,仍以正中或腹直肌切口为宜,因为入腹快,而且暂时关闭也快。

紧急关腹,小婴儿特别是在麻醉不完善的情况下关腹常很困难。如有条件能将麻醉加深,肌肉松弛后再关腹当为上策。但条件不允许必须尽快关腹以利抢救时,则按下述方法关腹——逐步关腹法(图1-1-5):

步骤:①先把大切口用贯通腹壁的大针带粗线缝1针或3针,使其成2个或4个小分切口,内脏暂时不还纳。然后逐个小分切口还纳肠管后用细线逐层缝严。腹内压力高时,可先把全部肠管尽量提出在其中一个小切口外。缝好各分切口,剩下最后一个小分切口时,先预置3～4针贯穿腹壁缝线,不拉紧,备用。②然后用长环钳将肠管从一端开始顺序送入腹腔深处,同时用盐水纱垫压住伤口,避免肠再膨出。③最后拉紧预置的贯穿线将伤口闭合。此时可插入压舌板(作小儿压肠板用)置切口下保护肠管,逐个扎严贯穿缝线。

贯穿缝合之腹部切口待一般情况好转后可以重新逐层缝合。方法是拆一段,缝一段,要求麻醉必须满意,先探查拆开段腹内,然后将手指放入腹内作向导,将腹膜用可吸收线连续缝合。

缝合的张力线不拆,若腹内探查时发现内脏受压,则应另换一针。腹部切口张力线至少2周拆除。即使

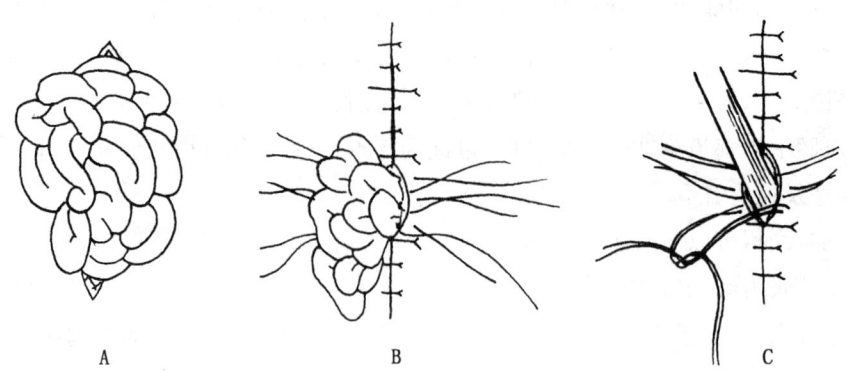

图 1-1-5 逐步关腹法

伤口感染,甚至缝线将皮肤豁开,看来毫无张力,完全松脱,也不能拆,必须坚持到 2 周后腹内脏器全部与腹壁粘连后才可拆除,否则随时可能裂开使内脏溢出。

5.尾路切口　患儿取俯卧蛙式位,以尾骨至肛门口皱襞后缘正中行切口。切至深筋膜层,然后可以继续直切深层,暴露直肠。也可拉开皮肤切口切断骶尾关节,改用横口暴露直肠。

纵切口应在电刺激引导下沿两侧肌肉分界线逐层切开;横切口在切断骶尾关节后,连同尾骨及附着之盆底肛提肌整体向下拉开,暴露直肠。缝合时,纵切口每对肌肉对准缝合至原位,皮肤行皮内缝合;横切口只缝尾骨至原位。

(五)新生儿手术打击的评定

手术打击对不同年龄患儿有很大区别。一般说来,年龄越小耐受能力越差。下面介绍新生儿手术打击的评估,对不同年龄可对比成人酌情判断。

新生儿手术损害评级的先决条件是术前患儿生命体征正常,麻醉平稳,包括血氧正常、输血及时(保证血红蛋白 100g/L)、体温平稳(表 1-1-1)。

表 1-1-1　新生儿手术损害评级表

| 打击评分 | 0 | 1 | 2 | 3 | 4 | 5 |
|---|---|---|---|---|---|---|
| 出血量(%) | 5 | 10 | 15 | 20 | 25 | >25 |
| 组织损伤 | 体表 | 肌肉、骨骼 | 内脏探查 | 器官切除 | 器官大切除 | 广泛切除 |
| 手术时间(min) | <30 | 30 | 90 | 180 | 300 | >300 |
| 等级总分 | 0~5 | | 5~10 | | 10~15 | |
| 手术级别 | 门诊手术 | 小手术 | 中手术 | 大手术 | 危急手术 | 冒死手术 |
| 手术反应 | 平稳 | | 应激反应(胃出血) | | 高危监护 | |

也可参考英国 Anand 新生儿手术应激评分(表 1-1-2)。

表 1-1-2　英国 Anand 新生儿手术应激评分表

| 打击评分 | 0 | 1 | 2 | 3 | 4 | 5 |
|---|---|---|---|---|---|---|
| 出血(%) | <10 | 10 | 15 | >15 | | |
| 手术部位 | 表浅 | 腹、颅 | 胸 | | | |
| 皮肤肌肉损伤 | | 小 | 中 | 大 | | |
| 内脏损伤 | | 小探查 | 大探查 | 小切除 | 大切除 | |
| 手术时间(min) | | 30 | 90 | 180 | 300 | >300 |
| 体温降低(℃) | | 1.5～3 | >3 | <3.2 | | |
| 感染 | | 局部 | | 全身 | | |
| 早产(周) | | 34～30 | | <30 | | |
| 心脏切开停跳(min) | | | <40 | | >40 | |
| 等级总分 | | <10 | | 20 | | >30 |
| 手术级别 | | 小 | | 中 | | 大 |
| 手术反应 | | 平稳,无胃出血 | | 17%死亡 | | 36%死亡 |

## 四、小儿外科的基本问题

### (一) 环境温度与湿度

新生儿体重不过 3kg,是成人的 1/20。体温受环境的影响较大,对环境温度变化远比成人敏感。0.5kg 冻肉在室温下 2 个小时可以解冻,而一条冻羊腿需在室温下摆放一天才能解冻。成人或大孩子短时间受冻、受热可以耐受,而新生儿即使几十分钟也难以耐受。故临床上可以出现新生儿硬肿症及出血性肺炎而死亡;小儿受热后或通风不良时可出现术中或术后恶性高热而死亡。因此对小儿的体温监测必不可少,特别是术后,需连续观察,随时调整。术前体温不正常者常需要皮温、肛温(或食管内温)同时对照,差别大于 2℃时需要注意矫正。一般应急的矫正方法多用物理调温法,如温水袋、冰袋、热水浴、酒精浴等。有辐射调温设备当然更好。

手术台上新生儿、小婴儿多采取浅麻醉抑制,固定必须稳定,常需约束带,并且与肢体保暖相结合(因新生儿和小婴儿不便盖被子,全身均暴露)。一般胸、腹、背部手术时均将四肢包上棉垫绑在大字架上。先进的设备是恒温辐射手术台,可使新生儿得以保暖,但又不影响手术台以外的温度。

湿度对小儿特别是新生儿非常重要。我国北方干燥,气管内分泌物干燥后可阻塞呼吸道,增加呼吸阻力,易发生肺炎;南方太潮湿易使皮肤散热慢而发生恶性高热。

### (二) 术后呼吸监护

小儿肺活量小,呼吸气体交换的临界限度很窄。特别是新生儿胸部手术后,因疼痛使胸部运动受干扰,呼吸量更加减少,常致部分肺不能充分张开。又因气管小而软,极易被分泌黏液堵塞而导致肺不张,长时间肺不张必然发生肺炎,成为新生儿食管闭锁术后最常见的致死原因。因此术后应定时正压呼吸,使肺有充分扩张的机会,这样可以减少术后肺炎几率,提高成活率。如无人工呼吸机,可用口罩吹氧,每日三四次即可收效。其原理与成人及大孩子术后鼓励早起床、主动咳嗽、拍背吸痰等相同。

新生儿呼吸监护措施可以总结为5个字:吹(吹氧)、拍(拍背)、喷(喷蒸汽雾增加湿度)、滴(向鼻及喉滴"新可麻"——新霉素、可的松、麻黄碱)、吸(吸痰——吸口鼻及咽喉分泌物使之引起咳嗽)。定时操作可以预防肺炎,也可用于治疗肺炎。

严重呼吸抑制的患儿,呼吸量太小,刺激咽部而无咳嗽反应者,必须插管用呼吸机,直至自主呼吸恢复正常,咳嗽反射活跃。

(三)术后腹胀与消化道监护

腹部胃肠手术后必然引起胃肠功能紊乱,多数表现为暂时性肠麻痹与腹胀。任何大手术只要影响了循环代偿反应,首先会影响胃肠道的血液供应,从而导致术后肠功能紊乱,也表现为肠麻痹、腹胀,甚至胃渗血与应激性溃疡出血。

腹部手术后,常规经鼻插入胃肠减压管,直至肠蠕动音恢复或患儿排气后再拔管。

小儿负压胃管的吸力不应过高,因为吸住胃壁反而会引起堵塞。笔者曾用14号红橡皮导尿管代替胃管减压,结果导尿管吸住胃壁而引起坏死,并穿出腹壁,幸未发生腹膜炎。说明新生儿胃壁薄而软,对小孔(小面积)高吸力耐受性很差。

小儿术后二三日,常见胃管吸出咖啡样物,有人认为是吸力过大吸破胃黏膜造成的。事实上这种胃渗血常是由手术中的应激反应引起的,即长时间胃缺血导致毛细血管栓塞而渗血,一二日内会自然停止。

结肠胀气不能靠胃管减压,可以插肛管排气。

腹胀处理不当,可进一步影响肠蠕动恢复,导致恶性循环。

(四)静脉营养

长期禁食的患儿除每天维持水电解质平衡外,还需要维持营养。小儿及新生儿自身储备的能量很少,应该尽早给予静脉营养。待出现营养失衡时,则常难以纠正。

静脉营养首先是保证日需热量,同时保证氨基酸的摄入。新生儿氨基酸的需要量与品种均与成人及大孩子不同,其他微量元素与维生素的需要也不同,必须注意选用。长期静脉营养还需考虑各种脂肪酸的配合。

新生儿术后全静脉营养的指征,如:肠闭锁等待远段失用性肠管的功能恢复;各种原因后遗超短肠;严重腹裂后强力缝合的患儿,均有赖于静脉高营养的维持。这只是少数病例,并且效果并不满意。但是,一般术后早期给予一些静脉营养,对小儿术后恢复肯定有益。

静脉营养的另一个问题是"入路"。有技术条件的最好是用外围静脉轮流穿刺(软性保留针)。中心静脉必须妥善保护固定。

早期恢复肠功能好处很多,故全肠外营养(TPN)的同时可以少量应用肠内高营养,逐步向肠内营养转化。

(五)术后止痛问题

不少人认为小儿对痛觉不敏感,甚至有人说新生儿无痛觉,这完全是错误的。小儿的痛觉和成人一样,与成人不同的只是思维方面的差别。新生儿没有恐惧心理因素,而一般小儿有过度恐惧的心理因素,因此,使人误认为小儿不是真痛,从而忽视对小儿的止痛措施。

一般术后都有疼痛,切口痛至少持续1周以上。疼痛除影响情绪以外,还常常影响活动,进而影响呼吸和循环;不但影响局部伤处,也影响全身,甚至食欲、排便、排尿。所以,即使小儿不反映止痛要求,为了术后恢复顺利,也应注意止痛治疗。现代小儿外科已把止痛问题提到很高的地位,不但要解决身体上出现的问题,还要解决心理情绪问题,同时要解决患儿母亲担心的心理问题。尽管小儿依然表现为哭闹,但有痛与无痛对手术后各方面的生理恢复有不同的影响。

止痛的方法有两大类。一类为全身性药物止痛,多为抑制性或选择抑制性止痛。吗啡类药物对小婴儿特别敏感,一般应尽量少用;阿司匹林类则比较常用;非阿司匹林类如苄达明、吲哚美辛(消炎痛)、布洛芬等甚至激素类都可根据病情使用,但在小儿一般都是短期使用。颠茄、阿托品等解痉剂,异丙嗪、氯丙嗪等改善血管痉挛药物以及镇静剂如巴比妥类都是选择性抑制药,可间接达到止痛目的。

另一类是局部止痛。最安全有效的措施是局部固定。完全固定当然最理想,部分活动限制也有止痛作用。常用的固定方法为绷带、粘膏、石膏、可塑夹板、牵引架。搬送抢救重伤儿的充气衣裤也是最好的止痛及防休克设备,目前只能用于急救车中,尚未普及到病房或家庭。

局部药物止痛多用局部挥发性刺激药,如薄荷、樟脑、冬青油及中药乳香、没药等活血化瘀药。中药的硬膏药把可塑性夹板的固定与芳香活血药的刺激合为一体,是很好的局部止痛药物。

局部物理疗法有远红外线、超高微波等,也有人用于小儿术后或伤后止痛。

由于人们对小儿止痛问题未予足够重视,所以各种方法都未见普遍应用,也缺乏成熟的经验总结。

近年来使用的皮肤黏膜麻醉药剂很有前途。如2%利多卡因点鼻咽后无痛经鼻插胃管、尿道注入麻醉药无痛插导尿管。丙胺卡因(prilocaine)加利多卡因(lidocaine)各25mg/ml(相当于5%利多卡因)皮肤贴敷半小时后,行无痛注射或小面积无痛换药拆线,在欧美国家以及中国香港地区早已普遍使用。我国大陆尚未使用的主要原因是人们尚未重视小儿止痛,认为患儿总是要哭,用止痛药会延误时间,反而使孩子哭得更凶、时间更长。目前所用的局麻药显效需要等待较长的时间,医护人员与家长都不满意,这正是对局麻科研工作的挑战。

(六)小儿外科的心理护理

长期以来,儿童心理对疾病的影响常被忽视,特别是新生儿,更不被重视。随着医学模式从生物医学模式向生物—心理—社会医学模式的转换,心理因素已列为手术决定性条件之一。小儿心理损害特别是新生儿心理伤害的最大因素是脱离母爱。缩短手术患儿与母亲的分离时间,是小儿外科手术心理保护的基本原则。母婴分离不但影响患儿心理,也影响母亲的情绪,而母亲的情绪又会影响婴儿。母乳喂养的母亲常因患儿手术影响正常的乳汁分泌,因为"手术"对母亲的心理压力很大。

为了减少对患儿的精神打击,有人把吸入麻醉剂灌入玩具娃娃中,使婴儿抱着玩具不知不觉地入睡,然后再从母亲怀中将患儿抱入手术室。在母亲怀中或嬉逗下注射睡眠麻醉剂,患儿在母亲怀中睡着后送入手术室,远比把孩子强行拖入手术室,任其在手术台上哭闹好得多。小儿麻醉后出现的一种长时间不规则呼吸称为"哭泣式呼吸",就是术前长时间哭闹的后果。这种强行拖入的方法对患儿不好,对母亲也不好,对医护人员的情绪也有影响。"安静接送患儿"应视为现代小儿外科手术的基本要求。

为缩短母婴分离时间,首先应缩短手术时间。有周密计划的手术是缩短手术时间的基本法则。医师应做好手术准备后再接患儿,尽量减少患儿在手术室中的"非手术时间"。术毕包扎后立刻送到母亲面前,不要因无人送而拖延时间。下面提供一个可供参考的例子:

一门诊婴儿行腹股沟疝手术,护士把毛巾、肥皂、热水盆交给家长,由家长给孩子作局部清洗,患儿脱衣后用无菌巾及棉被包裹。在母亲怀中肌内注射氯胺酮麻醉剂,5分钟后在母亲爱抚下睡着,由护士抱入手术室,术者已刷手等待。患儿放在台上立刻手术。熟练的术者5分钟即结束了疝囊高位结扎手术。包好伤口送回母亲怀抱中,前后不足10分钟。这种做法受到所有等候在手术室外母亲的齐声赞扬。

有的手术室允许母亲入室等候,并有专人接待;有的手术室门外有电视屏幕,及时报告每个手术的进行情况。这都是重视母亲心理工作的措施。

## 第二节 小儿麻醉

### 一、概述

小儿麻醉包括婴儿手术麻醉和儿童手术麻醉。

婴幼儿手术麻醉是指婴儿及3岁以下幼儿的手术麻醉。婴儿包括出生后1个月内的新生儿和1周岁以内的婴儿。足月产体重为3kg的新生儿,身长为成人的1/3,体表面积为成人的1/9。1～3岁幼儿是婴儿逐渐发育成长以适应外界环境的过渡阶段。婴幼儿的解剖、生理和生化特点与成人完全不同,新生儿又多因先天性畸形施行手术,因此熟悉并根据其特点进行处理,才能使麻醉经过安全顺利。

儿童手术麻醉是指3～12岁患儿的手术麻醉。此年龄范围内又分3～6岁学龄前儿童组和6～12岁学龄期儿童组,后者的麻醉方法基本与成人相似,只是药物剂量相应减小。但学龄前儿童组,因其解剖与生理特点和成人有所不同,麻醉处理需要酌情考虑。因此,儿童手术麻醉实际上探讨的是学龄前儿童组的麻醉问题。

本书中的小儿麻醉,重点将着眼于应用。为此,我们就小儿麻醉中经常遇见的麻醉问题进行阐述,希望能达到这一目的。

### 二、小儿椎管内阻滞麻醉

在椎管内的不同腔隙注入局麻药物,阻滞脊神经传导,使其所支配的相应区域产生麻醉作用,称为椎管内阻滞麻醉。椎管内阻滞麻醉主要包括连续硬脊膜外阻滞麻醉、蛛网膜下隙阻滞麻醉(简称腰麻)和骶管阻滞麻醉3种方法。

小儿椎管内阻滞麻醉应在基础麻醉后进行,以防止小儿在操作过程中的哭闹或挣扎。术中常给以辅助麻醉。临床上小儿麻醉多采用以椎管内阻滞麻醉为主的复合麻醉。

(一)连续硬脊膜外阻滞麻醉

将局麻药液通过一根细的导管注入硬脊膜外阻滞脊神经,以达到阻滞麻醉的作用,称为连续硬脊膜外阻滞麻醉,适用于腹部和下肢手术。

根据手术部位选择穿刺点：一般上腹部手术选择胸$_{12}$～腰$_1$间隙,中下腹部手术选择腰$_{1\sim2}$间隙。当穿刺针头端已确定在硬脊膜外隙后,可通过针管插入细软的聚乙烯塑料导管。导管端向头侧置入硬脊膜外隙中2～3cm。对8岁以下小儿,最好选用16G(Gauge)7cm长硬脊膜外隙穿刺针,新生儿可用16G 5cm长穿刺针。关于国外穿刺针G各型号与我国针头型号外径的相关性见表1-2-1。

表1-2-1 我国穿刺针头规格与国外穿刺针Gauge(G)的相关性

| 我国穿刺针头 | | | 国外穿刺针G | |
|---|---|---|---|---|
| 型号 | 外径(mm) | 针壁厚度(mm) | G | 外径(mm) |
| 4 | 0.40 | 0.10 | 29<br>27<br>27<br>27 | 0.34<br>0.40<br>0.41<br>0.42 |
| 4$\frac{1}{2}$ | 0.45 | 0.10 | 26 | 0.45 |
| 5 | 0.50 | 0.115 | 25 | 0.50 |
| 5$\frac{1}{2}$ | 0.55 | 0.115 | 24 | 0.55 |
| 6 | 0.60 | 0.15 | 23 | 0.60 |
| 6$\frac{1}{2}$ | 0.65 | 0.15 | 23 | 0.65 |
| 7 | 0.70 | 0.15 | 22 | 0.70 |
| 8 | 0.80 | 0.15 | 21 | 0.80 |
| 9 | 0.90 | 0.15 | 20<br>19<br>18<br>18<br>17<br>16 | 0.90<br>1.10<br>1.20<br>1.30<br>1.50<br>1.70 |

小儿的韧带组织相对较脆弱细嫩,黄韧带弹性较大,在针尖刺破黄韧带后可有明显的阻力消失感。加之小儿皮肤到硬脊膜外隙的距离较近(新生儿到1岁为0.5～1.4cm;1～9岁为1.4～2.2cm;9岁以上2.2～3cm),穿刺时宜采用缓慢进入法。

常用药物为利多卡因,其使用浓度为:6个月龄以下用0.5%;6个月龄～1岁用0.8%;1～3岁用1%;3～7岁用1.2%;8岁以上可用1.5%。每次用药剂量不超过8～10mg/kg。丁卡因浓度为0.1%～0.2%,剂量为1～1.2mg/kg。局麻药中不加或仅加入少量肾上腺素(1:40万)。

小儿硬脊膜外阻滞麻醉以阻滞作用出现较快、阻滞平面容易升高为特点。术中辅助麻醉用药剂量必须合理控制。对术中不能很好合作的小儿,用药过多可造成呼吸道难以保持通畅,反流误吸的可能性增加,且可引起呼吸抑制。所以,术中必须加强呼吸管理,应有麻醉机给氧设备,按全麻的要求进行管理。

(二)蛛网膜下隙阻滞麻醉

将局麻药液注入蛛网膜下隙脑脊液中,使经过稀释的药液阻滞相应部分的脊神经,称为蛛网膜下隙阻滞麻醉。成人蛛网膜下隙总容积约120～150ml,但脊蛛网膜下隙内仅25～30ml;新生儿蛛网膜下隙总容积为40～60ml,学龄前儿童为60～100ml,稍大儿童为80～120ml,但脊蛛网膜下隙内仅为总容积的1/5。脑脊液透明清澈,pH值为7.35,比重为1.003～1.010。脑脊液压力:新生儿0.490～0.784kPa(50～80mmH$_2$O),婴儿0.392～1.470kPa(40～150mmH$_2$O),儿童0.686～1.960kPa(70～200mmH$_2$O)。蛛网膜下隙阻滞时,脑脊液起稀释和扩散局麻药的作用。这种阻滞方法用于肛门、直肠、会阴、下肢及下腹部等部位的手术。小儿的脊髓与蛛网膜终止部位均较成人的低,1岁以内婴儿的脊髓终止于第4腰椎水平,1～3岁幼儿的脊髓终止于第3腰椎水平。因此,小儿腰麻穿刺部位常选择腰$_{3～4}$或腰$_{4～5}$间隙。学龄前儿童以选腰$_{4～5}$间隙为宜,穿刺针粗细以24～25G为好。

与连续硬脊膜外阻滞麻醉一样,穿刺操作应遵循缓慢进针、动作轻柔的原则,触及骨质应退针,并随时调整进针方向,切忌用力过猛,以免穿刺针刺透骨质。

常用药物为:3%～5%普鲁卡因2～3mg/kg;或用0.3%～0.5%丁卡因0.2～0.3mg/kg。给药操作过程前应有完善的基础麻醉,保证患儿安静。注药速度不可太快,以20～30秒内注完为宜,以防止麻醉平面过广。

由于小儿脊柱短小,生理弯曲度小,椎管内容积小,腰麻的阻滞平面常难以控制,同时,血压下降、呼吸困难和恶心、呕吐的发生率较高,故小儿蛛网膜下隙阻滞麻醉的应用已日趋减少。

(三)骶管阻滞麻醉

将局麻药经骶裂孔注入骶管腔内,阻滞骶脊神经,称骶管阻滞麻醉。适用于小儿肛门、直肠、会阴、盆腔等部位的手术。小儿骶管腔容积小,且上方与含有疏松组织的腰、胸段硬膜外隙相通,因此,经骶裂孔穿刺给药后阻滞平面易向上扩散,产生相应的硬膜外阻滞。新生儿及婴幼儿应用骶管阻滞麻醉常可满足腹部及下肢手术要求。

骶管阻滞麻醉穿刺点的定位和穿刺操作基本同成人。关键是确定骶裂孔的位置。小儿骶管中硬膜囊末端终止于第2骶椎水平,穿刺针(应用19G或20G穿刺针)穿破骶尾韧带时突破感较明显,此后只允许穿刺针再深入0.2～0.5cm,否则刺破硬脊膜发生全脊髓麻醉意外的机会显著增加。目前许多医院采用7～8号(外径0.7～0.8mm)短吻针,似较为安全。

常用局麻药种类、浓度与连续硬脊膜外隙阻滞相同,按0.6～1ml/kg计算局麻药容积,根据手术部位决定用药容积的大小,但总容积小儿童不应超过20ml,较大儿童不应超过30ml。局麻药中宜常规加入肾上腺素1～2滴,以减慢局麻药的吸收,延长麻醉作用的时间。

骶管裂孔解剖畸形(约占正常人的10%)是骶管阻滞麻醉失败率较高的主要原因。此外,药量不足,注药过于缓慢或手术部位过高、阻滞平面不够等因素,也不可忽视。骶管阻滞麻醉在条件较好的大医院中经常应用,在中小医院应用甚少。

无论是小儿连续硬脊膜外阻滞、蛛网膜下隙阻滞,还是骶管阻滞,穿刺操作前保持患儿适当的体位十分重要。应始终有专人扶持患儿,同时应注意观察呼吸,在基础麻醉状态下尤应保持呼吸通畅。小儿椎管内阻滞平面的测定与成人有所不同,它是通过疼痛刺激后观察有无拒试反应如皱眉、肢体活动、呼吸加深加快等来测知的。另外,由于小儿病情变化较快,麻醉期间更应严密观察血压、脉搏、呼吸等指标的变化,事先准备好急救药品和器械,以保证患儿麻醉和手术的安全。

## 三、全身麻醉

麻醉药经呼吸道吸入或静脉、肌内注射,使其在血液内达到一定浓度,引起中枢神经系统抑制,致神志消失,周身不痛,反射有一定程度的抑制,肌肉也达到相应程度的松弛,称为全身麻醉。

麻醉药物的药动学和药效学常因儿童的年龄而有不同。近年来,已确定大部分常用麻醉药对不同年龄小儿的必要剂量和药效学作用。下面简述常用静脉麻醉药、肌松药和吸入麻醉药在小儿中的应用。

### (一)静脉麻醉药

静脉麻醉药的麻醉作用,首先是其在脑部药物浓度的反映。因此,麻醉效果的出现依赖于在脑血管中达到足够浓度的必要时间。与吸入麻醉相比,静脉全麻起效快是突出优点。多数静脉全麻药在体内不断再分布,苏醒快是脑内药物向其他组织转移的结果,但有些则为分解代谢快的缘故,后者易于控制,安全性大。静脉麻醉药的药动学见表1-2-2。

表 1-2-2 静脉麻醉药的药动学

| 药物 | 应用年龄 | 分布容积 (L/kg) | 消除半衰期 (min) | 清除率 [ml/(kg·min)] |
| --- | --- | --- | --- | --- |
| 硫喷妥钠 | 新生儿 |  | 880 |  |
|  | 0.5～13岁 | 2.1 | 360 | 6.6 |
|  | 成人 | 1.2 | 540 | 3.2 |
| 美索比妥(甲己炔巴比妥) | 4～7岁 | 2.1 | 193 | 18.0 |
|  | 成人 | 2.2 | 230 | 11.5 |
| 氯胺酮 | <3个月 | 3.5 | 185 | 12.9 |
|  | 3～12个月 | 3.0 | 65 | 35.0 |
|  | 4岁 | 1.2 | 32 | 25 |
|  | 4～9岁 | 1.9 | 100 | 16.8 |
|  | 成人 | 2.6 | 185 | 16.0 |
| 依托咪酯 | 7～13岁 | 2.8 | 172 | 17.2 |
|  | 成人 | 1.7 | 212 | 10.6 |
| 丙泊酚(异丙酚) | 4～7岁 | 10.9 | 56 | 30.6 |
|  | 成人 | 11.9 | 53 | 27.7 |

1.硫喷妥钠(thiopental sodium) 化学名称为乙基(1-甲基丁基)硫代巴比妥酸钠盐。是最常用于诱导的静脉麻醉药,并且是其他药物用来与之比较的参照标准。

药动学和体内代谢:硫喷妥钠是快速麻醉诱导药,静脉注射后在一次臂-脑循环时间内(约10秒钟)发挥作用,脑和心肌内的浓度即达到峰值。此药脂溶性高,与中枢神经系统有特殊的亲和力,作用快速是由于脑血流丰富的缘故。由于此药脂/血分配系数很高,故易于透过血-脑脊液屏障,作用于中枢。新生儿脑组织的摄取量远超过成人,可能与其脑血液供应相对较多有关。硫喷妥钠消除半衰期在儿童比成人的短,原因是消除率较高。硫喷妥钠进入血液循环后,约72%～86%与血浆蛋白结合(主要是白蛋白),结合率儿童与成人相同。静脉注射后,15～30秒神志消失,持续约15～30分钟。初醒后继续睡眠可达3～5小时。

硫喷妥钠绝大部分在肝内代谢,主要由微粒体酶通过氧化产生无活性物质。肌肉也参与部分去毒作用。消除决定于肝的代谢能力而与肝血流量无关。因此新生儿的消除半衰期延长(14.7小时)。

副作用：硫喷妥钠对心肌产生抑制，抑制程度直接与其剂量和注射速度相关。一般情况下，对健康儿童标准诱导量可使血压轻度下降（15%～20%）和心率略快。另一副作用是对呼吸的抑制，这同样也决定于血药浓度，即剂量和注射速度，一般诱导时常有短时间呼吸暂停。麻醉中的变态反应在儿童中极少发生。

剂量：硫喷妥钠作为全麻诱导药，具有诱导迅速、患儿舒适等优点。诱导剂量：28天以内的新生儿为3～5mg/kg，婴幼儿为10mg/kg，更大的儿童为6～8mg/kg；麻醉药前给药的儿童诱导量可酌减30%～40%。基础麻醉量为15～20mg/kg，臀部深层肌内注射。硫喷妥钠在儿童体内消除颇慢，故不宜持续静脉输入。在不宜或不可能用吸入麻醉药时，可间歇注射以维持麻醉，每次注入诱导量的1/10或1/5，但改用其他静脉全麻药（如丙泊酚或氯胺酮）维持更为合适。

2. 美索比妥（methohexital） 又称甲己炔巴比妥钠（methohexitone）、戊炔巴比妥钠。此药的麻醉效力为硫喷妥钠的3倍，代谢速率亦为其的3倍，作用时间约为其的1/2，对心血管系统的副作用与硫喷妥钠相同。麻醉诱导期间约有30%的患儿出现肌肉阵挛和激惹现象，以及呃逆或呛咳等呼吸系统不良反应。小儿静脉给药的常规剂量为1.5mg/kg，直肠给药为25～30mg/kg（10%溶液）。由于该药副作用发生率高，故较少使用。

3. 氯胺酮（ketamine） 为苯环己哌啶的衍生物，系非麻醉性镇痛药类的静脉全麻药。其药理作用是有选择地抑制大脑联络路径和丘脑-新皮层系统，但对某些中枢神经部位和脑干网状结构影响轻微，麻醉后呈现意识与感觉分离的现象，被称为分离麻醉，与传统的全身麻醉不同。

药效学：按1～2mg/kg静脉注射10%溶液后，30秒～2分钟（平均1分钟）发挥作用，起效较硫喷妥钠慢，麻醉持续5～15分钟，苏醒期为0.5～1小时，然后完全清醒。

副作用：氯胺酮麻醉时可使成人和小儿的脑血流、脑耗氧量增加，脑代谢率和颅内压增高，故禁用于颅内高压的病例；亦可使眼压升高，不适于青光眼的小儿。小儿对氯胺酮的耐受力远比成人高，镇痛效果佳，不良反应比成人少见，但是，对呼吸抑制的副作用应倍加警惕。

剂量：3个月龄以上婴幼儿及小儿所需剂量较成人高，静脉给药时，常规剂量为2～3mg/kg，持续静脉滴注2～3mg/(kg·h)可维持镇痛麻醉。单次给药的效用可持续5～15分钟。建议：新生儿用1～2mg/kg；肌内注射4～5mg/kg，必要时追加1/2至全量，可持续约25分钟镇痛麻醉；肌内注射2～3mg/kg，可使小儿接受面罩或开放静脉。用氯胺酮之前需用阿托品作术前用药，以减少呼吸道分泌物，并最好使用苯二氮䓬类药，尤其是对5岁以上的小儿，以减少苏醒时出现幻觉的可能性。

4. 依托咪酯（etomidate） 是一催眠性静脉全麻药，系咪唑类衍生物，较硫喷妥钠、美索比妥的催眠性能强，安全界限大。依托咪酯起效甚快，患儿可在一次臂-脑循环时间内迅速入睡，其效力比硫喷妥钠约强12倍。其诱导安静、舒适，无兴奋挣扎，但有10%以上的病例发生肌肉阵挛和激惹现象，1/3的病例发生注射处疼痛。其优点是血流动力学稳定，适宜于年老体弱患者，在儿外科应用不多。常规诱导剂量为0.3～0.4mg/kg，术前用药者酌减。

5. 丙泊酚（propofol） 又称普鲁泊福、异丙酚，是一种新的速效、短效静脉全麻药。

药动学：丙泊酚的脂溶性很高，在小儿体内与血浆蛋白结合的程度目前尚不明了，在肝内迅速代谢，初生期间肝脏代谢能力较差，可以推断新生儿对此药的排出较为缓慢。与成人比较，小儿中央室容积较大（小儿为722ml/kg，成人为415ml/kg），这一药动学数据使小儿的诱导剂量高于成人。儿童与成人的血浆清除率相似，故静脉麻醉的维持量无明显差别。

副作用：①静脉注射丙泊酚后，收缩压和舒张压有极短时间的下降，但程度较硫喷妥钠轻，主要为外周阻力降低之故。②无直接心肌抑制作用,可因迷走神经张力增加而引起心率减慢,给予阿托品即能恢复。③可抑制呼吸中枢,诱导时常出现呼吸暂停。使用低剂量(1.5~2mg/kg)可保持自主呼吸。④注射部位疼痛发生率较高(可达 30%~40%),为减少疼痛可选用静脉注射。

剂量:诱导剂量较成人大,术前已用药者为 3mg/kg,术前未用药者为 3.5~4.5mg/kg。诱导后可吸入麻药或持续输入丙泊酚维持。静脉滴注最初用 12~18mg/(kg·h),30 分钟后逐渐减少给药量。该药目前 3 岁以下小儿应用不多,建议慎用。

### (二)肌肉松弛药及其拮抗药

常用非去极化肌肉松弛药有中等时效的维库溴铵、阿曲库铵或长时效的泮库溴铵,以及氯琥珀胆碱等。

1. 维库溴铵(vecuronium bromide) 对血流动力学无明显影响,40%~50%以原型经胆道排出,4%~14%由肾脏排出,只有少量在体内被代谢。日常使用的诱导插管剂量为 0.08~0.1mg/kg。作用时间在 1 岁以上小儿,约维持 35 分钟;但在新生儿和婴儿,可延长 2~3 倍;1 岁以内乳儿 0.07mg/kg 维库溴铵的时效可达 73 分钟,但在此年龄段的个体差异很大。婴儿插管可用 0.04~0.06mg/kg。

2. 阿曲库铵(atracurium) 该药经 Hofmann 降解代谢,一小部分被血浆酯酶水解,因此代谢不受肝、肾功能影响,这对新生儿特别有利。阿曲库铵的药效学在新生儿体内比维库溴铵更为可靠。阿曲库铵的代谢受体温和 pH 值影响,若同时使用 pH 值极高的硫喷妥钠,将导致药效降低。阿曲库铵可使组胺释放,但这种组胺释放作用在小儿弱于成人。此药即使在血浆浓度很高时,对心血管的作用也很小。阿曲库铵的药动学随年龄而有变化,但与维库溴铵相反,2 岁以内婴幼儿清除半衰期比儿童短(13.6 对 19.1 分钟)。这与婴儿对阿曲库铵的血清除率明显增高有关。24 小时以内的初生儿,若体温低于 36℃,作用时间可能延长。吸入麻醉药安氟烷、异氟烷和氟烷都能加强阿曲库铵的药效。阿曲库铵的特殊代谢情况说明该药不会蓄积,即使点滴持续输入也是如此。为保证完全的肌肉松弛,在不用吸入麻醉药时需要 9.3μg/(kg·min);若使用吸入麻醉药则给予 5.9~6.8μg/(kg·min),即可达到肌肉松弛。实际应用中,阿曲库铵尤其适合于新生儿和婴幼儿,不论月龄或年龄大小,0.4~0.5mg/kg 的剂量一般能满意地达到气管内插管的要求。

3. 泮库溴铵(pancuronium bromide) 作用强,无组胺释放性能,且有较强的抗迷走神经作用,可使血压升高,心率加快。该药主要经肾脏排泄。新生儿尚无药动学方面的数据,但由于生后数周内肾功能还不够成熟,半衰期可能延长。3 岁以上小儿的药动学数据与成人相同。泮库溴铵的常用剂量为 0.06~0.15mg/kg。0.10mg/kg 的标准剂量可在 1.5 分钟内获得满意的插管条件,并维持 45 分钟左右的肌肉松弛。

4. 氯琥珀胆碱(succinylcholine) 为去极化肌松药,显效迅速而时效短。婴儿对氯琥珀胆碱的需要量远比成人高。1mg/kg 氯琥珀胆碱对乳儿产生的抽搐抑制相当于 0.5mg/kg 对较大儿童的效应。实际应用中,新生儿和婴儿可用 2~3mg/kg,较大儿童用 2mg/kg。氯琥珀胆碱最常见的副作用是心律失常,主要为房室结性或窦性心动过缓,术前常规给予阿托品 0.01~0.02mg/kg,或在给氯琥珀胆碱前静脉注射可以预防。氯琥珀胆碱可使眼压升高,故禁用于眼球开放性损伤的患儿。

5. 肌松药的拮抗药 近几年来,一些中等时效肌松药的使用使非去极化肌松药的拮抗药应用大为减少。不论在什么情况下,拮抗药的使用只有在已出现部分性肌松失效时,才允许使用。最理想的是借助仪器监测箭毒化程度。当抽搐幅度回到对照值的 10%或 4 个成串刺激至少有 1 个反应时,使用拮抗药才算合理。作为临床指标,拔管后的一声哭叫可证实肌松消退。目前的研究肯定,小儿对新斯的明的需要量小于成人的一半。建议用量为 20μg/kg,用药前应给予阿托品 0.02mg/kg。体温过低时可明显增强非去极化肌松药的作用,故必须给低温的患儿复温,只有在中心温度高于35℃时才给予肌松拮抗药物。

(三)镇痛药

1. 吗啡(morphine) 在肝内代谢,60%~70%与葡萄糖醛酸结合,将其灭活。吗啡的药动学很少受年龄影响。半衰期、分布容积和清除率,在5岁小儿与3周新生儿之间无明显差异。一般小儿剂量为0.1~0.25mg/kg,初生时期为0.05~0.1mg/kg。吗啡有明显的中枢性呼吸抑制作用,大剂量使用时,可出现组胺释放,偶尔伴有血流动力学改变。

2. 芬太尼(fentanyl) 镇痛效果较吗啡强100倍左右,是新生儿和血流动力学不稳定的危重患儿常用的药物。该药脂溶性很强,能快速通过血-脑脊液屏障。芬太尼也有呼吸抑制作用,主要表现为呼吸频率减慢,注射后5~10分钟减慢至最大程度,持续约10分钟后逐渐恢复。快速静脉注射芬太尼可引起胸、腹壁肌肉僵硬,以致影响通气,因此,超过一定剂量时(>5μg/kg),需同时使用肌松药。芬太尼对血压影响轻微,但可引起心率减慢,可用阿托品治疗。芬太尼常用剂量为1~3μg/kg,但心脏手术用量可达25~30μg/kg,在这种大剂量应用后,术后需常规使用辅助呼吸。

3. 舒芬太尼(sufentanil) 其作用效果较芬太尼强5~10倍,治疗指数(半数有效量/半数致死量)在所有吗啡类药物中最高,分别高于吗啡和芬太尼350倍和100倍。舒芬太尼对血流动力学的作用较芬太尼更稳定,特别是在心脏手术中,可使血流动力学维持极好的稳定。作为诱导,舒芬太尼的剂量为0.2~1.0μg/kg,持续输入剂量为0.1~0.3μg/(kg·min)。

4. 阿芬太尼(alfentanil) 是一种超短效的镇痛药,镇痛效力约为芬太尼的1/4,持续作用时间约为芬太尼的1/3。该药起效极快,应用于门诊手术有其优点,但有使胸廓僵硬和呼吸抑制的副作用,限制用于需保留自主呼吸的患者。常用诱导剂量为5~20μg/kg,心脏手术诱导剂量可用50~80μg/kg,持续输入剂量为1~2μg/(kg·min)。由于此药时效短,停止给药后麻醉性镇痛作用亦延续不久。

(四)吸入麻醉药

小儿常用的含卤吸入麻醉药有氟烷、安氟烷和异氟烷。这些麻醉药与氧化亚氮配合,不论是诱导还是维持麻醉,都是小儿麻醉最常用的药物。含卤麻醉药的血/气分配系数,新生儿低于成人,因而诱导更快。含卤麻醉药的肺泡最低有效浓度(miniumum alveolar concentration,MAC),随月龄、年龄大小而改变,其最大值在1~6个月龄的婴幼儿,其后随月龄、年龄增长而有规律地下降。

吸入麻醉的方法:吸入麻醉有多种方法,其分类及定义因人、因医院和习惯而不同,尚无定论。Dripps按有无贮气囊、呼气的重复吸入、二氧化碳吸收装置和导向活瓣进行了分类(表1-2-3)。

表1-2-3 吸入麻醉方法分类

| 方法 | 贮气囊 | 重复吸入 | 二氧化碳吸收装置 | 导向活瓣 |
| --- | --- | --- | --- | --- |
| 开放式 | 无 | 无或极少 | 无 | 无 |
| 无重复吸入法 | 有 | 很少 | 无 | 有(2个) |
| 半开放式 | 有 | 一部分 | 无 | 有(1个) |
| 半紧闭式 | 有 | 一部分 | 有 | 有(2个) |
| 紧闭式 | 有 | 全部 | 有 | 有(1~2个) |

1. 氧化亚氮(nitrous oxide) 氧化亚氮的麻醉效能极弱,由于MAC极高(105%),不足以诱导和维持麻醉,但可降低复合应用吸入麻醉药的浓度,通常也与等份氧混合而作为全身麻醉药的辅助用药。

2. 恩氟烷(enflurane) 麻醉效能较七氟烷强,较氟烷弱,MAC为1.7%。恩氟烷是一种较强的呼吸抑制药,在小儿,甚至未达手术麻醉深度便已发生严重呼吸抑制。呼吸抑制主要为潮气量下降,因此,很少单独用作诱导。恩氟烷能降低肺的顺应性,但停药后肺顺应性迅速恢复至原有水平。对心肌的抑制作用与氟烷相似,对肝的损害较氟烷轻,可用作维持麻醉。

3. 异氟烷(isoflurane) 较氟烷的效能弱,血/气分配系数较氟烷低,MAC为1.6%。诱导效应更快,但由于对上呼吸道的刺激较大,易致呛咳,并易发生支气管或喉痉挛,对呼吸的抑制较氟烷重。因此异氟烷不具备诱导麻醉药物的理想性能,尤其是用于小儿。异氟烷对肝、肾功能影响不大,比氟烷更适合于新生儿和早产儿。异氟烷可引起与剂量相关的血压下降,主要是外周血管扩张而不改变心排血量,因而可用于控制性降压。异氟烷对心肌收缩力无负性作用,因此对心功能受损的小儿,本药是最佳的维持麻醉药。

4. 氟烷(halothane) 麻醉效能最强,MAC为0.9%,应用在小儿麻醉较成人多。和其他吸入麻醉药比较,氟烷用于麻醉诱导具有较好的呼吸系统耐受性,诱导期间很少发生咳嗽、憋气、喉痉挛。对过敏体质或哮喘的患儿,氟烷也是首选药物。但麻醉苏醒较异氟烷和恩氟烷慢。

5. 七氟烷(sevoflurane) 麻醉效能较氟烷和异氟烷弱,在新生儿MAC为3.2%,在小儿为2.5%。该药优点是吸入诱导耐受性较好,而且发挥作用较快,但在小儿麻醉应用上还没有很多的临床经验。

6. 地氟烷 较所有吸入麻醉药的效能弱(氧化亚氮除外),在小儿MAC为8%~9%。应用于小儿时所存在的问题与恩氟烷和异氟烷相似,对上呼吸道的刺激较氟烷强,但麻醉苏醒快而且苏醒期无不适的刺激。可用于维持麻醉。

## 四、小儿围手术期监测

监测是测量生理参数的量值并反映变化趋势,用以指导临床医师进行评估和处理。围手术期患儿生理状态不稳定,有时某些剧烈的变化如果不能及时发现,可能是致命的,因而进行合适的动态监测十分必要。

监测应包括一般观察和仪器检测,需要特别强调的是,任何设备都不能替代对患儿认真仔细的观察。尤其要注意的是,使用的仪器需运转正常,显示正确,以确保所提供信息的可靠性,同时使用者应有能力对所获资料进行分析并作出相应处理。

(一)心血管系统

1. 一般观察 患儿皮肤颜色,四肢温度、干湿及周围脉搏和心音、心率。

2. 心电图(EKG) 所有患儿均应监测。标准肢体Ⅱ导联是最常用的,可迅速发现心脏频率和节律的变化。注意,心电图仅反映心脏的电活动,不代表心功能。

3. 动脉压 间接反映心排血量,可分为间接测压和直接测压,现多用袖带听诊、自动血压计或超声多普勒。要注意袖带宽度的选择,以保证测压的准确性。由于直接动脉内测压是有创技术,故仅用于特殊情况,如大血管手术、心脏手术、危重患儿和频繁动脉血气分析等。

4. 中心静脉压(CVP) 在某些情况下(如大手术),需精确估计血容量或需补充容量,可经颈内静脉、锁骨下静脉或股静脉等置管至上腔静脉或右心房测定压力,其正常值为0.588~1.176kPa(6~12cmH$_2$O),

但测量值的变化趋势比绝对值更重要。

5.肺毛细血管楔压(PCWP) 在某些特殊情况下,如左心衰、肺水肿、心脏瓣膜疾病时,中心静脉压不能准确反映左心房功能,因而PCWP有必要使用。借助漂浮导管,可准确测定肺动脉压,采用混合静脉血,测定心排血量。

6.尿量 反映肾灌注情况,也提示其他重要器官的灌注情况。收集尿液的准确方法是放置导尿管,大血管、心脏手术和大失血、失液及严重创伤、黄疸患儿等均应留置导尿管。一般正常尿量为 $0.5 \sim 1 ml/(kg \cdot h)$。

(二)呼吸系统

1.一般观察 面色、呼吸频率、呼吸节律、胸廓运动、呼吸音,以及贮气囊、呼吸机风箱运动。

2.气道压力 可由机械压力表或电子传感器测得。它反映肺和胸壁的顺应性,其变化至关重要。峰压的增高提示支气管痉挛或气管导管阻塞。

3.潮气量 呼吸囊的胀缩幅度可粗略估计潮气量,怀特呼吸表可提供较准确的潮气量值。

4.吸入气体浓度监测 氧浓度监测仪置于吸入回路端,可显示患儿吸入氧的浓度,这在低流量新鲜气体麻醉中特别有价值。各种吸入麻醉药均可经质谱仪测定。

5.呼气末二氧化碳浓度($PetCO_2$) 将探头置于气管导管口,测定仪可迅速用数字或波形显示$CO_2$浓度及趋势,以说明通气状况。$PetCO_2$与动脉血二氧化碳分压($PaCO_2$)存在良好的线性关系。

6.组织氧合状况 动脉血氧分压($PaO_2$)反映组织氧合情况,但需经动脉采血,不便连续监测。脉搏血氧饱和度($SpO_2$,$SaO_2$)与$PaO_2$的线性关系良好,能迅速、连续监测。脉氧仪不仅能提供$SpO_2$,而且能显示脉搏以及末梢动脉搏动容积波,十分有价值。

7.食管听诊器 可监测呼吸音和心音,易于探测心音变化及气流进入气管、支气管树的呼吸音变化。此法简便、价廉、安全无创且无需电源。

(三)神经系统

主要监测中枢神经系统状态,尤其是意识水平的评估,在全麻状态下借以判断麻醉深度。

1.交感活动 唾液分泌、泪液分泌、汗液分泌、瞳孔大小、血压的变化等,均可间接反映麻醉的深浅。

2.反射活动 瞳孔对光反射、各种牵拉反射等的活跃程度与麻醉深浅亦有关。

3.脑功能监测 脑电图太笨拙,不便操作。脑干听力诱发电位能较好地反映脑功能,但价格昂贵。

(四)神经肌肉连接处

为满足手术需要或实施呼吸控制,常常使用肌松药,故应在患儿离开手术室之前断定无肌松残余作用。

1.一般临床观察 对清醒小儿嘱抬头持续5秒钟,能咳嗽、伸舌、握拳均表示肌张力良好。另外,呼吸幅度、潮气量亦可反映阻滞恢复的程度。

2.神经刺激器 可判断阻滞程度和性质,通常应用4个成串刺激。在长时间麻醉、肝肾功能不良等情况下尤为有用。

(五)代谢

小儿代谢迅速,在手术中对其应进行正确评估,包括体温调节、体液及电解质平衡、血气及酸碱平衡等。

1.体温调节 小儿尤其婴儿的体表面积与体重比值大,中枢发育不全,体温调节能力差,尤其在全麻下,位于丘脑的体温调节中枢受到抑制,患儿体温调节能力更受影响。加之术中的热丧失因素,如组织大面积外露、干冷的呼吸气体等,均可导致小儿体温下降。术中保温措施有:①手术间温度应以工作人员感觉舒适为宜。②电热毯覆盖暴露的体表。③静脉输注液体加温。④吸入气体加温并湿化。中心温度测量可在如下位置进行:鼻咽温度接近脑温度;食管温度接近心脏温度;鼓膜温度最准确,最接近中心温度,但不易操作。

尤其要注意麻醉下体温降低,可致寒颤,导致氧耗增加。

2. 失血、失液的估计　失血可通过对纱布、棉垫、手术巾、吸引瓶收集物来计算。手术野散热、呼吸道散热及体表蒸发所致失液应估算,液体的进出平衡要精确估算。

3. 血气及酸碱平衡　动脉血气分析可准确反映组织供氧及$CO_2$排出情况,通常采0.2ml血即可检测。由于其有损伤性,故仅用于大血管手术、重危患儿,一般患儿可用指端血氧饱和计测定。

4. 激素水平　麻醉和手术可导致机体应激反应,如血中儿茶酚胺、皮质醇、生长激素含量增加,胰岛素水平下降。应激反应之强弱与刺激的强弱和时间有关。

5. 凝血状态　对疑有凝血机制不良,接受大量输血,或正接受抗凝治疗者,术中应对凝血状态进行监测,如血小板计数、凝血酶原时间、激活凝血时间等。

（六）监测标准

围手术期生理功能监测应尽可能全面,但宜灵活掌握,视不同患儿的生理状态、病变情况和手术种类等而定。条件允许可全面一些,条件差可选择性地监测,但应满足最基本的生命功能监测。近年美国麻醉师协会(ASA)提出五大监测标准:①心电图(EKG)。②血压。③脉搏血氧饱和度($SpO_2$)。④呼气末二氧化碳浓度($PetCO_2$)。⑤体温。

无论拥有多先进、多尖端的设备,最基本的观察都不可被替代。脉搏、皮肤色泽、末梢循环的观察,以及动脉压、胸壁听诊、心电图监测是必不可少的。

### 五、小儿麻醉器械与装置

缺乏对麻醉器械的认识而发生与麻醉相关的意外事件甚至致死并非罕见。由于不了解麻醉呼吸机功能,可导致患儿发生低氧血症和高二氧化碳血症的可能性。原则上,在给患儿施行麻醉前,应认真检查麻醉器械和麻醉机的状况。根据小儿解剖生理不稳定的特点,小儿需准备特殊的麻醉器械,如适合不同月龄、年龄的小儿面罩,口咽、口鼻、鼻咽通气道,咽喉镜(弯、直),气管导管,呼吸回路及麻醉机等。

（一）小儿麻醉中呼吸回路的分类

小儿麻醉中呼吸回路在设计上应注意减少器械无效腔量及降低气道阻力。通常有以下几种:

1. 半开放式回路(又称$CO_2$冲洗回路)　是以高流量的新鲜气流吹入肺内,并排除废气和$CO_2$的方式来进行气体交换的。常用的有Lack回路(Maplesion A)、Bain回路(Maplesion D)和Kuhn回路(Drager公司产)等(图1-2-1)。这些回路均属于改良式的Ayre T型装置,其特点为:无定向呼吸活瓣,结构简单,气道阻力小,部分残气可通过减压活瓣溢出。这种回路需较大的新鲜气流量(气流量大于每分钟通气量的3倍)才能排除$CO_2$,以防止呼出气体重复吸入所致的低氧血症和高二氧化碳血症。由于吹入大量冷而干燥的气体,需要对吸入气体进行加温和湿化。通气时间在1小时以上者建议对吸入气体加温(<32℃)和湿化(100%水蒸气)。此回路仅用于新生儿和婴儿(体重<20kg)。

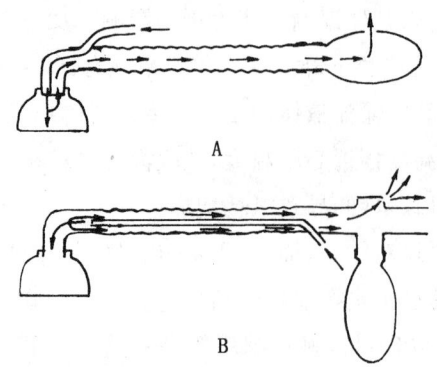

图1-2-1 半开放式冲洗回路
A. Kuhn回路  B. Bain回路

2.半紧闭回路 是由成人半紧闭循环回路改良而来,用于各种年龄患儿的通气。特点是:①所需的新鲜气流耗量小,部分呼出气可在回路中经$CO_2$吸收装置后重复吸入;②呼吸气流可得到较好地湿化和加温,并可对吸入空气的氧浓度、麻醉药浓度、潮气量和每分钟通气量进行监控。这一回路适合于25kg以上的患儿。

(二)小儿呼吸装置的基本条件

小儿的许多手术持续时间短,通过辅助呼吸或手控呼吸可完成。较长时间(>60分钟)的手术需使用呼吸器。小儿麻醉呼吸机要求具备下列性能:①定容型,潮气量的调节范围在10~200ml之间。②呼吸频率的调节范围在10~60次/分钟之间。③呼吸比值可调(1:1,1:1.5,1:2等)。④有供$O_2$、$N_2O$和空气的流量表。⑤备有吸入麻药蒸发罐。⑥气体压力精确可调。⑦带有呼气末正压通气(PEEP)呼吸的功能,压力可达1.47kPa(15cm$H_2O$)。⑧有安全可靠的机械或手控的转换开关。⑨带有湿化和加温装置(温度可达38℃)。

(三)小儿气管导管的选择

小儿气管导管在呼吸回路中有腔小、气道阻力大的缺点,这对伴有气管直径较小的患儿有很重要的意义。因此,在工艺上要求选择对喉气管无毒、无刺激性,不引起过敏反应,经化学消毒后不变质,弹性好不易折断的橡胶或塑料制成。气管导管外径应不大而内腔较大,以减少通气的阻力。导管长度也要限制在最低值。婴儿的气管导管一般用无套囊的,带套囊的小儿导管用于6岁以上的患儿(内径从5.5mm开始)。不同月龄、年龄与体重的小儿,选择导管的规格与插管深度参见表1-2-4。

表1-2-4 不同月龄、年龄与体重的小儿选择的气管导管规格及插管深度

| 年龄(月、岁) | 体重(kg) | 内径(mm) | 管长度(cm) | 导管深度*(cm) | |
|---|---|---|---|---|---|
| | | | | 经口 | 经鼻 |
| 早产儿 | <2.5 | 2.5 | 12 | 9.5 | 11 |
| 新生儿 | 2.5~5 | 3.0 | 14 | 10.5 | 12 |
| 6个月 | 5~8 | 3.5 | 16 | 11.5 | 13 |
| 1岁 | 8~10 | 4.0 | 18 | 12 | 14 |
| 2~3岁 | 10~15 | 4.5 | 20 | 12.5 | 14.5 |
| 4~5岁 | 15~20 | 5.0 | 22 | 15.5 | 17.5 |

续表

| 年龄(月、岁) | 体重(kg) | 内径(mm) | 管长度(cm) | 导管深度*(cm) 经口 | 导管深度*(cm) 经鼻 |
|---|---|---|---|---|---|
| 6~7岁 | 20~22 | 5.5 | 24 | 16.5 | 18.5 |
| 8~9岁 | 24~26 | 6.0 | 26 | 17.5 | 19.5 |
| 10~11岁 | 28~30 | 6.5 | 28 | 18.5 | 20.5 |
| 12~13岁 |  | 7.0 | 30 | 19.5 | 21 |
| >14岁 |  | 7.5 | 32 | 22 | 23 |

\*导管深度指从牙龈至气管中段的距离。

除查表外,还可根据下列公式粗略计算:

1. 导管规格(>2岁的小儿)

内径(mm) = $4 + \dfrac{年龄(岁)}{4}$ （1）

长度(cm) = $18 + 年龄(岁)$ （2）

长度(cm) = $4 \times 内径 + 2$ （3）

2. 导管插入的深度(经口从牙龈到导管尖端的距离)

新生儿(经口) = $8cm + 1cm/kg$ （1）

经口插管(cm) = $12 + \dfrac{年龄(岁)}{2}$ （2）

经鼻插管(cm) = $15 + \dfrac{年龄(岁)}{2}$ （3）

(四)高频通气

高频通气(high frequency ventilation,HFV)是一种以高频、低压、稳流和低潮气量为特征的机械通气方法。经国内外多年的研究,该方法已取得很大的进展。其特点为:①呼吸频率高于生理次数的4倍以上,每分钟可达60~3600次。②潮气量近似或略低于解剖无效腔量,一般为1.5~5ml/kg。③不干扰自主呼吸,气道压力低,在气道开放的情况下仍可维持生理需要的气体交换。因此广泛应用于临床。

1. 分类　高频通气分为3型:

(1)高频正压通气(high frequency positive pressure ventilation,HFPPV)　1969年由Oberg和Sjostrand首先提出。常用通气频率为60~100次/分(1~2Hz),吸呼比值<0.3,潮气量3~5ml/kg,气道压力低,为持续正压。对循环干扰小。

(2)高频喷射通气(high frequency ejective ventilation,HFEV)　1967年由Sanders最早介绍。通气频率较HFPPV高,为100~400次/分(2~5Hz),潮气量2~5ml/kg。机器以细喷嘴高速气流吹入,可混以空气一并进入气管内,气量大而压力不高,为目前最常用的高频通气方法。

(3)高频振荡(high frequency oscillation,HFO)　1972年由Lunkenheimer等首先报告。振荡频率很高,可达400~3000次/分(5~60Hz),呼吸比值为1:1,潮气量1~3ml/kg(小于解剖无效腔量)。

2. 临床应用

(1)支气管镜检查和上呼吸道的手术　HFPPV在气道开放时工作,从而保持气体的交换,避免术中出现低氧血症,大大提高了手术的安全性,常用于支气管镜检查和上呼吸道手术。HFPPV运用在小儿气管异物取出术中已积累了丰富的经验。气管、支气管狭窄患者经气管镜行激光切开时应用HFEV的效果也很理想。

(2)胸外手术围手术期　HFV已应用于肺切除术、脓胸手术、支气管断裂手术的治疗。两肺分别通气时术侧肺用高频通气以较小的压力维持通气,既不影响手术的操作,又能防止单肺通气时的低氧血症。利用高频通气气道压力低的特点,在支气管胸膜瘘、气管-食管瘘等呼吸发生漏气时及创伤性气道损伤等患儿的呼吸治疗中,用HFV有明显的效果。HFV还应用于维持通气的条件下进行肺灌洗术。

(3)急性呼吸衰竭　HFV可用于各种原因所致的急性呼吸功能不全。如肺炎、肺水肿、颅内高压、药物对呼吸的抑制、支气管哮喘、大手术后呼吸功能未恢复、新生儿或未成熟儿的严重呼吸窘迫综合征等的呼吸治疗。

(4)急救复苏　HFV可用于惊厥、抽搐的急救。喉痉挛和气管插管有困难时,经环甲膜气管穿刺行HFV可进行抢救,不必等待气管插管而耽误抢救时机。

(5)撤离呼吸机　应用HFV撤离机械通气不会影响患者的自主呼吸。帮助患者逐渐恢复和维持正常的自主呼吸,是撤离呼吸机前有效的过渡措施。

3.高频通气应用中应注意的问题

(1)HFV连接　经鼻或口插管后,将喷头接于气管导管入口处;也可经鼻或气管切开套管给氧及辅助呼吸。如遇气管插管困难,因情况紧急还可直接用粗注射针头经皮肤作环甲膜穿刺进行通气。

(2)HFV参数的调节　通气频率初调为180次/分,以后渐减至100次/分。频率过快,呼气相过短,易引起$CO_2$潴留。呼吸比值一般为1∶1.5~1∶2。HFV驱动压力直接与潮气量有关,两者呈正比关系。但一般不考虑潮气量,只需确定驱动压,较适合小儿。通常成人用驱动压0.8~2.0kg/cm$^2$,小儿用0.4~0.8kg/cm$^2$。也可按公式计算驱动压(Y):

$$Y(kg/cm^2)=0.175+0.035\times 体重(kg)$$

临床上虽设定好通气频率、呼吸比值和驱动压,但通气半小时后应进行血气分析,再作适当调整,则更为可靠。

(3)HFV的监测　通气应注意胸廓起伏的幅度、呼吸音的强弱、口唇和皮肤的颜色是否红润。监测血压及脉搏,了解患者全身情况。定时作血气分析,根据测量结果及时调整通气参数。

(4)气道湿化管理　HFV由于大量气体吸入,易致气道干燥,黏膜损伤,纤毛运动受限,痰痂阻塞,故加强气道湿化和吸痰是保持呼吸道通畅的重要措施。可用0.45%盐水按0.3~0.6ml/(kg·h)进行湿化,最大量可达3ml/(kg·h)。此外,还需根据通气频率快慢、呼吸道分泌物的多少及有无脱水来进行调整。

(5)$CO_2$潴留的并发症　早期高频通气机强调通气频率而忽略了潮气量,易发生吸入氧浓度过高,发生$CO_2$潴留的并发症。因此,通气期间应加强监测,有严重心肺功能障碍,肺顺应性低者应慎用或不用。

## 六、特殊病种的小儿麻醉原则

以下以膈疝手术,气管、食管异物取出,湿肺手术,体外循环心内直视术,早产儿手术为例,介绍小儿麻醉原则。

### (一)膈疝手术的麻醉

先天性膈疝有数种,发生率为1∶5000,男女之比为2∶1,多见于左侧。患儿多有呕吐、肺炎、贫血及不同程度的脱水和酸中毒,多并发肺发育不良,X线检查可早期诊断。因腹腔内容物进入胸腔而致呼吸困难、纵隔移位,引起循环障碍。嵌入胸腔的脏器越多,对呼吸和循环系统的干扰就越明显,病情越危重,麻醉管理就越困难,需做好各方面的准备。

1. 术前准备

(1)适当体位,如后外侧疝患儿应取向患侧卧位,头抬高30°或直立位,以减轻肺受压、肺不张和心脏移位,改善呼吸功能。

(2)呼吸困难者给予高浓度氧吸入。

(3)纠正脱水和酸中毒、贫血、低蛋白血症等。

(4)持续胃肠减压,使胸腔内膨胀的胃缩小,减轻对呼吸及循环的影响。

(5)术前用药,如苯巴比妥钠、东莨菪碱。

2. 麻醉实施　无论经胸或经腹手术,均需气管内插管行静脉吸入复合麻醉。麻醉药应选择对呼吸和循环系统无明显抑制的品种。麻醉诱导方法根据患儿情况及年龄大小可选择慢诱导或快速诱导。经腹手术患儿可加用连续硬脊膜外阻滞麻醉,可减少静脉、吸入麻醉药的用量,并可获得满意的肌肉松弛。重危患儿可采取基础麻醉加喉部局麻下行气管插管的方法。

3. 术中管理

(1)监测心电图、血压、呼吸、脉搏氧饱和度、体温等。

(2)通气方式,体重小于20kg的患儿采用改良亚利(Ayre)代装置,或半开放回路;体重在20kg以上的患儿可采用紧闭循环装置,行辅助呼吸或低潮气量正压呼吸。

(3)内脏复位时,手术者忌挤压胃,避免胃液反流致误吸。术中需加强胃管吸引,因为这类患儿腹腔容积小,脏器复位后会增加腹内压,影响呼吸及循环系统。

(4)手术麻醉结束,呼吸管理仍需加强。先天性膈疝患儿肺发育不良,萎缩肺不一定会因脏器复位便立即膨胀,加之脏器复位后腹腔压力增加,影响呼吸。因此,术后必须待患儿完全清醒后才能拔管,此前要继续持续胃肠减压及呼吸的管理。

(二)气管、支气管异物取出术的麻醉

气道异物系指气管、支气管异物,是耳鼻咽喉科常见的小儿急症之一,多见于1~3岁的小儿。异物进入期,患儿有呛咳、憋气、面色青紫、烦躁不安等。异物大者,有呼吸困难或窒息。由于异物刺激和感染引起炎症反应,分泌物增多,咳嗽加剧或出现高热。若未经过适当治疗,可出现肺炎、肺不张等并发症。

1. 术前准备

(1)如患儿有发绀或有吸气性和呼气性阻塞体征,应在吸氧的条件下迅速转送到手术室,进行异物取出术。

(2)并发症期需应用大量抗生素进行抗感染治疗。如并发肺炎后出现心力衰竭,需用强心、利尿药物等治疗。

(3)术前用药,阿托品0.02mg/kg,苯巴比妥钠2mg/kg,术前30~40分钟肌内注射。阿托品用量应稍大,以减少气管、支气管的分泌物。

2. 麻醉方法的选择

(1)于麻醉下直接喉镜取异物　喉和气管异物可引起严重呼吸窘迫,甚至完全阻塞气道而致死。为争取时间,应立即吸纯氧,于局麻下直接喉镜下取出异物。如不成功,应插入气管导管辅助呼吸(切不可以正压通气),待患儿缺氧得到改善后,再行支气管镜检查。

(2)静吸复合麻醉  基础麻醉下开放静脉通道,吸氧5分钟,静吸麻醉诱导、维持麻醉。置镜前,用2%丁卡因局部表面麻醉喉及声门,预防置镜时发生喉痉挛及缺氧。

3.术中通气  经支气管侧管供氧。高频通气,频率为60～100次/分,驱动压为0.8～1.2kg/cm²。也可以安置半开放装置作间歇辅助呼吸,并吸入恩氟烷。

4.监测  监测心电图、血压、脉搏、血氧饱和度。

5.注意事项

(1)X线胸片提示肺气肿时,应避免使用$N_2O$。

(2)每次支气管镜检查时间不宜过长,如发现$SpO_2$下降至80%、心率明显减慢、口唇与指端发绀、心律紊乱,均应暂停手术,将镜管退至主气管,辅助呼吸,使$SpO_2$恢复正常后再继续检查。

(3)当异物直径大于支气管内径时,应该同时将异物钳与支气管镜一起退出。如果异物脱落,立即在咽喉部寻找,或再次下支气管镜,必要时行气管造口,由造口处取出异物。

(4)退出镜后,立即予面罩加压吸氧,待患儿完全清醒后送回病房,继续吸氧。

(5)为了减少局部损伤继发术后喉水肿,术中及术后应考虑用皮质醇,如地塞米松0.5～1.5mg/kg。

(三)小儿湿肺手术的麻醉

患儿合并有大量脓痰的肺部疾病,如肺脓肿、支气管扩张、先天或后天性肺囊肿、支气管胸膜瘘等,统称为"湿肺"。这种病由于病程较长,多有慢性缺氧症,伴有发绀、呼吸困难,全身营养状况差,常有低蛋白血症、贫血等。小儿"湿肺"手术麻醉的困难在于气管及支气管相对狭小,再插入支气管填塞通气导管或支气管导管,虽然避免了患侧分泌物向健侧扩散的危险,但加大了呼吸道的阻力。因此,要求麻醉医师必须熟练掌握呼吸、循环的管理,尽量减少单侧肺麻醉通气的不良影响,让患儿平稳地度过手术期。

1.术前准备

(1)纠正低蛋白血症及贫血  必须用抗生素治疗及定时更换体位,加强引流,以利减少分泌物。

(2)复习X线胸片  了解气管和支气管的长度及直径,为导管的选择及制作做准备。

(3)术前用药  阿托品、苯巴比妥或地西泮(安定)于术前90分钟肌内注射。

2.麻醉实施

(1)导管的选择  先选择好基本号导管。管径标准如下:

$$基本号管径(mm)=\frac{患儿年龄(年岁)}{4}+4.0$$

再选择粗、细导管各一根。粗管用于气管内插管,手术时患儿置于俯卧位,使患侧低,健侧高。也可用细管作支气管内插管麻醉。支气管插管的目的在于将病肺与健肺分隔开,以防分泌物流向健侧,或发生急性呼吸道阻塞意外。

(2)麻醉诱导  体质衰弱者或婴幼儿选用基础麻醉加喉局部表面麻醉,保持自主呼吸并行插管。其他年龄小儿选用快速诱导行插管。

(3)支气管填塞通气导管  当填塞导管进入病侧主气管内时,有不可再进感,听诊两肺呼吸音,确定患、健侧肺隔离,即健侧肺呼吸音良好,患侧肺无呼吸音。如做右支气管插管后,即注气充满气囊,听诊右侧肺呼吸音良好,特别是右上肺呼吸音良好。

稳妥地固定导管,可翻身侧卧。注意在变动体位时防止导管脱出支气管(注:支气管填塞导管主要是堵塞患侧支气管,保证健侧肺有良好的通气。此导管系笔者所在单位自行研制)。

3. 术中管理

(1)监测心电图、血压、血气、脉搏、血氧饱和度、体温及中心静脉压等。

(2)输血量和补液量应根据术中肺切除范围、出血量、循环状态等确定,并要精确地调整输注速度和用量。总之,应保持以等量或稍欠量补充为原则。

(3)重视呼吸道管理,调整通气各参数。如氧分压较低时可采用 $0.490\sim0.588kPa(5\sim6cmH_2O)$ 的呼气末正压通气(PEEP)方式进行治疗。

(4)随时注意体位改变,术中牵拉肺时若使导管移位,将是极其危险的,决不可让其发生。当切除肺叶或肺时,术者应将残端支气管分泌物吸净,防止术中更换气管导管或术后拔导管时分泌物进入健侧肺。

4. 术后管理　复查血气正常,呼吸、循环及各项生理指标正常后,吸净气管内分泌物,呼唤患儿能睁眼,咳嗽反射强烈,停止吸氧后 $SpO_2$ 保持在 90% 以上,方可拔除气管导管。

(四)小儿先天性心脏病手术的麻醉

按病理、生理的变化,先天性心脏病可分为分流性病变、梗阻性病变和复杂的分流性病变(即兼有分流和梗阻性病变)。由于病变差异大,临床情况可自 ASA Ⅰ级至Ⅳ级不等,故手术麻醉实施应根据每一个患儿的具体情况而定。正确的麻醉应建立于对病情的了解,包括病理类型、肺血分流情况、发绀程度、心功能状况,以及患儿的全身状况,如营养、血红蛋白、肝功能、肾功能等。

1. 术前准备

(1)术前用药　力求使患儿术前达到安静,而且呼吸和循环平稳。一般可选用吗啡或地西泮及东莨菪碱。

(2)常规饮食至术前8小时,术前4～6小时禁饮水。

2. 麻醉实施　麻醉中使用任何药物和进行其他处理时均应考虑到它们对分流、血管阻力、心功能的影响及其可能产生的副作用。常规静脉诱导进行气管插管,静脉注射镇痛、镇静及肌松药,静吸复合麻醉维持。

3. 监测

(1)血流动力学监测　心电图,动、静脉压和肺动脉压、肺毛细血管楔压、左心房压等的监测。

(2)体温　直肠、食管、鼻咽及鼓膜温度的监测等。

(3)呼吸　潮气量、每分通气量、呼吸频率、气道压、动脉血气($PaO_2$、$PaCO_2$、呼气末 $CO_2$ 浓度、吸入氧浓度)等。

(4)尿量　记录术前、术中每小时和术后的尿量。

(5)实验室检测　血细胞比容,血钠、钾、镁、钙离子,血浆蛋白、血糖和凝血功能等。

4. 体外循环中麻醉的配合

(1)体外循环前　保证患者血流动力学平稳,切皮和劈胸骨时需加深麻醉,避免浅麻醉引起心动过速和血压升高。游离升主动脉和上、下腔静脉时易发生血压下降和心律紊乱,如果发生,要求术者暂停操作或迅速建立体外循环。

(2)体外循环中　体外循环开始之后,患儿的情况由灌注师掌握。但麻醉者应在阻断升主动脉后停止机械通气,开放升主动脉时恢复机械通气。每隔30分钟进行升主动脉灌注冷心肌保护液。开放升主动脉后如心脏不自动复跳时,应行电击除颤,一般10W·s即可,直至心脏恢复跳动。心脏复跳后收缩力仍较弱,可给予钙剂,必要时使用正性肌力药物。

(3)体外循环后　停止转流后除维持适当麻醉深度外,主要应考虑维持良好的心肌收缩力、补充血容量和防治低血钾。心功能差者需要多巴胺正性肌力药物支持,必要时可用硝普钠以降低后负荷。小儿对容量负荷特别敏感,切忌输血过快。体外循环后有些患儿可发生呼吸功能不全,表现为低氧血症,气道阻力升高。通过增加吸气平台时间,增加叹息呼吸,或给予 $0.490\sim0.588$ kPa（$5\sim6$ cm$H_2O$）机械通气法处理,可使动脉氧分压正常。

(五)早产儿手术的麻醉

胎龄不足37周,器官功能不够成熟的新生儿称早产儿或未成熟儿。为准备早产儿手术,首先要了解其生理、病变特点:①呼吸系统:肺组织发育不成熟,肺泡数量少,肺表面活性物质的含量少,气体交换有一定困难。部分患儿有肺不张或肺透明膜病。②循环系统:周围红细胞计数及血红蛋白较高,血液浓缩伴红细胞过多症。又因严重缺乏维生素K,而引起红细胞溶血,血管壁脆弱易引起出血。③消化系统:贲门括约肌较松,胃容量小,易致反流;肝功能不完善,凝血因子合成量少,蛋白质形成不足,肝糖原转化为葡萄糖的能力差,易发生低血糖。④泌尿系统:肾小球滤过面积和肾小管面积相对不足,电解质潴留,易引起水肿和酸中毒。⑤体温中枢:体温调节中枢不全,皮下脂肪少,体表面积大,散热快,导致体温过低或不升。为维持体温,产热过程氧耗必然增加,易发生代谢性酸中毒。⑥急诊手术:早产儿因先天性疾病直接威胁生命,为了成活及正常的生长和发育,必须行急诊手术,如食管闭锁、肠闭锁、肠旋转不良、胎粪性腹膜炎、巨结肠及肛门畸形等,表现为消化道梗阻,以呕吐、腹胀、便秘为主要症状。

1.术前准备　①保温,防止皮下脂肪硬化。②补充葡萄糖,预防低血糖症。③吸氧,改善氧供。④肌内注射维生素$K_1$、输新鲜血和血浆。⑤抗生素治疗,防止感染。⑥纠正酸中毒、低血容量与电解质紊乱。⑦放置胃管减压。

2.术前用药　仅用阿托品,禁用镇痛药。

3.麻醉诱导及维持　肌内注射氯胺酮或静脉注射羟丁酸钠($\gamma$-OH),可行气管插管,用改良Ayre"T"装置辅助呼吸或控制呼吸。术中少量吸入恩氟烷,或追加氯胺酮用量。开胸手术时可加用肌松药,但应酌情减量。

4.术中注意点

(1)注意保温,室温应维持在$28\sim30$℃,手术床需加电热毯,使体温保持在36℃。

(2)开放胃肠减压管,减少胃内容物反流及误吸。

(3)术中输液应在输液泵调节下输10%葡萄糖、乳酸林格液。失血量在20%以下者,补充含钠液及5%白蛋白;失血量大于20%者,输新鲜血或红细胞加5%白蛋白。

(4)术中监测血压、心电图、脉搏、血氧饱和度、体温,必要时监测中心静脉压。

(5)术毕根据病情拔管或带气管导管至新生儿监护室(NICU)。

## 七、小儿围手术期的液体疗法

小儿围手术期补充液体和电解质异常重要,事关手术的成败和小儿的安危。施行液体疗法时,稍有不慎即会带来严重后果。年龄愈小、病情愈重,液体疗法也愈重要。

(一)生理学基础

1. 体液的组成与分布　从表1-2-5可见,年龄愈小,小儿体液占体重比例愈大。1个月新生儿的体内水分约占体重的75%,3岁时约占65%,而成人占55%～60%。不同年龄小儿,其细胞内、外间隙所含水分也有变化。

表1-2-5　小儿体内液体的分布

| 年龄 | 全部水分% | 细胞外水分% | 细胞内水分% |
| --- | --- | --- | --- |
| 早产儿 | 80 | 55 | 25 |
| 新生儿 | 75 | 45 | 30 |
| 婴儿 | 65 | 25 | 40 |
| 青少年 | 60 | 20 | 40 |

2. 体内酸碱状态　出生后1小时的新生儿会有轻度代谢性酸中毒(pH值7.3,$PaO_2$ 9kPa,$PaCO_2$ 4.5kPa),倘出生时有新生儿窒息,Apgar评分在6分以下,表明体内供氧不足,其代谢性酸中毒将更为明显。婴儿期间,肾脏的重碳酸盐阈较低,因此排出较多,血浆$HCO_3^-$浓度为21～23mmol/L,而小儿和成人为25～27mmol/L。

3. 体内调节系统　小儿体内有能力对水的运转进行调节。体重为15kg的3岁幼儿,每日水的运转可达1300ml,相当于体重的8%～9%。若水摄入不足或调节功能失常,即可发生严重的水和电解质失衡。

调节系统位于下丘脑、神经垂体和肾。下丘脑有特殊的渗透压感受器,血浆渗透压(主要是钠的克分子浓度)轻度变化就会引起反应。当血浆内钠浓度较低时,神经垂体使抗利尿激素(ADH)分泌减少,肾排水增多,而使血浆内的钠浓度增加。相反,钠浓度增高时ADH释放增多,使水分保留。循环血容量也影响此调节系统。右心房有一种感受器,在血容量降低时,可使ADH释放增多,起水分保留的作用。右心房还有另一种感受器,在右心房压力增大、扩张时,释放心房钠尿因子(atrial natriuretic factor, ANF)促使肾脏排水、排钠。

患病婴儿的调节功能不完全,肾对ADH也不敏感,也不能通过口渴感作饮水调节。只有在周岁后才有较为正常的反应。血清钾的变化在小儿也不敏感,当摄入钾较多时才能看出一些变化。

4. 肾功能　新生儿尿量,最初24小时仅为0.2～1.0ml/(kg·h)。肾小球滤过率(GFR)低,也与产后第一天母乳量少因而摄入水量不足有关。1周后才能逐步使摄入与排出液量达到平衡,此时尿量可望增加到2～5ml/(kg·h)。1岁以后婴幼儿尿量为1～3ml/(kg·h)。

新生儿肾的浓缩功能是受到限制的。出生时尿液渗透浓度最高为300～400mOsm/L,1天后浓缩功能可达600～700mOsm/L,而在6个月龄时才能提高到成人的浓缩功能数值,即1200～1400mOsm/L。与浓缩功能比较,新生儿肾的稀释功能较好。出生后几天,当肾血流量增加时,就会产生稀释的尿液。摄入液体多时,尿渗透浓度可降至40mOsm/L。一般认为,凡肾功能健全,尿液渗透浓度小于260mOsm/L,可以认为摄入的液体已足够。

5.热量摄入和液体量的关系 液体量供给是按提供的热量计算的,即每400kJ需水分100ml。2个月龄健康婴儿,其热量供给每日应达到500kJ/kg,即需提供的水为125ml/kg,每日液量相当于体重的17%~25%。热量中的30%能量供生长发育,10%供身体活动。学龄前儿童每日需热量400kJ/kg,25%供身体活动,仅2.5%供生长发育。成人每日只需150kJ/kg,其中20%供身体活动,但不需提供生长发育。按热量与液量的比例关系计算,学龄前儿童每日提供的水量为100ml/kg,成人则为40ml/kg。

(二)围手术期的液体疗法

围手术期的液体需要量应根据下列4个方面计算:①维持体内正常功能所需的液体。②补充手术前缺少的液体。③纠正手术中损失的液体。④补充手术中失血的液体。

1.维持体内正常功能所需的液体 一般建议用所谓"4-2-1"方案补充法,即小儿体重10kg时按4ml/(kg·h)计算,加上第二个10kg按2ml/(kg·h),再加上超过20kg体重者按1ml/(kg·h)计算。小于7天龄的新生儿,在出生后第一天按2ml/(kg·h),1~7天按3ml/(kg·h)计算。早产儿的补液量应较正常者为多。目前补充钠、钾的原则一致的意见是:每日钠需要量为4mmol/kg,钾为2mmol/kg。根据计算,维持液量中含$Na^+$40mmol/L。若输液时间短,液体内可不加入$K^+$;若时间长,应补充$K^+$,约为20mmol/L。一般维持液体可用5%葡萄糖液,早产儿用10%葡萄糖液,以减少低血糖的危险。时间长的大手术,术中定时检测血糖含量,以确定应用的葡萄糖液浓度。

2.补充手术前缺少的液体 手术前禁食、禁饮时间宜尽量缩短,以减少这方面的液体欠缺。目前对经口禁食(NPO)法则已有新的看法。水、果汁、茶等清亮液体,胃排空时间为20分钟,因此,选择性手术患儿在麻醉诱导前2小时内不应饮用此类液体。母乳及类似乳液的饮料,胃排空时间为30~50分钟,诱导前4小时勿再给乳。较大儿童饭后排空时间为2~3小时,脂肪多的饮食较糖类排空时间为长,禁食时间以6小时为妥。因意外推迟手术时,可给患儿饮用清亮液体,或术前即给予静脉输液。

早产儿、心功能不全、有应激反应和疼痛者,胃排空时间大为缓慢;急腹症患儿胃排空甚至可停止。

补充手术前因体液丢失或禁食、禁饮所缺少的液体,甚为重要。补液不足或失当均会使手术中循环、呼吸系统难以稳定。急腹症患儿手术前均有体液丢失,可根据出现的征象判断丢失程度(表1-2-6)。此类患儿还可藉此检查发现一些问题。肠梗阻病例可见血红蛋白、血细胞比容数值增高,表示循环血液浓缩。白细胞分类检查可以鉴别有无感染或败血症。此外,还可检查凝血因子以及$Na^+$、$K^+$和血气分析等。

表1-2-6 体液丢失程度的判断

| 体液丢失(占体重%) | 出 现 的 征 象 |
|---|---|
| 5 | 皮肤弹性减低,口干,毛细血管床血流复原时间为0~1.5秒 |
| 10 | 心动过速,少尿,囟门凹陷,毛细血管床血流复原时间为1.5~3秒 |
| 15 | 眼球凹陷,血压下降,毛细血管床血流复原时间大于3秒 |
| 20 | 昏迷 |

注:每1%相当于丢失10ml/kg。

对新生儿、婴儿单纯依靠测量血压判断其丢失血量,不够及时,也不准确。一些小儿于短时间内失血、失液达体重的10%,血压并不下降,依靠皮肤、肌肉内血管的强烈收缩而予以代偿。此时可见皮肤苍白、四肢厥冷,周围体温下降。若出现心动过速,且血压下降,示低血容量已趋严重。只要临床判断有低血容量存在,应立即进行补液。首先按 10ml/kg 剂量快速补入,可给血浆、白蛋白或血浆代用品(如羟乙基淀粉、右旋糖酐)。只有在明显失血情况下才予以输血。

3. 纠正手术中损失的液体　许多医院都根据不同的手术种类,订出纠正损失的估计液量(表 1-2-7)。手术操作细致与否、时间长短,内脏器官显露体外的程度,室内温度、湿度,患儿覆盖多少等,均对手术中损失的液体带来影响。临床工作中还需根据当时患儿的尿量、血压、脉搏和中心静脉压等参数进行调节。

表 1-2-7　常见手术中的估计补液量

| 手　　术 | 估计补液量[ml/(kg·h)] |
|---|---|
| 浅表手术 | 0~1 |
| 阑尾切除术 | 1~3 |
| 较大的矫形外科手术 | 2~5 |
| 剖胸手术 | 2~5 |
| 剖腹结肠手术 | 5~10 |
| 剖腹腹膜炎手术 | 5~20 |
| 剖腹胃手术 | 10~30 |

4. 补充手术中失血的液体　凭肉眼观察很难估计手术中的失血量,应用化验方法测算血红蛋白(Hb)和血细胞比容(HCT)会有一定的帮助。一般失血可按失血量的 3 倍补充电解质溶液或等量补充胶体溶液。近年来考虑到输血会传播肝炎和艾滋病,在认同的 HCT 范围内不予输血(表 1-2-8)。倘 Hb 和 HCT 数值过低,应考虑补充红细胞浓缩液。

表 1-2-8　小儿正常和认同稀释的血细胞比容

| | 正常血细胞比容 | | 认同稀释的血细胞比容 |
|---|---|---|---|
| | 平均值 | 范围 | |
| 早产儿 | 0.45 | 0.40~0.45 | 0.35 |
| 新生儿 | 0.54 | 0.45~0.65 | 0.30~0.35 |
| 3 个月婴儿 | 0.36 | 0.30~0.42 | 0.25 |
| 1 岁婴儿 | 0.38 | 0.34~0.42 | 0.20~0.25 |
| 6 岁儿童 | 0.38 | 0.35~0.43 | 0.20~0.25 |

(三)麻醉中判断循环血量的方法

1. 一般状况及皮肤色泽、四肢温度的观察　这是很重要而且容易进行观察的项目。一般状况良好,皮肤色泽红润,四肢温暖,且用手指轻压患儿前额部皮肤,其毛细血管床血流复原时间<1 秒,均表示循环血量正常。相反,皮色苍白,四肢厥凉,毛细血管床血流复原时间>1 秒,均表示循环血量不足。

2. 脉搏和心率的变化　麻醉药的作用、麻醉深浅的影响、自主神经系统的紊乱、通气不足,以及麻醉中循环血量的变化等,会引起脉搏和心率的改变。因此,脉搏和心率增速对判断循环血量是非特异性的。吸入麻醉较深时,血量减少不一定出现心动过速。麻醉前应用阿托品,麻醉过浅时应用异氟烷作吸入麻醉药,即使循环血量未减低也可引起心动过速。小儿在低血容量的初期可出现心动过速,但在循环血量继续减少后,机体出现失代偿状态可表现为心动过缓。

麻醉中应用心前区听诊器或食管听诊器作直接心脏听诊,或应用多普勒超声装置,或连接到心音图中,以比较不同时期心音的强弱和心率变化,结合麻醉用药和深浅变化,对判断循环血量有一定的参考意义。

应用动脉触诊即所谓三级按脉法(颈总动脉为一级,颞浅动脉为二级,颞浅动脉额前支为三级)可判断循环血量和动力的变化。循环血量正常、循环功能良好时,3处脉搏都能清楚摸到;额前支脉搏减弱或消失,表示循环动力开始恶化;当颞浅动脉脉搏消失,为休克的预兆;颈总动脉脉搏消失,则是心脏骤停的重要征象。

3. 麻醉前后血压的对比观察　患儿清醒时,由于机体内的反射性代偿机制在起作用,体内减少血量达体重的10%,血压不一定下降;一旦麻醉,代偿机制受到影响或丧失,就会出现低血压。麻醉程度愈深,低血压愈明显。

4. 麻醉中尿量的观察　麻醉中记录患儿每小时的尿量,对判断循环功能很重要。尿量多少反映肾脏血流的好坏。当患儿尿量为1ml/(kg·h)时,说明循环血量足够。但手术创伤的应激反应也可以引起尿量减少,因此,一旦患儿出现尿少时应仔细分析,结合其他观察参数,从而作出恰当的判断。倘手术已经历数小时,出血较多,又未适当补足,出现尿少是病情危重的信号。

5. 囟门、颈静脉的充盈程度和中心静脉压的测定　摸测婴儿的囟门和观察颈静脉充盈程度,可以估计中心静脉压的高低。某些危重或较大手术的患儿,检测中心静脉压(CVP)对判断循环功能很有意义。由于小儿很少出现单纯的右心或左心衰竭,因此,检测CVP不仅能反映右心,亦能反映左心的充盈状况。在患儿取仰卧平位时能看到颈静脉,CVP至少为0.196～0.294kPa(2～3cmH$_2$O)。

(四)电解质和酸碱平衡以及血糖的高低

扩容液均含有与细胞外液体相等含量的钠离子,输入体内后主要进入细胞外间隙。不含电解质的糖溶液输入体内,既可进入细胞外,亦可进入细胞间隙,因此,扩容作用不大。

1. 血清钠离子的失衡　钠离子是维持细胞外液体中的主要阳离子。肾小球滤过功能障碍时、肾小管钠重吸收作用受到损害、抗利尿激素(ADH)的变化,均会引致低钠血症或高钠血症。

(1)低钠血症(hyponatremia)　血清钠<134mmol/L为低钠血症。按原因可分为3类:

1)等渗性低钠血症(isotonic hyponatremia):全身钠含量及全身水分增多(水肿型),实际上是假低钠血症,由心力衰竭、急性肾功能衰竭和肝硬化引起。

2)高渗性低钠血症(hypertonic hyponatremia):全身钠含量及全身水分减少(低血容量型),见于:①胃肠道损失(呕吐、腹泻、瘘管)。②肾脏排出过多(利尿药、间质性肾病)。③副肾皮质功能衰竭。④第三间隙丧失(肠梗阻、烧伤、腹水)。

3)低渗性低钠血症(hypotonic hyponatremia):全身钠含量正常,但全身水分增加,如抗利尿激素分泌失常综合征(SIADH),表现为水中毒和低钠血症,血清ADH增高。

原因不同,治疗方法也有差异。全身水分减少者宜补充等渗盐溶液,输入量按体液丢失程度计算。治疗目的在于恢复减少的血容量。这类患儿还合并有代谢性酸中毒,因此还可给碳酸氢钠(8.4%溶液1ml=1mmol,可先用4%～5%溶液),按1～2mmol/kg给予。若系由于肾病或副肾疾病引起的低钠血症,则可在输液外补充NaCl溶液或皮质激素。由于水中毒引起者应限制入水量,减少进入量的25%～50%,仍应用0.9% NaCl溶液,必要时可输入3%NaCl(0.5mmol/ml)溶液。因为细胞外液体约占体重的30%,体重(kg)乘以0.3等于所需Na$^+$的毫摩尔数。注射速度依出现症状的严重程度而定。昏迷、抽搐患儿可以1mmol/(kg·10min)

速度给予,但必须经常作血钠测定,以决定以后注射的速度。肾脏功能正常者,水中毒时可以很容易地排出过多的水分,但在 SIADH 者,肾脏排水困难,治疗甚为棘手。如果出现细胞外水分过多,可以试用利尿药,但用药后也有顾虑,因为不仅水分被排出体外,同时钠也被排出了,因此应用利尿药宜慎重。如果出现水肿型全身水分增多,则可限制水分摄入,并加用利尿药。

(2)高钠血症(hypernatremia) 血清 $Na^+>146mmol/L$ 为高钠血症。按原因也可分为3类(图1-2-2)。由图1-2-2可见高钠血症时全身水分可增高、降低或正常;全身钠含量也同样可以增高、降低和正常。严重胃肠炎伴大量水分丧失,未予治疗,即可发生第三类情况。也有在急性胃肠炎时已应用了含钠液,可引起第一类状况。中枢性尿崩症(diabetes insipidus)是小儿重危患者高钠血症的常见原因。

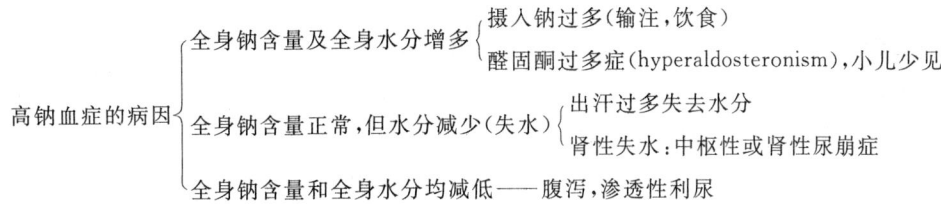

图 1-2-2 高钠血症的病因

高钠血症时细胞内水分转向细胞外间隙,因此细胞内呈现脱水。反应最明显的是脑细胞,其中枢神经系统表现出昏睡、兴奋性增强、痉挛等症状,甚至昏迷。脱水严重者可出现休克、心动过速或缓慢、低血压、四肢厥冷、毛细血管床血流复原时间延长和代谢性酸中毒。

倘患儿属第一类,可应用5%葡萄糖液和利尿药;第二、三类患儿只能应用低渗性液体,输液速度依脱水程度而定,勿图快速见效,以防诱发脑水肿。一般在最初6~12小时内使血浆渗透压降低至330mOsm/L,在12~48小时降至正常(290~300mOsm/L)。糖尿病性昏迷可以谨慎地应用胰岛素,尿崩症则可应用精氨酸-抗利尿激素,其作用不但可使患儿昏迷程度减轻,而且可增加肾小管对水分的重吸收,使排尿减少。

2.血清钾离子的失衡 钾主要储存于细胞内,血清中钾并不代表全身的钾含量。新生儿和婴幼儿由于细胞外水分多,其全身钾含量为40~50mmol/kg,1岁时可高达50~60mmol/kg。一个3岁、体重15kg、发育正常的孩子,全身钾含量约为800mmol(750~900mmol)。

酸中毒时,血清钾浓度增高,这是由于细胞内氢离子与钾盐的碱基结合而使钾离子游离出进入细胞外间隙;相反,在碱中毒时,血清钾离子浓度降低。

(1)低钾血症(hypokalemia) 血清钾<3.5mmol/L 为低钾血症,常由呕吐、腹泻、胃管抽吸过多和碱中毒所致。低钾血症的治疗应十分谨慎,输液补钾的速度勿超过 0.25mmol/(kg·h),以防止血钾过高,而且补钾时要用 EKG 监测,密切注意有无出现 T 波高耸和心律失常。如患儿有休克,宜先输给晶体或胶体溶液,纠正低血容量。待尿量达到1ml/(kg·h),再以微泵按上述补钾速度经静脉输给 KCl 溶液。低钾血症常伴有碱中毒,和钾一起输入的 $Cl^-$ 有助于减轻碱中毒。此外,氯缺乏还能影响肾脏的保钾能力,故输给氯化钾,除可补充 $K^+$ 外,还可增强肾的保钾作用,有利于低钾血症的治疗。

(2)高钾血症(hyperkalemia) 血清钾>5.5mmol/L 为高钾血症,常由于肾功能衰竭引起排钾障碍;偶尔由于组织损伤,特别是挤压综合征造成肌肉缺血坏死,或输入保存期较久的库血以及全身麻醉中应用氯琥珀胆碱引起。其紧急治疗措施见表1-2-9。

表 1-2-9　高钾血症的紧急治疗措施

| 药　物 | 应用剂量和给药途径 | 起效时间 |
|---|---|---|
| 氯化钙或葡萄糖酸钙 | 10～20mg/kg＝10％溶液 0.1～0.2ml/kg　静脉注射 | 数分钟后 |
| 碳酸氢钠 | 1～2mmol/kg　静脉注射 | 15～30分钟后 |
| 葡萄糖溶液＋胰岛素 | 胰岛素30IU加入20％葡萄糖500ml,按5～10ml/kg于1～2h内静脉滴注 | 13～30分钟后 |
| 聚磺苯乙烯(resonium,离子交换树脂) | 按1～2g/kg剂量,每日分4次直肠灌注 | 60分钟后 |

3.酸碱失衡

(1)代谢性酸中毒(metabolic acidosis)　腹泻、心力衰竭、肾衰竭和低血容量(低血流灌注)等均可导致代谢性酸中毒。严重腹泻可致肠道损失较多的碳酸氢钠;心力衰竭和低血容量患儿,器官血流降低,产生无氧代谢,乳酸积聚;肾衰竭时,体内酸性分解产物也无法排出。动脉血气分析常能明确诊断:pH＜7.36,血浆 $HCO_3^-$ ＜24mmol/L。一般作对症处理,如有可能应针对疾病原因进行治疗。由于酸中毒时细胞外液的碳酸氢钠缺少,治疗时给予儿童碱性药物的量可按成人公式计算,即:

所需碱性药物＝剩余碱或不足碱(mmol/L)×0.5×体重(kg)

先输入半量,然后进行血气分析,根据结果考虑其余半量是否继续给予。

(2)代谢性碱中毒(metabolic alkalosis)　见于幽门狭窄的患儿,由于呕吐致大量胃液丧失。应用利尿药时,当尿液经过肾小管排出时,部分钠、钾离子也带了出来,与血液中的氢离子进行交换,致使氢离子从尿中排泄,而使血浆内 $HCO_3^-$ 增多。大量输血时输入过多的枸橼酸钠也会引起代谢性碱中毒。动脉血气分析可见:pH＞7.44,血浆 $HCO_3^-$ ＞24mmol/L。治疗:输入NaCl和KCl溶液及足够的液体,使肾排出过多的 $HCO_3^-$ 。

4.低血糖症(hypoglycemia)　新生儿常有低血糖症,尤以早产儿为多。产后1天新生儿的血糖含量正常为2.2～3.4mmol/L(40～60mg/dl),在低于1.0mmol/L时可以暂时不出现症状,因为脑细胞在一定时间内可以用酮体和乳酸盐进行代谢。但时间稍长,储备消耗殆尽,患儿就会发生抽搐和呼吸停止,从而使脑细胞受到损害。无症状的低血糖症患儿,可以口服母乳、牛乳和5％葡萄糖水;有症状的低血糖症患儿,应给予10％葡萄糖液5ml/kg,相当于0.5g/kg作静脉滴注。其半量应在1～2分钟内注完,其余半量则在20～30分钟内滴入。

为了防止低血糖症的发生,早产儿和重症患儿均应在麻醉中滴注葡萄糖液,麻醉、手术过程中再作血糖检测。1个月龄以上小儿的血糖最低值应保持在4mmol/L(70mg/dl)为好。麻醉、手术中补给葡萄糖过多也会引起高血糖症(hyperglycemia)。轻度的高血糖症(8～12mmol/L)并不引起损害,但有糖尿病和严重颅脑损伤者,则会引起酮症酸中毒(ketoacidosis)和脑水肿,患儿出现深而快的呼吸,血浆 $HCO_3^-$ ＜15mmol/L,必须及时应用胰岛素进行治疗,并注意其剂量的调节控制,不使患儿发生低血糖症。

## 八、小儿麻醉并发症

### (一)心脏骤停

1. 原因　术中失血,围手术期呼吸管理不善,误吸,低氧血症和高碳酸血症,麻醉药过量,手术操作所致的牵拉反射,甚至发生在气管插管和拔管过程中。

2. 征象　呼吸瞬间转为缓慢、微弱或间歇;各项生理反射迟钝或消失,瞳孔散大、对光反射消失;肢端灰白厥冷;心音不易闻及、大动脉搏动难以触及等。

3. 处理　应立即停止麻醉和手术,及时采取紧急抢救措施。急速进行面罩和加压给氧,进行气管插管。已气管插管者,在人工通气的同时从气管导管内滴入肾上腺素(或静脉推注)。同步迅速进行胸外心脏按压,参照心肺脑复苏"A、B、C、……、H、I"医学界公认的程序进行治疗。

### (二)肺水肿

1. 原因　心肌炎,严重缺氧,过敏,溶血反应和术中输血、输液过量。

2. 征象　早期出现呼吸困难,并有不同程度的发绀,心动过速,脉搏细弱,随之呼吸道涌出粉红色黏性泡沫痰,不易吸净。双肺呈现广泛性湿啰音。

3. 处理　充分给氧(间歇性正压通气),纠正低氧血症,提高血浆胶体渗透压,降低肺血管静脉压。应用去泡沫剂(50%医用酒精通过氧湿化器间断吹入)。如短期逾量输血、输液所致的急性肺水肿,可考虑从大静脉放血治疗,同时加强血压、呼吸、脉搏、平均动脉压、血气、心电图和$SaO_2$、$PaO_2$、$PaCO_2$等的有效监测。还要加用强心、利尿、抗感染及皮质类固醇等药物。

### (三)呼吸系统

1. 呼吸道阻塞

(1)原因　分上、下呼吸道两种,前者多由分泌物、扁桃体肿大、舌体增大、舌后坠及真假声带痉挛等引起;后者多为误吸、支气管痉挛所致。

(2)征象　肋间隙、锁骨上窝在呼吸时均凹陷,过大的腹部运动,明显的呼吸困难和发绀。误吸大量内容物导致窒息;误吸量少可引起刺激性咳嗽、声门痉挛、肺水肿及严重发绀。

(3)处理　上呼吸道梗阻时,首先将下颌角向前、上托起,充分给氧,清除分泌物,亦可置放口咽、鼻咽通气道,一般易于恢复。若为误吸,其死亡率较高。应立即气管插管,间断低流量辅助呼吸、吸引,必要时用少量碱性液加生理盐水分次气管灌洗。同时减浅麻醉,保持自发性呼吸和咳嗽,以便于清理下呼吸道的分泌物。如有块状食物阻塞,在充分给氧的条件下,行支气管镜吸引或用异物钳取出。

2. 呼吸停止

(1)原因　全脊髓麻醉或硬脊膜外麻醉平面过高、麻醉过深,呼吸抑制药物用量过大,呼吸管理不当(如长时间的过度通气)等。

(2)征象　麻醉过程中突然无呼吸动作,但心脏仍有跳动。

(3)处理　依据不同原因,消除病因、对症处理,但始终需行人工呼吸(面罩、气管插管)。

3. 新生儿窒息

(1)原因　难产、早产和正常分娩时羊水吸入及抑制药物的应用,均可使新生儿呼吸抑制和呼吸不建立。

(2)征象　根据国际通用Apgar评分法,以肤色、脉搏、刺激反应、肌张力及呼吸状况5个客观体征,配以0、1、2三种分数加以计分。最好的情况是10分,最差的为0分。计分在6分以下者,急需复苏。

(3)处理　予以清理呼吸道、有效给氧、人工呼吸等措施。同时,在娩出1分钟和5分钟进行评估。需强调的是,必须由具备完整的心肺脑复苏基本知识和技能的人员进行抢救,这样成功率高并可避免遗留智力障碍。

4.肺泡破裂

(1)原因　对小儿麻醉机的结构和环路原理了解不深或操作中失误所致,也可由手术引起。

(2)征象　呼吸困难,纵隔气肿及皮下气肿、张力气胸,患侧呼吸音减弱或消失,出现明显发绀。

(3)处理　胸腔置管行液面下引流;利用胸腔测压计抽气;加强给氧呼吸及引流管的管理。

5.急性胃膨胀

(1)原因　常见于面罩下加压给氧,围麻醉期患儿有频繁吞咽活动。

(2)征象　胃过度膨胀可直接使膈肌上抬,影响循环功能和呼吸。

(3)处理　放置鼻胃管减压等。

(四)中枢神经系统及周围神经

1.乙醚惊厥

(1)原因　国内虽极少应用乙醚麻醉,但据文献报道,乙醚惊厥的小儿死亡率可达25%～50%,不可忽视。有人认为是乙醚质量不纯,与其中的过氧化物有关,但亦有发生于质量合格时。这可能与术前患儿因发热、缺氧、低血糖、酮血症和低钙等因素,使中枢神经系统应激性提高,从而易诱发惊厥有关。

(2)征象　先出现面部小肌肉抽搐,逐步扩展至上肢及全身。

(3)处理　停止用药,并以少量硫喷妥钠或地西泮静脉注射,有熟练的麻醉医师和良好设备的医院才可采用肌松药辅助治疗。另可静脉滴注5%～10%葡萄糖液及抗生素,如合并高热则配合人工降温、氧气吸入,以及纠酸、补钙等积极措施,改善患儿的全身状况。

2.局麻药的毒性反应

(1)原因　可能与局麻药在血中浓度较高(过量、浓度高、未加入适量的肾上腺素、误入血管等),使局麻药作用于中枢神经的边缘系统、海马回和杏仁核有关。

(2)征象　先出现面部肌肉颤动、嚼肌痉挛、牙关紧闭,然后可发生肢体抽搐、全身肌张力增高,呼吸困难、发绀等。

(3)处理　吸氧,静脉输液并注入1.25%～2%硫喷妥钠1～3ml。亦可给予地西泮1～2.5mg静脉注射。

3.区域阻滞麻醉引起的神经损伤

(1)原因　穿刺不当误伤神经干,或极少数误用药物(酒精、酚类等)使该神经支配的区域产生运动障碍、肌萎缩或麻痹。

(2)征象　当误刺神经干时,患儿表现为突然躁动、惊哭,及支配区的局部肌肉抖动等。

(3)处理　应立即放弃此麻醉,术后应用维生素$B_1$、维生素$B_{12}$、维生素C及理疗;术后随访,肌电图检测,观察其恢复情况。

### (五)新生儿皮下脂肪硬化症(新生儿硬肿症)

1. 原因　新生儿或婴幼儿在室温较低时进行检查或治疗、未重视围手术期的保温,可能使皮下脂肪凝固形成肿块,同时合并水肿,治疗较为困难。

2. 征象　皮肤发硬、光滑、厥冷,皮肤紧贴皮下组织,僵硬不能移动,呈暗黄或青紫色。下肢先起病,逐渐向躯干、上肢和面颊部发展,以致影响吸乳和呼吸。

3. 预防和处理　室温保持在21~24℃,尽量缩短手术时间,围手术期注意保温和体温的监测等。术后第一个24小时给大量葡萄糖液,也可从鼻胃管滴饲葡萄糖30g。尔后,以15%~20%葡萄糖液从胃管滴注;静脉滴注10~15mg氢化可的松,每日1次;维生素$B_1$、维生素C每日4次,维生素E 5mg每日3次,给抗生素以预防合并感染。

### (六)发热

1. 原因　患儿在室温较高的手术室、病房进行手术及治疗,炎热夏天手术或术前应用阿托品剂量不当等。术后24小时内体温仍较高者,首先应考虑有肺不张的可能。

2. 征象　凡术后体温高于正常1~2℃并超过48小时者,必须找出确切原因。

3. 处理　对症与病因治疗。

### (七)恶性高热

1. 原因　尚不十分了解。但在50%的受侵害患儿中,确实有遗传因素存在。临床极为少见。据文献报道,小儿发病率为6.7/10万,男孩多于女孩。

2. 征象　发热高达40℃以上,心动过速或心律紊乱;呼吸急促,发绀;术野血色变暗,尿液红色,皮肤灼热,全身肌肉持续僵硬等。化验室检查:明显呼吸性、代谢性酸中毒;低氧血症;高钾、高镁血症;肌红蛋白血症,肌红蛋白尿。

3. 处理　立即进行有效的全身降温,纠正酸中毒,充分给氧、利尿和降低血钾等。

## 九、小儿术后护理

小儿术毕应被送到苏醒室或小儿ICU病房,通过有创或无创监测继续密切观察呼吸、循环及中枢神经系统等变化,确保患儿安全地度过围手术期,减少并发症的发生。

### (一)循环系统

小儿术后应继续严密观察心电图(EKG)、动脉血压变化。接受心血管或大手术的患儿还应监测中心静脉压(CVP)、动脉直接测压、肺动脉压(PAP)、左心室舒张末期压力(LVEDP)及肺毛细血管楔压(PCWP)等,并根据上述循环参数及时调整输血、输液速度和各类心血管系统药物的使用。

### (二)呼吸系统

未行气管插管的患儿,术后应去枕平卧,头偏向一侧,以保证呼吸道的通畅,防止呕吐物误吸。常对比监听双肺呼吸音变化,必要时予以面罩或鼻导管吸氧,并密切观察末梢循环,防止缺氧。行气管插管的患儿,若出现拔除气管导管指征者,首先充分给氧,然后清理呼吸道分泌物(吸引管外径小于气管导管内径1/3,每次吸引时间小于15秒),吸净后继续给氧,吸后拔出气管导管,并注意保持呼吸道通畅,严防急性会厌炎、声门下水肿及心跳骤停等严重并发症的发生。拔管后通过脉搏血氧饱和度仪继续观察血氧饱和度的变化。需要继续机械通气者,则需注意潮气量、通气频率的选择,并注意吸入气体的温化及湿化,特别要注意湿化对新生儿水代谢的影响,同时定期检测动脉血气变化,及时调整通气方式及各项呼吸参数。

(三)中枢神经系统

术后密切观察患儿的神志改变,且可做脑电图(EEG)或大脑皮层诱发电位监测。若出现苏醒延迟,则应分析其原因(麻醉药残余作用、代谢紊乱、低温、颅内血肿、缺氧等)。特别应当注意的是,体外转流手术中患儿易发生大脑损害,必要时通过计算机体层摄影术(CT)检查判断是否有颅内损害。此外,可用加速度仪通过4个成串刺激(TOF)监测肌松剂的残余肌松作用,并防止再箭毒化出现。行椎管内麻醉者,还需密切注意穿刺部位是否被感染、躯体感觉及运动功能是否正常,严防出现椎管内血肿或感染。

(四)消化系统

胃肠道或大手术的患儿,术后均应保持胃肠负压吸引,并仔细观察引流液的性质变化,特别要警惕出现应激性溃疡。大量研究表明,$H_2$受体阻滞剂具有预防及治疗应激性溃疡的作用。定期检查肝功能变化,并通过血清学检查及早诊断是否感染病毒性肝炎。

(五)泌尿系统

接受大手术或心血管手术的患儿,术后应保持导尿管通畅,准确记录24小时尿量,并监测尿生化值,同时监测血电解质、肾功能的变化,对早期诊断肾功能不全或肾衰竭具有重要意义。

(六)血液系统

接受大手术或大量输血的患儿,术后需密切监测血液生化及凝血机制的变化,如血细胞比容,血红蛋白含量,白细胞、淋巴细胞计数,以及血小板计数、凝血酶原时间(PT)、部分凝血活酶时间(PPT)等,并密切观察手术部位是否有明显渗血或出血。

(七)术后镇痛

术后剧烈疼痛可严重影响患儿的呼吸、循环等功能和伤口的愈合。有条件者一定要实施术后镇痛,一般可采用下列方法:①全身麻醉剂镇痛(如阿片类药)。②硬膜外镇痛(局麻药及阿片类药)。③蛛网膜下隙镇痛(局麻药)。④区域神经阻滞(如肋间神经阻滞)。⑤PCA方法:将药物配好浓度、单位时间剂量、间歇时间等,详细交待给ICU的护士,按医嘱执行,这样可减少患儿的痛苦,使其早日康复。实施上述术后镇痛方法后,应密切观察患儿的呼吸、循环等改变,防止发生意外。

(八)其他

加强输血、输液的管理,注意体温改变,特别是新生儿或早产儿术后应放置在具有保温、湿化装置的温箱内,防止严重并发症的发生。

## 第三节 术后特殊护理

随着医学模式的改变,现代护理强调了整体责任护理,即患儿自入院至出院的全部治疗、生活、心理环境都由医院负责,也就是以护士为中心的现代护理。小儿外科要求在一般儿科护理之外,加上一些外科手术的特殊要求。

典型的术后护理医嘱应该包括如下项目:
(1)病情　监护、重病或一般。
(2)体位　固定某种体位、固定某部位或自由。
(3)饮食　禁食、特殊喂养或一般饮食。
(4)用药　抗生素、维生素与止痛剂。
(5)输液　液体平衡与静脉营养。
(6)特殊护理　减压、引流、牵引等。

以上各项护理按具体情况可有增减,并需根据每日每时的情况变化随时加以改变。下面就几个重要问题加以阐述。

### 一、卧床体位

不少手术之后需要固定体位。小儿的固定体位常难以保持。术后一般是将患儿全身或四肢固定在小床上,再将床或小筐的头部(或尾部)垫高,以保证患儿的头高(或头低)体位。固定的方法随年龄而异。新生儿一般是用布单将全身卷起(襁褓),只露头部或必要时露出一肢。婴幼儿一般需四肢固定在床栏上。大孩子一般只固定双手,而且多限于神志不清的患儿。清醒合作之患儿不必固定或按需要只固定局部,如:分开固定双足暴露会阴、固定肘关节避免抓脱头部的输液管或鼻管、固定四肢避免翻身等。一般在停止固定体位医嘱前不允许患儿起床、下地,或抱起。任何固定体位的患儿均需睡硬板床(用褥子垫好)。床的高低也有不同要求。小婴儿、新生儿为了便于医护操作,一般睡高床。大孩子为便于下地应睡低床。需靠重力引流时则可将床升高,胸腔引流患儿,如床太矮,在患儿大哭时胸内负压突然增高,可使瓶中引流液逆流入胸腔。胆道引流、膀胱引流也必须保持一定高度。但床太高又不利于调整静脉滴注的速度。

### 二、静脉滴注

不少患儿术后常带点滴回病房,甚至术后需多日维持静脉滴注。小儿静脉滴注的特点是流速不稳定,常受静脉压变化的影响。而静脉压常因患儿哭闹而有大幅度改变,患儿哭闹、挣扎、扭动时静脉压可以突然升高,安静睡眠之后静脉压可降至正常,因此有时会出现刚调节好的滴速,等到患儿安睡后则滴速倍增,甚至增到危险速度。患儿用力哭闹时静脉压升高,针头内可以有回血。回血多,时间长,则形成凝块堵塞针头,不得不拔出重新注射,使液体不能按时输入,因此静脉滴注要求必须有一定的压力,避免静脉回血后凝固。使用输液泵是比较理想的方法,靠自然重力控制则要求滴管高度距离床面至少1m为宜(注意是输液瓶的高度而不是瓶下面滴管的高度)。如果婴儿床已经有1m高,则输液瓶需挂到2m高度,操作不便。因此输液瓶的设置与吊挂方法都需想到小儿特点而作相应调整。新生儿、小婴儿血量很少,对输液速度变化代偿能力很差,几个小时不注意,则可导致体液失衡或心力衰竭。前次输液计划未完成,应按实际情况另作计划,从头算起,决不允许追补欠量。

### 三、引流管

术后留置各种引流管,最怕小儿偶然有意无意将管子拔出。有的引流管拔出后很难再插入,甚至引起严重危险。如胆管引流,患儿术后将管拔出,即使是部分拔出,亦可使胆汁漏入腹腔,引起胆汁性腹膜炎。所以只要术后有引流管,包括鼻胃管、尿管,就应警惕发生拔管的情况,特别是在患儿半醒时。所以,小儿术后有插管时必须将双手固定在床栏上。注意必须固定双手,不是双腕。因为只要手能活动,头或身体即可移到手活动的范围将管拔出。防止大孩子下意识拔管,可以将肘伸直固定,使手不能弯回,不必固定在床栏,便于孩子翻身活动。任何引流管均需每2小时用针管疏通一下,以免堵塞。无菌技术下注水、注气均可,注入量要能达到管头后再多注1~2ml。每日观察引流液的量、性质,检查引流管需要的压力(负压)及管与接头的畅通性。小儿自身体重较小,引流管特别是全套接管加连接袋相对很重,也是自然拔管或脱管的原因,常常需将接管同时固定在床上及患儿身上。但必须注意,如果接管太长而需盘曲时,只能在床面上盘成水平盘曲弧,不能形成与地面垂直弧,以免影响管内压力。

### 四、伤口

新生儿伤口一般要用粘膏封闭,粘膏不牢时可暂包扎1~2小时,以保证粘膏粘牢。以后注意观察粘膏缘,有渗出则说明伤口有问题,需揭开检查、更换,常可发现伤口再裂或出血。

同时有引流管的,必须与皮肤妥善固定,不能固定在敷料上,必须缝在皮肤上并且用粘膏固定,手足也必须固定,以免手足活动时将引流管拔出。

稍大孩子的伤口都可以采用包扎或暴露法。面部及会阴切口多用暴露法,但必须有人(护士或母亲)随时清理,保证伤口的清洁与干燥。为此,常需随时用吸管吸除分泌物或排出物,随时用烤灯或电吹风吹干,以保持干燥,但需注意避免过热或时间太长而致的烧伤。各种肠瘘或其他开放性瘘也需同样护理。对暴露伤口的小婴儿,则需固定双手。对大孩子则尽量教会其自己护理,因为别人护理总会引起疼痛或心理紧张。

无引流的包扎切口,或有引流(皮片)伤口在拔除引流后,原则上不再打开,直至1周后拆线。但是,要保持敷料的清洁卫生很难,出汗或沾湿后均可能使敷料发臭。因此,最好每天更换绷带及外层敷料,内层不动以免疼痛出血,但如发现内层下有明显湿性分泌物则需打开更换。

### 五、石膏牵引

骨科患儿常打石膏,年龄越小石膏问题越多,对护理要求越高。首先,小儿不合作,在石膏凝固不牢时常已被折断或扭曲。其次,小儿肢体短小、软组织多且骨很细,因此石膏离骨较远而固定不稳。第三,小儿皮肤娇嫩必须妥善垫衬,垫衬多了则更固定不牢,较小婴儿的肢体甚至可自石膏型中脱出。

为小儿打石膏,技术要求很高。如果打完石膏看不出原来肢体外形曲线,多半是不及格的作品。打石膏后必须随时注意露出的肢体尖端的颜色、按压血管反应、尖端(趾)指的活动情况,以免发生石膏紧缩性循环不足。如有可疑之处,立即将管型石膏剖成两半(包括最内层垫衬),再用绷带包紧。此外,小儿石膏要防大、小便污湿,更要防寄生虫爬入,如蟑螂、蚂蚁、臭虫、虱子等。因此石膏开口处要填塞纱布,并每日更换,保持其清洁干燥。必要时每日喷合适之驱虫剂。

有人主张,小儿打石膏定型后常规把打好的管型立即劈开取下,待完全干燥后再垫好置回原处,用石膏绷带绑紧。也有人改用可塑性高分子塑料,但均各有优缺点。因此也有不少人对小儿尽量不用石膏,而改用牵引架或骨穿钉牵引器固定。

牵引有两种。①牵引架床上牵引:下肢多采用。可利用床栏施行牵引。小婴儿可用携带性小床板上装有牵引架,可以连床板带牵引架同时搬回家。②患儿肢体上的局部牵引架:多在骨干上穿钉或针,再将骨针固定在特别架上。Ilizarov架即为现时常用的局部骨牵引架,可以调节方向和力量,既可作为固定,又可行牵开或压紧进行整复治疗,并且还可连患儿带架抱起或患儿自己活动肢体。

小儿施行牵引有以下注意点:①一般皮牵引用粘膏有时会导致皮肤过敏,可调换可用之黏接物。但无论如何,小儿皮肤薄弱不能耐受大重量,否则常会引起粘膏下水疱及皮肤坏死。②小儿骨牵引必须注意骨骺位置,避免损伤。同时也因软组织厚而骨干细,穿针时必须掌握准确方向。③牵引后要注意牵拉张力。特别是床架重力牵引,必须注意直接连接患儿的牵引绳上的张力,要随时测定、随时矫正(可串连一弹簧秤测定),因为床上被褥及床栏上滑车等很多小阻力对小儿牵引影响都相对较大。④穿骨针的伤口一般暴露,应保持清洁干燥,要教育小儿自己保护牵引架、骨针及伤口。

## 第四节 创伤、烧伤与休克

### 一、创伤

(一)创伤初检

要求在1~2分钟内了解大体情况及受伤部位。

1.检查一般情况 观看患儿精神、呼吸、脉搏、面色。同时询问简单病史,了解受伤的时间、情况等,特别要注意区分简单创伤与复杂创伤。

简单创伤指局部创伤,如锐器切伤、刺伤、局部打伤或挫伤等。

复杂创伤指全身性创伤,如摔、撞、挤、压、冲击伤等。

以上定义均非绝对,要进行全身检查。

2.全身检查 扪头部是否有血肿、裂口,颅骨是否有凹陷;检查瞳孔;轻轻扭动一下颈部,检查颈部是否受伤;压一压胸、腹部是否有压痛;牵伸上肢是否疼痛;使下肢屈曲双足落实,以拳击膝部或滚转按压双下肢,则可知下肢有否受伤、何处受伤。

以上检查,凡属复杂创伤均应从头至尾进行一次。

3.伤后2~6小时观察

(1)伤后2小时再复查一次,验血常规,如为严重创伤,白细胞可增多(如就诊时已超过2小时即可省去)。

(2)伤后6小时再复查一次。迟发性急性昏迷于6小时左右即可有表现。锁骨、胫骨、跖骨等处之无错位骨折,往往亦在6小时后表现更明显。同时注意休克前期现象:新生儿表现为特别安静,间或哭闹而无力,面色不好;稍大的婴儿多烦躁不安;再大一点的小孩可表现出话特别多,但情绪不正常。

(二)开放的轻创伤

1. 清创、缝合 有的伤口可不必缝合,如伤口较小,或口腔内创口等,一般均可不必缝合。

面部伤口需认真清创。先用2%利多卡因含肾上腺素湿敷伤口20分钟,然后清洗、消毒,再打局麻(从皮下注射伤缘皮肤即可,不致引起感染扩散),损伤组织尽量切除,缝合应细致,务求对合良好。

2. 注射破伤风类毒素 可以避免血清反应,用量亦小,费用少,对从未注射过类毒素者亦可使用,并应嘱其按时再来补种2次。但对Ⅲ度烧伤、伤口深而脏、有异物的伤口,或坏死组织太多,伤后就诊时间太晚(3天以上)者,仍应同时注射破伤风抗毒素(TAT)。

(三)出血

伤口有血肿或有活动性出血,均应彻底清创,清除血肿。看清血肿下组织是否正常,将坏死组织全部清除,如需要填塞压迫,应直接压在正常组织上。如反复出血,可致伤口内动脉侧壁破裂形成一假性动脉瘤,需清除血块,修补或结扎破裂的动脉。

(四)异物

1. 金属异物 可在X线透视下确诊并同时定位。

2. 竹木刺 在X线透视下难以见到,只能仔细地用手指摸。摸到异物后不要倒拔,以免被拔断而留下小的竹、木纤维。最好在麻醉下切开取出异物。

3. 玻璃、砂石等异物 一般可在X线下见到,但往往难以取净。若残留小的碎玻璃(或砂石)可致长期疼痛。可将局部组织全部切除(因单纯取异物非常困难)。

4. 棉布异物 创口一般不能愈合,扩创时应仔细检查,全部取净。否则必然感染,遗留慢性窦道。

5. 折针 主要在于预防,措施有:①注射前仔细检查针头,凡有折断可能者则不用。②固定好患儿,注射时勿将整个针头全部刺入,应留下0.5cm左右,以便万一折断时可以用钳拔出。万一折断,首先要固定好患儿,以血管钳夹稳露在皮外之针后再拔出。如全部埋入皮下,则需切开取出,应待折断之针头已固定于某一部位时再取(臀部折针最后多固定在髂嵴下)。以12.5%碘化钠墨汁,在X线下自3个方向注入异物之周围,要求距离异物在1cm之内,然后通过准备切口处(一般即距折针最近处)之注射针,边退边注射墨汁留下痕迹探查指示方向。有时可注射热的(45℃)固体石蜡或明胶于折针处以固定之,便于手术时摸寻。然后即去手术室,作足够大的切口取出断针。

腰椎穿刺时折针,应在X线下将上、下两腰椎棘突作好标志,较小的儿童可用大头针钉入棘突,较大儿童可用小的铁钉轻轻钉入;将皮肤与骨固定,然后摄片,否则在手术台上很难辨别准确椎板或椎间隙的部位。

(五)头部创伤

1. 新生儿产伤所致的头皮血肿 多是骨膜下出血,穿刺可以证实。不能加压包扎,亦不需其他外科处理。

一般在 3 个月左右即可消失。往往在最后半个月才会显著缩小,一般不留痕迹。个别的留有 2～3cm 直径的扁圆形长期性骨凸起,乃骨膜增生钙化的缘故,无不良影响。

2. 婴幼儿头部外伤后皮下局限性血肿　触诊时,往往可于血肿处基底部扪到一凹陷并有一锐利的硬边,似"骨折样",此种血肿不需处理,只能等待自消。

3. 颅骨凹陷性骨折　可在头皮外摸到一凹陷处,但边缘较钝且光滑(此点与头皮下血肿有区别)。如未影响骨内板,或骨内板内陷不大(不超过 0.5cm),可不需处理。一生不能复原,但也无症状。如骨内板塌陷超过 0.5cm,有可能发生伤后癫痫,则应予以复位。

(六)血气胸

根据压迫情况分为 3 种:

1. 轻型　即较稳定者,肺压缩不超过 50%,3～6 小时后作 X 线检查,肺压缩无明显进展,纵隔移位不重,可以不需抽气或引流。呼吸困难、发绀者,给镇静剂并吸氧。

2. 中型　气管向对侧偏移,有张力性气胸者应引流。

3. 重型　对侧胸膈有反向运动,引流后气胸仍进行性加剧或继续出血,有以上 3 项中任何一项,均应立即行开胸探查或胸腔镜处理。

(七)腹部创伤

1. 探查指征

(1)有内脏外溢、内出血或气腹者,应立即探查。

(2)在观察中如发现腹壁越来越紧,或腹部越来越胀,或肠蠕动越来越少,应在 24 小时内探查(开腹或腹腔镜)。

2. 探查方法

(1)麻醉应充分,根据不同情况给予适当的麻醉,最好是插管加肌松剂。

(2)切口分 3 级

1)在脐右侧切开 5～10cm:探查腹腔内是否有血,如无血则可关腹。腹腔镜可酌情使用。

2)延长为正式腹直肌切口:如剖腹后发现腹腔内有大量血及血块,应将小肠全部拉出腹腔,然后尽快将腹腔内血液和血块清理干净(用手指掏及吸引器吸)。

探查肝:如肝下面破裂,立即用大纱垫填塞压迫止血;肝上面破裂,应先剪开三角韧带,将肝扒下,以大纱垫填塞压迫。如裂开不太大,可以缝合;如流血仍很多,则以大纱垫填入裂口再加以缝合;如肝组织已碎烂,应全部清除后以大纱垫压迫,次日起逐渐取出,同时应放引流管 1 周,以防漏胆汁后发生胆汁性腹膜炎。

探查脾:如脾破裂,以抓切法切除。用可吸收性网兜将碎脾绑紧、止血。

探查胰、十二指肠:切开大网膜,进腹腔小囊。切开胰周血肿,止血后探查胰渗血。十二指肠内注气,检查有无穿孔。

3)切口向下延至腹横肌:探查腹膜后及盆腔,如盆腔有血肿,切口应向下延至腹横纹,切开后腹膜,清除血肿,以便探查双侧肾上腺。

最后探查小肠、结肠,从回盲部开始,边查边送回腹腔。如小肠已受损,可根据不同情况进行修补、切除、外置或造瘘,一般不要保留没有成活把握的小肠。

探查前应放好胃管、肛管及尿管,必要时可向局部肠腔内注气,以探查是否有穿孔。

如数天以后发生原因不明的肠麻痹、肠管严重胀气,最好做一提吊式造瘘。有肠系膜严重血肿者亦应做一预防性 Stam 或 Witzel 造瘘,因肠血肿很容易导致肠麻痹。

(八)会阴部创伤

1. 尿道断裂  导尿管能插入膀胱者,则留置导尿管作为支架,同时作耻骨上膀胱造瘘及耻骨后或会阴引流。导尿管不能插入膀胱者,则可从膀胱内及尿道两路探查及会师。插出水袋导尿管,将膀胱向下牵引,使之与远端尿道接触(可能时用肠线同时缝合)。如果会师失败,则引流会阴及做耻上造瘘。

2. 直肠破裂  一个是直接损伤,一个是间接损伤(如骨盆骨折)。直肠破裂如在会阴筋膜以上者,往往很严重,会引起严重感染和败血症。可用尾后路切口,切除尾骨修补直肠,切口放引流管,然后在腹部作远端闭合、近端单孔肠造瘘。

(九)战伤及灾害伤

成批伤员应有计划地分出轻重缓急,全面安排。

1. 抢救重伤  争取时间,保存生命。
2. 突击轻伤  争取轻伤患者回家休养护理或早日出院。
3. 分批计划治疗复杂伤  一时不能治疗者,分批计划治疗。灾害性伤或战伤中烧伤、冻伤、震伤及化学原子伤均属复杂伤。

## 二、烧伤

烧伤是由热力(火焰、热液、蒸气及高温物体等)、电能、放射能或某些化学物质引起皮肤甚至深部组织的损伤。其中热力烧伤约占80%。烧伤轻者只引起局部病理改变及临床表现,严重者可引起全身各系统复杂的病理生理变化,抢救不及时可危及生命。

(一)小儿烧伤特点

小儿烧伤有其特点。首先小儿皮肤薄嫩,年龄愈小,皮肤愈薄。在同样烧伤情况下,小儿的局部组织损伤较成人严重。其次,小儿机体耐受能力差,伤后全身反应较成人严重。主要体现在以下3个方面:

(1)小儿体表面积相对较成人大,同等面积烧伤引起体液丢失较成人相对多,容易发生休克。

(2)小儿免疫防御能力较成人弱,伤后容易并发感染。

(3)小儿烧伤后容易出现食欲减退、腹泻、腹胀、呕吐、进食量减少,加之伤后长期渗出,丢失蛋白,对营养需要量增加,容易出现负氮平衡、营养不良。

(二)病理

一般烧伤只引起局部病理变化,当烧伤面积较大时,即小儿烧伤面积超过10%(头面部超过5%),或某些化学物质引起的烧伤、电击伤等,则可引起全身病理改变。因临床中热力烧伤最常见,故以热力烧伤为例阐述如下:

1. 局部变化  一般决定于温度的高低及与组织接触时间的长短。温度愈高、接触时间愈长,局部损伤愈深。轻度烧伤,伤及表皮层,可使毛细血管扩张、充血,有少量渗出,引起局部轻度红肿;中度烧伤,伤及真皮层,局部毛细血管通透性明显增高,血浆样液体大量渗出,在表皮和真皮之间形成水泡;严重烧伤,损伤达皮肤全层甚至更深层组织,引起组织脱水、蛋白质凝固,甚至炭化,坏死的皮肤形成焦痂。

2. 全身变化　主要取决于烧伤的面积和部位。烧伤面积愈大,全身反应愈严重。同等面积的烧伤,头面部等血液供应丰富部位的烧伤,由于局部渗出较多,全身反应较其他部位者严重。严重烧伤临床上大体分为3期:

(1)渗出休克期　发生在伤后48小时以内。由于烧伤局部毛细血管通透性增强,大量血浆样物质从血管内渗出,丢失于创面及其周围组织间隙,引起有效循环血量急剧下降,发生低血容量性休克。这种渗出变化,以伤后6~8小时最快,48小时达高峰。临床上的危险信号是血液浓缩与无尿,以大量输液为主要治疗手段。

(2)中毒感染期　烧伤48小时后,局部渗液开始回吸收,渗液中含有大量坏死组织的分解产物,细菌毒素也随之吸收入血,引起全身感染中毒症状。此时细菌主要通过创面入血。其次,因休克期胃肠道黏膜受损,细菌可经肠道或其他途径入血,引起全身性感染。细菌在血中不繁殖者称菌血症,在血中繁殖者称败血症。深度烧伤者坏死组织形成焦痂,大约在伤后3~4周溶解液化,与健康组织分离,称自溶脱痂。在溶解的痂下有大量细菌与毒素,可进入血液,形成二期菌血症或败血症。溶痂期是二期败血症的高峰期。全身感染是严重烧伤的主要死亡原因。

(3)修复期　由伤后5~8天起至创面愈合,与感染期平行。创面愈合之前,随时可发生感染败血症。另外,此期对营养的需要量非常大。故预防感染、营养支持、促进创面愈合是此期治疗的关键。

(三)临床表现

烧伤除局部有临床表现以外,大面积者还将出现全身表现。

1. 局部表现　即烧伤的面积与深度。

(1)烧伤深度　烧伤深度不同,局部表现亦不同。根据局部组织坏死的深度不同,临床上按Ⅲ度四分法划分,即Ⅰ度、浅Ⅱ度、深Ⅱ度、Ⅲ度。

1)Ⅰ度烧伤:只伤及表皮,表现为表皮充血红肿,局部烧灼样疼痛,无渗出。约1周后,坏死表皮脱落、愈合,不留瘢痕。

2)Ⅱ度烧伤:伤及表皮与部分真皮,在表皮与真皮之间有水泡形成。水泡是Ⅱ度烧伤的特征。

3)浅Ⅱ度烧伤:水泡下创面基底鲜红,有渗出,触痛明显。约2~3周愈合,不留瘢痕。

4)深Ⅱ度烧伤:由于真皮层损伤较严重,其创面基底暗红或苍白,触痛迟钝,逐渐坏死脱落,夹杂遗留肉芽与皮岛。约3~4周愈合,留有瘢痕且增生明显。

5)Ⅲ度烧伤:伤及皮肤全层,达皮下组织甚至肌肉、骨骼,坏死组织形成焦痂,痛觉消失,约2~3周坏死组织感染脱落形成肉芽创面,创面较大者难以自愈,需行植皮手术。如留有纤维性瘢痕且在关节部位挛缩,则影响关节活动。

(2)烧伤面积　烧伤面积的估计、计算方法有很多,这里介绍两种:①Lund-Browder 计算法:此法能较精确地计算出不同年龄小儿的头部和双下肢烧伤面积(占全身面积40%,其余60%各年龄期相同)对全身面积百分比的影响,详见表1-4-1。②手掌法:此法虽不如前法准确,但简单方便。即患儿五指并拢,一个手掌的面积为其体表面积的1%。

表 1-4-1　头部和双下肢随年龄改变之面积百分比

| 部位 | 年龄 | | | | |
|---|---|---|---|---|---|
| | <1岁 | 1~4岁 | 5~9岁 | 10~14岁 | 15~17岁 |
| 头的一半 | 9.5 | 8.5 | 6.5 | 5.5 | 4.5 |
| 一侧大腿之半 | 2.75 | 3.25 | 4.0 | 4.25 | 4.5 |
| 一侧小腿之半 | 2.5 | 2.5 | 2.75 | 3.0 | 3.25 |

2.全身表现　小面积烧伤一般无全身表现,烧伤面积较大者主要可出现以下表现。

(1)低血容量性休克　烧伤后48小时内,局部毛细血管通透性增强,大量血浆样物质由血管内渗透到创面及周围组织间,有效循环血量减少,引起低血容量性休克。早期皮肤黏膜、肾脏及胃肠道血管收缩,表现为尿量减少、烦渴、口唇发绀、面色苍白、肢端厥凉、脉搏加快。如病情进一步加重,重要脏器缺血、缺氧,可出现血压下降、精神减弱,甚至昏迷、心率减慢,胃肠道因长时间缺血可发生毛细血管内凝血及应激性溃疡,严重者可引起心、肾等多脏器功能衰竭,甚至死亡。此时化验室检查表现为血红蛋白增高(血浓缩),二氧化碳结合力下降,非蛋白氮、尿比重增高,血糖升高,血浆电解质和血气也出现变化。

(2)全身性感染　大面积深度烧伤可合并全身性感染。感染途径主要为创面,其次为肠道、呼吸道及各种插管与导管。感染好发时间为回吸收期与溶痂期。常见致病菌为金黄色葡萄球菌与绿脓杆菌。一般致病菌感染表现为高热、寒战、精神差、食欲减弱,不明原因的腹胀、腹泻,创面水肿、渗出增加、色泽灰暗,白细胞计数增加,血培养阳性,严重者可发生感染性休克。出现体温、脉搏曲线分离(体温低于36℃而脉搏在每分钟140次以上)是革兰阴性败血症的特征。绿脓杆菌败血症时表现为突然脱水,创面干燥、凹陷,并可出现坏死斑。大面积烧伤时发生绿脓杆菌败血症,死亡率极高。

(3)营养不良　小儿大面积深度烧伤后,胃肠道功能常受影响,而此时机体代谢率明显增高,加上每日有大量的蛋白渗出,故常出现营养不良,引起体重下降、感染加重、愈合延迟、瘢痕相对加重,死亡危险增加。

(4)其他表现　合并呼吸道烧伤时会出现呼吸困难、有喉鸣,严重者可在慢性缺氧下突然窒息死亡。电击伤可引起心跳骤停、肢体血管栓塞迟发坏死及白内障等。苯类物质烧伤可引起急性肾衰竭。

(四)诊断

包括局部诊断及全身诊断。

1.局部诊断　即烧伤的面积、部位与深度三要素。需要说明的是,一个患者烧伤创面的深度不一定全部一致,同一烧伤创面常有深有浅,一般中心较深,边缘较浅。诊断时要将不同深度的创面分开诊断。另外,Ⅰ度创面不计算在内。

2.全身诊断(小面积烧伤无全身症状也要求有阴性诊断)

(1)休克的诊断　烧伤引起低血容量性休克的诊断可按照以下标准:

1)尿量:是反映有效循环血量最简单可靠的方法。休克时尿量少于15ml,婴幼儿少于10ml。

2)心率:小婴儿大于每分钟140次,幼儿以上大于每分钟130次。

3)血压:低于12/8kPa(90/60mmHg)。

(2)烧伤分类　为了便于抢救及更好地估计预后,临床上将烧伤分类如下:

1)轻度烧伤:总面积小于10%的Ⅱ度烧伤。

2)中度烧伤:烧伤总面积为11%～20%,Ⅲ度烧伤面积少于5%或主要以头面、手足及会阴部为主的Ⅱ度烧伤。

3)重度烧伤:烧伤总面积为21%～50%,Ⅲ度烧伤面积为5%～15%;或总面积不到20%,但全身病情较重,伴有骨折、肾功能衰竭、休克或呼吸道、面部等特殊部位烧伤。

4)特重烧伤:烧伤总面积大于50%,Ⅲ度烧伤面积大于15%。

(五)治疗

较小面积烧伤只需在门诊治疗。小儿烧伤面积大于10%或头面部烧伤面积大于5%,可发生休克,应住院观察并治疗。

1.全身治疗　较大面积烧伤需要全身治疗,其主要方法如下:

(1)抗休克　烧伤后休克多因液体量不足引起,故抗休克以补液为主。

1)补液量:主要为烧伤后创面丢失量。第一个24小时,每千克体重、每1%烧伤面积补2ml;大面积或头面部烧伤补3ml。第二个24小时,补液量减半。如患儿不能进食,需补充生理需要量。另外,还应包括其他丢失量,如发热引起的液体丢失等。

2)成分:烧伤后损失的液体主要包括水、蛋白质和电解质,故需补充晶体与胶体液。前者包括生理盐水、2:1液、等张碳酸氢钠等,后者有血浆、右旋糖酐等。除Ⅲ度烧伤面积较大,红细胞破坏较多或患儿由其他原因引起贫血需输全血外,一般不主张输血,以免加重血液黏稠度。在有血红蛋白尿的情况下,需适当补充碱性液以碱化尿液。注意有尿后才补含钾液。

3)速度:原则上先快后慢。前8小时补创面丢失量的一半。

补液过程中要严密观察患儿的精神。婴儿若有轻度寒战,常代表休克未完全治愈,它比尿量、血压、脉搏等变化反应更为迅速。监测血浆电解质情况,随时调整补液成分与速度。另外,需根据具体临床症状变化给予其他必要治疗。

(2)防治感染　烧伤后创面感染可使创面加深。全身感染是烧伤的主要死亡原因,故较大面积烧伤后应常规应用抗生素。伤后前3天以革兰阳性球菌感染多见,宜用青霉素等抗革兰阳性菌药物。大面积烧伤并有受压部位者,伤后1周左右易发生革兰阴性杆菌,特别是绿脓杆菌感染,此时宜应用抗革兰阴性杆菌的抗生素。烧伤后2～3周溶痂期,痂皮下有大量细菌,此时是感染的高峰期,需根据临床及创面、血液细菌培养情况合理应用抗生素。Ⅲ度烧伤要注意预防破伤风。坏死组织多时要注意厌氧菌感染。

(3)营养支持　较大面积烧伤后患儿胃肠道功能常受影响,营养摄入减少,而此时机体对营养的需要量大大增加,机体处于负氮平衡状态,导致创面愈合延迟,感染加重。故小儿较大面积烧伤后营养支持是必要的。临床上常用血浆、全血、脂肪乳、氨基酸等。早期应用静脉营养可提高恢复能力,一两天内恢复肠道营养对预防肠道细菌感染有利。

2.局部治疗　即创面处理,原则是避免创面感染、受压及减轻疼痛。

(1)清创　休克基本控制,病情平稳后应及早清创。应避免因追求创面清洁而过多损伤创面有生机的活细胞,禁用酒精、过氧化氢溶液等。可用0～1%苯扎溴铵(新洁尔灭),其对创面损伤刺激小并有消毒作用。

(2)包扎疗法　适用于四肢烧伤、环境较冷且卫生条件无保障及小面积烧伤的门诊患者。其优点为护理方便,对环境要求不高,保护创面,便于转运。缺点为创面不易干燥,容易感染,换药时痛苦,不适于头颈、会阴及大面积烧伤。包扎后要观察敷料渗出情况及肢体远端血供,及时更换敷料。

(3)暴露疗法 多用于头颈及会阴部烧伤。其优点为创面干燥,不易感染,便于观察创面变化,减少更换敷料的痛苦。缺点是对环境要求高,护理困难,不便转运。要保护创面痂皮干燥,发现痂下积脓,应及时引流。

(4)切痂植皮 Ⅲ度烧伤时尽量切除坏死组织,行 Thiersch 植皮,大面积可用有孔尸体皮或人造皮覆盖,同时由孔中植入自体皮。

(5)特殊部位处理 呼吸道、眼、耳、手等特殊部位烧伤的处理。

(六)预防

小儿烧伤是可以预防的。首先要做好宣传工作,教育学龄及学龄前儿童不要玩火,远离带电物体及强酸、强碱等危险物品。婴幼儿烧伤多与家长看管不当有关,故要向家长宣传有关知识,如给孩子洗澡要先放凉水再放热水,将暖水瓶放在小儿够不到的地方等。

(七)预后

面积小的浅度烧伤预后好,反之,则预后差。面积愈大愈易发生休克与感染,危及生命。深Ⅱ度和Ⅲ度烧伤因留有瘢痕,将影响美观,若在关节部位将影响功能。

## 三、休克

(一)中毒性休克

中毒性休克(toxic shock)也称感染性休克(septic shock)。细菌、病毒及其毒素侵入机体后,引起外围循环衰竭,造成重要脏器的微循环灌注不足,出现组织缺血、缺氧等变化。

1.病理生理 中毒性休克的病理生理基础是重要脏器的微循环血液灌注不足。微循环是介于微动脉和微静脉之间的血液流动,是血液与组织进行氧及其他物质交换的部位,一个典型的微循环系统包括微动脉、中间微动脉、毛细血管前括约肌、真毛细血管、通血毛细血管、微静脉和动静脉短路(图1-4-1)。

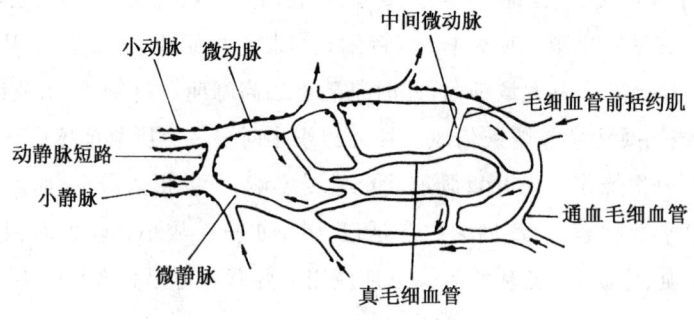

图1-4-1 典型微循环血管结构示意图

微动脉是小动脉的末梢分支,具有完整的平滑肌层,收缩力较强,与小动脉一起是决定外围循环阻力的血管,称为阻力血管。真毛细血管没有主动收缩的功能,与微静脉共同构成容量血管。微循环的血流通路有3条途径:①直捷通路:很少进行物质交换。②营养通路:是血液从中间微动脉经真毛细血管到微静脉的途径,组织和血液主要在此进行物质交换。③动静脉短路:是血液由微动脉经动静脉短路到微静脉。此短路平时关闭,休克时开放,因而微循环中血流量减少,氧及营养物质不能输送到细胞。细胞缺氧又产生毒性乏氧代谢物质,因而加重休克,形成一个恶性循环,使休克逐渐加重。细胞缺氧毒素进一步使微循环血管平滑肌麻痹,进而使毛细血管网容积增大,血液淤滞,从而产生弥散性血管内凝血(DIC),进一步阻滞循环,更使细胞缺氧,形成又一个恶性循环(图1-4-2)。这样直到大量细胞坏死而成为不可逆性休克。弥散性血管内凝血消耗了凝血因子,使外围血液凝血因子不足,再加上乏氧代谢毒素引起的毛细血管通透性增加,从而导致广泛渗出与出血,直接造成血量减少,血压降低,进一步造成微循环灌注不足,形成了第三个恶性循环,更加重了休克直至死亡。休克的治疗原则也就是要及时打破上述恶性循环中的几个关键环节,促使其恢复正常状态。

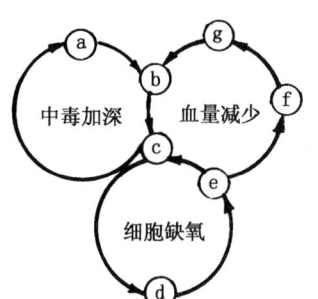

a 毒素,创伤
b 小动静脉痉挛与短路开放微循环灌注不足
c 细胞缺氧释放乏氧代谢物
d 微循环血管平滑肌麻痹,毛细血管网容积增大
e 血流淤滞,弥散性血管内凝血
f 毛细血管通透性增加,凝血因子消耗、渗出、出血
g 血量减少、血压降低

**图 1-4-2 休克恶性循环示意图**

休克代偿期是靠微循环短路及外围血管收缩使血液重点分配。首先是胃、肠缺血,然后是肌肉、皮肤缺血,再以后是肝、肾缺血,以尽量维持心、脑的供血。缺血器官长期微循环短路可导致该器官DIC、出血、坏死。休克患儿常有胃出血即代偿现象的表现。

2. 症状　根据休克各期发展情况,临床上出现不同的症状。各器官缺氧均有相应反映,但除血压外,以脑(神志)、肾(尿量)和皮肤(颜色)的症状最明显,并且可以分别代表生命中枢、内脏和外围器官的缺氧情况,因此临床上常据此来诊断休克各期。

(1)休克前期(循环代偿期)　以缺氧为主要病理。患儿神志尚清楚,但可表现烦躁不安或精神异常,对外界反应迟钝。新生儿只表现为安睡和苍白;婴幼儿也可表现为异常安静或多语;大孩子则可出现躁动谵妄。一般肛温升高,腋温降低;面色发白,口唇及指(趾)轻度发绀,手足发凉,出冷汗;血压正常或偏低,也可稍升高,脉压差多缩小;心率增快,脉搏尚有力;尿量减少。

(2)临床休克期(循环衰竭期)　以淤血为主要病理。患儿神志由躁动谵妄转入昏迷;面色苍白,发绀;四肢冰冷,皮肤出现短暂的青紫色压斑;脉细而快,心音钝、弱,呼吸浅而快,血压明显下降到9.3kPa(70mmHg)以下至测不到;毛细血管充盈时间延长至数分钟;腋下测体温不升,但肛温常至40℃以上;尿量显著减少甚至无尿。

(3)休克晚期(心脑衰竭期)　以DIC为主要病理。患儿神志昏迷,皮肤湿冷,脉搏摸不到,血压测不出,心音钝、弱,心率不齐,无尿。合并有脑水肿以至脑疝者,可出现双侧瞳孔不等大,呼吸节律不齐,双吸气,以至突然呼吸停止。患儿黏膜有散在出血点,皮肤有大量淤斑,穿刺部位易有出血倾向。逐渐出现腹胀、呕吐咖啡样物或黑水。

3. 治疗

(1)调整血管舒张功能　主要靠血管收缩剂与血管扩张剂,要根据临床表现分别选用,一般原则是四肢冷而有青紫淤斑,应选用血管扩张剂;肤色淡红而血压不升,应选用血管收缩剂。

1)血管扩张剂:①多巴胺(dopamine,3-羟酪胺)。②异丙肾上腺素(isoprenaline)。③抗胆碱药、阿托品

(atropine)、654-2、东莨菪碱(scopolamine)。

2)血管收缩剂:①去甲肾上腺素(norepinephrine)。②间羟胺(metaraminol)。

肢冷、青紫系血管已经有痉挛,不应给予血管收缩剂,但经补液后血压仍低于9.3kPa(70mmHg)者,为迅速提高动脉压,以改善重要脏器的血液供应,也可给小剂量去甲肾上腺素。临床上肢温、色红润而血压不升者,一般不宜给血管扩张剂,但血压已恢复正常,而临床仍有尿少、肢端发绀、脉细数等,也可适当给予血管扩张剂。

(2)补充血容量　近年来多数人认为中毒性休克应先输碱性等张电解质,再输羟乙基淀粉。半小时内静脉推注,以降低血液黏稠度,改善微循环,防止DIC。如果血压已开始回升,可用2:1等渗含钠液(2份生理盐水与1份1.4%碳酸氢钠液)或半张含钠液,按30～60ml/kg分两次静脉推注或静脉快速滴注,约在2～3小时内滴完,一般血压可回升。如果休克未能纠正可仍按上述剂量再重复推注一次。血压稳定,膀胱有尿时,以后所用液体应以10%葡萄糖液为主,约为1/2张含钠液,维持输液量为50～80ml/(kg·d),缓慢静脉滴注。原则上维持输液量应稍低于生理需要量。有尿后应当注意补充含钾溶液。经过大剂量、长时间输液后,血液被稀释,胶体渗透压下降,在这种情况下应输全血或血浆,以维持胶体渗透压。输血一般按每次每千克体重10ml计算,少量多次进行。为了随时控制血容量,应随时测量中心静脉压,作为决定输液量和输液速度的根据。输血的指标一般以维持血红蛋白在6～9g为宜。

(3)控制感染　中毒性休克多因细菌感染所致,一般不可能等待细菌培养结果后再决定选用何种抗菌药物。原则是两三种抗生素大剂量联合使用,以静脉给药为宜。开始抢救的前数小时内药物应快速滴入。休克期间,肾脏多有损害,应选择对肾脏损害较小的抗生素,同时顾及革兰阳性杆菌和厌氧菌,如选用青霉素、红霉素、庆大霉素及甲硝唑等配合。

(4)提高机体的应激能力　肾上腺皮质激素对内毒素有解毒作用,能增强心脏收缩力,稳定溶酶体,解除血管痉挛,改善微循环,临床上多主张早期使用大剂量可的松,采用快给、快停的使用原则。

(5)治疗弥散性血管内凝血　休克失血一般不需使用肝素。使用肝素的指征为:①血小板减少到$50×10^9$/L以下。②凝血酶原时间延长至少3秒～1分钟(正常12～15秒)。③纤维蛋白原2g/L以下(正常2～4g/L)。具备上述3条时则可用肝素。

(6)使用强心剂　用强心药物洋地黄化,预防心力衰竭。

(7)给氧。

(8)冬眠降温　保护大脑。

(9)脱水治疗　预防脑水肿。输入甘露醇、尿素,使脑细胞脱水,同时使循环血量增加,以维持有效的循环血量。

(二)失血性休克

实验室中证明失血量达到全身血量的40%即发生休克。临床上由于各种因素错综复杂,一般失血20%以上即有可能发生休克。

失血性休克(hemorrhagic shock)与中毒性休克相同,也以微循环障碍为主要病理,只是病因不同,发展后,同样形成前述的休克恶性循环。

临床诊断比较简单。凡失血量大,随即出现前述的休克前期症状,即可考虑为失血性休克。如测得血压低于9.3kPa(70mmHg),中心静脉压下降至0.392kPa(4cmH$_2$O)以下可以确诊。

失血性休克的治疗原则是快速扩容,一般是给予盐水15～20ml/kg快速推入静脉。10～20分钟后不见好转,再重复一次;若血红蛋白下降至 6g 以下,应快速输血直到中心静脉压升至 0.49～0.98kPa(5～10cmH$_2$O)。先根据皮肤血管有无痉挛而决定使用血管收缩剂还是血管扩张剂,然后再按情况采取前述感染性休克各阶段的疗法进行抢救。如果临时输血不便,也可使用羟乙基淀粉。大量失血后,给予输血和羟乙基淀粉及电解质溶液,比全部输血效果更好,较少发生DIC。

失血性休克的病因治疗是止血。一般采用外科止血,如以结扎或填塞手术止血。如果不能手术止血,则可选用镇静剂和适当的止血剂。大多数患儿经抢救后,血压可恢复,从而得到安睡,原出血灶也多可自然止血(如消化性溃疡或食管静脉曲张出血)。

大量输血后可能引起凝血机制的破坏,反而引起广泛渗血。①输入错型血:可以立刻引起血压降低及大量渗血,特别是患儿在手术台上(麻醉下)输入错型血,输血反应的症状被掩盖,惟一可发现的即休克和渗血。②大量输库血:库血血小板含量较正常低,第Ⅴ(加速球蛋白)、第Ⅷ(抗血友病球蛋白)因子也可下降至50%以下。③枸橼酸中毒问题:一般输入速度不超过 500ml/0.5h 不致影响凝血,但休克后肝肾功能不全,以及低温下均可妨碍凝血,因此有人建议每输血 500ml 给葡萄糖酸钙 1g。④输入污染的库血:会加重中毒性休克并继发DIC,也可引起广泛的渗血。以上种种均须在治疗中注意预防,及时诊断并给以适当治疗。

## 第五节 软组织感染

### 一、概述

小儿软组织感染的发病率占门诊病例的很大部分。常见的软组织感染包括痱疖、淋巴结炎、新生儿皮下坏疽、脐炎等。小儿机体对感染的反应与成人不同,各年龄组的小儿对感染的反应亦不相同,并且随季节而不同。新生儿多出现皮下坏疽、脐炎;婴儿多见颌下淋巴结性蜂窝织炎,夏季则以痱疖多见,冬季上呼吸道感染较多时,则颌下淋巴结炎较多见。

(一)病因病理

小儿软组织感染的常见致病菌以金黄色葡萄球菌(简称金葡菌)为主,其次为表皮葡萄球菌、链球菌、大肠杆菌、绿脓杆菌等。金黄色葡萄球菌多引起疖、脓毒败血症。凝固酶阳性的金黄色葡萄球菌毒素最强,凝固酶激活后促进纤维蛋白、脓栓、血栓形成,并促使细菌对抗白细胞的吞噬。溶血性链球菌多引起丹毒、蜂窝织炎。

近年来由于大量应用抗生素以及细菌的变异,许多菌种对抗生素产生耐药性,尤其是金黄色溶血性葡萄球菌,其毒力最强,抗药性亦最顽固。在严重的感染中常为需氧菌和厌氧菌的混合感染,常见的厌氧菌感染为类杆菌中的脆弱类杆菌以及各种创伤后的继发感染如厌氧菌感染(破伤风等)。

小儿软组织感染与成人不同,对感染的反应有其独特一面。小儿对细菌所产生的炎症除正常的炎症反应即浸润、渗出、坏死、化脓、增生等表现外,还表现为变应性反应,包括强应性、弱应性和无能性反应。①强应性反应:病理表现以细胞浸润充血为主,很少积脓或形成脓肿。病变部位以广泛红肿发硬为主,伴明显全身中毒症状。例如婴儿颌下淋巴结炎、蜂窝织炎。此时一般不宜作切开引流,若切开常常没有脓液而引起出血。②弱应性反应:以坏死、变质为主,细胞浸润很少,局部肿胀不明显,但有皮下坏疽之漂浮感,局部病变扩散较快,全身可出现脓毒血症。例如新生儿皮下坏疽,为了避免炎症扩散,应予以早期切开引流。③无能性反应:是指机体在感染后毫无炎性反应,表现为黑色坏死(又称干性坏疽),很容易发生败血症。有严重营养不良或免疫功能低下的婴幼儿往往为无能性反应。通常可见到注射任何药物后,穿刺孔周围出现黑色干性坏死。足跟、足趾等压迫处出现紫黑色水泡性坏死或是唇周围发生走马疳。这些变应性反应与小儿免疫功能尚未成熟有关,也与新生儿皮肤较弱的屏障作用有关,如皮肤角化层及真皮层薄弱,胶原纤维疏松易受机械和物理性损伤,皮肤含水量多,pH 值高等,均有利于细菌生长。

(二)临床表现

软组织感染由于病原菌不同,病理反应不同,其临床表现也不相同。但它们仍有共同的特点,即急性感染时局部可有红、肿、热、痛,功能受限。感染的疼痛多为持续性,急性炎症有剧烈疼痛,病灶部位有疼痛、压痛,脓肿形成后局部有波动;严重者可出现全身症状,如发热、食欲不振。而在婴幼儿常有消化道症状,如腹泻、呕吐和腹胀,患儿表情淡漠,可有嗜睡、谵妄、惊厥、昏迷等中毒性脑病症状,可出现高热、寒战,呈弛张热或稽留热,皮肤及黏膜可出现小出血点,有时可见皮肤黄疸。在严重感染的患儿,出现意识反应迟钝,体温正常或不升,心率增快,可有心音低钝、心律紊乱及中毒性心肌炎的表现。发生脓毒血症时,可找到迁徙性脓肿,如软组织多发性脓肿、骨髓炎、肺炎、肺脓肿、肝脓肿,如有伤口者,其伤口出现坏死肉芽灰暗等现象。实验室检查可见白细胞增多高达 $20\times10^9$/L 以上,中性粒细胞比例增加,核左移(可见中毒性颗粒)。在严重病例,白细胞总数反可减少并见中毒性颗粒,表示预后较差。生化检查有电解质紊乱。有时血培养可见细菌生长,但在大量应用抗生素后培养结果常呈阴性。慢性感染者除局部肿胀以外,很少有其他症状。小儿软组织损伤极易发生继发感染,常表现为急性化脓性感染所具有的征象。

小儿软组织结核感染者,除了局部有感染征象外常伴有全身症状,主要为长期低热、体重下降、消瘦。此外,新生儿可因接种卡介苗后偶然发生慢性淋巴结炎,即卡介苗反应性淋巴结炎。

对各种软组织化脓性感染,特别是反复发生的感染、难治性感染和多部位感染等,可行免疫功能检查,监测有无免疫缺陷或功能减低。当然,感染的发生还决定于微生物的数量与致病能力。当组织中细菌的浓度达 $10^5\sim10^6$/g 时即易发生感染,这个浓度称为发生感染的"临界水平"(critical level)。因此细菌计数定量检查有助于确定诊断、决定治疗方案及估计预后。

(三)治疗

软组织感染的治疗应采取综合疗法,如合理应用抗生素,消灭病原菌,促进毒素排出;脓肿形成时要适时引流;同时注意营养,增强机体抵抗力,恢复生理功能。临床上应根据具体病情选择治疗方法,全身治疗包括调整体内营养代谢、纠正水和电解质紊乱、应用抗生素、抗休克治疗等。

1.局部治疗　早期可用药物敷贴,如金黄膏、芙蓉膏、鱼石脂药膏;也可用热敷、理疗、超短波照射等,以促进炎症局限。化脓而有波动者,应切开引流,以减轻对周围组织的压迫,但切口不宜过大。术后为了止血可塞入凡士林纱条,引流不畅时可多做几个小切口引流。蜂窝织炎迅速蔓延有明显压迫症状时,也要切开引流减张,减轻病灶内压,防止炎症扩散,减少组织坏死。结核性病灶积脓可用穿刺抽脓,如并发化脓感染应切开引流,排除脓液和干酪性物质。

2.全身治疗　可采取少量多次输血或血浆,服用维生素B、维生素C。对严重感染尤其全身反应不良者,可给高热量、高蛋白的易消化食物,以增强抵抗力。

合理应用抗菌药物:确定致病微生物是使用抗菌药物的先决条件,通常以脓及多次抽血培养来检验病原菌并作细菌药物敏感试验。在结果未得出之前如诊断明确,可根据临床经验使用药物。脓液出现恶臭时,应考虑厌氧菌混合感染,可加用甲硝唑;若脓液呈蓝绿色,则系绿脓杆菌感染,可使用多粘菌素、羧苄西林。如感染严重或引起败血症时,应立即联合应用新型广谱抗生素。

关于抗菌药物的剂量,必须保证其在血清、体液和组织中维持较高浓度,才能有效地消灭致病菌。抗菌药物的疗程,应视感染性质、病情、致病菌的特点而定。如一般化脓感染,症状和体征好转后48~72小时停药;但严重感染或败血症者则停药不能过早,而应在感染控制后1~2周停药,以免感染复发。大多数细菌感染,单独用有效抗菌药物多能获得预期效果,但如为金葡菌败血症或革兰阴性菌败血症,联合用药会出现协同、累加作用。联合应用的抗菌药物最好都是杀菌类的,这种联合应用常有累加作用。

因多数金葡菌有耐药性,可选用耐β-丙酰胺酸的新型青霉素或第一、二代头孢菌素。针对溶血性链球菌仍以青霉素G为首选,仅在患者对青霉素过敏或应用效果不佳时才改用红霉素、新型青霉素或头孢菌素。治疗厌氧菌感染的首选药物为甲硝唑,优点是价廉、组织穿透力强、能通过血-脑脊液屏障、副作用小、细菌不易产生耐药等。

皮肤软组织的厌氧菌感染常由产气荚膜杆菌、破伤风杆菌和厌氧球菌引起,药物治疗首选青霉素,次选林可霉素。由于厌氧菌与需氧菌之间有协同作用,因此在治疗厌氧菌感染的同时使用对需氧菌敏感的药物。第三代头孢菌素对厌氧菌和需氧菌均有效,对所有厌氧菌均有极强的杀菌力。

## 二、新生儿皮下坏疽

新生儿皮下坏疽是新生儿特有的一种皮下组织严重感染,在我国北方寒冷地区发病率较高。该病特点为:起病急骤,蔓延迅速,易伴败血症,死亡率高。据天津儿童医院统计资料表明,自1979~1992年共收治新生儿皮下坏疽780例,其中死亡59例,死亡率为7.6%。随着医疗卫生条件的逐年改善,以及抗生素的更新换代,近年来新生儿皮下坏疽的发病率明显减少,死亡率降低。天津儿童医院资料表明,1993~1996年收治了17例,全部治愈出院。

(一)病因病理

1.新生儿的皮肤发育尚不完善,屏障功能差,皮肤柔嫩易损伤;因多仰卧,背部、臀部皮肤经常受压,出现淤血和局部营养障碍,加上被服摩擦、大小便浸泡和哭闹蹬动等,均可使局部皮肤损伤而致细菌侵入。

2.病原菌主要为金黄色葡萄球菌,少数为白色或柠檬色葡萄球菌、大肠杆菌、产气杆菌、绿脓杆菌等。病原菌常来源于产房、新生儿室的用具以及带菌的工作人员,故要注意产房、婴儿室的消毒隔离。尿、粪污染后应勤换尿布,且尿布力求松软。有呼吸道感染的工作人员不能进入产房、婴儿室。

3.新生儿的细胞免疫功能不良,补体不足,中性粒细胞对化学性趋化作用薄弱,调理素缺乏。血清球蛋白仅有IgG可经胎盘输入。新生儿局部淋巴结的屏障功能不足,对炎症缺乏局限能力,故一旦细菌侵入皮肤,炎症迅速扩散,造成皮下组织广泛的变质、坏死。肌肉和结缔组织存留大量细菌,坏死组织周围的结构则保持完整。

## (二)临床表现

1. 局部症状  好发于身体受压部位,以臀部和背部多见,亦可发生在枕部、骶部、颈部、会阴部等。其特征为起病急,局部皮肤温度增高,呈暗红或紫黑色,指压部位变白,手指离开后又迅速恢复充血,触之稍硬,局部红肿扩散很快,一天内可扩散至大部或全部后背,中心皮肤似与皮下分离,有漂浮感。

2. 全身症状  表现为高热、哭闹、拒乳,或有呕吐、腹泻,体温多在38～39℃,高者可达40℃。合并败血症时表现为高热、嗜睡、发绀、呼吸困难、腹胀、皮肤黄疸,有出血斑点。病情严重者体温不升,出现中毒性休克,因呼吸和肾功能衰竭而致死。

## (三)诊断

1. 局部皮肤有上述典型表现,尤其是受压部位红肿。对于病变范围的估计,可按小儿烧伤的面积计算方法来计算。

2. 当新生儿有发热、哭闹、拒乳时,应注意检查全身皮肤。

3. 切开后,流出少量浑浊血性液体,常无典型脓液形成。皮下组织及筋膜可大块坏死、脱落。

4. 实验室检查发现白细胞计数多增高,脓液培养多为金黄色葡萄球菌。

## (四)鉴别诊断

1. 尿布疹  皮肤发红,无肿胀。

2. 硬肿症  皮肤肿硬,不发红,多以双下肢僵硬为主。

3. 丹毒  病变区广泛红斑,边界清楚,稍高出周围皮肤表面,无漂浮感。极少发生于新生儿。

## (五)治疗

1. 切开引流  早期诊断,早期切开引流。方法如下:

(1)皮肤消毒后,先在病变中央作小横切口,由此伸入弯血管钳向四周探查引导作多个小切口,达健康皮肤与病变皮肤连接处。切口应分散分布,相互交叉呈筛状,每个切口长约1cm,间距2～3cm,以保证皮肤的血液供应和皮下引流通畅。

(2)边切边将凡士林纱布填入切口内,动作要迅速,以免失血过多。皮下组织不宜广泛分离,以免造成大面积皮片坏死。

(3)术后每日用生理盐水冲洗伤口。如病变扩散,随时补充切口,务使引流完全、通畅。无出血之伤口,不必填塞。

2. 应用有效的抗生素  同时选用两种抗生素联合应用,静脉滴注给药。通常可用氨苄西林(氨苄青霉素)、头孢菌素等,以后根据细菌对药物的敏感试验结果,更换有效抗生素。

3. 给予支持治疗  输全血、血浆或白蛋白,肌内注射维生素K,注意补充热量和维生素C。

4. 植皮  如有大片皮肤坏死留有较大创面时,应考虑行植皮术,以缩短愈合时间。

## (六)预后

预后与就诊时间早晚和治疗是否正确有关。一般皮肤创面10～15天愈合,多留有瘢痕,但不影响功能。

## 三、新生儿脐炎

脐炎分为急性脐炎与慢性脐炎两种,多为脐残端被污染所致。急性脐炎是一种急性蜂窝织炎,若感染进展,可并发腹壁蜂窝织炎,也可能发展为脐周脓肿,且有并发腹膜炎及败血症的危险。常见病原菌为金黄色葡萄球菌、溶血性链球菌、大肠杆菌等。慢性脐炎为急性脐炎治疗不规则、经久不愈或脐带脱落后遗留未愈的创面及异物局部刺激所引起的一种脐部慢性炎症表现。如脐带脱落后局部仅有少许渗液,用酒精稍加处理后即干燥自愈,不能诊为脐炎。

天津市儿童医院10年间共收治190名脐炎患儿,最小的为出生2小时,最大的38天。女孩略多于男孩。脐部分泌物培养阳性者,仅见1例为绿脓杆菌,其余均为金黄色葡萄球菌。

### (一)病因

主要因羊膜早期破裂,产程延长,产道感染,脐部结扎、剪断脐带或脐带脱落后处理不当所引起。也可继发于脐尿管或脐肠瘘的感染。

### (二)病理

病原菌侵入脐部后,早期只限于局部感染,如炎症未能得到控制,则炎症范围扩大,并发腹壁蜂窝织炎。感染沿淋巴扩散可造成上下腹壁甚至下胸部的广泛感染。感染局限后可能形成脐周脓肿,如向深部侵犯可引起腹膜炎。感染尚可通过未闭的脐动、静脉进入血液,出现门静脉炎、门静脉栓塞或败血症,如血栓延伸至门静脉则可导致门静脉梗阻,造成肝外型门静脉高压。如果断脐带后局部创面愈合不良,遗留小肉芽肿,则经常有分泌物,即为慢性脐炎。

### (三)临床表现

脐炎的最初症状为脐带脱落后伤口延迟不愈并有溢液。有时有脐轮红肿,脐凹内可见小的肉芽面或脐残端有少量黏液或脓性分泌物。严重者可有红、肿、热、痛等蜂窝织炎的症状。感染更严重时可见脐周明显红肿变硬,脓性分泌物较多,轻压脐周,有脓液自脐凹流出并有臭味。一般全身症状较轻,如感染扩散至邻近腹膜导致腹膜炎时,患者常有不同程度的发热和白细胞增高。若由血管蔓延引起败血症,则可出现烦躁不安、面色苍白、拒乳、呼吸困难、肝脾大等表现。

慢性脐炎常形成脐肉芽肿,脐部稍肿胀,呈暗红色,有脓性溢液或混有血性液沾污衣裤,周围皮肤因长期刺激可出现糜烂,经久不愈;多无全身症状。

### (四)诊断

脐炎的诊断并不困难。可根据脐部红肿、有分泌物,有时可见肉芽肿,长期有分泌物即可确诊。外周血白细胞总数及中性粒细胞增高可支持诊断。如怀疑脐炎引起败血症时,可辅以血培养检查。

### (五)鉴别诊断

1.脐窦　由于卵黄管脐端未闭而引起。仔细检查脐部,用探针或造影剂可发现窦道。有时局部可见到球状息肉块,组织切片为肠黏膜上皮而非肉芽组织,称为脐茸或脐息肉,应手术切除。

2. 脐肠瘘（卵黄管未闭） 脐孔处可见一圆形突起的鲜红色黏膜，正中有一瘘口，有恶臭分泌物或有液状粪便排出，口服炭末或于脐孔注入造影剂经 X 线检查可确诊。需手术治疗。

3. 脐尿管瘘（脐尿管未闭） 脐部经常有清亮液体流出，局部注入造影剂可进入膀胱或膀胱逆行造影可达皮肤，注入亚甲蓝可见脐部排出蓝色尿液。需手术治疗。

（六）治疗

轻症患儿可局部去除结痂，随时使用 3% 过氧化氢溶液和 75% 酒精清洗，保持脐部干燥。有肉芽创面者，可用 10% 硝酸银烧灼后涂以抗生素油膏。脓肿形成早期可于脐周外敷金黄膏或作理疗，以使感染局限，促进脓肿形成并向外破溃。脓肿形成者，应切开引流。脓液较多，发生腹膜炎及败血症者，可应用青霉素或其他广谱抗生素，并根据脓液细菌涂片或脓及血培养结果选用适当的抗生素。注意加强支持疗法，可适当输血或血浆，补充水及电解质。慢性脐炎多需手术切除局部的肉芽组织，并保持局部干燥清洁即可愈合。

对脐带进行严格消毒处理，局部保持干燥，可有效预防脐炎的发生。有分泌物的创面不宜用滑石粉，避免刺激肉芽增生。

## 四、新生儿乳腺炎

（一）病因

新生儿在出生后数月内双侧或单侧乳房肥大，并可分泌与成人初乳成分相仿的乳汁，称为新生儿乳。男女婴皆可发生，这是一种常见的生理现象。该病主要由经胎盘而来的母体雌激素和催乳激素对乳腺的作用而致。在出生后由于雌激素的骤减，致使垂体分泌催乳激素，使乳腺生理性肥大充血，属易感染部位。如强力挤压排乳，导致乳头轻微损伤即可使病原菌（常为金黄色葡萄球菌）侵入，造成继发性感染，引起新生儿乳腺炎。

（二）临床表现

1. 局部症状 乳房局部红肿，皮肤温度增高，多以乳头为中心，范围在直径 1～3cm 大小，边界不清，有明显触痛。早期质地较硬，约 3～4 天中央区域开始有波动感，此时乳头可排出脓性或脓血性分泌物。

2. 全身症状 一般全身症状轻微，体温不高。感染严重者可并发败血症，出现体温升高、拒乳、呕吐、体重不增和腹胀等全身中毒症状。

（三）诊断

1. 根据病史和临床特点，一般不难作出诊断。出生后有乳腺挤压史，乳腺局部红、肿、热、痛，甚至有脓性分泌物；有精神委靡、体温升高、厌食、呕吐等全身症状。

2. 局部穿刺抽出脓液即可确诊。脓液应送细菌培养，并做药物敏感试验。

（四）治疗

1. 感染初期应静脉滴注抗生素，局部热敷及外敷金黄膏。当出现波动后应及时切开引流排脓，否则将导致胸壁广泛蜂窝织炎。切口应避开乳头部位，做 1～2 个放射状切口，切口长约 0.5～1cm，填入凡士林油纱条止血、引流。一般病程 1～2 周，预后较好。

2. 加强支持治疗,必要时输新鲜血浆,注意补充维生素C,出现全身中毒症状者对症处理。

(五)预后

新生儿乳腺炎绝大多数预后好,有极少数病例因严重感染,发生乳头坏死,形成瘢痕,尤其在女婴,不仅使乳头变形回缩,还会影响成年后乳房之泌乳功能。

## 五、新生儿、婴幼儿上颌骨骨髓炎

新生儿、婴幼儿上颌骨骨髓炎在临床上较少见。由于其发病急,病情重,发展快,并发症多,早期表现特殊,故易致误诊,甚至危及生命或转入慢性期反复发作造成面部畸形。本病于1874年由Rees以"儿童中罕见形成之脓肿"为名报告。国内于1956年由刘馥庭首先报告,引起广泛重视,目前已累积100多例。天津市儿童医院统计资料表明,自1979年至今已诊治43例,其中一个月之内的新生儿21例。随着营养、卫生及医疗条件的普遍改善,目前该病临床发病率逐年下降。

(一)病因

本病病原及感染途径尚未完全明确。最常见的病原菌为金黄色葡萄球菌,其次为草绿色链球菌及四联球菌等混合感染。关于感染途径各学者看法不一,主要有以下几种可能:

1. 母体产道感染  由于本病好发于新生儿,故怀疑与产道感染有关。White认为,分娩时创伤是一个重要因素。因为上颌骨固定于颅骨上,特别在异常位分娩时更易受到创伤。此外,婴儿娩出后,有的助产士手指插入口腔内清除羊水等分泌物的做法,也易导致口腔黏膜及牙龈的擦伤。

2. 血源性感染  新生儿、婴幼儿上颌骨的骨髓腔较多,血供丰富,局部血液循环出现充血和相对停滞状态,易于导致脓毒性栓子停留。此种脓毒性栓子可来自身体任何部位的化脓性病变,最常见的为脐带感染、皮肤表面的脓毒感染等。再者新生儿、婴幼儿的免疫功能不成熟,病原菌容易进入血液,传播至上颌骨停留而发病。

3. 局部感染直接扩散  因喂养不当引起口腔黏膜擦伤,或擦拭口腔内牙槽黏膜上的胚胎残留上皮珠(俗称马牙)或鹅口疮造成擦伤,使细菌得以进入。此外,母亲患乳腺炎后继续哺乳,也是局部感染直接扩散的一条途径。

4. 鼻源性感染  可由上呼吸道感染或其他传染病引起的鼻腔或鼻旁窦炎症所造成。

(二)病理

本病的发生除直接决定于病原菌侵入外,还取决于新生儿、婴幼儿的全身抵抗力及细菌的毒力和数量。此外,发病因素可能与新生儿、婴幼儿的免疫防御功能有关。如细胞免疫功能不够成熟、吞噬功能差、补体水平低和抗体免疫力不足等亦易发生骨髓炎。

不论从何处进入的细菌,一旦到达上颌骨后,常首先围绕第一乳磨牙胚周围形成感染,继而波及整个上颌骨。首先发生的是显著的急性炎症反应,形成血管感染性血栓,细菌随血栓侵入骨髓,致骨组织坏死。此病理过程发展很快,可在24~48小时发生化脓,脓液可穿破骨外板,在面部软组织相应部位造成瘘管,也可通过窦腔及泪管流入鼻腔。炎症波及眶底及眶后区,可导致眶周组织水肿及眼球突出,也可扩展到达翼丛、颞下凹等区域发生局限性脓肿。在口内也可见到局部肿胀和瘘管。当转为慢性炎症期时,由于形成的死骨和坏死牙胚未及时彻底清除，可构成病灶，持续存在低毒感染，不断排出分泌物和死骨，并可经常急性发作。

（三）临床表现

症状特点是起病急剧，可出现突然高热，并有烦躁不安、哭闹、拒乳、呕吐及腹泻等。一般只是某侧内眦下鼻旁红肿，若治疗及时，常于1~2周内消退。少数患儿，特别是1个月以内的新生儿有时病情凶险，白细胞增高可达 $20\times10^9/L$ 左右，一般在24小时后即先出现眼眶周围肿胀，结膜充血，眼裂因眼睑肿胀变小，严重时可有眼球前突；患侧面颊部及鼻唇沟肿胀，随即出现鼻塞、脓血性鼻涕，常于下睑内、外眦处或口内破溃、流脓，形成瘘管。治疗不当则转为慢性，瘘管迁延不愈，反复发作，直至死骨及坏死牙胚排净为止，并可形成下睑外翻或上颌骨发育障碍等畸形。

本病急性期一般持续10天左右。严重者在此期间可并发败血症、脑膜炎、支气管肺炎、肺脓肿、心包炎、中毒性心肌炎等，也可经血行播散至其他长骨发生转移性脓肿，有死亡危险。转入慢性期的患儿偶有消化不良和贫血。

（四）诊断

主要依据年龄、病史和临床表现诊断。凡新生儿、婴幼儿出现全身不适、高热、拒乳，并伴有眼眶周围肿胀，检查口腔牙槽突或腭部肿胀者，实验室检查白细胞增高在 $20\times10^9/L$ 左右，中性粒细胞增高即可确诊。

X线检查早期骨质疏松不明显，对诊断无帮助，只有到后期才能见到骨质疏松、破坏或死骨形成。据临床观察，阳性的X线所见常在发病后2周左右才出现。

（五）鉴别诊断

1.眶蜂窝织炎 常见于6个月龄以上的婴儿和成年人。多继发于鼻旁窦感染，其最明显之肿胀及触痛区位于面颊上部眼眶内，口内牙槽突及腭部无肿胀，也不出现口内瘘管。鼻腔脓性分泌物培养常为链球菌。

2.急性泪囊炎 多为链球菌感染。眶区轻度肿胀，全身表现轻微，且口腔内从无肿胀发生。

此外，本病还应与新生儿结膜炎、鼻炎、上呼吸道感染、消化不良等疾病相鉴别。

（六）治疗

治疗原则为早期确诊，及时治疗，避免并发症，并应消除致病因素，预防感染。

1.抗生素治疗 开始应选用广谱抗生素，并及早做细菌培养和药敏试验。应用抗生素的时间应持续到临床症状完全消失后1周，以巩固疗效，避免复发。

2.支持疗法 加强营养，维持水和电解质平衡，补充大量多种维生素，中毒症状严重者加用类固醇激素，少量多次输入新鲜血或血浆，每次30~50ml。

3.局部处理 保持鼻腔、口腔清洁，鼻塞者滴0.5%~1%麻黄碱滴鼻液。脓肿形成者，应早期行脓肿穿刺抽脓。上颌龈颊处或腭部脓肿应切开引流，但慎行搔刮，以免损伤牙胚及过多的骨质而遗留畸形。可用稀释抗生素液作局部伤口灌洗，每日1~2次，促其愈合。转入慢性期的患儿，经X线检查证明有死骨形成并已与健康骨分离时，可经口内或鼻腔摘除死骨。牙排列不齐或面部畸形，须待年龄稍长再予整形矫治。

（七）预后

本病治疗水平近年来明显提高，目前死亡率已降至5%以下。如早期诊疗，可不留任何后遗症，但如治疗不当可造成面部畸形。

## 六、疖

### (一)病因

疖是致病菌侵入毛囊或汗腺所引起的单个或多个及其所属皮脂腺和汗腺的急性化脓性感染。该病夏季多见,婴幼儿发病率高。疖可发生在任何有毛囊的皮肤上,以头面、颈后、背部、腋下多见。致病菌大多为金黄色葡萄球菌,链球菌亦引起本病。

### (二)病理

细菌侵入毛囊或皮脂腺后,在毛囊或皮脂腺迅速繁殖,产生毒素,引起组织坏死,而形成疖的中心。中心周围组织逐渐坏死和溶解,在真皮下形成小脓肿,向外突起。临床表现为红肿硬结,中央为黄白色脓栓,破溃排出脓液后,脓腔即逐渐被新的纤维组织修复而愈合。在身体各部同时反复发生多个疖,经久不愈者称疖病,常见于营养不良或糖尿病小儿。随着生活条件的改善,夏季室温的控制,此症在大城市中已罕见。

### (三)临床表现

病初多无全身症状。局部表现为红、肿、热、痛,小结节逐渐肿大,成丘疹状隆起,数天后病变范围扩大约 $3\sim5mm$,结节逐渐软化,有黄白色脓栓,脓栓脱落排出脓液,炎症逐渐消退而痊愈。如不能自然排脓,则红肿增大为 $1\sim2cm$ 之软化脓肿,或自溃或数周内慢慢吸收。疖肿感染严重时,局部淋巴结肿大,有压痛和高低不等的发热,有时淋巴结化脓形成脓肿。面部,特别是上唇和鼻周围等处的疖,若被挤压,感染易沿内眦静脉进入颅内的海绵窦,引起颅内感染。

### (四)治疗

1. 局部治疗　早期局部红肿有小脓疱时,外涂 2.5%碘酒,再涂抗生素药膏,亦可用鱼石脂膏或金黄膏外敷,严禁挤捏,以防扩散。疖肿形成后,可作小切口引流或火针引流,外敷拔毒膏。必须强调每天洗澡,连同疖肿及伤口全部洗净,不包扎,保持凉爽。夏季浴后外敷痱子粉,可避免形成多发疖肿。

2. 全身治疗　疖一般不需全身治疗,但对面部的疖,或有全身症状的应给抗生素治疗。临床观察和药效试验结果表明,头孢菌素Ⅰ、Ⅴ及阿米卡星疗效较好。

## 七、急性淋巴管炎、急性淋巴结炎

### (一)病因病理

急性淋巴管炎是淋巴管的急性化脓性感染。致病菌由损伤破裂的皮肤或黏膜处侵入,或从其他感染性病灶处侵入,经组织的淋巴间隙进入淋巴管内,引起淋巴管及其周围的急性炎症,称为急性淋巴管炎。其主要的病理变化为淋巴管壁和周围组织充血、水肿、增厚,管腔内充满细菌、凝固的淋巴液和脱落坏死的内皮细胞。

如急性淋巴管炎持续扩散到局部淋巴结,或化脓性病灶经淋巴管蔓延到所属区域的淋巴结,就引起急性淋巴结炎。急性淋巴结炎的典型病理变化是淋巴结充血、肿胀，白细胞浸润，炎性渗出。淋巴结增大后中心坏死化脓。感染继续发展，可向周围扩散形成淋巴结周围炎，多个淋巴结粘连成硬块，如不及时控制其发展，可形成双腔或多腔性脓肿。

急性淋巴管炎和急性淋巴结炎的致病菌常为金黄色葡萄球菌和溶血性链球菌。

急性淋巴管炎多发于四肢，以足趾间感染引发下肢淋巴管炎为多见。急性淋巴结炎在小儿多发于颈部，特别是颌下部位最多见，因为小儿发生于口腔咽喉及头面部的感染较多。此外，上肢、胸壁、背部和脐以上腹壁的感染，可引起腋下淋巴结炎；下肢、脐以下腹壁、会阴和臀部的感染，可以发生腹股沟部淋巴结炎。

（二）临床表现

急性淋巴管炎可分为网状淋巴管炎和管状淋巴管炎。丹毒即为网状淋巴管炎。病变部位有一条或多条红线向肢体近侧延伸，硬而有压痛。深层淋巴管炎不出现红线，但患肢出现肿胀，有压痛。两种淋巴管炎都可产生发热、头痛、全身不适、食欲不振等症状。

北京儿童医院专家将急性淋巴结炎分为局限型、蜂窝织型、硬肿型、中毒休克型等4种类型。各类型的临床表现不同，其中局限型最多见，占70%以上，好发年龄为2~5岁。该型患儿表现为发热、哭闹不安、食欲减退、精神不振等全身症状；局部淋巴结突然肿大、疼痛，并可推动，此后皮肤发红、水肿，多个淋巴结粘连成硬块。病情后期，此型大部分局部化脓，中央有波动感，周围组织仍红肿而硬，少数可向外穿破流脓，多数经治疗后肿胀渐消退吸收。

婴幼儿多见蜂窝织型。局部肿胀迅速严重，以急性颌下淋巴结炎为代表，可延及对侧口底、纵隔，偶可引起呼吸困难，全身症状较明显。

（三）诊断与鉴别诊断

根据局部临床表现，急性淋巴管炎和急性淋巴结炎的诊断比较容易。但本病应与下列疾病相鉴别。

1. 腮腺继发感染　多在出生后即存在，位于胸锁乳突肌前缘，穿刺液为稀黏液样。
2. 结核性淋巴结炎　起病缓慢，触痛肿胀不如急性淋巴结炎明显，OT试验阳性，穿刺检查涂片可找到抗酸菌，结核杆菌培养阳性。
3. 猫抓病　病因不明。患儿有接触猫或猫抓伤史。颈部、腋下淋巴结肿大，有压痛，最后可以化脓。脓培养多无细菌生长，抗原试验阳性。

此外，颈部淋巴结炎应与川崎病及触痛性淋巴结肿大相鉴别，腹股沟淋巴结炎应与腹股沟嵌顿疝鉴别。

（四）治疗

急性淋巴管炎的治疗主要是积极处理原发感染病灶，如感染伤口、疖等，局部热敷，并全身应用抗生素。

急性淋巴结炎早期用非手术治疗，局部热敷，外用金黄膏或鱼石脂软膏等，口服中药清化丸，全身应用抗生素。若炎症局限形成脓肿，并且有张力、胀痛，应及时切开引流，亦可用火针引流。

全身症状严重的患儿应住院积极治疗，高热不退者可加用肾上腺皮质激素。

## 八、丹毒

丹毒是溶血性链球菌（丹毒链球菌）侵入皮肤或黏膜的浅淋巴管所引起的组织感染。

(一)病因病理

该病好发于面部和下肢。病原菌从皮肤、黏膜的小伤口进入组织,侵犯皮内或黏膜内的网状淋巴管而发病。轻微的抓伤、尿布擦伤、手术切口、污染脐带的处理及疫苗接种,都可给链球菌的感染提供入口。营养不良、免疫功能低下及慢性肾病的幼儿易发生丹毒。新生儿由于有母体输给的特殊免疫球蛋白 G 抗体,不易感染丹毒。

组织病理的特点是感染部位表皮明显水肿,真皮水肿更显著。淋巴管和毛细血管扩张,其周围及胶原纤维间多核细胞、淋巴细胞运动并聚集,链球菌位于扩大的淋巴空隙中,淋巴管壁有纤维性增厚,管腔部分或全部闭塞;局部淋巴结有炎性或增殖反应,无化脓。

(二)临床表现

1. 急性丹毒　潜伏期约数日至 1 周。较大儿童往往表现为全身不适、关节酸痛、寒战、高热、恶心、呕吐等,婴幼儿则哭闹不安、拒乳。继而受累皮肤出现小片玫瑰色斑,边界清楚,稍隆起,迅速向周围蔓延,同时病变中央区退色、脱屑,呈棕黄色,有时发生水疱,局部有烧灼样疼痛。

面部丹毒病变呈蝴蝶状伴眼睑水肿。当头皮罹患丹毒时,其特点是肿胀极为明显,且伴有剧烈疼痛,易合并海绵窦血栓形成、脑脓肿等。新生儿丹毒多见于腹部,且为坏疽性丹毒,局部皮肤迅速变成暗红或灰黑色。若侵入皮下引起蜂窝织炎,虽极少发生,症状却极为严重,一般的治疗措施不一定见效,可导致败血症而死亡。

2. 慢性丹毒　常发生在小腿部位。表现为迁延性,多见于有足癣的年长儿。局部小腿前侧皮肤暗红、肿胀且粗糙,界线清楚,病变范围基本不变,轻触痛,不化脓。由于小腿丹毒反复发作,日久可因肢体淋巴系统阻塞而形成淋巴性水肿,甚至发展成橡皮肿。

(三)诊断与鉴别诊断

1. 根据发病部位、局部表现及伴有高热、疼痛等症状可诊断。
2. 丹毒易与急性蜂窝织炎混淆,鉴别要点见表 1-5-1。

表 1-5-1　丹毒与急性蜂窝织炎的鉴别

| | 丹毒 | 急性蜂窝织炎 |
| --- | --- | --- |
| 病原菌 | 溶血性链球菌 | 溶血性链球菌、金黄色葡萄球菌 |
| 好发部位 | 小腿、面部 | 四肢、颈部及全身 |
| 侵犯组织 | 皮肤、黏膜内网状淋巴管 | 筋膜下、皮肤、肌间隙 |
| 红 | 鲜红,中间浅,边缘清楚 | 暗红,中间明显,四周淡,边缘不清 |
| 肿 | 轻、稍肿,边缘稍高起 | 较重,中央明显,常有皮肤坏死 |
| 痛 | 烧灼样疼痛,头面部重 | 持续性疼痛,有时跳痛 |
| 化脓 | 一般不化脓 | 常有化脓 |
| 后遗症 | 下肢反复发作,可形成橡皮肿 | 无 |

3. 接触性皮炎　有接触致敏物或刺激物史。多无全身症状,皮疹呈密集水泡,灼痒,无痛感。

(四)治疗

1. 一般治疗  去除诱发因素,治疗易诱发丹毒的疾病。卧床休息。全身症状明显者对症处理,加强支持治疗。

2. 全身治疗  青霉素有很好的疗效,用药剂量要稍大,时间应持续10日以上,不可过早停药,全身和局部症状消失后继续用药3~5日。青霉素钾盐或钠盐肌内注射;病情严重者,加入等渗葡萄糖盐水溶液中静脉滴注。对青霉素过敏者可用红霉素口服或静脉滴注。

3. 局部治疗  抬高患肢。患部物理疗法。0.1%依沙吖啶或50%硫酸镁溶液湿敷,抗生素软膏如莫匹罗星软膏或中药如意金黄散外敷。

## 九、蜂窝织炎

蜂窝织炎是小儿常见的急性软组织感染之一,主要累及皮下、筋膜下、肌间隙或深部疏松结缔组织。其病变扩展迅速,不易局限,有时可引起脓毒血症,对患儿危害很大。

(一)病因病理

1. 病因  引起小儿蜂窝织炎最常见的致病菌为溶血性链球菌和金黄色葡萄球菌,少数由厌氧菌和大肠杆菌引起。近年来,随着微生物学的发展和检测手段的提高,厌氧菌感染和混合感染受到了广泛的重视。很多研究表明,厌氧菌感染和混合感染有明显的增加趋势。革兰阴性菌所致的蜂窝织炎在小儿较少见,但在腹壁、会阴部的感染及白血病和其他免疫缺陷病的患儿,偶可见革兰阴性菌引起的蜂窝织炎。

2. 病理  蜂窝织炎是皮下、筋膜下、肌间隙或深部疏松结缔组织的急性、弥漫性、化脓性感染。其特点是病变不易局限,扩散迅速,病变组织与正常组织无明显界线。炎症可由皮肤或软组织损伤后感染引起,也可由局部化脓性感染灶直接扩散或经淋巴、血液传播而发生。由于引起感染的致病菌的种类不同,其主要病理改变也不同。

溶血性链球菌引起的蜂窝织炎,由于链激酶和玻璃酸酶的作用,病变扩展迅速,脓液稀薄、血性,易出现败血症。金黄色葡萄球菌引起的蜂窝织炎,易局限而形成脓肿,脓液较稠。由产气菌如大肠杆菌、厌氧杆菌、厌氧链球菌引起者,可在病变部位出现气肿,被称为捻发音性蜂窝织炎。

蜂窝织炎的局部改变主要是充血、肿胀,炎性细胞浸润,正常组织结构被破坏,病变中心区组织坏死、液化后形成脓肿,也可伴周围淋巴管炎、淋巴结炎。伴有厌氧菌感染的病变组织坏死更为严重,扩展速度更快,而且常有明显的深层组织破坏。其机制之一是厌氧菌可以损伤白细胞。首先,由于厌氧菌感染常为混合感染,在病灶中类杆菌产生的短链脂肪酸可以抑制中性粒细胞的杀伤活性,在细胞外液酸性增加的条件下,脂肪酸可以介导氢离子透入细胞内,使细胞内液酸化,从而损害细胞功能;在酸性条件下,有些抗生素不能发挥应有的效果。其次,感染灶内纤维素沉积也影响细菌的清除。因此,伴有厌氧菌感染的病变尤为严重。

(二)临床表现

1. 局部症状  病变的局部表现为红、肿、热、痛,并向周围迅速扩大。红肿的皮肤与正常皮肤无明显界线,中央部颜色较深,周围颜色较浅。病变部位较浅、组织较松弛者,肿胀明显,疼痛较轻;而病变部位深、组织致密者,则肿胀不明显,疼痛剧烈。

2. 全身症状　患者常有不同程度的全身症状,如畏寒、发热、头痛、乏力和白细胞增高等。一般深部蜂窝织炎、厌氧菌和产气菌引起的捻发音性蜂窝织炎,全身症状多较明显,可有寒战、高热、惊厥、谵妄等严重症状。口底、颌下和颈部的急性蜂窝织炎,可发生喉头水肿和压迫气管,引起呼吸困难,甚至窒息。有时炎症还可以蔓延到纵隔,引起纵隔炎及纵隔脓肿。

3. 体征　查体时可见病变局部红肿,多有明显的压痛,而病灶较深者局部红肿多不明显,常常只有局部水肿和深部压痛。捻发音性蜂窝织炎多发生在会阴部、腹部伤口处,查体时可检出捻发音,疏松结缔组织和筋膜坏死,水肿严重,并伴有进行性皮肤坏死,脓液有恶臭味。

(三) 诊断

蜂窝织炎多可根据典型的局部和全身表现而作出诊断。B 型超声(B 超)检查可见病灶组织结构紊乱,中心部位呈不均匀中低回声影,周围软组织水肿明显,边界不清晰。CT 检查除可见周围组织水肿、中心液化的不规则病灶外,在由产气性致病菌引起的捻发音性蜂窝织炎病灶中,还可见有不同程度的皮下积气及深部软组织气肿。口底、颌下、颈部蜂窝织炎蔓延引起纵隔炎及纵隔脓肿时,可在胸部 X 线片和 CT 片中见到纵隔增宽的高密度影像。

(四) 鉴别诊断

1. 丹毒　由溶血性链球菌侵入皮肤及网状淋巴管引起的急性感染。感染蔓延迅速,不化脓,很少有组织坏死,但易反复发作,好发于面部及下肢。局部表现为绛红色斑块,指压后可退色,皮肤轻度水肿,边缘稍隆起,界线清楚。患儿全身中毒症状较明显,可有高热、头痛及全身不适。下肢丹毒反复发作者,可引起患肢皮下淋巴管阻塞,少数可以形成淋巴水肿。

2. 坏死性筋膜炎　是由多种细菌混合感染引起的一种严重的、主要累及深层皮下组织及筋膜的感染。通常为需氧菌与厌氧菌的混合感染。特点是发病急、全身症状重而局部症状不明显。感染沿筋膜迅速蔓延,筋膜与皮下组织大片坏死。患者常有贫血、中毒性休克。皮肤可多发溃疡,脓液稀薄,脓培养可有多种菌生长。

(五) 治疗

1. 局部治疗　早期局部无波动感时,可采用热敷、金黄膏等中药外敷,也可配合微波、红外线、激光等理疗措施辅助治疗。经上述处理不能控制病变蔓延或形成脓肿的,应及时切开引流。对于口底及颌下的急性蜂窝织炎,经短期积极抗感染治疗无效时,应及时切开减压,以防喉头水肿压迫气管造成窒息。一旦出现呼吸困难,应立即作气管切开,保障气道通畅。对于捻发音性蜂窝织炎应及时作广泛的切开引流,切除坏死组织,用 3% 过氧化氢溶液冲洗伤口。若有大量皮肤、皮下组织坏死时,待坏死组织脱落后,可植皮以促进愈合。

2. 全身治疗　全身治疗包括:早期抗休克治疗、支持治疗及抗生素的应用。

(1) 抗休克治疗　对感染性休克的患儿应给予积极的补液扩容,改善微循环状态及相应的对症治疗,密切注意患者的尿量、血压、心率及末梢循环情况。对血压降低者,选用多巴胺静脉滴注效果较好。补液时应限制葡萄糖液的浓度,以免因渗透性利尿作用而掩盖少尿症状,造成补液充足的假象。

(2) 全身支持治疗　对于感染严重的患者,应适当加强营养,补充热量及蛋白质,适量输入新鲜血、血浆。丙种球蛋白可增强患儿抗感染能力,近年来应用静脉丙种球蛋白制剂效果尤为突出。新鲜血也有较好的抗感染效果。

(3)应用抗生素　抗生素治疗是蜂窝织炎治疗中最重要的措施之一。抗生素的使用原则仍应是根据细菌培养及药敏试验结果,选用有针对性、敏感的药物。在得到药敏报告以前,可根据涂片检查结果选用相对有针对性的广谱抗生素,应用要求足量,而疗程要适当,避免长期用药。对于严重感染患者,主张采用强有力的新型头孢类抗生素。对革兰阴性菌采用阿米卡星,因其耐药菌株少,临床效果也较好。对厌氧菌感染者,甲硝唑有价廉、组织穿透力强、能通过血-脑脊液屏障、不良反应少、细菌不易发生耐药等优点,列为治疗厌氧菌感染的首选药物。

### 十、急性坏死性筋膜炎

坏死性筋膜炎是一种以广泛而迅速的皮下组织和筋膜坏死为特征的软组织感染,常伴有全身中毒性休克。早在1924年,Meleney命名本病为"溶血性链球菌坏疽",此后名称相当混乱。1952年Wilson建议将皮下组织浅、深静脉的进行性坏疽统称为急性坏死性筋膜炎,这一名称正确反映了此病的病理范围,目前广泛采用。

(一)病因

传统的观点认为A族溶血性链球菌是本病的致病菌,由其产生的溶血素、纤维蛋白溶酶和玻璃酸酶促成这种感染的扩散,但它与链球菌坏死不同,常是多种细菌的混合感染,包括革兰阳性的溶血性链球菌、金黄色葡萄球菌、革兰阴性菌和厌氧菌。随着厌氧菌培养技术的发展,证实厌氧菌是一种重要的致病菌,坏死性筋膜炎常是需氧菌和厌氧菌共同作用的结果。需氧菌先消耗了感染组织中的氧气,降低了组织的氧化还原电位差(Eh),细菌产生的酶使$H_2O_2$分解,从而有利于厌氧菌的滋长和繁殖。坏死性筋膜炎常伴有全身或局部的免疫功能损害。创伤、手术切口、肠造瘘、皮肤溃疡、局部注射史等,为此类感染病例的常见因素。

(二)病理

深筋膜的坏死是本病的特征。感染初期并不累及皮肤,但随着感染的进展,皮肤和皮下的营养血管发生栓塞,最终导致皮肤的坏死。显微镜下可见血管壁有明显的炎性表现,白细胞浸润,血管腔内可见血栓。

(三)临床表现

起病急,早期局部体征常较隐匿而不引起患者的注意,表现为皮肤红肿,呈紫红色片状,边界不清,疼痛,类似蜂窝织炎或丹毒,此时皮下脂肪组织已经坏死,伴有明显的寒战、高热、嗜睡、厌食、贫血、意识障碍、低血压和中毒性休克等中毒症状。随后由于营养血管的栓塞,皮肤变为苍白,最终转为暗色或坏死脱落,此时皮下组织广泛坏死深达筋膜。后期表面肉芽组织爬行,创面渐趋愈合。坏死性筋膜炎的特点即局部红肿轻微而全身症状严重。此类感染的发生部位可在四肢、腹壁、会阴等处。

(四)诊断与鉴别诊断

局部体征和全身症状的轻重不对称是本病的主要特征;伤口脓液的涂片及需氧菌、厌氧菌的培养常可发现类杆菌、消化链球菌和革兰阴性杆菌。本病常需与以下几种皮肤软组织坏死疾病鉴别。

1.新生儿皮下坏疽　发生于新生儿的一种急性蜂窝织炎,多由金黄色葡萄球菌引起。患者表现为发热、哭闹及拒乳;局部皮肤红肿、质地坚硬,数小时后病变扩展很快,皮肤变软及暗紫色、有漂浮感。皮肤可坏死,但不累及筋膜层。

2. 急性蜂窝织炎　常由溶血性链球菌或葡萄球菌侵入皮下、筋膜下或深部疏松结缔组织致急性化脓性感染。这种炎症呈弥漫性向四周扩散，与正常组织无明显界线，局部红肿为突出症状。

3. 气性坏疽　是以产气荚膜梭菌为主的多种梭菌引起的大面积肌肉坏死，又称为梭状芽孢杆菌肌性坏死。表现为局部疼痛剧烈，软组织肿胀明显，皮下有气泡征。脓液涂片能找到革兰阳性短粗杆菌，厌氧菌培养梭菌生长迅速。

4. 细菌协同性坏死　致病菌与坏死性筋膜炎相似，有非溶血性链球菌、金黄色葡萄球菌、专性厌氧菌、变形杆菌及大肠杆菌等。主要表现为皮肤坏死，很少波及筋膜层，多由切口感染、脓肿引流或造瘘口周围炎症引起本病。全身中毒症状轻，但局部伤口疼痛剧烈，炎症向四周浸润扩展，中央区坏死形成溃疡，周围皮肤暗红或有红斑。

5. 链球菌坏死　曾被称为坏死性丹毒。是一种由β溶血性链球菌引起，经皮肤黏膜微小损伤处侵犯皮内网状淋巴管所致的炎症。由于皮肤的供血动脉因感染而致血栓形成，皮肤常发生大片坏死。丹毒界线清楚，疼痛明显，全身症状较轻。

（五）治疗

坏死性筋膜炎治疗的关键是早期彻底扩创手术，切除坏死组织包括皮下脂肪，充分切开潜行皮缘，伤口敞开，用3%过氧化氢或1∶5000高锰酸钾溶液冲洗，造成不利于厌氧菌繁殖的条件，以控制感染的继续蔓延和扩散。发现有继续坏死需再次清创。

坏死性筋膜炎常是多种细菌的混合感染，即各种需氧菌和厌氧菌，故应联合应用抗生素。甲硝唑对脆弱类杆菌高度有效，氨基糖苷类抗生素可以控制肠杆菌属，氨苄西林可以控制肠球菌和厌氧性消化链球菌。头孢菌素类抗菌谱较广，对需氧和厌氧菌感染均有效。此外，在治疗中提高患者的免疫功能，改善营养状况也非常关键。

## 十一、髂窝淋巴结炎与髂窝脓肿

髂窝淋巴结炎与髂窝脓肿多见于5～10岁儿童，以患侧髋关节屈曲畸形为其特点，常被误诊为髋关节疾患。

（一）病因病理

髂窝是位于盆腔两侧后方在后腹膜与髂腰筋膜之间的疏松组织间隙。在这个间隙有较多的淋巴结，髂内、髂外动静脉及输尿管。盆腔内脏器、阴茎深部的淋巴液均回流至髂窝淋巴结。此外，下肢、会阴、臀部的淋巴液也间接地回流至髂窝淋巴结。上述任何部位发生感染时均可导致髂窝淋巴结炎，若不早期处理，脓液向后穿破髂腰筋膜即可发展成为髂窝脓肿。

致病菌多为金黄色葡萄球菌，其次为链球菌和大肠杆菌。天津市儿童医院近十年收治的37例髂窝脓肿患儿的致病菌与上述情况相同。

髂窝淋巴结炎有蜂窝织炎型和化脓型两种类型的病变。有时蜂窝织炎型病变晚期也可能形成脓肿。炎症刺激髂腰肌引起疼痛和肌肉挛缩。

## （二）临床表现

发病急，往往伴有寒战和高热，体温可达40℃，多呈弛张型；腿痛，不能伸直，无放射痛，伴有食欲不振；患侧髋关节呈屈曲位，被动伸直则引起疼痛，托马斯（Thomas）试验阳性，腹股沟上方有明显触痛，并有浸润块。如肿块境界不清，范围较广而无张力感者常为蜂窝织炎型。肿块呈球型，境界清楚，张力高，压痛剧烈者则为髂窝脓肿，用粗针头穿刺可得黏稠脓液。

## （三）诊断

一侧髋关节突然呈典型屈曲位，同时有疼痛，伸直患侧髋关节加剧疼痛，腹股沟上方有压痛及肿物，则诊断为髂窝淋巴结炎，穿刺有脓液则诊断为髂窝脓肿。

## （四）鉴别诊断

1. 急性髋关节炎　患侧髋关节活动受限，保持在一定位置不能伸直，也不能屈曲，叩击足跟时髋关节疼痛加剧，压痛点在大转子后及腹股沟韧带以下，X线摄片示关节病变。

2. 阑尾脓肿　病史中有胃肠道症状、转移右下腹痛、低热。压痛和肿块位于右下腹，较髂窝脓肿高且偏右内侧，一般髋关节无屈曲姿势。

3. 寒性脓肿　指脊柱结核流注脓肿。病程为渐进性，髋关节伸屈自如不受限制，肿块可伸延至腹股沟下内方，波动感较明显。X线摄片有脊椎下部或骶髂关节结核病变。

4. 肾周围脓肿　当脓肿较大，位置较低时，蔓延至髂窝也可出现类似的症状。但尿中有脓细胞，脊肋角有叩痛。

## （五）治疗

早期尚未形成脓肿时，应行非手术治疗。严格卧床休息，使用抗生素，局部热敷、理疗。在治疗中可配合应用金黄膏外敷。

如已形成脓肿，穿刺有脓，则应立即切开引流。沿髂前上棘和腹股沟韧带上缘1～2cm处，由外上向内下做一斜口，长约4～5cm，切开皮肤和腹外斜肌腱膜，沿腹内斜肌和腹横肌分开肌纤维，将腹膜推向内上方，在腹膜后外侧进入脓腔。用粗针穿刺抽得脓液后沿穿刺针做一小切口，吸净脓液后用手指探入脓腔，向外侧扩大，以避免伤及腹膜引起腹腔内扩散，同时要防止损伤下腹动脉。在进入脓腔后不宜用器械在脓腔探测，放置引流管时应选用软质管为宜。如渗血较多，可用凡士林油纱条填塞。术后每日换药，可取俯卧位，以利引流，继续使用抗生素和积极的支持治疗。

髋关节处于屈曲位时一般不需要矫正，炎症控制后3周内自然恢复如常。个别患者可能需要时间较长，治疗过程中稍加牵引有固定、止痛的作用，但牵引力不可过大，以免增加疼痛，或引起感染扩散。

该病一般预后良好，很少发生败血症，局部也不遗留畸形。

## 第六节 畸形与遗传

### 一、胚胎

人体胚胎的发生由精子和卵子结合而成。受精卵约经38周发育为成熟的胎儿。由受精开始到第8周末，为人体胚胎发育期；第9周到第38周为胎儿期。

人体的胚胎发育，包括受精、卵泡及胚泡植入，三胚层形成与分化，胎膜与胎盘、器官系统的建立到体表形成的演变过程。卵泡的生长发育与卵泡内激素形成有关，它受相应促性腺激素的刺激及局部卵巢的各种因素控制，内分泌及神经系统的调节失调都可能导致卵泡发育及排卵异常。

(一) 受精、卵裂及胚泡植入

精子的发生、受精与植入，精子与卵细胞结合成为受精卵的过程称受精，是胚胎发育的早期阶段。受精后受精卵进行细胞分裂的过程称卵裂，可完成减数分裂、增殖和分化等过程。卵裂后产生卵裂球，球内含DNA的双倍体。3天后形成由12～16个卵裂球构成的桑椹胚。受精卵在透明带内继续分裂，桑椹胚细胞不断分裂进入子宫腔。在3～5天后，游离的胚泡充满液体的球形腔构成胚泡壁。第一层为滋养层，周围有滋养层细胞共同构成胚泡，中央为胚泡腔。受精后第6天透明带逐渐消失。滋养层逐渐形成子宫内膜。滋养层分裂成表面的合体滋养层和深层滋养层，两者继续增裂形成不规则的突起。内细胞团向泡腔侧开始形成立方形细胞称内胚层。胚泡植入后子宫壁逐渐增厚产生蜕膜。如果胚泡植入在子宫外则为宫外孕。

(二) 胚层形成

植入在第2周内完成，受精后第6～14天为两层胚胎期。内层细胞群不断增殖和分化，在内胚层背侧有外胚层形成，内、外胚层构成胚盘。羊膜与胚盘的外胚层相连，因而外胚层形成羊膜腔的底。滋养层与外胚层之间出现小腔隙合并构成羊膜腔，腔壁即为羊膜。内胚层向腹侧延伸形成卵黄囊。滋养层不断增裂，向内侧继续分化形成网状的星形细胞称为胚外中胚层。细胞填入胚泡腔，腔内有腔隙逐渐形成胚外体腔。胚外中胚层被分割后，包围在卵黄囊和羊膜腔外面及滋养层内面，后者伸入胚体滋养层和细胞滋养层构成的突起形成绒毛，滋养层和胚外中胚层组成绒毛膜，绒毛膜摄取营养供给胚胎发育。绒毛膜、羊膜、卵黄囊是保护和营养胚体的附属结构(图1-6-1)。

胚胎第15～20天为三胚层体前期。此期特点为中胚层的形成。此时的胚胎由原条迁移而成胚盘，呈梨形，腹侧连卵黄囊。受孕后20～30天为早期体节期，出现体节。胚胎第3周初，外胚层迅速增殖形成原条。原条向深层迁移，在内、外胚层间形成新中胚层脊索。在原条的尾端和脊索的头端，内、外胚层间形成新中胚层相贴，分别为咽膜和泄殖腔膜。

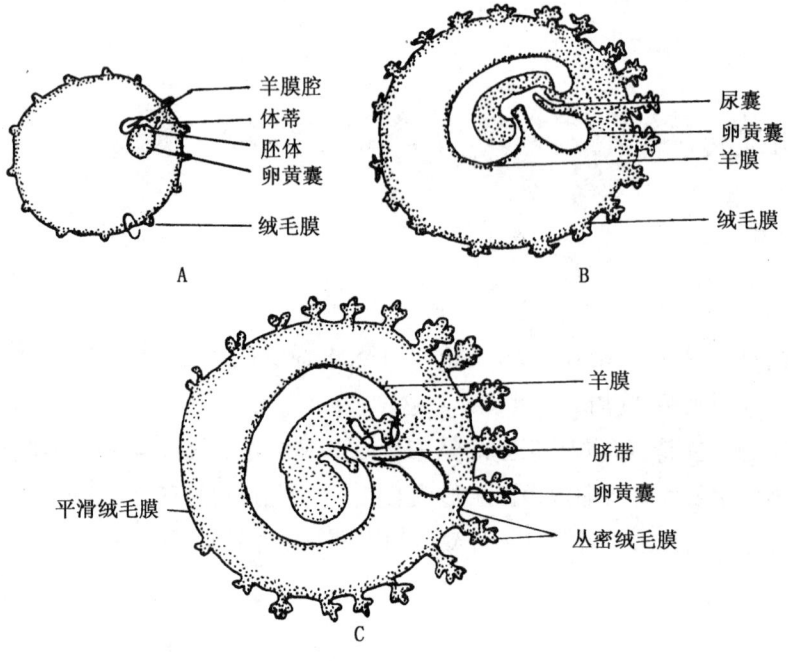

图 1-6-1 人胎膜与胚体关系示意图

#### (三)胚体形成与胚层分化

**1.胚体的形成** 妊娠第 4~8 周,胚体形成三胚层。

(1)外胚层 外胚层增厚形成神经板,沿神经板的凹陷为神经沟,其两侧即为神经褶逐渐靠拢、融合,第 3~4 周头尾两端延伸使神经沟封闭成神经管,神经管与神经嵴构成中枢神经的原基。

(2)中胚层 脊索和神经管两侧的中胚层细胞继续分裂,形成轴旁的中胚层、间介中胚层和侧板中胚层。第 3 周初从轴旁中胚层的头端,断离成节,形成块状的体节,体节构成胚胎的脊柱、肌肉和真皮的原基。侧板中胚层中间出现一些腔膜,合并成胚内体腔,从而使侧板中胚层分成背侧的两层中胚层,即体壁和脏壁中胚层,它们与羊膜腔及卵黄囊的中胚层相连接,使内、外体腔相通。胚内体腔组成心包腔、胸膜腔和腹膜腔的原基。

(3)内胚层 卵黄囊体蒂尾端伸出一个突起,以后成为尿囊。在其表面的胚外中胚层中有尿囊血管,它与绒毛膜血管相连接改称为脐血管(图 1-6-2)。

**2.三胚层的分化**

(1)圆柱形胚体的建立 第 4~8 周间,胚盘各部分有不均速生长,形成由外胚层包围成圆柱形的胚体。内胚层腹部卷褶成原始消化管,借卵黄蒂与卵黄囊相通。卵黄囊由胚尾和包于其外方的胚外中胚层所组成。胚外体腔形成后,被挤压成两部分。主要部分位于胚体腹侧,胚盘邻接羊膜,羊膜将体蒂、卵黄蒂、尿囊、脐血管包裹在一起并伸长为索带。随着胎儿丛密绒毛膜和母体的底蜕膜构成胎盘,脐带和胎盘共同作为胎儿和母体进行代谢、运输和营养交换的共同重要纽带。

(2)三胚层的分化及衍化物

1)外胚层:神经管分化为脑、脊髓、松果体及神经垂体。神经嵴离断向腹侧迁移,依次分化为脑、脊神经节、自主性神经节及肾上腺髓质等。体表外胚层分化为表皮及其附属结构。

2)中胚层:体节于胚胎第 3 周末开始形成,第 5 周全部完成。42~44 对体节生长较恒定,每对体节继续

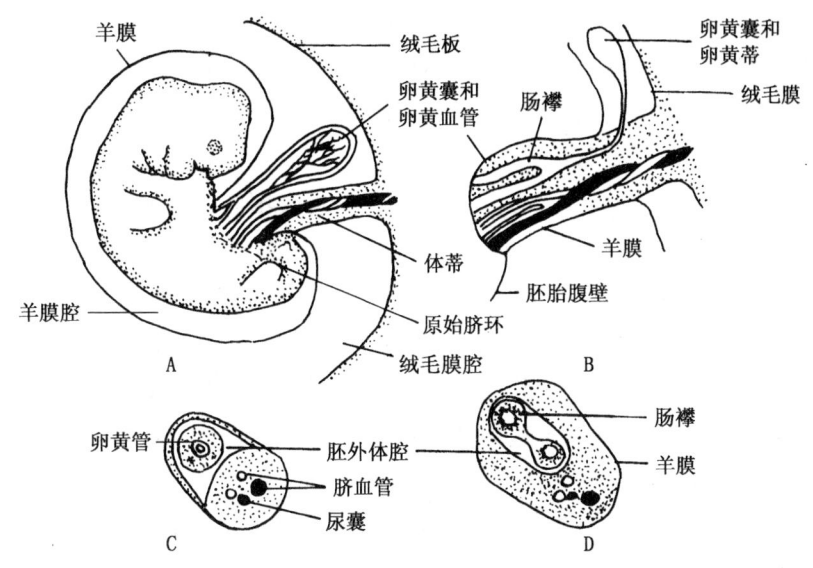

图 1-6-2 早期胚胎及原始脐环、原始脐带形成示意图

A.5周胚胎,示通过原始环的各种结构  B.10周胚胎原始脐带,脐带不完全被羊膜包绕,卵黄囊位于绒毛膜腔内
C.脐环横切面,示诸结构  D.原始脐带横切面,示伸到脐带内的肠襻

分化为生骨节、生肌节和生皮节,以后形成该节段的骨与软骨、骨骼肌和真皮。间介中胚层分化形成睾丸和卵巢、生殖管道、肾和输尿管。侧板中胚层分化为体壁中胚层和脏层中胚层,前者为胚胎体壁,后者和内胚层组成原始消化管壁。分散的中胚层间充质则分化为骨、软骨、肌肉、结缔组织和血管。

3)内胚层:原始消化管为一盲管,头尾两端分别有口咽膜和泄殖腔膜与外界分隔,以后破裂成为口腔及肛门,使原始消化管与羊膜腔相通。原始消化管中部为中肠,中肠前后分别为前肠和后肠。内胚层成为消化管、呼吸道上皮、中耳、咽鼓管及胸腺的上皮,膀胱、部分尿道和阴道的上皮。

(四)各器官系统的建立

1.神经系统  胚胎发育到第4周,神经管的头部出现3个膨大的前脑泡、中脑泡和后脑泡。前脑泡分化成端脑和间脑。端脑由侧脑泡与前脑的中间部构成,间脑由前脑泡的尾部衍化而来。脊髓由末脑尾端的一段神经管形成脊髓的尾端。后神经孔第4周末闭合,神经嵴的细胞中央伸向脊髓两侧,形成神经的背根周围突伸向外周,参与脊神经的形成。从神经嵴迁到未来脊柱两侧,细胞分化为交感神经节。

2.消化系统  当侧板中胚层分成壁层和脏层时,脏壁中胚层与内胚层紧密相贴,形成了胚胎的脏壁,这就是原肠的始基,其中的内胚层分化为原肠的上皮和消化腺的上皮,中胚层则分化为肌肉和结缔组织,随着胚体的增长和体褶的加深,脐带逐渐变细。前肠和后肠逐渐延长,中肠肠区越来越小。原肠与卵黄囊之间仅有狭窄的孔道相通。当原肠初步形成时,咽口膜周围和泄殖腔周围高起,中央凹陷。第4周时口咽膜破裂,原肠开始于原始口腔,口咽膜破裂后不久泄殖腔破裂。

3.呼吸系统  胚胎第4周,第4对咽囊上皮外突形成浅沟成为喉气管憩室,此为呼吸系统始基。憩室的头端衍化为喉,口段发育为气管。第6周时,末端膨大分为2个支气管、肺芽,分化为左、右支气管及肺。

4.泌尿生殖系统  胚胎第4周,生肾索的头端发生前肾,由原肾小管和原肾管组成,原肾小管迅速退化。尾端的生肾索形成中肾小管,与未退化的原肾管沟通,共同组成中肾管,向尾端延伸通入泄殖腔。第5周时从中肾管近泄殖腔处向外侧生出管状突起,即输尿管芽。此芽长入外侧的生后肾组织,两者相互诱导共同形成后肾。胚胎第4周，中胚层内侧增厚形成生殖嵴。第5周起，从卵黄囊上发生原始生殖细胞，迁入生殖腺嵴。第7周起由生殖嵴和原始生殖细胞共同分化成睾丸和卵巢。在男性胚胎，中肾管衍化为附睾和输精管，在女性胚胎，中肾管退化消失，中肾旁管衍化为输卵管。子宫及外生殖器发生较晚，胚胎期尚未分化出来。

5.循环系统　胚胎第15天，从原条迁出的细胞构成生心区，心脏原基和围心腔由此发生。在生心区，中胚层组织中出现小腔，逐渐扩大融合成大腔，这就是围心腔，左、右围心腔在中线融合。随着围心腔的出现，在前腔两侧的脏壁，中胚层出现两条纵行心管，即心脏原基。心管的壁，即心内膜和心外膜。心脏的上述形成过程向头侧延续并分支形成弓动脉，向尾端分支形成静脉。由于心管大部游离于围心腔，可自由改变其形态和位置。胚胎第5周初，两个心内膜垫在中线融合，将房室管分隔成左、右两个通道，将心房分隔成左、右两部（靠卵圆孔相通）。第4周末，室间隔开始发生，第7周左、右心室完全分隔。第4周末心脏开始出现节律性收缩，血液开始定向循环。胚胎早期背主动脉腹侧分支主要有两条卵黄囊动脉，以后在中线融合形成肠系膜上动脉、腹腔动脉、肠系膜下动脉，左、右卵黄囊静脉组成3个循环通路：①胚内循环通路：血液从心脏通过动脉干、弓动脉和背主动脉抵达胚体，释放出氧气和营养物质并吸收代谢废物后，通过前、后主静脉回流入心脏。②卵黄囊静脉通路：经卵黄囊静脉通路血液经心脏动脉，入卵黄囊血管再经卵黄囊静脉入心脏。③尿囊循环通路。第一条循环通路纯属胚体内循环，后两条通路起自胚体内，但经胚体外通向母体，为胚体外循环。

(五)异常的胚胎发育

胚胎发育的细胞学过程是精卵结合和减数分裂。遗传物质重新组合后，孕体中近半数有染色体缺陷，多在胚胎早期发生自然流产。有人统计，胚胎在12周以前，流产胚胎中有60%以上属染色体异常。环境因素也可作用于配子而引起畸形。胚前期在受精后2周内有卵裂及胚泡形成，植入和内、外胚层的产生。此期内致畸因子可引起孕体的损伤，如作用过强则引起孕体死亡，如仅有少数细胞死亡，则存活细胞功能代偿或正常发育。少数致畸因子引起胚体细胞的遗传改变，母体内环境亦有变化。受精后第2~6周，细胞行为活跃，器官原基出现，分化容易发生干扰，有复杂多样的改变，发生器官水平的畸形。从妊娠第9周到分娩，器官和组织有功能的分化，器官容积增大，功能成熟，器官畸形的变化比较多见。组织和功能分化过程受到干扰，可产生显微镜下变化及功能缺陷。由于各器官分化的迟早不同，各个器官都有畸形的易发期。

器官形成的主要细胞活动，包括单个细胞的迁移和细胞群体的位置变化，可能受到致畸因子的干扰。如脊神经细胞的迁移，有些迁移到神经脊细胞的周围。细胞的迁移有一定的时间和空间程序。细胞的位置变化主要靠细胞形态的改变。有些致畸因子通过破坏细胞内微丝、微管而干扰细胞的正常运动。先天性巨结肠就是因为神经脊细胞往后肠的运动受阻，不能形成肌间神经丛而导致畸形。不少畸形因此而发生肛门闭锁、食管闭锁。致畸因子可以干扰细胞表面的生物特性，如维生素A缺乏导致细胞间的黏着，因此，抑制细胞的迁移。

影响胚胎生长的因素：除种族间的遗传因素外，环境和营养状况也有重要作用。性染色体异常可伴有生长迟缓。如X染色体增加，婴儿出生体重降低，并有21-三体综合征，体重比正常轻。胎盘的大小、血液循环是否丰富，也影响物质代谢和激素的分泌。胎儿的激素和皮质酮、甲状腺激素、外源性糖皮质激素对某些器官有促进发育和调节功能的作用。多肽类生长因子能刺激胚胎器官的分裂。胚胎所需的营养较多，母亲若有消化吸收障碍和不良的饮食习惯可引起营养不良。烟、酒和药物可引起胎儿生长迟缓，身高降低，降低的程度和孕期吸烟的多少成正比。其中烟草中的尼古丁可收缩血管，影响子宫的血液和组织的代谢，造成胎儿智力障碍。

## 二、遗传

遗传是指生物在繁殖过程中亲代与子代在各方面相似的现象。基因是细胞内遗传物质的功能单位。基因的物质基础是脱氧核糖核酸(简称DNA);基因是DNA分子上的一个特定片断。染色体则是基因的载体。当人体生殖细胞或受精卵的遗传物质(包括基因和染色体)在数量、结构和功能上发生改变(如基因突变、染色体畸变)时就会发生遗传性疾病,有单基因遗传、多基因遗传和染色体疾病等。本节即讨论遗传性疾病的病因、发病机制、诊断、治疗和预防。

### (一)基因

基因是细胞内遗传物质的功能单位,个体间在遗传上的差别可用基因的差别来解释。基因所属的染色体及其在染色体上所处的位置可确定。在一对染色体上,位置相同的基因称为等位基因。等位基因可以以纯合子如A、A或a、a形式,也可以杂合子A、a形式存在于一个个体中。决定性状的基因称显性基因,而另一个未能显示性状的称隐性基因。隐性基因虽未显示遗传性状,但仍能向子代遗传。隐性基因在纯合子中,仍可表现出遗传性状。

基因是由核苷酸组成的。核苷酸又由磷酸、戊糖和4种不同的碱基组成。碱基按特定的顺序排列,构成特殊的遗传信息,能通过准确的复制世代相传,它能控制和影响下一代个体特定性状的发生和发育。作为遗传物质,它必须要有重要的遗传性能,能以自身的模板,制造出复本传给子代,以保持遗传性状的稳定,同时又能产生无穷的变化,为变异和进化创造条件。

人体细胞有23对染色体,其中22对为常染色体,1对为性染色体。在精、卵中都携带的并能相互配对的染色体称为常染色体,与性别有关的染色体称为性染色体。

### (二)遗传物质的突变

1. **基因突变**  在一定的自然和人工条件下,每个基因顺序内的碱基可被另一个碱基替换或由于1~2个单核苷酸的增减而改变整个碱基,称为移码,引起功能上的改变,这些基因分子的变化称为基因突变。

根本的改变是DNA分子内核苷酸组合与排列的改变。染色体DNA的遗传信息发生改变,合成蛋白质的模板发生异常,合成有异常功能的酶或蛋白质,人的遗传性疾病即由基因的突变引起。多数突变属于正常的生理范围改变,如身体的高矮、毛色的深浅均属突变引起代谢的改变而构成胚胎的差异。

2. **染色体数目的畸变**  生殖细胞成熟过程中可能发生染色体结构和数目的异常,如两条染色体不发生分离,一起进入一个细胞。

(1)非整倍体  比较多见,如47、21三体,染色体为47条,第21号染色体成三体性,为先天性愚型的染色体型。性染色体不分离可以发生在性染色体中,如产生47,XXX,48,XXXY等形成性别分化畸形。

(2)多倍体  如果染色体不分离现象发生在第二次成熟,在全部23条染色体中,生殖细胞有46条染色体(2N),这种生殖细胞(2N)与生殖细胞(N)结合时,受精卵为三倍体(3N),即多倍体"异常"。

(3)嵌合体  受精卵分裂或胚胎早期分裂过程中也有染色体不分离现象,造成一个个体含有2种以上染色体型细胞。

(4)染色体结构的畸变  断裂后的残片可发生下述情况:

1)倒位:一条染色体断位,在连接时有位置颠倒称为倒位,即改变了原有的排列顺序。

2) 重复：一条染色体连接到同源染色体的相应部位，使此条染色体缺失一段，另一条染色体重复一段。

3) 缺失：一条染色体断裂后未能再连接，造成遗传物质的缺失。

4) 易位：两条非同源染色体断裂后互换断位，造成染色体长短不同，如果患儿成活就可能产生遗传性疾病。

### （三）遗传性疾病

遗传性疾病是指胎儿在出生时就有异常。有的先天性异常在出生后还有进行性改变，如先天性成骨不全在出生后还能发生骨折。研究遗传性疾病应搞清致病基因与疾病的关系，同时还需要明白形成疾病的全过程。疾病的过程大部分在出生前，有时也在出生后形成。

遗传与环境相互作用所造成的影响可以产生疾病。有些疾病仅有遗传因素，有的完全由环境造成，许多疾病与遗传因素关系不大。根据遗传与环境因素在不同疾病的作用，可将疾病分成以下数种：①疾病完全由遗传因素决定：如单基因遗传的先天性成骨不全。②基本由遗传因素决定的疾病，但必须有一定的诱因：如单基因遗传中的苯丙酮尿症。③遗传因素和环境因素共同作用所致：如十二指肠疾病以环境因素为主，遗传因素的作用较小。脊柱裂的遗传因素小于40%，无脑儿的遗传因素为50%～60%。④完全取决于环境因素而与遗传因素无关的疾病：如四肢外伤。

遗传性疾病缺乏临床表现，诊断困难，如遗传性球形细胞增多症，为显性遗传，到成年始被发现。有些疾病终身无临床表现，直至追踪家族史才被发现。

遗传性疾病的临床症状常与环境因素造成的疾病相似，其临床分类只能是推测性的。有些环境因素使妇女导致宫内感染，妊娠期间胚胎环境、温度、供氧、矿物质浓度有轻微变化，这些变化都会影响胎儿的生长发育，胚胎的月龄越小影响越明显。

对于某种疾病有时病因不明确，遗传性疾病的家族史常呈阴性或不够完整。神经母细胞瘤可分家族性肿瘤和散发性的非遗传性肿瘤，遗传性肿瘤多为显性遗传病。早期发病的遗传性肿瘤多呈多发性和双侧性。遗传性肿瘤比非遗传性肿瘤发病率低。有明显遗传性的癌前期病，为家族性结肠息肉病。

### （四）遗传性疾病的传递

**1. 常染色体显性遗传** 遗传的畸形有短指、多指、并指（趾）和结肠多发性息肉、神经纤维瘤、多发性骨疣等。它们可以通过以下婚配情况遗传。如配偶中一方正常，仅一人为杂合子或纯合子；也可能两方均为杂合子或纯合子；或者一方为杂合子，一方为纯合子。根据配偶的情况，出现各种不同比例的配合。最常见的情况为杂合子的患者与纯合子婚配，结果半数健康，半数患病。若 M 表示为致病性显性基因，则 Mm 表示杂合子的患者，mm 表示纯合子健者，两者婚配后，子$_1$代一半的基因为 Mm，另一半的基因是 mm。M 是显性基因获得表现，因而子代出现半数患病（图 1-6-3）。

**2. 常染色体隐性遗传** 按旁系遗传，不是每一代都出现畸形，当致病基因成对存在时才出现畸形。双亲都带有隐性基因时，才会出现纯合子患儿。如双亲为都带杂合子致病基因的表现型健康者，此双亲的子代1/4将发生畸形（纯合子），2/4为杂合子，他们是表现正常的致病基因携带者，另1/4为正常个体。双亲中一个为杂合子（A、a），一个为正常个体，则子$_1$代无畸形，仅 1/2 为子$_1$代致病基因携带者（图 1-6-4）。

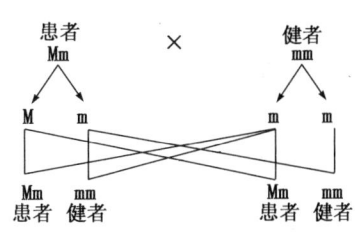
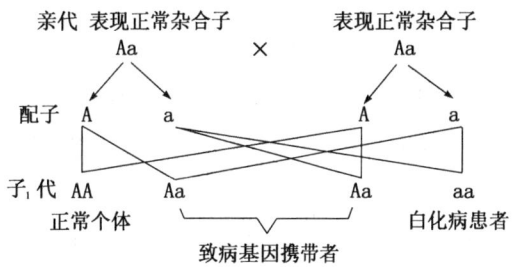

图 1-6-3　常染色体显性遗传　　　　　图 1-6-4　常染色体隐性遗传

3.伴性遗传　性染色体有致病基因,多在 X 染色体上,故称为 X 伴性。在不同性别中畸形出现的比例不同。临床上伴性遗传有血友病、红绿色盲和假性肥大性肌营养不良。在伴性遗传时,女性杂合子并不发病。下面以血友病为例(图 1-6-5,图 1-6-6)作一说明：

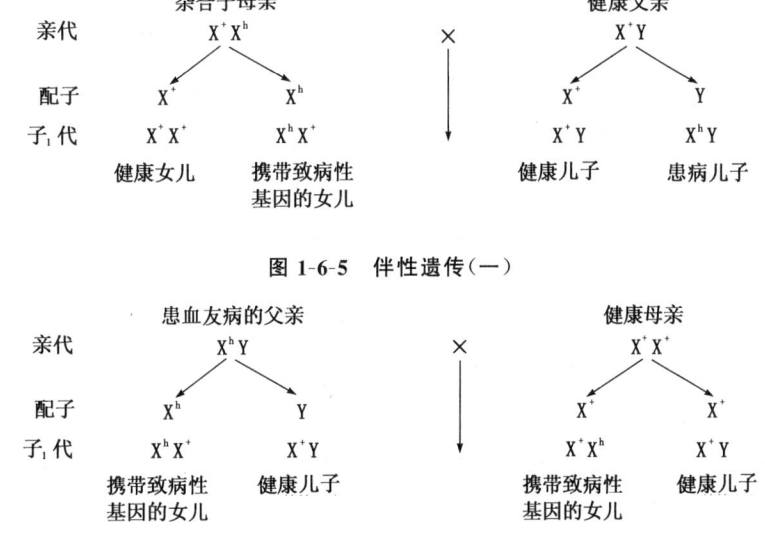

图 1-6-5　伴性遗传(一)

图 1-6-6　伴性遗传(二)

如父亲为健者以 $X^+Y$ 表示,母亲为致病基因携带者以 $X^+X^h$ 表示之,$X^h$ 为带有隐性血友病的 X 染色体。他们的子$_1$代中女儿的表现型均正常,不出现临床症状,但其中一半基因型 $X^hX^+$ 者为传递者。儿子则半数得病,半数健康。如父亲为血友病患者,母亲健康,则儿子均健康,但女儿都是血友病基因的携带者。

4.限性遗传　与伴性遗传不同,致病基因在常染色体上,但由于解剖生理条件的限制,只能在一种性别上表现出来。如尿道下裂仅见于男性,女性也有致病基因,但只能起传递作用。这种遗传形式也有显性和隐性之分别,但限于性别的疾病并不都与遗传有关。

一个家庭有两种或两种以上畸形存在于双亲或兄弟姐妹中,应对其家谱进行分析,以阐明是否有遗传性。

## 三、畸形

先天性畸形是胎儿发育变异引起的形态、结构异常。胎儿出生时有缺陷,且有些畸形伴有生殖细胞的改变,可以遗传给后代。10%～20%的畸形发生在消化系统、泌尿系统和四肢;神经系统和循环系统的变异比较严重。20%～25%的病例有两种以上的畸形,40%的畸形胎儿在分娩时并发妊娠中毒、胎盘前置或羊水过多。68%的畸形具有遗传因素。

孟德尔遗传定律的发现为畸形学的研究奠定了基础。过去将畸形的发生完全归咎于遗传因素,忽视环境因素的作用,认为人类胚胎受子宫和胎盘的保护,可以避免外界因素的干扰。1941年Gregg发现孕妇患风疹与胎儿的白内障有因果关系,引起人们对环境致畸因素的重视。在妊娠21～40天时孕妇服用反应停(thalidomide)可引起短肢畸形,禁用此药后流行的趋势得到控制。因大量食用被有机汞污水污染的海水中的鱼虾,导致新生儿的神经发育不全、智力低下(日本的水俣事件)。这些都说明环境因素可以引起畸形。研究证明,环境的改变,药物的影响,种族、地区的差异和妊娠的早晚等,均可以导致不同类型的畸形。随着医学技术的发展,目前已能采用各种标记技术、胚胎原位手术、染色体分析、基因定位和免疫组织化学等新技术和新方法,对致畸机制和畸形发生的形态学进行有系统的研究。

(一)影响胎儿正常发育的因素

胚胎的发育,决定于胚胎的遗传构成及其顺序性表达。胚胎的遗传结构有很大的稳定性,也有一定的可变性。遗传的表达有固定的顺序性,同时也受到胚体内、外各种因素的调节。畸形是胚胎紊乱的结果,发生的原因不外是遗传因素、环境因素及两者的相互作用。

遗传因素包括血缘遗传、染色体畸变和基因突变,约占25%;环境因素包括物理因素、生物因素、母体代谢失调及化学药物所引起的缺陷,约占10%;遗传因素和环境因素相互作用及原因不明的出生缺陷约占65%。其他畸形的发病因素,尚有胎盘异常、胎盘功能不全、早产、糖尿病等。胎盘异常多由脐血供应不足或受宫内环境影响所致,如母体有营养不良、妊娠呕吐、先天性感染等,机制目前还不太清楚。

1.遗传因素　遗传因素引起先天性畸形,是由染色体的结构畸变和数目异常、基因异常、基因突变所致。遗传的改变有生殖细胞畸形者可累及下一代,遗传因素引起的畸形也可以不侵犯后代。

染色体的缺失可以引起畸形。常染色体的畸形胚胎几乎不能成活。性染色体的单体型胚胎有97%死亡。Turner综合征就是由一条X-染色体缺失所引起。染色体增多,如三体型染色体常发生于21号染色体,引起21-三体综合征。性染色体的三体型较常染色体三体型多见。这种畸形主要表现于性器官,如先天性睾丸发育不全综合征(Klinfelter综合征)。

一个胚体内有两个或两个以上染色体型,该胚体称为嵌合体。它可以是常染色体的嵌合体,也可以是性染色体的嵌合体。

染色体的结构异常是指染色体某一片段缺失、重复或易位。染色体某一片段重复比缺失更多见。

基因突变比染色体缺失更多见。基因突变比染色体缺失引起的畸变少,主要有软骨发育不全或多指,均为显性遗传。多数突变并不引起畸形。

2.环境因素　胚胎受绒毛膜囊和胎盘的保护,环境中某些因子能直接或间接干扰胚胎的发育,使胎儿形成畸形或造成死亡。影响胎儿正常发育的因素有:①母体的外环境。②母体自身的内环境:如母体有营养代谢疾病。③胎盘、羊水:直接作用于胚胎的微环境。外环境的致畸因子直接或间接地作用于胚胎和母体的内环境,从而引起胚胎畸变。胚胎发育时期与畸形发生的关系如图1-6-7所示。

(1)生物性致畸因子　妊娠初2个月感染风疹病毒,15%～20%的胎儿出现白内障和心脏畸形,并可引起小头、牙缺损、先天性耳聋。妊娠中晚期感染风疹病毒仍能引起中枢神经损伤、耳功能障碍。

巨细胞病毒通过胎盘屏障直接侵犯胚胎引起畸形,侵犯胚胎的时间愈早,危害愈大。通常导致的畸形有

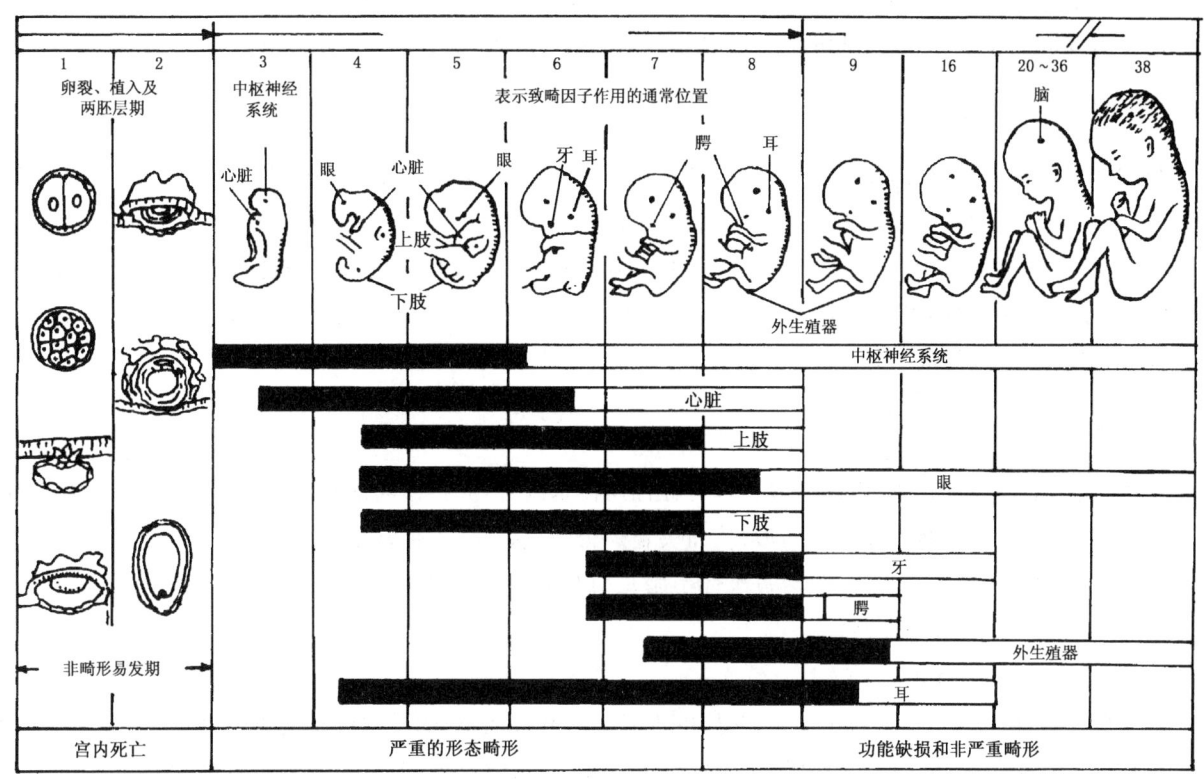

**图 1-6-7 胚胎发育时期与畸形发生的关系示意图**

黑线示严重畸形,白线示功能缺陷和非严重畸形

脑积水、智力低下、耳聋。60%的育龄妇女感染过巨细胞病毒,1%～3%的孕妇有原发感染灶。

感染单纯疱疹病毒引起的常见畸形有小头、小眼、短指、心脏畸形、晶状体混浊、脑积水和脑发育不全。梅毒螺旋体可破坏胎盘屏障,直接感染胎儿引起脑积水、牙齿畸形、耳聋、智力低下。

微生物侵犯母体、胚胎或胎盘,引起高热、脱水、酸中毒、休克或缺氧,破坏胎盘屏障,影响胚胎发育。

(2) 物理性致畸因子  可干扰胚胎的正常发育,如放射性物质、机械性损伤。放射线可引起骨发育不全、甲状腺发育迟缓。第二次世界大战中原子弹受害者的胎儿畸形发生率较高。诊断用的放射性核素剂量虽不至引起畸形,但能干扰神经的分化,影响中枢神经的发育。

(3) 有致畸作用的药物  某些抗癌药物,如甲氨蝶呤、6-巯基嘌呤、阿霉素有致畸作用。四环素、链霉素可引起牙釉质发育不全、先天性耳聋。长期应用性激素会干扰生殖系统的正常发育。用大量黄体酮治疗先兆流产,可致女性胎儿男性化。怀孕后继续用放射性碘,可使甲状腺萎缩、退化。

(4) 致畸性化学物质  某些农药,食品添加剂和防腐剂,亚硝基、烷基和苯类化合物有致畸作用。

动物实验证明,胚体外液渗透压降低、血容量增加、血压升高、胚体水肿,可导致发育紊乱,四肢发生畸形,孕妇有严重营养不良时可使胎儿发育迟缓。

胚胎遗传的特点可影响结构和生化特征,导致畸形因子对动物和人体的致畸作用有差异。各种畸形因素致畸的强度亦不同。

3. 环境因素和遗传因素的相互作用  致畸因子能否改变胚胎的遗传结构,如染色体的畸变和基因突变,决定于致畸因子的敏感性,如各种药物的敏感性有明显的差异。遗传因素和环境因子的致畸作用强弱不同,衡量遗传因素在致畸中作用大小的指标叫遗传度,遗传度的作用愈大,则环境因素的作用越小。如心脏畸形的遗传度为35.0%,先天性巨结肠的遗传度为80%,说明后者的遗传作用更明显些。

(二)孕期的保健

孕期如果营养不足,有消化吸收障碍或蛋白质、维生素缺乏,会影响胎儿的正常发育。孕妇早期有弓形体虫、巨细胞病毒和梅毒螺旋体感染,容易导致胎儿死亡或先天性畸形。羊水检查有病毒分离者,应停止妊娠。应用药物后,药物可通过胎盘,有分解、合成、氧化和还原的作用,故孕期应选择安全有效的药物。X线和α、β、γ射线对胚胎亦有影响,胚胎细胞对放射线敏感,妊娠早期应尽量避免X线照射腹部,确有必要,其照射剂量应控制在安全、有效的范围内。

(三)畸形的产前诊断

羊水过多,如遇有食管闭锁常并发畸形,有伴性遗传基因者,应在诊断前确定性别。若孕妇或其丈夫为伴性遗传携带者,应尽早诊断胎儿有否畸形,从而决定是否中止妊娠。携带常染色体隐性畸形基因的孕妇,以及夫妇双方肯定为隐性致病基因携带者,每次怀孕胎儿均有1/4的可能有隐性遗传病,带隐性致病基因的可能占1/2,还有1/4的可能完全正常。

分娩前确定胎儿有无畸形的方法:

1.羊膜囊穿刺  检查羊水的化学结构,能够准确反映其代谢情况。羊水细胞的染色分析能够查出胎儿的遗传结构。羊水穿刺宜在妊娠16周以后羊水已达170ml左右时进行,此时羊水细胞较多,操作安全可靠(图1-6-8)。取得的羊水可作生化测定和甲胎蛋白检查。沉淀的细胞作性染色体检查,包括染色体分析。必要时作细胞培养。有开放的神经管缺陷者,多伴有脊柱裂、无脑,甲胎蛋白含量可高出正常儿数十倍。

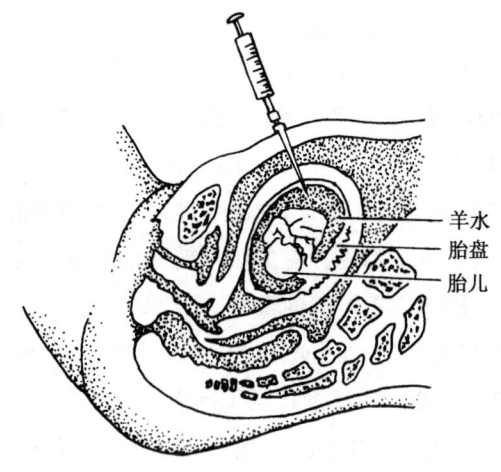

图1-6-8  羊膜囊穿刺示意图

染色体异常的先天性畸形儿可通过染色体检查确定有无21-三体综合征、先天性睾丸发育不全综合征或先天性卵巢发育不全综合征、肾上腺性征异常综合征等疾病。

2.B超检查  羊膜囊穿刺前宜先做超声波检查,借以确定胎儿和胎盘的位置。

3.X线检查  可了解骨骼有无发育异常,确定有无小头畸形、无脑儿、软骨发育不全、脑积水、短肢畸形、脊柱裂等畸形。

4.胎儿镜检查  可直接观察胎儿的头面、四肢、外生殖器和肢体表现。在妊娠16~20周后胎儿镜检查可测定胎儿、胎盘的确切位置。

5.早期绒毛膜活检　可提早确定诊断,制作染色体标本,进行染色体分析,诊断某些代谢病,如测定某种羊水细胞酶。

(四)先天性畸形的预防

有遗传病和先天性畸形患者的家族成员,下一代的遗传病发病率明显增高。故在采集孕妇病史时应详细询问其家族史,探询有无遗传病,如有家族史,应尽早明确此次妊娠胎儿出现畸形的可能性,并采取相应措施。要避免近亲婚配,因为血缘越近,相同的基因越多。姑表、姨表兄弟间有 1/6 的基因相同,兄弟姐妹间约有 1/4 的基因相同,生育的后代可能出现遗传病或先天性畸形。据江苏省某县调查,近亲结婚占 2.5%,子代有智力低下者占 1.87%。

婚前检查若一方有麻风、严重结核病或生殖器缺陷,均不宜结婚。女性发育尚未成熟者,应待发育成熟后才能结婚、怀孕或哺乳。发育成熟的女性激素分泌旺盛,胎儿发育良好。否则容易有流产、死产,新生儿死亡率高。孕妇 35 岁以上者,胎儿发生 21-三体综合征(先天愚型)的概率较高。

## 四、广泛畸形

据 Mymálhophoeilos(1974)报道,死亡胎儿为多发性畸形的占 2.59%。在多发性畸形中,心血管畸形占 78.41%。双胎儿的畸形发生率占 18.3%,其中多发性畸形占 3.25%。有的国家统计新生儿出生时畸形占 2%～3%,2～4 年后增加到 4%～6%。人体各部分畸形的发生率约为:四肢占 24%,中枢神经系统占 17%,泌尿生殖系统占 14%,颜面占 9%,胃肠道占 8%,心血管占 4%,多发畸形占 22%。

有人报道了 901 例的晚期和早期胎儿,有外部畸形者占 3.7%～4.7%。也有人报道,随着孕妇年龄的增长,在妊娠 20 周中止怀孕的胚胎畸形率为 3.08%,其中最多发的畸形为神经管畸形和心血管畸形。又有报告,自然流产中 60% 以上的畸形与染色体异常有关。我国围生期婴儿有出生缺陷者占 1.3%,畸形儿死亡率为 2.67%,唇裂与腭裂的发生率分别为 0.27% 及 1.8%。

先天性畸形较常见的缺陷为结构、功能、代谢、精神、行为、遗传的异常。国际常规监测的 12 种先天畸形为无脑儿、脊柱裂、脑积水、唇(腭)裂、食管闭锁及狭窄、直肠肛门闭锁、尿道下裂、上下肢短肢畸形、先天性髋关节脱位、马蹄内翻足、21-三体综合征。我国列入常规监测的 19 种畸形尚有先天性心血管病、内脏外露、畸形足、多指及并趾、血管瘤(>3cm)及色素痣(>3cm)、肥厚性幽门狭窄、膈疝。

(一)按胚胎发生的特点分类

1958～1983 年间 Willis 提出根据胚胎发生的特点分类,泛发畸形有以下类型:

(1)不发生型　如无肾、单侧肾、无眼。

(2)发生不全型　如婴儿型子宫、唇(腭)裂。

(3)过度发育型　多指畸形。

(4)骨骼异常发育型　短肢畸形。

(5)不退化或退化不全型　应退化消失的结构未能退化,如动脉导管未闭、肛门闭锁。

(6)不分离或不管化型　在发生过程中应该分离或应该生成的管腔未能生成,如并指(趾)、尿道下裂。

(7)不融合型　在发生过程中应该融合的结构未能融合者,如脊柱裂、腹壁裂。

(8)非典型分化者 如神经母细胞瘤、畸胎瘤。

(9)超敏或异位发生型 由于多基因并发或原基在异常部位出现,如多乳畸形、异位输尿管。

(二)按畸形的外形分类

Tuchmann Dúplessis(1975)提出的分类有:

(1)单纯畸形 最常见,指一个或几个组织、结构或器官的畸形,如无脑儿、唇裂、短肢畸形、多个器官同时发生异常。

(2)重复畸形 胎儿由于两个单卵双胎未能完全分离而形成。

(3)寄生怪胎 双胎中有一个胎儿发育快且发育完善,另一个胎儿发育慢且不完全,附着于大胎儿。

有报道,30%的酗酒孕妇分娩的婴儿有"酒精综合征",表现为发育迟缓、小头、小眼、眼距窄、短睑裂、关节畸形、心血管畸形、外生殖器畸形。表现不典型者更多,可达50%～90%。孕妇吸烟对胎儿的危害增加,孕妇每天吸烟超过30支,危险性超过90%,婴儿可发生畸形或引起死胎或流产。胎儿畸形发生的原因在于胎盘血管收缩、胎儿缺血、一氧化碳进入胎儿血液使胎儿缺氧,促使畸形形成。

孕妇营养缺乏可引起消化吸收障碍,使胎儿发育迟缓。早孕妇女应用性激素可使胎儿生殖系统发育紊乱;服用抗惊厥剂,可引起胎儿颜面畸形。有些习惯性流产的孕妇长期应用黄体酮保胎,可以引起胎儿生殖系统、心脏、脊柱畸形。

(三)按组织分化异常分类

(1)整个胚胎发育障碍 有严重的遗传缺陷,多数胎儿早期发生吸收、自然流产或死亡。胚胎有时不能成形,呈球形或不规则的组织块。

(2)胚胎局部畸形 局部发育紊乱,涉及一个或几个器官畸形,如有并指畸形。

(3)器官或器官局部畸形 某些器官不发育或发育紊乱或发育中有结构异常,如有室间隔缺损、腭裂等。

(4)组织分化不良性畸形 有组织分化紊乱,如有甲状腺滤泡分化不良、克汀病、肌间神经节细胞分化不良、先天性巨结肠蠕动不良、肠腔极度膨隆。

(5)发育滞留性畸形 形态、结构、位置、功能有异常状态,如有双角子宫、隐睾。

(6)吸收不全性畸形 吸收过程是胚胎形态发生中的调节机制,吸收不足或过度吸收均能引起畸形,如食管闭锁、蹼状指、直肠肛门闭锁。

(7)发育过度性畸形 由器官过度生长所致,如有多指畸形。此外,尚有超数或异位畸形、重复畸形或寄生畸形(单卵双胎未能分离而形成的畸形等)。

(四)国际常规监测的先天性畸形

先天性畸形或缺陷是器官、组织或结构的异常,造成功能缺损。人体的广泛畸形多有部位、形态的异常,受累范围各异,畸形特征复杂多样。国际常规监测的先天性畸形为:

1.无脑儿 脑大部分暴露在颅外,多见于流产胎儿。脑部由海绵状血管或坏死组织构成,脑组织有发育不良,占神经管缺陷的1/2。本病为较多见的严重畸形,常并发多种器官异常,偶有并发无脑和广泛脊柱裂。表现为头部外形奇特,多伴有羊水过多,头顶部低平。眼部突出、舌大、鼻宽、颈部粗短,有广泛的脑和颅骨缺损,以及肾上腺皮质缺如、肺发育不全等。

2. 脑积水　脑脊液增多,可并发脊柱裂和脑脊膜膨出,常由先天性中脑导水管狭窄或单一的脑导水管周围的神经胶质过度增生、室间孔或第四脑室孔发育异常所致,有脑脊液循环障碍,造成脑室扩张,颅内压增高,脑组织受压变薄,颅骨缝与囟门不闭合,脑与颅盖扩展,颅顶骨变薄穿孔。

3. 脊柱裂　脊柱背侧缺损,椎管敞开,可累及较多的椎骨。脊柱裂常侵犯脊髓与神经。

4. 食管闭锁及狭窄　由于食管隔产生时偏向后方或早期上皮细胞迅速增殖,管腔一度阻塞,阻塞后造成食管闭锁或食管近端一侧有盲管形成。闭锁多位于食管上中段连接处,阻塞羊水吞咽,导致羊膜腔羊水过多。

5. 直肠肛门闭锁　发病率高达 1：4000,病因多为肛膜未破或外胚层增厚产生高位闭锁。70％的病例伴有泌尿系畸形,联体儿常出现肛门闭锁。

6. 尿道下裂　发生率为1‰～3‰,多为尿生殖褶有愈合缺损。尿道下裂范围大,阴茎发育差,可伴有隐睾。有人认为是由于某些局部细胞缺损,缺乏 5α-还原酶或雄激素。有些患儿与遗传有关,但是缺乏何种染色体尚不清楚。

7. 短肢(上、下肢)畸形　四肢短小,指(趾)太短,通常呈显性遗传,常见体形短小,伴随常见的18-染色体三体与基因突变。短肢畸形常有趾骨相互融合,足部有显性或隐性遗传并趾,多发生在 3～4 趾与 2～3 趾之间。

8. 髋关节脱位　多因髋臼与股骨发育不良,髋关节松弛。15％为臀位分娩。有人认为这是遗传因素与环境因素共同作用的结果。

9. 马蹄内翻足　足底内翻,足内收,且有踝内屈。有些病例有明显的遗传因素,但也可能与宫内的异常位置有关。

10. 21-三体综合征　染色体型47＋21 三体型,嵌合型。表现为短头畸形,囟门大,颅骨闭合迟,颅骨发育差;额部扁平,外眦赘皮,晶状体混浊,宽眼距,眼球震颤,蹼颈、张口吐舌。有先天性心脏病、智力障碍,基因突变或有亲代传递。

### 五、联体双胎

两个孪生胎儿的某一部位联结在一起称为联体双胎,联结的部分和联结的程度可各有不同。联胎由单卵双胎的两个胚胎分离不完全引起。联胎的发生率为1/80000～1/50000,发生的机制还不清楚。在胚胎的早期分化中,一个胚盘中出现两个发育中心,即有两个原条。如两个原条头端分离则形成联体双胎;如两个原条头端没有分离则形成双头联胎;如原条臀部分离则成为双臀联胎。按照联胎的发育特点,可将联胎分为对称性联胎和非对称性联胎。

（一）对称性联胎

对称性联胎(symmetric conjoined twins)系指两个胎儿的结构、发育状态、联结部位及联结程度均相同(图 1-6-9)。联胎由单卵双胎的两个胚胎分离不全所致。我国闻良珍(1989)分析 60506 个新生儿中有 4 例联胎,发生率为 0.07‰,两个联胎的大小均对称。根据两个胎儿的体轴排列,胸部和臀部联胎系两个胎儿的体轴呈平行排列;颅顶相联和坐骨相联胎儿的体轴呈纵形排列,在一条直线上。在对称性的联胎中,胸腹联胎占联胎总数的 73％,臀部联胎占 19％,头部联胎占 2％。

对称性联胎按联胎部位的不同(两个胎儿发育状态和大小相同,结构对称)又分为:

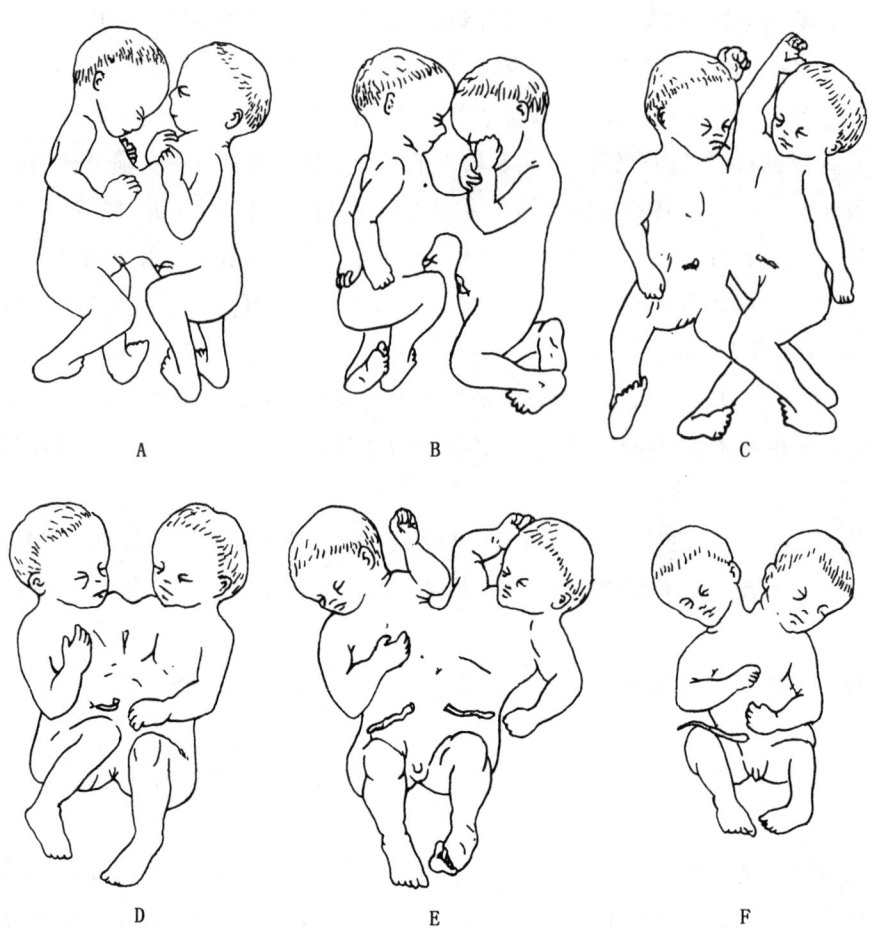

**图 1-6-9 胸腹联胎示意图**
A.腹联双胎  B.胸联双胎  C.胸腹侧联双胎  D~F.胸腹臀肢侧联双胎

1. 头部联胎  头部联胎表现为单头、双身、四臂和四腿。头部宽大、头部相联的范围和方位各有不同：①头面联结：两胎儿的脸面分别朝向左右，胎儿面对面相互联结。②头枕联结：胎儿枕部相互联结，颈部以下完全分离。③头侧联结：浅层组织相互融合，脑部很少融合，如胎儿的颅顶部相互联结，两个胎儿体轴在一条直线上，则形成对称性纵行联体双胎。

2. 胸腹联胎  根据不同的联结范围，可有胸、腹或胸腹部相互联结。轻者仅皮肤与骨骼相联，重者有胸腔器官或腹部器官如肝脏相互联结，胸腹的侧面或腹面相联，背联双胎少见。

3. 臀骶联胎  两胎儿的背部和骶部相联，四肢向两侧伸展、左右对称。有的仅为皮肤和软组织相联。严重者有骶尾骨、肛门或生殖器联结。有些患儿的生殖排泄器官相联共同使用，造成复杂的联胎畸形，手术很难保存全部脏器。

4. 头胸腹联胎  胎儿躯干广泛相联引起头颈和胸腹联结。颈部和胸部联结形成广泛联结畸形。两胎儿联结的范围和深度亦有不同。联体的外形、四肢、颜面均可异常，形态各异，可引起分娩困难。胸部、腹部及臀部均可分离或联结。

## (二)非对称性联胎

非对称性联胎(unsymmetric conjoined twins)系指相联胎儿的大小和发育不相称(图1-6-10)。其中一个胎儿发育正常;另一胎儿发育不全,附着于主要胎儿的某一部位,或仅有少数器官存在,可称为寄生胎。根据寄生胎附着于主要胎儿的部位不同,可分为以下几种:

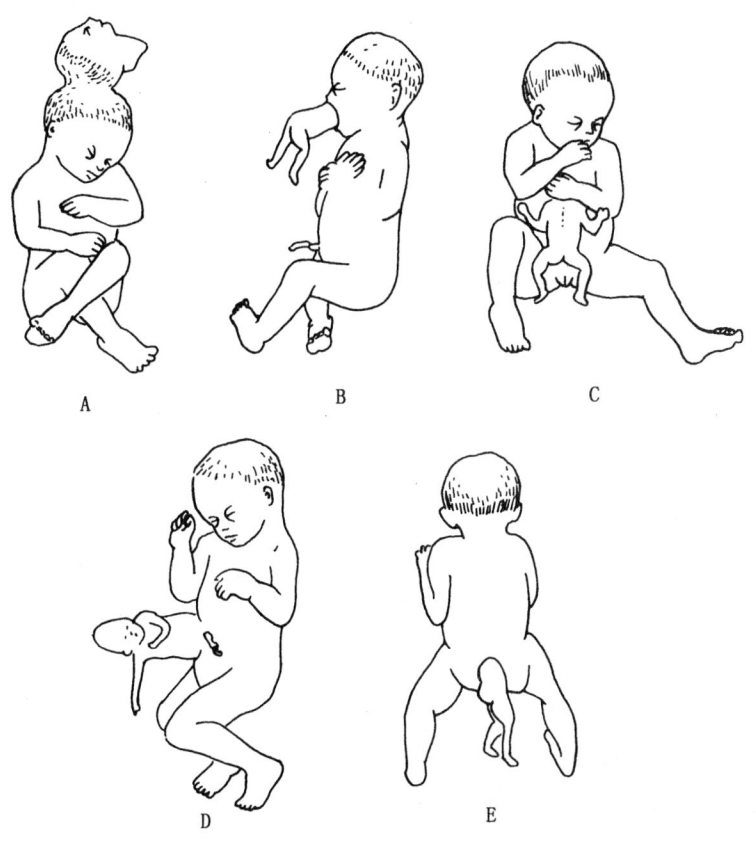

**图1-6-10 非对称性联胎示意图**
A.颅顶寄生胎　B.腭部寄生胎　C.胸部寄生胎　D.腹部寄生胎　E.臀部寄生胎

1. 头部寄生胎　罕见。寄生在主胎儿的头顶部、头侧部以及头的腹面。有时寄生胎儿寄生在颅底或硬腭部。有些寄生胎呈团块状,位于口腔或鼻腔,形似畸胎瘤。

2. 胸部寄生胎　位于主要胎儿的胸部,形似半身胎儿(上半身或下半身)。

3. 腹部寄生胎　位于主要胎儿的上腹部,寄生胎多属半身。

4. 臀部寄生胎　寄生在胎儿的臀部,较常见的是骶部寄生胎,形状不定易误诊为畸胎瘤。

5. 胎内胎　寄生胎一般位于体外。位于体腔内者称腹内寄生胎,可称包入性双胎,也称胎内胎。包入性双胎系单卵、双胎的特殊类型。在胚胎发育的第4～8天,胚胎中的细胞群分离成不对称的团块组织,较大者发育成胎儿。在继续发育中,两个胚体发育较接近,大胚盘向腹部包卷时,小胚体被卷入且发育迟缓。

体内寄生胎多见于主胎的腹、胸或颅腔。寄生胎的发育决定于胎儿的营养状况。发育不良时寄生胎的外形模糊不清,而脊柱发育较好。发育不良易误诊为畸胎瘤。四肢骨、肩胛骨与骨盆发育不良或未发育。体内寄生胎常为发育不全或发育迟缓的胎儿,外有囊壁包裹,囊内含有容量不等的羊水,囊液还会发生恶臭。畸胎瘤多为良性,内含神经组织、复层扁平上皮、脂肪、肌肉及呼吸道或消化道上皮。出生后数月可以发生恶变,多见于生殖腺、卵巢及骶骨部、后腹部等处。女性恶变较常见,男性畸胎瘤在骶尾部、睾丸等处较多见。

## 第七节 小儿实体肿瘤与血管瘤

### 一、实体肿瘤

(一)概述

1.性质与发病机制 小儿实体肿瘤具有发病早、常伴发其他先天性畸形及呈多发性发病等特点,提示其与成人肿瘤有显著不同,多与遗传性、先天因素和小儿的生长、发育、代谢密切相关。

小儿良性肿瘤较恶性肿瘤多见。其中常见的血管瘤、淋巴管瘤、脂肪瘤等均为一种或多种组织过度增生或结构紊乱而形成的错构瘤,具有肿瘤与畸形的双重特性。

小儿恶性肿瘤大多来源于胚胎残留组织和中胚层,由未成熟的细胞突变而成,故以胚胎性肿瘤和肉瘤为主。小儿恶性肿瘤的发病机制,多支持 Kundson 的两次体细胞突变学说:第一次突变发生于生殖细胞形成的个体中,所有细胞都携带有突变基因。在某些因素作用下,于胚胎或出生后发生第二次突变,即发生单个或多发肿瘤。近年来,随着细胞生物学、分子生物学及流式细胞仪、单克隆抗体等新技术的迅速发展,已观察到小儿恶性肿瘤常有相对固定位点的染色体异常,主要表现为染色体的缺失、重复、易位、倒位、极端重排列、单体断裂。应用分子生物学技术检测染色体,表现为杂合子缺失(LOH)、均匀染色区(HSR)、双微体(DM)等畸变。细胞生物学和分子生物学技术还证实小儿肿瘤与癌基因、抑癌基因的调控失衡有关。某些癌基因的点突变、DNA 重排、基因放大、转录或反式调控异常和抑癌基因的失活、缺失,常容易导致细胞分裂增加、未分化的终极细胞增多而发生胚胎性恶性肿瘤。迄今,已应用 DNA 转染技术分离并定位多种肿瘤基因。分子克隆激活致癌基因或抑癌基因,使与小儿恶性肿瘤相关的肿瘤基因日益明确(表 1-7-1),研究日益深入,并已有应用基因转导、修饰等手段进行小儿恶性肿瘤基因治疗的体外实验研究。

表 1-7-1 小儿恶性肿瘤的染色体变化位点和相关基因

| 肿瘤名称 | 常见染色体变化位点 | 相关基因 |
| --- | --- | --- |
| 神经母细胞瘤 | 1p36;1p32 | MYCN、MYC、MYB、NEU、NRAS |
| 肾母细胞瘤 | 11p13;11p15 | WT1、MYB、MYCN |
| 横纹肌肉瘤 | 11p15 | p53、FOS、KRAS、REL |
| 视网膜母细胞瘤 | 13q14 | RB、SRC |
| 生殖细胞瘤 | 12p | HST、MICN |
| 成骨肉瘤 | 13q14 | MET、SLS、SRC |

2.病理特点 小儿恶性肿瘤好发于造血系统、中枢和交感神经系统、软组织、骨及肾脏,以胚胎性肿瘤和肉瘤为主,如肾母细胞瘤、神经母细胞瘤、视网膜母细胞瘤、恶性淋巴瘤、恶性畸胎瘤、横纹肌肉瘤。其病理特

点为器官组织与胚胎组织相似,细胞分化差。而成人较为常见的由成熟的上皮细胞转变而成的乳腺癌、胃癌、胰腺癌、直肠癌等在小儿虽然也可发生,但极为少见。上海医科大学(现为复旦大学医学院)儿科医院统计了919例恶性实体肿瘤,其中胚胎性恶性肿瘤最多,共有549例,占59.7%;肉瘤288例,占31.1%;上皮性癌肿仅82例,占8.9%。

20世纪80年代以来,Favara提出的"恶性肿瘤组织病理亚分类(histologic subclassification)"的概念,为小儿恶性肿瘤的治疗和预后提供了新的病理组织依据。按照组织病理亚型的新概念,在病理学分类的基础上,绝大部分的小儿恶性肿瘤均可根据其肿瘤细胞间变程度、细胞异型性或核分裂象的多少、基质和间质分布情况,分为组织结构良好型(favorable histology,FH)或组织结构不良型(unfavorable histology,UH)(表1-7-2)。

表1-7-2 小儿常见恶性肿瘤的组织亚型

| 肿瘤名称 | FH 型 | UH 型 |
| --- | --- | --- |
| 神经母细胞瘤 | 基质丰富、分化好、混合型、无结节 | 基质少、分化差、有结节 |
| 肾母细胞瘤 | 无间变型 | 间变型 |
| 横纹肌肉瘤 | 无间变的胚胎型;多型;成熟细胞型 | 间变的胚胎型;腺泡型;单一细胞型 |
| 成骨肉瘤 | 骨内分化良好型;骨膜外型 | 髓内毛细血管扩张型;骨间型 |

不同组织亚型恶性肿瘤的生物特性、转移和侵袭力均有很大差别。上海医科大学儿科医院86例肾母细胞瘤的组织亚型与预后回顾分析提示,FH型3年存活率为78.8%,明显高于UH型(33%);横纹肌肉瘤FH组3年存活率为93.3%,5年存活率为73.7%,而UH组3年存活率37.5%,5年存活率仅12.5%。诸多小儿恶性肿瘤的组织亚型与临床分期、治疗措施的相关分析提示,Ⅰ期病例预后均好,Ⅱ期以上UH型病例预后较FH型差,必须加强化疗、放疗才有望取得理想疗效。但FH型Ⅱ期,甚至是Ⅲ期病例,不必接受过多的化疗或放疗就预后良好,并可避免组织器官损害和不良反应。近年,肾母细胞瘤NWTS-4、横纹肌肉瘤IRS-4等国际协作组,均按不同组织亚型、结合临床分期制订治疗方案,这对提高处于生长发育过程中的儿童肿瘤患者的生活质量具有深远意义。

应用先进实验手段观察不同组织亚型的生物学特征:超微结构显示UH型肿瘤的线粒体畸形明显,排列更为杂乱,溶酶体显著增多;流式细胞仪及图像分析技术提示,UH型肿瘤的异倍体、四倍体的出现频率显著高于FH型,S或M时相细胞比例亦较FH型增多;S-100蛋白、神经元特异烯醇化酶(NSE)免疫组化和N-myc基因扩增提示,UH型神经母细胞瘤的表达较FH型增强。这些都表示不同组织亚型的生物学特性、临床特点和预后转归的区别,取决于肿瘤细胞增殖、分化等内在因素,与传统的临床分期有着概念上的不同。

3. 发病概况　小儿恶性肿瘤的发病率逐渐上升,随着感染性疾病的病死率下降和先天性畸形的治愈率上升,小儿肿瘤已成为儿童的主要病死原因。在美国,儿童实体肿瘤发生率为0.97%～1.24%,其中57.9%为恶性肿瘤,并已成为仅次于外伤的儿童死亡原因的第二位。上海医科大学儿科医院38年(1959～1996)间的住院资料显示,13岁以下的恶性实体肿瘤919例(表1-7-3),占同期实体肿瘤的56.7%。病例数递增趋势明显,男性多于女性,男女之比为1.6:1,其中胚胎癌、肝细胞癌、胃肠道腺癌有明显的性别倾向,多见于男性。年龄分布呈递降曲线,426例(46.4%)在3岁内发病,其中肾母细胞瘤、神经母细胞瘤、胚胎癌、肝母细胞瘤、恶性畸胎瘤等胚胎性恶性肿瘤的发病高峰多在1～3岁,以后随年龄增长而逐步递减;而骨肉瘤、甲状腺癌和消化道腺癌的发病高峰多在学龄期儿童,尤其以青春前期多见。病理分类以肾母细胞瘤、神经母细胞瘤、恶性淋巴瘤、横纹肌肉瘤和胚胎癌分居前五位,共552例,占本组病例的60.1%。肿瘤发病概况与国内其他报道相似,而国外报道中占发病前五位的常为恶性淋巴瘤、神经母细胞瘤、肾母细胞瘤、骨组织肉瘤和横纹肌肉瘤,这可能与地区、种族和统计范围差异有关。

表 1-7-3　919例小儿恶性实体肿瘤的病理类型、性别与年龄分布

| 病理类型 | 性别 | | 年龄(岁) | | | | 总数 | 百分比(%) |
|---|---|---|---|---|---|---|---|---|
| | 男 | 女 | 0~3 | 4~6 | 7~9 | 10~13 | | |
| 肾母细胞瘤 | 114 | 78 | 121 | 45 | 20 | 6 | 192 | 20.9 |
| 神经母细胞瘤 | 91 | 58 | 65 | 51 | 25 | 8 | 149 | 16.2 |
| 恶性淋巴瘤 | 74 | 38 | 37 | 31 | 26 | 18 | 112 | 12.2 |
| 横纹肌肉瘤 | 57 | 42 | 41 | 33 | 13 | 12 | 99 | 10.8 |
| 胚胎癌 | 63 | 12 | 54 | 14 | 5 | 2 | 75 | 8.2 |
| 肝母细胞瘤 | 24 | 18 | 28 | 4 | 9 | 1 | 42 | 4.6 |
| 肝细胞癌 | 16 | 4 | 6 | 2 | 5 | 7 | 20 | 2.2 |
| 软组织肉瘤 | 38 | 17 | 18 | 11 | 10 | 16 | 55 | 6.0 |
| 骨组织肉瘤 | 29 | 25 | 6 | 7 | 14 | 27 | 54 | 5.9 |
| 恶性畸胎瘤 | 20 | 24 | 30 | 8 | 4 | 2 | 44 | 4.8 |
| 甲状腺癌 | 6 | 12 | 4 | 2 | 5 | 7 | 18 | 1.9 |
| 胃肠道腺癌 | 9 | | | | 2 | 7 | 9 | 0.9 |
| 其他 | 24 | 26 | 16 | 9 | 9 | 16 | 50 | 5.4 |
| 总计 | 565 | 354 | 426 | 217 | 147 | 129 | 919 | 100.0 |

4. 临床特点　小儿实体肿瘤发病年龄较早,淋巴管瘤、血管瘤、骶尾部畸胎瘤等多在出生时即被发现。恶性肿瘤亦多发生在5岁以内,其中如肾母细胞瘤、神经母细胞瘤、肝母细胞瘤等多与胚胎发育异常有关,并常可合并其他先天性畸形。如肾母细胞瘤合并单侧肢体肥大、尿道下裂,骶尾部畸胎瘤合并腭裂、脊柱畸形等。

小儿恶性实体肿瘤具有生长快、转移早的临床特点。大多数患儿因短期内迅速增大的无痛性肿块、呛咳、呼吸困难、排尿和排便困难等慢性压迫和腔道梗阻症状而被注意,甚至发生卵巢或小肠肿瘤扭转坏死、骨肿瘤破坏骨质发生病理性骨折或远处转移灶明显才被发现。这既有小儿肿瘤患儿前期症状不明显,贫血、消瘦等恶病质表现较晚的客观原因,更有因儿童肿瘤罕见,家长和非专科医师容易忽视的主观因素。

许多恶性肿瘤均在早期即侵袭邻近组织和有区域淋巴结转移,或经血行转移至肺、肝、骨骼或脑。畸胎瘤等常有15%~30%的恶变率。但也有部分肿瘤有自然消退的趋势,如神经母细胞瘤常有2%~5%的病例可自然逆转、再分化而转变为良性的神经节细胞瘤。小儿恶性肿瘤的复发多在术后和停止化疗后3~9个月内发生。如能运用综合治疗后3年内无肿瘤复发,则有希望治愈。

5. 肿瘤标记物　肿瘤标记物(tumor marker)是指肿瘤组织产生的可以反映肿瘤自身存在的化学物质。儿童肿瘤患者由于肿瘤重量和体重之比往往大于成人,其肿瘤标记物的检测往往较成人更为敏感,更具有临床意义。

理想的肿瘤标记物,应该是该肿瘤组织所特有而不存在于其他肿瘤或正常组织中,但临床上大多数肿瘤

标记物是指肿瘤组织与相应的正常组织相比增高特别明显而有显著意义的化学成分。同一肿瘤可含有多种肿瘤标记物,而某一组织的标记物对另一肿瘤来说不一定是标记物,某一组织的正常产物对另一组织来源的肿瘤却成为较好的肿瘤标记物。那种相对具有特异性的肿瘤标记物对早期诊断和鉴别诊断常具有临床意义。

小儿恶性肿瘤常见的特异性标记物有:

(1)儿茶酚胺代谢产物 在神经母细胞瘤、神经节母细胞瘤等交感神经类恶性肿瘤中,可有儿茶酚胺增高,检查患儿尿内儿茶酚胺的最终产物香草扁桃酸(VMA)、高香草酸(HVA)和3-甲氧基-4-羟基苯乙二醇(MHPG)的含量,往往有明显增高。近年应用高效液相色谱仪测定患者血清中的上述儿茶酚胺代谢产物,快速、敏感、可靠,对神经母细胞瘤的诊断价值较高。

(2)神经元特异烯醇化酶(NSE)和S-100蛋白 NSE又称14-3-2蛋白,是神经元胞浆内的一种酶蛋白,能加强糖酵解的过程。NSE抗体血清对标记胚胎期的神经元,尤其是小儿常见的神经母细胞瘤有一定价值,但在神经系统的其他良性肿瘤,如神经节细胞瘤、神经鞘瘤、星形细胞瘤中也可有表达。S-100蛋白具有多种蛋白质的抗原特性。其检测虽对区别神经性肿瘤和非神经性肿瘤有一定价值,但缺乏特异性。

(3)甲胎蛋白(AFP) AFP在胎儿早期产生,至妊娠8~12周时达高峰,出生后迅速下降。正常婴儿在出生后1个月血清中仅有微量甲胎蛋白。但患肝母细胞瘤、恶性畸胎瘤、胚胎癌、内胚窦瘤的患儿,甲胎蛋白含量常升高。近年利用各种肿瘤血清AFP糖链结构的不同及各种凝集素和电泳予以区别。如肝母细胞瘤在L3和P3区带明显增高,还可出现D3区带;而恶性畸胎瘤、内胚窦瘤、类卵黄囊肿瘤以出现在C1、L2、L3、P4和P5区带为主。

(4)人体绒毛膜促性腺激素(HCG) 在某些性功能性肿瘤,如卵巢颗粒细胞瘤、含有滋养叶组织的畸胎瘤,其尿和血清中的HCG常可增高,并伴有性早熟的症状出现。

除此之外,某些非特异性的肿瘤标记物,如乳酸脱氢酶(LDH)、酸性铁蛋白(Fe)、碱性磷酸酶(ALP)等,对小儿肿瘤诊断亦有相当意义。随着免疫、生化、分子生物学等技术的发展,肿瘤标记物的发现和诊断价值将进一步提高。而连续监测肿瘤标记物,对预后评价、肿瘤复发和转移的早期发现具有积极作用。目前常用的临床疗效监测标记物有HVA、VMA、LDH、Fe、AFP等(表1-7-4)。当发现监测标记物有异常升高时,应高度警惕,进一步作系统检查,明确复发或转移灶而给予及早积极治疗。

表1-7-4 小儿常见的肿瘤标记物监测

| 肿瘤名称 | LDH | Fe | VMA | HVA | NSE | AFP | HCG |
| --- | --- | --- | --- | --- | --- | --- | --- |
| 神经母细胞瘤 | + | + | + | + | + | | |
| 肾母细胞瘤 | + | + | | | | | |
| 肝母细胞瘤 | + | + | | | | + | |
| 横纹肌肉瘤 | + | + | | | | | |
| 卵黄囊瘤 | + | + | | | | + | + |

6.治疗原则 世界卫生组织(WHO)对于恶性肿瘤的防治曾提出"3个1/3"的概念,即1/3可以通过预防而避免发生,1/3可以通过早期诊断、治疗而获得满意疗效,还有1/3晚期病例仍可通过积极治疗而延长存活时间。对于小儿恶性肿瘤,随着基因诊断和基因治疗研究的深入,胚胎期预防和基因治疗已进入实验研究阶段,早期诊断和治疗已得到普遍关注,婴幼儿定期健康检查,恶性肿瘤特异性标记物群体普查,已为儿童恶性肿瘤的早期发现和及时治疗创造了良好机会。而小年龄,尤其是乳儿期的恶性肿瘤较婴儿期的预后明显

良好。

目前恶性肿瘤的综合治疗,除了外科手术、化学药物、放射治疗外,还有免疫疗法、介入治疗、导向治疗等,治疗手段不断更新。随着对小儿肿瘤病理机制的认识提高和微小病灶概念的认识,对小儿肿瘤的处理原则亦有很大变迁。目前治疗的目的不仅满足于提高存活率和延长生存时间,而是要求提高肿瘤患儿的生活质量。也就是说,治疗原则已由过去单纯的"安全根治"变为"肿瘤根治、功能维持、心理健康"的三者有机结合。

为了提高小儿恶性实体肿瘤的治愈率,有必要对各种疗法综合设计,合理选用。一般原则是:①病变局限者仍以手术切除为主。但病变已超过局部范围则不必为强求肿瘤细胞0级杀灭而无限扩大手术范围,可通过有效化疗控制肿瘤细胞扩散。②肿瘤巨大或已有转移者,可应用术前化疗或二次手术前的全身化疗,使肿瘤缩小或局限,以局限根治手术而达到保存肢体或器官、维持生理功能的效果。化疗中各方案交替或滚动应用,在预防肿瘤耐药性和提高化疗疗效的同时,可预防单一化疗药物的累积毒副作用。制订治疗方案时要充分考虑到儿童肿瘤患者处于生长发育阶段,必须考虑化疗对其正常生长和发育的影响。放射治疗造成儿童肿瘤患者的骨骼畸形、性功能损害、放射性肺功能损伤和智力损害等,已使其在儿童肿瘤的治疗中受到严格限制。长期大剂量的化疗对儿童肾功能、心功能、内分泌诸方面的影响也已日益受到关注和警觉。在争取长期生存的前提下,避免器官、肢体的切除或致残,减少不必要和过度的治疗,将肿瘤化疗中的不良反应和后遗症控制在尽可能小的范围内,提高患儿的生活质量,已成为小儿肿瘤治疗的宗旨和要求。

近年,儿童肿瘤存活者的健康评估已日益引起重视,其内容不仅包括肿瘤治疗给患儿带来的生长滞后、性功能受损、放射或药物性心肺功能损害和智力损害等生理健康状况,还包括这类儿童的自身感觉、心理效应,以及对复发的担忧、重新返回社会的困难和学业的忧虑等心理健康状况。资料表明:肿瘤患儿多有社会孤立感和不能返回同龄儿童社会的忧虑。除了部分是由于手术、化疗造成生长滞后、身体形象破坏的原因外,更多是由于长期治疗造成的学业荒废或耽搁、运动减少,对自己健康的担忧等心理、社会问题。因此,小儿肿瘤医师必须要在选择治疗方法时考虑远期生理健康,同时应在治疗中注意患儿的心理、教育问题,减少远期心理危害。

7. 预后　小儿恶性肿瘤的预后与诸多因素密切相关,不同的发病年龄、病理类型、病变部位、临床分期、治疗方法等,均可对预后产生很大影响。上海医科大学儿科医院919例恶性肿瘤中416例的随访结果显示:2年总存活率为48.3%,5年总存活率为32.9%。其中肾母细胞瘤的预后最好,2年和5年存活率分别达91.6%、66.3%,横纹肌肉瘤分别为69%和31%,而肝脏恶性肿瘤和恶性畸胎瘤的预后较差(表1-7-5)。20世纪不同年代存活率的比较(图1-7-1)显示,随着肿瘤观念的更新和诊治技术的改进,小儿恶性肿瘤的生存率逐步提高。尤其是近10年来,随着术前化疗、多次根治术的应用和综合治疗方案的不断完善,2年生存率明显提高,从20世纪80年代的52.6%提高到81.6%,其中神经母细胞瘤的2年生存率从25%提高到58.8%,肝脏恶性肿瘤的2年存活率从7.7%上升到50%,但5年以上的长期存活率,尤其是Ⅲ、Ⅳ期以上晚期恶性肿瘤的长期生存,尽管有所提高,尚需不断努力。

表1-7-5　416例小儿恶性实体瘤的随访结果

| 病理类型 | 随访例数 | 存活率(%) | |
| --- | --- | --- | --- |
| | | 2年 | 5年 |
| 肾母细胞瘤 | 83 | 91.6 | 66.3 |
| 甲状腺癌 | 11 | 72.7 | 54.5 |

续表

| 病理类型 | 随访例数 | 存活率(%) | |
|---|---|---|---|
| | | 2年 | 5年 |
| 胚胎癌 | 33 | 42.4 | 36.4 |
| 恶性淋巴瘤 | 41 | 41.5 | 31.7 |
| 横纹肌肉瘤 | 29 | 69.0 | 31.0 |
| 神经母细胞瘤 | 97 | 30.9 | 23.7 |
| 胃肠道腺癌 | 5 | 40.0 | 20.0 |
| 骨组织肉瘤 | 42 | 26.2 | 19.0 |
| 恶性畸胎瘤 | 33 | 30.3 | 12.1 |
| 肝癌和肝母细胞瘤 | 30 | 16.7 | 10.0 |
| 其他 | 12 | 66.7 | 25.0 |
| 总计 | 416 | 48.3 | 32.9 |

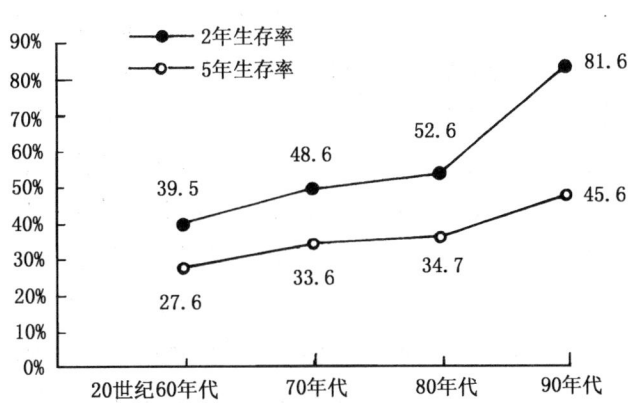

图1-7-1 小儿恶性肿瘤各时期生存率的变迁

(二)肾母细胞瘤

1.病因和发病概况 肾母细胞瘤由中肾胚基及后肾胚基类似肾母细胞的成分发展而成。有12%～15%的肾母细胞瘤并发先天性畸形,如先天性虹膜缺如、先天性单侧肢体肥大、WAGR综合征(肾母细胞瘤-虹膜缺如-泌尿生殖系畸形-智力发育迟滞)、Beckwith-Wiedemann综合征、神经纤维瘤病、马蹄肾、隐睾等,有2%有明显的家族遗传性。20世纪70年代后期,已有肾母细胞瘤患儿染色体11p13缺失的报道,提示存在一个可能导致肾母细胞瘤发生的抑癌基因,经基因定位和克隆分离,确定该基因位于11号染色体短臂13号带,并被命名为WT1基因。以后的研究表明,WT1氨基酸顺序与胚胎早期反应蛋白(ECR)广泛同源,因而抑制胚胎早期反应蛋白可对细胞起增殖的作用而使细胞分化成熟。当该基因丢失或突变,后肾输尿管芽上方聚集的间质细胞由于缺乏WT1蛋白的诱导而只能向间质细胞分化,导致细胞增殖失控和分化异常。近年,在肾母细胞瘤染色体11p15附近,发现有另一个与肾母细胞瘤发生密切相关的抑癌基因,被称为WT2,由于其与Beckwith-Wiedemann综合征基因位点相同,因而可以解释该综合征患儿的肾母细胞瘤易发倾向现象。另外,肾母细胞瘤基因表达与胚胎细胞的分化、肿瘤的病理组织分型密切相关。间质细胞优势型的肾母细胞瘤病变常为叶内型后肾残余,与11p13异常和WT1的异常表达有关,因为WT1是一个诱导上皮细胞分化并促使其成熟,从而潜在地抑制癌变的基因,该基因的缺失、突变或失活,可引起细胞的异常分化,导致间质细胞优势型肾母细胞瘤;而上皮细胞或母细胞优势型肾母细胞瘤病变常为叶旁型后肾残余,多与11p15、16q等染色体异常,即与WT2的异常表达有关。近年关于肾母细胞瘤基因治疗的实验研究已有开展,如将一些细胞因子导入肿瘤细胞,改变其致瘤性,通过肿瘤免疫机制达到杀伤肿瘤细胞的作用;也有人用转录正常的WT1抑癌基因抑制肾母细胞瘤生长。相信基因治疗的研究进展将会为肾母细胞瘤治疗开创新的前景。

肾母细胞瘤为小儿常见的恶性实体肿瘤之一。国外文献报道发病率仅次于神经母细胞瘤,国内报道发病情况常多于神经母细胞瘤,为发病率第一位。肾母细胞瘤主要发生在5岁之内的婴幼儿,左右两侧的发病数相近,4%~8%为双侧肾母细胞瘤,可同时或相继发生,偶有肾外型母细胞瘤发生。上海医科大学儿科医院919例小儿恶性实体肿瘤中,肾母细胞瘤192例(20.9%),占第一位。其中男性114例,女性78例,发病年龄于3岁以下121例(63%),4~6岁45例(23.4%),6岁以上仅26例;左侧86例,右侧101例,双侧4例,肾外型1例。

2.病理、组织亚型和临床分期　肾母细胞瘤可发生于肾的任何部位,瘤体大小不一,有薄而脆的假包膜,肿瘤剖面呈均匀鱼肉状,灰白色,可有坏死、出血、囊性变。肿瘤破坏或压迫肾组织,使肾盂肾盏变形,亦可直接穿破被膜侵入输尿管、膀胱及邻近器官。肿瘤常经淋巴转移至肾门及主动脉旁淋巴结,也可形成瘤栓沿肾静脉延伸入下腔静脉。血行转移以肺转移最常见,其次为肝、骨或全身其他部位。

肾母细胞瘤主要由胚基、上皮、间叶3个基本成分混合构成:①胚基成分:巢状分布的圆形或多边形幼稚细胞,核仁不明显,核染色质深染并常见分裂象。电镜下可见细胞呈铺砌状排列或聚积成原始微管结构,细胞严重发育不良。②上皮成分:细胞排列成原始肾小管形态,分化好的具有基底膜及管腔,瘤细胞有不同程度的异形性,偶见肾小球样结构。电镜下可见不规则的小管结构,细胞核大,胞浆少,可见核糖体、线粒体、粗面内质网、高尔基复合体和溶酶体。③间叶成分:主要由梭形未分化细胞组成,细胞核大、浓染,亦可见分化较好的平滑肌或脂肪细胞,电镜下可见细胞呈现原始低分化状态,高核浆比例,细胞器缺乏,细胞间隙增宽。

NWTS-1(1976)以肾母细胞瘤胚基、上皮、间叶3种基本组织成分进行组织分型:肿瘤细胞中胚基成分占60%以上为胚基型(母细胞优势型,BP);上皮成分占65%以上为上皮优势型(EP);间叶成分占65%以上为间叶优势型(SP),各肿瘤成分均未达到65%则定为混合型(M)。NWTS-2(1981)根据组织分型与预后关系将肾母细胞瘤分为2个组织类型:①组织结构良好型(FH):即无间变的肾母细胞瘤。②组织结构不良型(UH):肿瘤细胞具有间变表现,即肿瘤细胞核较邻近同类细胞核增大3倍,核染色加深,有多极核分裂象,或母细胞的幼稚细胞组成定性团块(图1-7-2)。近年已认为透明细胞肉瘤(clear cell sarcoma of kidney,CCSK)和恶性横纹样瘤(malignant rhabdoid tumor of kidney,MRTK)并非来源于后肾胚基,而应从肾母细胞瘤的范畴中区分出来;另外,弥漫性肾母细胞瘤病(nephroblastoma tosis)和先天性中胚层肾瘤(congenital mesoblastic nephroma),由于其生物特性和临床转归都与肾母细胞瘤有很大区别,前者被认为只是肾母细胞瘤的前期病变,后者是多发于新生儿或小婴儿的良性肿瘤,应不属于肾母细胞瘤的范畴。

NWTS-3根据大量病例分析提出的临床病理分期方法(表1-7-6),已对被膜浸润、静脉瘤栓形成、肾囊破溃等局部播散,从Ⅲ期改为Ⅱ期,而认为淋巴结转移对预后影响甚大,从Ⅱ期改为Ⅲ期。如此分期更符合肾母细胞瘤的预后规律,对制订合理有效的治疗方案更有指导意义。

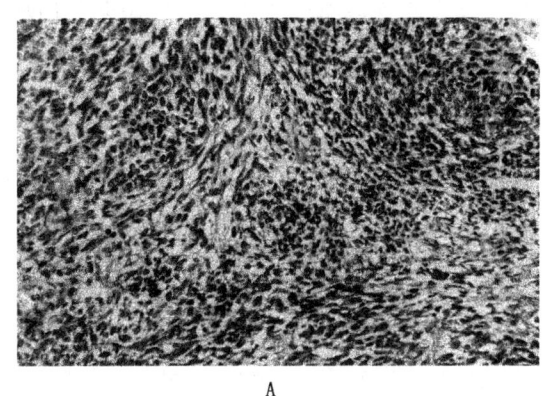 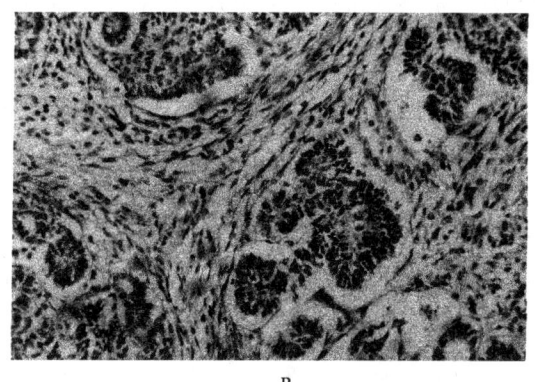

图 1-7-2 肾母细胞瘤组织亚型的病理形态
A. 预后不良型　B. 预后良好型

表 1-7-6　肾母细胞瘤临床病理分期

| 分期 | 依据 |
|---|---|
| Ⅰ期 | 肿瘤局限于肾内,完整切除;肾包膜完整,术前或术中未破溃;切缘无肿瘤残存 |
| Ⅱ期 | 肿瘤已扩散到肾外但完整切除,如:肿瘤已穿透肾包膜,肾外血管内有瘤栓,活检或术中有肿瘤破溃,切缘无肿瘤残存 |
| Ⅲ期 | 腹部有非血源性肿瘤残存;肾门、主动脉旁淋巴结转移;弥漫性腹腔播散,腹膜种植;镜检或肉眼肿瘤残存;浸润周围组织而未能完全切除 |
| Ⅳ期 | 血源性肿瘤转移,如肺、肝、骨、脑转移 |
| Ⅴ期 | 双侧肿瘤,每侧按上述标准分期 |

肾母细胞瘤的组织亚型和临床分期对其预后影响很大。上述192例肾母细胞瘤中126例获随访,组织亚型为FH型90例,UH型34例。随访结果FH型5年生存率为61.1%,而UH型仅9例生存(26.5%),见表1-7-7。各临床分期的组织亚型与生存率关系比较,提示各临床分期中FH型的生存率均较UH型高,尤以Ⅱ、Ⅲ期病例的5年生存率差异更明显。一般以为,根据不同的临床分期制订有效合理的治疗方案,对保证长期生存,减少过多或不必要治疗的不良反应和提高患儿的生存质量具有积极意义。

表 1-7-7　124例肾母细胞瘤的分期分型与生存率关系比较

| 临床分期 | 病例数 | | 2年生存率 | | 5年生存率 | |
|---|---|---|---|---|---|---|
| | FH型 | UH型 | FH型 | UH型 | FH型 | UH型 |
| Ⅰ期 | 20 | 5 | 100 | 100 | 95.0 | 80.0 |
| Ⅱ期 | 43 | 13 | 72.1 | 61.5 | 67.4 | 23.1 |
| Ⅲ期 | 22 | 13 | 40.9 | 30.8 | 31.8 | 15 |
| Ⅳ期 | 5 | 3 | 20 | 0 | 0 | 0 |

3. 临床表现　无症状的上腹部肿块为肾母细胞瘤最常见的早期表现,常在婴儿更衣或洗澡时被偶然发现。肿块多位于季肋部,向外鼓出,表面光滑,呈球状,实性,无压痛。肿瘤增长较大时,可出现腹痛、血尿、低热、高血压、贫血等症状。因肿瘤局部浸润对周围脏器的压迫、牵拉和肿瘤本身的出血、坏死等而出现腹痛,少

数因肿瘤自发溃破而出现急腹症甚至伴有休克。因肿瘤浸润肾盂或肾盏而有20%左右的患儿可出现血尿,多为无痛性血尿,少数因血尿严重有血凝块而伴有尿频、尿急症状。部分患儿因肾血管受压缺血,肾素分泌增加和肿瘤细胞本身分泌肾素过急而出现高血压。晚期病例可出贫血、消瘦等恶病质。亦有因肿瘤压迫,膈肌抬高而出现肠梗阻、呼吸困难等症状。临床上首诊时肿瘤已巨大并有转移的为数也不少。上海医科大学儿科医院统计192例肾母细胞瘤的临床资料,68例(35.4%)手术证实已有转移,其中淋巴结转移的47例,肺转移11例,腹腔种植静脉瘤栓9例,肝转移1例。

B超和分泌性尿路造影为肾母细胞瘤首选的检查方法,其中B超对了解肿瘤的部位、性质、大小,有无淋巴结转移有较大价值。CT对决定肿瘤累及范围、有无瘤栓形成等有较大帮助。而静脉尿路造影常可显示肾盂肾盏受压、伸长、移位、变形,甚至不显影。胸部X线平片、骨平片或骨扫描及肝脏B超等对转移好发部位的检查应常规进行。肾母细胞瘤的诊断内容还应包括对侧肾的形态和功能检查、转移情况的了解和手术切除肿瘤可能性的判断。

4. 治疗

(1) 治疗方案　外科手术配合化疗和放疗仍是肾母细胞瘤综合治疗的主要内容。根据不同临床分期、病理分型制订有效、合理的治疗方案,减少过分或不必要治疗的不良反应,达到长期生存和优良的生活质量,还值得不断研究探讨。

1) 组织结构良好型：Ⅰ期：瘤肾切除；术后化疗〔长春新碱(VCR)+放线菌素D(ACTD)〕10周或6个月。Ⅱ期：手术,术后化疗〔VCR+ACTD+阿霉素(ADM)〕15个月,近年已主张不再加用放疗。Ⅲ期：瘤肾切除+术后化疗(VCR+ACTD+ADM)65周,并辅以放疗10~20Gy。对肿瘤巨大、超越中线或下腔静脉内已有瘤栓,估计手术完整切除困难者,可予术前化疗(VCR+ACTD)6~12周,肿瘤缩小后手术；术前化疗效果不显著者可加用术前放疗。Ⅳ期：三药或四药化疗,原发瘤灶及转移灶控制后争取原发瘤灶及残余转移灶的手术切除,术后多药化疗〔长春新碱、阿霉素、放线菌素D、顺铂(DDP)、依托泊苷(VP-16)等〕65周,辅以放疗20~30Gy。

2) 组织结构不良型：Ⅰ期：治疗同FH型Ⅰ期。Ⅱ～Ⅲ期：瘤肾切除,三药或四药化疗65周,常可根据药敏加用顺铂、依托泊苷等二线化疗药物,放疗剂量可按年龄增至12~40Gy,必要时可应用强化疗+自体骨髓或外周干细胞移植。

(2) 手术治疗　瘤肾切除是治疗肾母细胞瘤的主要手段。因肿瘤往往很大并与下腔静脉关系密切,常有大出血的危险,术前应备有中心静脉插管、桡动脉插管,并置导尿管,以便进行中心静脉压监测、血气分析、桡动脉血压监测和尿量监测。

手术必须有足够大的切口,以保证充分暴露肿瘤、肾静脉,目前常以腹横切口进路,从第12肋骨的腋前线到达对侧缘。肿瘤特别巨大时,要加作胸部延长切口。手术要求仔细探查肝脏、淋巴结和对侧肾脏,怀疑已有转移或双侧病变者应先做病理活检。切除瘤肾时,如技术可行,应早期阻断动脉,使瘤体缩小和减少脆性,便于操作。但当肿瘤巨大时,先显露肾门血管有困难时,应待四周游离后从侧面到达肾门。若有瘤栓延伸至下腔静脉,应切开静脉去除瘤栓。

术前应用化疗使巨大肿瘤缩小后易于手术,但在术前化疗后,瘤体与周围组织往往有化疗反应、粘连,并且因化疗破坏组织结构,不能正确分期,难免有误诊可能,因此有切除可能者应争取一期瘤肾切除。

(3) 转移、复发和双侧病例的治疗策略　肾母细胞瘤已有远处转移者,均应先予术前化疗或放疗,使原发肿瘤明显缩小和转移灶得到满意控制后,再予根治性手术和进一步综合治疗。近年主张在术前化疗或放疗前应用细针穿刺或小切口活检明确病理和组织亚型,以避免误诊,并可针对不同组织亚型制订合适的治疗方案。对 FH 型 IV 期病例,只需应用 VCR+ACTD 化疗 6～12 周,即予原发肿瘤切除;而对孤立性肺转移化疗后仍未完全消失的病灶,可行肺部病灶楔状切除、肺段切除或肺叶切除术;肝转移呈单叶和孤立病灶者,可行肝部分或肝叶切除术,术后化疗 24～65 周;对转移灶广泛不能完全切除者,应在原发肿瘤切除后,加用肺、肝等转移脏器的局部放疗。而对 UH 型和透明细胞瘤等 IV 期病例,应给予 VCR+ACTD+ADM 化疗 65 周。如原发肿瘤超越中线并有局部淋巴结广泛转移者,辅加腹部放疗。NWTS-4 对此类病例,主张在临床指标评价下术前化疗减少到 26 周,然后切除原发瘤灶。肝、肺转移灶仍未消除者可予肺或肝局部放疗。

肾母细胞瘤的术后复发,与其组织亚型、临床分期、术中播散、治疗方案密切相关。上海医科大学儿科医院 1987～1996 年 51 例肾母细胞瘤的资料表明,9 例(17.6%)手术后 2～4 年复发,其中 5 例为组织亚型 UH 型,7 例术中即有淋巴结转移、瘤栓形成或手术时已破溃。复发病例的进一步治疗常取决于组织亚型和原治疗方案。一般认为,FH 型原应用 VCR+ACTD 化疗未曾放疗的病例,可加用阿霉素的 DDP 方案化疗,使肿瘤缩小或转移灶控制后,再次手术切除病灶,术后加用放疗,仍可取得长期生存。而 UH 型,原治疗已为三药联用并加放疗,而在术后 6 个月内复发者,预后常较差,可应用新的化疗药物依托泊苷、顺铂、替尼泊苷(VM-26)等,并结合骨髓或干细胞移植。

双侧,即 V 期肾母细胞瘤病例,以前一直主张较大的一侧肿瘤作肾切除,另一侧作单纯肿瘤切除,如此因残留肾组织过少而肾功能衰竭发生率较高。近年强调尽量保存肾组织而减少肾功能衰竭的危险。治疗策略应为:在现代影像技术(CT、MRI)等提示下,行双侧肾肿瘤和淋巴结活检,明确病理后,应用 VCR+ACTD 二药联合化疗,使肿瘤缩小,便于分清肿瘤与正常肾组织的界线后行二次手术,原则为保存肾实质的肿瘤切除术,术后根据肾功能的变化调整化疗剂量,对 FH 型和切除满意者不必加用放疗。有约 10% 的 UH 型 V 期病例预后较差,需应用强化疗辅以骨髓或干细胞移植,并应考虑对 UH 型病例的瘤床加用局部放疗。

(三)神经母细胞瘤

1. 病因和生物学特点　神经母细胞瘤的发生,并不常伴有其他先天性畸形,但已证实有 22% 左右的神经母细胞瘤有遗传因素。近年分子遗传学研究表明,神经母细胞瘤患儿在合子形成前可携带有突变的恶性肿瘤基因,主要表现为 1 号染色体短臂远端的杂合子丢失(LOH),抑癌基因编码区位于 1p36.1 或 1p36.2;在 17 号染色体上亦常有双微体(DM)和均匀染色区(HSR)的表现。另外,定位于 2 号染色体 2p23 和 2p24 的 MYCN(N-myc)基因对神经母细胞瘤的调节作用早已为人们关注,并常以其基因扩增的拷贝数作为该肿瘤进展和预后的指标。其他 NGF、BDNF、NT 等神经生长因子、胰岛素生长因子(IGF)和神经肽 Y(NPY)等生长因子对神经母细胞瘤的增殖、分化、成熟的控制也起着重要作用。一般认为,神经母细胞瘤的癌基因蛋白通过模拟神经生长因子,活化受体触传组织内信号传导反应或通过自身分化环路刺激无节制的增殖,干扰破坏了生长因子对正常神经细胞生长发育的调控,从而发生神经母细胞瘤。因此,应用生长因子激动剂及其受体抑制剂的研究为控制神经母细胞瘤提供了新思路。

神经母细胞瘤的自然消退和向良性肿瘤转化的倾向,历来是研究恶性肿瘤自然逆转的范例。在病理形态、功能和代谢上,都表现为一个未分化神经胚胎细胞的神经母细胞瘤,在体内分化诱导剂作用下,重新向正常细胞的方向演变分化,使其形态、生物学或分化方面均向正常细胞转化,即为重分化或再分化(redifferentiation),亦可自然逆转。近年体外实验证实,维生素 A 及其衍生物(维 A 酸、维甲酰胺等)作为宿主的内源性分化诱导剂,可抑制神经母细胞瘤的生长,并诱导其向正常细胞分化。除此之外,宿主自身的免疫功能可引起肿瘤细胞的杀伤。那种抑制自身和异体的神经母细胞瘤而对正常细胞不起抑制作用的组织交叉反应肿瘤抗原,对肿瘤消退也具有重要作用。一般认为,年龄小于 6 个月及 Ⅳs 期病例的自然消退率较高。上海医科大学儿科医院 1 例 3 个月龄的婴儿,因多发皮下肿块病理诊断为神经母细胞瘤,未治疗 6 年带瘤生存,手术证实为腹膜后神经节细胞瘤,术后皮下结节渐见消退。另 1 例 28 个月龄的女婴经剖腹活检证实为神经母细胞瘤,术后 3 年未予治疗而无增大和转移,再次剖腹病理证实为神经节细胞瘤。一般认为约 2% 的神经母细胞瘤可向神经节母细胞瘤和神经节细胞瘤分化逆转或自然消退。

神经母细胞瘤属于分泌型肿瘤,具有合成、分泌、排泄儿茶酚胺、血管活性肠肽(VIP)及其代谢产物的能力。尤其自 Mason(1957)发现神经母细胞瘤患者尿中儿茶酚胺代谢物 VMA 异常增高以后,测定 VMA、HVA 已成为诊断神经母细胞瘤的重要依据。上海医科大学应用儿茶酚胺荧光检测结合超微结构观察,确定该肿瘤特有的神经分泌颗粒与儿茶酚胺分泌代谢有关。一般认为,儿茶酚胺的合成在周围神经的交感干中由细胞纤维的线粒体完成,储存于囊泡,在儿茶酚氧位甲基转移酶(COMT)及单胺氧化酶(MAO)的催化下,成为脱氧产物 VMA,由组织进入血液循环,最终由尿排出。而当神经母细胞瘤使交感神经细胞呈恶性增殖时,儿茶酚胺异常分泌。但由于进入血液循环的大部分儿茶酚胺已代谢失活,不能与瘤外组织受体结合,所以临床上很少有儿茶酚胺分泌过多的症状,高血压更属罕见。

2. 病理和分期　神经母细胞瘤来源于胚胎神经嵴的交感神经元细胞,如呈低分化的多能性交感神经元母细胞或交感成神经细胞的恶性增殖,则为神经母细胞瘤;如呈神经节细胞的瘤性分化则形成良性的神经节细胞瘤;如混合含有未分化和分化成熟的神经节细胞,则为神经节母细胞瘤。

神经母细胞瘤主要起源于肾上腺髓质、腹膜后、后纵隔、盆腔和颈部交感神经细胞。上海医科大学儿科医院 149 例神经母细胞瘤中有 71.8% 位于腹膜后,其中位于肾上腺 81 例,腹腔交感神经链 26 例,其他位于纵隔占 13.4%、盆腔占 4.7%、头颈部占 2%。肿瘤常呈结节状,血管丰富,切面呈灰白色的髓样组织,间杂有出血、坏死和钙化灶。光镜下病理分为未分化和低分化两型。未分化型由小圆形及卵圆形细胞组成,核深染、胞浆少,呈弥漫密集分布;低分化型肿瘤细胞较大,多呈圆形、卵圆形、长梭形,核染色淡,核中央可见小核仁。瘤细胞呈放射状排列,形成菊花团,为其典型的病理特征。近年应用神经微丝蛋白(NF)、突触囊泡蛋白(SY)和神经元特异性烯醇化酶(NSE)等免疫组化标记,对其与淋巴瘤、横纹肌肉瘤、尤文肉瘤等小圆细胞恶性肿瘤的鉴别有很大帮助。超微结构观察下,神经母细胞瘤表现为神经元和肿瘤细胞异形性的双重特征,既可见大量的粗面内质网及多核糖体,可观察到无髓神经纤维及神经微丝、微管,也可见到细胞大小不一、形态不规则,细胞核呈锯齿状、多角形等。根据超微结构下肿瘤细胞的大小、形态、胞浆内容物、神经纤维的分化情况,可分为未分化型、低分化型、分化型和神经节细胞型。肿瘤组织内的神经分泌颗粒的数量随细胞分化程度而递增,这是神经母细胞瘤的病理特征之一。

神经母细胞瘤的分期目前多用 INSS 国际临床分期(表 1-7-8),亦可参照外科病理分期(表 1-7-9)。

表 1-7-8　神经母细胞瘤的 INSS 国际临床分期

| 分　　期 | 依　　据 |
| --- | --- |
| Ⅰ期 | 肿瘤局限于原发组织和器官;肉眼观察完全切除,同侧和对侧淋巴结镜检正常 |
| Ⅱa 期 | 单侧肿瘤肉眼观察切除不完全,淋巴结镜检正常 |
| Ⅱb 期 | 单侧肿瘤切除完全或不完全,伴有同侧淋巴结镜检阳性 |
| Ⅲ期 | 肿瘤扩展超越中线,伴有或不伴区域淋巴结转移;中线肿瘤伴双侧淋巴结转移 |

续表

| 分　期 | 依　据 |
|---|---|
| Ⅳ期 | 肿瘤播散到远处淋巴结、骨、骨髓 |
| Ⅳs期 | 原发病灶属Ⅱ期以下,仅有肝、皮下或骨髓转移 |

表 1-7-9　神经母细胞瘤的外科病理分期

| 分　期 | 依　据 |
|---|---|
| Ⅰ期 | 完全切除局限性肿瘤,无局部浸润 |
| Ⅱa期 | 手术切除局限性肿瘤,但镜下有肿瘤残留 |
| Ⅱb期 | 肿瘤部分切除或未切除 |
| Ⅲa期 | 除原发肿瘤外,转移至区域淋巴结、肝、皮肤,但无骨及骨髓转移 |
| Ⅲb期 | 除原发肿瘤外,有局限性骨质破坏,无骨髓转移 |
| Ⅲc期 | 全身骨质广泛破坏或骨髓转移 |

3.临床表现　神经母细胞瘤多见于婴幼儿,男性多于女性,因其常无疼痛、功能障碍,再加上家长、医师对婴幼儿恶性肿瘤的忽视,可较长时期不被发现,就诊时多已有转移,多为Ⅲ、Ⅳ期病例。上海医科大学儿科医院149例神经母细胞瘤中,男性91例、女性58例;3岁以下65例,6岁以下占77.9%;就诊时95例(63.8%)已有转移,其中骨转移33例、远处淋巴结转移20例、骨髓转移18例、肝转移6例、皮下和肺转移2例、多处转移病例14例。虽说该肿瘤病变广泛、症状多样,但若对其症状有充分认识,仍可做到早期诊断。

(1)初发症状　常为长期不明原因的低热或不规则高热,面色苍白、贫血、食欲不振。婴幼儿可有腹胀、腹部肿块,而儿童可有肢体疼痛或腹部不适的主诉。

(2)局部症状　颈部肿瘤较易被发现,并常伴有因压迫颈胸神经节而引起 Horner 综合征,表现为单侧瞳孔缩小、上睑下垂及虹膜异色。胸部肿瘤多位于后纵隔,多在胸部 X 线平片或透视时发现。肿瘤巨大压迫邻近组织者可发生呛咳、呼吸道感染、吞咽困难及循环障碍。腹部肿瘤多呈结节状,质硬而固定,多超过中线并增长迅速;盆腔肿瘤可有便秘、尿潴留等直肠或膀胱压迫症状。

(3)转移症状　颅骨眼眶发生转移时,局部出现淤斑和隆起,并常有眼球突出;骨转移多侵犯长骨干骺端、颅骨、脊柱、骨盆、胸骨等部位,常因肢体关节疼痛而有跛行,甚至出现病理性骨折;骨髓转移患儿可表现为难治性贫血、出血倾向或血小板减少;淋巴结转移以左锁骨上区、腹股沟淋巴结为多见。

(4)特殊症状　因肿瘤分泌血管活性肠肽(VIP),可表现为难治性水样腹泻、低血钾等。因儿茶酚胺代谢异常引起的高血压并不多见,但常有多汗、心悸、易激惹。肿瘤压迫脊神经后可有感觉异常、肌萎缩、下肢麻痹、尿失禁等。

4.诊断与早期筛查　神经母细胞瘤的形态学检查,常可确定原发肿瘤的大小、部位、邻近器官的受压迫情况及转移情况。腹部平片在肿瘤部位常显示细沙状钙化。静脉肾盂造影可显示肾与输尿管因肿瘤而受压推移现象。胸部平片可发现纵隔肿瘤和肺转移。头颅、四肢、骨盆的骨骼平片可发现骨转移后的溶骨变化:虫蚀样破坏,有时可见骨膜增生、病理性骨折。血管造影可提示肿瘤的血液供应情况,以供手术参考。B 型超声(B超)、计算机 X 线体层摄影术(CT)作为无创性的诊断手段,可明确肿瘤部位及与周围组织器官的关系。磁共振(MRI)对神经系统受累,尤其是椎管内脊神经压迫情况有诊断价值。应用放射性核素显像可清楚显示骨髓区域性转移的扫描图像,对早期骨髓及骨转移的诊断有临床意义。骨髓穿刺涂片应为神经母细胞瘤病理诊断和临床分期的常规诊断步骤,若见到典型的肿瘤细胞可确诊(表1-7-10)。

表1-7-10 诊断神经母细胞瘤的检查项目

| 诊断方法 | 检 查 项 目 |
|---|---|
| 形态学诊断 | B超、胸腹部平片、静脉肾盂造影、CT、血管造影、MRI、放射性核素显像 |
| 肿瘤标记物诊断 | VMA、HVA、胱硫醚、NSE、铁蛋白、LDH、C反应蛋白、N-myc基因扩增 |
| 细胞学诊断 | 骨髓穿刺、病理活检 |

肿瘤标记物的检测仍以儿茶酚胺代谢产物测定最为常用。尿VMA、HVA的阳性符合率可达75%~85%,同时检测VMA和HVA的诊断率可达90%以上,若再加测前体物质3-甲氧基-4羟基苯乙二醇(MHPG)、3-甲氧基-4-羟基苯乳酸(VLA),诊断率可达100%。由于婴幼儿24小时尿液收集较为困难,应用随机尿测定肌酐亦可衡量代谢水平,近年应用高效液相色谱仪测定血清VMA、HVA可避免肾脏因素引起的假阴性结果,正确反映患儿儿茶酚胺代谢的实际水平。上海医科大学儿科医院对神经母细胞瘤患儿的尿和血清VMA、HVA的检测结果显示,儿茶酚胺代谢产物测定的临床诊断价值得到肯定,血清微量检测更为敏感、可靠、简便(表1-7-11)。另外,来源于神经组织的特异性神经烯醇化酶(NSE)、胱硫醚对神经系统异常增殖的肿瘤均有诊断价值。

表1-7-11 神经母细胞瘤患儿VMA、HVA检测结果

| 分组 | 例数 | 尿[X(SD)] | | 血 清[X(SD)] | |
|---|---|---|---|---|---|
| | | VMA(mg/24h) | HVA(ng/ml) | VMA(ng/ml) | HVA(ng/ml) |
| 神经母细胞瘤 | 2 | 32.58(34.66) | 100.51(171.75) | 87.79(65.86) | 190.1(311.5) |
| 其他恶性肿瘤 | 20 | 4.43(4.20) | 15.96(10.62) | 4.85(1.98) | 19.18(15.99) |
| 正常儿童 | 40 | 4.01(2.39) | 10.48(5.97) | 3.14(2.63) | 15.58(6.91) |

神经母细胞瘤的早期临床筛查对早期诊断、及早治疗、改善生存率有重要意义。目前多应用尿布或尿渗透试纸对小婴儿进行普查。点片法简便易行,阳性率达78%,但在敏感性及特异性方面尚有局限。双向纸层析方法较敏感可靠,在同一张层析图谱上不仅检查VMA,还可检查HVA、VLA,检出率在95%以上。日本在1984~1989年间筛选了超过500万的6个月龄以下的婴儿,检出神经母细胞瘤468例,检出率为1:10795,其中单用VMA检测,假阳性率达15%,而VMA与HVA同时检测,假阳性率下降至8%。检出病例均为早期病例,手术切除原发肿瘤后不需其他治疗,普查组肿瘤患者的生存率>75%,显著高于非普查组的生存率(23%)。近年强调6个月龄以下婴儿普查阴性者仍可发生神经母细胞瘤,应在12~18个月龄时重复普查。

5.治疗

(1)治疗方案 随着综合治疗方案的不断完善,尤其是辅助化疗和强辅助化疗的开展,低危组和中危组神经母细胞瘤的预后已有显著改善。如何治疗Ⅲ、Ⅳ期瘤是根本改善神经母细胞瘤治疗结果的关键。

1)Ⅰ期:完整切除原发肿瘤,无需进一步治疗。近年强调1岁以下的Ⅰ期肿瘤多可自然消退,主张应密切随访,暂不手术。

2)Ⅱ期:对组织结构良好、无淋巴结转移,NSE和铁蛋白正常,N-myc基因拷贝数<10,DNA异倍体的低危病例,完整切除原发肿瘤后可不予其他治疗;而对组织结构不良、淋巴结阳性、肿瘤标记物(NSE、铁蛋

白)数值升高,DNA 二倍体,N-myc 拷贝数>10 的病例,手术切除后应常规化疗 12 个月,必要时还需局部放疗。

3) Ⅲ期:肿瘤完全切除者,根据组织结构、淋巴结浸润、肿瘤标记物、N-myc 基因扩增、DNA 倍体检测结果,决定放疗剂量(15～30Gy)和术后化疗时间(12～18 个月)。而肿瘤未完全切除,术后化疗 3～6 个月后仍有肿瘤残留或肿瘤标记物(VMA、HVA、NSE、铁蛋白)高于正常或淋巴结增大,应予二次手术或二次探查,作常规区域淋巴结清扫,肿瘤床清除,术后化疗 18 个月。肿瘤巨大判断不能切除者,应术前化疗后再予延期手术。

4) Ⅳ期:确诊后先给予化疗 3～6 个月,待原发肿瘤缩小、转移病灶消失后再予延期手术,术后化疗 18 个月,放疗剂量为 15～30Gy。

Ⅳs 期:原发肿瘤切除,术后根据转移病灶变化、肿瘤组织结构和肿瘤标记物变化,决定是否给予化疗。放疗应慎用。

(2)化学治疗与放射治疗　神经母细胞瘤的化疗强调多药联合化疗,较为常用的有 OPEC 和改良的 CCSG 方案。OPEC 方案为:长春新碱 1.5mg/m²(体表面积),静脉滴注(第 1 天);环磷酰胺(CTX)600mg/m²,静脉滴注(第 1 天);顺铂 60mg/m²,静脉滴注(第 2 天);替尼泊苷 50～100mg/m²·d,静脉滴注(第 4 天),3 周重复。改良的 CCSG 方案为:环磷酰胺 150mg/m²,静脉滴注(第 1～5 天,第 22～26 天);顺铂 90mg/m²,静脉滴注(第 6 天);阿霉素 35mg/m²,静脉滴注(第 8 天);依托泊苷 150mg/m²,静脉 24 小时连续滴注(第 28～30 天),6 周重复。

近年开展的强化诱导化疗辅以自体或异体骨髓移植、干细胞移植对晚期神经母细胞瘤的肿瘤细胞杀灭、预防骨髓抑制及继发感染等致命性化疗并发症具有积极意义。常在化疗前制备自体或异体骨髓或自体干细胞,应用大剂量顺铂、替尼泊苷、依托泊苷辅以环磷酰胺、阿霉素、达卡巴嗪(DTIC)进行强化化疗,然后进行骨髓或干细胞移植,常可获得理想疗效。日本研究学会 110 例晚期神经母细胞瘤,强化诱导加骨髓移植组的 2 年生存率和 5 年生存率分别达 71.5%和 58.8%,而单纯化疗组仅 67%和 38.8%,其中Ⅲa 期患儿经强化化疗和骨髓移植后的 2 年生存率和 5 年生存率均达 100%,Ⅳ期的 5 年生存率也有 45.6%,结果令人鼓舞。

新辅助化疗(术前化疗)的应用使原发肿瘤缩小、包膜增厚,为完整切除肿瘤创造了良好条件,同时有效地杀灭循环血液、周围淋巴结和远处的微小瘤灶,减少肿瘤细胞的术中播散。而术前化疗时间,即延期或二次手术的时机掌握取决于肿瘤对术前化疗的效应。一般认为:过早手术,常因化疗效应尚未完全作用,转移病灶和原发肿瘤控制不满意而导致完整切除困难;而过长时间化疗,因毒性反应、多药耐药的产生或肿瘤播散而失去根治机会。上海医科大学儿科医院的临床病理和细胞增殖活力测定研究表明:应在原发肿瘤明显缩小、VMA、HVA 显著降低,患儿营养不良基本纠正后,即进行延期或二次根治手术,多在化疗后 2～6 个月。此时肿瘤细胞大多坏死、钙化,包膜呈纤维化,DNA 含量多为二倍体,此时手术出血少,易分离,切除率高,常可获得满意疗效。

放疗在术后多应用于肿瘤有肉眼残留者,局部剂量多为 15～30Gy。Ⅲ、Ⅳ期病例,如术前化疗不敏感,也可试用局部放疗。晚期骨转移疼痛明显者,也可应用放疗,但仅起姑息性缓解症状的作用。而巨大肝转移者可在局部加用放疗后再行转移灶根治术。

(3)手术治疗　神经母细胞瘤手术指征的掌握,强调肿瘤诊断的准确性和切除可能性的判断。临床判断原发肿瘤可以切除而全身情况允许者,均应争取一期完整切除肿瘤;临床表现不典型、诊断不确定者,均应手术探查,病理活检明确诊断。腹部进路多采用横切口,充分暴露肿瘤与周围组织的关系,力争完整切除肿瘤;

如肿瘤与重要血管及脏器粘连明显,不必强行剥离,更不主张广泛切除多个脏器,可在术后化疗后再行二期手术。二次或多次根治术的手术要点,是争取肿瘤完整切除、区域淋巴结清扫和剥除可能残留肿瘤细胞的"肿瘤床"。

6.预后与随访 病理类型、临床分期、治疗手段和发病年龄与神经母细胞瘤的预后密切相关。1岁之内婴儿的无瘤生存率和长期随访,提示Ⅰ期和Ⅳs期者常不需化疗均可自然消退,Ⅱ、Ⅲ期病例完全切除肿瘤者治愈率仍较高;而2岁以上患儿诊断时已为Ⅳ期者占70%左右,其5年生存率仅在20%左右。原发肿瘤位于纵隔、颈部者预后较后腹膜者好。位于肾上腺部位者预后最差。国际分期(INSS)Ⅰ期患儿,单纯手术切除勿需化疗和放疗,生存率可达90%;而Ⅱa、Ⅱb或Ⅲ期低危组病例,手术辅以术后化疗,生存率可达85%、87%和89%;Ⅱb、Ⅲ或Ⅳs期的中危组病例,手术切除后化疗加放疗,生存率也可达60%~75%;而年龄大于2岁、已有远处转移的高危组病例,各种综合治疗的预后均不很理想,生存率始终徘徊在15%~30%。

各种肿瘤标记物对神经母细胞瘤预后的指导意义已被肯定,VMA、HVA、NSE、铁蛋白和LDH的高值病例常预后较差,而S-100蛋白高者预后良好。N-myc基因扩增的拷贝数>3者预后差,而DNA含量分析异倍体者预后较好,在1岁之内婴儿尤为如此。近年应用神经生长因子表达,受体高亲和表达(TRK-A抑癌基因)者,常预后较好,而受体低亲和表达(LNGFR)者预后较差。P糖蛋白的合成增加、MDR基因过度表达者,疗效较差。

神经母细胞瘤的随访,均应在基本检查、辅助检查和分类分期的基础上,按照WHO疗效评定标准进行评估(表1-7-12)。而VMH、HVA、NSE等神经母细胞瘤的特异性生物代谢产物常可作为临床随访指标。铁蛋白、LDH等非特异性肿瘤指标,对肿瘤治疗效应也十分敏感。除此之外,患儿活动能力、疼痛、体重变化、肝肾功能等主观疗效评定,各种治疗手段的毒性评估,尤其是神经母细胞瘤化疗、放疗对骨髓抑制、肝肾功能、心肺及神经系统的毒性反应,均应详细记录,并按ECOG标准进行毒性分度,尤其要注意某些累积而致的慢性或迟发性毒性。一般认为,神经母细胞瘤2年完全缓解后再发率仍在5%以上,而5年后再发率在1%以下,而慢性或迟发性毒性反应常可延迟到5~8年以后。因此,治疗后随访和疗效评估在化疗期应3~6个月一次,化疗后每年1次,随访期应坚持5~10年。

表1-7-12 WHO疗效测定标准

| 疗 效 | 原 发 灶 | 骨转移瘤灶 |
| --- | --- | --- |
| 完全缓解(CR) | 完全消失,持续4周以上 | X线扫描瘤灶消失 |
| 部分缓解(PR) | 肿瘤缩小50%以上,持续4周,无新病灶出现 | 溶骨性病灶部分缩小、钙化或成骨改变,密度降低 |
| 无变化(NC) | 肿瘤缩小50%以下或增大25%之内,持续4周以上 | 治疗8个月后病变无变化 |
| 进展(PD) | 肿瘤增大25%以上,有新病灶出现 | 原有病灶扩大或新病灶出现 |

(四)横纹肌肉瘤

参见第五章第二十三节泌尿男生殖系肿瘤中的"三、横纹肌肉瘤"中的相关内容。

(五)肝母细胞瘤

肝母细胞瘤是小儿最常见的肝脏原发性恶性肿瘤。上海医科大学儿科医院69例肝脏原发性恶性肿瘤中肝母细胞瘤42例(占60.9%)、肝细胞肝癌20例(占29.0%)、其他肿瘤7例(占10.1%)。76.2%在6岁之内发病,其中2岁之内发病占66.7%。

1. 病因与自然病程　虽有肝母细胞瘤家族性病例的报道,但近年应用分子生物学研究表明,肝母细胞瘤的变异基因位于11p,与WAGR基因位置相近,所以临床常有和肾母细胞瘤同时发病的病例,并可解释胎儿嗜酒综合征患儿易发肝母细胞瘤。近年更多学者认为,母亲使用避孕药物与肝母细胞瘤发病密切相关。应用免疫过氧化酶染色证实,肝母细胞瘤可产生绒毛膜促性腺激素(HCG),雌激素和孕激素受体在肝母细胞瘤也已被测定,进一步提示性激素与肝母细胞瘤的发生密切相关。

随着成人肝癌自然病程新概念的提出,对儿童肝母细胞瘤的自然病程也有了新的认识。学者们已注意到肝母细胞瘤的某些基因可能由胚胎携带而来,但其发病高峰并不在新生儿期,而多在12~36个月龄发病。癌基因是在出生后在某些环境的刺激因素作用下才突变致病,其发展有一个相对较长的自然病程。一般认为肝母细胞瘤的自然病程可分成4个阶段:

(1)原位肿瘤期　从发病到临床诊断确立。此时病理可见胚胎肝、未分化细胞,但AFP等各项检查均无异常,诊断十分困难。

(2)亚临床期　即临床诊断确立至症状出现。此期虽无症状,但AFP、肝扫描、血管造影、彩色B超等均能提示肿瘤。此期诊治,切除率高,常有治愈可能。

(3)临床期　已有症状,诊断容易。病理分期常已在Ⅱ期以上,积极治疗仍有长期生存的机会。

(4)晚期　Ⅲ期以上,常有黄疸、腹水,多在短期内死亡,生存率较低。

肝母细胞瘤的病因研究和自然病程的新概念,使传统上认为肝母细胞瘤生长快、病程短,通常在数月内死亡的悲观前景有所改变。应该认识到肝母细胞瘤从胚胎期至发病仍有一个约2年的自然病程,开展胚胎期的围产检查、判断基因调控对其控制有良好前景,而出生后亚临床期的早期诊治对提高其生存率更有实际的临床意义。

2. 病理与分类　肝母细胞瘤多为发生在肝脏某一叶的单发性肿瘤,可使肝叶变形、移位,当肿瘤增大时,可呈多结节伸延到肝间质及肝门区组织。肿瘤切面可因分化程度不同而颜色不同:分化较好的肿瘤可有黄绿胆汁色,质地较均匀,可见窦状胆管和血管;而分化较差的肿瘤多呈白色,有出血和坏死灶。

肝母细胞瘤在组织上可分为6个类型,即:

(1)胎儿上皮型(fetal epithelial)。

(2)胚胎和胎儿上皮型(embryonal and fetal epithelial)。

(3)巨柱型(macrotrabecular)。

(4)小细胞未分化型(small cell undifferentiated)。

(5)上皮和间叶混合伴畸胎瘤样特征型(mixed epithelial and mesenchymal type with teratoid features)。

(6)上皮和间叶混合不伴畸胎瘤样特征型(mixed epithelial and mesenchymal type without teratoid features)。

不同组织类型的细胞分化程度有很大的区别。高分化的胎儿上皮型预后最好,而胚胎、未分化型的预后较差。与间质组织混合,含有胆管、骨骼、软骨等组织的伴畸胎瘤样特征的肝母细胞瘤预后比未分化型相对较好。

3. 临床表现　小儿肝母细胞瘤多以进行性腹胀或右上腹无痛性肿块就诊。肿瘤迅速增大使肝包膜张力增加,使患儿有呼吸困难、端坐呼吸,并常因肝功能损害、胃肠道受压而有厌食、倦怠,中晚期者多有消瘦、乏力等恶病质表现。个别患儿因肿瘤破裂出血而有急腹症表现;也可因肿瘤坏死、继发感染及巨大肿瘤的代谢产物引起瘤性发热。少数患儿可因肿瘤释放促性腺激素而有性早熟的表现。

体检可见肝脏明显肿大,常伴有腹部静脉曲张;晚期患儿伴有腹水并有恶病质貌,表现为面色苍白、消瘦、低蛋白性肢体肿胀等。因门静脉受压或瘤栓形成常伴有脾肿大。

4. 诊断　在症状和体检的基础上,肝母细胞瘤的诊断以影像诊断为第一选择。其中CT诊断的临床价值较高,要求施行有对比和无对比增强两种扫描,因为有些肿瘤的密度接近正常肝组织。B超亦能明确肿块的部位和性质,但不如CT清晰、准确。过去常用的放射性核素肝扫描对肝母细胞瘤的范围确定和对切除可能性判断的帮助十分有限。对肝母细胞瘤的切除可能性判断最有帮助的是肝血管造影,其中肝动脉造影只能显示肝动脉异常,提示外科医师警惕解剖门静脉时的潜在危险。如有门静脉闭塞,肝动脉造影有发生腹腔动脉栓塞而导致肝衰竭的危险。近年提倡应用下腔静脉和肝静脉造影,对判断门脉区的浸润情况、判断手术切除可能性更有价值。

AFP的检测对肝母细胞瘤的诊断有一定的特异价值。大多数病例可见AFP明显增高,并与肿瘤的增长呈正相关递增。但其阳性率与肿瘤组织类型有关,主要由未分化、胚胎型的上皮细胞成分分泌,所以仍有一定比例的假阳性。上海医科大学儿科医院42例肝母细胞瘤中,AFP异常增高者31例,阳性率为73.8%。

胸部平片可了解有无肺转移和膈肌浸润、抬高。对诊断不明或肿瘤巨大不能切除者可应用腹腔镜和肝穿刺活检,在明确诊断的同时,进行组织学分类,并可进行肿瘤药敏检测,以指导术前化疗用药。

5. 治疗

(1) 外科治疗的现代治疗原则　根治性切除肿瘤、确保肝功能的有效代偿、延长生存期和提高生存率,是肝母细胞瘤的现代治疗原则。针对不同临床分期,治疗方案有所不同。

1) 亚临床期:纠正至白/球蛋白比例正常、凝血酶原时间>50%后,即行根治性肿瘤切除术。肿瘤局限者通过肝段或肝叶切除,达到相对扩大根治。不能切除的肿瘤,术中即做患侧肝动脉结扎、插管、栓塞等治疗。术后常规运用DDP、ADM全身化疗或经插管介入化疗。

2) 临床期:肝功能处于代偿阶段者,均应争取根治性切除或大部切除后术中置管化疗;术前判断不能切除者,可通过全身化疗、插管化疗、局部放疗,使肿瘤缩小后再行手术。化疗药物可加用IFS、VP-16等药物。

3) 晚期:肝母细胞瘤已累及两叶以上者,仍可作肝动脉结扎(HAL)、肝动脉插管足量化疗(HAI)、经皮肝穿刺行动脉栓塞(TAE),并辅以免疫治疗或中药等姑息性治疗。

肝的局部解剖和肝肿瘤切除后肝功能代偿,是肝母细胞瘤手术治疗的主要课题。过去一直以肝叶规则切除为传统手术方法,外科手术切除率不足40%,但术中出血、休克和术后肝功能衰竭等并发症导致手术死亡的发生率约有10%~25%。近年随着肝母细胞瘤早期诊断的开展和肝血管阻断等控制出血技术的应用,肿瘤局部切除替代了规则肝叶切除,加上术后辅以放疗或化疗,手术切除率明显上升,3年生存率上升到30%左右。同时,对不能切除的肝母细胞瘤应用全身化疗、局部放疗、介入治疗和肝动脉结扎、栓塞等手段,使肿瘤缩小后再行切除,使肝母细胞瘤的疗效有了明显进步(表1-7-13)。

表1-7-13 上海医科大学儿科医院肝母细胞瘤治疗的变化

| 治疗方法和结果 | 1959～1989(n=24) | 1990～1997(n=18) |
| --- | --- | --- |
| 手术 | 16 | 10 |
| 化疗后手术 | 1 | 3 |
| 介入治疗 |  | 3 |
| 手术切除率(%) | 23.5 | 61.5 |
| 手术死亡率(%) | 29.4 | 7.7 |
| 存活率(%) | 4.2 | 27.8 |

（2）介入治疗 肝母细胞瘤是小儿恶性肿瘤中最早应用介入治疗的疾病。其中尤以经皮股动脉穿刺肝动脉栓塞(TAE)和经肝动脉灌注化疗(HAI)应用较多,进展也最迅速。

近年,TAE被认为是不能手术治疗的肝母细胞瘤患者应首选的方法。其原理是由于肝母细胞瘤的血供主要来自肝动脉,若将其栓塞,导致肝母细胞瘤缺血坏死,而周围肝组织血供主要来自门静脉,不会导致肝坏死。近年又开展经皮超声导引肝内门静脉支栓塞(PVE),与TAE合用常可增加疗效。但门静脉主干已有瘤栓、肝功能失代偿、有黄疸腹水者不宜采用。一般以为,单纯TAE难以使肝母细胞瘤达到根治,近年多将其与HAI、二次手术等手段结合应用,尤其强调,一旦肿瘤缩小到有切除可能时,仍应不失时机力争切除,才有良好疗效。

HAI有两个途径:①经手术插管到患侧肝动脉,同时合并结扎患侧肝动脉,每天或隔天灌注化疗药物;②经皮穿刺股动脉插管到肝动脉,大多不留置,只作一次性大剂量化疗。一般多在插入肝动脉后先行动脉造影,了解肝脏和肿瘤的血管供应及侧支循环,使导管开口尽可能靠近肝母细胞瘤,并常与动脉栓塞合用,可使肝脏肿瘤局部有较高的药物浓度,化疗效果明显优于全身化疗。

（3）免疫治疗 肝母细胞瘤患儿常有机体免疫功能下降,表现为结核菌素迟缓皮肤超敏反应、淋巴细胞转化试验、自然杀伤细胞、巨噬细胞、淋巴因子激活杀伤细胞等指标的下降。此类患儿除手术、化疗、放疗外,生物反应修饰剂(BRM)的应用常有临床价值。

BRM是传统的肿瘤免疫学、现代免疫生物学和生物工程技术三位一体的产物,常通过调动机体对内外环境刺激应答的效应机制,达到内环境的重新稳定。BRM不仅可刺激宿主抗肿瘤的免疫应答,刺激造血功能,促进骨髓抑制的恢复,增强对肿瘤治疗的耐受,而且可直接调控肿瘤细胞的生长和分化,加强肿瘤细胞对机体抗肿瘤机制的敏感性,诱导肿瘤细胞凋亡而直接导致肿瘤细胞死亡。BRM的应用原则为:①外科手术或化疗使肿瘤缩小时应用最有效,一般在术后1～2周或化疗、放疗的间歇期应用。②根据患儿免疫状况和用药效应,选择合适的药物和治疗方法。③应用前后和疗程中动态测定患儿的免疫功能,并注意不良反应的预防和处理。传统的卡介苗、小棒状杆菌、转移因子对肝母细胞瘤疗效不明显。近年,干扰素(IFN)、白介素-2(IL-2)、淋巴因子激活杀伤细胞(LAK)、肿瘤浸润淋巴细胞(TIL)在肝母细胞瘤的应用报道甚多,其中尤以白介素、干扰素等重组的细胞因子在肝母细胞瘤术后辅助治疗的疗效较好,具有一定临床应用价值。

6. 预后与随访 临床分期、病理类型、肿瘤部位、手术结果是小儿肝肿瘤治疗的主要预后因素。早期发现与早期切除仍是肝母细胞瘤获得理想疗效和长期生存的关键。亚临床期患儿的生存率明显高于临床期或晚期病例;高分化型的预后较好。美国一组60例肝母细胞瘤报道显示,亚临床期的生存率可高达90%,而Ⅲ、Ⅳ期生存率在30%左右。惟有完全切除肝母细胞瘤才能获得良好预后和长期生存的机会。肿瘤生长部位和是否对肝门主要脉管浸润,对手术完全切除的可能性有较大影响。近年,介入治疗、术前化疗的应用,使晚期肿瘤、转移和复发肿瘤仍有完全切除的可能性。德国小儿肿瘤协作组报告 71 例肝母细胞瘤病例,3 年无瘤生存率达 75%。

因肝母细胞瘤复发时间多在 1 年之内,术后第 1 年的随诊应坚持每 2 个月一次。AFP 是重要的检测指标,对术后 AFP 持续升高者,应积极进行 B 超、CT、胸部 X 线平片、放射性核素全身骨骼扫描等检查,以尽早发现转移和复发病灶。肝母细胞瘤多以 2 年无瘤生存作为存活率,但随访应坚持 5 年为妥。

### (六) 畸胎瘤

畸胎瘤起源于潜在多功能的原始胚细胞,多为良性,但恶性倾向随年龄增长而呈上升趋势。其发生部位与胚胎学体腔的中线前轴或中线旁区相关,多见于骶尾部、纵隔、腹膜后、性腺部位。好发于新生儿和婴儿,女性为多。上海医科大学儿科医院 38 年收治 312 例,男女之比为 1∶2.6。其中,原发部位为骶尾部 38.5%,卵巢 25.3%,腹膜后 24.6%,睾丸 8.3%,纵隔 1.9%,颈部 1% 和消化道 0.6%。其中 44 例(14.1%)为恶性畸胎瘤。

1. 病因病理　人体胚胎发育过程中,有一种具有多能发展潜力的多能细胞,在组织导体(organiger)和胚胎诱导体(inducer)的引导和控制下,发展和分化成各胚层的成熟细胞。如果在胚胎不同时期,某些多能细胞逃逸组织导体和胚胎诱导体的控制,从整体上分离或脱落下来,使细胞基因发生突变,分化异常,则可发生胚胎异常。一般认为,这种逃逸和分化异常发生于胚胎早期,形成畸胎;而如发生于胚胎后期,则形成了具有 3 种胚层的异常分化组织,即形成了畸胎瘤。

畸胎瘤的病理特征为:肿瘤组织由外、中、内 3 个胚层组织构成,常含有成熟或未成熟的皮肤、牙齿、骨、软骨、神经、肌肉、脂肪、上皮等组织,少数亦可含有胃黏膜、胰、肝、肾、肺、甲状腺及胸腺等组织成分。恶性畸胎瘤常表现为未成熟的不易定型和分辨的组织。畸胎瘤的恶变多表现为神经组织或上皮组织的异常增殖而形成恶性畸胎瘤。

畸胎瘤的病理分类为:①成熟型畸胎瘤:即良性畸胎瘤,由已分化成熟的组织构成。②未成熟型畸胎瘤:即恶性畸胎瘤,由胚胎发生期的未成熟组织结构构成,多为神经胶质或神经管样结构,常有未分化、有丝分裂增多的恶性病理表现。过去有将精原细胞瘤、无性细胞瘤、胚胎癌、内胚窦瘤等生殖细胞恶性肿瘤统称为恶性畸胎瘤,事实上它们是胚胎学上生殖细胞瘤自卵黄囊向生殖腺移行的各个区域中发生异常分化的结果(图 1-7-3),在病理上常无三胚层结构,不应归为畸胎瘤。

根据畸胎瘤组织的成熟程度和未成熟神经或上皮组织细胞的成分,可进行组织学分级,见表 1-7-14。畸胎瘤的组织学分级对判断预后和临床治疗具有重要意义。0 或 1 级畸胎瘤恶性机会少,治疗预后好;3 级畸胎瘤已为恶性畸胎瘤,容易远处转移和术后复发。

表 1-7-14　畸胎瘤的组织学分级

| 分级 | 成熟程度 | 未成熟的神经上皮细胞 | |
|---|---|---|---|
| | | 存在 | 低倍视野下计数 |
| 0 | 所有组织成熟,无或极少分裂象 | 无 | 无 |
| 1 | 有未成熟组织 | 无或有 | 不超过 1 个 |
| 2 | 有未成熟组织 | 有 | 2~4 个 |
| 3 | 未成熟组织明显 | 明显 | 大于 4 个 |

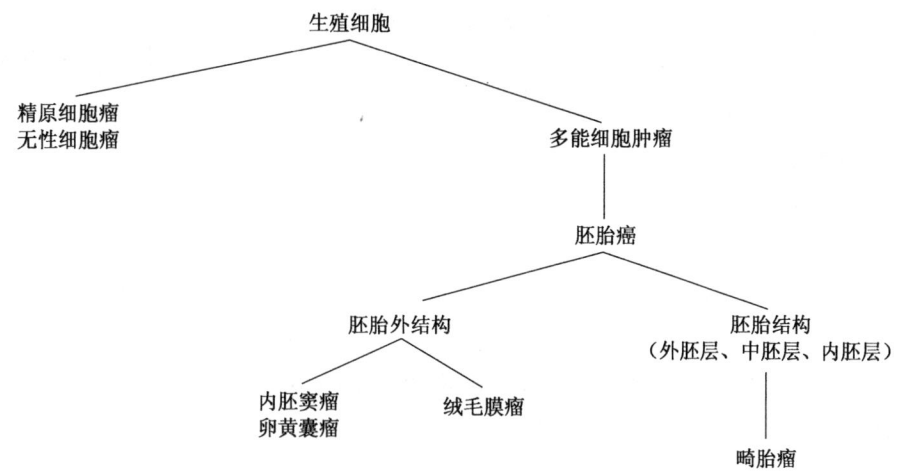

**图 1-7-3 畸胎瘤与其他生殖细胞肿瘤的组织发生**

2.临床表现　畸胎瘤由于部位各不相同,且常有多种并发症和明显的恶变趋势,所以在临床上可有各种症状和表现。

(1)无痛性肿块　这是畸胎瘤最常见的症状,多为圆形囊性、边界清楚、质地软硬不匀,甚至可扪及骨性结节。其中外生性肿瘤以骶尾部、枕、额、鼻等中线部位常见。骶尾部畸胎瘤常可根据其所在位置分为显型、隐型和混合型3种临床类型(图1-7-4)。

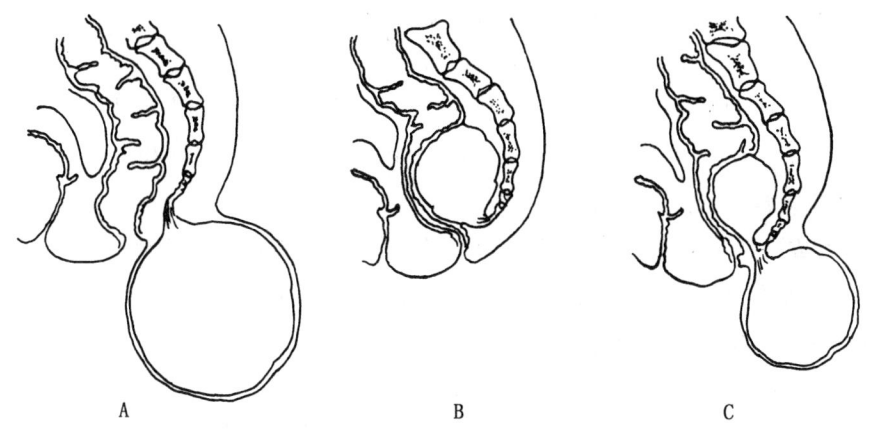

**图 1-7-4 骶尾部畸胎瘤的临床类型**
A.显型　B.隐型　C.混合型

(2)压迫和腔道梗阻症状　纵隔畸胎瘤常可压迫呼吸道而引起呛咳、呼吸困难及颈静脉怒张;后腹膜畸胎瘤可有腹痛,并可引起肠梗阻。盆腔和骶尾部隐型畸胎瘤多因便秘、排便困难、尿潴留而就诊。

(3)肿瘤异常变化的急性症状　卵巢、睾丸畸胎瘤可发生卵巢或睾丸扭转、坏死,表现为剧烈疼痛和相应的局部症状。当畸胎瘤发生继发感染和囊内出血时,肿块常可迅速增大,局部压痛明显,并同时伴有发热、贫血、休克等全身感染或失血症状。腹膜后、卵巢、盆腔、骶尾部等部位肿瘤也可突然破裂而发生大出血,出现血腹、休克等凶险表现。

(4)肿瘤恶变的症状　恶性畸胎瘤和良性畸胎瘤恶变时,常表现为肿瘤迅速生长,失去原有弹性;外生性肿瘤可见浅表静脉怒张、充血、局部皮肤被浸润并伴有皮肤温度增高。可经淋巴和血行转移而有淋巴结肿大和肺、骨转移症状,同时出现消瘦、贫血、慢性发热等全身症状。

3.诊断　畸胎瘤大多数为外生性或有明显肿块可扪及,根据临床表现常能早期诊断。仔细的腹部体检和直肠指检,对腹部、盆腔、隐型骶尾部畸胎瘤的诊断非常必要。肿瘤部位的X线平片可发现肿瘤内有骨、牙齿等异常钙化影而明确畸胎瘤,并多为成熟型畸胎瘤;胃肠道钡餐、钡剂灌肠和IVP可了解相应部位的胃肠道或肾、输尿管、膀胱等脏器的受压推移情况。对生长迅速、浸润范围较广的畸胎瘤病例应进行CT、MRI检查,以明确肿瘤浸润范围及与重要血管、脊髓神经的相邻关系。

怀疑为恶性畸胎瘤时,应检测患儿的血清甲胎蛋白(AFP)和绒毛膜促性腺激素(HCG)水平,对诊断和判断预后有指导作用。但并非所有恶性畸胎瘤都有产生AFP或HCG的特性,仍有一定的假阳性率。一般认为,当恶性畸胎瘤中含有未分化上皮组织成分时才有AFP或HCG的异常分泌。美国波士顿儿童医院61例骶尾部畸胎瘤AFP测定提示,92%的恶性畸胎瘤有AFP增高,而良性畸胎瘤有4%出现AFP异常,并发现良性畸胎瘤AFP增高者术后复发率明显增高。

4.治疗　畸胎瘤一旦确诊,必须争取早期手术切除,以避免良性畸胎瘤因耽搁手术而导致肿瘤恶变,同时可预防肿瘤感染、破裂、出血及并发症的发生。畸胎瘤的手术要点是完整地切除肿瘤,卵巢和睾丸肿瘤均做一侧卵巢或睾丸切除,骶尾部畸胎瘤强调务必将尾骨一并切除,以免残留多能细胞而导致肿瘤复发。

恶性畸胎瘤的治疗原则为联合辅助治疗,手术切除后常规化疗1.5～2年,常用PVB方案:顺铂20mg/m$^2$,静脉滴注,第1～5天;长春新碱0.2mg/kg,静脉滴注,第1、2天;博来霉素12mg/m$^2$,静脉滴注,第2、9、16天。4周重复。国际抗癌联盟资料表明该方案有效率和缓解率可达70%以上,但博来霉素累积所致肺纤维化导致患者死于呼吸衰竭的报道日益增多。近年推荐应用CISCA方案:顺铂20mg/m$^2$,静脉注射,第1～5天;环磷酰胺600mg/m$^2$,静脉注射,第1天;阿霉素25mg/m$^2$,静脉注射,第4、5天。也可应用顺铂、阿霉素、依托泊苷等化疗药物进行联合化疗。放射治疗仅用于明确有镜下或肉眼残留的恶性畸胎瘤病例。放疗剂量:镜下残留以25Gy为宜,肉眼残留者可应用到35Gy。对手术切除完整者,近年主张以化疗为主,放疗慎用,以避免放疗时生殖器官、骨骼发育的延迟损害。

恶性畸胎瘤巨大或广泛浸润,临床判断不能切除者,可应用术前化疗或放疗,使肿瘤缩小后再行延期根治手术,对提高手术切除率、保留重要脏器有积极意义。对晚期病例,应用术前化疗或放疗也可达到解除肿瘤压迫、控制转移灶和争取再次手术机会的治疗目的。

5.预后　畸胎瘤的预后与初诊年龄、肿瘤部位、恶变发生率、治疗结果等因素密切相关。上海医科大学儿科医院98例骶尾部畸胎瘤的年龄组和恶变率分析(表1-7-15)提示初诊年龄越小,恶变发生率越低。其中隐型畸胎瘤恶性率最高,达71.4%,混合型为46.7%,显型仅为9.4%。

表1-7-15　98例骶尾部畸胎瘤的各年龄组恶性率

| 初诊年龄 | 恶性率(%) |
| --- | --- |
| 新生儿 | 4.3 |
| 1～4个月 | 11.5 |
| 5～12个月 | 5.9 |
| 1～2岁 | 63.2 |
| 大于2岁 | 61.5 |

完整切除肿瘤、减少术后复发和恶变是畸胎瘤的另一主要预后因素,即使是恶性畸胎瘤,完整手术切除

仍是长期生存的基本保证。目前恶性畸胎瘤完整切除后综合治疗的3年生存率可达50%,5年生存率为35%,而术中残留或复发者的生存率仅为3%。其中睾丸、卵巢等容易完整切除部位的恶性畸胎瘤生存率明显高于腹膜后和骶尾部恶性畸胎瘤,其中尤以隐型骶尾部恶性畸胎瘤的预后最差,生存率仅为8%。

(七)性腺肿瘤

1. 卵巢肿瘤 小儿卵巢肿瘤约占小儿肿瘤总数的1%~1.6%,好发于学龄期儿童,随年龄增长发病率增加。上海医科大学儿科医院统计了30年间的小儿卵巢肿瘤77例,其中右侧45例,左侧31例,双侧1例。发病年龄13个月龄~13岁,75%发生于7~13岁的学龄期儿童,其中恶性肿瘤29例(37.7%)。

(1) 病理分类与特点 小儿卵巢肿瘤的分类方法甚多,目前多采用世界卫生组织(WHO)根据卵巢组织发生的分类方法,并根据小儿卵巢肿瘤特点作相应改良(表1-7-16)。

表1-7-16 小儿卵巢肿瘤病理组织学分类(WHO)

| 组织学分类 | 常见肿瘤 |
| --- | --- |
| 表面上皮肿瘤 | 浆液性瘤<br>黏液性瘤<br>子宫内膜样瘤<br>透明细胞瘤<br>混合性上皮瘤<br>未分化癌 |
| 生殖细胞肿瘤 | 畸胎瘤(成熟型、未成熟型)<br>无性细胞瘤<br>胚胎性瘤<br>内胚窦瘤<br>绒毛膜癌 |
| 性索-间质肿瘤 | 颗粒细胞瘤<br>卵泡膜瘤<br>间质细胞瘤<br>两性母细胞瘤 |
| 非特异性间质肿瘤 | 纤维瘤<br>平滑肌瘤<br>淋巴瘤 |

小儿卵巢肿瘤几乎都是单侧性病例。病理类型与成人有所不同,生殖细胞肿瘤占80%以上,表面上皮瘤极少。上海医科大学儿科医院的77例小儿卵巢肿瘤中,生殖细胞肿瘤68例(88.3%),其中畸胎瘤57例(成熟型46例、未成熟型11例),无性细胞瘤8例,胚胎性瘤和内胚窦瘤各2例;表面上皮肿瘤3例(3.9%),均为浆液性瘤;性索-间质肿瘤6例,其中颗粒细胞瘤2例(2.6%);非特异性间质类肿瘤4例(5.2%)均为恶性淋巴瘤。

(2) 临床表现 小儿卵巢肿瘤常无任何症状,偶有下腹沉坠和牵扯痛并伴有恶心、胃部不适等胃肠道症状,多以下腹部无痛性肿块就诊。如发生柄蒂扭转,可有剧烈绞痛;发生肿瘤出血、破裂或感染,可有急性腹膜炎表现,严重者可出现休克。恶性卵巢肿瘤生长迅速,患儿可在短期内出现食欲不振、乏力、消瘦等恶病质症状,并可因肿瘤压迫而导致排尿和排便困难、腹壁及下肢水肿,甚至有腹水出现。功能性卵巢恶性肿瘤如颗粒细胞瘤,可产生过多雌激素而出现阴道出血、乳房增大等性早熟症状。

(3) 诊断　小儿卵巢肿瘤由于骨盆较小,肿瘤常可在下腹部直接扪及。B超检查仍为其首选的诊断手段,常可清楚显示盆腔内肿瘤的部位、大小、质地。当怀疑恶性肿瘤,并有浸润邻近脏器可能时,可进行CT、MRI等检查,以进一步明确肿瘤与邻近脏器、重要血管的关系。

肿瘤标记物测定对小儿卵巢恶性肿瘤有较高诊断价值。恶性畸胎瘤、内胚窦瘤、胚胎性瘤等恶性生殖细胞肿瘤常有血清AFP显著升高;颗粒细胞瘤、无性细胞瘤、卵泡膜瘤可有雌激素和HCG的异常增高。晚期病例的腹水脱落细胞涂片检查、腹股沟等浅表淋巴结活检以及经腹或子宫直肠陷凹穿刺活检均可明确细胞学诊断。

(4) 治疗　小儿卵巢肿瘤的治疗原则仍是一经诊断就应及早手术切除,以免发生扭转、破裂和恶变。小儿卵巢肿瘤的手术原则由于涉及性腺功能的维持而与成人有所不同,即必须考虑卵巢的保留问题。良性肿瘤者均应保留一侧卵巢,即使双侧卵巢均有良性肿瘤,也应争取行肿瘤摘除术。有时似乎仅剩很少的卵巢组织,若能保留血液供应,仍能排卵、分泌激素及维持生育功能。卵巢恶性肿瘤的根治范围,过去强调包括双侧卵巢、输尿管、子宫、大网膜和腹膜后淋巴结清扫。近年来随着化疗药物的更新和微小残存病灶化疗理论的提出,主张对未累及对侧附件和子宫的恶性肿瘤,可以保留对侧附件或子宫,但必须切除大网膜。对盆腔淋巴结清扫、盆腔内脏切除等扩大根治术,目前认为是过度和无益的。而对初次探查未能切除肿瘤以及手术后经化疗或放疗使肿瘤缩小者、根治后CT和肿瘤标记物检测提示有残存肿瘤者,应进行二次手术,以达到根治目的。

小儿卵巢恶性肿瘤中大多数对化疗或放疗敏感,生殖细胞肿瘤常对化疗和放疗有良好的反应。尤其是小儿卵巢恶性肿瘤恶性程度较高,早期即有播散,故应在术后早期即行化疗。一些晚期病例经化疗或局部放疗后,为延期或二次根治创造机会。生殖细胞恶性肿瘤的化疗方案常用PVB或CISCA,化疗时间以术后1.5～2年为宜。

(5) 预后　小儿卵巢肿瘤的预后与肿瘤类型、浸润范围、病理组织分化及治疗结果密切相关。良性肿瘤手术完整切除者一般不复发,预后好。恶性肿瘤中以内胚窦瘤和胚胎性瘤预后最差,恶性畸胎瘤的生存率也仅在40%左右,而颗粒细胞瘤、无性细胞瘤的预后相对较好。近年随着顺铂、依托泊苷等化疗药物的应用,结合术后放疗,小儿卵巢恶性肿瘤的生存率有显著提高。I期病例生存率达100%,胚胎性瘤、内胚窦瘤和恶性畸胎瘤的5年生存率也可达26%～39%,并有Ⅲ、Ⅳ期患儿及复发病例应用术前化疗和放疗,结合多次剖腹根治而长期生存的临床报道。上海医科大学儿科医院21例小儿卵巢恶性肿瘤的随访记录其2年生存率为76.2%,5年生存率为52.4%,疗效令人鼓舞。

2. 睾丸肿瘤　小儿睾丸肿瘤并不常见,但半数以上为恶性肿瘤,约占小儿恶性肿瘤的1%左右。其中75%以上在5岁之内发病。

(1) 病理与分期　小儿睾丸肿瘤的病理分类一直比较混杂,目前多分为生殖细胞肿瘤、非生殖细胞肿瘤两大类(表1-7-17),并将含有一种肿瘤成分的称为单纯型,包含两种或两种以上肿瘤成分的称为混合型。也有人根据儿童睾丸肿瘤特点,将其分为4类:①婴儿睾丸胚胎性腺瘤。②卵黄囊瘤。③睾丸畸胎瘤(成熟型、非成熟型)。④附睾横纹肌肉瘤。上海医科大学儿科医院统计小儿睾丸原发性实体肿瘤119例,其中良性肿瘤52例,恶性肿瘤67例(56.3%)。病理分类为生殖细胞肿瘤的110例(92.4%),其中卵黄囊瘤57例、畸胎瘤53例(成熟型52例,未成熟型1例),非生殖细胞肿瘤仅9例(7.6%),其中胚胎性腺癌2例、附睾横纹肌肉瘤7例。

表 1-7-17 睾丸肿瘤病理分类

| 分　类 | 常见肿瘤 |
| --- | --- |
| 生殖细胞肿瘤 | 卵黄囊瘤<br>畸胎瘤<br>绒毛膜细胞瘤<br>精原细胞瘤 |
| 非生殖细胞肿瘤 | 腺癌<br>横纹肌肉瘤<br>淋巴瘤<br>纤维上皮瘤 |

小儿睾丸肿瘤的常用临床分期将其分为三期(表 1-7-18),重点强调肿瘤的扩散和转移程度,对制订治疗方案有实际意义。

表 1-7-18 睾丸肿瘤临床分期

| 分　期 | 依　据 |
| --- | --- |
| Ⅰ期 | 肿瘤局限于睾丸及附睾内,无淋巴结转移 |
| Ⅱ期 | 肿瘤已扩散到精索、阴囊、腹股沟和腹腔淋巴结,无膈以上淋巴结转移 |
| Ⅱa期 | 无腹腔淋巴结转移 |
| Ⅱb期 | 腹腔淋巴结转移 |
| Ⅲ期 | 已有膈以上淋巴结或远处转移 |

(2)临床表现　小儿睾丸肿瘤好发于 5 岁以前的婴幼儿,主要表现为生长缓慢、硬实的无痛性阴囊肿块,大儿童可有阴囊沉坠、腹股沟牵拉感。发生睾丸肿瘤扭转者常有疼痛主诉,肿瘤出血、坏死时可有急性睾丸炎症状;睾丸恶性肿瘤患儿可有阴囊积液。这些症状和体征需与鞘膜积液、睾丸炎症、睾丸血肿相鉴别。个别睾丸恶性肿瘤患儿最初的症状为肿瘤转移的压迫症状,如盆腔淋巴结转移压迫引起的排尿、排便困难。

(3)诊断　小儿睾丸肿瘤的准确诊断主要依靠医师对小儿睾丸肿大的高度警觉和仔细检查。对小儿睾丸实质性肿块、无疼痛、透光试验阴性的病例,应高度怀疑睾丸肿瘤,且其中绝大部分是恶性肿瘤。因此,除检查阴囊部位外,还要仔细检查腹股沟、腹部、锁骨上区淋巴结。对恶性肿瘤阴囊积液者,不主张穿刺抽液检查,以免肿瘤种植播散。

形态学检查首选 B 超,可了解肿瘤的性质,并与鞘膜积液、睾丸血肿鉴别。良性畸胎瘤行局部 X 线平片检查可发现钙化影。CT 检查对腹股沟、盆腔转移灶的发现具有价值。由于小儿睾丸恶性肿瘤多为卵黄囊瘤、恶性畸胎瘤等生殖细胞肿瘤,往往保留胎儿期合成 AFP 的能力,故检测血清 AFP 常有显著增高,并可作为预后和复发的监测指标。

(4)治疗　小儿睾丸肿瘤均应考虑为恶性肿瘤,应以腹股沟切口探查,先在内环处结扎阻断精索,探查睾丸,活检冷冻切片,确诊为肿瘤者,作根治性睾丸切除术。根据恶性肿瘤临床分期,制订不同的治疗方案:

1) Ⅰ期:根治性睾丸切除术后,PVB 或 CISCA 方案化疗 1 年。1 岁以内婴儿可不化疗,定期随访。

2) Ⅱ期:根治性睾丸切除术后,根据浸润和淋巴结转移范围决定淋巴结清扫的范围。一般Ⅱa期仅作腹股沟淋巴结清扫,只有在术后 2 周血清 AFP 仍然增高和 CT 证实有腹腔淋巴结肿大时,才作膜腹后淋巴结清扫术;Ⅱb期常规腹膜后淋巴结清扫。术后化疗 2 年。

3) Ⅲ期:根治性睾丸切除术后,有残存肿瘤和广泛转移者应加用局部放疗。孤立性肺、肝转移病灶应争取手术切除。术后以 DDP、VP-16、BLM、IFO 等多药联合化疗 2 年。

(5) 预后　良性睾丸肿瘤根治术后都能长期生存，无复发病例。恶性肿瘤生存率较成人为高，美国 Copeland 报道小儿睾丸恶性肿瘤总生存率为 60%～80%，婴儿睾丸胚胎性腺癌和附睾横纹肌肉瘤预后较好，生存率分别达到 75% 和 71%，卵黄囊瘤和恶性畸胎瘤经综合治疗后生存率也可达到 50%，Ⅰ、Ⅱ 期病例的近期疗效可达 100%，但术后复发者生存率仅 15%，Ⅲ 期预后较差。手术后定期肿瘤标记物的测定能及早发现复发病例。

(八) 胃肠道恶性肿瘤

胃肠道恶性肿瘤在小儿十分少见，上海医科大学儿科医院 38 年间收治胃肠道恶性肿瘤 38 例，占同期恶性肿瘤的 4.1%，其中男性 21 例、女性 17 例，发病年龄在 5～13 岁。部位为胃 5 例、十二指肠 3 例、回肠和回盲部 22 例、结肠 5 例、直肠 3 例。小儿胃肠道恶性肿瘤以恶性淋巴瘤最多，好发于回肠末端和回盲部。成人较常见的胃肠道腺癌在小儿十分少见，上述 38 例中仅 9 例为腺癌，只占恶性肿瘤的 0.98%。一般认为，小儿胃肠道恶性肿瘤多有遗传因素，尤其是肠道腺瘤、息肉、家族性多发性息肉症和慢性溃疡性结肠炎常易导致癌变。

1. 胃癌　小儿胃癌发生率极低，多为个案报道。但临床上可出现典型的腹痛、便血、呕吐等症状，常由于罕见而被误诊或耽搁治疗。上海医科大学儿科医院的 2 例胃未分化癌，分别发生于胃小弯和幽门部，均有明显的腹痛和便血。1 例病程长达 2 年，最后发生胃穿孔，剖腹探查才被确诊。因此小儿患者出现上述症状时，应与成人一样进行 X 线钡剂造影或做胃镜，以排除恶性肿瘤。胃脱落细胞、各种相关抗原的检测也有诊断意义。

小儿胃癌的治疗仍以手术为主，切断缘要求距肿瘤 5cm 以上，远侧端肿瘤应行胃十二指肠吻合，术后常规辅助化疗。但由于小儿胃癌多为未分化癌，发现时多已有浸润转移，预后较差。

2. 胃肠道平滑肌肉瘤　平滑肌肉瘤在小儿胃肠道肿瘤中占有一定比例，好发于胃和小肠。但比例上良性的平滑肌瘤明显多于恶性的平滑肌肉瘤，可因生长于腔内、腔外和壁间而有不同的临床症状。平滑肌肉瘤多因黏膜缺血、溃疡而出现消化道出血，有时可扪及腹部肿块。X 线吞钡检查可见典型的"脐样"溃疡龛影，胃镜检查可明确诊断，但应在溃疡处作深部活检，以免漏诊。

小儿胃肠道平滑肌肉瘤以手术完整切除疗效最好。强调上下切除的足够距离，以避免术后复发。对化疗和放疗不敏感。术后复发率可达 40%～50%，复发者生存率仅 20% 左右。

3. 类癌　类癌为一种激素分泌细胞肿瘤。虽然生长缓慢，仍可转移，因而属恶性肿瘤。由于具有内分泌功能，可产生类癌综合征的临床症状。小儿类癌好发于胃肠道，最多见于阑尾，其次为回肠和直肠。肉眼外观可见肿瘤为黏膜下的灰黄色小硬结。不同部位的类癌其组织学和组织化学的表现有所不同。分泌多种不同的多肽类及活性胺类激素，如血清素、缓激肽和组胺等。这些激素作用于心血管、呼吸道和消化道就表现为类癌综合征。

小儿阑尾或回肠的类癌多数无类癌综合征症状，因表现为急性阑尾炎或肠梗阻、腹部肿块而被发现。治疗阑尾类癌一般仅作单纯阑尾切除即能得到根治。肿瘤巨大者和其他部位的类癌按肠癌的切除范围进行处理。未发生转移的类癌手术完整切除者预后良好，发生类癌综合征者预后较差。

4. 大肠癌　大肠癌在儿童的发生率高于胃癌，并且多发生在 11～14 岁的青春前期儿童，男性多见。上海医科大学儿科医院收治的 6 例大肠癌均为男性，年龄 9～13 岁，其中 3 例结肠癌分别位于升结肠、横结肠和肝曲部,3例直肠癌均位于齿状线上3~8cm处。组织学分类为黏液腺癌4例、管状腺癌和乳头状腺瘤恶变各1例,临床Duke分期C、D期者占2/3以上。

小儿大肠癌由于多为分化较差的黏液腺癌,并多属于"印戒样细胞"的细胞类型,故临床上常见有高度浸润、早期转移、生长迅速的生物学特性。多有腹痛、便血、排便习惯改变等典型症状,但由于疏忽而未得到及时诊断。上述6例大肠癌多在已有肠梗阻、肠套叠、巨大腹块时才被确诊。

早期诊断和完整切除是儿童大肠癌的主要预后因素,原则要求切除范围包括肿瘤所在肠段的上下3~7cm,相应的肠系膜及常规大网膜和腹腔淋巴结清扫,以杜绝局部复发、淋巴结转移和大网膜种植。术后可辅以氟尿嘧啶、顺铂、洛莫司汀等药物化疗。

(九)小儿少见的恶性肿瘤

某些恶性肿瘤在成人较为常见,而在小儿因其发病特点不同较为少见,主要是除横纹肌肉瘤外的软组织肉瘤和肺癌、肾癌、乳癌等。在上海医科大学儿科医院919例恶性肿瘤中,此类肿瘤共59例(占6.4%),其中纤维肉瘤18例,滑膜肉瘤12例,神经纤维肉瘤10例,脂肪肉瘤4例,恶性纤维组织细胞瘤4例,血管内皮肉瘤4例,肾癌4例,血管外皮肉瘤2例和淋巴管肉瘤1例。此类肿瘤尽管生物学特性与成人相似,但经治疗其预后较成人更好。

1.纤维肉瘤 其发病在小儿软组织恶性肿瘤中仅次于横纹肌肉瘤而居第二位,好发于肢体远端,发病年龄有两个高峰,或小于5岁,或在10岁以上。好发于婴幼儿期的又被称为儿童先天性纤维肉瘤,此类纤维肉瘤尽管有浸润和复发,但并不发生转移,预后较好。有一组52例儿童先天性纤维肉瘤资料报道,37例位于肢体,15例位于躯干。其中位于肢体者,92%为原位肿瘤,无转移,生存率达95%,术后复发率为27%;而位于躯干者,进展较快,20%有远处转移,生存率仅74%。

纤维肉瘤的治疗原则仍是根治性的手术切除。化疗和放疗仅应用于手术切除困难或有肉眼残留者。儿童先天性纤维肉瘤无转移者,在完整切除后无需化疗;而已有转移者需应用长春新碱、阿霉素、环磷酰胺、依托泊苷、异环磷酰胺化疗,较成人纤维肉瘤敏感,可达到转移病灶消失的良好疗效。

2.神经纤维肉瘤 为神经鞘来源的恶性肿瘤,常为全身显性遗传疾病或由神经纤维瘤病发展而成。该肿瘤病理有明显向神经膜细胞分化的特征,细胞异形性明显,梭形瘤细胞束交错排列成漩涡或编织状,典型的栅状排列消失或偶见,基质内有胶原纤维或黏液。该肿瘤好发于肢体(42%)、后腹膜(25%)和躯干(21%)。

治疗以手术切除为主。因为神经纤维肉瘤有沿神经周围淋巴间隙延伸、播散的特征,手术切除的神经干远端应作冷冻切片检查。如切缘有肿瘤细胞残留应作术后放疗。对部分残留肿瘤应用阿霉素、环磷酰胺常有疗效。对易复发、恶性程度高的神经纤维肉瘤可应用异环磷酰胺、依托泊苷,缓解率可达50%。

3.恶性纤维组织细胞瘤 在成人占其肢体软组织肉瘤的1/4,在儿童却较为少见。在病理形态上,与纤维肉瘤相似,但细胞更具有多形性,各类细胞的核分裂象、有丝分裂的恶性表现更明显,尤以含胶质的肿瘤细胞恶性表现更甚。发现肿瘤细胞的排布呈放射状小簇、癌细胞相互垂直编织具有确诊意义。

治疗已逐渐摒弃截肢等过度的广泛手术,而采用局部根治、保留肢体加用临床放疗。化疗可应用长春新碱、放线菌素D、环磷酰胺、阿霉素、依托泊苷、异环磷酰胺等,但疗效并不肯定。

4.滑膜肉瘤 儿童滑膜肉瘤占非横纹肌软组织肉瘤的30%左右,最多见于下肢,常发生在股、膝等部位,其次是上肢,仅20%发生在头颈和躯干部。病理形态上有梭形细胞成分和腺泡上皮成分混杂而成。梭形细胞呈短肥状或上皮样,细胞呈圆形或扁平,形成不完整的腺腔,未分化程度低而恶性程度高。

肿瘤体积、原发部位、发病年龄、病理形态被认为是儿童滑膜肉瘤的主要预后因素。一般认为,瘤体小于 5cm、原发于手足等远端肢体、发病年龄小于 10 岁和病理形态以上皮成分为主者,预后较好。一组 18 例儿童滑膜肉瘤报道,长期生存的 8 例均为原发于肢体的低龄儿童。治疗方案强调骨和软组织及肢体功能的保护,局部根治手术加术后辅助放疗。化疗的作用尽管尚不肯定,但环磷酰胺、阿霉素、放线菌素 D、依托泊苷、异环磷酰胺已被广泛应用。

5. 血管外皮肉瘤　起源于血管周围的外皮细胞,占儿童软组织肿瘤的 3%。可发生于任何部位,最常见于下肢,其次为腹膜后、头颈、躯干,并常有肺或骨骼的远处转移。肿瘤常无包膜,呈浸润性生长,质地较脆,易出血。儿童血管外皮肉瘤常由良性的血管外皮瘤缓慢演变而成,偶有浸润,转移较少。

成人血管外皮肉瘤的生存率仅 30% 左右,而儿童经完整切除后常可长期生存。仅在有转移时应用长春新碱、环磷酰胺、放线菌素 D 等联合化疗,或肿瘤切除不完全时加用化疗。

6. 脂肪肉瘤　在儿童较为少见,多发生于 10 岁以上的青少年。常发生在脂肪较多的部位,如大腿、臀部、上肢、躯干,腹腔内多发生于肠系膜,腹膜后多发生于肾脏周围。儿童脂肪肉瘤常为高分化状态,含有大量星形、小梭形、泡沫状或印戒状幼稚脂肪细胞,间质内有丰富的黏液样物质和毛细血管网,核分裂象较少见。

对儿童脂肪肉瘤,局限的肿瘤强调广泛根治,局部复发是导致恶变程度更高、浸润周围器官、促使远处转移的主要原因。显然,肿瘤体积越小越容易治愈。化疗的作用至今尚不肯定。有肉眼或镜下肿瘤残留者可给予放疗控制。

7. 肾癌　肾癌仅占 12 岁以下儿童恶性肿瘤的 1%,与成人不同,多见于女性。病理类型常分为透明细胞型、颗粒细胞型。常有典型的腹痛和血尿,也可触及腹部肿块。

一般认为小儿肾癌的临床分期是影响预后的最主要因素。患儿生存率为Ⅰ期 100%、Ⅱ期 66%、Ⅲ期 43%、Ⅳ期 12%。局限性的肾癌强调完整切除,切除范围包括肾、肾上腺、肾周围脂肪和筋膜、局部淋巴结。化疗和放疗疗效均不肯定。近年有报道,应用白细胞介素-2、LAK 细胞等免疫治疗,对肾癌转移病例有效。

8. 肺癌　儿童肺癌远不像成人那样多见,但至今已有百余例儿童原发性肺癌的报道,常为未分化型或腺癌型,多见于 10 岁以上的儿童。

儿童原发性肺癌由于少见常被忽视,虽有典型的呛咳、咯血等症状,仍常被耽搁诊治。其治疗原则同成人。手术切除后化疗常可取得一定疗效,但由于病理类型常为未分化型,故预后较差。

## 二、血管瘤

血管瘤(hemangioma)为小儿最常见的先天性血管畸形或肿瘤。以血管内皮细胞增生或血管腔的汇集与增多为主要病理改变,腔内充满血液,与循环系统相通。可发生于人体任何部位,但以体表软组织中最为多见。皮肤血管瘤大多数在新生儿期出现,少数可至婴幼儿期才开始显现。婴幼儿发病率约为 3%~8%。有家族性倾向的占 10%。

(一)分类

19 世纪中叶,医学家们即想把血管瘤分门别类。1863 年 Wirchow 首先将血管瘤分为 3 类:①单纯型或毛细血管型:血管瘤由多数毛细血管构成,其中又可以分为皮下血管瘤与毛细血管扩张。②海绵状血管瘤:瘤内有许多腔隙,由结缔组织分隔。③蔓状血管瘤:由大血管发展而来。以后陆续有两百余种分类法问世。1969

年世界卫生组织(WHO)举行的专业会议对软组织肿瘤进行了分类,将血管瘤分为良性血管瘤与恶性血管瘤两大类(图1-7-5)。

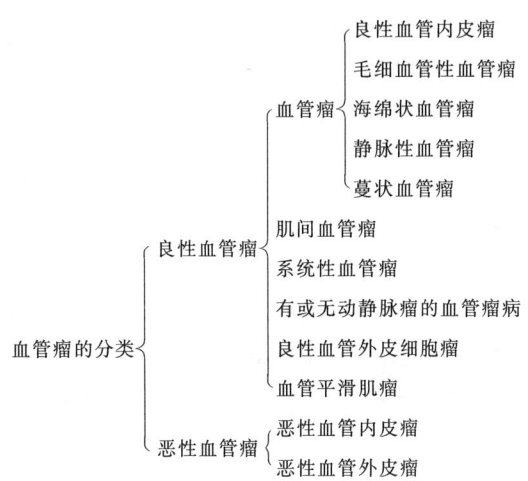

**图1-7-5　世界卫生组织(WHO)有关血管瘤的分类**

前苏联学者Kpakobckuu在1974年提出比较完整的血管瘤形态学分类法(图1-7-6)。

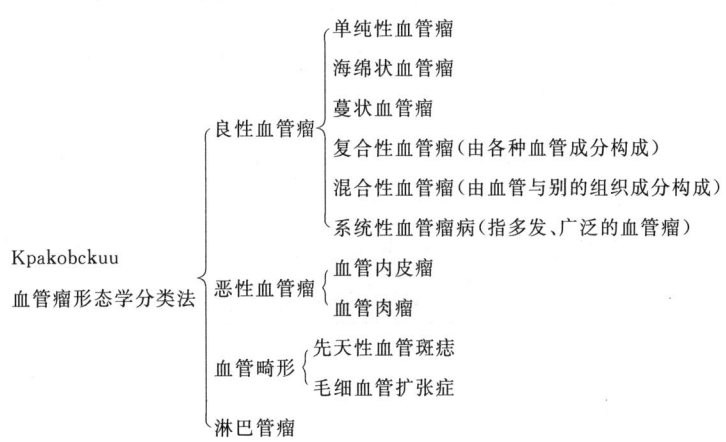

**图1-7-6　Kpakobckuu血管瘤形态学分类法**

在我国,基本上沿用Wirchow的3级分类法,第一类为毛细血管瘤,包括葡萄酒色斑与草莓状血管瘤;第二类为海绵状血管瘤;第三类为蔓状血管瘤。

这些分类法,基本上反映了血管瘤的外观特点,与血管瘤的胚胎学、组织学及血流动力学都无多大联系,所以不能说明血管瘤的组织学特性。我们认为,一个完整的血管瘤分类方法必须满足以下要求:①反映出组织学结构上的特点。②能说明其临床特点及动态发展趋势。③能在选择治疗方法、确定治疗时机、判断疗效方面提供帮助。1982年,Mulliken应用放射性核素、组织化学、细胞培养及电子显微镜等先进手段对各种血管瘤进行了深入研究,根据细胞学特征、临床表现和自然病史的不同,他将血管瘤分为两大类。一类称为真性血管瘤,主要包括草莓状血管瘤和混合性血管瘤。其发展又分为生长期与退化期。其特征是40%的病变在出生时发生,起初为一小的红斑点,迅速增长后逐渐出现退化。生长期可见内皮细胞增生,结合$H_3$胸腺嘧啶增高,内皮细胞外可见多层化基板。退化期出现纤维组织增生,脂肪沉积,内皮细胞结合$H_3$胸腺嘧啶减少。另一类称为血管畸形,包括毛细血管瘤型(如葡萄酒色斑)、静脉型、微小动静脉瘘型、先天性动静脉瘘及混合型。它们的特点是90%的病变在出生时即发现,随患儿发育而缓慢生长,不会自行退化。血管畸形无细胞增生现象,内皮细胞不结合$H_3$胸腺嘧啶,细胞分化完全成熟。

真性血管瘤中的草莓状血管瘤与混合性血管瘤的光镜和电镜下结构基本相同:①在生长期,血管瘤内可见大量毛细血管、微静脉及小静脉构成的血管丛,毛细血管及小静脉管腔扩大、管壁很薄,血管之间排列紧密,很少有结缔组织,仅血管丛之间有少许结缔组织分隔。内皮细胞增生活跃处,血管腔常不明显,可见片块状或条索状内皮细胞团。电镜下可见许多毛细血管和微静脉。毛细血管由1～3个内皮细胞围成,内皮细胞外可见周细胞;内皮细胞呈扁平状或椭圆状,胞质中可见较多的线粒体、粗面内质网、游离核糖体、高尔基复合体,还可见到成束的微丝和少量的初级溶酶体。胞质中微吞饮小泡相对较少。内皮细胞外围有一层连续的多层化基板,电镜下基板呈均质状中等电子密度物质。在血管间有少量结缔组织,其中成纤维细胞的胞质中同样富有粗面内质网、高尔基复合体、游离核糖体和线粒体。②在退化期,瘤内血管组织减少,血管丛不明显,血管间纤维组织增生和脂肪沉积。电镜下毛细血管及微静脉减少,血管间成纤维细胞活跃,纤维组织增多。内皮细胞胞质内可见一般的细胞器,如线粒体、粗面内质网、游离核糖体,但数目明显减少,且不发达。

血管畸形中的葡萄酒色斑、海绵状血管瘤及蔓状血管瘤的光镜结构有一定的差异。葡萄酒色斑光镜下可见真皮浅层有大量扩张的毛细血管和小静脉,血管不汇集成丛,血管间有结缔组织分隔,病程较长的,血管可侵及表皮层。海绵状血管瘤由大片相互吻合、大小不一的扩大血窦构成,窦内含有血液,窦壁为一层很薄的内皮细胞,血管间有少量的结缔组织分隔,扩大的窦内有时可见血栓形成和血栓机化、钙化现象。蔓状血管瘤在光镜下可见由口径较大、壁厚、不规则的血管构成,壁内衬以一层较薄的内皮细胞,其外有几层平滑肌纤维。病程较久的可见管壁玻璃样变。

尽管这3种血管瘤的光镜结构差异较大,但在电镜下的内皮细胞结构基本近似。内皮细胞扁平状、体积小、胞质较少,胞质中细胞器不发达,仅见少量的线粒体、内质网及微丝,胞质近腔面有许多吞饮小泡,大小不一。内皮细胞间呈短而平直的连接,细胞外基板很薄,有的甚至缺如。这两类疾病的鉴别见表1-7-19。

表1-7-19 血管瘤与血管畸形的鉴别点

| 鉴别点 | 血 管 瘤 | 血 管 畸 形 |
| --- | --- | --- |
| 出现时间与临床表现 | 生后1周到1个月出现红点,以后迅速扩展,然后逐渐消退 | 生后即出现,为发育异常,与身体发育成比例进展,不能消退 |
| 男女比例 | 1:5～1:3 | 1:1 |
| 细胞学特性 | 血管内皮细胞过度增生<br>1～2级<br>AgNOR计数大于2个/核 | 无内皮细胞增生<br>0～1级<br>AgNOR计数小于2个/核 |
| 结合胸腺嘧啶 | 增高 | 不高 |
| 肥大细胞计数 | 增高 | 正常 |
| 超微结构 | 有多层板基底膜 | 为单层板基底膜 |
| 血管造影 | 为界限清楚,高密度,分叶状实质影 AVF少见 | 弥漫性无实质影,有静脉石,静脉扩张扭曲影 AVF多见 |
| 骨受压影 | 多有,无骨质破坏 | 多为畸形影,可有骨质破坏 |
| 肥大畸形 | 无 | 多有 |
| 细胞培养 | 内皮细胞成活,可呈单层细胞层 | 不能成活 |
| 血液变化 | 可有血小板减少 | 多为静脉淤血改变 |

续表

| 鉴别点 | 血管瘤 | 血管畸形 |
|---|---|---|
| 血流动力学 | 多为低分流量变化 | 多为高分流量变化 |
| 血液流变学 | 变化不大 | 可有变化 |
| 免疫组化变化 bFGF | 增生期(+)<br>退化期(-) | (-) |
| 尿激酶 | 增生期(+)<br>退化期(-) | (-) |
| 5-型胶原酶 | 增生期(+)<br>退化期(-) | (-) |
| 血管内皮生长因子 | 增生期(+)<br>退化期(-) | (-) |
| 增殖细胞核抗原(PCNA) | 增生期(+)<br>退化期(-) | (-) |
| 血管性血友病因子(vWF) | 增生期(+)<br>退化期(+) | (-) |
| 金属蛋白酶组织抑制因子(TIMP) | 增生期(+)<br>退化期(-) | (-) |

必须指出,在临床上所见的某一患儿的血管瘤,均有可能是上述的混合型,因此,有时根据何种类型占优势而作分类。为了方便临床实际需要,我们还将血管瘤划分为大面积与小面积血管瘤两类。所谓大面积血管瘤是指血管瘤占据半头、半面、半颈、半胸、半侧腹部、一侧臀部、会阴大部、四肢一侧大部及多发性面积较大者。西安医科大学(现为西安交通大学医学院)对68例不同类型血管瘤的超微结构研究也证明这种分类方法较为合理。1991年在西安召开的全国小儿血管瘤研讨会上,多数学者支持应按Mulliken分类法分类。

传统的分类方法与Mulliken分类法的比较见表1-7-20。

表1-7-20 传统分类法与Mulliken分类法比较

| Mulliken分类 | | 传统分类 |
|---|---|---|
| 血管瘤 | 草莓状血管瘤 | 毛细血管瘤——草莓状血管瘤 |
| | 混合性血管瘤 | 混合性血管瘤 |
| 血管畸形 | 葡萄酒色斑(毛细血管畸形) | 毛细血管瘤——葡萄酒色斑 |
| | 海绵状血管瘤(静脉畸形) | 海绵状血管瘤 |
| | 蔓状血管瘤(动脉畸形) | 蔓状血管瘤 |

(二)自然病程及转归

1.发病机制 血管瘤发生的原因,到目前为止还没有一个公认的统一看法。一般认为,其发生可能是胚胎期的血管母细胞与发育中的血管网脱离,在局部增殖并形成内皮细胞条,互相吻合,最后出现管腔,进一步分化而形成各种血管瘤。血管形成是血管瘤发病的中心环节,这是一个极其复杂的过程。胚胎血管生长发育可分为3个时期:①毛细血管网络形成期:其中出现互不相连的血池样结构,动静脉没有分化清楚,此期相当于人胚胎30天左右。②血管形成期:毛细血管网两侧出现分离的动静脉结构,此期出现在胚胎48天左右。③血管基干定型期:此期原始血管结构消失,代之以分化成熟的血管。

在血管形成的不同阶段若出现发育异常,可导致不同类型的血管畸形。第一期原始间充质发育停顿可引起常见的毛细血管瘤,如果分化进一步受到影响,原始血管可侵入皮下组织、肌肉、骨骼引起海绵状血管瘤。

而血管发育第二期中所出现的原始血管结构持续存在的话，以后即形成数目不同、大小不等的动静脉瘘。发育后期，血管干未能发育，可造成深部血管未发育或发育不良，如Klippel-Trénaunay综合征等。

近年来，关于血管形成在肿瘤生长中的作用研究提示，血管瘤是一种血管形成性疾病，该病表现为一过性的、迅速的血管过度增生。

血管形成过程很复杂，它涉及到组织的破坏和重建与细胞的生成和周围环境介质的变化。其大致过程为：①血管充血、通透性增强，内皮细胞发泡，细胞间连接松脱，细胞器、胞浆增加。②血管基底膜破坏，内皮细胞穿透基底膜进入血管周围组织。③内皮细胞继续游走，向刺激源移动，产生穿胞形成管腔。④内皮细胞分裂增殖，周细胞、成纤维细胞也分裂增殖。⑤新生毛细血管芽成熟，管腔和基底膜形成，开始动静脉的分化。

在正常生理情况下，血管内皮细胞处于相对静止状态，其增殖受到机体的严格调控。当外部环境改变，血管内皮细胞即可迅速增殖。血管瘤血管过度形成的原因可能是由于：①内皮细胞本身生理、生化、基因异常或缺陷。②血管形成因子水平升高和（或）血管形成抑制因子水平降低。血管生成因子是一种能刺激新血管生成的可溶性物质，对其生物学特性目前正在深入研究。具有特征化的诱导血管生成的因子还有：成纤维细胞生长因子、表皮生长因子和含前列腺素、尿激酶和铜的生长因子及血小板生长因子等。

除此之外，影响内皮细胞增殖的因素还有：①内皮细胞形态与细胞增殖的明显关系：这是由于DNA的合成与细胞形态有关，内皮细胞的形态受血管扩张剂、血管内压的影响。②相邻细胞对内皮细胞的作用：如周细胞能抑制内皮细胞的增殖，而肥大细胞能刺激内皮细胞游走。③细胞外基质可调节各种细胞的融合与分化：内皮细胞附着于基质胶原可出现增殖和游走，某些细胞外基质成分有助于内皮细胞损伤的修复。④激素对新生血管形成有促进作用，例如妊娠期发生的皮下血管瘤在分娩后自行消退。

血管瘤大多数在出生时已存在，从初步的发病机制研究看，也可以证实血管瘤实质上是一种先天性发育畸形，而非真性肿瘤。那些后天出现或出生后不同时间内进一步发展的血管瘤，可以说是在胚胎期形成的血管畸形持续发展的结果，或者是新生儿期持续重演的胚胎发育的结果。不过，有些血管瘤生长迅速，既可呈扩展性生长，也可呈浸润性生长，侵入肌层、骨骼，破坏周围组织，在显微镜下也可见到细胞不完全分化和细胞核有丝分裂象。可见，血管瘤又兼有肿瘤的特性。

目前已发现血管内皮细胞的过度增殖可能与以下因素有关：①血管内皮细胞本身生理、生化、基因的异常或缺陷。②血管形成因子升高和（或）血管形成抑制因子降低，如酸性成纤维细胞生长因子（aFGF）、碱性成纤维细胞生长因子（bFGF）、转化生长因子（TGF）等。③相邻细胞如周细胞、肥大细胞对内皮细胞的影响及细胞间的相互影响。④细胞外基质。⑤激素的影响，如前列腺素E等。⑥血管稳定性激素。⑦免疫状态。⑧肝素及其片段。⑨微量元素如铜离子等。⑩机械因子、血管腔内压或切（外）压力等。

但是，到底是何种因素促使血管发育畸形，是何种因素引起内皮细胞的异常增生，是什么原因导致新生儿期重演胚胎血管形成的过程，或者是成熟内皮细胞之细胞异常，迄今为止没有组织学、胚胎学或其他实验证据来证实。

血管瘤是婴幼儿期最常见的肿瘤，新生儿发病率约为1.1%～2.6%。75%以上的血管瘤在出生时即存在，其余大多数在生后2～4周内出现。国外文献报告，在1岁婴儿，发病率已达10%～12%。未成熟儿发病率高于成熟儿，如体重为500～1000g的未成熟儿发病率为22.9%，而出生时体重1000～1500g者降为15.6%，体重1500～2000g者接近成熟儿，发病率约为9.5%。10%的患儿有家族史，但无遗传特性。血管瘤女性多于男性，男女之比在1∶5～1∶2，约15%～30%的患儿病变部位为多发性，我们曾见到一例2个月婴儿血管瘤有48处。其发生部位以头面部多见，占40%左右。在血管瘤类型方面，毛细血管瘤最为多见，约占

50%～60%，混合性血管瘤为25%～35%，海绵状血管瘤为15%左右，其他类型血管瘤约占10%。笔者20年间收治的56384例血管瘤的性别、部位、类型见表1-7-21～1-7-24。

表1-7-21　56384例血管瘤性别分布

| 性别 | 男 | 女 | 合计 |
| --- | --- | --- | --- |
| 例数 | 21268(37.8%) | 35116(62.2%) | 56384 |

表1-7-22　56384例血管瘤部位分布

| 部位 | 头颈部 | 躯干 | 上肢 | 下肢 | 会阴部 | 多发性 |
| --- | --- | --- | --- | --- | --- | --- |
| 例数 | 23628 | 14998 | 9639 | 5187 | 1297 | 1635 |
| 百分比 | 41.9% | 26.6% | 17.1% | 9.2% | 2.3% | 2.9% |

表1-7-23　56384例血管瘤就诊年龄分布

| 年龄 | 6个月以前 | 6个月～1岁 | 1～4岁 | 4～6岁 | 6～12岁 | 12岁以上 |
| --- | --- | --- | --- | --- | --- | --- |
| 例数 | 29940 | 12137 | 3946 | 2876 | 2932 | 4567 |
| 百分比 | 53.1% | 21.5% | 7.0% | 5.1% | 5.2% | 8.1% |

表1-7-24　56384例血管瘤类型分布

| 类型 | 葡萄酒色斑 | 草莓状 | 海绵状 | 混合性 | 蔓状 |
| --- | --- | --- | --- | --- | --- |
| 例数 | 959 | 9867 | 9021 | 36311 | 226 |
| 百分比 | 1.7% | 17.5% | 16.0% | 64.4% | 0.4% |

2.病程经过

(1)前驱症状　大多数血管瘤在出生后即出现，部分血管瘤在生后几天或几周内出现，所以，前驱症状很难发现。某些血管瘤最初表现为白色斑，此时常误诊为皮肤神经性无色症或神经性贫血。随后，斑内出现蛛丝样血管扩张，接着出现隆起的血管瘤。另有一些血管瘤开始为界限弥漫的皮肤红斑，或是密集的微小红色丘疹团，或呈片状毛细血管瘤，其周围有灰色晕。更多的表现为针尖大小或粟粒大小的红点，此时常被家长忽略或误认为"胎痣、虫咬、抓痕、伤痕"或外伤后的皮肤青肿。

(2)生长期和退化期　大多数血管瘤经历生长期与退化期，各期的时间长短因人而异。通常生长期持续数周到数月，毛细血管瘤的生长期一般不超过6～8个月，瘤体增殖最大的时间在生后一年内。迅速增大的血管瘤可伴有瘤体表面破溃、出血、感染。退化期常在第一年末或第二年开始，表现为瘤体失去原有的光泽感和鲜红色调，变浅、暗淡，直至灰白色。变色自愈常自中心部位开始，逐渐扩展至外周，同时，隆起高出皮面的瘤体逐渐萎缩，体积缩小。

血管瘤的自行退化，是一个极其令人感兴趣的问题。据国外文献报告，5岁以前有50%～60%的血管瘤完全退化，70%的肿瘤在7岁时完全退化，9岁时有90%的血管瘤完全退化。退化后，约有10%～20%的病例在病变处遗留有不同程度的皮肤损害，多为微小皮肤血管扩张，皮肤发白起皱，少数有皮肤瘢痕、萎缩。

我们虽未作过详细的流行病学调查，但从二十余年来我们收治的12岁以前血管瘤患儿的初诊年龄分布来看，出现随年龄增长就诊患儿明显减少的倾向，这就从一个侧面反映了血管瘤的自行退化倾向。同时也可看到,的确有一部分毛细血管瘤持续发展或静止一段时间后又快速生长,这其中主要是混合性血管瘤。单纯的葡萄酒色斑及血管畸形不会自行退化。毛细血管瘤自行退化的原因,目前还没有定论。传统的解释是,随着血管瘤的增大,血管床内滞留血液增多,瘤内血流缓慢,导致血栓形成和纤维化,从而使血管床闭塞。另一方面,增大的血管瘤因营养血管供应相对不足也可能造成血管瘤的萎缩乃至消退。近代超微结构研究表明,增生期草莓状血管瘤和混合性血管瘤的内皮细胞外有较厚的多层化基板,基板物质来源于内皮细胞,而内皮细胞反过来又被自己产生的多层化基板所禁锢,导致自身的死亡。继之成纤维细胞增生,胶原纤维增加,血管瘤出现退化,这种退化过程是自然发生的,并无外界因素参与。

(3)海绵状血管瘤的病程经过 海绵状血管瘤的自然病程与毛细血管瘤不同,它既没有一个快速的生长期,也不会自行消退,而呈缓慢的发展过程。那些发展严重的海绵状血管瘤,往往存在多数微小动静脉瘘。这些动静脉瘘,在婴儿时期,一般是潜伏或仅呈低度活动性,故临床表现很轻。但是随着患儿的生长,那些众多的微小动静脉瘘逐渐开放,或者原来细小的瘘管口径逐渐增大,从而促使血管瘤增长而出现明显的临床表现。我们常见到4～6岁与12～13岁左右的儿童,他们原有较小的海绵状血管瘤明显增大。这些儿童处在学龄前或青春发育期,血管瘤的增大或许与内分泌的作用有关。其他诱发血管瘤发展的因素还包括外伤、繁重劳动等。最明显的外伤因素表现在不完全的手术切除后,血管瘤出现迅速生长,这是由于损伤激发了动静脉瘘的迅速生长。而过度劳累或繁重的劳动,可使病变部位的血流动力学改变,使动静脉瘘部位出现充血和细胞生长。

3.并发症 在血管瘤的发展过程中可出现一系列并发症。常见的并发症有溃疡、出血、感染、重要脏器功能损害、充血性心力衰竭及骨骼肌肉损害造成的肢体畸形等。

(1)溃疡 血管瘤伴发溃疡在5%～10%左右,往往发生在血管瘤的快速生长期。口唇、肛门生殖器区域的血管瘤易形成溃疡。溃疡的出现与外伤有关,溃疡出现后可产生明显的疼痛,常有继发感染,或并发出血。大面积溃疡继发感染可致大片组织坏死。下肢大面积血管瘤也可造成下肢溃疡,经久难愈。溃疡可以是缺血性的,尤其是存在较大口径动静脉瘘的血管瘤。动脉血直接经动静脉瘘回心脏,皮肤的血液循环受到影响,以致组织因缺氧而形成溃疡。溃疡常发生在肢体远端,边缘不规则,肉芽组织不健康。溃疡也可以是淤积性的,这是由于动静脉瘘的存在引起了静脉高压,造成静脉回流障碍,以致发生淤积性缺氧而并发静脉性溃疡。另一方面,高静脉压增加了皮肤毛细血管的通透性,血液中的纤维蛋白原渗透到血管周围间质液内,形成纤维蛋白,纤维蛋白围绕毛细血管,阻碍了氧和营养物质的交换,受侵害的皮肤因缺氧和营养障碍而发生溃疡。这类溃疡浅而不规则,有肉芽组织覆盖,周围有淤积性皮炎,这也是动静脉畸形的代表性特征之一。

(2)出血 常因血管瘤处受外伤或并发溃疡而引起,大多经局部压迫可止血。肉芽性血管瘤出血较多,有时难以控制。有研究表明,大面积血管畸形患儿往往出现低凝状态,如纤溶活性升高、凝血酶原时间延长、第8因子活性下降等。这种低凝状态是机体对血管床内血流缓慢时易产生血栓的一种防卫反应,自然易发生出血。血管瘤并发消耗性凝血异常者,见于Kasabach-Merritt综合征。位于消化道的血管瘤可产生消化道出血,以直肠肛管部位多见。而家族性毛细血管扩张症也是引起消化道出血的原因之一,但较少见。

(3)器官功能损害

1)视觉:眼眶周围血管瘤对视觉影响较大,特别是上眼睑的血管瘤,可造成难治性散光、近视、斜视,晚期可造成上睑下垂,眼球突出。球后血管瘤可致盲。下睑血管瘤对视觉的影响较小。

2)呼吸系统:血管瘤可阻塞鼻腔及咽喉部,大面积的颈部血管瘤可以压迫气管,从而产生严重的呼吸困难。患儿可有呼气期、吸气期喘鸣,以及口唇发绀、烦躁不安、不能平卧、端坐呼吸;严重时可导致患儿窒息死亡。

3）听觉：位于腮腺处的血管瘤可阻塞外耳道（单侧或双侧），导致不同程度的传导性听力丧失。如果血管瘤不能自行退化，长期影响小儿听力，就可影响小儿语言能力的形成。

4）充血性心力衰竭：这是多发性皮下和内脏血管瘤婴儿的致命并发症。内脏血管瘤的好发部位依次为肝、肺、胃肠道。无内脏血管瘤的多发皮下血管瘤，产生心力衰竭的发生率不高，但由于广泛细小的动静脉异常交通，可产生显著的周围血管阻力降低，因而使心排血量明显增加，可出现气急、心率加快、心肌肥厚、心脏扩大。

5）骨骼损害及肢体畸形：主要发生在大面积的肢体和头面部海绵状血管瘤中。由于在患肢深层组织和骨骼周围存在广泛的动静脉吻合支，以致血流量增加，骨髓内血液循环丰富，血氧增加，促使患肢增粗、增长。骨骼血管瘤还可产生骨质破坏性改变，继之可产生病理性骨折。眼眶血管瘤可致眶骨肥大。颜面部血管瘤可致耳软骨、面部骨骼过度生长，出现耳及面部畸形。颅骨血管瘤也可致颅骨畸形。

（三）临床表现

1.毛细血管瘤类　新生儿斑痣又称橙色痣，常见于前额、上眼睑、眉间、鼻周或颈项部。呈橙色或淡红色，不突出皮面，轻压即可退色。病变位于真皮层内，在新生儿期出现，随患儿生长而略增大，但颜色并不加深，绝大多数在数月内自行消退，不需治疗。

（1）葡萄酒色斑　多见于颜面部，少部分位于躯干或四肢。颜色较新生儿斑痣为深，呈淡红至暗红色，或暗紫色，不高出皮面，病变范围随患儿生长而扩大，不会自行消退。除了影响美容外，这种血管瘤不会引起功能障碍。葡萄酒色斑病变位于真皮层内，有少数可侵及皮下层，可出现出血性丘疹，至成年后可在皮肤表面出现参差的点状角化过度病变，并逐渐扩大超出病变区。常并发出血及发生皮肤湿疹。在脸部三叉神经分布范围内的葡萄酒色斑，可合并有脑膜毛细血管瘤，出现抽搐等表现，称 Sturge-Weber 综合征。

（2）蜘蛛性痣　又称星状血管瘤。这种病变的特点是由一个皮下中心小动脉发出许多放射状扩张的皮内毛细血管，痣的中央稍隆起，细小如针眼，多见于面、臂、手、躯干部，压迫中心点可见周围扩张的毛细血管消失。蜘蛛性痣与肝病患者的蜘蛛痣外形相似，但病因完全不同，前者是先天性疾病，后者与雌激素代谢障碍有关。星状血管瘤可伴发出血，不会自行消退。

（3）草莓状血管瘤　是小儿血管瘤中最常见的一种，可发生在身体各部位，但位于头面部的占一半以上。通常在出生后几天至几周内发现。少部分患儿出生即可表现为大小不等的圆形或椭圆形，由散在的红斑点融合或不完全融合的斑块，不高出皮面，表面稍粗糙，而大部分仅为极小的小红点。以后逐渐增大，原有红点与附近新增生的红点扩大，并互相融合成团块，常高出皮面约3～4mm，呈鲜红色，表面有许多颗粒状小结节，类似草莓而得名。能自行消退的血管瘤绝大多数属于此类，这类血管瘤通常在1～4岁间消退。

（4）家族性出血性毛细血管扩张症　又称"Osler-Weber-Rendu 病"。主要表现为皮肤、黏膜及内脏器官的多发性毛细血管扩张，有时可累及小静脉和小动脉，出现动静脉瘘或动脉瘤。病变多见于鼻腔黏膜，其次为面、舌、唇、手指等。扩张的毛细血管主要位于真皮及黏膜下，管壁菲薄，仅有一层内皮与表皮相邻，病灶直径一般为1～3mm，不规则，平坦或隆起，呈红色或紫色，加压时颜色变白。本症有显著的出血倾向，随侵犯部位不同而出现相应的出血症状，如鼻出血、咯血、泌尿道出血和消化道出血等。

（5）肉芽组织血管瘤　是一种呈颗粒状隆起的毛细血管瘤。颜色鲜红呈肉芽状，表面仅有菲薄的表皮或黏膜，常有血性痂皮覆盖。多见于头面部，躯干、四肢也可发生，但以口唇、大小鱼际、手指等处最多。肉芽由一簇周围环绕着很多的毛细血管的中央血管组成,直径数毫米,极易出血而又难以控制。

2.混合性血管瘤　是指毛细血管瘤与海绵状血管瘤的混合体,又称毛细血管海绵状血管瘤。表面的毛细血管瘤以草莓状血管瘤为多见。初起时大多为皮肤表面血管瘤的发展,同时侵入真皮和皮下组织,皮下受侵犯的范围可超过表面病损面积,形成隆起的包块,形态不规则,多见于面部与四肢。侵犯范围有时非常广,以至于眼睑、口唇、鼻或耳等组织器官都被这种不断扩展的血管瘤组织所侵犯,可引起呼吸、饮食、视觉和听力等功能障碍。此类血管瘤自行消退的机会远较单纯草莓状血管瘤少,而更多地与海绵状血管瘤病程发展类似。另外多见的一类为毛细血管瘤、海绵状血管瘤与淋巴管瘤混合出现;因同源于胚胎期的脉管组织,以并发肢体的肥大畸形为多见,临床上称为淋巴血管瘤。

3.海绵状血管瘤　与毛细血管瘤不同,海绵状血管瘤的病损位于皮下或肌肉,边界不清楚,柔软,可被压缩,表面皮肤无变化或仅呈轻微的青紫色,其色泽表现视肿瘤的部位与深浅而定。瘤体由大量充满血液的腔隙或囊所形成,但不同口径的血管腔隙均由成熟的内皮细胞所构成。病变可见于全身各部位,以面部、腮腺、四肢、躯干为多见,内脏血管瘤也大多属于此类。

海绵状血管瘤可以被压缩,松手后可恢复原状,有时可扪及静脉石,并在 X 线上显影。位于头面部的海绵状血管瘤,当头低位时,肿瘤则充血膨大,恢复正常位置后肿块亦随之缩小,恢复原状,此即为体位移动实验阳性。位于四肢者,可通过抬高或下垂肢体来测定。海绵状血管瘤体积不大时,一般无自觉症状。但绝大多数肿瘤会逐渐或在某一阶段逐渐发展增大,有时可达很大体积,浸润生长,严重破坏周围组织,使肢体变形,容貌破坏。其持续发展的原因是众多的细小动静脉瘘口径逐渐增大或逐渐开放的结果。部分海绵状血管瘤可静止,或极缓慢地生长,但不会自行退化。

4.蔓状血管瘤　又称为葡萄状血管瘤。比较少见,是一种迂回弯曲、极不规则而有搏动性的血管瘤,比较常见于头部颞浅动脉分布的额颞部及肢端,肿瘤呈条索状高起,念珠状,表面皮肤潮红,温度较正常皮肤处为高,病员自己可感觉到搏动,扪诊有震颤感,听诊有吹风样杂音,可引起剧烈的头痛,这是由于血管搏动牵拉神经所致,并可产生耳鸣。肿瘤还可以侵蚀骨质,破坏颅骨外板而侵入板障静脉,且可与颅内静脉窦连接。肿瘤也可突入皮肤,使表面皮肤变薄,导致坏死出血。当压迫供血动脉时,搏动与震颤可消失。蔓状血管瘤主要由血管壁显著扩张的动脉与静脉直接吻合而成,故亦可称为先天性动静脉瘘。但与海绵状血管瘤不同,后者组织内存在的是许多微小的动静脉瘘。

晚期病例除上述表现外,还有各种并发症的相应表现。如肢体血管瘤并发肢体肥大畸形,由钙化肌肉痉挛引起的出血,溃疡、瘢痕愈合而出现的各种畸形。

以上血管瘤的表现见图 1-7-7、图 1-7-8、图 1-7-9、图 1-7-10。

(四)诊断

绝大部分血管瘤长在体表,其鲜明的外表特征往往一望而知。依靠详尽的病史、细致的物理检查可得到明确的诊断。但是病变侵犯皮下及肌肉等深层组织的混合性血管瘤与海绵状血管瘤,由于其病变范围与外观所见远非一致,单靠病史及一般物理检查就很难判断疾病的程度,必须依靠一系列的辅助检查方法,而医学科学的进步已提供了精确诊断的可能。

1.皮肤温度测定　为了准确地测定皮肤温度改变,靠普通扪诊是不够的,需要用温度计来准确测量。目前常用的是热电偶皮肤温度计测量法,反应灵敏,可以准确测定皮肤温度。有动静脉瘘存在的血管瘤区,皮肤温度往往较正常皮肤为高。皮肤温度不对称,超过 $2\sim5\,^\circ\!C$,说明存在病理变化。

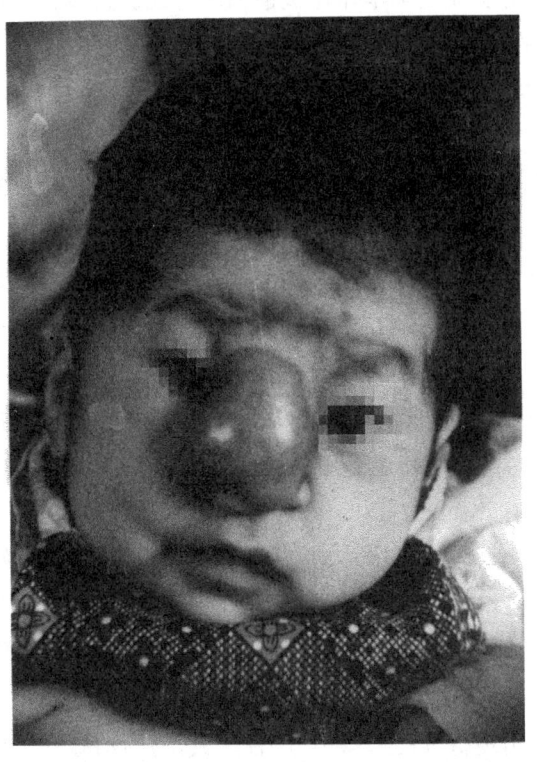

图 1-7-7　鼻血管瘤

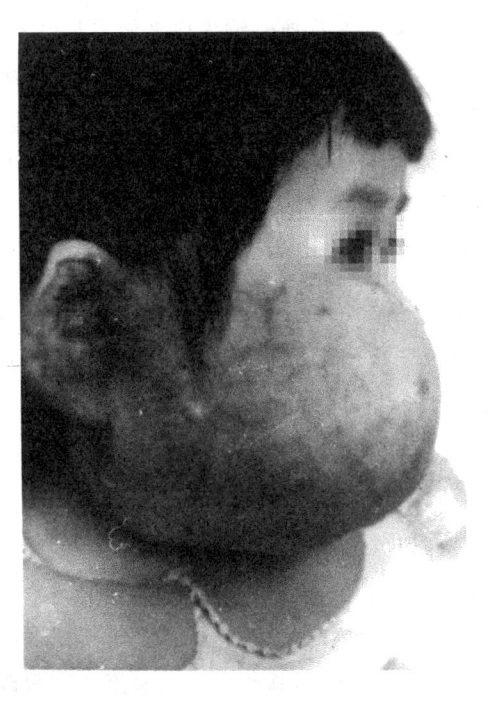

图 1-7-8　右面腮部血管瘤

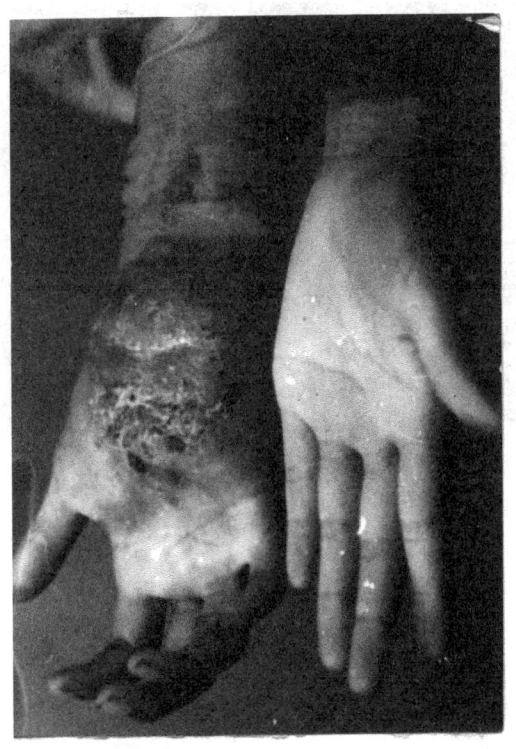

图 1-7-9　右手部血管瘤

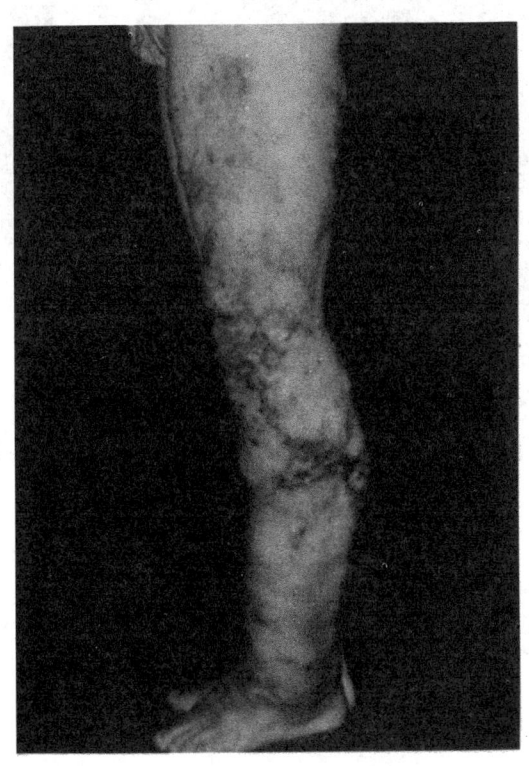

图 1-7-10　左下肢血管畸形

2. 血氧测定　采取血管瘤内血液标本与健侧相对部位静脉血液标本作血氧饱和度对比。血氧饱和度升高说明血管瘤内存在高分流、高活动性的动静脉瘘。升高的程度与分流量成正比。

3. 血流量测定　常用电阻体积描记法。血液是良好的导电体,所以电流通过组织的阻抗,将根据电场内容量多少而定。血容量愈多,导电的阻抗愈低,测定阻抗变化就能间接地了解血容量改变。本法是一种无创伤的检查方法,能比较正确地诊断血管瘤内血流量的多寡,从而判断其病变程度,也可以作为观察疗效的客观指标。

4. X线检查　包括普通平片、局部穿刺造影、静脉造影及动脉造影等方法。这是血管瘤辅助诊断中最重要、最常用的检查方法。不论是局部穿刺造影还是静脉、动脉造影等,均有特殊的X线表现(图1-7-11,图1-7-12,图1-7-13,图1-7-14)。

5. 彩色多普勒超声检查　这是一种检查病变部位血流量的方法。通过影像可直接观察病变部位的血流异常情况,判定是否有动静脉瘘的存在,以及动静脉瘘的多少、大小和血管瘤的范围等,对鉴别诊断、手术方式选择、预后判断及随访观察均有价值。是一种非常简便、有效而无创伤的诊断方法,可以反复检查。

多普勒超声波血流量检查的原理是,当一束超声波传入人体,受一个移动物体反射时,由于多普勒效应,反射频率随被测物体的移动速率而改变,其程度与移动的速度成正比。血液中的红细胞作为反射物,当超声波束穿过流动的血液时,其频率将随血流速度而改变。另外,将超声探头放在有搏动肿块或疑有皮下血管瘤的位置上,注意发出的声响特点。根据声响特点,还可以探查到血管瘤中动静脉瘘的位置,确定瘘的数目。也可供在术中使用,协助寻找遗漏的病变。存在动静脉瘘时,出现持续的机器声,声音较大,易与动脉的二重声及静脉的嗡嗡声相鉴别。

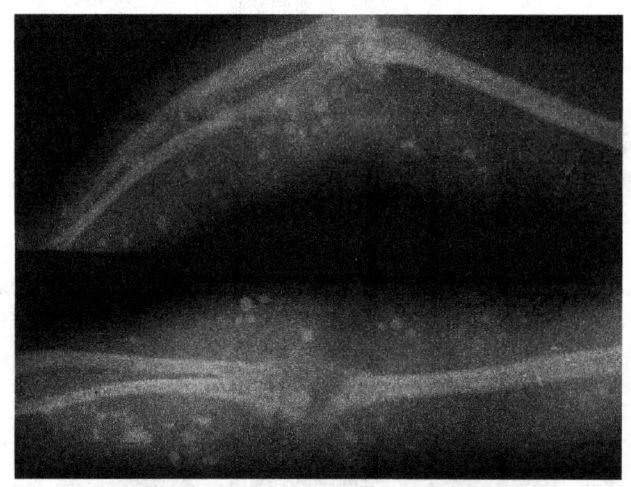

图1-7-11　前臂血管瘤平片上显示静脉石影

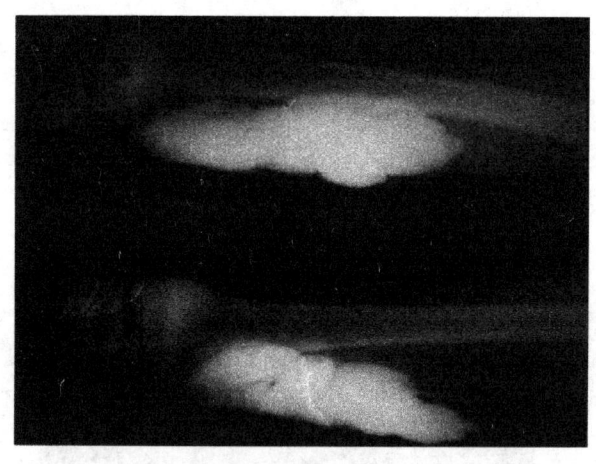

图1-7-12　局部穿刺造影X线表现

6. 放射性核素检查　利用核素来检查动脉和静脉的血流动力学变化,也可以根据核素在某一部位浓度的增加来判断血管瘤的部位,特别对深层大面积海绵状血管瘤及骨骼、内脏血管瘤,如肝脾血管瘤的诊断有重要价值。该检查操作简便、灵敏而准确率高,但是需要特别的设备,检查费用昂贵,所以其应用受到一定限制。

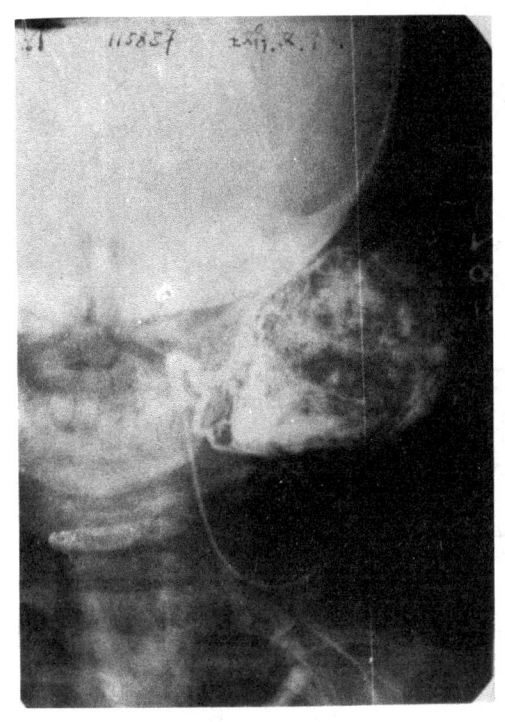
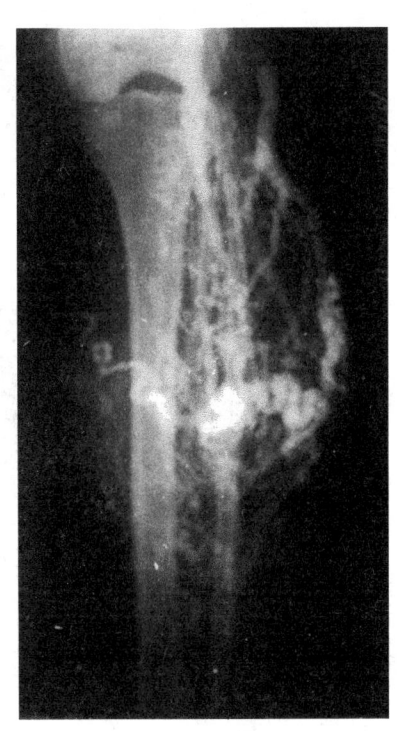

图 1-7-13 腮区血管瘤选择性动脉造影　　　　　图 1-7-14 下肢血管畸形选择性动脉造影

放射性核素检查可用来作静脉显像和动脉显像。多用静脉显像,从静脉内注射$^{99m}$Tc,经 5～10 分钟进行全身扫描,如放射性核素聚集的浓度超过对比侧 0.5～1 倍时,即可作出有血管瘤的诊断。可分为动态显像(γ-照相机测定)和静息显像(图 1-7-15,图 1-7-16,图 1-7-17,图 1-7-18)。

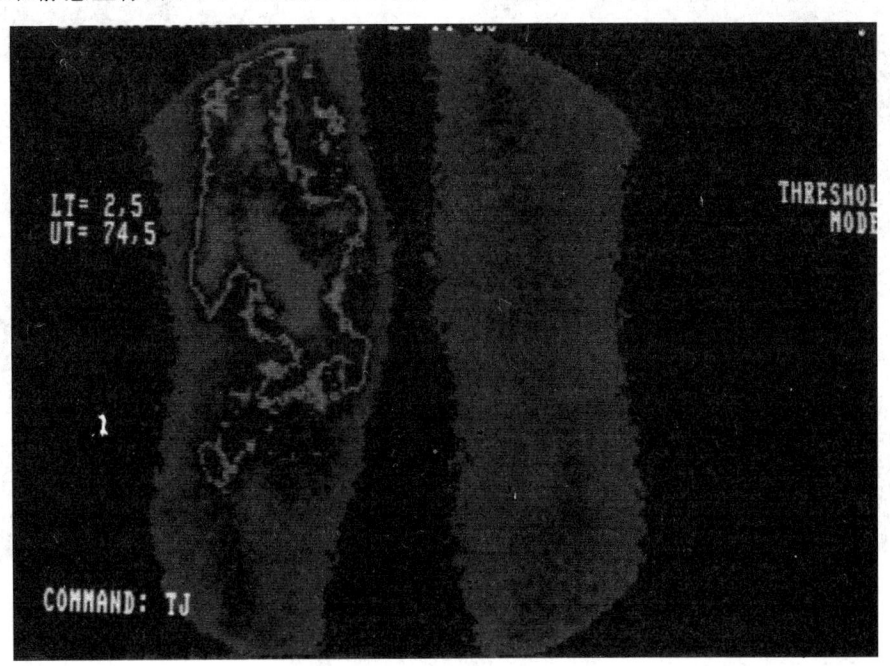

图 1-7-15　右股中下段血管瘤显像

患儿,女,3 岁,下肢 30 分钟静态像

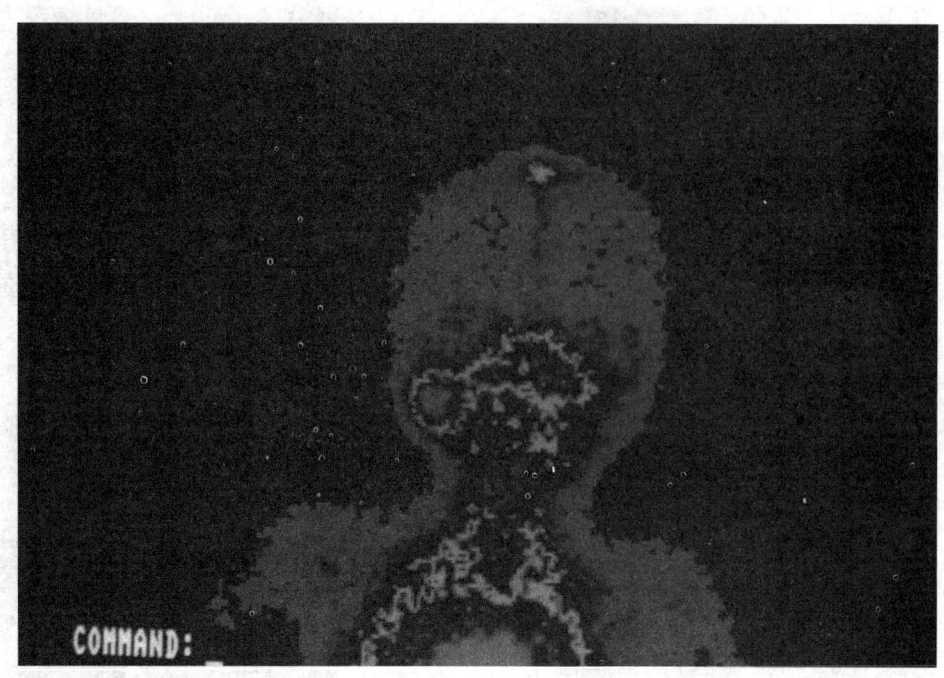

**图 1-7-16　右颊部血管瘤显像**

患儿,男,4 岁

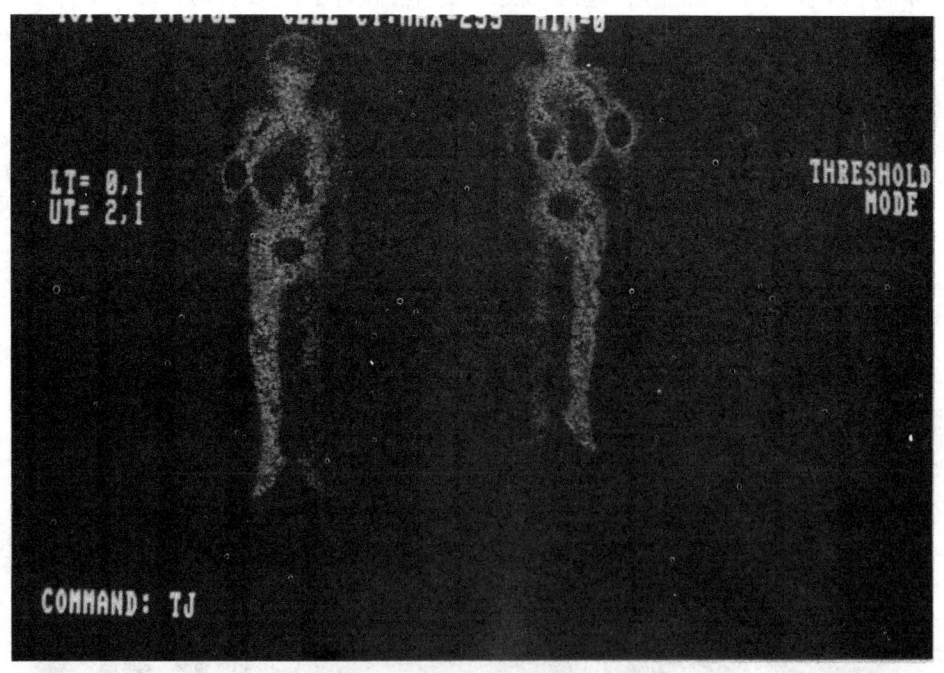

**图 1-7-17　右下肢多发性巨大血管瘤显像**

患儿,女,7 岁,2 小时全身显像

7. CT 检查及数字减影血管成像检查　两者同样可以提供血流动力学资料及血管瘤部位与性质的资料。数字减影血管造影术(DSA)是近年来迅速发展起来的一项崭新的血管造影技术。在患者注入造影剂前、

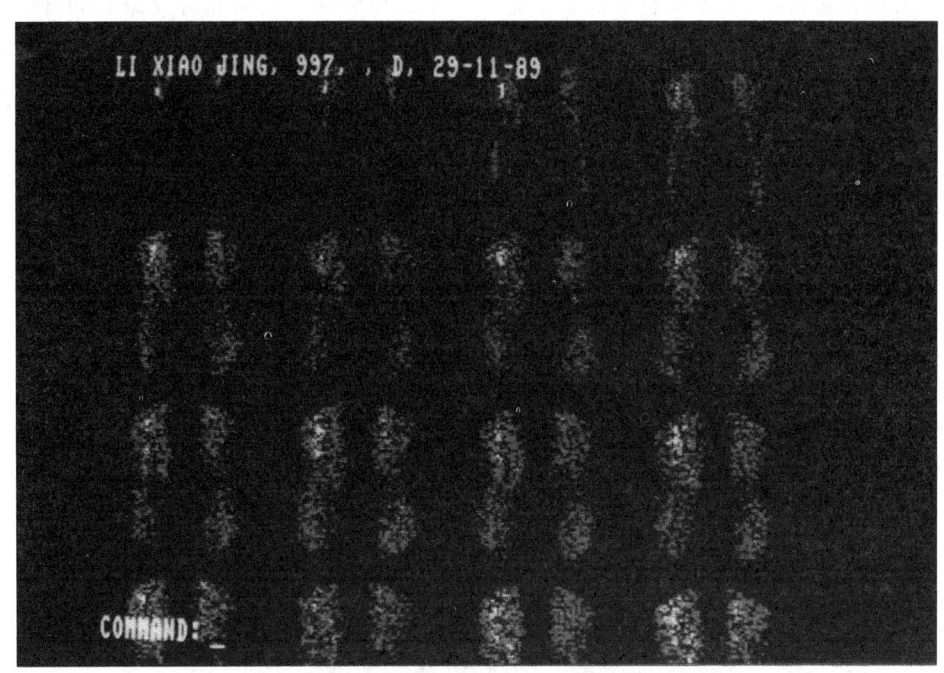

**图 1-7-18 右下肢多发性巨大血管瘤动态显像**

动态显像（1/2秒），从20秒起右股中下段出现浓聚灶

后各进行一次X线摄片，将这两幅图像转换成数字，并由计算机从第二帧图像（造影剂注射后）的数据中减去第一帧图像的数据，然后由计算机还原成图像，就能得到一张完全没有血管外组织干扰的血管影像，极其清晰地显现出血管瘤所在部位及范围（图1-7-19）。

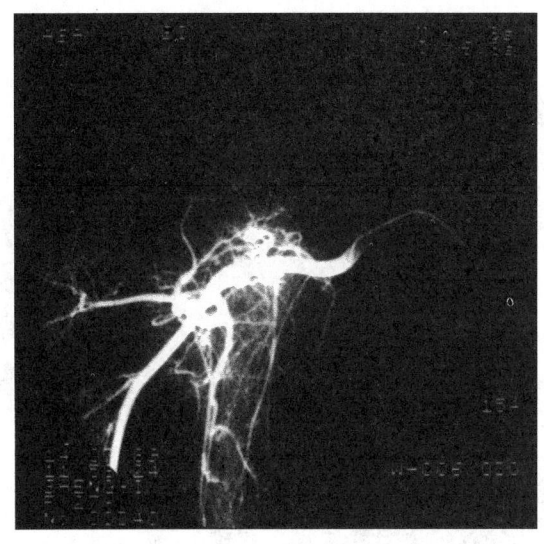

**图 1-7-19 血管瘤的数字减影血管成像**

8. 病理检查　病理检查是确诊血管瘤的最后手段，可以采用活体穿刺或手术切除标本的检查方法。主要类型血管瘤的组织学特点如下：

（1）毛细血管瘤　肉眼看有清楚的边界，但无包膜。镜下有大片分化成熟而排列紧密的毛细血管，管壁菲薄,有一层内皮细胞和基底膜,其外没有平滑肌细胞。在毛细血管间有时可见外皮细胞和纤维细胞。病程较长的,常见间质有明显的纤维化,甚至玻璃样变。在增生活跃期血管腔可不明显,内皮细胞往往呈实体条束或片样增生(图1-7-20)。

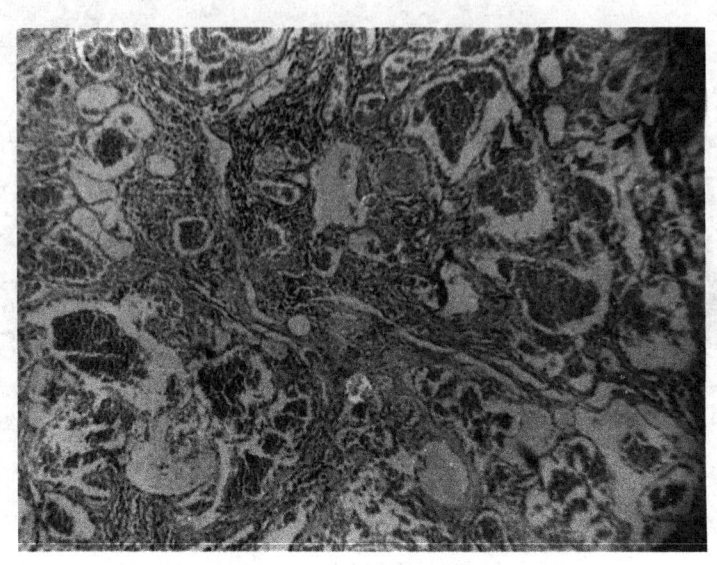

图1-7-20 毛细血管瘤镜下改变

(2)海绵状血管瘤 瘤组织内由大片壁薄、管腔扩大且相互吻合、大小不一、形态不规则的血管形成。内腔含有血液,壁为一层内皮细胞,血管间有少量的结缔组织分隔,其内可有脂肪组织、散在的淋巴细胞及肥大细胞等。病程较久的尚可见到纤维组织玻璃样变,甚至灶性钙化和骨化。扩大的管腔内常见血栓形成,血栓可呈机化和钙化。瘤组织内亦可见到一些较大而不规则的小静脉及小动脉,数量不多。若许多血管壁都有薄的平滑肌而类似静脉者,则称为静脉性血管瘤(图1-7-21)。

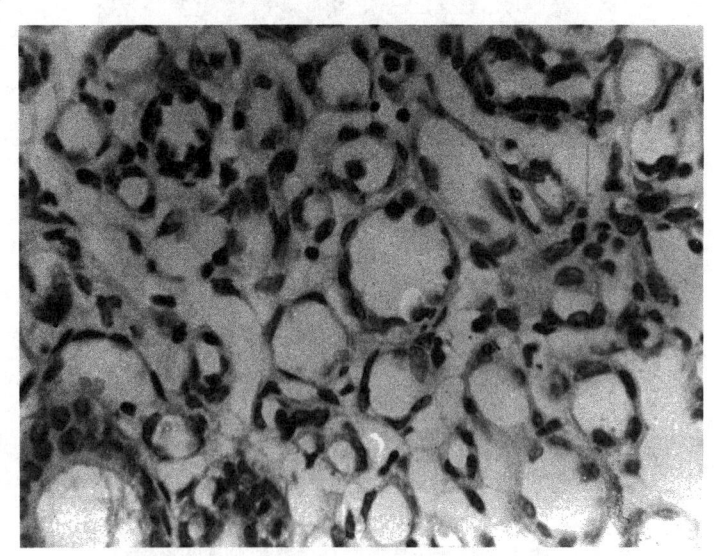

图1-7-21 海绵状血管瘤镜下改变

(3)蔓状血管瘤 肿瘤内的血管壁扭曲、缠绕,管壁增厚,管腔增大。

9. **免疫组织化学检查** 是1990年以后新开展的方法。目前国内已有相关试剂盒,对血管瘤、血管畸形的鉴别和各期的鉴别亦有意义。另外,核仁组成区蛋白嗜银染色(AgNOR)亦有助于对血管瘤、血管畸形的鉴别诊断。

10. **超微结构检查** 血管瘤与血管畸形在超微结构上亦有不同的表现,但目前多在深入研究时才采用本检查。

(五)治疗

血管瘤尤其是草莓状血管瘤有自行消退的可能,所以目前有关治疗的争论较大。有不主张治疗者,有主张治疗者,其说法不一。鉴于我国一对夫妻只生一个孩子的国情,孩子出现血管瘤时家长一般都非常紧张,尤其是生长迅速的血管瘤。此时应与家长密切合作,严格限时观察,必要时采用合理促进退化的措施,争取早期退化。对血管畸形则应积极治疗。目前治疗方法很多,体表的小血管瘤无论采用何种方法均容易达到治愈目的。但大面积血管瘤及血管畸形的治疗仍是个难题。经各种方法治疗后复发的病例(包括成人的血管瘤及血管畸形),因治疗方法不当引起面容损坏、肢体畸形而血管瘤仍未消除者亦不少见。这些情况提示我们必须严格掌握治疗原则和选择适当的治疗方法。

1. **治疗原则** 目前多数学者认为应遵守下列原则:诊断血管瘤者,严格限期(20个月)观察,等待消退;诊断为血管畸形者应尽早治疗。

诊断为血管瘤有下列情况之一者,应及时治疗,促其尽早消退。①肿瘤位于眼睑、口、鼻、咽腔、会阴、外生殖器部位者。②已并发感染、出血、破溃者。③巨大血管瘤并发血小板减少者(kassbach merritt syndrome,KMS)及凝血机制紊乱者。④新生儿血管瘤病和弥漫性新生儿血管瘤病。⑤巨大血管瘤,特别是伴有动静脉瘘者。

2. **治疗目标** 治疗方法应美容效果良好,安全、有效,患儿痛苦小,无毒副作用,操作方法简便,易被各级医务人员掌握应用,且应费用低廉。

3. **治疗方法** 有关治疗血管瘤、血管畸形的方法很多,但任何一种方法均非十分理想,在临床应用中有一定的局限性,必须结合患儿的具体情况,如血管瘤的类型、部位、面积大小、年龄、曾用过的治疗方法、对要采用的药物的敏感性等,来综合考虑选用。

(1)手术治疗 对于面积不大、比较局限而又不在身体暴露部位的血管瘤,可采用切除术,特别是对草莓状血管瘤及部分混合性血管瘤手术宜早期进行。西安医科大学附属二院小儿外科曾手术切除各种类型血管瘤3000多例,术后复发率约为5%。复发率的高低与选择切除的血管瘤类型有关。草莓状血管瘤术后复发率低,混合性血管瘤次之,海绵状血管瘤术后的复发率最高。彻底止血、完整切除血管瘤组织是成功的关键。要做到这一点,手术必须注意以下几点:①切口边缘至少离血管瘤组织0.5cm,否则极易复发。②对侵及皮下组织的血管瘤,切开皮肤时避免过深,否则将切开血管瘤组织,出血多,影响识别。③切开皮肤后应由血管瘤组织的四周向基底部推进,钳夹进入血管瘤内的边缘营养血管,切忌在血管瘤组织上操作。④一时无法切除的血管瘤或因出血至血管瘤萎瘪无法判断界限时,应作缝扎治疗。⑤尽快摘除血管瘤组织是控制大量出血的重要措施,手术医师要密切配合,果断快速手术。

对于较大面积的血管瘤、海绵状血管瘤及一些重要部位血管瘤(如头面部)的手术切除,应采取比较谨慎的态度。手术困难的主要原因有:①难以准确地判断病变范围:由于血管瘤组织血流快、供应血管多,况且在血管瘤附近的正常组织也存在着扩张充血的血管,因而术前X线造影片不能完整地显示出全部病变,难以与手术所见一致。②血管瘤可呈浸润性生长,因而难以解剖出正常的组织层次:例如,看来一个小面积的皮下海绵状血管瘤,可向深部侵及肌肉、肌腱、神经,甚至骨骼等部位。③血供丰富,术中可造成大量出血,往往难以控制:我们曾遇一例头顶部草莓状血管瘤,因与矢状窦相通,术中发生难以控制的出血而死亡。有些肢体血管瘤手术时使用止血带也难以奏效,而且使用止血带后,血管瘤病变缺血、血管收缩,使血管瘤的范围更难识别。躯体部位的血管瘤手术止血就更困难。另一方面,出血还不仅是因为血管瘤的血液供应丰富,还由患者凝血系统改变引起,低凝状态是大面积血管畸形患者的特点。④大面积血管瘤(特别有血管畸形者)病变常与大血管畸形相连或包绕血管,大块切除血管瘤组织必然影响其远端及相邻组织的血供,因而限制了切除范围。⑤术后重建困难:大面积血管瘤切除后往往难以直接缝合,需要作皮片、皮瓣转移来整复,增加了手术的难度。⑥术后继发出血:一般是术中止血不完全、术后未予或难以加压包扎的结果。此外,切除任何一种巨大血管瘤,尤其是部分切除时,都有可能发生弥散性血管内凝血(DIC),造成难以控制的术后伤口出血。其原因是手术损伤残留血管瘤的内皮细胞,使之释放出凝血酶原激酶进入血液循环。而DIC中形成的凝血块又可引起血管内皮细胞释放纤维蛋白溶酶原,引起继发的纤溶加强,导致更加严重的出血。⑦术后血管瘤复发:如果不能彻底地切除病变,则手术刺激能诱使血管瘤快速复发。其原因可能是血管瘤的侧支循环或微小动静脉瘘在手术刺激下由潜伏状态被激活的缘故。

所以,术前对血管瘤切除手术要有充分的准备,对手术难度应有充分的估计。如果难以一次彻底切除,可采用分次切除的方法,以避免术中发生意外。

术前或术中预先栓塞血管瘤的供血血管可大大减少术中的出血。但此法需要较好的设备条件和技术条件。我们对于预定要手术切除的血管瘤,先局部注射1个疗程尿素,使肿瘤区变硬、局限,然后行手术治疗,明显减少了术中的出血量,从而有利于完全而完整地切除血管瘤,减少了术后复发的机会。

(2)激光治疗 激光是一种受激辐射后而放大的光源,具有方向好、光谱纯、高度相干性、能量密度高的特点。现在激光技术已广泛应用于医学各个领域内。

激光辐射被生物组织吸收会引起一系列效应。目前认为有热、压力、光化和电磁等4种作用,以热效应最为明显。由于激光能量密度极高,生物组织又具有吸收能量转变为热能的特性,所以在激光束照射下,几毫秒的短时间里可使生物组织局部温度高达200～1000℃,而且45～50℃左右的温度可持续约1分钟,从而使生物组织变性,致凝固性坏死、炭化和气化。

常用的激光器有二氧化碳激光器、掺钕钇铝石榴石激光器和氩离子激光器等,它们的性能见表1-7-25。

表1-7-25 常用激光器一览表

| 类型 | 工作物质 | 波长(nm) | 光束类型 | 能量/功率 | 焦距 |
| --- | --- | --- | --- | --- | --- |
| 气体 | 二氧化碳 | 10600 | 连续波 | 30～70W | 90mm |
| | 氩离子 | 488～514 | 连续波 | 1～10W | 150mm |
| 固体 | 钕玻璃 | 1060 | 脉冲波 | 100～300W | 150mm |
| | 掺钕钇铝石榴石激光器 | 1060 | 脉冲波 | 1～10W | 150mm |

1)二氧化碳激光器:是气体分子激光器。其结构简单、稳定性好、价格较低,可用于草莓状血管瘤和葡萄酒色斑的治疗。激光波长为$10.6\mu m$。治疗葡萄酒色斑应用功率密度为$4\sim8W/cm^2$,激光束光斑均匀扫描条状照射,至局部红色刚变白为止。治疗草莓状血管瘤功率密度为$150\sim8000W/cm^2$,激光束要连续照射烧灼血管瘤。

2) 掺钕钇铝石榴石激光器:是固体激光器。其转换效率高,输出功率大,是目前治疗血管瘤应用最多的一种激光器。激光波长为 1.06μm,属近红外波段,对组织穿透力强而深,故对深部血管瘤有独特的功效。①治疗草莓状血管瘤:输出功率 8～15W,光斑直径为 2～4mm,照射时间为 1～10 分钟,至瘤体凝固性坏死为止。②治疗海绵状血管瘤:输出功率 10～15W,光斑直径为 2～4mm,照射时间为 10～45 分钟,采用先远距离后近距离的扫描照射,使被照射部位呈现白色或浅灰色凝固斑。对瘤体较大或较深的海绵状血管瘤,表面先行扫描照射,然后将光纤直接插入瘤体基底部,使之产生较强的热凝固,直接破坏基底部血管瘤组织。

3) 氩离子激光器:是气体离子激光器。其输出功率相对较小,但可穿透皮肤到达真皮浅层,作用深度为 1～1.5mm,可选择性地损伤直径小于 0.5mm 的血管。由于一般的血管瘤治疗方法对葡萄酒色斑难以奏效,所以氩离子激光的应用是血管瘤治疗上突出的进展,近年来应用氩离子激光治疗葡萄酒色斑取得很好的疗效,已日益成为治疗葡萄酒色斑血管瘤的主要手段。

氩离子激光之所以对血管瘤具有选择性的破坏作用,主要是由于血管瘤和正常皮肤组织之间存在着能量吸收上的显著差异。氩离子激光可被血管瘤组织中红细胞氧合血红蛋白大量吸收转变为热能,损伤血管内皮细胞,使红细胞凝集,血栓形成,导致管腔闭塞。而正常表皮和血管瘤周围组织对氩离子激光吸收性较弱。此外,氩离子激光还可能通过某种作用方式改变血管瘤内血流动力学状况,有利于病损的自然消退。

应用氩离子激光治疗葡萄酒色斑有两种方式。一种为脉冲输出,脉冲时间为 0.2 秒,输出能量 1～2.5W,光斑直径在 1～2mm,激光束垂直于皮肤,距皮肤 2～4cm,每次治疗范围为 4～5cm$^2$,照射至病变发白为止,以后局部结痂,待痂皮脱落后,葡萄酒色斑可完全或部分消退。另一种为连续输出,输出功率 0.5～1.5W,光斑直径在 2～4mm,功率密度为 11～22W/cm$^2$,光斑均匀扫描照射,每一光斑点照射时间 1～2 秒,至局部变白为止。应用激光时,应避免照射过深,以免形成增生性瘢痕。为避免疼痛,照射前可用利多卡因作局部麻醉。

氩离子激光照射后,临床上皮损颜色变浅的基本组织学改变是葡萄酒色斑内原有血管被破坏后,在组织修复过程中生成含红细胞很少的新生血管。据文献报告,氩离子激光疗法按部位分的有效率为:面部 50%,颈部 75%,躯干 80%,上肢 48%。主要用于成人与儿童的葡萄酒色斑状血管瘤。

氩离子激光的疗法还与葡萄酒色斑内毛细血管的扩张程度及部位深浅有关。对位于真皮浅层、毛细血管明显扩张的葡萄酒色斑的疗效优于位于真皮层、毛细血管扩张不明显的葡萄酒色斑。一般说,年龄越大,皮损颜色越深,血管多而部位浅,扩张明显且内含红细胞越多者,氩离子激光治疗效果就越好。

激光照射后的反应有肿胀、水泡、溃疡、出血等。激光照射后的组织病理变化同烧伤类似。照射后局部肿胀,表皮和真皮间形成水泡。若水泡未破,可用注射器抽出渗液,加压包扎,3～5 天后自愈。若功率过大,照射时间过长,血管瘤即可出现凝固性坏死,5～7 天后结痂,10～20 天痂皮自行脱落。若痂下合并感染,常形成溃疡,可用 1% 依沙吖啶(利凡诺尔)溶液或 1:5000 氯己定(洗必泰)溶液湿敷,溃疡一般 4～6 周可愈。激光照射出血常是由于焦点上光点照射击穿瘤体所致,遇到这种情况,仍可用激光封闭出血点。

激光照射可能引起的副作用有增生性瘢痕、表皮萎缩、纹理改变或皮肤凹陷、色素加深或减退。有研究者报告,如果在照射激光前先用冰袋冷敷局部 2～3 分钟,其疗效明显优于在室温下照射的结果,而且副作用少。这可能是预冷后葡萄酒色斑局部充盈红细胞的血管增多和皮肤无血管区受到热损伤减轻的缘故。

(3) 冷冻治疗 冷冻治疗是利用低温使血管瘤组织造成相当于 Ⅱ 度冻伤的损害,从而使血管瘤细胞坏死来治疗血管瘤的方法。治愈后局部可不留瘢痕或仅留轻微瘢痕。

目前多数医院采用液氮低温治疗机。根据血管瘤的形态、大小选择不同的接触头,直接置于血管瘤表面,并施加一定的压力。冷冻时间可根据血管瘤的类型、部位及大小而定,一般为几十秒到2分钟。小儿皮肤薄嫩,冷冻时间不宜过长,30秒左右即可。

冷冻后血管瘤组织变成发白的硬块,1~2分钟后融解。10~20分钟后,由于血管的反射性扩张,引起局部发红、充血,并有灼痛感。几小时后局部组织明显水肿,并出现水疱、大疱。水肿和渗液在冷冻后24小时内达到高峰,以后逐渐消退。1~3天后血管瘤组织坏死,1周后坏死组织干燥、结痂,2~3周后坏死组织自行脱落,局部常遗留色素脱失和白色瘢痕。

冷冻后应保持局部清洁,防止感染。因为小儿经常哭闹,容易污染创面,冷冻后应予以包扎。

血管瘤一次冷冻后如未能治愈,需等待上次治疗形成的痂皮脱落后才能进行第二次冷冻治疗。

冷冻治疗的主要适应证是皮肤表浅的草莓状血管瘤及厚度不超过0.5cm、面积较小的各型血管瘤,有效率在90%以上。

除了液氮作为冷冻源外,还可选用二氧化碳雪、高压氧、半导体制冷等方法。我们曾用二氧化碳雪外敷治疗角化型血管瘤,获得较好疗效。

冷冻疗法的主要缺点是适应范围小,有的疗程长,护理不当易引起溃烂而形成瘢痕。

(4)放射与放射性核素治疗  放射治疗包括X线照射、放射性核素敷贴和放射性核素胶体瘤体内注射。

1)X线照射治疗:血管瘤为良性病变,应尽可能避免采用X线治疗。目前仅对一般疗法无效的血管瘤或特殊部位难以采用一般疗法的血管瘤才考虑作X线照射治疗。其主要的适应证有:①引起血小板减少及贫血的巨大血管瘤。②海绵状血管瘤位于眼睑,影响睁眼且侵害视力者。③口内及咽腔部血管瘤。④颈部巨大且压迫气管致呼吸困难的血管瘤。

X线照射治疗对葡萄酒色斑治疗较为困难。病变位于真皮浅层者可用X线治疗,一次照射800~1000rad,每隔2~3个月照射一次,一般可照射5~6次。治疗后葡萄酒色斑颜色可变淡。

草莓状血管瘤和混合性血管瘤对X线敏感,有较好的治疗效果。治疗时根据病变的深度选用组织半价层与之一致的X线进行照射。每次100~200rad,每周1~2次,总量为600~1000rad,休息4~6周。如果病变消退,即可停止治疗,若仍有发展,可重复一个疗程。对小的病变亦可采用,一次量照射300~400rad,必要时可重复一次。

2)放射性核素贴敷:目前用于血管瘤贴敷治疗的放射性核素多为$^{32}$P和$^{90}$Sr,均为β射线贴敷器,$^{32}$P的半衰期较短,需要经常更换贴敷器,甚为麻烦,现多为$^{90}$Sr所取代。

β射线贴敷的疗效与血管瘤的类型、部位有关。因为不同类型血管瘤内皮细胞发育程度不同,位置深浅不同,故对β射线有不同的反应。生长期草莓状血管瘤内皮细胞活跃,对β射线反应敏感,而葡萄酒色斑、海绵状血管瘤和蔓状血管瘤的内皮细胞均为正常的血管内皮,对β射线反应较差。临床治疗效果以草莓状血管瘤的疗效最好(治愈率达96%~100%),混合性血管瘤次之(80%),因其位置较深;对海绵状血管瘤则疗效不佳(22%)。疗效与年龄也有一定的关系,年龄越小,疗效越好。婴幼儿疗效明显高于成年人,1岁以下婴儿疗效显著。

贴敷治疗法有两种。一种为一次大剂量法,另一种为小剂量法。一次大剂量法适应于成年人血管瘤的治疗,第一次照射600~1000rad,2周后再照射一次,总剂量可达1200~2000rad。多次小剂量法适用于婴儿和儿童。其特点是避免一次大剂量引起皮肤急剧反应,又可视个体差异、不同部位病变对射线敏感性不同等特点而适当增加或减少照射剂量,以求用最小的照射剂量取得较为满意的疗效。多次小剂量法每天照射1次,连续10天。照射后若出现红斑或干性皮炎,如出现渗出性皮炎,应立即停止治疗,否则可能造成皮肤萎缩。治疗1个疗程后,如未达到治愈目的,应观察2~3个月。如仍未见痊愈,则可进行第2个疗程。总的疗程最好不超过2次。

3)放射性核素胶体瘤内注射:放射性核素贴敷对表浅的血管瘤效果较好,而对深部血管瘤作用较差。国内文献报道应用胶体$^{32}$P血管瘤内注射治疗深部海绵状血管瘤近期疗效良好。瘤体内注射放射性胶体可使血管瘤组织获得较高的辐射剂量。放射性胶体在血管瘤内均匀分布,使血管瘤组织受到均匀的辐射,对深部血管瘤也有同样的治疗作用。放射性胶体应多点、均匀地注入血管瘤的结缔组织和脂肪组织中,注射器内回抽无血即可证实。若注射于血管内,放射性胶体可浓聚于单核-吞噬细胞系统如肝、脾、骨骼等器官内,使这些重要器官和组织受到辐射损害。

放射治疗,尤其是放射性核素贴敷,是治疗血管瘤常用的一种方法。以前人们认为放射治疗有以下特点:效果确切,不会损伤血管瘤而导致严重出血,复发率低,可根据血管瘤及皮肤反应调节剂量。后来发现放射治疗可引起严重的器官和组织损害,包括骨骼、乳腺、生殖腺、晶状体、甲状腺及皮肤等,而且经放疗后的组织有相当高的癌变性,所以目前放射治疗用于小儿血管瘤的价值逐渐降低。若有必要进行放射治疗时,应严格控制放射剂量,保护易受放射损害的器官和组织。

(5)硬化剂注射治疗 硬化剂的种类很多,如鱼肝油酸钠、75%酒精、高张盐溶液、消痔灵、奎宁乌拉坦等。这些硬化剂均属刺激性物质,注入血管瘤内使局部血管产生无菌性急性炎症,然后引起局部血管的栓塞,达到阻塞血管瘤营养供给,使瘤体纤维化的目的。

硬化剂需与0.5%~1%的普鲁卡因或利多卡因混合,配成4:1或3:1的溶液,以减少局部刺激和疼痛。根据血管瘤的类型、部位和大小注射适量的药物,分点注入血管瘤内。要避免集中注射于某一部位,以免引起剧烈的坏死反应。注射药物的血管瘤以出现浅白色肿胀为好。根据血管瘤的反应,3~5天后可重复注射,待血管瘤完全硬化后停止注射。

硬化剂注射疗法简单易行,成本低廉,便于推广,有一定的实用价值。但目前使用的硬化剂各有不同的缺点。有的是非人体固有物质,注射后在局部形成硬结块难以吸收,有的刺激性很大,易产生局部坏死。头面部注射硬化剂尤其应该慎重,因为硬化剂可随血流进入脑血管,刺激脑血管发生痉挛,产生意外。近年来,国外应用硬化剂治疗血管瘤的文献报道较少。

硬化剂注射对草莓状血管瘤、混合性血管瘤和海绵状血管瘤疗效较好,对蔓状血管瘤作用差。因为蔓状血管瘤血液供给丰富,瘤体存在动静脉瘘,注入硬化剂迅速扩散,起不到治疗作用。葡萄酒色斑应避免使用硬化剂,以免皮肤坏死,瘢痕形成。

1976年,西安医科大学采用尿素作为硬化剂治疗数万例各类血管瘤,取得了较好的效果。用30%~40%尿素溶液进行肿瘤内注射,每日或隔日一次,每次1~8ml。

(6)激素治疗 自1967年Zarem和Edgerton应用皮质类固醇激素治疗海绵状毛细血管瘤获得成功后,激素治疗已成为治疗血管瘤的一种重要方法。经过多年的观察总结,人们发现激素对生长期草莓状血管瘤和混合性血管瘤效果较好,有人报告有效率在80%以上。对葡萄酒色斑、海绵状血管瘤和蔓状血管瘤几乎没有影响。出生后头8个月内的患儿应用激素效果好,1岁后效果差。

激素的给药方法有全身用药和血管瘤内注射给药。

1)全身用药法:口服泼尼松是临床最为常用的一种方法。剂量为2~4mg/(kg·d),连续用药4周后停药。若血管瘤无明显变化,1~2周后开始第2个疗程,可重复3~4次。也可以隔日口服泼尼松40mg,早上一次顿服,连续8次后逐渐减少剂量,每2周减少一半剂量,整个疗程为2~3个月。人体内皮质激素的分泌具有昼夜节律性,早上给药恰值正常分泌高峰期,对肾上腺皮质功能影响较小。

若血管瘤生长迅速,出现严重并发症如凝血功能障碍,可静脉滴注或推注氢化可的松和地塞米松,剂量可适当加大。

主要适应证有:①巨大血管瘤合并血小板减少。②其他方法不能治疗的各类血管瘤。③迅速增殖的血管瘤。

缺点:①有部分患者的效果不佳,停药后血管瘤又迅速增大。②对小儿的生长发育有一定的影响。

2)局部用药法:为避免大剂量长期口服皮质类固醇激素的不良反应,近年来多采用血管瘤内注射用药。常用药物为地塞米松。根据血管瘤的大小,剂量为1~2mg/次,分点注入血管瘤内,5~7天注射1次,一般为3~4次。文献报道,联合应用长效和速效激素如确炎舒松-A和甲基泼尼松龙或倍他米松磷酸钠配伍,疗效满意。每2周注射1次,注射1~3次后血管瘤即可出现退化。

应用激素1~2周后,生长期草莓状血管瘤和混合性血管瘤即有明显反应,2个月后出现明显退化。若连续用药1个月,血管瘤仍持续发展,可停止激素治疗而改用其他疗法。

小儿应用激素后的不良反应有物质代谢紊乱、水钠潴留、诱发和加重感染、骨质疏松、肌肉萎缩和生长发育抑制。尽管这些不良反应在停用激素后多能自行消失,但在用药时仍必须观察患儿的反应。在小儿患水痘、麻疹和真菌感染期间应禁止或中止使用激素,因为这些感染用抗生素不能控制,激素又使小儿免疫能力降低,从而使感染扩散,病情加重。其他禁忌证有:癫痫、肾上腺皮质功能亢进、角膜溃疡、骨折创伤修复期等。

激素治疗血管瘤的机制尚不清楚,实验研究发现,皮质类固醇激素可使毛细血管前括约肌收缩,增加血管对血液中活性胺的敏感性,抑制新生血管的增生速度和范围。这些可能是激素抑制草莓状血管瘤和混合性血管瘤的重要机制。

Sasaki研究发现,生长迅速的毛细血管瘤内含有较高的雌二醇受体,并认为雌激素可促进血管瘤的形成和发展,皮质类固醇激素可与血管瘤内雌二醇受体竞争性结合,从而抑制血管瘤的增长。海绵状血管瘤、葡萄酒色斑内雌二醇受体与正常皮肤含量相同,因此激素对这些血管瘤的作用较弱。

(7)压迫疗法 压迫疗法适用于婴幼儿四肢海绵状血管瘤和混合性血管瘤。常用的方法是弹力绷带压迫。绷带自远端向近端缠绕,尽量压至血管瘤变平,指、趾端暴露于绷带外,以便观察其末梢血液循环情况,开始几天内,每周打开绷带3次,检查患肢血供和血管瘤变化,以后每天检查1次,2周后可2天打开绷带1次,若血液循环良好,即刻缠紧绷带。压迫疗法疗程较长,但疗效显著,95%的血管瘤在1年后可大部分消退。

近年来,国外应用间歇性气体压迫装置治疗大面积血管瘤取得良好效果。此装置由一个压力泵和一个血压袖带组成,袖带的外形根据血管瘤的大小、形态而制成,其内的压力由压力泵自动调节。压力从4.0kPa(30mmHg)开始,到患儿习惯于这一装置后,逐渐增加压力至患儿收缩压和舒张压的平均值(动脉平均压),每压迫90分钟后放松30秒。6个月后,血管瘤可完全退化。

压迫可促使血管瘤内血液排空,内皮细胞坏死,血栓形成,导致血管瘤出现退化。由于压迫可使淤滞在瘤内的血细胞和血小板进入血液循环,并封闭瘤内的小动静脉瘘,因此压迫疗法可用于伴有血小板减少和心功能衰竭的大面积血管瘤患儿。压迫疗法安全有效,易于实施,可作为婴幼儿四肢巨大血管瘤的首选方法。

(8)栓塞疗法 对头面部及四肢的大面积血管瘤研究表明,动静脉瘘的存在是其发生、发展的重要因素。随着动脉造影技术的发展,对伴有多数微小动静脉瘘的海绵状血管瘤,可以采用栓塞治疗。动脉插管可通过经皮动脉插管(Seldinger技术)或直接在术中暴露所需血管后插管,到所需的部位后注入栓塞剂。这种栓塞方法是单次的,事先必须要有准确的定位,否则会出现严重的异位栓塞并发症。

栓塞术前必须要有清晰的血管造影片,提供详细准确的有关供血动脉、畸形血管、动静脉间交通情况的资料,以便能正确地选择作栓塞术的途径。作为治疗手段,必须用栓塞物闭合血管瘤内的血管系统,即堵塞畸形血管的"巢"。如只闭塞其供血动脉,仅能暂时使血管瘤缩小,1~2周后,由于侧支循环的发展,病变必然复发。

栓塞材料种类很多,主要有以下几类:①自身材料(如血块、肌肉块、脂肪)。②不可吸收的颗粒材料(聚乙烯醇棉球、液体硅胶、塑料小球、玻璃小球、硅酸钡、异丁基丙烯酸盐、氢基丙烯酸醇酯等)。③可以吸收的颗粒材料(明胶海绵、氧化纤维等)。④金属材料(不锈钢弹簧圈、小钢球等)。

栓塞操作必须在X线监视下进行,应避免异位栓塞或栓塞物反流入正常血管。栓塞后部分患者可出现疼痛,系病变处局部缺血反应。疼痛程度依被栓塞血管的部位和范围而异,也与患者对疼痛的敏感程度有关。疼痛在几天后可消失。部分患者栓塞后可出现短期体温升高;有些患者在栓塞后的头几天出现血液高凝性反应,纤维蛋白溶解水平降低,纤溶受到抑制,有半数患者的第13因子活性增强,约在2周后凝血功能趋于正常。

对那些大面积而难以手术治疗的血管瘤,栓塞治疗作为一种姑息疗法,可以控制病变的发展,缓解症状,对面积较小的血管畸形,可起到治愈作用。但在大多数情况下,血管瘤的栓塞术仅作为术前准备,可以减少手术中发生难以控制的大出血的可能,提高手术切除率与治愈率。据各家经验,在栓塞血管后头10天内进行手术效果最好,过晚则由于大量侧支循环的建立而影响效果。除了术前准备外,预先施行的栓塞疗法也为局部注射尿素疗法,冷冻、放射性核素等非手术疗法创造了发展最大效果的条件,提高这些非手术疗法的治疗效果。

(9)其他治疗方法 文献报道治疗血管瘤的方法还有很多,如高频电凝、紫外线照射、磁疗等,但目前应用并不普遍。

1)普通血管瘤的治疗:常用的方法有抗肿瘤药物治疗、中医治疗、恒定磁场治疗。

抗肿瘤药物治疗:1966年,Rush首次报道经动脉插管注射氮芥治疗巨大血管瘤取得成功。1986年,Hurritz应用环磷酰胺静脉滴注治愈2例其他疗法失败的大面积血管瘤。用药方法是:环磷酰胺10mg/(kg·d),连续静滴3天,1个月后再用一个疗程。

国内有人应用博来霉素和平阳霉素作血管瘤内注射也取得了很好的疗效。药物溶于生理盐水或0.5%普鲁卡因溶液,根据患儿年龄、血管瘤大小,每次2~20mg,分点均匀地注射入血管瘤内,小面积血管瘤一次注射即可奏效。一次注射无效者,5~7天后可再次注射,疗程不超过5次。用药期间注意肺部并发症和骨髓损害。抗肿瘤药物可引起血管内皮细胞的萎缩破坏,阻止毛细血管的增长,使血管瘤退化。在其他疗法失败或不便实施时,可考虑应用抗肿瘤药物。

中医治疗:祖国医学称血管瘤为"赤疵"、"红丝瘤"、"血瘤"、"血瘀"等。认为血管瘤的病因是气阴两虚、血热淤滞夹毒所致,治宜益气养阴,佐以凉血、化瘀、解毒。中医治疗血管瘤的历史可以追溯到汉唐年代,治疗方法大致分中药内服、外用和针灸疗法。大都属于经验医学,无数据可依。

内服的中药很多,基本方药有:黄芪、北沙参、生地黄、牡丹皮、紫草、土茯苓、蜀羊泉、淫羊藿、玄参。头面部加川芎,颈部加夏枯草、制香附,上肢加桂枝、桑枝,下肢加牛膝、泽兰、王不留行。有人统计中药治疗血管瘤疗效在80%以上,但疗程较长,一般需服3~40剂以上。

其他方剂有:通窍活血汤、血府逐瘀汤随症加减,以及芩连二母汤、蜈蝎汤、木鳖子汤等。

外用中药有化瘤汤(生石膏、纯碱配成)、五妙水仙膏、七仙膏、七宝膏等。有人用巴豆、冰片、制草乌、红花、川芎碾碎后外敷，也取得了较好的效果。

针刺可取神门、内关等穴。

恒定磁场治疗：主要用于皮肤草莓状血管瘤。根据病情和病变面积选用相应大小的磁片贴敷。表面磁通密度500～2000Gs，用连续贴敷法。由于需要将磁片紧密贴敷在血管瘤表面，所以面积大或难以固定部位的血管瘤不宜采用。磁片大小必须要完全遮盖瘤体，一般贴敷半个月后肿瘤停止发展，1个月后颜色开始改变，2～3个月后血管开始变为网状或点状，4～6个月后血管瘤逐渐消退，无任何不良反应。

2）大面积血管瘤的治疗：大面积血管瘤和血管畸形有创造的治疗方法主要有以下几种。

硬化剂治疗：近20年来，西安医科大学采用尿素作为硬化剂注入血管瘤及血管畸形治疗大面积血管瘤达万例。有些病例结合选择性动脉插管注药可提高疗效，治愈率达92%。尿素为人体代谢的终末产物，为可溶性的栓塞剂和硬化剂，经动物实验和临床观察、组织学及电镜检查证明，可使血管内皮细胞发生萎缩、变性、坏死，进而纤维化。尿素无毒副作用，对大面积血管瘤、血管畸形的治疗，其作用尤为突出。长期大量应用亦安全有效。目前为提高治愈率，缩短疗程，采用综合疗法，联合、滚动用药，亦显示出较好的效果。

栓塞加手术治疗：早在1930年，Brooks就应用自体肌肉组织进行血管瘤的栓塞治疗。自1970年Djidjan将高选择性动脉造影技术用于指导栓塞以来，栓塞已成为治疗血管瘤的一个重要方法。栓塞可阻断血管瘤的供血动脉，关闭瘤内的小动静脉瘘，消除血管瘤形成和发展的病理结构基础，从而促进血管瘤退化。但是单独栓塞，随着侧支循环的建立及血管瘤的存在，复发率极高。故有些研究者提出高选择性动脉栓塞后手术切除的治疗方法。这样既可以减少术中出血，又能基本保证彻底切除，以减少复发。若加上术前造影，可了解血管瘤的范围、大血管的分布，使手术变得安全、迅速而精细。

平阳霉素注射治疗：1988年国内郑勤田首先提出用局部注射法，后又改进用选择性动脉插管法治疗血管瘤、血管畸形。现已有很多报告。其机制是平阳霉素可抑制血管内皮细胞的增生，促使其消退。但部分患者有发热、厌食、过敏反应，严重者可导致休克、肺纤维化，故用药后应严密观察，并应严格掌握适应证及用药量。

其他疗法：文献中有采用低温体外循环下切除巨大血管瘤的报道，亦有采用电化学治疗及铜离子导入法等，均有一定的效果。

总之，对大面积血管瘤的治疗，最好根据患儿的年龄，肿瘤的部位、大小、深浅，治疗经历及其对应用药物的敏感性和不良反应的大小等全面综合考虑。采用联合用药、滚动式用药及综合治疗，以期取得较好的效果。

## 第八节　小儿影像介入技术与内镜外科

自20世纪70年代始，多种影像技术和介入性技术随着仪器的发展而发生了重大变革，现代影像学的知识为介入技术奠定了坚实的基础，而介入技术的发展又把单纯影像学诊断推向了一个新的里程。B超、CT、MRI、放射性核素以及X线组成了现代医学影像技术，这些技术飞速发展的今天，均已不同程度地应用介入技术服务于临床并取得了突破性进展，为临床外科的诊断和治疗提供了越来越大的帮助，其中超声介入技术应用更为广泛。

近年来小儿内镜外科也取得了长足的进展，其中经内镜逆行胰胆管造影术对肝胆胰疾病的诊断提供了巨大的帮助;微创外科的发展使小儿腹部外科得到了新的飞跃。这些新技术的发展均促进了小儿外科的发展。由于新内容较多,本节仅对具有代表性的新技术予以介绍。

## 一、介入性超声学在小儿外科的应用

介入性超声(interventional ultrasound)作为现代超声学的一个分支是在1983年于哥本哈根召开的世界介入性超声学术会议上被确定的,主要是利用超声技术的监测和引导完成单纯影像诊断学所未能涉足的多种活检技术、X线造影及抽吸插管直接将药物注射至深部病灶等操作,可以避免及减少某些外科手术,从而减少患儿的痛苦。此外,术中超声和内镜超声可将探头置入人体内及腔内,以完成各种特殊的诊断和治疗。

(一)介入性超声的发展简史和现状

1961年,Berlyne首先用A型超声探测仪在肾病患者尸体上进行肾定位和穿刺研究,认为超声指导下的穿刺对于无功能肾病的诊断具有良好的前景。1972年Holnn和Gold Berg首次改进穿刺针,使针尖在B超影像中能清楚地显示,显著提高了穿刺的准确性,被认为是临床引导穿刺术的开端。此后,成功地在临床上应用介入超声技术分别对肝、肾、甲状腺、膀胱、心包、胸膜腔和羊膜腔进行了穿刺,大大提高了诊断率,从而减少了盲目穿刺造成的并发症。1975年Hancke报道了超声引导细针抽吸细胞学检查胰腺癌,此后,超声引导细针抽吸细胞学检查在胰腺占位性病变的诊断方面得到广泛的应用。

介入超声的另一用途是在术中帮助准确定位,避免和减少了手术检查的困难和损伤。1977年,Cook等报道了术中介入超声帮助肾结石的准确定位,此后有的研究者将这一技术用于肝胆外科、心血管外科和神经外科。1984年,Igawa和Nagsne在术中应用超声技术清楚显示肝内静脉结构,在肝癌切除术中作为肝段解剖标志十分有用。

随着超声介入技术的提高,其适应证已逐渐从成人拓宽至儿童,B超对小儿外科常见的胸腹肿瘤、脓肿、肝胆胰脾疾病的定位诊断以及B超指引下穿刺活检技术的应用均具有重要的意义。介入超声在临床医学中已占有重要地位(表1-8-1),而且有着广泛的发展前景,小儿外科工作者应多与超声科医师紧密配合,以便使超声介入技术在小儿外科不断得到提高和发展。

表1-8-1 介入超声内容

| | 各种超声应用 | 应 用 范 围 |
|---|---|---|
| 诊断 | 超声指引下经皮穿刺 | 细胞学、组织学活检,抽吸物常规、生化、细菌学检查,X线造影 |
| | 体腔内超声 | 腔内超声诊断,针吸活检,穿刺抽吸物活检 |
| | 宫内胎儿诊断 | 抽取羊水生化,遗传学检查,绒毛活检 |
| | 手术中超声 | 超声扫描,针吸活检,抽吸物化验,微小肿瘤定位,穿刺造影 |
| 治疗 | 囊肿、脓肿、积液 | 穿刺抽液,插管引流,药物注射,脓腔冲洗 |
| | 胆系疾病 | 胆道置管引流,胆囊置管引流,溶石、排石 |
| | 肿瘤治疗 | 药物注射,放射性核素植入,微波X线瘤内植入 |
| | 体腔内超声 | 某些气液性病变的穿刺抽吸 |
| | 宫内胎儿处理 | 胎儿治疗性穿刺引流,胎儿输血 |
| | 手术中超声 | 术中监护,液化病变的引流、造瘘 |

(二)小儿外科常用的超声介入技术

1. 腹部脓肿的穿刺与治疗　小儿腹腔脓肿常常继发于原发性腹膜炎、腹部外伤或腹部空腔脏器的炎症及穿孔等疾病,如不能及时诊断可能导致败血症甚至死亡。脓肿一旦形成,仅仅应用抗生素往往不能奏效,因此,适时引流是重要的治疗措施。然而,腹腔内脓肿壁往往与许多肠管或重要脏器粘连,传统的外科手术引流有可能造成极大困难,甚至发生术中的副损伤,如肠瘘、重要血管损伤等,而在超声指引下经皮穿刺和置管引流,可使引流术变得简便、安全。

(1)适应证和禁忌证　①适应证:超声对脓肿的大小、位置与周围脏器的关系可清楚地显示,但对肠襻间脓肿的显示有时较困难,因此,超声介入穿刺脓肿适合于肝脓肿、膈下脓肿、肾周围脓肿、靠近腹壁的较浅脓肿和盆腔脓肿等。②禁忌证:脓肿早期炎症尚未完全局限者;多发小脓肿难以达到引流目的者;严重出血倾向患儿;大量腹水;肠间隙脓肿超声显示不清者;脓肿位置深陷,穿刺有可能波及大血管者;怀疑包囊虫病合并感染;有剖腹探查指征的腹部脓肿等。

(2)术前准备　①常规检查血常规、血小板、出凝血时间、凝血酶原时间及活动度,禁食8～12小时。②穿刺术中需作X线造影者,应询问其有无过敏史,并做碘过敏试验。③穿刺术前应建立一条静脉通道,以备术中用药或抢救。

(3)穿刺要点　①体位:仰卧位或侧卧位,若脓肿在肾周围,必要时可采取俯卧位。②操作步骤:常规皮肤消毒铺巾后局麻下将穿刺针刺入皮肤,在超声指引下将针头对准脓肿中间,注意应避开大血管。抽出脓液后即时送培养及作药物敏感试验,脓肿不大时抽净脓液后注入生理盐水冲洗,然后再抽出,拔针前注入抗生素。3日后复查,必要时可反复穿刺,一般2～3次即可收到良好的效果。较大脓肿可以采用多次穿刺或置入引流管。

(4)置管术　置管术有两种方法:①套管针法:是采用特制套管针在超声指引下刺入脓腔,拔除针芯后,外套管远端自动卷曲,留置在脓腔内。②导丝法:先将穿刺针刺入脓腔后,插入导丝,套上扩张器,使通道足够宽时缓缓插入引流管后拔除导丝,然后将引流管与皮肤妥善固定。

2. 细针组织活检　主要适应证为体内某些深部病变,在超声指引下作细针穿刺组织活检,以便协助诊断。细针穿刺获得的标本具有的组织结构物质特征比细胞学检查更有利于病理诊断,穿刺所获得的标本还可以作石蜡包埋特殊染色或免疫组化染色,为诊断和鉴别诊断提供帮助。

不同部位、不同类型的病变细针穿刺组织活检的效果也不同。根据文献报告,穿刺组织活检成功率以肝脏最高,胰腺及胃肠道次之,腹膜后病变确诊率较低。肝脏成功率为94.2%,其中恶性病变成功率为92.4%;胰腺穿刺组织取材成功率为85.7%,其中恶性病变组织学检查确诊率为94.3%;腹膜后肿瘤取材成功率为96.5%,恶性病变组织学检查确诊率为68.7%;胃肠道取材成功率为88.9%,其中恶性肿瘤取材成功率为91.7%,确诊率为90.9%。

不同组织的确诊率亦不同,以癌瘤最高,为90%以上,软组织肉瘤确诊率约为70%,恶性淋巴瘤虽然穿刺取材较易成功,但因在病理标本的制作时容易发生假象,给鉴别诊断带来一定困难。

细针穿刺活检比较安全,据报道,总并发症发生率仅为0.15%,死亡率约为0.006%。

3. 术中超声　20世纪80年代以后,随着高分辨率B超机器的研制成功及探头的不断改进,术中超声迅速发展并成为超声医学的重要组成部分。术中超声有以下优点:①由于探头可放入手术野内,更加接近所检查的目标,并可采用高频探头(5～10MHz),分辨率强,能获得高质量的图像,因此可更明确地显示深部肿瘤及与周围组织的关系,排除皮肤及骨骼等组织的干扰。②可以同时显示所测病变与手术器械的关系,便于实地掌握病变的部位。③由于探头较小,故在较小的手术野中也能显示。

(1)肝脏术中超声　采取高分辨率的探头经肝表面扫描可显示肝内的门静脉、肝胆管和肝静脉的走行,不仅能将病变精确定位,而且还能确定肝内肝段的解剖,为肝叶及肝段切除提供解剖学依据。肝内深部微小病变在肝表面难以触及时,利用术中超声可以协助定位,同时较小的深部病灶尚可以采取超声引导下细针穿刺组织活检技术协助在术中的定性诊断,以帮助选择手术方式。对于术中不能切除的肝脏肿瘤也可采用微波针刺入或注入化疗药物以及用血管栓塞作姑息性治疗。

此外,对非肿瘤性疾患也能协助定性诊断及选择手术方式。

(2)胆道术中超声　由于术前检查时因肋骨及胃、十二指肠的干扰,有时很难分辨较小的胆管结构,如新生儿肝炎与新生儿胆道闭锁有时难以鉴别,术中应用超声可用来帮助鉴别胆道的闭锁情况及肝内胆管有无扩张。有时在胆管结石的鉴别诊断中,术中超声也有助于确诊。

(3)胰腺术中超声　胰腺肿瘤时,常因肿瘤体积小且深陷在胰腺中而难以定位,术中超声因肿瘤常有包膜,故能清楚地显示出包膜及"晕征"(halo sign),肿瘤内部回声均匀能与回声较强的胰腺组织分界清楚,从而准确协助定位,并在超声指引下完整剔除肿瘤。此外,慢性复发性胰腺炎时,术中超声还能清楚显示主胰管的位置,了解主胰管的扩张情况,协助术者顺利完成主胰管和空肠的吻合。

## 二、经内镜逆行胰胆管造影术

(一)小儿经内镜逆行胰胆管造影术发展简史

20世纪60年代初期,侧视十二指肠纤维内镜的问世使经内镜逆行胰胆管造影术(endoscopic retrograde cholangio pancreatography,ERCP)成为可能,1968年由MC Cune首次报告成功完成ERCP后,1974年初在我国协和医院率先开展,1978年北京医科大学(现为北京大学医学院)、协和医院和沈阳军区总医院相继报告ERCP使用的经验和体会,最初的插管和造影成功率达80%,近年已提高至90%以上,进而在成人外科普遍推广。

由于小儿的诸多胰胆管疾病迫切需要进行这方面检查,故人们试图用成人十二指肠镜为小儿施行ERCP,1976年浦上首生报告用成人内镜施行小儿ERCP 2例成功。但由于镜体较大且对操作和麻醉的要求较高,ERCP在小儿的开展受到很大限制。80年代适合小儿特点的纤维十二指肠镜研制成功,给小儿ERCP的开展创造了条件。1976年Wayc为1例3.5个月的婴儿成功地进行了ERCP检查,1982年Cotton报告了小儿ERCP 20例的经验,我国于明等人于1991年报告了小儿ERCP27例的经验。中国医科大学资料显示,92例儿童行ERCP96次,有83例(90.2%)获得胆管和胰管显影,其中单纯胰管显影79例(85.9%)、胆管显影75例(81.5%)、胰管和胆管均成功显影者71例(77.2%),为我国小儿ERCP的开展提供了丰富的经验。

(二)小儿经内镜逆行胰胆管造影术的适应证

(1)梗阻性黄疸。通过ERCP鉴别为先天性或后天性、确定梗阻的部位和探讨梗阻的性质,如胆道闭锁、胆总管囊状扩张、胰胆合流异常、先天性胆管发育不良、新生儿肝炎等。

(2)不明原因的腹痛,临床怀疑为胰胆疾病引起。

(3)临床怀疑胰腺肿瘤。

(4)慢性复发性胰腺炎缓解期。

(5)有时可以发现假性胰腺囊肿或胰源性腹水胰管破裂的部位。

(6)上腹部肿块怀疑为胰胆疾病者。

(7)为获取诊断根据，需胰液或胆汁者。

(三)小儿经内镜逆行胰胆管造影术的禁忌证

(1)在急性胰腺炎及急性胆管炎的炎症发作期。

(2)严重心肺功能障碍、全身情况不佳，如休克、昏迷等。

(3)严重碘过敏的病例应当慎重，因有时造影剂可通过胰腺吸收并经肾脏排出，高度过敏的患者有导致过敏性休克的可能，一般应列为禁忌。但确实因病情需要作 ERCP 时，应做好一切抢救准备工作，缓慢注射造影剂并密切观察患儿的反应。

(4)有全麻禁忌证者，因无麻醉保证，不能作 ERCP。

(四)小儿经内镜逆行胰胆管造影术的并发症

美国内镜学会根据成人资料统计了 38843 次 ERCP，其并发症发生率为 21.6‰，死亡 4 例。

1. 由造影剂张力充盈胰胆管引起的并发症

(1)逆行性胰腺炎和胆管炎是最严重的并发症　发生率在 1‰～2‰ 左右，有时在造影后迅速发病，病情极为凶险，甚至短期内发生败血症及感染中毒性休克，如抢救不及时可导致死亡。

(2)ERCP 可致暂时性血清淀粉酶升高　临床上并无急性胰腺炎的表现。

(3)ERCP 术后发生胰腺炎的诱因　部分病例系造影器械或造影剂经过肠道将致病菌带入胰管；部分病例是因造影剂的机械刺激降低了抵抗力，激活了原有的潜在性感染，使炎症迅速恶化及扩散。据统计，胰管有病变者(如部分梗阻)ERCP 术后发生急性胰腺炎的病例明显多于胰腺正常者。假性胰腺囊肿时，ERCP 施术中过高压力的造影剂充盈，有可能诱发急性坏死性胰腺炎的发生。

2. 由于器械操作引起的并发症

(1)肠管穿孔　有时因十二指肠降部及胰腺头部肿瘤致使肠管僵硬、狭窄，在操作中如不注意或盲目进镜有可能引起肠穿孔。文献报告有十二指肠憩室的患者因憩室部肠壁薄弱，在检查中如不顺利或患者突然躁动可致憩室穿孔。

(2)十二指肠乳头损伤或出血　乳头开口异常或操作者不熟练反复插管时可能造成乳头部损伤，或引起局部出血，盲目粗暴插管时甚至可以造成假道或乳头周围肠黏膜下血肿及造影剂渗入黏膜下等。

预防的方法是操作应轻柔，小儿 ERCP 的麻醉师及术者均应经过培训，选择有经验的操作者进行配合并仔细认真地操作。为预防逆行感染，不应强行推注造影剂，有胰管病变、假性胰腺囊肿的患者应在透视监视下注入造影剂，一旦病变部位有充盈即应停止注药。有人建议采用较为稀释的造影剂并在造影剂中加注抗生素。造影后密切观察造影剂排出情况，如术后 24 小时造影剂仍未排出即应行引流手术。ERCP 检查有手术适应证的患者最好在检查前做好手术准备，检查后立即进行手术治疗，能有效降低胰管压力，减少逆行感染的危险。

### 三、腹腔镜在小儿外科的应用

微创外科(minimal invasive surgery,MIS)是应用最小创伤外科技术来治疗小儿各种疾病的学科,这一技术不但使手术的创伤减少至最低,而且很少需要输血,对患儿生理干扰非常小,有利于术后恢复,从而缩短住院时间,并且安全可靠,是外科技术发展的必然趋势,而腹腔镜技术的迅速发展为开展微创外科技术提供了可能性。

(一)腹腔镜的发展简史

1911年Jaeobeus首先应用腹腔镜获得成功;1928年Kalk和Bruhl在欧洲予以倡导,但终因腹腔镜本身结构方面存在问题而未能推广。直到1960年光导纤维发展后,腹腔镜的结构不断更新,特别是电视腹腔镜技术的发展,促使微创外科技术走上了一个新的里程。腹腔镜在腹部外科中值得骄傲的成果首先是腹腔镜下胆囊切除术,这一成功使广大外科工作者深受鼓舞,因而在世界范围内取得了突飞猛进的发展。我国首次报告应用电视腹腔镜获得成功是在1991年,此后这一技术不仅在胆囊切除术中得到广泛应用,而且适应证在不断拓宽,这些成就为腹腔镜技术在小儿外科的应用奠定了坚实的基础。随着小儿腹腔镜的开展,一些国家和地区已经取得了丰富的经验,近5年以来经文献检索仅英文文献中有关小儿腹腔镜的文章已达500篇以上,因此有人预测21世纪我们将迎来由腹腔镜所带来的微创外科技术发展的新纪元。

(二)腹腔镜在小儿外科的应用

目前小儿腹腔镜手术的范围正在不断扩大,很难为小儿腹腔镜限定适应证,以下仅根据文献报告较为成熟的经验概述腹腔镜的适应证。

小儿腹腔镜严格讲已不受年龄限制,文献报告腹腔镜手术的最小年龄为生后1周。目前公认经过腹腔镜可以对子宫、输卵管、卵巢、膀胱、胆囊、盲肠、脾和阑尾等腹器官作完整的检查;对肝脏、结肠、小肠和胃等脏器可以通过腹腔镜检查一部分;对肾和胰等器官腹腔镜的检查相对受限。因此,腹腔镜的适应证应包括对腹腔内任何潜在的可见疾病进行检查,并对其中的一部分疾病予以治疗。做腹腔镜的目的在许多情况下是为了避免开腹手术,但腹腔镜同时也为某些需要开腹手术的疾病在术前确定了诊断。至于那些不通过腹腔镜即可确诊的需要开腹手术的疾病,显然不需要做腹腔镜手术。

1.适应证  归纳文献的报告,小儿腹腔镜适应于以下疾病:

(1)原因不明的慢性腹痛。

(2)可疑阑尾炎的诊断和治疗。

(3)肝活检。

(4)胆道闭锁的诊断。

(5)腹部肿块的确诊和活检。

(6)部分腹部外伤。

(7)疝修补。

(8)部分脏器的切除,如肝、脾、胆囊、阑尾、梅克尔憩室、腹膜后淋巴结、淋巴管瘤和腰交感神经节切除。

(9)先天性巨结肠的结肠切除及拖出术。

(10)泌尿外科疾病,如:鞘膜积液、精索静脉曲张、肾切除、肾部分切除、膀胱及输尿管切除、膀胱输尿管再植、内生殖器官定性诊断、隐睾、肾囊肿及囊状淋巴管瘤的袋形缝合术、肾上腺切除、肾盂成形等。

(11)单侧腹股沟斜疝修补术中,经疝囊探查对侧疝囊。

(12)胃造口。

(13)胃底折叠术。

(14)急性胰腺炎的腹腔内药物注射及引流术。

(15)其他,如肿瘤的分期与定性、幽门环肌切开、胆总管囊肿切除、乙状结肠切除、克罗恩病的诊断等等。

2.禁忌证　腹腔镜的禁忌证也是相对的,根据文献报告归纳如下:

(1)肠梗阻及任何原因引起的肠管高度扩张时应用腹腔镜有导致肠穿孔可能,此时不宜使用腹腔镜。

(2)腹水。不是绝对禁忌证,但大量腹水排放有潜在危险性,术后切口的渗漏有引起感染及腹膜炎的危险,除非绝对必要,应非常慎重对待。

(3)过度肥胖儿。

(4)难以纠正的凝血机制障碍。

(5)弥漫性腹膜炎。

(6)切口附近的腹壁皮肤化脓性感染。

(7)极度衰弱及心肺功能不全。

3.并发症　小儿腹腔镜的并发症有时与操作熟练程度有关,因此,要求施术者必须经过严格训练,否则,并发症的增加会妨碍腹腔镜的开展。因为如不注意,微创外科所带来的好处随时都可能被并发症所抵消。文献报告腹腔镜施术者在经过培训及取得经验之后,其操作与剖腹手术相比较,其危险性低、死亡率低、诊断准确率较高。1995年Ganetschek G报告一组230例腹腔镜并发症发生率2.5%,1996年Chen MK报告一组636例腹腔镜总的并发症发生率为4%,尚无死亡的报告。

常见并发症有:

(1)出血　多见于腹腔镜下肝穿活检,尤其是在有凝血机制障碍时。一组574例腹腔镜术后出血4例(占总数的0.69%),其中阑尾切除2例、胆总管囊肿切除1例、胃底折叠术1例。

(2)内脏穿孔　多见于早年病例报告,腹部穿刺时如穿刺针刺入过猛,即容易造成内脏损伤,但新型穿刺针已完全可以避免此并发症的发生。

(3)心脏骤停　在腹腔镜操作过程中,如腹壁松弛不充分,腹腔注入大量$CO_2$会增加腹压,腹腔压力过大时影响静脉回流,加之换气不充分时,偶尔可导致心脏骤停。但这一并发症可以通过充分的麻醉管理得以纠正。

4.在常见疾病诊断及治疗中的应用

(1)腹腔镜小儿胆囊切除术(laparoscopic cholecystectomy,LC)　儿童患胆道系统疾病需行腹腔镜胆囊切除的病例较成人为少。同成人一样,小儿腹腔镜胆囊切除术无绝对适应证和禁忌证,主要取决于手术者对腹腔镜的经验和技术。

1)适应证:小儿胆囊结石或慢性胆囊炎以及少数急性胆囊炎,部分先天性胆总管囊肿在切除囊肿同时需行胆囊切除术。

2)禁忌证:除腹腔镜共有的禁忌证外,有研究者报告急性胆囊炎时,Colot三角区水肿严重及纤维化性慢性胆囊炎行腹腔镜操作容易发生并发症,应改为开放式手术。

小儿LC气腹一般充入$CO_2$,因小儿腹压变化对呼吸及循环功能影响远较成人为大,因此文献报告充气后最大压力不得超过 2.0kPa,8 岁以下小儿以 1.6~1.7kPa 为佳。Moir 建议对较小儿童最好以压力调节充气计来监测充气量,以保证安全。

有时小儿肝门部解剖结构有变异,因此在分离结扎前应仔细辨认清楚,结构实在难以辨认或操作有困难时,应及时改为开放式手术。

小儿胆囊内结石在胆囊牵拉切除过程中易被挤入胆总管,故操作中应尽早结扎胆囊管。有的研究者认为小儿应慎用激光,因小儿胆管壁薄,并与周围大血管距离较近,使用激光若操作不慎,有损伤胆管及大血管的危险。故以电灼较为安全。

Kim 等人在 1995 年报告应用小儿腹腔镜胆囊切除术与剖腹胆囊切除术进行比较,认为 LC 后并发症发生率低,能安全有效地用于小儿,且痛苦轻、创伤小、腹部切口不影响美观、住院时间短,故推荐应用 LC 治疗。

(2)慢性腹痛　原因不明的慢性腹痛有时诊断非常困难,相当比例的患儿缺乏开腹探查的指征,因此有的研究者主张进行腹腔镜检查及治疗。在腹腔镜检查之前,应当进行常规的检查,如血尿常规、尿培养、钡灌肠、上消化道 X 线钡餐等,必要时行 B 超、CT 及 MRI 检查,并应仔细询问病史,是否有对疼痛的心理障碍,如有则不宜行腹腔镜检查。Sylvain 报告一组 50 例慢性腹痛行腹腔镜检查结果,其中建立诊断的 28 例(56%),32 例术前已有诊断意见的病例经腹腔镜纠正诊断的有 15 例(46.9%),所有经腹腔镜明确诊断的均得到专科治疗,症状全部消失。Lucian 报告一组 33 例慢性腹痛经腹腔镜检查,48% 的患者取活检有阳性结果,其中 8 例诊断慢性阑尾炎而行腹腔镜阑尾切除术。Kleihans 报道腹腔镜评价青少年女孩下腹部疼痛,56% 能建立诊断,可见腹腔镜检查在儿童慢性腹痛诊断中有相当重要的意义。Scher F 报告 170 例慢性右下腹痛行腹腔镜检查,作者认为腹腔镜对腹内检查只需几分钟,腹腔内组织显示清楚。但本组报告并发症发生率较高,在 170 例中,有 2 例阑尾残端瘘、4 例血管损伤、1 例盆腔静脉血栓形成及 9 例其他轻度并发症,严重并发症发生率达 4.1%,因此作者认为腹腔镜必须操作熟练,以减少并发症发生。

(3)可疑阑尾炎的腹腔镜检查及阑尾切除术　对于阑尾炎的腹腔镜检查目前尚有争论,因为开放式阑尾切除术已经为定型手术,且花费时间不长,患儿痛苦不大,因此有许多研究者主张有典型的病史及体征的阑尾炎不需经腹腔镜行阑尾切除术,只有诊断不清的右下腹疼痛,临床上诊断阑尾炎有疑问时或患儿右下腹痛同时有其他疾病并存时,如合并白血病、肾病综合征、地中海贫血、黄疸、某些全身性疾病或曾接受过类固醇治疗的患儿等,才考虑行腹腔镜检查。

腹腔镜下若发现阑尾有炎症或阑尾被大网膜覆盖即可确诊为急性阑尾炎,可在腹腔镜下行阑尾切除术,如阑尾正常,则应仔细检查盆腔、回肠末端,甚至检查胆囊。据 Lusian 报道的一组可疑阑尾炎行腹腔镜检查的 32 例患儿,结果 17 例(53%)诊断为急性阑尾炎,行腹腔镜阑尾切除术,12 例(37.5%)明确了诊断,免去了开腹手术。文献报告腹腔镜减少了不必要的阑尾切除率,使其从 10% 降到 1%。许多研究者均认为决不支持用腹腔镜来切除临床上有明确诊断证据的急性阑尾炎,即应用腹腔镜常规切除阑尾是不必要的也是不恰当的。Koudclka J 在 1996 年报告 70 例腹腔镜阑尾切除,其中 2 例为急性阑尾炎,68 例为慢性阑尾炎,并发症 7 例,占 10%。Lejus C 等报告腹腔镜阑尾切除与开放性手术相比较,认为腹腔镜下行阑尾切除并未改善术后无痛(analgesia);就术后恢复来比较,也并未能显示出腹腔镜阑尾切除术的优越性。

(4)胆道闭锁及肝活检　Kasai 手术的成功及发展使部分胆道闭锁患儿能够在发病早期经过肝门-空肠吻合术得以长期存活,因此早期诊断是成活的关键。在新生儿黄疸时要鉴别出先天性胆道闭锁是相当困难的,而腹腔镜的应用不必经过开腹探查即可行胆道系统造影、肝活检等重要检查,以进行早期鉴别诊断,因此具有重要价值。腹腔镜下可以在肝门区见到胆道闭锁的典型胆囊形态。有研究者报告了怀疑胆道闭锁而行腹腔镜检查者11例,结果6例在腹腔镜下行经皮肝穿刺胆管造影,1例明确了肝管及其分支正常,确诊为新生儿肝炎,另5例腹腔镜见到胆道闭锁典型的胆囊表现,这类患儿仅需做肝活检而无需造影即可确诊。因此,应用腹腔镜早期确诊胆道闭锁的诊断率高,值得推广应用。

(5)腹部肿瘤 临床上已经触及腹部肿块,影像学诊断也支持的腹部肿瘤多数已具备开腹手术的指征,此时就不需要作腹腔镜检查。但如术前需作活检确定诊断的,则可以行腹腔镜肿瘤活检(如怀疑恶性淋巴瘤等)。部分病例在术前希望能获得肿瘤的具体分布情况以协助判断切除的可能性时,则需作腹腔镜检查。至于临床可疑有腹腔内肿瘤但又缺少影像学诊断依据时,也可作腹腔镜检查。一位研究者报告怀疑腹腔内肿瘤而行腹腔镜检查者9例,其中5例经腹腔镜排除了肿瘤的存在,从而避免了开腹探查术。一位研究者报道85例怀疑肿瘤的患儿行胸腔镜及腹腔镜检查,其中腹腔镜25例,99%的患儿获得了活检组织,他认为腹腔镜对腹部肿瘤具有高准确性和低并发症的优点,尤其对于肿瘤的分期、复发或特殊病灶的评价更具重要性。

(6)腹部外伤 腹部外伤有明显腹膜刺激症状或明显腹腔内出血是直接开腹探查的适应证,此时不宜作腹腔镜检查,否则可能延误对患者的抢救。

腹部外伤后持续腹痛,但缺乏明显的腹部体征,无休克或明显的内脏损伤证据;或腹部外伤后24小时仍有血红蛋白下降是腹腔镜的适应证。一位研究者报告20例腹部外伤患者经腹腔镜检查,其中12例(60%)避免了开腹探查手术。伤后24小时血红蛋白仍下降者行腹腔镜检查除可诊断实质脏器有无损伤外,还可以发现第2个出血病灶。许多研究者认为腹腔镜检查肠系膜较为困难,因而这一部分病变腹腔镜可能漏诊。故腹部外伤后仅有一部分患儿适于做腹腔镜检查。Chen MK报告了8例腹部钝挫伤及贯通伤患儿作腹腔镜的经验,临床主诉腹痛但缺乏影像学证据的情况下,腹腔镜发现了小肠破裂、膀胱破裂及膈破裂,评价了5例血流动力学的稳定性,其中4例为腹壁切线伤及不伴出血的内脏伤,均省去了开腹手术,1例转为开放式手术。他认为腹腔镜对腹部外伤诊断准确性高,无并发症,对儿童外伤是一个安全、有效的检查手段。

(7)小儿单侧腹股沟疝经疝囊腹腔镜检查对侧疝囊 有的研究者认为单侧腹股沟斜疝患儿对侧鞘状突未闭的发生率在婴幼儿约为80%,年长儿及成年人约为20%~30%。因此,许多研究者主张在单侧疝修补术中应用腹腔镜检查对侧鞘状突闭合情况,结果准确率高达98%~100%,且无并发症。Pellegrin报告一组42例中有31%通过腹腔镜发现对侧鞘状突未闭。Holcomb报告559例,39%对侧鞘状突未闭。Wulkan报告80例,用此法成功率为88%,不成功病例系手术侧疝囊太小放不进腹腔镜所致。许多研究者得出结论,认为此法安全、快捷、省钱,不需另作切口即可完成鞘状突检查及手术。

总之,腹腔镜在小儿腹部外科的适应证在不断扩大,据文献报道已成功用于先天性巨结肠的治疗、肝部分切除、脾切除、急性胰腺炎的冲洗及注射药物、克罗恩病的诊断、扪不到睾丸的隐睾手术;并广泛应用于泌尿外科。实践证明,腹腔镜是一个值得进一步在小儿外科推广的技术,在诊断和治疗各种儿童腹部疾病中是一个很有希望的方法。相信随着腹腔镜技术的发展,腹腔镜在诊断和治疗方面的作用将会越来越重要。

## 第九节 小儿外科伦理学与社会学

### 一、我国现代儿科的社会特点

小儿外科是儿科工作的一部分，必须遵循儿科工作的要求。

(一)现代中国儿童的社会地位突出

儿童是祖国的未来，他们的健康成长关系到中华民族的兴旺发达和社会主义事业的蓬勃发展，因此受到全社会的关注。尤其是我国现阶段实行的独生子女政策，形成421的家庭组合(祖父母、外祖父母、父母、一个孩子)，独生子女的地位就显得更加突出，他们在家庭中是"一个孩子两家的希望"，孩子的安危牵动着两家人的心。

(二)必须重视儿科医疗工作的预后估计

儿童生命预后的周期长，而现代医学发展快，给儿科工作提出了新的要求。人的寿命延长，小儿未来生命价值的变化很难预料，现在不能治的病将来可能有办法治，现在不能承受的治疗将来有可能普及。因此，要重视儿科医疗工作的预后估计并且必须留有充分的余地。

(三)要体现中国特色的医学伦理及医德标准

我国现行政策是控制人口增长，提倡优生优育，这与西方某些国家妇女不愿生育以致人口下降是不同的，因此我国儿科发展不能照抄西方的"先进"。例如:对待一个明显残疾婴儿，西方从怀孕起堕胎就是犯法，生后不治当判虐待罪，医疗费用有人负责，依法由家庭及社会或国家支付。因此西方儿科工作者以能维持严重残疾患儿长期生存代表高科技的水平。在我国，这种严重残疾儿一般只给人道主义照顾，任其自然发展。家长则多放弃此儿，计划再生一个。从医学伦理学范畴及医德的最高标准来看，要以对人类社会和国家有利为原则，故目前我国广大家长这种态度是无可非议的。

我国旧社会"多子多福，养儿防老"的观念正在转变，有些人因"重男轻女"溺死女婴，则是不道德的，更是违法的。

(四)要充分认识到小儿生理特点的特殊性

小儿与成人不同，从解剖、生理、免疫、病理、诊断及预后方面都有其特殊性。自胎儿到新生儿、婴幼儿、学龄前后儿童和青少年，都处在一个不断发育、迅速生长的过程中。例如较小的儿童抵抗力弱，易患多种疾病，尤其是传染病，而且发病急，病情变化多端，发展迅速;病情往往靠家长代述，缺乏第一手材料，加之独生子女的家庭地位导致家长异常紧张、着急。这些都给儿科工作带来一定的困难。

## 二、小儿外科工作的道德要求

小儿外科工作者肩负着保障儿童健康的光荣职责。努力培养高尚的医德,全心全意为人民服务,提高医疗、预防、科研和教学的质量,是我们儿科工作者义不容辞的责任。

作为一个儿科医师,不但要有母亲般热爱孩子的慈心,更要有对儿科事业的献身精神,从而不断钻研医疗技术,精益求精,以求尽快而彻底地治好孩子的病。因此,古今中外的医师特别是儿科医师的社会地位是很高的。虽然大部分儿科医师是自愿从事儿科工作的,但是爱孩子的美德仍需不断培养、不断提高。如果原来不是自愿做儿科工作的,那就更应努力培养爱孩子的基本美德。

### (一)体现在医院管理上

儿童医院或收治患儿的科室必须符合儿童治疗的心理要求。随着医学模式的转变,近年来世界上不少儿童医院有了以下改变。

1. 医院环境　医院过去洁白肃穆的房间走廊都改成卡通画廊,医师、护士的白色衣帽,已改为五颜六色的花裙花帽,听诊器、注射器成了孩子们的玩具,使孩子消除对医院和治疗的恐惧感。病房布置尽量像家里,门诊尽量像游戏室,按不同年龄有不同设备,这些已成为现代儿童医院的标志。

我国目前基本上还都保持着洁白明亮、整齐划一的规格,只有少数单位开始改变。这也是历史发展的过程。我国一般家庭条件与现代医院的卫生条件和生活条件差距尚很大,模拟家庭则很难达到医疗上要求的卫生标准。一个洁白明亮的病房至少应是个清洁整齐的养病环境。但对小儿来说,一个陌生严肃的环境会给孩子增加一些恐惧心理,这就需要医院领导者设法弥补。随着家庭生活水平的提高,医院的条件也会改变。

2. 陪住问题　南丁格尔创造了医院护理制度,限制了家属陪住,消除了院内交叉传染。近年来随着医学模式的转变,提出了小儿生病时更需"妈妈的爱"的要求。因此,儿科病房母亲陪住又成了常规。孩子平时离不开妈妈,病时更想妈妈。如果妈妈每天都不能看见孩子,孩子生病反而不在孩子身边,妈妈的心比孩子还要痛苦。如果孩子离开妈妈后不能与医护合作,医护工作也非常困难。因此,孩子住院,妈妈陪住应该说是医疗上的需要。

目前我国多数儿科病房允许家属陪住,这主要是因为护理条件不足,只能依靠家长。但也有些医院不允许陪住,这主要是因为我国大多数人经济条件尚可,但卫生习惯与知识水平相对较低,她们的参加常对患儿治疗不利。我们可以看到,不陪住的病房整洁安静、空气新鲜、工作有秩序,而陪住病房相对脏乱。作为医院管理者应该懂得怎样做有利于患儿及家长,一切从实际出发。有的医院设陪住与不陪住两种床,供家长选择。也有的医院分等级或不同形式病房,经济条件好、要求高的家长可住高级陪住病房,一般患者可选择较低一级的陪住病房或不陪住病房。当然,这也要根据社会经济发展情况而定。

3. 医疗责任制　孩子送进医院,可以说是把命根子托付给了医师。医师应该热情负责,取得家长信任,使其安心,这就要求医院必须有医疗责任制。必须明确孩子的病由谁负责,有事找谁,有意见找谁,谁的话算数。没有具体的人明确承担,家长是不会放心的。一个好的儿童医院,患儿都认识并喜欢自己的负责医师,像找妈妈一样找他的医师。家属们也都知道谁管他们的孩子,有事愿意找他。如果孩子和家长都不喜欢他的医师,显然是医师服务不好。如果大人和孩子都不知谁是他们的负责医师,这所医院或这个儿科就不是好医院、好儿科。

4. 出院后联系　儿科虽然只管到一定年龄，但生命是连续的，小时候的治疗需要终身不出问题。随着医学模式的转变，孩子出院后的社会活动能力的恢复，也应包括在儿科医疗范畴之内。因此在住院时就应该教会其母亲出院后如何照顾孩子，特别是有出院后护理或家庭治疗的任务时，如带药出院、带石膏出院、带肠瘘出院等。母亲在医护教导下掌握技术合格后出院，这样母亲才能放心，医护才能放心。有的医院儿科有专门的母亲培训病房和出院后随诊门诊。有的还定期组织特殊患儿的康复活动，如脑瘫夏令营、白血病康复会及糖尿病、风湿病等慢性病患儿的定期活动等，使患儿及家长有安全感，感到孩子的病有人负责。

总之，人与人的关系要根据社会制度、医患关系，也要根据医疗制度来规范，反映在医院领导者身上就是以患者利益为首要任务。

(二) 体现在医师、护士、技士、辅助员工身上

以医师为例，直接医患关系取决于医师的医德表现。具体医德内容是从医师进行工作的每个细小言行中体现出来，儿科医师的医德除一般医师的医德要求以外，还应表现在下述方面：

1. 爱孩子　这是儿科医师最根本的医德。

家长带孩子来看病，不管孩子会不会说话，妈妈总是让孩子叫阿姨、叔叔、奶奶、爷爷，按不同的年龄给予亲密的称呼，这就是来"认亲"，希望医师待她的孩子如真的亲戚一样。如果说一般看病是"先友后医"，那么儿科就更进一步，要"先亲后医"了。现在的孩子很娇贵，母亲对他寸步不离，交给奶奶、交给爸爸都不放心，却把生病的孩子交给了医师，医师应感到孩子母亲对自己的信任，自己肩负的责任很重，不辜负妈妈的心，首先自己要有一颗爱孩子的心。

人与人的关系是相互的，但对孩子则不同，你只能帮助孩子，孩子可以不帮助你。你要尊重孩子，不要以为他什么也不懂，你可以随便说什么，做什么，但不能要求孩子尊重你，他可以不合作，可以骂你，也可以打你，咬你。你真爱他是会原谅他的无知，觉得他天真、可爱、可疼，即使骂人、打人、咬人是应该教育的，但是治病期间，教育不是我们紧迫的任务。爱孩子的基础是：孩子病了，他自己无能为力，渴望你的帮助，只要你能帮助，使他解除痛苦，这就是对你最大的欣慰与回报。有这种爱的基础，你会设法尽量提早解决他的病痛，你会注意不给他增加任何(哪怕是一点)不必要的痛苦。有的医师动作粗暴，检查痛处毫不介意，妈妈在场必然对你不信任。特别是上级医师来复查或为下级医师示教时，反复在痛处演示，这就反映了医师心中不存在"娇嫩的病孩"的概念，更谈不到这个孩子是人家的宝贝。真有爱孩子的心，处处都能表现。有妈妈般的心情，检查时大小便弄一手，你也会像妈妈一样，不会嫌脏而不高兴、发脾气，反而觉得自己不小心而可笑。检查孩子，解衣、掀被，先注意是否关上窗子、关上电扇。手摸孩子时注意暖一暖手。先问哪里痛，尽量躲开痛处。必须检查时，要最后查痛处，而且事先和孩子或母亲商量一下，打声招呼。这些细微之处都表现出爱孩子之心。就拿"查一个孩子洗一次手"来说，查孩子前先洗手就是怕传染给孩子，怕母亲嫌医生手脏；查完了孩子才洗手，则表现出你嫌孩子脏了。爱孩子的心是不断自我要求和培养出来的，不是从一点表面言行伪装出来的。能不能叫孩子喜欢你，让家长信任你，最根本的依据就是是否真有爱孩子的心。

2. 钻研技术　医师要得到家长的信任，最主要的是治好病。医术不断精益求精，是医德的另一体现。孩子有病，家长有求，医师都应该满意地解决，做不到的就要钻研，千方百计做到。要敢给家长出主意，敢担保孩子安全，使家长满意。不能达到则努力不息，这才是医德的高标准。系统的专业知识与熟练的技术操作是治疗的主要根据，要不断钻研改进。日常操作的小技术也不可忽视，因为小技术常反映大夫的经验与水平，这也是争取家长信任与合作的重要条件。例如抱孩子、换尿布、穿衣服、喂水、接小便、擦屁股，都做得很熟练，妈妈

就会相信你带孩子很在行。这就需要平时注意各种孩子、各种习惯、各种穿着,抓机会跟母亲学,还要动脑筋总结出规律,使之科学化、规范化,才能在临床上运用自如。至于医疗技术操作,则更有代表性和影响性。有一个医师给患儿查肛,让患儿像大人一样膝胸位俯卧。医师一碰肛门,患儿就把两腿伸直,拒绝检查。医师找人强按着成为膝胸位,把屁股撅起,医师对着肛门坐好,把手指插入直肠。患儿拼命挣扎哭闹,医师查完迅速拔出手指,一股稀便在高腹压之下立即喷了医师满头、满身。尽管这位医师很爱孩子,不怕脏臭,和孩子妈妈谈笑自如,畅述检查结果,但妈妈会觉得这位医师"真笨",孩子由他主治很不安全。如何才能给不合作的孩子查肛?如果把膝胸位改为截石位,由母亲或助手握住孩子两小腿弯向胸部,仰卧,就会把小孩肛门暴露稳定。查肛时医师站在患儿一侧,只把手对着肛门插入直肠。拔手指时先用另一手持手纸盖住肛门,顺便把肛门擦净。这样熟练利落的步骤,才显示你是行家里手。再如打点滴一针见血,一次成功,这也是争取母亲信任的真功夫。这些只要多学、多练、多钻研,才能熟中生巧,从而减少患儿痛苦,减少母亲担心。技术上不求上进,是医德不高的另一表现。

3. 尊重家长　　有人认为医患矛盾主要在家长,没有家长就不会有纠纷,儿科医师是为患儿服务的,家长也必须服从患儿的治疗。但孩子不够成熟,人与人的关系在儿科工作中更多体现在医师与家长的关系上,或者说我们是为家长服务的,我们是通过给孩子的治疗而为家长服务的,也只能通过家长才能为孩子服务。如果没有家长,你根本不知道孩子来干什么?你向谁负责?谁决定治疗?谁付医疗费?家长爱孩子,熟悉孩子的情况,观察仔细,疑虑很多,正好帮助医师克服对患儿观察与检查的困难,治好孩子的病并使家长充分理解,才是医师医疗效果的体现。因此,强调"为了患儿"而不能使家长满意,常常是一种自求摆脱的借口。何况使家长安心工作也是儿科工作的现实社会效益与经济效益。医师的医德就是对社会的贡献,应直接体现在"为家长分忧"上。另外,家长还有治疗决定权。所以为家长服务,就要尊重家长,平等待人。见了家长,首先,要介绍自己,叫什么、干什么的,我将对你的孩子负责,平时怎么找我。当然,礼尚往来,也应该问问家长怎么称呼?何处工作?交情深了,家庭情况也了解一些,对制订治疗方案是很有利的。对家长实行医护姓名保密,起码是不想交朋友的表现。第二,充分了解家长的要求,充分说明治疗方案,争取家长的完全理解和合作。不耐心听家长述说,不耐心解释病情,认为家长知识水平太低,讲也不懂而不讲,只要求家长听我的安排,任我处理,必须服从,这是很不对的。家长不懂是你未讲明白,当然一次谈话就充分讲懂常是不可能的,这就要常谈、分次谈,逐步深化。讲的方法、用词、用语,都是医师进行医疗工作的必要手段与技术。第三,用实际行动帮助家长办实事,体现为家长服务的精神。例如帮他分析具体情况,帮他拿主意,帮他解决经济困难、家庭困难。当然不能干涉人家的家务,但诚恳助人,毕竟是美德。小的事情要多帮忙,如送他到住院处,陪他到化验室,他的生活用品临时未带全,替他找点手纸、借块肥皂、替孩子找块毯子等。不要看轻这些小事,有时是雪里送炭、温暖人心,可以建立亲密的友谊。医疗工作中难免有些缺点和漏洞,亲密朋友之间就会得到谅解,更不会疑神疑鬼、无中生有,产生误解与纠纷。

4. 团结合作　　医疗工作是集体工作,医护要配合,各级医师之间要配合,其他技术人员和勤杂人员都要配合。第一,负责医师要把这些人都介绍给家长,互相配合,为患儿服务。团结也是尊重人的问题。"医师是主角,别人是配角"的思想是搞不好团结的。要使每个人都直接看到自己工作的效果,而不是为某个主角医师而工作。第二,负责医师要充当调解员,多替配合人员解释工作特点与性质,使他们的工作得到了解和信任,特别是护士的工作。医师负责孩子的全病程治疗,而护士则随时观察病情变化,随时进行治疗与护理,医护配合才能完成连续性和严密性治疗的任务。医师在治疗工作中必须重视护理工作,提高护士在家长心中的地位,使她们得到家长的信任。护士威信提高,还可以替医师作解释工作。其他不常接触的人员例如化验室、放射科等人员，也要互相协作把工作做好。别人工作有缺点要替他们正面解释，设法弥补。家长与配合人员有矛盾或有要求时，医师或护士应说"你交给我办吧，我去解决"，使家长有依靠而放心，这样大家都心情舒畅地为孩子和家长服务。那种一切配合我、抬高自己、贬低别人、推脱责任等行为都是违背医德的。

（三）体现在医务人员的言、行、风、貌上

1. 言  言必信。儿科医师说话是一门重要的学问。谈话前要系统考虑，平时要动脑筋钻研，要学人家的经验，要掌握一些原则要领。医师"说话的重要性"以前的确重视不足。儿科医师的话是要对家长讲的，对大孩子讲的，有时还要对小孩子讲。所以首先要学习不同家长的话，学会说孩子话和讲婴儿语。儿科医师讲话的目的是要使孩子和家长配合治疗，使他们有信心、有勇气，在自信乐观的气氛中共同战胜疾病。任何破坏这种气氛的话都应注意回避。为了保护自己，故意把病情说重，为效果不好时留下辩解的余地，致使家长拒绝治疗而去，这显然是不道德的。谈到预后，有时的确不能百分之百保险。但既然决定治疗，必须是有希望的，否则根本没有决定治疗的根据。例如外科手术签字，常常提到感染死亡。家长认为我的孩子手术很小，不会有死亡的危险，所以要向家长解释清楚，不要使家长感到医师是在为自己留后路，而要使家长感到是和他共同商量决定手术计划和研究手术风险的预防。和家长解释的时候，首先应该谈患儿疾病本身的危害性质，是危及生命还是造成痛苦，或只影响功能与美观，这样就有了手术价值的大前提。然后再谈手术如何做，能解决什么问题，当然还要谈到手术适宜年龄与远期后果。最后再谈可能发生的危险与我们预备采取的措施。3个方面都讲透，自然就明确了手术的价值与所冒的危险代价是否值得。只有对家长讲透，才证明你的决定正确、合理。与其说是说服家长接受手术，不如说请家长审核你的决定是否合乎逻辑。这才是术前交待与手术签字的真正目的。当然，言语的技巧有左右商谈效果的作用。同样讲手术的3个方面，如果你先强调手术意外死亡是不可避免的，然后再讲手术的需要性，家长就会难改先入为主的印象。既然儿外科医师敢于承担独生子女的手术，他必然有一定的把握。如何使家长体会到你的把握，同时也理解你的担心，并能理解手术受到医学科学水平的限制，这样就能在互有信心的情况下签字，并且能正确对待意外的发生。

言必信是医德的根本，说谎和隐瞒尽管有时是策略上的需要，但早晚必然暴露，影响更坏。因此，儿科医务工作者要本着对患儿负责的精神，既不说谎，又不伤害患者，运用语言的艺术，取得家长的信任与配合。

2. 行  行必果。答应的事必须做到，千万不能"忘了"，不能行则要及时说明。家长把独生子女交给你诊治，特别是手术，如果你的操作笨手笨脚，毛手毛脚，家长如何放心。医师的行动必须熟练稳重，决不能丢三落四、磨磨蹭蹭，所做的事都要达到预期效果，效果不明显时也必须让家长明白原因。儿科医师的所作所为都要表现出对孩子的高度负责。只要孩子需要，医师要敢于担风险，敢于替家长拿主意，并保证诚恳认真地工作，步步扎实，尽到最大的努力。即使有些失败，只要能弥补，仍然对孩子有利，也会受到家长欢迎。不敢负责任，拖延不决，是不会得到家长信任的。保密在儿科也有其特点。儿童的前途无量，来日方长，有些身体上的隐私不易保密，因此要求更高。不能因为儿童年幼，特别是隐私处，如肛门或性器官缺陷，随便当笑谈或新闻乱讲，这样会严重影响儿童的心理发育以及成年后的社会交往，因此要慎之又慎。

3. 风  作风诚。小儿不懂事，大人不在场，儿科医师必须至诚不苟，不说假话，不做假事。静脉注射未进血管而偷偷打入肌肉的人，决不能做儿科工作。医疗工作中任何职业性欺骗，特别是隐瞒差错、失误，不执行无菌制度、当班失职，都是违背医德的。认为孩子或家长不易察觉，恣意违反科学，不合逻辑，主观武断，甚至乘人之危，借机讹诈的人，则更是医务界的败类。所以"慎独"更是儿科工作者的医德修养。

另外，交朋友与拉拢关系要严格区分。医疗中交朋友的目的在于争取家长合作，给孩子治好病，不是为了个人利益,所以,活动内容应围绕着为孩子治病,这就是正当作风。对年轻的妈妈与较大的女孩子,必须注意关系不可超出正常礼仪。"非礼勿听、非礼勿行"的古训对儿科医师尤为重要。

4. 貌　貌可亲。一般医师要求举止端庄,儿科医师更需要面目可亲。孩子一见你就怕,你就必须努力克服,改变局面。微笑服务对孩子是绝对必须的,即使是新生儿,如果你对他怒目叱责,他也会委屈哭泣。面目可亲不是指生得美丽,而是指内心的情感。但是容颜外表也必须有适当的修饰,衣帽、头发必须整洁。试想一个医师头发很乱,布满头屑,脸也不洗,脖子很黑,指甲很长、很脏,隔离衣到处是小孩的便迹及血迹,这样的医师你愿意让他摸你的孩子吗?这样的医师对小朋友说:"你要洗手"、"剪指甲",自己不脸红吗?男人每天剃须,女人稍用点口红,衣服、帽子烫平整,穿上就给人以整洁之感。这些不要视为小节,这是"尊重人"的问题,同时在某种程度上起到预防交叉感染的作用。

### 三、教学、科研、临床工作中的医德要求

（一）儿科发展的方向问题

我国儿科事业的发展,无论是教学、科研、临床,都不能脱离我们国家的实际情况。我国的基本国策使我国儿科科研方向与一些发达国家不同。尽管医学不分国籍、没有阶级,但医学为人民服务不可能完全摆脱国籍与阶级的制约。如西方国家以超低体重儿的严重先天畸形治愈率为医疗技术水平高的标准,而把常见的感染、创伤的治疗当做是低级工作。而我国需要的是能普及推广,能为广大劳动人民服务的技术,与西方的科研、教学方向是完全不同的。

（二）爱孩子的问题

在具体工作中,儿科教学与科研都有个爱孩子的问题。拿孩子当试验品、当教具,都是极端不道德的事。但在教学和科研中,试验与实习又不可避免,于是就必须有个医德界限。首先要求教学与试验都不能对孩子有害,最好结合治疗的需要。对研究人员、培训人员一定要有爱孩子的训练并且测验合格。不肯或不会哄孩子的人,不允许在孩子身上动手。教师为了示教,粗暴地掀开孩子的被子,孩子哭闹,充耳不闻,这种教师如何能带出合格的学生?检查、示教、研究都不要忘记爱护患儿,随时安慰、保护患儿,行动要有计划,时间尽量缩短,降低对孩子承受力的要求。即使是在尸体上试验,也要避免不必要的损伤,要待他像活孩子一样。不管家长是否要求保留尸体,试验完了,都要尽量把尸体复原。这是对"人"的尊重和"人道"修养的基本原则。

临床教学与试验最好取得家长的同意,并且请他在场。如果真有某些不便,也应事后解释清楚,偷偷拿人家孩子示教、试验,是不道德的。讲明教学与试验的需要性,保证对孩子无损,使家长了解到:"教授给学生示教更保证了医疗的科学性、仔细性。学生有时提出教授想不到的问题,常常弥补了有经验医师的漏洞……",等等。只要你诚恳地讲透道理,承诺负责孩子的安全,家长是会通情达理的,并且常常使家长觉得选用他的孩子教学是贡献,是光荣。如果个别家长讲不通,换一个患儿也可以,但同时也要反思你和家长的关系是否已做到充分信任。

（三）帮助家长决定手术和选择医师

孩子是家庭的宝贝,小婴儿要做手术当然使家长非常担心。然而,有病需要手术,自然要由医师决定。为了打消家长的担心,医师也有责任向家长讲清楚有关的手术问题,但是常常因为家长始终对手术不了解而产

生疑虑和误会,以至配合手术不力,甚至发生纠纷。这里介绍一些决定手术治疗的基本规律与原则程序。家长如能系统全面分析,既能更好地配合手术,也能帮助医师提高工作质量。

决定手术主要从三个方面考虑,这就是病情的危害、手术的效能与手术的危险。首先要明确孩子的病不做手术有什么危害。一般可以分为3级:不做手术就影响生命为一级,如肠穿孔、肠梗阻、恶性肿瘤、出血不止等;不做手术就影响生活为二级,如持续疼痛、不能行动、大小便失禁等;不做手术只有一般缺陷为三级,如唇裂、多指等。第二方面要讲解做了手术能解决什么问题,也可分为三级:完全彻底解决病痛问题为一级;基本解决问题仍有不足为二级;解决部分问题同时也不可避免地会造成一些新的问题为三级。第三个方面是指还要估计手术的成功与失败。手术一定能成功而无危险为一级;手术可能不成功但不危险为二级;手术失败有生命危险为三级。家长可以从这三方面分析衡量冒手术的痛苦与危险是否合算。例如婴儿从高处跌下,诊断为内脏大出血,这当然要急行手术,手术止血则完全解决出血问题,即使手术有生命危险也应该抢时间做手术。又如婴儿唇裂,不过是个美观问题,虽然手术可以缝好,但是如果当地医师对婴儿麻醉有困难,手术技术也欠熟练,则最好先不做。一般说来,三个方面平均不够二级,手术就不值得做。

如何让家长了解有关手术三方面的具体级别情况?这就要引导家长耐心询问医师,要他问孩子的病情发展与后果,要问手术怎么做,解决什么问题,也要问手术的危险性,是否危及生命。有的医师不耐心向家长解释,说家长有问题,这是医师的不对,医师有责任也有义务充分解答家长的问题,因为最后决定手术的是家长,他不肯做,医师也不能勉强。手术必须由家长权衡得失,使他下决心,才能保证合作,保证孩子安全,即使发生危险也能充分谅解。医院里实行术前协议书的签字是家长与医师同时签,就是要双方充分了解、共同保证。遗憾的是,现在手术医师往往把失败的危险强调得过分,或是先强调危险性再谈手术的必要性,这样使家长有先入为主的印象,增加对手术的恐惧,不得不勉强签字。其实只要这个医师主动愿意负责这个手术,他就应该承担责任,如果他考虑到手术失败对患儿、对家长、对自己都是严重损害,他何必承担这个手术?完全可以让别人去做,甚至宣称自己做不了,家长也不能勉强他做。

万一真的发生危险,那只能是意外,事先谁也想不到的。想不到的事如何交待?所以不能责怪事先没有交待。这就和交通事故一样。北京市曾公告平均每天撞死一人,但是北京人仍然天天上街骑车。没有人恐惧今天是否我会被撞死。上飞机要买保险,也没有人觉得我今天有可能摔死。意外就是意外,尽量预防,避免发生,该干什么还是要干什么,不能因噎废食,怕意外而不敢手术。

## 参 考 文 献

〔1〕韩学德等主编. 现代外科感染学. 北京:科学技术文献出版社,1995.20~32

〔2〕高解春,金百祥. Ⅲ、Ⅳ期神经母细胞瘤的外科处理:延期和二次手术. 中华小儿外科杂志,1995,16:70

〔3〕胡承冈,金百祥,沈兆忠等. 肾母细胞瘤 WT1 mRNA 表达与分化关系的研究. 中华外科杂志,1994,32:712

〔4〕高解春,陈莲,毕允力. 术前化疗在肾母细胞瘤的应用和组织病理观察. 中华泌尿外科杂志,1996,17:654

〔5〕黎明,王慧贞,蒋涛. 小儿经内镜逆行胰胆管造影的临床应用. 中国实用儿科杂志,1995,10:266

〔6〕Jenney ME, Kane RL, Lurie N. Developing a measure of health outcomes in survivors of childhood cancer: a review of the issues. Med Pediatr Oncol,1995,24:145

〔7〕Avet-Loiseau H, Venuat AM, Benard J, et al. Morphologic and molecular cytogenetics in neuroblastoma. Cancer,1995,75:1694

〔8〕Matsumoto K, Wada RK, Yamashiro JM, et al. Expression of brain-derived neurotrophic factor and p145 TrKB affects surviral,differentiation,and invasiveness of human neuroblastoma cells. Cancer Res,1995,55:1798

[9]Ohnuma N,Takahashi H,Kaneko M,et al. Treatment combined with bone marrow transplantation for advanced neuroblastoma: an analysis of patients who were pretreated intensively with the protocol of the Study Group of Japan. Med Pediatr Oncol,1995,24:181

[10]Ritchey ML,Green DM,Breslow NB,et al. Accuracy of current imaging modalities in the diagnosis of synchronous bilateral Wilms' tumor: a report from the NWTS. Cancer,1995,75:600

[11]Seibold J,Janetschek G,Bartsch G. Laparoscopic surgery in pediatric urology. Eur Urol,1996,30:394

# 第二章 头颈部疾病

## 第一节 眼及附属器疾病

### 一、眼的解剖与生理

眼是人的视觉器官,包括眼球、视路和眼附属器3个部分。

(一)眼球

眼球近似球形,由两个不同曲率的球面结合而成。正常成人的眼球前后径平均为24mm,垂直径平均为23mm。眼球位于眼眶前部,借眶筋膜、韧带与眶壁联系,周围有脂肪垫衬,前面有眼睑保护。眼球的前端突出于眶外缘12～14mm,易受到伤害(图2-1-1)。

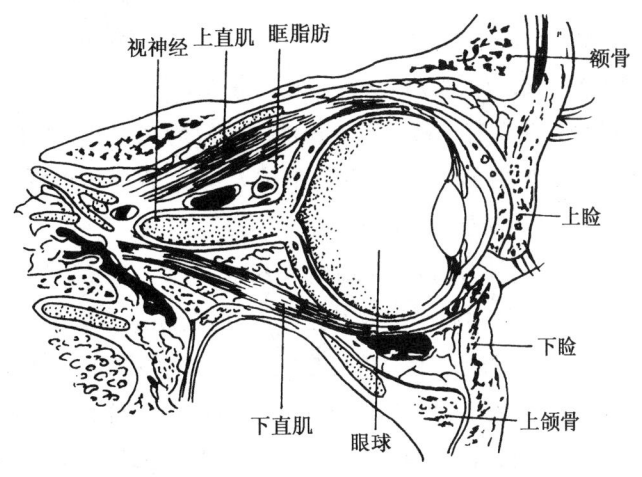

图2-1-1 眼球与眼眶组织关系切面图

眼球分为眼球壁和眼内容物两部分。

1.眼球壁 分为外、中、内3层(图2-1-2)。

(1)外层

1)纤维膜:为坚韧的纤维组织组成的完整外壁,起保护眼内组织和维持眼球形状的作用。前1/6为透明的角膜,后5/6为瓷白色的巩膜。

2)角膜:为眼球前部的透明组织,略向前突,呈横椭圆形。横径11.5～12mm,垂直径10.5～11mm,中央

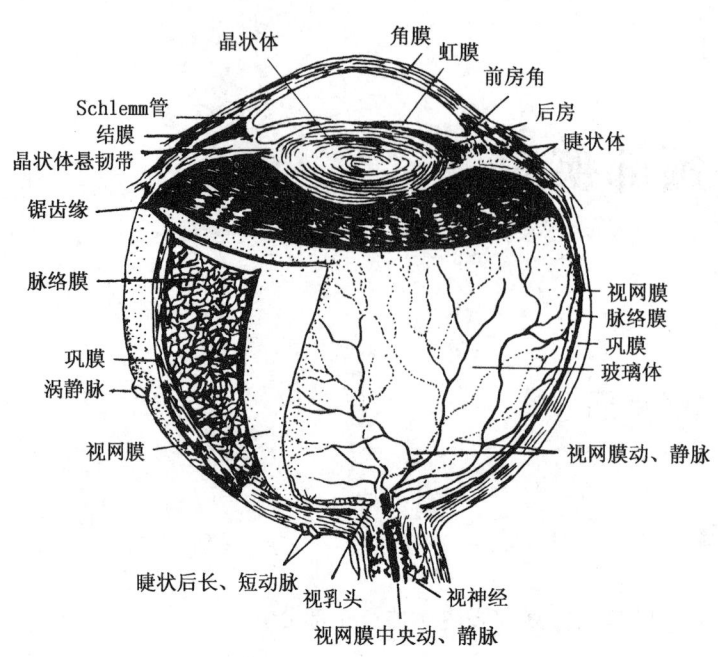

图 2-1-2 人眼球剖面图

部厚度为 0.5～0.57mm，周边部厚度为 1mm。角膜的前曲率半径为 7.8mm，后曲率半径为 6.8mm，屈光力约为 +43D。

组织学上角膜从外向内分为 5 层：①角膜上皮：由 5～6 层上皮细胞组成，再生能力强，损伤后修复快，不留瘢痕。②前界层（Bowman 膜）：为均质的透明膜，损伤后不能再生。③角膜基质：占角膜厚度的 90%，有约 200 层与角膜表面平行的胶原纤维束薄板组成，具有同等的屈光指数。各层互相成一定角度重叠，排列规则，其间有固有细胞和少数游走细胞，并含有丰富的玻璃质酸和一定的黏多糖。损伤后不能再生，以瘢痕组织修复。④后界层（Descemet 膜）：为较坚韧的均质透明膜，抵抗力较强，损伤后可再生。⑤角膜内皮：为一层六角形扁平细胞组成，具有角膜-房水屏障功能，成年后损伤不能再生。

角膜无血管，以保持角膜的透明性，由角膜缘血管网和房水提供营养，代谢所需的氧约 80% 来自空气。泪腺分泌的泪液可防止角膜干燥，保持角膜平滑及其光学特性。角膜上皮有丰富的神经末梢，感觉敏锐，可引起反射性的闭睑和流泪，起到保护眼球的作用。角膜是眼屈光系统的重要组成部分。

3）巩膜：质地坚韧，呈瓷白色，为致密的胶原纤维组成。巩膜前接角膜，后与视神经相连，此处巩膜的外 2/3 移行于视神经鞘，内 1/3 为网眼状，称巩膜筛板，为视神经穿出眼球之处。巩膜在眼外肌附着处最薄，约为 0.3mm，在视神经周围最厚，约为 1mm。

组织学上巩膜分为 3 层：①表层巩膜。②巩膜实质层。③棕黑层。表层巩膜血管丰富，深层巩膜血管神经较少。

4）角巩膜缘：是角膜和巩膜的移行区，角膜嵌入巩膜内，前界为角膜前界层止端，后界为后界层止端，宽约 1mm。其表面有结膜覆盖，内侧为前房角，有小梁网及 Schlemm 管等结构。

（2）中层 血管膜，又称葡萄膜。含有丰富的血管和色素，由前向后为虹膜、睫状体和脉络膜 3 部分，具有遮光和营养眼内组织的作用。

1）虹膜：为一圆盘状膜，位于晶状体前，表面有辐射状的皱褶为虹膜纹理和隐窝，中央有一 2.5～4mm

的圆孔为瞳孔。瞳孔缘外 1.5mm 处的环状圈为虹膜小环。

虹膜由前向后分 5 层:①内皮细胞层。②前界膜。③基质层:疏松的结缔组织及色素细胞组成的支架,其间有血管、神经。瞳孔括约肌位于基质层,呈环状,由副交感神经支配,司缩瞳。④色素上皮层:起源于胚胎期视杯前缘的外内两层,含有色素。前层有瞳孔开大肌,由交感神经支配,司扩瞳。⑤内界膜。根据光线的强弱,瞳孔可缩小或扩大以调节入眼的光线,使视网膜成像清晰。虹膜血管神经丰富,炎症时可引起疼痛和渗出。

2)睫状体:位于虹膜根部与脉络膜之间的环状组织,宽约 6mm,外侧为巩膜,内侧与晶状体相连。睫状体前 1/3 较肥厚的部分称为睫状冠,其内表面有 70～80 个纵行放射状突起称睫状突;后 2/3 薄而扁平的部分称为睫状体平坦部,其后界与脉络膜相连处为锯齿缘。睫状体表面有纤细的晶状体悬韧带与晶状体赤道部相连(图 2-1-3)。

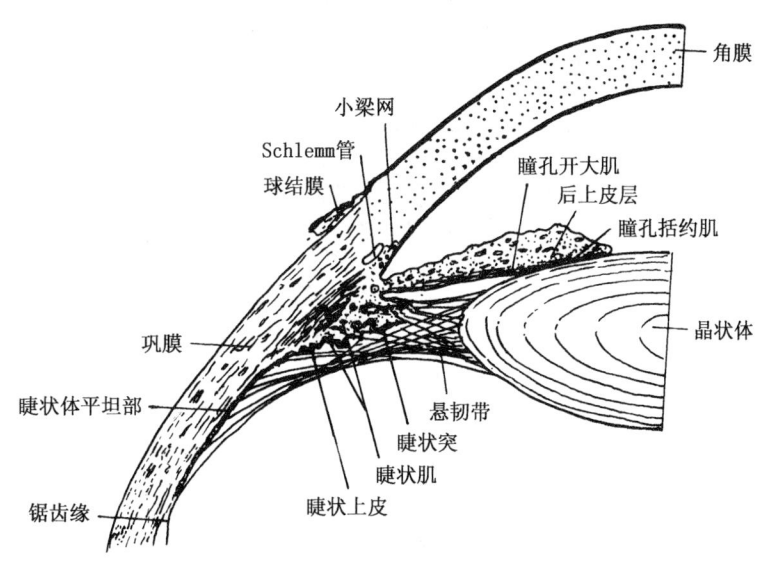

图 2-1-3 眼球前部的水平切面

睫状体由外向内分为 5 层:①睫状肌:由纵行、放射状和环形 3 种纤维组成,受副交感神经支配,收缩时起调节作用。②血管层。③玻璃膜。④上皮细胞层:睫状突的上皮产生房水,营养眼内组织,维持眼压。⑤内界膜。

3)脉络膜:前起锯齿缘,后止于视乳头周围,外侧为巩膜,内侧为视网膜。有丰富的血管和神经。

脉络膜由外向内分为 5 层:①脉络膜上皮组织。②大血管层。③中血管层。④毛细血管层。⑤玻璃膜。

脉络膜的血液主要来自睫状后短动脉。脉络膜血液循环供应视网膜外层营养。脉络膜富含色素,起遮光和暗房的作用。

(3)内层 即视网膜,为一层透明的薄膜,前起锯齿缘,后止于视乳头周围,外邻脉络膜,内侧为玻璃体。视网膜后极部中央有一极薄的无血管区,称为黄斑区,其中央有一小凹为黄斑中心凹,是视网膜上视觉敏感的部位。黄斑鼻侧约 3mm 处有一直径约 1.5mm 的淡红色圆盘状结构称为视乳头,为视网膜上神经纤维汇集穿出的部位。视乳头上有视网膜中央动脉和静脉通过,发出分支分布于视网膜上。视乳头中央有一小凹称为生理凹陷。视乳头上无视细胞,故无视觉,在视野上形成生理盲点(图 2-1-4)。

视网膜由外向内分为 10 层:①色素上皮层。②视锥、视杆细胞层。③外界膜。④外核层。⑤外网层。⑥内核层。⑦内网层。⑧节细胞层。⑨视神经纤维层。⑩内界膜(图 2-1-5)。

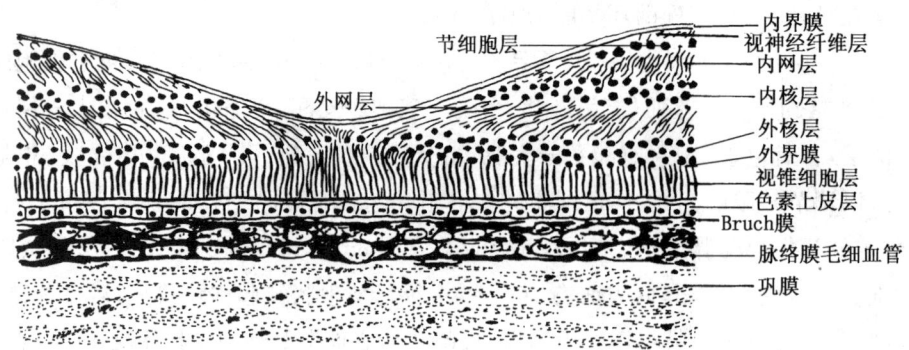

图 2-1-4 视网膜中心凹的组织切面

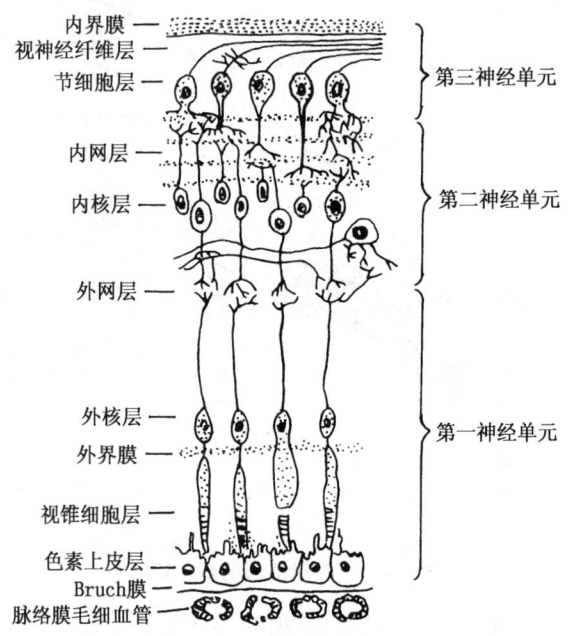

图 2-1-5 视网膜组织示意图

色素上皮层为单层六角形细胞,具有多种复杂的生化功能及支持光感受器活动的色素屏障作用,并具有向视网膜外层传递来自脉络膜的营养和对吞噬光感受器外节脱落的膜盘及代谢产物的作用。色素上皮细胞间的封闭小带可避免脉络膜血管正常漏出的大分子物质进入视网膜,起到视网膜外屏障的作用。

视锥、视杆细胞是视网膜的第一级神经元,又称为感受器。视锥细胞主要分布于黄斑区,司理明视觉和色觉。在中心凹处只有视锥细胞,神经元传递呈单线连接,故视力非常敏锐。视杆细胞主要分布于黄斑区以外的周边部,司理暗视觉和无色视觉。视杆细胞受损时发生夜盲。

视信息在视网膜内形成视觉冲动,通过三级神经元传递,即光感受器→双极细胞→神经节细胞。神经节细胞的轴突即神经纤维组成视神经,沿视路将视觉冲动传递到视中枢形成视觉。

2. 眼内容物

(1)眼内腔 包括前房、后房和玻璃体腔。

1)前房:前界为角膜后面,后界为虹膜和晶状体前面,中央部深约 2.5~3mm,周边渐浅,周边边界为前房角。前房内充满房水,容积为0.2ml。

前房角是由角巩膜缘后面与虹膜根部构成的隐窝,是房水排出的主要通道。其前壁为后界层止端即Schwalbe线至巩膜突,后壁为虹膜根部及晶状体前端。后界层止端至巩膜突之间为巩膜沟,沟内为Schlemm管和小梁网。小梁网是由胶原纤维、弹性纤维及内皮细胞组成的海绵状结构,具有筛网的作用。Schlemm管是房水流出通道,内壁为小梁网,外壁有25～35条集液管与巩膜内静脉网相通。当前房角解剖结构或排出功能异常时可影响房水排出(图2-1-3)。

2)后房:前界为虹膜后面,周边为睫状突,后界为晶状体前囊和悬韧带前面,为一环状间隙,充满房水。

3)玻璃体腔:前界为晶状体后面、悬韧带和睫状体后面,后界为视网膜,被透明的玻璃体所充填,容积为4.5ml。

(2)眼内容 包括房水、晶状体和玻璃体,均为透明物质,连同角膜并称为眼的屈光间质。

1)房水:由睫状突上皮分泌,充满前、后房,总量0.15～0.3ml,其中水占98.75%,还有少量氯化物、蛋白质、维生素C、尿素和无机盐等。房水呈弱碱性,屈光指数为1.3336。

房水的循环途径为:由睫状突产生后进入后房,经瞳孔到前房,经前房角小梁网进入Schlemm管,经集液管和房水静脉最后进入巩膜表层的睫状前静脉汇入血液循环。房水有营养角膜、晶状体和玻璃体的作用,并能维持眼压。

2)晶状体:形状似双凸透镜,有弹性,借晶状体悬韧带与睫状突联系,维系其在虹膜后面和玻璃体前面的位置。晶状体的前曲率半径为10mm,后曲率半径为6mm。晶状体的囊膜为有弹性的均质薄膜,前囊和赤道部囊膜下有上皮细胞。赤道部上皮细胞向前后生长、延长形成晶状体纤维。一生中晶状体纤维不断生成,并将旧的晶状体纤维挤向中心,逐渐硬化形成晶状体核,核周围较新的纤维为晶状体皮质。

晶状体是眼的屈光间质,屈光指数为1.33,对进入眼的光线有屈折作用,屈光力为19.11D。当睫状肌收缩时,可产生调节作用。晶状体核随年龄增长而逐渐变硬,弹性减退,调节力降低而出现老视。晶状体还可滤去部分紫外线,保护视网膜。晶状体的营养来自房水。

3)玻璃体:为透明的胶质体,充满眼球后4/5的玻璃体腔。主要成分为水。前面有一凹面为玻璃体凹,容纳晶状体。其他部分与睫状体和视网膜相贴,在视乳头和锯齿缘与视网膜粘连紧密。玻璃体中央有一细长管连接晶状体与视乳头,称Cloquet管,是胚胎时原始玻璃体的遗迹。

玻璃体有屈光作用,并有支撑视网膜和眼球壁的作用。玻璃体无血管,代谢缓慢,营养来自房水和脉络膜。

(二)视神经与视路

1.视神经 由视网膜神经节细胞的神经纤维组成,从视乳头起至视交叉前角,全长42～47mm。

视神经分为4部分:

(1)眼内段 长1mm,包括视乳头和筛板。视乳头前的视觉纤维为无髓鞘纤维,如有髓鞘时可看到白色羽毛状。视乳头后的神经纤维为有髓鞘纤维,损伤后不能再生。

(2)眶内段 长25～30mm,呈S形弯曲,外面有硬脑膜、蛛网膜和软脑膜3层构成的鞘,鞘膜间隙与大脑同名间隙相通。蛛网膜下隙充满脑脊液。

(3)管内段 长4～10mm,神经鞘膜与眶骨相黏,使视神经固定。

(4)颅内段 长10mm,为视交叉之前部分。

2.视路 是来自视网膜光感受器的视觉信息传到大脑视皮质形成视觉的神经冲动传导径路(图 2-1-6)。

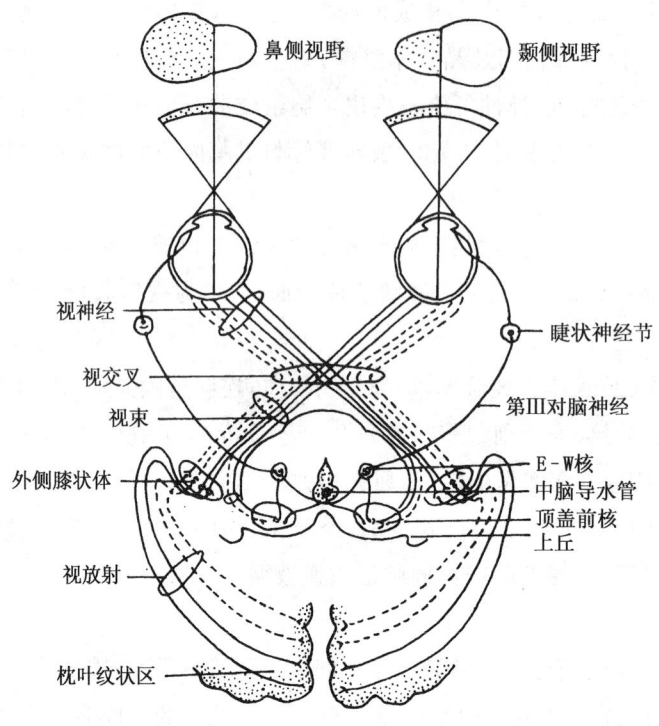

**图 2-1-6 视路及光反射径路示意图**

来自神经节细胞的神经纤维组成视神经,穿出眼球,经眼眶、视神经管进入颅内,到视交叉;双眼视网膜鼻侧部分的神经纤维互相交叉到对侧,与该侧未交叉的双眼视网膜颞侧部分的神经纤维组成视束,继续上行到外侧膝状体,交换神经元后进入视放射,神经纤维呈扇形散开,越过内囊,最后终止于枕叶视皮质。

视交叉与周围组织在解剖学上的关系:视交叉下方是脑垂体,后上方是第三脑室,前上方是大脑前动脉和前交通动脉,两侧是颈内动脉。这些周围组织的病变都可能对视交叉造成损害而表现为特殊的视野缺损。

视神经纤维在视路各段的分布位置是不同的,因此在视路上不同部位的病变可以表现为特定的视野损害,对定位诊断有意义。

3.瞳孔反射径路

(1)光反射 在光照下瞳孔直径缩小为直接对光反射,另一眼(非照光眼)的瞳孔缩小为间接对光反射。

1)光反射传入径路:光反射纤维与视觉纤维伴行,在视交叉又分为交叉与不交叉股进入视束。在进入外侧膝状体前,光反射纤维离开视束,经四叠体上丘臂进入中脑顶盖前区,终于顶盖前核。在核内交换神经元后,发出纤维到同侧及对侧的缩瞳核(Edinger-Westphal 核,E-W 核)。

2)光反射传出径路:由双侧缩瞳核发出的纤维经动眼神经止于睫状神经节,交换神经元后,节后纤维经睫状短神经到眼内的瞳孔括约肌。

(2)近反射 注视近距离目标时,因调节和辐辏而发生瞳孔缩小。

近反射的传入径路与视觉传导径路相同。传出径路为:由视皮质发出的纤维经枕叶-中脑束到 E-W 核和动眼神经的内直肌核,再由其发出纤维到瞳孔括约肌、睫状肌和内直肌。

(三)眼附属器

1.眼睑 分上、下睑覆盖眼球表面。上、下睑之间的裂隙为睑裂。两睑相连接处分别称为内眦和外眦。内眦处有一肉状隆起称为泪阜,为变态的皮肤组织。睑缘分前唇和后唇。前唇钝圆,有睫毛生长,毛囊周围有皮脂腺称睑缘腺(Zeis腺)和腺腔,较大的称睫腺(Moll腺),开口于毛囊。后唇锐利呈直角,与眼球表面相接触。两唇之间有一灰线,为皮肤与结膜连接处。灰线与后唇之间有睑板腺开口。上下睑缘的内侧各有一乳头状突起,中央有一小孔,为泪点(图2-1-7)。

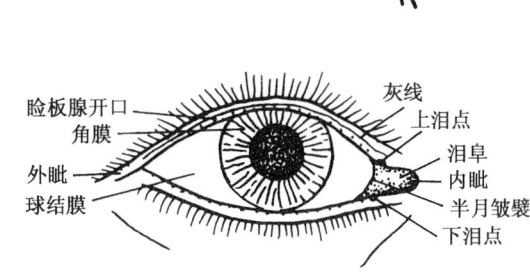

**图 2-1-7 眼睑及角结膜的外观**

(1)眼睑的皮肤 由外向内分为5层。

1)皮肤层:是人体最薄的皮肤之一,易形成皱褶。

2)皮下组织层:为疏松结缔组织和少量脂肪,炎症时易出现水肿。

3)肌层:一为眼轮匝肌,是面神经支配的横纹肌,司眼睑闭合,纤维呈环形,与睑裂平行。二为上睑提肌,是由动眼神经支配的横纹肌,司上睑上举,使睑裂开大。此肌起自眶尖的总腱环,沿眶上壁向前至眶缘呈扇形分开,一部分止于上睑板前面,一部分穿过眼轮匝肌止于上睑皮肤。此外还有Müller肌,为平滑肌,位于上睑提肌与结膜层之间。上睑的Müller肌起自上睑提肌,止于上睑板上缘;下睑的Müller肌起自下直肌,止于下睑板下缘,受交感神经支配,使睑裂开大。

4)睑板层:由睑板和眶隔组成。睑板为致密的结缔组织,是眼睑的支架,呈半月状,两端由内外眦韧带固定于眶内外缘上。睑板内有与睑缘方向垂直排列的睑板腺(Meibomian腺),开口于睑缘,分泌类脂质,有润滑眼表面和防止泪液外流的作用。眶隔是一层薄的纤维膜,与眶骨膜和睑板相连接。

5)睑结膜层:为紧贴睑板的黏膜即睑结膜(图2-1-8)。

(2)眼睑的血管 眼睑的血液来自颈外动脉的面动脉支和颈外动脉的眼动脉分支。这些动脉支在眼睑互相吻合,形成动脉网供应眼睑的浅部组织,并形成眼睑动脉弓供应深部组织。眼睑的静脉汇入眼、颞及面静脉系统。这些静脉无静脉瓣,因此眼睑的炎症有可能蔓延到海绵窦。

(3)眼睑的淋巴 眼睑外侧的淋巴引流到耳前淋巴结和腮腺淋巴结,内侧引流到下颌淋巴结。

(4)眼睑的感觉 由三叉神经第一、第二分支支配。

2.结膜 是一层菲薄而透明的黏膜,覆盖于眼睑后面和眼球前面。按解剖部位分为睑结膜、球结膜和穹隆结膜。由结膜和角膜形成的囊样间隙称结膜囊(图2-1-9)。

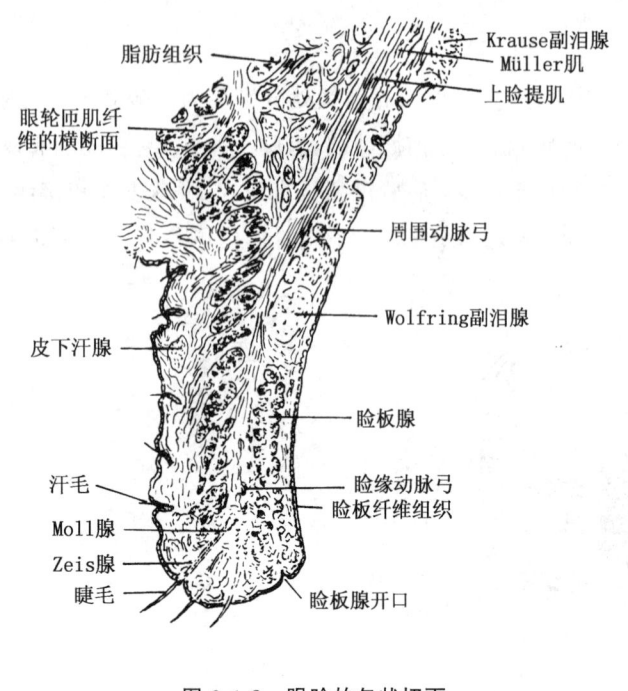

图 2-1-8 眼睑的矢状切面

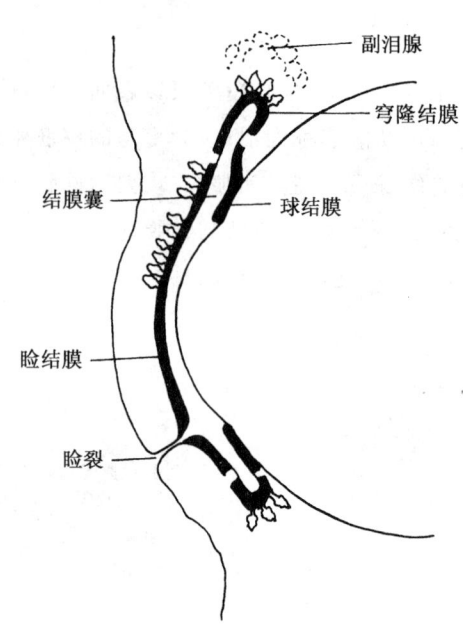

图 2-1-9 结膜囊示意图

(1) 结膜的分层

1) 睑结膜：紧贴于睑板后面，不能推动。睑结膜光滑透明，可见垂直走行的小血管及睑板腺。在上睑缘后唇后 2mm 处有一平行于睑缘的浅沟，称睑板下沟，为异物易存留处。

2) 球结膜：覆盖于眼球前面的巩膜表面，止于角膜缘。与巩膜之间有疏松的眼球筋膜，因此可以被推动。在角膜缘部的结膜上皮细胞移行于角膜上皮细胞，因而结膜病变易累及角膜。在泪阜颞侧有一半月形结膜皱褶称为半月皱襞。

3) 结膜穹隆：为睑、球结膜的移行部，组织疏松而多皱褶，便于眼球活动。

(2) 结膜的分泌腺　杯状细胞分布于睑结膜和穹隆结膜的上皮层，分泌黏液。副泪腺（Krause 腺、Wolfring 腺）位于穹隆结膜下，分泌泪液。

(3) 结膜的血管　来自眼睑动脉弓和睫状前动脉。睑动脉弓的分支——结膜后动脉分布于睑结膜、穹隆结膜和角膜缘 4mm 外的球结膜，充血时称结膜充血。睫状前动脉在角膜缘后 3~5mm 处穿入巩膜，其巩膜上支继续前行组成角膜缘血管网并分布于球结膜，称为结膜前动脉，此血管充血时称为睫状充血。两种不同的充血对疾病的诊断极为重要。

(4) 结膜的感觉　受三叉神经支配。

3. 泪器　包括泪腺和泪道（图 2-1-10）。

(1) 泪腺　位于眼眶外上方的泪腺窝内，被上睑提肌腱分为眶部泪腺和睑部泪腺。泪腺有 10~12 根排泄管，开口于外上穹隆结膜。

泪腺的血液供应来自眼动脉的分支泪腺动脉。泪腺的神经为混合神经，其中感觉纤维为第 V 对脑神经眼支的分支，接受泪腺、结膜、角膜和皮肤的刺激反射性地引起泪腺分泌。交感纤维来自颈上神经节，控制正常泪腺分泌。来自第 Ⅶ 对脑神经的副交感纤维分布于泪腺，控制大量的泪腺分泌。

(2) 泪道　是泪液排出的通道，包括泪点、泪小管、泪囊和鼻泪管。

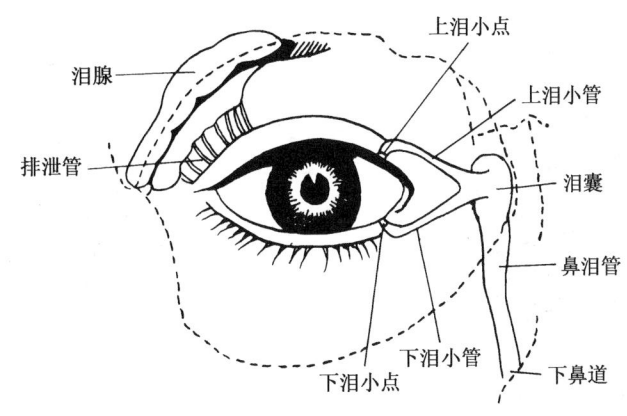

图 2-1-10 泪器剖视图

1)泪点:位于上下睑缘内侧端,直径 0.2~0.3mm,正常时贴附于眼球表面。

2)泪小管:连接泪点与泪囊,从泪点开始先与睑缘垂直,长 1~2mm,然后转向水平方向,长约 8mm。上下泪小管汇合成泪总管后进入泪囊。

3)泪囊:位于内眦韧带后,泪骨的泪囊窝中,上方为一盲端,下方与鼻泪管相连结,长约 12mm,宽约 4~7mm。

4)鼻泪管:为一骨性鼻泪管,上接泪囊,向下开口于下鼻道。

泪液排出到结膜囊后,经瞬目动作分布于眼球表面,并积聚于内眦部的泪湖,依靠泪小管的虹吸作用进入泪点,经泪小管、泪囊、鼻泪管排入下鼻道。

泪液为弱碱性透明液体,水分占 98.2%,除含少量无机盐和蛋白质外,还有溶菌酶、免疫球蛋白 A、补体系统、β溶解素及乳铁蛋白。故泪液除有湿润眼球表面的作用外,还有杀菌的作用。

正常状态下的泪液是由副泪腺分泌的,基础分泌为每 16 小时(清醒时间)分泌 0.5~0.6ml;当眼受到刺激或情感激动时泪腺反射性地分泌大量泪液,为反射分泌。

4.眼外肌 司眼球运动。每眼有 6 条眼外肌:4 条直肌,2 条斜肌(图 2-1-11)。

4 条直肌为上直肌、下直肌、内直肌和外直肌,均起自眶尖部视神经孔周围的总腱环,向前伸展,越过眼球赤道部,止于角膜缘后不同距离的巩膜上。内、外直肌收缩时使眼球分别向内、外转动。由于上、下直肌的肌肉与视轴呈 23°角,收缩时除了使眼球向上、下转动外,上直肌还有内转内旋的作用,下直肌还有内转外旋的作用。

2 条斜肌为上斜肌和下斜肌。上斜肌起自总腱环,沿眼眶上壁向前,至眶内上缘,穿过滑车向后外转折,经上直肌下面到达眼球赤道部后方,附着于眼球的外上巩膜上。下斜肌起自眼眶下壁前内侧,在下直肌和眶下壁之间向后外伸展,附着于眼球赤道部后外侧的巩膜上。在眼球向前平视时,上、下斜肌的作用方向与视轴呈 51°角,收缩时主要作用是分别使眼球内旋和外旋,次要作用是上斜肌使眼球下转、外转,下斜肌使眼球上转、外转。

眼外肌的血液由眼动脉发出的肌支供应。

神经支配:除外直肌受展神经支配、上斜肌受滑车神经支配外,其余 4 条肌肉均受动眼神经支配。

5.眼眶 为一四边锥形骨窝,开口向前,尖端向后。眼眶由 7 块颅骨组成:额骨、蝶骨、筛骨、腭骨、泪骨、上颌骨和颧骨(图 2-1-12)。成人眶深 4~5cm,容积为 25~28ml。眶外侧壁稍偏后,眼球暴露较多。

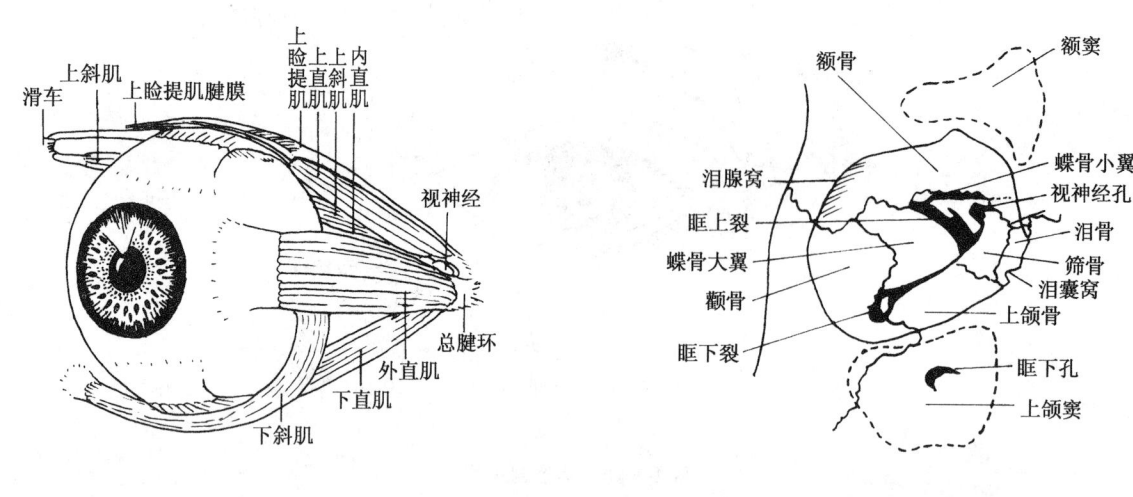

图 2-1-11 眼外肌　　　　　　　　　　　图 2-1-12 眼眶的前面观

眼眶外侧壁较厚,其余三壁较薄,以筛骨纸板最薄。眼眶与额窦、筛窦、上颌窦和蝶窦毗邻,当这些鼻旁窦病变时易累及眶内。

眼眶通过以下主要的孔和裂与眶外相通(图 2-1-13):

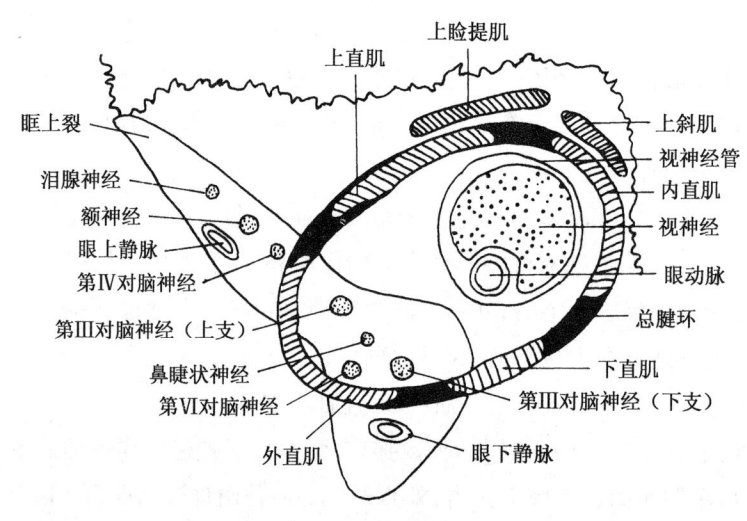

图 2-1-13　眶上裂、视神经孔和总腱环

(1)视神经孔　位于眶尖部,直径 4～6mm。此孔向后为视神经管入颅内。孔内有视神经和眼动脉通过。

(2)眶上裂　位于视神经孔外侧,在眶上壁和眶外壁的连接处,与颅中窝相通。有第Ⅲ、Ⅳ、Ⅵ对脑神经和第Ⅴ对脑神经第一支,眼上静脉及脑膜中动脉的眶支和交感神经纤维通过。

(3)眶下裂　位于眶下壁与眶外壁之间,有第Ⅴ对脑神经第二支、眶下神经和眶下动脉及眶下静脉通过。

(4)眶上切迹(或孔)及眶下孔　均有同名神经和血管通过。

眼眶外上角有泪腺窝,内上角有滑车窝,内侧壁有泪囊窝,泪囊窝前缘为泪前嵴,后缘为泪后嵴,为泪囊手术的解剖标志。

眼眶内除有眼球、眼外肌、血管、神经和筋膜外,各组织间还充有脂肪,起垫衬作用。眼球藉眼外肌、血管、神经和筋膜等悬挂于眼眶中,维系其正常位置并可转动自如。

(四)眼球的血液循环和神经支配

1.血液循环

(1)眼球的动脉系统　来自眼动脉的分支,分为视网膜中央动脉系统和睫状血管系统。

1)视网膜中央动脉:为眼动脉的分支,在眼球后9~12mm处进入视神经中央,从视乳头穿出,分为鼻上、鼻下、颞上、颞下4个分支,分布于视网膜内。视网膜中央动脉属终末动脉,营养视网膜内5层。

2)睫状动脉:包括睫状后短动脉、睫状后长动脉和睫状前动脉。①睫状后短动脉:为眼动脉的一组分支,在视神经周围穿入巩膜,到脉络膜内逐级分支,直至毛细血管小叶,营养脉络膜和视网膜外层。②睫状后长动脉:眼动脉分出2支,在视神经鼻颞侧稍远处斜穿巩膜,在脉络膜上腔前行至睫状体后部发出分支,少数分支返回脉络膜前部,大多数分支到睫状体前部和虹膜后部,与睫状前动脉组成巩膜大环,发出分支到睫状体、睫状突和虹膜。③睫状前动脉:是4条直肌的肌动脉在肌止端的分支,在巩膜上或巩膜内前行,至角膜缘组成角膜缘血管网,并发出小分支至前部结膜为结膜前动脉;或在角膜缘后3~5mm处穿过巩膜,进入睫状体,参与形成虹膜大环。

(2)眼球的静脉系统

1)视网膜中央静脉:与视网膜中央动脉伴行,经眼上静脉或直接回流到海绵窦。

2)涡静脉:位于眼球赤道部后方,有4~6条,收集脉络膜和部分虹膜、睫状体的血液,在4条直肌间穿出巩膜,经眼上静脉、眼下静脉回流到海绵窦。

3)睫状前静脉:收集虹膜、睫状体和巩膜的血液,经眼上静脉、眼下静脉回流到海绵窦。

2.神经支配　眼球受睫状神经支配,含有感觉、交感及副交感纤维。睫状神经又分为睫状长神经和睫状短神经。鼻睫状神经是第Ⅴ对脑神经眼支的分支,司眼部感觉。在眶内又发出睫状长神经和睫状神经节长根。

(1)睫状长神经　在眼球后分为2支,在视神经两侧穿过巩膜,行于脉络膜上腔,司角膜感觉。进入眼球前有交感神经纤维加入,分布于睫状体和瞳孔开大肌。

(2)睫状神经节　位于视神经外侧,距眶尖1cm。节前纤维由3个根组成:①长根:又称感觉根,由鼻睫状神经发出。②短根:又称运动根,由第Ⅲ对脑神经发出,含有支配瞳孔括约肌和睫状肌的副交感纤维。③交感根:由颈内动脉丛发出,含有支配瞳孔开大肌和眼内血管舒缩的交感纤维。节后纤维即睫状短神经。

(3)睫状短神经　为混合纤维,共6~8支,发自睫状神经节,在视神经周围穿入巩膜,经脉络膜上腔,前行到睫状体,组成神经丛,发出分支支配角膜、巩膜、虹膜和睫状体的感觉,其副交感神经纤维分布到瞳孔括约肌和睫状体,交感神经纤维分布到眼内血管和瞳孔开大肌。

## 二、眼睑先天性异常

(一)先天性眼睑缺损

为单眼或双眼的部分或全部眼睑先天畸形缺损症。

1.临床表现　在睑缘处有三角形或方形缺损,由睑缘起直到眶缘为止,该处无睫毛亦无腺体。眼睑缺损的大小不同,多位于上睑内1/3。发生在下睑者少见,如果发生,则在下睑外侧,并常伴有颧骨发育不良,或眼部及身体其他部位的缺损,如小眼球、虹膜和脉络膜缺损、睑球粘连、唇裂及腹疝等。缺损处的眼球表面往往呈现一个皮样囊肿，缺损处角膜可因暴露而受损害。

2.病因病理　许多眼睑缺损是由于胚胎发育时羊膜带子在眶鼻裂处的一种压迫所致，使眼睑不能完全闭合。眼睑缺损可能有别的原因使眶鼻裂不能完全闭合，也可能是额鼻突的内外皱襞愈合不良而引起。上睑和下睑均可发生缺损。上睑是由额鼻突的外胚层的内侧和外侧皱襞合并而成，下睑是由上颌突的皱襞形成。

3.遗传方式　本病可以是全身综合征的一个表现，也可以是染色体畸变的后果。单纯的眼睑缺损很少有家族史，仅极个别的家系报告显示可能为常染色体显性或隐性遗传。

4.治疗原则

(1)上睑缺损　小的缺损可将缺损两侧做成创面，直接拉拢缝合，睑缘作垂直褥式缝线。皮肤面不能直接拉拢缝合的较大缺损，可用保存异体巩膜代替睑板修复睑板缺损，再以局部转位皮瓣及结膜瓣分别修复皮肤及结膜缺损。必要时可行睑裂愈着术以防术后组织收缩，3～6个月后再切开睑裂。但对年幼儿童应慎防弱视，可仅做部分性睑裂愈着术，并注意观察视力情况。整形手术效果一般较为满意。

(2)下睑缺损　手术原则同上睑。由于下睑缺损多合并颧骨发育不良，造成眶外下部塌陷的外观，可于下睑缺损修复术同时做下眶部人工骨(羟基磷灰石)植入术。根据骨缺损形态范围将人工骨制备成适宜形状和大小，植于眶骨膜下，可明显改善下眶部塌陷畸形。

(二)隐眼

指整个上下睑连成一片，掩盖了眼球，通常无视功能。是一种很少见的先天性眼部畸形。

1.临床表现　本病常为双侧性，也可单侧发病。患者的上、下眼睑皮肤连成一片，覆盖在眼球表面，因此看不到睑裂、睫毛、结膜囊等结构，泪腺也不存在。在眼眶中央稍稍隆起，表面皮肤可有瘢痕，可扪及一块状物，为眼球剩件，可以转动。有些病例在强光刺激时，可见到因眼轮匝肌收缩造成的反射性皮肤皱缩，显示可能尚有光感。但做手术切开眼睑，则发现眼球前壁与皮肤连成一片，角膜处仅有一层血管纤维组织，与萎缩的虹膜相粘连，晶状体可能缺如或仅有很少细胞，眼球后段同样有萎缩变性。偶有少数患者在部分范围内仍有睑裂存在，称为不完全性隐眼症。

本病患者常有身体其他部位畸形，如唇裂、腭裂、耳部畸形、脑膜膨出、生殖系统畸形及并指等。

2.病因病理　本病原因可能是胚胎时期眼睑根本未萌芽，同时结膜囊也未形成，角膜和结膜上皮转化为皮肤以保护眼球。也可能是眼睑已有部分形成，但在以后发育过程中发生宫内炎症造成完全性睑球粘连。

3.遗传方式　本病多数为散发性，也有相当一部分病例的同胞中有人发病，或亲代有近亲通婚史，示常染色体隐性遗传。

4.治疗原则　由于本病患者的眼球常有严重畸形，因此切开眼睑，企图获得视力的尝试均告失败。由于眼部多种组织结构缺如，眼部整形手术不能取得满意效果。

(三)先天性小睑裂

1.临床表现　睑裂长度、宽度明显狭小，常伴有上睑下垂、内眦赘皮等与遗传有关的先天性异常，为双侧性眼病。患者的鼻梁扁平，两眼内眦间距增宽，可达40～50mm(正常平均值为33.29mm)，故又称眦远距。

2.病因病理　胚胎时期上下睑的皮肤发生愈着，睑眦韧带紧张缩短以致眼裂的横径和纵径均小于正常，可伴有其他眼部先天异常，如小眼球、无眼球、隐眼、上睑下垂、内眦赘皮等。先天性小睑裂之眼睑，睑板常较厚钝，睫毛也呈拥挤状。

3. 遗传方式　可能为常染色体显性遗传。文献中有报告 7 代遗传病例。小睑裂常伴有内眦赘皮与上睑下垂,但也曾有单独的小睑裂报告,并有垂直传代史。

4. 治疗原则　可行眼部整形手术。外眦开大术可增大睑裂的水平长度。合并内眦赘皮或上睑下垂时,可作内眦赘皮矫正术及内眦韧带缩短术、上睑下垂矫正术,对较轻的病例,可酌情将以上几种手术联合进行,但对较重的病例,由于眼睑的水平和垂直方向张力均较大,上述手术不宜同时进行,可以分次完成,每次手术相距 3~6 个月。外眦开大手术不宜在患儿幼小时进行,因该术需拉外眦韧带下支,长期牵拉可使下泪点逐渐外移。笔者于临床中曾见到该术后下泪点移至睑裂中央处,并形成外翻,导致明显泪溢症状的病例。

先天性小睑裂的整形手术只是在原有基础上改善外观,对较重的小睑裂患者,手术疗效尚不满意。

### (四)内眦赘皮

内眦赘皮是遮盖内眦部垂直的半月状皮肤皱襞,是一种常见病,东方民族较多见,尤其是蒙古族常见。

1. 临床表现　内眦赘皮一般是双侧性,表现为内眦钝圆,外眦呈锐角,多伴有内眦间距增宽,可为上睑赘皮、内眦赘皮、下睑赘皮。皮肤皱褶很宽,可遮盖内眦部,偶有遮盖鼻侧眼球而影响一部分视野者,常被误认为内斜视。本症常合并上睑下垂、睑裂缩小、内斜视以及先天性睑内翻等。

2. 病因病理　发生在胚胎第 3~4 个月,可能为颅骨及鼻骨发育不良,过多的皮肤形成皱褶。本病为常染色体显性遗传,有的病例无遗传关系。

3. 治疗原则　单纯内眦赘皮,尤其轻症对外貌影响不大,无任何不适者,无需治疗。如对外貌影响较大可手术治疗,但内眦赘皮可以随年龄增长而消失或减轻,所以手术应在青春期后进行。如合并上睑下垂、小睑裂者,特别是反向型内眦赘皮者可提前手术。

4. 手术方法　首先测量瞳孔间距,标定正常内眦的位置。正常内眦点为鼻中线与瞳孔中央连线的中点。

(1)Stakkard Z 成形术　适用于轻度内眦赘皮不合并内眦间距增宽者。

以内眦赘皮皱襞缘的全长为轴,作"Z"字形切口。行上、下两个三角形皮瓣转位缝合(图 2-1-14)。

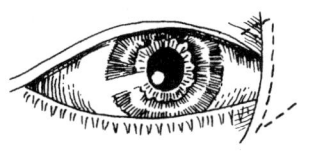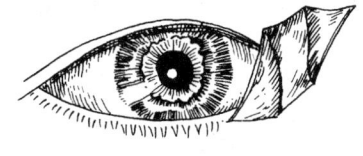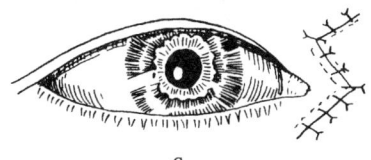

A　　　　　　　　　　　B　　　　　　　　　　　C

**图 2-1-14　Stakkard Z 成形术**

A.画出皮肤切开线　B.皮肤切开并分离皮下组织　C.两皮瓣易位后缝成"S"形

(2)L 形皮肤切除术　适用于轻度反向型内眦赘皮。

从赘皮上端沿皱襞斜向下睑,并延伸至下睑中央作切口,距下睑缘 2mm;再从切口上端向下作垂直切口;然后作水平切口将上述两切口连接,作"L"形皮肤切除,将皮肤间断缝合(图 2-1-15)。

(3)V-Y 成形术　适用于较严重的内眦赘皮及内眦间距增宽者。

在内眦部作"Y"形切口,Y 两臂与上、下睑缘平行,Y 长轴终点为正常内眦点,切开皮肤,可折叠内眦韧带,"Y"形切口缝合成"V"形(图 2-1-16)。

(4)Mustarde 法　适用于内眦赘皮、内眦间距增宽及小睑裂综合征者。

首先标出正常内眦点 $p_1$、$p_2$,在正常内眦点连线中点 o 作 60°的切口线 oa、ob,长度为 oa=ob=$p_1p_2$ 减

2mm,再于a、b作45°切口线ac、bd,长度与oa、ob相等,$p_2$处作平行于上下睑缘的皮肤切口线$p_2e$、$p_2f$,长度亦与oa、ob相等。各切口线切开皮肤,分离眼轮匝肌,折叠内眦韧带,4个皮瓣换位缝合(图2-1-17)。

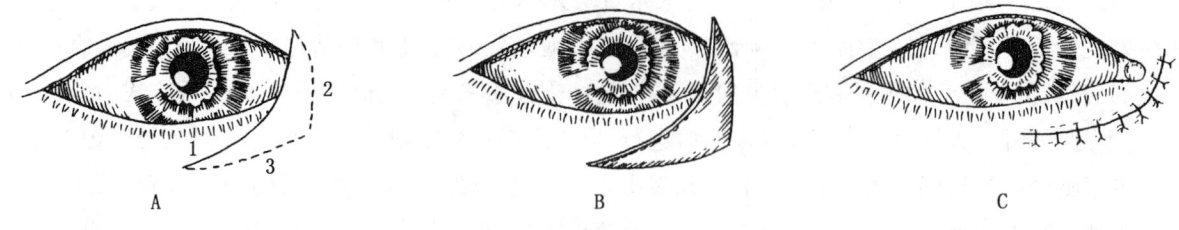

**图 2-1-15　"L"形皮肤切除术**

A. 从赘皮上端开始按下列步骤操作:1.沿皱襞斜向下睑中央作切口;2.其次作垂直切口;3.两切口相连
B. "L"形皮肤切除　C. 皮肤缝合

**图 2-1-16　V-Y 成形术**

A. 内眦部作"Y"形切口　B. "Y"形缝成"V"形

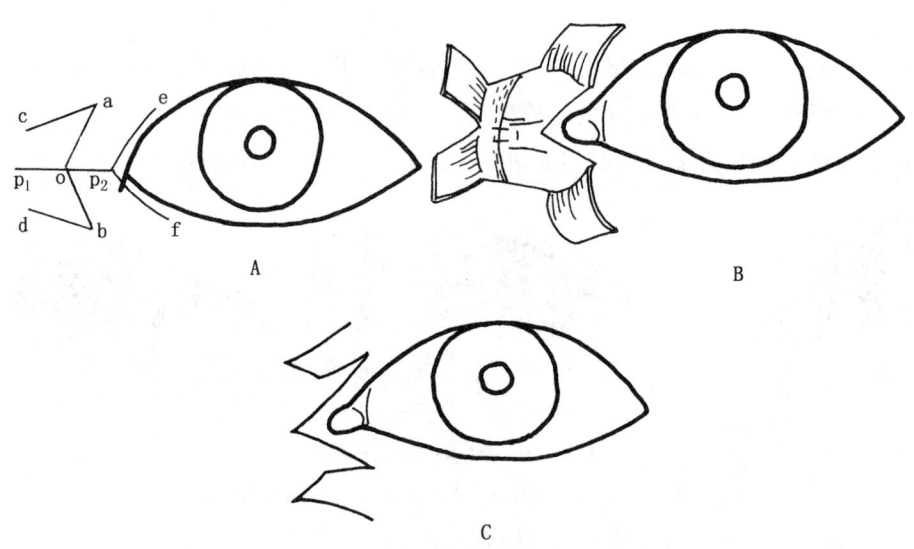

**图 2-1-17　内眦赘皮 Mustarde 矫正法**

A. $p_1$、$p_2$为正常内眦及术前内眦的位置,o为其中点。oa、ob、ac、bd、$p_2e$、$p_2f$的长度均为$p_1p_2$减2mm。∠$aop_2$、∠$bop_2$均为60°。∠oac、∠obd均为45°
B. 分离皮下组织使呈4个皮瓣,缩短内眦韧带　C. 交错转位上、下两组皮瓣

### (五)先天性上睑下垂

正常人双眼平视,上睑位于角膜上缘下1~2mm,如果上睑位置低于此界限,上睑部分或全部遮盖瞳孔

者称为上睑下垂。

1. 与上睑提肌有关的解剖标志

(1)上睑提肌起自眶尖肌肉总腱环之上方,位于上直肌上方,沿眶上壁向前行走,逐渐呈扇形散开,形成提上睑腱膜,附于睑板上缘,其扩张部延伸到睑板中 1/3 或下 1/3 交界处。

(2)上睑提肌肌肉全长约 50～55mm,腱膜长约 20～22mm。

(3)上睑提肌腱膜的内、外角　上睑提肌中央止于睑板上缘,向鼻、颞侧延伸形成内、外角。内角为向鼻侧扩展的部分,止于泪后嵴,与内眦韧带相连续。外角为向颞侧扩展的部分,止于眶上侧缘的颧结节,将眶部泪腺分成深、浅两部分。

(4)节制韧带　为近上眶缘处上睑提肌在分散成腱膜前由肌肉表面的筋膜增厚而形成。内侧止于滑车及其后的眶骨。外侧穿过泪腺,止于外侧眶缘。它在上睑提肌之上,与之有纤维连结,对上睑提肌收缩有一定的限制作用。

(5)Müller 肌　起自睑板上缘上方约 12mm 处,止于睑板上缘,长约 12mm,宽 15mm,位于上睑提肌腱膜下。

2. 病因病理　先天性上睑下垂是一种常见的先天畸形,发病原因为:①上睑提肌发育不全或缺损。②支配上睑提肌的中枢性或周围性神经缺损、功能不全所致。也有人认为,因上睑提肌先天营养不良引起。不少病例与遗传有关。一些染色体畸变如 18-三体(Edward 综合征)所致的全身和眼部多发性畸形中,上睑下垂也常见。从组织切片看,下垂程度越轻,上睑提肌所含的横纹肌纤维就越少。亦有少数上睑下垂是由于上睑提肌的内、外角及上横韧带太紧,限制了上睑提肌的运动。

3. 分类　根据下垂程度可分成部分性及完性,部分性上睑下垂占多数。先天性上睑下垂约 75% 为单侧性,25% 为双侧性。

为便于选择术式,将先天性上睑下垂分为 4 类:

(1)单纯性上睑下垂　只是上睑提肌的功能消失或减弱,上直肌是正常的。

(2)上睑下垂合并上直肌功能消失或减弱　这种下垂在矫正术后,由于上直肌功能很差,眼球不能上转致角膜暴露,会发生暴露性角膜炎。

(3)上睑下垂合并其他睑部畸形　如内眦赘皮、睑裂缩小、眼睑狭窄、小眼球等。

(4)上睑下垂合并 Marcus-Gunn 现象(下颌瞬目综合征)　患者有上睑下垂,下颌向健侧运动并向前伸时,上睑提起,睑裂开大。病因为翼状肌与上睑提肌神经支配发生异常联系所致,有家族性。

4. 术前检查　除全身一般常规检查,眼部常规检查外,还需做如下检查:

(1)下垂程度检查

1)测量睑裂:压迫患者眉弓,让患者平视、上视、下视,分别测量双眼睑裂的大小。

2)测量上睑遮盖瞳孔的程度:①轻度:遮盖瞳孔 1/3(或 1～2mm)以内。②中度:遮盖瞳孔 1/3～1/2(或 3mm)。③重度:遮盖瞳孔 2/3(或 4mm)及以上。

(2)上睑提肌肌力测定　让患者平视,然后压迫眉弓处,令其先向下再向上注视,测量上睑提起的高度,即为上睑提肌的肌力。正常人肌力约为 13～16mm,良好者为 8mm,中等者为 4～7mm,力弱者为 0～3mm。

(3)眼外肌检查　检查有无斜视、复视等,最重要的是确定上直肌的功能。

(4)咀嚼运动检查　以排除 Marcus-Gunn 现象。

(5)睑裂外形检查。

(6)上睑迟滞现象检查 上睑迟滞是指眼球向下注视时,上睑随眼球下转而下移,如有此情况,手术后只能加重而不能消失,故手术矫正量应保守些为宜。

(7)排除重症肌无力的相关检查。

5.手术时机及术式选择

(1)手术时机

1)先天完全性上睑下垂者应在3~5岁手术,以免发生弱视,即使已有弱视,也可尽早行弱视训练。双眼完全性上睑下垂者也可提早至1岁左右手术,以避免头向后仰伸等畸形的发生。但年龄过小,眼轮匝肌收缩力过强,可影响手术效果。先天部分性上睑下垂可到青春期后再手术,但由于上睑下垂会影响儿童的心理发育,故目前多在学龄前即行手术矫正。

2)合并Marcus-Gunn者,因其随年龄增长症状可减轻或消失,应在青春期后再手术。

(2)术式选择 手术的理想标准:①形态上两睑裂在高度、宽度、轮廓、皮褶襞以及睫毛的角度均对称。②功能上保持下垂眼睑开闭、瞬目反应及配合眼球运动正常且无复视或斜视。

依其原理,手术可归为3类:①利用上睑提肌的力量。②利用额肌的力量。③利用上直肌的力量,此种手术术后常有下斜视、复视,故目前已不采用。

6.手术方法

(1)利用上睑提肌力量的手术 上睑提肌肌力良好者,缩短量要少些,反之缩短量要多些。一般每矫正下垂量1mm,需缩短上睑提肌4~6mm。上睑提肌前移1mm,矫正下垂量1mm。先天性上睑下垂一般缩短量不低于10mm。

1)上睑提肌折叠加节制韧带悬吊术:适用于轻度先天性上睑下垂。无论上睑下垂多轻,不涉及上睑提肌的术式是无效的,企图以重睑矫正轻度上睑下垂是错误的,反而可加重上睑下垂。

手术步骤:局麻或全麻。沿重睑线切开皮肤、眼轮匝肌,去除睑板前约3mm宽的眼轮匝肌。暴露并打开眶隔,沿此层向上分离,直到可见一条白色的横行韧带,并暴露清楚。以3-0丝线穿过上横韧带及其下上睑提肌腱膜,再缝于睑板上缘前2mm。皮肤以重睑成形方式缝合。术中以轻度过矫为宜。术后加压包扎24小时,隔日换药,5~7天拆线。

2)上睑提肌缩短加前移术:适用于中度上睑下垂,上睑提肌肌力在中等以上者。

手术步骤:①眼睑结膜面以4号针头紧贴上穹隆部结膜下注射麻醉剂约0.5ml,皮肤局部浸润麻醉。②沿重睑线切开皮肤、眼轮匝肌,去除睑板前一条眼轮匝肌。③切口前唇皮下做牵引线,置入睑板压板。④用直剪伸到颞侧或鼻侧睑板上缘上睑提肌附着处,使上睑提肌与结膜分离,并由外向内剪断与睑板上缘的联系。再由睑板上缘分离Müller肌,将其与上睑提肌之间的联系切断。⑤打开眶隔,分离上睑提肌的近皮肤面,在眶隔下将上睑提肌完全分离清楚。⑥切断上睑提肌的内、外角及节制韧带。⑦以3-0丝线3针褥式缝线将上睑提肌固定于睑板上缘下2mm,一般上睑提肌缩短15~20mm,在缝线前2mm处剪除多余的上睑提肌。⑧皮肤以重睑成形术方式缝合(图2-1-18)。⑨术后加压包扎24小时,7天拆线。

(2)利用额肌力量的手术 适用于:①重度上睑下垂,上睑提肌无肌力或肌力很弱(一般肌力在4mm以下),而额肌有肌力者。②下颌瞬目综合征者。

1)改良式额肌腱膜瓣悬吊术:手术步骤:①局部浸润麻醉。②沿重睑线切开皮肤、眼轮匝肌,分离并去除部分睑板前轮匝肌,暴露睑板上缘。③在轮匝肌下向上分离至眉弓下缘时,穿过肌层至皮下向上分离至眉弓上10mm,两侧为眶上切迹至外侧15mm。压迫止血数分钟。④将额肌腱膜向下牵拉到睑板上缘,用丝线褥式

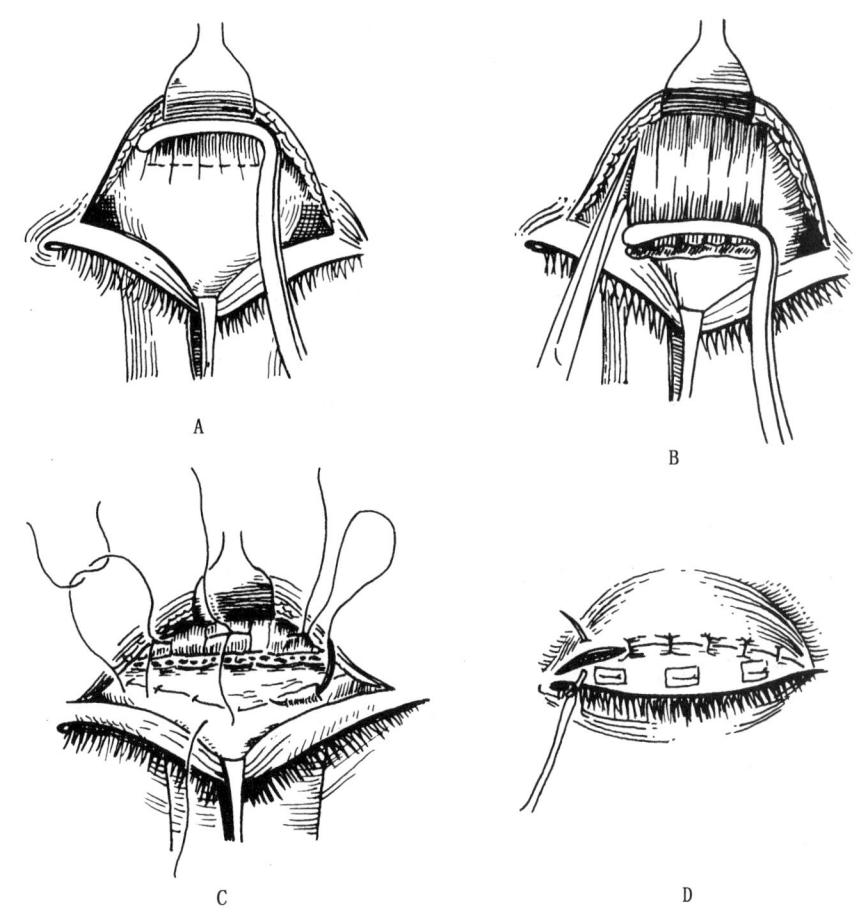

图 2-1-18 上睑提肌缩短加前移术

A.用眼肌镊夹住上睑提肌,在与睑板相连(画虚线)处剪断  B.继续向上方分清上睑提肌,剪断外角和内角
C.将三根上睑提肌褥式缝线分别缝于睑板上  D.皮肤切口间断缝合

缝合3针。⑤皮肤以重睑成形术方式缝合(图2-1-19)。⑥术后加压包扎48小时,7天拆除皮肤线。

2)阔筋膜悬吊术:手术步骤:①全麻或局麻。②上睑皱襞处作2个切口,眉毛上缘作3个切口,每个切口长5mm,深及肌肉。③W形悬吊:将阔筋膜条从外侧眉上切口穿过皮下隧道至上睑外侧切口,将其于此处睑板上缘缝合固定。④从外侧上睑切口向眉上正中切口作隧道,同时将筋膜条引入并结扎固定。⑤同样再将内

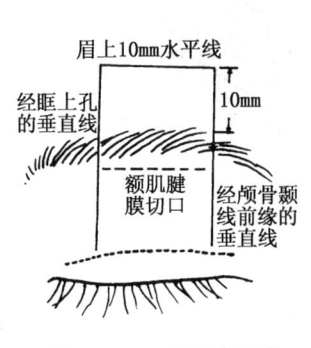

图 2-1-19 重睑成形术

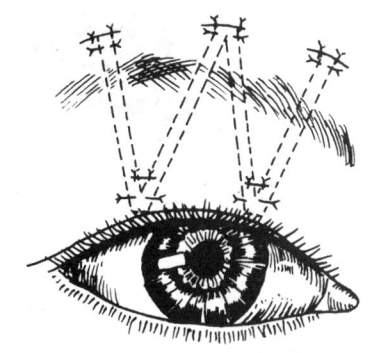

图 2-1-20 额肌悬吊术之一——"W"形悬吊

侧筋膜条固定。⑥提举内、外眉上切口的筋膜条,使上睑抬起至角膜缘下 2mm,再分别结扎筋膜条固定(图 2-1-20)。⑦术后加压包扎 48 小时,7 天拆除皮肤缝线。

7. 术后并发症及其处理

(1) 术后欠矫  7 天内可再打开伤口进行调整。

(2) 术后过矫  轻度者,如 1mm 左右,可用手向下用力按摩上睑,或闭眼后用手压住上睑,再努力睁眼。如过矫严重需手术调整。

(3) 穹隆结膜脱垂  术中发现者可行缝合回纳;术后出现者,轻度可待其自行复位,如无好转可手术切除。

(4) 睑内翻及睑外翻  需重新打开切口,调整上睑提肌或筋膜在睑板上附着的位置。

(六) 先天性睑内翻

主要发生于婴幼儿,多为双侧下睑,随着年龄的增长、鼻梁的发育,先天性睑内翻常可自行消失。

1. 临床表现  下睑近内眦部的睑缘内翻致睫毛倒向眼球,刺激角膜可发生角膜上皮损伤,从而引起畏光流泪、球结膜充血等症状。

2. 病因病理  多数由于内眦赘皮牵拉、体型肥胖及鼻根部发育不饱满所致,有些发生于眼轮匝肌睑缘部过度发育或睑板发育不良。其他如无眼球或小眼球,可使眼睑失去应有的支撑,而在眼轮匝肌作用下形成睑内翻。

3. 治疗

(1) 保守治疗  患儿 5 岁前,如有症状可用医用宽胶条一端贴近下睑皮肤,另一端贴于面颊牵拉睑缘至正常位置,两端间置一棉块,增加胶布的矫正作用。可间断实施。

(2) 手术治疗  如患儿已长至 5~6 岁,睑内翻仍未消失,并严重刺激角膜,临床症状明显时可考虑手术矫正。

1) 缝线矫正法:利用缝线牵拉的力量,将睑缘向外牵拉来矫正。其优点是手术简便,不损伤眼睑组织,对小儿眼睑发育无影响。

手术步骤:①睑缘皮下及穹隆部浸润麻醉。②将带 1 号丝线的双针从穹隆部与结膜相距 3mm 处分别进针,穿过筋膜、眶隔,至睑板前,从距睑缘 2mm 处皮肤出针。③如此在睑中央、中外 1/3、中内 1/3 连接处共作 3 根褥式缝线,垫以小纱卷分别结扎(图 2-1-21)。④术后 7 天拆线,如矫正过度,可提前拆线。

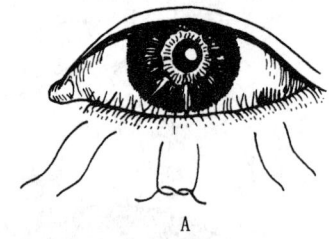 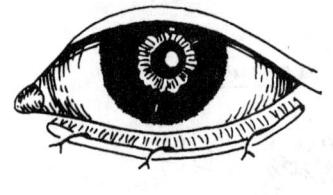

图 2-1-21  先天性睑内翻矫正术——缝线矫正法

A. 作 3 对褥式缝线,自下睑穹隆部进针,从皮肤面(距睑缘 2~3mm)出针  B. 缝线结扎于一条塑料管或细纱布卷上

2) 皮肤轮匝肌切除术:通过皮肤和肥厚轮匝肌的切除,增加皮肤张力,阻止轮匝肌超过睑缘。

手术步骤:①睑缘皮下浸润麻醉。②用亚甲蓝根据皮肤切除量画 2 条线,使切除的皮肤呈新月形。③距睑缘2mm切除新月形的皮肤,并切除其下一条轮匝肌。④皮肤切口以5-0丝线间断缝合,较重的病例缝合时可带睑板,以增加外翻的力量(图2-1-22)。⑤术后5天拆线。

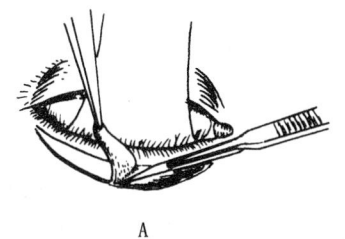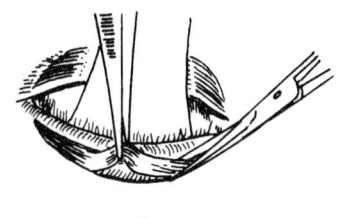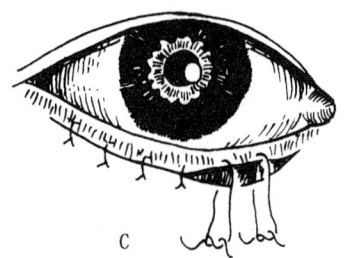

图2-1-22 先天性睑内翻矫正术——皮肤轮匝肌切除

A.切除皮肤及皮下组织 B.切除一条眼轮匝肌 C.间断缝合皮肤切口

(七)先天性双行睫

双行睫是极罕见的睫毛先天发育异常,属于先天性常染色体显性遗传。多为双行睫毛,偶也有呈3行、4行排列的,可双眼上睑或下睑发病,也可双眼上、下睑同时发病。通常附加的一行睫毛位于睑缘后唇,由睑板腺开口处长出,毛短而软,也可同正常睫毛。解剖学研究提示,附加的一行睫毛为睑板腺变异而形成,睑板腺可完全被毛囊取代,有的睑板腺虽存在,但开口于这些毛囊。胚胎学观察,这是一种单纯的异型分化。有人认为属返祖现象,因在动物较多见。

因睫毛刺激角膜而致畏光流泪,甚至引起角膜并发症,可手术治疗。

1. Fox双行睫矫正术 ①局麻下沿灰线切开至穹隆部,将眼睑劈成前、后两叶。②在内、外眦部将后叶垂直剪开至穹隆部。③拉起后侧一行多余的睫毛与附着的睑板组织切除。④将后叶略为拉长,多于前叶,然后缝合。⑤术后7天拆线。

2. 双行睫毛囊冷冻或电解术 ①局麻下沿灰线切开至睑板上缘,将眼睑劈成前、后两叶。②显微镜下完全分离暴露出双行睫的毛囊。③以-25~-20℃低温,用细小的银制冷冻头对毛囊逐一进行冷冻。④以电解器头逐一电解毛囊,然后拔除异常睫毛。⑤睑缘缝合。⑥术后7天拆线。

## 三、泪器病及角膜病

(一)泪器先天性异常

泪器疾患分为泪腺和泪道疾患两部分,临床上以泪道的先天性异常多见,尤其是先天性鼻泪管阻塞所引起的泪囊炎为新生儿常见的眼病之一。

1. 泪腺异常

(1)先天性泪腺异常 为泪腺位置异常,可位于球结膜下或眼球壁及眼内,称为迷行性泪腺。可继发于感染性疾病,一般多见于颞侧的穹隆部或球结膜下,常被误诊为肿瘤。迷行性泪腺组织状如肿瘤,而组织学上与正常泪腺无异。

治疗:手术切除为惟一的治疗方法。

(2)先天性泪腺囊肿 先天性泪腺囊肿少见,发生于眶部泪腺,于出生时或生后数年出现。若无导管通向表面,则表现为眼眶外侧缘下有一波动而且张力大的肿块,并常向眼眶深部伸展,甚至到达眶尖。表现为眼睑肿胀,上睑下垂,眼球突出。发生于睑板泪腺者,可从穹隆部扩展到球结膜下。

1)组织学检查:囊肿衬有立方上皮细胞,囊壁结构中混有泪腺组织。

2)治疗:手术切除。

(3)先天性泪腺瘘 先天性泪腺瘘常开口于上睑外侧皮肤,近睑板上缘,瘘口周围常有成丛的类似睫毛的毛。泪液由瘘道排出,并易受各种刺激而流泪,如冷风、结膜激惹、情绪等的影响。由于泪液一般量少,出生时常不易察觉。泪液常引起瘘口周围皮肤湿疹,感染时有脓液排出。用探针或通过X线碘油造影可确诊。

1)病因:可能是由于眼褶形成前表面外胚叶在较高的位置内陷,皮肤上皮形成泪腺排出管,而开口于睑上方皮肤;也可能是先天性囊肿穿破而形成。

2)治疗:可将瘘管及与之联系的部分一同切除。

2.泪道和泪点异常

(1)无泪道 无泪道罕见,常见于面部发育异常者,如独眼畸形、隐眼畸形和无嗅脑畸形。

(2)泪点异常 泪点异常有先天性缺如、膜闭、缩窄或畸形呈沟状,以膜闭多见。在相当于泪点的部位,隐约可见泪点的痕迹。

治疗:无泪点,但泪小管正常者,可在睑缘内面相当于泪小管的部位切开,从泪小管内插入探针,顶住相当于泪点部位的上皮切开,做成泪点开口,然后置入丝线或塑料管以保持切口的通畅。泪点狭窄者,可行泪点扩张、切开或泪点咬切术。

3.泪囊和鼻泪管异常

(1)先天性鼻泪管堵塞 又名新生儿泪囊炎,为最常见的先天性异常,多为管道化过程缺陷。堵塞部位多在下口,有时是上皮残屑堵塞,有的是管道化不完全而形成皱褶、瓣膜或黏膜憩室。鼻泪管下口被一薄膜阻塞是大部分鼻泪管阻塞的原因,常为Hasser瓣膜未裂开。

1)临床表现:多在生后1~4周患儿出现泪溢或结膜炎,以后逐渐出现黏液脓性分泌物从泪点溢出。

2)诊断:压迫泪囊区有黏液或脓性分泌物从下泪点流出。流出的若是清液,证明鼻泪管阻塞,并已有泪囊扩张。若有黏液或脓性分泌物则表明有慢性炎症,即慢性泪囊炎。

3)治疗:①药物治疗:患儿有泪溢或黏液脓性分泌物,可先局部滴抗生素眼药水,用药前先将泪囊内的分泌物挤出,使药液容易进入泪囊。②泪囊按摩:在泪囊部压迫按摩,每日3~4次,可使鼻泪管下口膜穿破,大部分患儿可以治愈。③泪道冲洗:若泪囊按摩无效,可试用泪道冲洗方法,必要时可作加压冲洗。④泪道探通:若泪道冲洗后仍然不通,则需用探针行探通术。探通术的效果通常很好,操作时需注意不可造成假道,探通时应作泪道冲洗观察通畅的程度,并注入消炎药物。

(2)先天性泪囊瘘 泪囊瘘直接开口于鼻腔者为内侧瘘,临床上不易发现。常见者为外侧瘘,开口于面颊,可为单侧或双侧。开口的位置常在鼻根外侧,稍低于内眦韧带,或位于上下泪小管之间,管口微凹陷。

1)病因:为胚胎发育异常。有家族性,有报告为常染色体显性遗传。

2)治疗:用Bowman泪道探针状三棱形细锉,自皮肤面插入瘘管内进行旋转捻动,以破坏瘘管壁,使瘘管愈合闭锁。或行手术切除:先用缝线将瘘管口吊起,管口内插入探针定位,沿瘘管口切开其周围皮肤,然后贴近瘘管壁向下分离至深层,分离过程中注意不要损伤泪囊,在近泪囊处剪断瘘管,随后作1针间断结扎缝合。

## (二)角膜先天异常

按照 Duke-Elder 的分类法角膜先天异常可分为 6 种类型:①无角膜:眼前段未发育和隐眼畸形。②大小异常:大角膜和小角膜。③形状异常:水平椭圆形角膜、垂直椭圆形角膜。④曲度异常:扁平角膜、圆锥角膜、球型角膜和先天性前葡萄肿。⑤结构异常:角膜后胚生环、先天性角膜巩膜化、Axenfeld 异常、Reiger 异常和 Peter 异常。⑥先天性组织变形(迷芽瘤):角膜皮样瘤、角膜皮样脂瘤。

**1. 无角膜及角膜大小异常**

(1)无角膜(absence of cornea)  无角膜或角膜完全发育异常极为罕见。在胚胎早期发育时,由于外胚叶呈异常不下陷而造成先天性无角膜、无前房、无晶状体,眼球呈一囊泡,被巩膜样致密纤维包裹。该症常为全身综合征的一部分,并发头部发育障碍,并指(趾)畸形和泌尿生殖系异常。为常染色体异常所致。

(2)大角膜(megalocomea)  大角膜指角膜水平直径超过 12.5mm,而眼压、眼底和视功能都在正常范围。其晶状体、晶状体悬韧带、睫状环亦相应增大。大角膜一般为静止性,除高度屈光不正外,对眼功能无明显不利影响。临床检查可见前房深,常有虹膜基质萎缩和虹膜震颤。这类患者在 40 岁前常发生白内障,为并发性,呈周边或核心混浊。这种白内障的手术效果较差,并发症多。

1)病因:不明。

2)遗传:该症为伴性隐性遗传(92%为男性)。

3)鉴别诊断:大角膜应与牛眼相鉴别(表 2-1-1)。

4)治疗:一般无需治疗。

表 2-1-1  大角膜与牛眼的鉴别

| 项 目 | 大 角 膜 | 牛 眼 |
|---|---|---|
| 眼压 | 正常 | 升高 |
| 角膜 | 透明,直径固定不变 | 混浊,直径持续增大 |
| 症状 | 无 | 畏光,流泪 |
| 角膜凸度 | 凸度正常或增加 | 凸度减低 |
| 前房角 | 无明显异常 | 明显异常 |
| 杯盘比 | 小于0.4 | 大于0.4 |
| 对称性 | 双侧对称 | 单侧约35% |
| 遗传方式 | 伴性隐性遗传(92%为男性) | 常染色体隐性遗传(60%为男性) |
| 家族史 | 常见 | 少见 |
| 视功能 | 影响小 | 影响大 |

(3)小角膜(microcornea)  角膜水平直径小于10mm者称为小角膜,可见于正常大小眼球,也可见于先天性小眼球。见于正常大小眼球者,眼的其他组织基本正常;见于先天性小眼球者,常合并虹膜缺损、脉络膜缺损、先天性白内障、先天性眼球震颤和永存性瞳孔膜等畸形。约 20% 的患者可发展为青光眼,所以对这类患者应长期追踪。

1)病因:不明,可能与视杯外胚叶生长的原发性畸变有关。

2)遗传:多为常染色体显性遗传。

3)治疗:无特殊治疗。发生青光眼者,给予对症治疗。

2.角膜曲度异常

(1)扁平角膜(cornea plana) 扁平角膜在临床上较为少见,表现为角膜曲度异常减少,甚至完全扁平。由于巩膜组织侵入,角膜基质常见弥漫性混浊,特别是角膜上、下缘边界模糊,临床上呈现水平性椭圆形角膜。扁平角膜常伴有浅前房和上睑下垂,有时可伴有其他畸形,如视神经与视网膜发育不良、晶状体异位、虹膜缺损、先天性白内障和青光眼等。由于角膜透明度下降,通常视力较差。

1)病因:不明,可能与胚胎第4~5个月时发育停滞有关。

2)遗传:有常染色体隐性遗传和显性遗传两种。

3)治疗:无特殊治疗。

(2)球形角膜(keratoglobus) 球形角膜是一种双眼发病,以角膜变薄呈球形隆起的罕见角膜病变。角膜直径正常,组织透明,基质变薄,尤其是周边部,约为正常角膜厚度的1/3。常合并巩膜组织变薄而形成蓝色巩膜。本病通常为静止性,无症状,个别患者可因发生后界层自发破裂而引起突发性角膜水肿,这种水肿经过数周至数月可逐渐自行消退,无需治疗。本病患者因角膜、巩膜组织薄弱,受轻微外伤亦可造成这些组织破裂,所以需注意保护眼球。

1)病因:不明。

2)遗传:常染色体隐性遗传。

3)鉴别诊断:主要与圆锥角膜鉴别。圆锥角膜多发生于青少年期,中央变薄呈锥状突起;球形角膜一出生就有,全角膜变薄呈球状突起。

(3)圆锥角膜(keratoconus) 圆锥角膜是一种以角膜扩张为特征,角膜中央部向前凸出呈圆锥形,产生高度不规则近视散光的角膜病变。本病可以是一种独立的疾病,也可以是许多综合征的组成部分。确切病因不明。

本病在临床上并不少见,好发于15~20岁的青年人,男性较女性多见,比例约为2.5:1,常双眼发病(约70%),部分病例先单眼发病,继而累及另一眼,后发病眼的预后较好。

1)临床分类:圆锥角膜可分为典型、非典型及继发圆锥角膜3类。

典型的圆锥角膜:①前部型圆锥角膜。②后部型圆锥角膜,分为完全型和局限型。③中间型圆锥角膜。

非典型的圆锥角膜:①角膜边缘透明变性。②二重圆锥角膜。③球形圆锥角膜。

继发圆锥角膜(角膜扩张,类圆锥角膜)。

临床上以前部型圆锥角膜多见。

2)临床分期:

潜伏期:此期无任何临床症状,若一眼已确诊为圆锥角膜,另眼出现屈光不正,应考虑本病的可能。

初期:此期以屈光不正为主,开始为近视,逐渐发展为散光或不规则散光,用一般眼镜可以矫正视力。应用Placido盘检查,角膜影像会出现同心环和轴的歪曲,角膜地形图检查有助于早期确诊。

完成期:该期出现圆锥角膜的典型症状,视力进一步下降,用一般眼镜已无法矫正,只有用硬性接触镜才能矫正。角膜知觉变为迟钝,称为Axenfeld征。临床上出现四大征象:①Muson征:由于角膜中央变薄呈圆锥形,当向下视时,角膜畸形被睑缘弯曲度清楚地显示出来。②Fleischer环:是角膜上皮内的铁质沉着,是由于泪液浸润圆锥底部致使含铁血黄素沉着于上皮或前弹力层所致,出现率为50%,扩瞳后在蓝光下十分醒目。③Vogt线:出现于基底层后部,为基质层内许多约2mm长呈垂直分布、互相平行的细线,实质为基质板层皱褶增多而引起的垂直压力线。对眼球施压时可使该线消失。④急性水肿：是由于后弹力层急性破裂，房水进入角膜造成基质和上皮的急性水肿和混浊。严重者前弹力层破裂，并为纤维组织瘢痕所代替。

变性期：病变的角膜上皮下出现玻璃样变性，圆锥处有瘢痕形成，并有新生血管侵入角膜浅层。此时用硬性角膜接触镜已不能矫正视力。

后部型圆锥角膜临床上较少见，分为2型：①完全型，又称为静止型。表现为整个角膜后表面弯曲度有不同程度的增加，中央部可呈半球状凹陷，凹陷区基质明显变薄，但角膜前表面弯曲度正常。病因可能为先天发育异常。②局限型，角膜后表面出现局限性变薄和凹陷，前表面则完全正常。仅女性发病，常单眼受累。在病变发展过程中可以出现后弹力层破裂和角膜水肿，一般不出现Fleischer环。

3）临床分级（Robertson,1989）：

0级：无圆锥。

1级：裂隙灯显微镜下无明显圆锥，但用视网膜检影或角膜曲率计检查可以发现。

2级：角膜内面凹度增加，角膜出现Vogt线，无瘢痕。

3级：角膜有Vogt线，中央有瘢痕，角膜圆锥顶端变薄。

4级：已行角膜移植术。

4）治疗：①加压包扎：用于发生急性水肿时，有利于伤口愈合。②光学矫正：包括普通光学眼镜，软性、硬性角膜接触镜。一般在病程早期可用普通眼镜矫正，出现不规则散光后，就需要用接触镜矫正。③手术治疗：a.表层角膜镜片术：对角膜圆锥较明显，但中央部尚无瘢痕者，可行表层角膜镜片术，将圆锥压平，可恢复术前矫正视力。该手术的优点是基本上不发生免疫排斥反应，其他手术并发症也明显低于穿透性角膜移植术，且手术简单易行，并具可逆性。b.穿透性角膜移植术：应用于角膜圆锥有瘢痕形成、不能耐受角膜接触镜或硬性角膜接触镜已不能提高视力者。

3.角膜结构异常

（1）先天性角膜白斑　先天性角膜白斑多发生于角膜中央，有时也可发生在周边部分。

1）病因：

中胚叶型：是因为中胚叶分裂不完全或吸收造成角膜后弹力膜和内皮细胞缺乏，同时虹膜与角膜发生粘连而形成，此型晶状体是透明的。

外胚叶型：是由于晶状体和表面外胚叶分离不好造成的，通常伴有白内障。角膜呈散在性混浊，角膜基质混浊后表面有压迹存在。相应部位的晶状体囊下混浊或有局限性白内障。

胚胎期感染造成的发育异常：一般为散发性。

2）临床表现：裂隙灯检查可见角膜中央区后表面缺损，无后弹力层和内皮层，病变区角膜混浊，有白斑，常伴有虹膜前粘连（Peter异常）、虹膜缺损、瞳孔残膜或小眼球等。

3）治疗：早期行角膜移植，可获得部分视力。

（2）先天性前葡萄肿

1）病因：先天性前葡萄肿是在Peter异常的基础上，由于角膜组织薄弱，粘连的虹膜角膜组织向前膨出所致。少数患者有阳性家族史，提示有遗传性倾向。

2）临床表现：单眼或双眼患病，患眼角膜混浊，有新生血管生长，角膜向前隆起，突出于睑裂外，虹膜与角膜后表面粘连。合并眼压升高，可发展为牛眼，通常患眼视力极差。

3）治疗：预后一般不佳。若病变继续发展，发生青光眼或眼球穿破者，则需行眼球摘除或眼内容摘除手

(3)先天性角膜巩膜化

1)病因:可能为胚胎在16~20mm时,视杯前轴旁中胚叶发生畸变所引起。这种先天异常除伴有扁平角膜的病例外,无明显遗传倾向。

2)临床表现:角膜周边部不透明与其他周围巩膜组织相融合,角膜缘边界不清,根据角膜受累范围,可分为下述2型:

周边型:仅周边部角膜受累,有血管自浅层巩膜侵入,对视力影响不大。

完全型:整个角膜受累,浅层有血管生长,无炎症反应,因此视力极差。常有眼球震颤发生。

(4)角膜前胎生环

1)病因:不明。部分患者有遗传性,常染色体显性和隐性遗传均有报告。

2)临床表现:临床和病理改变与老年环相同,为出生时即有或生后不久即出现的角膜缘内宽约1mm的环形混浊,可向角膜缘或中央部呈三角形分布,有的可伴有蓝色巩膜、大角膜、无虹膜等先天畸形。

3)治疗:一般不需治疗。

(5)角膜后胎生环与Axenfeld综合征 角膜后胎生环是指Schwalbe环明显突起而呈发亮的白色环。

1)病因:是前房分裂综合征的一部分,有常染色体遗传倾向。

2)临床表现:裂隙灯检查可见角膜缘深层有0.5~3mm宽的白色发光环。房角镜检查可见Schwalbe环明显突起,若合并有小梁网从虹膜跨过前房角附着于环上,周边部虹膜粘连于Schwalbe线及周边部分角膜,导致虹膜前层萎缩及瞳孔异位。多瞳症者称为Axenfeld综合征,其50%的患者合并青光眼。

3)治疗:一般不需治疗。合并青光眼者可施行抗青光眼术。

(6)Reiger综合征 又名虹膜骨骼发育异常综合征。

1)病因:眼前部中胚叶组织发育不良及骨骼发育障碍。

2)临床表现:眼部表现为虹膜实质发育不良、虹膜萎缩、虹膜缺损、瞳孔移位及变形、前房角畸形、角膜混浊、角膜缘边界不清及继发性青光眼。同时可有牙齿及上颌骨发育不全、先天性髋关节脱位、并指(趾)或多指(趾)畸形等表现。

3)遗传:为常染色体显性遗传。

(7)Peter综合征 本综合征亦属于眼前部中胚叶发育不良。

临床表现:角膜中央混浊伴有相应部位角膜后部缺损,其缺损的边缘与中央部虹膜相粘连,有的晶体也与角膜后部粘连。病变多累及双眼,半数以上病例合并有青光眼。Peter综合征可与Reiger综合征并存。

4.先天性组织变形

(1)角膜皮样瘤 角膜皮样瘤为球表迷芽瘤的一种,是由于胚胎时期胚裂闭合过程中,表皮及其附件嵌入组织所形成。

1)病因:由于早期发育出现异常,引起视神经环与体表处胚层间的中胚叶组织变形和转化的结果。

2)遗传:多数病例有遗传性。遗传方式有常染色体显性遗传、性连锁隐性遗传,也有常染色体隐性遗传的报道。

3)临床表现:皮样瘤一般为光滑或凹凸不平的实性肿物,质硬,色白、黄或红。小者数毫米,呈扁平状;大者可侵及眼球表面的大部。病变可累及单眼或双眼。肿物表面有长短不一的毛发,间或有较多的血管侵入,可累及角膜、角膜缘或结膜下间隙。

4)病理改变:皮样瘤的组织中有表皮附属物、脂肪、泪腺组织、软骨等。

5)治疗:手术切除。手术方式取决于肿物的大小和角膜受累的程度。浅层或较小者可行板层切除,深层或较大者则需行穿透性角膜移植。

(2)角膜皮样囊肿　角膜皮样囊肿是一种异位的外胚叶组织,囊肿壁等于翻转的皮肤组织,最内层为上皮,外层为真皮及皮下组织,也有皮肤附属器官。囊肿内容物为皮脂腺分泌物。

1)临床表现:肿物呈黄白色,光滑隆起,有弹性感,多位于睑裂区角膜缘,境界清楚。多见于婴幼儿。

2)治疗:手术切除。

(3)角膜皮脂瘤　角膜皮脂瘤也是迷芽瘤的一种,是正常组织在异常部位的先天性过度生长。

1)临床表现:多位于颞上象限,肿物质软,宛如结膜下脂肪块,而且可以移动。

2)治疗:手术切除。

(4)其他类型迷芽瘤　异位泪腺组织是较为常见的迷芽瘤。当肿物仅由泪腺间质形成,称为单纯迷芽瘤;若瘤体包含有软骨、平滑肌、汗腺、毛发或皮脂腺等,则称为复合性迷芽瘤。异位泪腺因富含血管而呈肉色隆起的半透明结节。角膜缘的这种迷芽瘤极少发生恶变。其他较为少见的迷芽瘤有骨性迷芽瘤和神经胶质迷芽瘤,这两种肿瘤均为静止性病变。骨性迷芽瘤境界清晰,通常不损害角膜。

治疗:手术切除。

(三)感染性角膜病

1.细菌性角膜溃疡

(1)匐行性角膜溃疡(serpiginous ulcer)　匐行性角膜溃疡是一种常见的急性化脓性角膜溃疡,因病变每向中央匐行扩展而得名。常伴有前房积脓,又称前房积脓性角膜溃疡。

1)病因:主要由肺炎双球菌引起,链球菌、Petit 液化双杆菌等也可致病。角膜上皮外伤是本病的重要诱因,健康完整的上皮能有效地防止这种感染。慢性泪囊炎常是本病的主要感染源。本病多发生于老年人,婴幼儿及儿童少见。故在此仅作一简述。

2)临床表现:患儿出现视力下降、疼痛、畏光、流泪、有异物感,球结膜混合性充血。溃疡首先出现于角膜外伤后的受损部位,起初为一致密浸润斑点,继之坏死脱落形成溃疡。浸润多向角膜中央扩展,越过溃疡边缘,形成典型的进行性扩展。同时溃疡可向深部发展,形成基质脓肿。坏死组织不断脱落,角膜变薄,后界层膨出,最后可发生穿孔。

本病大多有前房积脓。由于继发严重的虹膜睫状体炎,本病早期即有前房混浊,角膜后大量沉着物。随着病程进展,很快出现前房积脓。

若溃疡最终得以控制,可留有单纯性或粘连性角膜白斑;若发生大面积溃疡穿孔,可形成角膜葡萄肿,常因继发青光眼而失明。

3)诊断:根据病史、临床特点及实验室检查作出诊断。溃疡刮片、细菌培养、药物敏感试验是本病的主要诊断和治疗依据。

4)治疗:一经诊断,及早治疗。结膜下注射和局部频点敏感的抗生素眼药水。在未明确病原菌之前,先应用广谱抗生素,青霉素、庆大霉素等均可应用。对于即将穿孔或已穿孔的病例,可施行角膜移植术。

(2)绿脓杆菌性角膜溃疡(pseudomonas aeruginosa corneal ulcer)　绿脓杆菌性角膜溃疡是最严重的化脓性角膜病,来势凶猛,发展迅速,可在短时间内破坏全角膜。

1)病因:绿脓杆菌属假单胞菌属,革兰染色阴性,可存在于正常人皮肤和结膜囊,有时还可存在于污染的眼药水中(如荧光素、表面麻醉剂)。健康完整的角膜上皮可有效抵御绿脓杆菌,本病常发生于角膜外伤后,以角膜异物取出术及戴角膜接触镜为最常见诱因,在此基础上感染绿脓杆菌即可发病。儿童也有发生。

2)临床表现:临床症状极为严重,视力急剧下降,眼部剧痛、畏光、流泪,有大量黄绿色脓性分泌物。检查可见眼睑红肿,球结膜混合性充血、水肿;角膜出现浓密浸润,并很快形成黄白色溃疡;前房出现积脓。病变进一步发展可波及全角膜,形成全角膜脓肿。以后角膜组织大部分坏死脱落,导致穿孔,可进一步引起眼内炎,甚至全眼球炎。即使溃疡治愈,也可形成粘连性角膜白斑或角膜葡萄肿。

3)诊断:凡有角膜外伤史、角膜溃疡来势凶猛、病情严重者均应高度怀疑本病。溃疡刮片有革兰染色阴性杆菌即可诊断。细菌培养有绿脓杆菌可以确诊。

4)治疗:必须采取紧急有效的治疗措施。采用高浓度的有效抗生素眼药水频繁点眼及球结膜下注射。首选药物有氨基糖苷类抗生素(庆大霉素、妥布霉素)及多肽类药物(多粘菌素B、粘菌素);用阿托品充分散瞳。在有效控制炎症的基础上,可酌情使用皮质类固醇,每日口服泼尼松(强的松)30mg或静脉滴注。溃疡局部禁用激素。患者应严格隔离。

(3)单纯性角膜溃疡(simple corneal ulcer) 单纯性角膜溃疡在临床上极为常见。可发生在角膜上皮外伤的基础上,也可由某些毒力较弱的细菌感染所致,但多数常无明显诱因。

1)临床表现:临床症状较轻,患眼有异物感,畏光、流泪、疼痛等刺激症状较轻。溃疡若不位于中央区,对视力影响较小。结膜轻度充血,角膜上可见灰白色浸润斑点,约1～2mm大小,可逐渐形成一小溃疡,边界清楚,溃疡周围角膜透明,前房无炎症反应。溃疡通常在5～10天内愈合,可留有薄翳。

2)治疗:局部应用抗生素可有效治疗本病。

(4)淋球菌性角膜结膜炎 淋球菌性角膜结膜炎是一种剧烈的急性化脓性结膜炎,常累及角膜,发生溃疡及穿孔,严重危害视力。

1)病因:淋球菌属奈瑟菌属,革兰染色阴性,是淋病的病原体,可引起结膜急性化脓性炎症。

2)临床表现:临床上分为新生儿性、儿童性及成人性淋球菌性角膜结膜炎3种类型,成人性淋球菌性角膜结膜炎在此不作讨论。

新生儿淋球菌性角膜结膜炎:又称新生儿脓漏眼。多是胎儿出生时通过产道直接感染或被污染淋球菌的物品感染所致。出生后2～3天发病,多为双侧性。临床表现为眼睑肿胀、痉挛,结膜高度充血、水肿,结膜囊内不断排出大量黄色脓性分泌物,角膜周边或中央区浸润、溃疡,可发生穿孔。

儿童淋球菌性角膜结膜炎:症状与新生儿脓漏眼相似,但较轻。女童可伴发阴道炎。

3)诊断:根据患儿母亲的淋病史或淋病接触史、典型的脓漏眼症状及分泌物涂片或结膜刮片有革兰染色阴性球菌即可确诊。

4)治疗:

全身治疗:淋球菌性角膜结膜炎需合并全身治疗,以尽快控制感染。新生儿可用青霉素5μ/kg,分2次静脉注射,连续1周。也可选用第三代头孢菌素。儿童可肌内注射青霉素,严重者也应静脉注射。

局部治疗:用生理盐水彻底冲洗结膜囊,以清除分泌物。开始可每5～10分钟冲洗1次,以后逐渐减至30～60分钟1次,直至分泌物消失。局部滴用2000～5000μ/ml青霉素,要频点,开始时可每1～2分钟点1次。也可选用红霉素、庆大霉素、氯霉素等。出现角膜病变时应用阿托品散瞳。

同时对患儿的父母亦应进行检查和治疗。

2.病毒性角膜炎

(1)单纯疱疹病毒性角膜炎(herpes simplex keratitis,HSK) 单纯疱疹病毒性角膜炎是一种常见的致盲性眼病,由于抗生素及激素的广泛应用或滥用,使本病的发生率有所增加。单纯疱疹病毒(HSV)广泛存在于人的皮肤和黏膜,人类的感染主要为HSV-Ⅰ型病毒,近年HSV-Ⅱ的感染亦有报告。15岁以上的人群中有90%人曾有HSV的感染,但仅有1%～10%的人发病。HSV进入人体后附着于细胞表面,病毒核酸进入细胞内复制,围绕核酸形成蛋白膜,最后造成细胞感染。HSV感染后,病毒潜伏在感觉神经,与人体细胞以共生形式存在,潜伏期病毒不再进行复制,但病毒可随各种自然和外界的刺激因素而活化造成复发。

HSV的感染可造成眼部多种损害,包括点状、星芒状、树枝状、地图状角膜炎和盘状角膜基质炎、坏死性角膜基质炎及角膜葡萄膜炎等。

1)临床表现:HSK可分为原发感染和复发感染两大类。原发感染仅有10%以下的人产生临床症状,常有全身发热及耳前淋巴结肿痛,眼部表现为滤泡性或假膜性结膜炎、眼睑和皮肤疱疹、点状或树枝状角膜炎等。复发感染较常见,发生于曾有过感染,血中存在中和抗体者,当受某种非特异性刺激,如感冒、发热、紫外线照射、外伤等可激活病毒而产生复发感染。复发感染分为浅层及深层两类,复发感染的特点是不侵犯全身,无全身症状。下面分述几种类型角膜炎的临床表现:

树枝状、地图状角膜炎:患眼有轻度刺激症状,角膜上皮层出现灰白色小疱疹,常排列成行或聚集成簇。这些小疱疹相互融合并逐渐扩大呈树枝状分布,表面上皮破溃,形成典型的树枝状溃疡。若炎症继续发展,树枝状溃疡扩大,分支融合形成地图状角膜溃疡。树枝及地图状溃疡的病变一般仅限于角膜浅层,不波及深层基质。若未及时控制,病变可向深部发展,出现虹膜睫状体炎反应,甚至迁延转变成盘状角膜炎。

盘状角膜基质炎:盘状角膜基质炎是由存在于角膜基质和内皮的单纯疱疹病毒诱发的迟发超敏反应所致。多为以往有过炎症的病例,充血及刺激症状较溃疡型轻,自觉视力模糊,眼部发胀感。角膜中央基质出现盘状水肿、增厚,伴有后界层皱褶。常合并中度虹膜睫状体炎,可见角膜后沉着物及阳性的Tyndall现象。病程可持续2～6个月。在炎症阶段,视力高度减退,通过合理使用抗病毒及激素类药物,浸润和水肿大部分可以吸收,留下较淡的瘢痕,多数病例能保持一定视力。有时在盘状角膜混浊的基础上,可合并角膜表面树枝或地图状溃疡,偶可因单纯疱疹病毒性小梁炎引起继发青光眼。

坏死性角膜基质炎:见于多次复发的树枝状角膜炎及局部应用皮质类固醇治疗的盘状角膜炎,角膜表现为严重的基质炎症,伴有炎性细胞浸润、坏死、新生血管、瘢痕、角膜变薄或穿孔。伴有继发虹膜睫状体炎,偶有继发青光眼者。自然病程2～12个月。

2)实验室检查:

上皮刮片细胞学检查:病灶区上皮刮片作细胞学检查,可发现多核巨细胞及核内包涵体。此项检查仅能证明为病毒感染,不能确定是否为HSV感染。

病毒分离培养检查:适用于早期浅层角膜炎。取角膜溃疡边缘组织,接种在小鼠脑内或鸡胚尿囊膜或组织培养,分离病毒并鉴定病毒类型。

荧光抗体技术:取病变区的感染细胞或房水细胞,直接用荧光抗体染色检查。在被感染的细胞浆或细胞核内可找到特异的荧光染色区,在荧光显微镜下可区分出Ⅰ型或Ⅱ型病毒。

聚合酶链反应(PCR)技术:应用HSV-Ⅰ潜伏相关转录基因(LAT)共同序列,扩增片靠452bp为引物。将HSK患者角膜病变处用棉拭子标本进行PCR技术检测。

血清学检查:对原发性HSK通过血清学检查(中和试验、补体结合试验)可确定诊断。对复发性HSK则无意义。

免疫功能状态检查:包括体液免疫及细胞免疫检查。本病与体液免疫关系不大,复发性 HSK 细胞免疫功能低下。

电镜检查:在感染者的病变角膜可查到病毒颗粒。

3)诊断与鉴别诊断:HSK 的临床诊断可根据以下特点:①诱因及复发病史。②典型的角膜树枝状、地图状、盘状及斑翳等改变。③角膜知觉减退或消失。④抗生素治疗无效,单独使用皮质激素病情恶化。

临床需与其他病毒性角膜炎鉴别,尤其是带状疱疹性角膜炎。但根据病史、临床特征及实验室检查均可做出鉴别。

4)治疗:

病灶清创术:通过物理或化学的方法清除感染的细胞或病毒,主要适用于角膜浅层病变。机械或化学清创要注意避免损伤 Bowman 膜,以减少瘢痕的形成。冷冻清创对角膜上皮的破坏作用较小,但不能破坏 HSV 的活力。

抗病毒药物:目前临床上比较常用的有:①碘苷(疱疹净,idoxuridine,IDU):主要适用于初次发病的浅层病变,对多次复发的病例效果差。本药的毒性大,渗透性差,易产生耐药性。0.1%溶液频点,0.5%眼膏每晚 1 次。②阿糖胞苷(cytosine arabinoside):本药毒性大,故常用其衍生物环胞苷(cyclocytidine,CC)0.05%溶液频点,0.1%眼膏每晚 1 次。③利巴韦林(病毒唑,ribavirin):广谱抗病毒药,对正常细胞的毒性低。0.1%~0.5%的溶液 1~2 小时点 1 次,0.5%眼膏每晚 1 次。④阿昔洛韦(无环鸟苷,aciclovir,ACV):为较新的抗病毒药物,对 HSV 有明显的抑制作用,且副作用小。0.1%溶液 1~2 小时点 1 次,1%~3%眼膏每晚 1 次。⑤三氟胸腺嘧啶核苷(trifluorothymidine,$F_3T$):本药结构与作用机制与碘苷近似,不但对浅层病例有效,对深层病例也有一定效果。1%溶液点眼,每 1~2 小时 1 次。

肾上腺皮质激素:浅层 HSK,原则上禁用皮质激素。因皮质激素能活化病毒,并能激活胶原酶活性,促进病情恶化。近年来临床上采用抗病毒药加入微量皮质激素治疗浅层 HSK 收到良好效果。

盘状角膜炎溃疡已愈合者可应用抗病毒药联合皮质激素治疗。抗病毒药与皮质激素的比例为 2∶1。应用皮质激素期间要注意角膜上皮的情况,一旦有溃疡出现应停用,按溃疡处理。深层炎症病程较长者,炎症基本消退后,抗病毒药与皮质激素应逐渐减量,最后完全停用。在应用激素期间要注意眼压的变化。0.025%地塞米松眼水或 0.15%可的松眼水点眼,每日 2~4 次。严重病例可结膜下注射地塞米松 1~2.5mg,每周 1~2 次,或泼尼松龙每周 1 次。

免疫调节剂:试图增强机体的免疫功能,使受抑制的 T 细胞功能恢复正常,治疗和预防 HSK。常用药物有左旋咪唑、干扰素、转移因子和胸腺素等,临床应用疗效并不明显。

手术治疗:手术治疗适用于病变愈合,稳定 3 个月后,视力低于 0.1 者。可考虑行穿透角膜移植术。对病变经久不愈,已穿孔或接近穿孔者也可考虑行板层或穿透角膜移植术。如无供体角膜也可行结膜瓣遮盖术。

(2)带状疱疹性角膜炎(herpes zoster keratitis,HZK) 带状疱疹性角膜炎是眼部带状疱疹的主要症状之一,由水痘-带状疱疹病毒(VZV)感染所致,病毒潜伏于三叉神经节中,当机体细胞免疫下降或在其他外界刺激诱导下,病毒即被激活而发病。

小儿原发感染 VZV 后表现为水痘,其后病毒潜伏在体内,VZV 对三叉神经节有特殊亲和力。HZK 在儿童期很少发生,多见于 40 岁以上的成人,因本病有时易与 HSK 混淆,故作一简介。

1)临床表现:多发生于过去患过水痘的人。前驱症状包括发热、寒战及沿三叉神经皮肤分布区疼痛,并出现串珠状疱疹,多以三叉神经第一支的眼分支分布区域为主,当第一主支全部受累时,疱疹可出现在额部、上睑皮肤及鼻背部的一部分皮肤。一般不超过中线。疱疹内容物开始为浆液性,嗣后变为脓性,破溃后呈出血性溃疡,愈合后常留有色素沉着、神经痛及皮肤异样感觉。

眼部带状疱疹除眼睑皮肤症状外,半数以上合并有角膜炎、虹膜睫状体炎、眼肌麻痹等眼部症状。

HZK 开始表现为上皮点状角膜炎,部分病例可发展为树枝状角膜炎。随着病程延长可发展为上皮下浸润、角膜基质炎或盘状角膜炎。此种角膜基质炎特征为角膜深层富有血管。混浊区常有类固醇沉积物,经久不吸收,可能是基质细胞的代谢产物。在角膜病变愈合后,角膜感觉障碍可持续数月,有的病例可发生神经营养性角膜炎。

2)实验室检查:

刮片的细胞学检查:急性期取结膜及角膜上皮刮片查巨噬细胞及核内嗜酸性包涵体。

病毒分离:从结膜囊内或取水泡内液体作病毒分离。兔角膜接种不致病,此点可与 HSV 相鉴别。

血清中和抗体的测定:病后4天可测出,2周达高峰,1年后降至不能检测的水平。

荧光抗体染色技术:取病变角膜上皮刮片,直接用荧光抗体染色检查,可证明被感染的细胞内有病毒感染。由于标记荧光抗体有特异性,故可与 HSV 相区别。

3)诊断与鉴别诊断:有典型的皮肤及神经症状时,一般不难诊断。症状轻微、皮疹较少的病例,需与 HSK 鉴别。

4)治疗:

阿昔洛韦(aciclovir):为一种特异的抗水痘-带状疱疹病毒及抗 HSV 药,此药可通过抑制病毒 DNA 合成来降低病毒的复制。可局部或全身给药,局部应用3%眼药水或眼膏。眼药水每日5次,眼膏每晚1次。

皮质激素:可用于盘状角膜炎患者,根据病情可局部点眼也可结膜下注射。剂量同 HSK。

免疫增强剂:可试用转移因子、干扰素、左旋咪唑等增加细胞免疫功能。

其他疗法:局部应用散瞳剂可减轻疼痛。局部应用抗生素滴剂预防继发感染。皮疹严重伴有全身症状者,可全身静脉滴注抗病毒药。亦可口服西咪替丁来改善症状。

(3)流行性角膜结膜炎(epidemic keratoconjunctivitis,EKC)　流行性角膜结膜炎是一种传染性强,可广泛流行的传染性眼病。

1)病因:系腺病毒8型感染所致,腺病毒19型、37型也可致病。通过直接或间接接触传播方式在人群中流行。

2)临床表现:EKC 的潜伏期1周左右,双眼同时或先后发病。起病急,表现为急性滤泡性结膜炎,以下睑更重,结膜高度充血、水肿,多伴有耳前淋巴结肿大,有压痛,严重者可出现结膜下出血和假膜形成。结膜炎持续7~10日可逐渐消退。严重病例结膜组织广泛破坏,可遗留睑球粘连、干眼症等并发症。部分病例可发生角膜损害。

腺病毒感染可产生多种角膜病变:①上皮型角膜炎:发病3~5日后角膜上皮开始出现弥漫性点状混浊,以后可发生多发性角膜上皮糜烂。②上皮下浸润:是针对病毒抗原的无菌性免疫反应,发病后2周左右出现,表现为上皮下基质浅层的圆形浸润斑块。③限局性上皮混浊:上皮点状混浊发生约1周后,角膜中央可出现局灶性上皮缺损,荧光素着染。

3)治疗:本病属自限性疾病,在机体免疫系统作用下可自愈。

目前尚无特定的抗腺病毒药物。碘对该病毒有一定抑制作用,故局部可滴用0.1%碘苷。冷敷和血管收缩剂可减轻症状。

一般不主张应用皮质类固醇。对于严重上皮下浸润导致视力下降者，皮质类固醇可促进病变吸收，但停药后病变可很快复发，并将持续更长时间，故应慎用之。

为防止继发性细菌感染，局部可加用抗生素。

(4) 急性出血性角膜结膜炎 (acute hemorrhagic keratoconjunctivitis，AHKC)　急性出血性角膜结膜炎是一种暴发流行性结膜炎，特点是发病急，传染性强，多合并结膜下出血和角膜损害。

1) 病因：病原体是微小核糖核酸病毒属中的肠道病毒 70 型，可在世界各地广泛流行，人类对本病普遍易感。10 岁以下儿童发病率较低，可能为隐性感染。

2) 临床表现：潜伏期短，大多在 24~48 小时内发病。起病急骤，多为双眼同时发病。自觉症状明显，有剧烈的异物感、疼痛、畏光、流泪及大量分泌物。耳前淋巴结肿大。

患者眼睑红肿，结膜高度充血、水肿。结膜下出血开始呈点状，继而扩大呈斑片状，严重时可遍及整个球结膜下。睑结膜有大量滤泡，早期因组织水肿而使滤泡不甚明显。

角膜损害发病率较高，出现早，为一过性细小点状上皮性角膜炎，少数情况也可出现上皮下浸润。

极少数患者可发生轻度虹膜睫状体炎。此外，本病偶尔伴有神经系统损害，严重者可留有永久性瘫痪。

3) 治疗：本病为自限性，一般持续 10 天左右。目前尚无特效的抗病毒药。局部应用羟苄唑有一定疗效。急性期不宜使用皮质类固醇。

流行期间做好预防是防治本病的关键。要加强宣传，做到消毒隔离，防止蔓延。

(5) 腮腺炎性角膜炎 (mumps keratitis)　流行性腮腺炎性合并的角膜炎称腮腺炎性角膜炎。流行性腮腺炎是腮腺炎病毒引起的急性呼吸道传染病，常见于儿童。除发热、腮腺肿大外，可发生全身多系统并发症，眼部也可受累，发生病毒性变态反应性炎症，出现角膜炎、巩膜炎及葡萄膜炎等。

1) 临床表现：角膜炎的发生率虽不高，但具有比较典型的临床症状，平均发生于腮腺肿大后 5 日，多为单侧性。表现为视力急剧下降，畏光、流泪，全角膜基质混浊、水肿、后界层皱褶，也可发生点状上皮性角膜炎，少数伴发虹膜睫状体炎。经过 2~3 周，混浊可完全吸收，角膜无新生血管，视力恢复，仅少数留有斑翳，影响视力。

2) 治疗：在全身治疗腮腺炎及其并发症的同时，局部应用抗生素、散瞳剂，对于角膜基质炎、虹膜睫状体炎、巩膜炎患者局部加用皮质类固醇。

(6) 麻疹性角膜炎 (measles keratitis)　麻疹是小儿常见的急性呼吸道传染病，病原体是麻疹病毒。发病时常伴发角膜炎，称麻疹性角膜炎，是麻疹的常见并发症。

1) 临床表现：主要为上皮性角膜炎，出疹前期即可出现。患儿双眼充血、畏光、流泪，角膜上皮有弥漫性点状浸润，恢复期可自愈。少数由于极度营养不良发生维生素 A 缺乏症，出现角膜软化。加之抵抗力低下，上皮性角膜炎继发感染形成溃疡，可发生角膜穿孔。

2) 治疗：治疗麻疹的同时，加强全身支持疗法。局部应用抗生素预防感染。

(7) 风疹性角膜炎　风疹是儿童时期常见的一种急性呼吸道传染病，为风疹病毒所致。常伴发结膜炎、上皮性角膜炎。

1) 临床表现：患儿出现畏光、流泪、异物感等症状。裂隙灯检查可见角膜上皮散在灰白色点状浸润，荧光素着染。可逐渐自愈。

2) 治疗：全身对症治疗的同时，眼局部应用抗生素。

3. 真菌性角膜溃疡(fungal keratitis) 儿童真菌性角膜溃疡较少见,且多与角膜外伤有关,可对视力造成严重危害。

(1)病因 本病系真菌直接侵入角膜引起感染所致,曲真菌、镰刀菌、青真菌、酵母菌等均可致病。其发生与角膜外伤尤其是植物性外伤(如稻谷、植物枝叶等)关系密切。

(2)临床表现 开始时自觉症状比较轻,可有视力模糊、异物感、疼痛、畏光、流泪等。球结膜混合充血,角膜溃疡呈灰白色不规则形,表面粗糙稍隆起。随着溃疡进展,溃疡边缘可出现"伪足"或"卫星灶"等蔓延病灶。溃疡周围可出现环状炎性浸润,此乃真菌抗原与抗体作用而形成的反应环,又称免疫环。溃疡相应部位常有明显的后界层皱褶,内皮水肿粗糙及增厚,形成所谓的内皮斑块。

严重的虹膜睫状体炎反应,是真菌性角膜溃疡的特征之一。有时即使角膜溃疡非常表浅,仍可见角膜后沉着物和房水闪辉。约50%病例可有前房积脓,脓液黏稠不易移动,有时与内皮斑块相连。

如病情未能控制,可发生角膜穿孔,最终可形成角膜葡萄肿。

(3)诊断 早期诊断对预后至关重要。诊断真菌性角膜溃疡主要依据病史、眼部表现以及实验室检查。角膜刮片染色查找菌丝和真菌培养可明确诊断。因此,对所有化脓性角膜溃疡均应考虑真菌感染的可能,并做相应的实验室检查,以免漏诊,失去早期治疗机会。

(4)治疗 一旦确诊为真菌性角膜溃疡,治疗仍很棘手。目前所用药物的疗效不够理想。常用药物有两性霉素 B、制霉菌素、那他霉素、金褐霉素等,可配制成有效浓度的滴眼剂,但有时临床效果不佳。

本病常伴有严重的虹膜睫状体炎,必须用阿托品散瞳。皮质类固醇可加速真菌扩展,无论局部或全身均禁用。

在缺乏抗真菌药或药物治疗无效的情况下,应考虑手术治疗。早期可行清创术,必要时可行结膜瓣遮盖术,对于穿孔或即将穿孔的病例可行穿透性角膜移植术。

4. 棘阿米巴性角膜炎(acanthamoeba keratitis) 棘阿米巴性角膜炎临床上比较少见,随着角膜接触镜的普遍应用,其发病率有逐渐增多的趋势。儿童发病不多,因其可造成严重的角膜损伤,在此也作一简介。

(1)病因 病原体是棘阿米巴。棘阿米巴有包囊和滋养体两种形式,前者对寒冷、干燥及各种抗微生物药物均有很强的抵抗力,一旦环境适宜,滋养体便可破囊而出。可使人类致病的棘阿米巴有 Castellanii 棘阿米巴、Polyphage 棘阿米巴、Physode 棘阿米巴、Culbertsoni 棘阿米巴及 Hatchetti 棘阿米巴。

接触镜、风沙等外界因素造成角膜上皮损伤后,受棘阿米巴污染的接触镜药液、水、土壤进入结膜囊即可造成污染。

(2)临床表现 大多数病例单眼发病,患者有视力模糊、异物感、畏光、流泪等刺激症状,常伴有严重的疼痛。病程缓慢,可达数月之久。

早期角膜基质限局性浸润,角膜病变呈现多样化,角膜上皮可以正常或出现点状角膜炎、角膜上皮糜烂,也可表现为类似单纯疱疹性角膜炎的树枝状浸润和地图状上皮缺损。

随着感染的进展,眼部疼痛加剧,角膜上皮大面积糜烂,基质浸润逐渐扩大形成典型的环形浸润。围绕基质层中的角膜神经也可出现浸润,形成沿神经走行的放射状浸润,称为放射状角膜神经炎,此与临床上的严重疼痛相吻合。

病变进一步发展,可形成化脓性角膜溃疡、角膜基质脓疡,最终可发生穿孔。

部分病例可发生虹膜睫状体炎、前房积脓、巩膜炎和继发性青光眼。

(3)诊断 早期诊断对预后十分关键。本病的早期治疗效果较好,但早期缺乏特殊体征,易与单纯疱疹性角膜炎混淆。应注意的是,本病多有角膜外伤、戴接触镜或与土壤、自然水源接触史。实验室检查是确诊的主要依据。

角膜上皮刮片或角膜活检行 Giemsa、Gram 染色可见棘阿米巴病原体。也可应用免疫荧光染色、扫描电镜等检查棘阿米巴的存在。

(4)治疗 目前尚缺乏特别有效的治疗方法。局部滴用羟乙磺酸丙氧苯脒(Propamidine Isethionate)、多粘菌素B、新霉素、短杆菌肽和咪唑类药物。皮质类固醇的应用是个有争议的问题,它可以减轻炎症和疼痛,但同时可抑制机体的免疫力,使治疗更加困难。

对药物不能控制的严重病例,可行穿透性角膜移植术。然而,就手术时机也颇有争议,有人认为早期手术,以防病变扩散;也有人主张待病变稳定后再手术。但此时多已产生严重的视力损害,故目前多倾向早期手术。即使如此,术后植片及周围角膜再感染也常有发生。因此,关键还是加强对本病的宣传和预防。

(四)角膜变性与营养不良

变性系指继发于某一种疾病而导致任何一种机体组织改变,例如一般病理学上包括水肿变性、玻璃样变性、淀粉样变性、类脂质样变性及钙化变性等。角膜变性为并发于某种眼病或全身病而存在。

儿童时期发生角膜变性少见,但在眼部长期的慢性炎症、全身代谢障碍时可发生。

1. 角膜带状病变(band-shaped keratopathy) 角膜带状病变为角膜表层的钙化变性,主要发生于Bowman 染色层。

(1)病因 这是一种继发性角膜变性,主要见于:①眼部慢性炎症:如儿童的葡萄膜炎、角膜基质炎、严重的表层角膜炎及眼球萎缩。②甲状旁腺功能亢进所致的高钙血症、维生素D毒性作用及其他全身疾病。③在肾衰竭患者中有时发生高磷血症及低钙血症,刺激甲状旁腺,引起继发性甲状旁腺功能亢进。④汞蒸气的慢性刺激可引起角膜的胶原改变,导致角膜带状变性。⑤原发遗传性角膜带状变性,合并或不合并其他异常。

(2)临床表现 可发生于各种年龄,多单眼发病,慢性进行性发展,病程可达10余年,也有在短时间发展为典型角膜带状病变病例。多发生在3～9点的睑裂部,严重影响视力。角膜病变呈灰色条状混浊,表面粗糙不平。常从角膜周边部逐渐向中央发展,随着病程发展在角膜中央汇合成一条白色带状混浊,宽约3～5mm,横跨角膜的睑裂区。

裂隙灯检查:角膜上皮可以完好,也可剥脱缺损。前界层及基质混浊,角膜厚度接近正常。

(3)病理 病变早期为嗜碱性粒细胞沉积在Bowman染色层,以后则失去正常结构。Bowman染色层下及基质浅层均可有钙质沉着。部分病例病变向深层发展而累及内皮层。

(4)治疗 应用EDTA-2Na可溶解沉着于角膜的钙质,由于这类药物不易穿透角膜上皮,故主张先刮除角膜上皮,再局部应用EDTA。对于病变较深及药物不能奏效者,也可行板层或穿透角膜移植术。

2. 角膜营养不良(dystrophy) 角膜营养不良系指遗传原因所决定的原发性组织改变,具有组织病理学特征,常见于先天角膜代谢异常所致的角膜病。虽然代谢异常是先天性的,而临床病变特征可在生后相当一段时间才出现。

角膜营养不良根据病变部位可分为4类,即前膜营养不良、基质营养不良、后膜营养不良及扩张性营养不良。

(1)前膜营养不良(dystrophy affecting of the anterior membrane)

1)前膜(Cogan染色微囊状、地图状-点状-指纹状)或上皮基底膜营养不良(dystrophy of the

basiepithelial cornea):

病因:本病为常染色体显性遗传。上皮基底细胞生长不正常,并分泌一些片状物质,妨碍正常上皮脱落而导致上皮细胞变性,引起上皮与基底膜粘黏不良而发生上皮脱落。

临床表现:常双侧发病,发病年龄最小5岁,30岁以后患病率增加。角膜上皮邻近基底膜的改变可为指纹状线、地图状线及小点或微囊。这些改变可单独存在。临床上25%~30%患者反复发生角膜上皮剥脱,可有明显的刺激症状。组织病理学改变为基底膜增厚并延伸入上皮层内。异常的上皮细胞及上皮细胞内微小囊形成。上皮基底膜与前弹力层之间出现纤维丝状物质。

治疗:轻微剥脱的病例给予眼膏并盖眼垫即可。白天可应用人工泪液。给予睫状肌麻痹剂减轻疼痛。病变位于瞳孔影响视力时,可将病变上皮刮除。亦可戴治疗性软性角膜接触镜。如上述治疗仍无效,也可应用角膜上皮移植术。

2)米斯曼染色上皮营养不良(Meesmann epithelial dystrophy):

病因:为罕见病,常染色体显性遗传。多发生在青少年,1~2岁婴幼儿即可发病,常为双侧性。

临床表现:发病后在30~40年内可无自觉症状。采用后照法可见角膜上皮内呈现无数细小、透明的球状小囊,播散于整个角膜。小囊破裂后,荧光素着染。这些小囊含有变性的细胞质及糖原。组织病理学上为上皮及基底膜增厚,深层柱状细胞内出现特征性的纤维颗粒样物质聚积,表层细胞出现囊样变性。

治疗:一般不需治疗。如需治疗,方法与上皮基底膜营养不良的治疗相同。

3)雷斯-布克勒尔角膜营养不良(Reis-Buckler corneal dystrophy):

病因:常染色体显性遗传。

临床表现:双侧发病,常在2~5岁以前发生。在角膜前界层出现地图状、环状及无一定形态的灰白混浊。在5~20岁时出现反复角膜上皮剥脱,但在发病后的很多年内视力相对不受影响。至中年期,混浊累及浅层基质,双眼视力明显受损。角膜中央部呈现6~7mm直径的白色混浊区。组织病理学上为前界层的纤维化改变。

治疗:早期反复上皮剥脱者可涂眼膏并盖眼垫,晚期病例则需行板层或穿透角膜移植术。

4)胶样滴状角膜营养不良(coloid drop-like corneal dystrophy):

病因:病因不明,为常染色体显性或隐性遗传,发病的家族中多有近亲结婚史。

临床表现:多见于儿童,常双眼发病,但双眼病程进展可不一致。病变区角膜表面粗糙不平,伴有密集的胶滴状半球形隆起物,形态呈桑椹状或卵圆形白色混浊,基质浅层也可出现类似的混浊病变。此时出现明显的视力减退,并有畏光、流泪等刺激症状。组织病理学上病变区前界层消失,其间积聚一种纤维样物质。

治疗:可行板层或穿透角膜移植术。

5)前部镶嵌状角膜营养不良(anterior inlaid dystrophy of the cornea):

病因:为常染色体显性遗传病,常与X-性连锁隐性遗传巨大角膜症合并存在。

临床表现:发病年龄为5~20岁,双侧对称性,病程进展缓慢。一般不影响视力,故临床多为晚期病例,有到50岁后复发者。角膜中央区域呈多形性灰白色混浊,前界层破裂,病变区呈现鳄鱼皮样外观。有人将此病分为青年型和老年型两类。前者伴有大角膜,周边角膜带状变性及虹膜畸形;后者常有角膜中央部混浊而致视力下降,但无新生血管及角膜知觉减退。

治疗:本病无需治疗。

(2)角膜基质营养不良(dystrophy of the corneal stroma) 角膜基质营养不良有以下4种,因在儿童时期发病,故在此详述之。

1)结节状角膜营养不良(nodular corneal dystrophy):亦称颗粒状角膜营养不良(granular dystrophy)。

病因:为常染色体显性遗传病。

临床表现:多于10岁前发病,双眼对称性发展,多在中年后发现。病变早期,多无自觉症状,部分患者感到眩目,尤其夜间驾车更为明显。角膜上皮粗糙,中央基质浅层及前界层下出现边界清晰的灰白色斑块或环状混浊区。混浊块直径约为0.2~0.4mm,逐渐向深层扩展,很少累及角膜边缘部。非病变区仍可保持部分透明。整个病变图像犹如云雾中的雪花。组织病理学上发现基质内有嗜酸性颗粒物质沉积。电子显微镜下为不规则四边形及杆状的结晶。

治疗:对视力有明显影响者,可行板层或穿透角膜移植术。

2)斑块状角膜营养不良(macular dystrophy):

病因:常染色体隐性遗传。目前本病被认为是局部粘多糖蓄积症。

临床表现:童年发病,双侧对称性。视力进行性减退,多在30~40岁时丧失大部分视力。角膜基质层呈弥漫雾状白色混浊,呈境界不清的斑块状。从角膜中央向周边进行性发展,可散在分布,也可成团块状。病变晚期后界层也可受到侵犯。组织病理学检查发现在角膜基质层及角膜细胞内有酸性粘多糖沉积。

治疗:行穿透角膜移植术可获得满意效果,但术后仍有复发可能。

3)格子状角膜营养不良(lattice dystrophy):

病因:常染色体显性遗传。

临床表现:青少年期发病,双眼对称进展,单眼偶见。角膜混浊呈3种类型:①分支状灰白线状混浊。②不清晰的丝状及点状混浊。③弥漫雾状混浊。到40岁以后,视力严重受损。可伴有复发性角膜上皮剥脱。病理学改变为角膜基质内淀粉样物质沉积。

治疗:如发生复发性上皮剥脱,可按上皮剥脱治疗。行穿透角膜移植术可获得良好效果。

4)结晶状角膜营养不良(crystalline dystrophy):

病因:常染色体显性遗传。

临床表现:大多数病例为非进行性。常在1岁左右发病,可双眼也可单眼。病变位于基质浅层,角膜中央部呈细点状或环状结晶,在光照下,闪耀着黄、蓝、绿色光亮,基质呈现灰色雾状混浊。本病常伴有高脂血症。显微镜下基质浅层为排列杂乱的胆固醇结晶。

治疗:无视力障碍者不需治疗,中央混浊较著,影响视力者,可行穿透角膜移植术。全身高脂血症应由内科治疗。

(3)后膜角膜营养不良(dystrophy affecting of the posterior membrane)　后膜角膜营养不良共有4种,儿童期发病的有以下2种,现分述之。

1)后部多形性内皮营养不良(posterior polymorphous endothelial dystrophy):

病因:多为常染色体显性遗传,少数病例为常染色体隐性遗传。

临床表现:可发生于任何年龄,双眼发病,病程进展缓慢。多数病例早期无症状,仅在常规眼部检查中被发现。病变晚期可出现视力减退。部分病例可并发广泛虹膜前粘连而导致继发青光眼。裂隙灯下后界层及内皮层呈现不规则的及多形性的凹状、小泡、囊状及混浊改变。这些改变通常是非进行性的。少数病例晚期出现角膜内皮失代偿,发生角膜水肿。光学显微镜下,后界层呈局限或播散性增厚,并出现许多灶性赘生物,形态呈结节状或梭状。内皮细胞呈纤维细胞样外观。

治疗：出现角膜内皮失代偿、角膜水肿及严重影响视力者可行穿透角膜移植术。发生继发青光眼者可行抗青光眼术。

2) 先天遗传性内皮营养不良(congenital hereditary endothelial dystrophy)：

病因：以常染色体隐性遗传为主，亦有少数病例为常染色体显性遗传。

临床表现：本病于胎儿期或婴幼儿期发病，双眼对称发生，病程进展缓慢。

隐性遗传者通常于胎儿期发病，出生后即显现症状；显性遗传者1～2岁发病，经过5～10年病情逐渐加重。常伴有刺激症状。角膜水肿呈灰蓝色、毛玻璃样外观，偶伴有灰色点状灶。角膜增厚至正常角膜的2～3倍，常伴有眼球震颤及内斜视，此时易与先天性青光眼混淆。显微镜下，内皮细胞数目减少，形成明显的无细胞区。后界层普遍增厚，形成无细胞结构的毛毡样外观。基质胶原纤维束部分增粗到正常胶原纤维的2倍。

治疗：水肿较轻而有有用视力者，不需治疗。角膜水肿严重影响视力者，可行穿透角膜移植术，植片要相应大些，以减少移植术后失败。

(4) 扩张性角膜营养不良(ectactic dystrophy)  扩张性角膜营养不良包括圆锥角膜(keratoglobus)及球形角膜(keratoglobus)。由于这两种病在儿童时期很少见，故不再讨论。

### 四、先天性青光眼

青光眼是一种严重危害视功能的常见致盲眼病，其特点是眼压升高或相对升高并导致视神经损害和视野缺损。先天性青光眼是儿童主要致盲疾患之一，通常指因前房角房水引流系统先天发育异常使房水排出障碍所致的眼压升高，可见于新生儿期、婴幼儿期、儿童期，也可见于青年期。国外统计，其发病率为0.01%～0.04%。国内流行病学调查显示，我国先天性青光眼的盲目率占先天性眼病致盲的1.3%，位于第6位。

目前国际上对先天性青光眼尚无统一分类标准，主要依据症状或病变解剖部位而分类。我国在1979年第二届全国眼科学术会议所制定的青光眼分类法将先天性青光眼分为以下3种类型：①原发性婴幼儿型青光眼。②青少年型青光眼。③合并其他先天异常的青光眼。

因3岁以上儿童眼球已基本发育成熟，通常不再因眼压升高而发生眼球显著增大，所以通常以3岁作为婴幼儿型青光眼与青少年型青光眼的年龄分界。

(一) 发病机制

目前先天性青光眼的发病机制仍不清，但普遍认为是由于胚胎期前房角发育及分化异常所致。有人认为患者前房角有一层中胚叶组织黏附在小梁上，即Barkan染色膜妨碍房水引流，或因小梁网发育不全并受到周围组织的压迫以及小梁内层致密缺少通透性等。

先天性青光眼的病理组织学改变相当复杂，光镜下主要表现为：前房角开放，但虹膜根部附着较偏前。小梁网不规则变性，可异常增粗或变细。巩膜突发育不良，睫状肌纵行纤维增多增厚且附着位置偏前，常越过巩膜突直接附着在小梁上，小梁被肌纤维挤压而使房水流通间隙变窄。Schlemm染色管发育不良，管腔局部狭窄或闭塞，管内壁内皮细胞下存在不定形物质。少数病例可以发现存在Barkan染色膜，这是一无通透性间隙的薄膜，并有许多稀疏散在和不规则排列的斑块物质。部分病例可见压缩的小梁网形成的致密物质，不能分辨为单独的细胞或小梁薄板，故形成类似膜样组织。电镜检查显示，小梁内皮细胞变性，基质板层不均匀，胶原纤维和弹性纤维增多，细胞外间质充满细纤维、胶原纤维及少量电子致密物质。内皮网中可见大量基底膜样物质沉积，Schlemm 管内皮细胞变性及胞浆内巨大空泡明显减少等。以上病理学改变必然会影响房水排出通道的正常生理功能并导致青光眼的发生。

(二)临床表现及鉴别诊断

1.原发性婴幼儿型青光眼　原发性婴幼儿型青光眼是先天性青光眼的一种特殊而常见的类型,患儿前房角小梁网先天发育异常使房水外流障碍和眼压升高,并导致眼球结构和生理功能损害或破坏。男性发病率明显高于女性,约占65%。75%患者双眼同时或先后发病。发病时间相当不一致,约25%患儿在出生时,60%在生后6个月内,80%以上在生后1年内发现。约10%~12%的患者有明显的常染色体隐性遗传,但大多数病例为散发性。

先天性青光眼的症状和体征存在很大差异,取决于发病年龄和眼压升高的幅度。年幼患儿可突然出现畏光、流泪和眼睑痉挛,而年龄较大儿童常以视力减退为主要症状,系由近视或视神经萎缩所致。当考虑到有青光眼可能时,应对患儿进行全面检查,除为明确青光眼诊断外,还应确定其发病原因、时间和严重程度,以利于选择适当的治疗措施。有条件及必要时,应在手术室中进行检查。由于年幼儿童眼球尚处于生长发育阶段,如果眼压升高未能得到及时诊治,短期内就将对视觉发育造成极大危害。因此,先天性青光眼是眼科急症,应尽快(最好在24~72小时内)确诊以便进一步处理。

(1)临床表现和体征

1)泪溢、畏光和眼睑痉挛：是婴幼儿型青光眼典型的三联征,因眼压升高产生角膜水肿并刺激角膜感觉神经所致,可在角膜混浊或增大前出现,应引起患儿家长和医师的注意。患儿只要出现其中一个症状就应高度怀疑有青光眼的可能。

2)角膜改变：角膜的改变是伴随眼压持续增高和病情的不断加剧而先后发生的。开始眼压增高时角膜呈现云雾状水肿,其程度随眼压增减而改变,此时水肿多位于上皮层。病情发展后角膜扩张使后界层破裂,表现为角膜后面狭长的玻璃状条带,可为单条或多条,最初常见于角膜周边部与角膜缘平行,以后在视轴部位也受影响。角膜实质层可见不规则的混浊水肿。

角膜直径因眼压增高而不断扩大,特别是在角膜缘处。检查婴幼儿角膜直径是先天性青光眼的重要诊断依据,检查时用卡尺或两脚规测量3点至9点的角膜水平径和6点至12点的角膜垂直径。正常新生儿角膜直径为9.5mm,半岁时为10.5mm,出生后一年增加至11~11.5mm,3岁时角膜横径已达成人水平(11.8mm)。如生后第1年角膜直径超过12mm,应高度怀疑为婴幼儿型青光眼。

3)前房加深、眼球增大和轴性近视：前房加深是因眼压升高使角膜缘受到牵张所致。眼球增大是婴幼儿青光眼的重要体征。眼压增高使后巩膜膨隆,故可在短期内发生近视或使近视程度明显加重。此外,眼球进行性增大和扩张,还可使晶状体悬韧带拉长或断裂,导致虹膜震颤和晶状体不完全脱位。

4)眼压增高：眼压检查对确诊先天性青光眼十分重要,最好采用手持压平式眼压计或电眼压计,而Schiotz眼压计常因角膜平坦、水肿和增大而影响测量准确性。目前对儿童眼压正常值尚无统一标准,一般认为儿童眼压比成年人眼压低1.07~2.80kPa(8~21mmHg)。Pensieno等用气动眼压计(测量眼压值＝Perkin压平眼压值×0.9+0.52)测量正常儿童眼,出生时眼压为1.28±0.31kPa(9.59±2.3mmHg),0~1岁眼压为1.41±0.41kPa(10.61±3.1mmHg),1~2岁眼压为1.68±0.19kPa(12.58±1.46mmHg),3~4岁眼压为1.83±0.27kPa(13.73±2.05mmHg),以上结果可以作为参考。

患儿眼压一般在4~6.67kPa(30~50mmHg),也有高达10.67kPa(80mmHg)者,如双眼压差大于

0.67kPa(5mmHg)亦可作为诊断依据。但部分患儿眼压处于边缘状态或受其他因素影响,因此眼压提供的数据并非完全可靠。

因青光眼患儿眼压测量常需在麻醉下进行,应特别注意许多麻醉剂均可不同程度地影响眼压。乙醚、环丙烷和氯氨酮在麻醉兴奋期可使眼压升高,而在深麻醉期则使眼压降低。如麻醉达到可施行手术的深度时,眼压可降低2~2.66kPa(15~20mmHg),故眼压测量应尽可能在麻醉早期进行,以保证测量结果的可靠。近年来国内外在先天性青光眼的常规检查时多采用氯氨酮,但用接触式眼压计测眼压时需局部加滴表面麻醉剂。较大婴儿可口服水合氯醛。

5)视乳头生理凹陷扩大和视神经萎缩:正常婴幼儿双眼视乳头外观大致相同,视乳头杯/盘比值(C/D)极少大于0.3。先天性青光眼患儿的双侧视乳头常不对称,C/D值大于0.3或双眼C/D值相差在0.2以上均为重要诊断依据。因婴幼儿视乳头结缔组织弹性较大,眼压控制后视乳头凹陷常能缩小,C/D值的明显改善是治疗成功的良好指标。有条件时定期眼底照相记录视乳头的形态,对诊断先天性青光眼及判断疗效均有帮助。此外检查眼底时,还应注意有无其他眼底疾患,如血管瘤、视网膜母细胞瘤或早产儿视网膜病变等。

6)前房角改变:目前对婴幼儿青光眼是否存在特异性表现尚无一致看法,所以对诊断无决定意义,只能提供参考及鉴别青光眼的类型。婴幼儿青光眼的房角形态与正常婴儿很相似,但可因虹膜附着靠前,极似周边前粘连。小梁表现略呈半透明外观。有人将前房角改变分为3组:①中胚叶性房角异常,包括葡萄膜小梁网增厚,跨越小梁的虹膜突可呈浅灰色薄膜或致密的色素层。②瘢痕房角:短缩的指状突从扇形虹膜边缘伸展。③房角或虹膜、角膜不同程度地发育不良。

7)眼轴增大:采用超声波测量眼球轴长已被列为诊断和随访先天性青光眼的常规检查,对早期诊断或单眼发病预测对侧眼都有重要价值。新生儿眼轴长度:男孩为16.7mm,女孩为16.5mm。SamPaolesi等经测量及计算出不同年龄眼轴长度分别为:3个月龄19.8mm,6个月龄20.4mm,1岁21.1mm,2岁21.8mm,3岁22.2mm,4岁22.5mm,5岁22.7mm,6岁22.9mm,7岁23.0mm。尤其对眼压测量可疑为青光眼的患儿应测量眼轴长度,如眼轴长度明显大于同年龄组正常值,以后将可能发展为先天性青光眼。

(2)鉴别诊断

1)先天性大角膜:先天性大角膜为一种性连锁隐性遗传眼病,亦可见于常染色体显性或隐性遗传者。主要临床特点是先天角膜直径异常增大(>13mm)而不伴眼压升高,角膜曲率增大或正常,常合并高度散光。因眼前部增大和晶状体悬韧带过度拉长,前房加深并可伴晶状体和虹膜震颤。与先天性青光眼的鉴别点为:

先天性大角膜者角膜透明,无后界层破裂及混浊水肿,眼压正常无升高,视乳头正常,无病理性凹陷或萎缩,视功能正常,角膜增大双侧对称且为非进行性。而先天性青光眼约35%单眼发病,或双侧病情轻重不等,故角膜直径可双侧不对称,如不及时治疗,角膜增大迅速。先天性大角膜者常为家族性,而先天性青光眼常无明显家族史。但需注意的是,在某些家系中先天性大角膜和先天性青光眼患者为同胞兄弟,故有人认为先天性大角膜是婴幼儿青光眼的顿挫型或痊愈型,对任何大角膜病例均应定期随访并除外青光眼。

2)产伤所致角膜混浊:难产患者经产钳助产时可致胎儿角膜后界层破裂和角膜混浊水肿。因胎儿多为左枕前位,故病变左侧多于右侧。眼睑皮肤及眼眶周围组织可同时受累。后界层破裂常为多发性垂直或斜行条纹,角膜水肿可持续一至数月。角膜直径、眼压和视乳头均正常,但少数患儿也可伴有暂时性眼压升高或眼压下降。

3)泪道狭窄或阻塞:泪道狭窄或阻塞是造成新生儿和婴幼儿流泪的常见原因,可有泪溢和眼睑痉挛,但无畏光。泪道阻塞可见于以下情况:①新生儿泪囊炎:多为单侧性,常因鼻泪管下端的开口处被先天性残存的膜组织封闭,或残存的上皮碎屑阻塞了泪道管腔,极少数因鼻部畸形或骨性管腔狭窄所致。患儿生后流泪伴有脓性分泌物,角膜透明,大小正常,眼压及眼底均正常。②先天性无泪小点或先天泪小管闭塞或缺乏:均为先天泪道发育障碍,必要时可在全麻下测眼压并做泪道探通以证实有无阻塞存在。

4)母体风疹综合征:因胚胎期母体受风疹病毒感染所致的先天性疾患。患儿常伴有耳聋、先天性白内障、心脏异常及智力低下等,可与婴幼儿型青光眼鉴别,但很难经前房角镜检查作出鉴别诊断。在已明确诊断的风疹综合征中,10%~25%的患儿出现青光眼,对角膜切开术反应良好。如在妊娠9个月时发生风疹性病毒血症,则可仅引起青光眼而无其他风疹感染表现,此时与婴幼儿型青光眼无法鉴别。

5)先天性角膜混浊:角膜因胚胎期发育异常或感染(如风疹或少数可因维生素 A 缺乏引起先天角膜软化)所致。角膜混浊可为局限性或弥漫性,病变程度不等,有时可合并先天性白内障或小角膜、小眼球、先天性虹膜缺损或无虹膜等。眼压正常,风疹性角膜炎时可伴有或不伴有青光眼。如角膜周边部或全部角膜呈巩膜样混浊并无法分辨角膜缘,称为先天性巩膜性角膜。混浊区角膜有新生血管形成,但无后界层破裂,眼压及眼底正常。病变为非进行性,无明显遗传倾向。患者常伴有眼部及其他全身先天异常,如扁平角膜、眼球震颤、多指(趾)、顶骨裂缝、颅骨营养不良、耳部畸形和先天性小脑症等。

6)先天性遗传性角膜内皮营养不良:为常染色体隐性遗传性疾病,特点为因角膜内皮细胞明显减少所致的双侧角膜水肿,角膜实质层极度增厚,但角膜大小及眼压正常,无后界层破裂,视乳头无青光眼性改变。

7)轴性近视:患儿视力减退伴眼轴明显增大,眼压正常。眼底检查可见视乳头入口倾斜,常伴周围近视弧及脉络膜萎缩斑等近视眼底改变。

**2. 青少年型青光眼** 青少年型青光眼又称发育性青光眼或迟发性婴幼儿型青光眼,根据我国青光眼分类标准系指3岁以后至30岁以前的开角型青光眼。与原发性开角型青光眼相似,发病经过为非常隐蔽过程,并且因3岁以上的儿童眼球壁弹性比婴幼儿差,虽眼压升高但一般无角膜直径增大,所以很难发现。较大儿童也可有眼痛、虹视及视物模糊甚至头痛、恶心等症状。患者视力明显减退及视野缩小,检查可发现眼压升高。眼底检查可见青光眼性视神经改变,但视乳头凹陷浅而宽,故有时误诊为视神经萎缩。房角一般为宽角,虹膜附着位置较高,也可有较多的虹膜突或小梁色素沉着,亦有少数病例为窄角。部分病例的近视可因巩膜持续伸展而增加,所以在学龄儿童或青年人如近视程度迅速进行性加重应警惕有无青光眼存在。

**3. 青光眼合并其他先天性异常** 很多眼部及全身先天发育异常并发眼压升高,有些可在出生时发现,另一些可发生在婴幼儿或生后任何时间。临床上主要见于以下情况。

(1)房角发育不全

1)后胚胎环:角膜后胚胎环是前房角 Schwalbe 线的增厚和隆起,并向角膜中央移行。裂隙灯检查可见一条与角膜缘平行的白线位于后界层平面,围绕部分或整个角膜缘。如不伴其他异常则属正常变异,无重要临床意义。

2)Axenfeld-Reiger 综合征:系除角膜后胚胎环外,还有广泛的边缘部中胚叶发育异常。虹膜萎缩及裂孔形成,瞳孔异常,还可伴有角膜混浊、白内障、无虹膜、脉络膜及视网膜缺损、视乳头发育不良、小眼球、小角膜、眼球震颤等先天异常。约半数患者合并青光眼,可用药物或手术控制眼压,但一般预后欠佳。还可伴有牙齿及面骨发育缺陷、智力障碍、心血管系统发育异常等。

(2)先天性无虹膜 先天性无虹膜为双侧先天性虹膜发育不良,通常为常染色体显性遗传。多数患者并非完全无虹膜,而是留有部分虹膜残根,其可位于正常虹膜平面,或向前延伸并遮盖部分小梁网。此外多伴其他眼部异常,如小角膜、小眼球、圆锥角膜、角膜混浊、晶状体脱位、白内障及黄斑发育不全等。患者视力障碍明显,可有眼球震颤等,还可合并全身发育异常如多指(趾)畸形、智力障碍、四肢及外耳畸形、脑积水伴发神经症状及精神迟钝等。因虹膜异常和晶状体脱位可致青光眼,对伴眼压增高的患者可首先采用药物治疗。眼压不能控制者可手术治疗,一般房角切开术和小梁切开术效果不满意,小梁切除术成功率较高。

(3)先天性小眼球　先天性小眼球是因眼球发育不良致使眼球直径明显小于正常,可分为真性小眼球、缺损性小眼球及并发性小眼球3种类型。真性小眼球外观大致正常,但眼球窝明显变小,约为正常的2/3,角膜常小于正常,房角窄,前房甚浅,多为远视。伴眼压升高者常见,特点为眼压升高但症状不明显,对缩瞳剂反应不良,药物治疗常呈反相反应,常规抗青光眼手术常不能控制眼压并有发生眼后部严重并发症的倾向,如脉络膜渗漏、玻璃体积血及继发性视网膜脱落等。早期应用药物治疗,对不能控制者可选择晶状体摘除联合小梁切除术。

缺损性小眼球为小眼球合并虹膜脉络膜及视神经缺损等。并发性小眼球为合并眼部及全身先天异常,如角膜混浊、白内障、瞳孔残膜及异位、眼底异常;全身可有四肢及心、脑畸形,智力发育不全和聋哑等。

(4)Peter异常　临床特征为虹膜与角膜后界层缺损间形成的环形粘连及角膜中央混浊,多数患者为常染色体隐性遗传或不规则显性遗传,常双眼发病。50%以上患者因房角发育异常或粘连伴有青光眼,其他眼部异常为小眼球、蓝色巩膜、眼前段发育不良、角膜晶状体粘连、无虹膜和晶状体混浊等。眼压高者可先用药物控制眼压,如失败可行眼外引流术,有时小梁切开术亦有效。

(5)马方综合征(Marfan综合征)　马方综合征是临床较常见的常染色体显性遗传性疾病,亦有散发病例。典型表现为双侧晶状体脱位、身材细长伴细长指(趾),常合并心脏异常,可伴有青光眼。晶状体多向上方半脱位,亦有全脱位者。眼压高多系晶状体脱位诱发,部分病例因前房角发育异常所致。患者常合并白内障、高度近视、视网膜病变甚至视网膜脱落等。此综合征系由中胚叶组织广泛发育异常所致,故患者骨骼肌肉发育异常、关节松弛或收缩、全身乏力,常伴内脏发育异常甚至法洛四联症。对伴有青光眼的患者应针对眼压升高的原因进行药物治疗或手术治疗。

(6)Marchesani综合征　Marchesani综合征又称球形晶状体短指综合征,为常染色体隐性或显性遗传病。典型表现为晶状体呈球形且较小,晶状体脱位,患者身材矮小,四肢和指(趾)短粗,皮下脂肪丰富,可伴心脏疾患及智力障碍等。眼部多因球形晶状体与虹膜相贴紧密,形成瞳孔阻滞诱发眼压升高,应使用睫状肌麻痹剂缓解瞳孔阻滞,如应用缩瞳剂反而加重病情,必要时手术摘除晶状体或行虹膜切除术,对伴有发育异常或房角粘连者需酌情行房角切开或眼外引流术。患者一般均为高度近视并需戴镜矫正。

(7)同型胱氨酸尿症　本综合征是因胱硫醚合成酶缺乏所致的代谢异常性疾患,为常染色体隐性遗传。患者血浆中同型胱氨酸和蛋氨酸增多并从尿中排出,但血浆中的胱氨酸和半胱氨酸都减少。多数患者身材细高,上下肢比例失调,有蜘蛛样指(趾)、骨骼关节发育异常及骨质疏松、智力障碍、癫痫等,由于血黏度变化常发生血栓形成,如脑血栓、心肌梗死等,还可伴有毛发稀疏、皮肤变薄等。眼部异常主要表现为晶状体脱位,眼压升高者多因晶状体脱位所致的瞳孔阻滞所诱发。患者还可伴有先天性白内障、闭塞性血管改变、视网膜脱离、视网膜色素变性、视神经萎缩及屈光不正等。化验检查胱氨酸或同型胱氨酸阳性,血浆中出现同型胱氨酸及蛋氨酸增高。最确切的诊断方法为皮肤成纤维细胞组织培养测定胱硫醚合成酶活力。

(8)Sturge-Weber综合征　又称眼-神经-皮肤血管瘤病、脑-三叉神经血管瘤病或颜面血管瘤综合征,表现为沿三叉神经分布的颜面部毛细血管瘤,主要侵犯三叉神经第1、2分支,亦可波及至眶内。颅内发生脑膜血管瘤,可伴大脑发育不良、神经胶质化,依病情轻重可表现癫痫、偏瘫等中枢神经系统症状。眼部常见脉络膜血管瘤,亦可侵及视网膜、结膜、浅层巩膜、睫状体及眼睑等。约30%的病例眼压升高,其原因可能因房角发育异常、浅层巩膜静脉压升高或房水分泌过多所致。如药物治疗无效可酌情手术治疗。

(9)神经纤维瘤病　系因神经外胚叶发育障碍所致的常染色体显性遗传性疾患,外显率不定。典型表现为周围神经鞘增殖而形成弥漫性丛状神经瘤,伴有皮肤咖啡斑。皮肤神经纤维瘤可遍布全身,多沿神经干分布,皮肤增厚、皱褶或呈松软的瘤结节,多突起。面部好发于上睑或眶部,常为单侧并可伴上睑下垂,呈淡棕色斑,大小不等且边缘不规则。有患者伴骨骼异常及神经系统改变,约50%患者并发青光眼,可因神经纤维瘤侵犯房角、房角发育异常或睫状体与脉络膜神经纤维瘤增生肥厚使房角关闭所致。患者常可见虹膜错构瘤,表现为隆起于虹膜表面的胶样结节,呈白色或黄棕色半球形。部分患者可伴有眼眶内神经纤维瘤或视神经胶质瘤等。本病治疗原则同婴幼儿型青光眼。

(三)治疗

1. 药物治疗　由于大多数降眼压药物都可不同程度诱发全身不良反应而不宜儿童长期应用,所以先天性青光眼一般均需手术控制眼压。药物治疗仅作为手术前暂时的降压措施或用于手术后使眼压进一步下降以达满意水平。婴幼儿和儿童期具有生理特点,在选择抗青光眼药物时更应慎重,严格掌握适应证、用药浓度和剂量,应尽可能使用低浓度和小剂量药物。局部点药后应按压泪点以防药液进入鼻腔诱发全身不良反应,并密切注意药物对全身的影响,特别是对呼吸和循环系统的影响。

根据降眼压作用机制,目前用于先天性青光眼治疗的药物主要有胆碱能药物、β-受体阻滞剂、拟肾上腺素药物及碳酸酐酶抑制剂。

(1)胆碱能药物　目前最常应用的胆碱能药物是毛果芸香碱,浓度为0.5%~4%,一般应用浓度为1%或2%。其降压机制主要是通过收缩瞳孔括约肌而解除周边虹膜堵塞小梁网的阻滞,并刺激睫状肌收缩以牵引小梁网,使小梁网眼开大和增加房水引流。点眼后10~15分钟开始缩瞳,约1小时后眼压开始下降,持续4~8小时。一般每日点眼4次。全身不良反应包括流涎、出汗、恶心呕吐、腹痛、细支气管痉挛和肺水肿,局部不良反应主要为眼部充血、眼痛、调节痉挛和近视。用药时从低浓度开始,逐渐提高浓度可以减少不良反应的出现。

(2)β-受体阻滞剂　噻吗洛尔是临床上最常用的非选择性β-受体阻滞剂,其降压机制是通过抑制房水生成而降低眼压,对视力、调节及瞳孔无影响,可用于各种类型眼压升高。浓度为0.25%或0.5%,点药1小时内眼压开始下降,持续24~28小时,一般每日点1~2次。主要不良反应包括心动过缓和支气管平滑肌痉挛、头晕、嗜睡等。禁用于房室传导阻滞、窦性心动过缓、心力衰竭、支气管痉挛性疾病、哮喘和各种气道阻塞性疾患。即使低浓度噻吗洛尔亦可能诱发明显的全身不良反应,故应切记慎用于婴幼儿,尤其是小于1岁的患儿。

其他非选择性β-受体阻滞剂包括左布诺洛尔、美托洛尔、卡替洛尔等,降眼压机制和噻吗洛尔相似。贝他根的优点为降压效果持久,每日点眼1次即可。美开朗具有内在性拟交感神经作用(ISA作用),故对心肺影响较小。

倍他洛尔为选择性$\beta_1$-受体阻滞剂,对呼吸系统不良反应小,可以用于有哮喘病史或因其他呼吸道阻塞性疾患不能应用噻吗洛尔者,但亦应密切注意发生全身不良反应的可能。

(3)拟肾上腺素药物　肾上腺素作用机制复杂,可能主要是通过抑制房水生成及促进房水排出而使眼压下降。肾上腺素异戊酯是肾上腺素的前体药,用三甲基乙酸将肾上腺素双酯化而成,在房水中被水解为肾上腺素后发挥作用。可用于开角型青光眼或如炎症、手术或外伤后的继发性青光眼,与缩瞳剂和碳酸酐酶抑制剂具有协同作用,但与 β-受体阻滞剂联合使用时协同作用不显著。亦有人提出肾上腺素与选择性 $\beta_1$-受体阻滞剂如倍他洛尔联合用药降压效果增强。

(4)碳酸酐酶抑制剂　临床上常用的碳酸酐酶抑制剂为乙酰唑胺片剂,250mg/片,作用机制为抑制房水生成,剂量为婴幼儿 5~10mg/kg,每 6 小时 1 次,口服 1~2 小时后眼压开始下降,3~5 小时达最大降压效果,6~12 小时作用消失。全身不良反应包括感觉异常、食欲减退、全身不适和疲劳感、泌尿系统结石及输尿管绞痛、精神抑郁、低钾血症,此外还可见药疹皮炎、骨髓抑制、肾衰竭、过敏性休克等,禁用于对磺胺药物过敏者。

2. 手术治疗　先天性青光眼患者一经发现应尽早手术治疗。目前房角切开术和小梁切开术已成为治疗先天性青光眼的常规术式,临床效果满意。对某些复杂病例,如角巩膜缘异常增宽而不能辨认角膜缘者,或小梁及 Schlemm 染色管萎缩、缺乏,或已行房角切开或小梁切开术而未能控制眼压者,可行小梁切除术。必要时行阀门硅胶管植入术、睫状体冷冻或睫状体光凝术。

(1)房角切开术　手术目的是从内路切开前房角小梁网表面残存的中胚叶组织而使房水流入 Schlemm 染色管。

1)手术方法:①患儿头位向术者相反侧倾斜 45°,助手用齿镊固定上、下直肌。②将房角镜置于术眼角膜上,并使颞侧角膜部分暴露。在手术显微镜下,房角切开刀从颞侧角膜缘内 1~2mm 处斜行穿刺进刀,刀进入前房后应与虹膜面平行并越过瞳孔达对侧房角,避免损伤虹膜及晶状体。③行房角切开时,刀尖在 Schwalbe 线下插入小梁,先向一侧行 60°房角切开,再将刀尖反转置回原处后向另一侧行相同范围房角切开,注意勿切开过深。④完成 120°房角切开后,应将房角切开刀平稳而迅速退出前房,如前房浅时可注入少量平衡盐水以恢复前房。视切口闭合情况可缝合或不缝合角膜。

2)术后处理:术后患儿头位应使房角切开侧位于上方,以防手术区因局部出血形成粘连而影响手术效果。术后数天应用强缩瞳剂可扩张房角切口,局部应用激素及抗生素。

术中并发症包括因房角切开位置偏后伤及睫状体引起眼内出血,切开过深而刺穿巩膜或损伤晶状体诱发白内障等。

如果一次房角切开术后眼压控制不满意,可行第二次房角切开术,即从鼻侧进刀切开颞侧小梁网,如果仍无效需行外路小梁切开术或小梁切除术。

(2)小梁切开术　手术目的是从外路钝性切开 Schlemm 染色管内壁和小梁网,以使房水流向 Schlemm 染色管,成功率可高达 90%。主要适应证为房角部发育异常的先天性青光眼(包括青少年型青光眼),可作为先天性青光眼手术治疗的首选方法,或作为反复房角切开术失败后的补充手术。

1)手术方法:①做上直肌牵引缝线后,在上方做以穹隆部或以角膜缘为基底的结膜瓣并暴露角膜缘。②做一以角膜缘为基底约 3mm×3mm 大小的板层巩膜瓣(约 2/3 或 3/4 巩膜厚度)并分离至透明角膜内 1~1.5mm。③在角巩膜缘连接处作一 1~1.5mm 长的垂直切口,但勿切穿球壁。仔细寻找位于深层的 Schlemm 染色管断端。先天性青光眼因眼球增大,角膜缘结构欠清晰,有时寻找 Schlemm 染色管断端很困难。该断端在白色的巩膜突的近前,呈灰色凹陷或深色小点,有时可见少量清澈液体自管内流出,但前房深度无变化。发现后如能顺利地插入一段 5-0 尼龙线,并且轻微摆动尼龙线尾而无移位现象,即可确认为 Schlemm 染色管,然后取出。④将小梁切开,刀伸入一侧 Schlemm 染色管内,向前与角膜缘平行推进约 10mm,再转动刀柄使与虹膜面平行向前房作水平扫切,同时缓慢退出小梁切开刀。⑤更换另一弯向的小梁切开刀以同法切开另一侧 Schlemm 染色管内壁和小梁。⑥用 10-0 尼龙线缝合巩膜瓣并关闭结膜切口。

2)术后处理:与房角切开术相同。

3)术中并发症:包括前房积血、虹膜根部离断、角膜后界层撕脱、虹膜脱出等。如术中未能找到Schlemm染色管,可改行小梁切除术。

(3)小梁切除术　手术目的是建立使房水引流至眼外的途径。

1)手术方法:①做上直肌固定牵引缝线后,在鼻上方或侧方做以穹隆或以角膜缘为基底的结膜瓣。②做一约5mm×5mm以角膜缘为基底的板层巩膜瓣,并分离至透明角膜内1mm,形状可为三角形、长方形、梯形等,约1/2巩膜厚度。③巩膜瓣下角膜缘处切除约1mm×3mm小梁组织。④行周边虹膜切除并恢复虹膜。⑤巩膜瓣复位并缝合,缝合球筋膜和球结膜。

2)术后处理:术后常规应用激素和抗生素,必要时散瞳。

3)并发症:术中并发症包括结膜瓣破裂、巩膜瓣分离过薄或切穿、前房积血等。术后并发症有前房延缓形成、恶性青光眼、白内障、虹膜睫状体炎、交感性眼炎和感染等。

小梁切除术后有患者因局部成纤维细胞增殖和瘢痕形成而导致手术失败,近年来术中应用抗代谢药物(如丝裂霉素或氟尿嘧啶等)以减慢术后局部瘢痕组织形成和提高手术成功率。但抗代谢药物对局部及全身均有毒性作用,因此对婴幼儿应用需特别慎重,建议只用于多次手术者。

(4)植入物引流术　手术目的是使房水经人工合成引流管装置引流至眼外,以治疗在小梁切开术或小梁切除术后仍未能控制的难治性青光眼,小儿选择此手术应慎重。

1)手术方法:①选择适宜行前房插管的象限做以角膜缘或穹隆为基底的结膜瓣,并分离至赤道部。②与小梁切除术相同做一以角膜缘为基底的巩膜瓣,并分离至角膜缘。③将引流植入盘缝合于近赤道部位巩膜浅层使其固定。④将硅胶管一端剪成一斜面向上的尖端,使其插入前房后距角膜缘约2mm。在巩膜瓣下角膜缘处做前房穿刺,然后将硅胶管插入前房,注意管位置,勿接触虹膜、晶状体及角膜。⑤关闭巩膜瓣并缝合,缝合球结膜。

如不能分离巩膜瓣,亦可将硅胶管直接置于巩膜表面并插入前房,然后在硅胶管表面覆盖并缝合一异体巩膜,以免硅胶管腐蚀球结膜导致硅胶管暴露。

2)术后处理:与小梁切除术相同。

3)主要并发症:有硅胶管阻塞或与角膜内皮接触、浅前房、低眼压、脉络膜脱离、脉络膜上腔出血、视网膜脱离及眼内炎等。

### 五、先天性白内障及晶状体异常

晶状体是后方凸度大于前方的双凸形透明物体,直径9~10mm,中央厚度4~5mm。它借助晶状体悬韧带附着在睫状体,而位于虹膜后方、玻璃体的前方。晶状体的疾病可分为混浊和脱位,在儿童就是先天性白内障和先天性晶状体脱位。

儿童绝不是缩小的成人。先天晶状体异常,无论是白内障还是脱位,尤其前者,成功地进行白内障手术在儿童要比成人困难得多,这在1805年就被James Ware所指出,而且至今还被所有的临床眼科医生所承认。本节将对儿童的晶状体异常的表现和治疗进行讨论。

新生儿的晶状体比正常成人的晶状体更接近球形。新生儿眼球的前后径很短,仅为17mm。为增加眼球整体的屈光度,眼球的前表面弧度增加,新生儿的晶状体前后径长约3.76mm,而赤道直径比较短,约为

6.7mm。由于晶状体略呈球形,在眼球内所占的位置较大,因此前房便较成人要浅。随着年龄增大,眼球增大,睫状体向外扩展将晶状体拉扁,使其接近成人。在整个人生过程中,晶状体在不断地发育。

(一)晶状体的发育、解剖学与组织学

1. 晶状体的发育　晶状体的发育可以分为两个时期,即晶状体泡形成时期和晶状体纤维产生时期。

(1)晶状体泡形成时期　当胚胎尚未到 3.2mm 时,表面外胚叶为一层未分化的立方上皮。胚胎在 4.5mm 时,视泡远端与其接触,细胞就很快分裂增多,核呈丝状分裂,排列为数行,上皮变厚,形成晶状体板。当胚胎达到 5mm 时,晶状体板内陷成凹,即晶状体凹。虽然细胞核分数行排列,但是凹壁仍然为单层细胞。此凹逐渐加深,当胚胎达到 7mm 时,仅借一个细茎与表面外胚叶相连接,此时晶状体凹几乎填满整个视杯。当胚胎达 9mm 时,细茎消失,形成晶状体泡,与表面外胚叶完全分离。当胚胎生长到 10mm 时,晶状体泡即为球形,其壁保持为单层上皮。

(2)晶状体纤维产生时期　晶状体泡一旦脱离表面外胚叶,立即开始分化。晶状体泡前壁细胞来自晶状体板的周围部分,终身保持其上皮性质,形成前囊下面的上皮细胞,此上皮为一层立方上皮。晶状体泡后壁细胞由晶状体板的中央部分而来,分化为晶状体原始纤维。晶状体泡前后壁连接处的细胞为晶状体赤道部细胞,终身不断生长,产生晶状体纤维。

当胚胎在 12mm 时,晶状体后壁细胞首先加长成为柱状,突入晶状体泡腔内,使此腔由圆形变为新月形。当胚胎达 26mm 时,后壁细胞业已到达前壁下面,封闭晶状体腔。此后细胞核逐渐消失,成为晶状体原始纤维,位于晶状体中心部分,形成晶状体胚胎核。

当胚胎达到 26mm 时,晶状体赤道部细胞即进行分裂和生长,细胞增多和伸长,形成新的纤维。纤维前端向前极发展,位于上皮的上面,后端向后极发展,位于晶状体囊的下面,围绕中央核一层层的增加,终身不停,但到老年时生长极为缓慢。这种层层不断生长的性质,很像皮肤的表皮。但晶状体年老的纤维不能脱失,而是被挤向里面,被新生纤维所围绕。晶状体本来为球形,由于赤道部的晶状体纤维不断生长,直径便逐渐增大,较前后轴增长,而变为扁圆形。胎儿的晶状体纤维呈六边形,有两个长面,与晶状体表面平行。晶状体纤维的表面有许多突起位于短面上。

晶状体囊于胚胎达 13mm 时形成,最初为一很薄的反光带,包围整个晶状体,可能为晶状体上皮细胞的产物,逐渐变厚,当胚胎到达第 5 个月时即形成均质性膜。

新的晶状体纤维不断以同样方式生长,位于形成纤维的外面,把老的纤维挤向中央。每层纤维的长短几乎相等,但后期形成的纤维较早期稍长,可是没有一层纤维能到达晶状体的中心。纤维的末端变平,彼此联合为线状,名叫晶状体合缝。

线形的晶状体合缝较所有的晶状体纤维都聚集在前后中心点,能更好地保持晶状体的形状。新形成的晶状体纤维越来越多,晶状体合缝也由一条直线变为 Y 形,甚至形成多纹的星状。前后合缝的形状相同,但是后面的 Y 倒向下方。

2. 晶状体悬韧带的发育　胚胎 60~70mm 时,视杯缘向前生长,形成睫状体区。由此处神经上皮分泌出纤维性二级玻璃体,在视杯边缘形成边缘束。胚胎 95~110mm 时,睫状体的凹谷内长出细小原纤维,逐渐变长变粗,与睫状体成直角,向前横穿二级玻璃体的边缘束。边缘束的纤维逐渐消失,该处二级玻璃体仅残存与锯齿缘相连结部分,形成玻璃体基底部,其前面为晶状体悬韧带所占据。

在胚胎第 5 个月时,眼球显著加大,睫状突不再与晶状体相接触,此时晶状体悬韧带贴附在晶状体赤道部和晶状体的前后囊上。在胚胎7个月时,晶状体悬韧带较薄,到出生时才发育完全。

3.晶状体的解剖学和组织学　晶状体是一个富有弹性的双凸面透明体,位于虹膜和玻璃体之间。它的直径约9～10mm,中央厚度约4～5mm。在眼睛看远物或近物时,因焦点不同,晶状体的厚度也发生改变。

晶状体像双凸透镜一样,分为前后两面,两面相接的边缘叫做赤道部。前面的凸度比后面小,它的球面半径是9mm。晶状体居前房后面的部分是不相对称的,在鼻上方向前,颞下方向后,相差约有4°。它的前邻有瞳孔、虹膜后面、后房和睫状突。晶状体的前面中央是前极,距角膜后面约3mm。

晶状体后面比前面凸度大,它的切面弓形半径是5.5mm。晶状体位于玻璃体前方,衬在玻璃膜的一个窝内,但是与窝中间隔以充满房水的间隙。这个间隙多年以前首先由Berger叙述,现在已被裂隙灯显微镜检查所证实。

晶状体赤道部位置在距睫状突0.5mm处。该部位为齿状结构,和小带纤维相一致。在小带纤维松弛时,也就是在进行调节时,齿状结构就趋于消失。

晶状体的结构由下列部分组成:晶状体囊、前上皮、结合质(无定形质)、晶状体纤维和晶状体悬韧带。

(1)晶状体囊　晶状体囊是晶状体外面一层透明无结构有高度弹性的基底膜,它包绕着晶状体上皮及晶状体细胞,当被割断或破裂时,它的外缘向外翻卷。前囊较后囊厚,前囊的外侧即Zinn染色小带附着处,较前后极部厚。晶状体囊随年龄的增长而逐渐变厚。在囊的横切面可见有纵纹。后囊为胚胎上皮细胞的产物,出生后,后囊下已无上皮细胞,后囊不再增厚,所以后囊最薄。电镜下显示,晶状体囊由30～40层板层结构所组成,每层厚约30～40nm,板层由许多微丝所构成。除了板层结构以外,高倍电镜下可见含有微丝物质的包涵物,其形状不固定,性质不清楚。

(2)前上皮　位于前囊和赤道部囊下,新生晶状体细胞的表面,为单层上皮细胞。因后部上皮在胚胎发育过程中已形成原始晶状体细胞,故后囊下没有上皮。

晶状体上皮分为中央部、赤道部和介于两者之间的中间部。中央部为静止区,中间部和赤道部为生发区。

中央部的上皮细胞见于前极部,细胞呈立方形,高约5～8μm,宽约11～17μm。细胞核为圆形,位于细胞的中央略偏顶部。该区的上皮细胞一般看不到有丝分裂。

中间部的上皮细胞呈柱状,细胞核呈球形,位于细胞中央。细胞的侧面不规则,细胞与细胞有复杂的交错对插。该区上皮细胞常见有丝分裂。

赤道部的上皮细胞不断增生,形成新的上皮细胞。在赤道部,上皮细胞的基底部伸长及细胞核变为扁平,伸长的细胞基底部突起沿着囊的内面向后极延伸,与此同时,上皮细胞的顶部突起在邻近的上皮细胞内向前极延伸。上皮细胞转变为带状晶状体细胞的过程发生在整个晶状体赤道部的周围,因此,晶状体细胞的突起从各个方向延伸到前极和后极。由于新的晶状体细胞不断地形成,老的晶状体细胞越来越多地并入晶状体皮质,而这些晶状体细胞的细胞核,在赤道部前排列为新月形的弯曲带,称为晶状体弓。最后,深部的晶状体细胞并入晶状体核而细胞核消失。前上皮细胞到赤道部就变为柱形,并且逐渐延长为晶状体纤维。

电镜下显示,中央部、中间部和赤道部的上皮细胞结构相似。上皮细胞的基底部与晶体囊紧密相接,两者之间没有间隙。细胞顶部朝着新形成的晶状体细胞,其间有闭合连结。细胞侧面有细胞突起,与其毗邻的细胞形成交错对插,邻近细胞的顶部,侧面细胞膜之间有闭合连结。上皮细胞的细胞质内包含有粗面内质网、游离核糖体、较小的线粒体、高尔基复合体、微管与微丝。细胞核呈圆形和椭圆形,上皮细胞向赤道部移行,细胞核逐渐伸长。核膜界限清楚,核质内可见核丝及附着在核丝上的染色质,染色质呈大小不等的团块。

(3)结合质　形成晶状体的各种不同成分由一种结合质连在一起,这种无定形质将各种不同的纤维彼此黏着，在下列部位可见到：前后囊的下面；前上深面的一薄层（可能是胚胎晶状体泡的细胞残屑）；中央纤维线。中央纤维线居于从前极到后极的晶状体中轴。从轴伸出到赤道部，借着无定形质架，将晶状体分为3个扇形区。在胚胎或婴儿的晶状体，能看出这个架线呈"Y"形，"Y"形的两臂分开成120°角。在前方的"Y"直立，而后方的"Y"则呈倒立的形状。这种形状称作晶状体的前后星或晶状体的前后缝。在成年人晶状体前后面的辐射线更为复杂，有6个或更多的主要线和很多的辅助线，但在胚胎核前后的原始"Y"字缝则继续存在。晶状体纤维的末端正插进无定形质架上。

（4）晶状体纤维 晶状体纤维为一长棱柱状六边形带，外包假膜，内含有类蛋白质。所谓假膜，因其组成与其所包含的物质相同，只不过是比较稠密。

胚胎早期，晶状体纤维系起于后上皮，由后向前行到晶状体泡的前方。但晚期的纤维是起源于赤道部分的前上皮。在赤道部能查出由细胞形成晶状体纤维的各阶段。

新产生的晶状体纤维位于老而深的纤维的外面，因此，晶状体是板层结构。在赤道横切片显示出放线板层，如果由前后切断，就显示出长形纤维，向中心作重叠。每个板层纤维的长度相等。

新生的纤维含有细胞核，在靠近赤道部的子午线切面，它的核分布呈"S"形。纤维的边缘十分圆滑，核先呈圆形或椭圆形，纤维渐老，核也渐长，核中间常常窄一些，以后破碎成颗粒状。

较深层的老纤维在核消失后，内含的液体减少，边缘成锯齿状。这种纤维的锯齿和接近它的纤维锯齿相适合，是由于收缩所致。在外侧的纤维横断面成四、五、六角形。老纤维的厚度不同，向边缘渐薄，最后，在周边部形成一向心性条纹状层，在赤道部和子午线切面都能看出。因此晶状体结构很像橘子，或似洋葱形状。

晶状体所以能劈开成为向心性的板层，是因为在同年岁的纤维，差不多有同样性质。虽然晶状体初生的纤维由前极行向后极，但以后产生的纤维并不是这样。

婴儿的晶状体纤维，它的起端和止端是分别由前极到后极的两个"Y"形，因有这种安排，其起端距晶状体轴愈近，则止端距该轴愈远。

呈六角形的晶状体纤维的两侧，比其余的纤维长，并且不如邻近的短形纤维侧面黏得紧密。如果用酒精处理婴儿的晶状体，消除结合质后，首先显现出3个扇形区，每个扇形区又分开形成板层，好像洋葱的样式。

晶状体纤维在人的一生不断生长，新生的纤维加在旧有的外面。在中心的纤维如同皮肤的角蛋白层，但不能脱落。晶状体在不断地生长，但生长的速度不如纤维数的增加。按照 Priestley Smith 的意见，65岁的人的晶状体比25岁的人要大 1/3。

晶状体的硬度不一致，它的浅层比中央部分软。晶状体核随人的年岁增加而逐渐变大，形体也逐渐变扁。但是它的屈光力不变，这是因为核的屈光指数有所增加。

晶状体核的部分，在幼年的早期就开始硬化，以后随年岁增加而继续硬化，同时新生的带核纤维添加在它的周围。这种纤维以后失去核，又为新生带核的纤维所包围。

如上所述，在人的一生中，新生纤维不断加在晶状体的浅面，但年岁越大增加得越慢，因而年轻人的带核纤维比年老的人多。

在胚胎时，横贯晶状体的核弓有裂隙，这个裂隙随年岁增加渐渐变大。成年人的晶状体，作子午线的切面，用普通的晶状体染色法能看见体中央沿中轴方向的纤维有一个比较窄的区域，该区向外侧逐渐凸出。

晶状体的颜色也随人的年岁而改变。婴儿和青年人的晶状体，常常被认为完全没有颜色，但根据 Hess 的观察，这些人的晶状体也能看出有极淡的黄色。35岁以上人的晶状体中央部带清楚的黄色。年岁越大，颜色越深，区域也逐渐扩大。老年人的晶状体常呈琥珀色；被间接照明法检查时有的老年人的晶状体显出灰色，初学者很容易误认为白内障,这在临床上有重要意义。

(5) 晶状体悬韧带(Zinn 染色小带)　晶状体悬韧带由一系列纤维组成,从睫状体到晶状体,但晶状体固定在自己的位置上,同时帮助睫状肌达到晶状体。晶状体及其悬韧带形成一隔,将眼球分为较小的前部和较大的后部,前部内有房水,后部内有玻璃体。总的来说,这个小带是环形的,子午线切面略呈三角形。三角形的底是凹形,占据晶状体的赤道部及其前后面的一部分;三角形的尖延长,且渐成弯曲,沿睫状体后缘及其平坦部分到达锯齿缘处。

其前外侧形成后房之后界的一部分,以后沿睫状体的睫状冠内面,其后内侧紧密接触玻璃体的前界层。悬韧带的纤维在三角内的排列很不一致,主要集中在前层,占据在三角的前外和后内处,其中的间隙即 Petit 染色管。这个间隙实际是悬韧带的横形纤维,又将其分成大小两个间隙。

悬韧带的纤维大部分是透明的直形纤维,坚韧而没有伸张性,从纵的方向看为圆或扁形且有不明显的沟,横切面看有与沟相符合不整齐的轮廓,表示每条纤维的组成本质。纤维粗约 2～8μm,最粗能达 40μm。

一般的组织学检查看纤维都是均匀一致的,实际上纤维内含有极细的纤维丝,而且彼此紧密相连,必须用酒精、高锰酸钾等把它浸软,才能看清。有时仅在染色的切片中才能看出其暗淡的纵纹。

此外,每一根纤维的本质,在它的发出处和附着处也能看出。在晶状体侧面,纤维分裂成扇形,而且出现连续的纤维丝和带状板相连结。在纤维之间或纤维连结处可以看见白细胞,这可能是内皮细胞或者是游走的白细胞。

悬韧带中的主要纤维有:后囊环状纤维、前囊环状纤维、睫状后囊纤维、睫状赤道纤维。

1) 后囊环状纤维:为悬韧带最内最后的纤维,起于锯齿缘,与玻璃体前界层紧密接触。

2) 前囊环状纤维:为悬韧带中最厚、最有力的部分。起于睫状体平坦部,附着在晶状体前囊。该纤维全长伴有辅助纤维,在较高的睫状突谷间形成明显的束状,靠在睫状突的侧方,并借支持纤维附着在谷的壁上和突的侧面。

3) 睫状后囊纤维:该纤维数量最多,起于睫状突尖端,而后横过向前行的纤维,在后囊环状纤维止处之前附着于后囊。

4) 睫状赤道纤维:只在年轻人眼内能看见起于睫状体的尖,到晶状体的赤道部,有时占据前后两组纤维中间的全部空隙。随着年岁的增长,这种纤维大部分消失,只有少数纤维始终存在。

此外,尚有辅助纤维帮助主要纤维伸直,并使小带部分纤维固定。辅助纤维大部分很细,由外向内前行。但睫状冠的后部纤维是由后向内到前囊环状纤维,横过在前行的辅助纤维。

经过睫状体平坦部的辅助纤维几乎和睫状体内面平行,但越向前则越成垂直方向,最前部的辅助纤维几乎和表面成垂直排列。

小带纤维大部分是按照子午线或放射状方向排列,坚固地附着在睫状体上皮上。如将这种纤维由上皮扯掉,则往往上皮也随之脱落。新生儿的小带纤维数比成年人多,老年人的小带纤维大多消失,但在此过程中,有许多纤维变厚。

小带纤维用肉眼可以看见,用放大镜看得更清楚。在赤道部把眼球切为两段,去掉玻璃体,把前段放在玻璃片上,环割角膜,越近角膜缘越好,然后向外拉虹膜,由下方用光照晶状体周围间隙。用这种方法可以看见每个睫状突的两侧,有一小带纤维束。因约有 70 个睫状突,故约有 140 束纤维。此纤维束(为前囊环状纤维所组成)看着像是到前囊去的,由睫状突的凹谷而起,实际起自睫状体平坦部,在睫状突凹谷的后方。

如果把标本翻转过来,从小带后面观看睫状体平坦部的前面,有前囊环状纤维分出细丝状放射条纹(在固定标本比新鲜标本容易看出)展开到睫状突间凹谷,不与睫状突相连接。也能看见有纤维由睫状突到后囊,这就是睫状后囊纤维,后囊环状纤维常与玻璃体一同被取下。如果玻璃体未被取下,小带纤维中间的间隙未被充满,小带纤维也不易看出。在虹膜缺损和晶状体脱位的患者,可以在裂隙灯下看见小带纤维。

(二)先天性白内障

1.病因　先天性白内障是儿童常见的眼病。出生后第1年发生的晶状体部分或全部混浊,称为先天性白内障,包括出生时就有的白内障和出生后数周或数月才发生的白内障。我国先天性白内障的群体患病率是0.05%(1:1918),低于国外(Francois,0.4%)。

当新生儿有一眼或双眼患白内障时,应该明确其病因。如果有阳性家族史,则与遗传有关。此外,环境因素的影响也是其发病原因,有部分是全身疾患的并发病。

(1)遗传因素　近50年来对先天性白内障的遗传已有更深入的研究,大约有1/3先天性白内障属遗传性的。其中常染色体显性遗传最为多见。在我国显性遗传占73%,隐性遗传占23%,尚未见伴性遗传的报道。目前已经知道,至少有8~12个常染色体显性基因,2~3个常染色体隐性基因,1个性染色体隐性基因可以产生不同类型的白内障。

常染色体显性遗传的白内障由于外显率不全,因而表现为不规则的显性遗传,即隔代遗传,这样的病例有可能认为隐性遗传或是原因不明的先天性白内障。

常染色体隐性遗传的白内障较为少见,多与近亲婚配有关。近亲婚配后代的发病率要比随机婚配后代的发病率高10倍以上。比较常见的是核性白内障。由于目前还没有检出隐性基因携带者的方法,因此禁止近亲婚配是减少隐性遗传白内障的重要措施。

X-连锁隐性遗传白内障更为少见。男性患者多为核性白内障,静止不变或逐渐发展为成熟白内障。女性携带者有"Y"字缝混浊,没有视力障碍。

(2)非遗传因素　除遗传外,环境因素的影响是引起先天性白内障的另一重要原因。约占先天性白内障的1/3。应该提出的是母亲在妊娠期头2个月的感染,是导致白内障发生的一个不可忽视的因素。妊娠期的感染如风疹、水痘、单纯疱疹、麻疹、带状疱疹以及流感等病毒,可以造成胎儿晶状体混浊。此时期晶状体囊膜尚未发育完全,不能抵御病毒的侵犯,与此同时晶状体蛋白合成活跃,对病毒的感染敏感,因此影响了晶状体上皮细胞的生长发育,而且营养和生物化学的改变,使晶状体的代谢紊乱,从而引起混浊。在妊娠后期,由于胎儿的晶状体囊膜已逐渐发育完善,便有了保护晶状体免受病毒侵害的作用。在多种病毒感染所致的白内障中,以风疹病毒感染最为多见。混浊的程度与病毒侵犯晶状体的时间或程度有关。

此外,随着各种性病发病率的上升,单纯疱疹病毒Ⅱ型感染所致的白内障亦应给予重视,新生儿可以从母亲的产道受病毒感染。已有报道,在患儿的晶状体皮质内培养出单纯疱疹病毒Ⅱ型,新生儿的晶状体可为透明,但不久很快发生白内障。

妊娠期营养不良、盆腔受放射线照射、服用某些药物(如大剂量四环素、激素、水杨酸制剂、抗凝剂等)、妊娠期患系统疾病(心脏病、肾小球肾炎、糖尿病、贫血、甲状腺功能亢进症、手足搐搦症、钙代谢紊乱)以及维生素缺乏等,均可造成胎儿的晶状体混浊。

先天性白内障的另一个常见原因是胎儿最后3个月的发育障碍。典型表现是早产儿出生时的体重过低和缺氧,中枢神经系统损害。已有动物实验证实,宫内缺氧可以引起先天性白内障,约有2.7%早产儿在出生后有白内障,晶状体后囊下有清晰的水泡,双眼对称,泡可以自行消退或逐步发展成后囊下混浊。此外,发育未成熟的早产儿,常需吸入高浓度的氧气,停止吸氧后可发生早产儿视网膜病变,数月后出现晶状体混浊。

总之,在非遗传性的先天性白内障中,环境因素的影响是造成白内障的重要原因。因此,要强调围生期保健,以减少先天性白内障的发生。

(3)散发性因素 约有1/3的先天性白内障原因不明,即散发性,无明显的环境因素影响。在这组病例中可能有一部分仍属遗传性,新的常染色体显性基因突变,在第一代出现白内障,但无家庭史,因此很难确定是遗传性。隐性遗传的单发病例也很难诊断为遗传性。

2. 分类及临床表现 先天性白内障有许多类型,可有完全性和不完全性白内障,又可分为核性、皮质性、膜性白内障。由于混浊的部位、形态和程度不同,因此视力障碍不同。比较常见的白内障有以下几种类型:

(1)核性白内障(nuclear cataract) 本病比较常见,约占先天性白内障的25%。胚胎核和胎儿核均受累,呈致密的白色混浊,混浊范围为4~5mm,完全遮挡瞳孔区,因此视力障碍明显。多为双眼患病。通常为常染色体显性遗传,少数为隐性遗传,也有散发性者。

(2)绕核性白内障(perinuclear cataract) 此种类型的白内障很常见,占先天性白内障的40%。因为混浊位于核周围的层间,故又称为板层白内障(lamellar cataract)。通常静止不发展,呈双侧性。临床表现是在胎儿核的周围绕核混浊,这些混浊是由许多细小白点组成,皮质和胚胎核透明。在混浊区的外围近赤道部,有"V"字形混浊骑跨在混浊的前后,称为"骑子"。由于核中央透明,视力影响不十分严重。本病的发生是由于晶状体在胚胎某一时期的代谢障碍而出现了一层混浊。同时也可伴有周身其他系统疾病。常染色体显性遗传多见。

(3)缝状白内障(sutural cataract) 本病的临床表现是沿着胎儿核的"Y"字缝出现异常的钙质沉着,呈3个放射状白线,因此又称三叉状白内障。由线状、结节状或分支样的混浊点构成"Y"字缝白内障,呈绿白色或蓝色,边缘不整齐。一般为局限性,不发展,对视力影响不大,通常不需要治疗。常有家族史,有连续传代的家系报道,为常染色体显性遗传。可合并花冠状白内障或蓝色白内障。

(4)囊膜性白内障(capsular cataract) 囊膜性白内障是累及晶状体前囊或后囊、少量囊下皮质的晶状体混浊。婴儿的前囊混浊较后囊混浊更常见。前囊混浊常合并瞳孔后粘连、瞳孔残膜或角膜白斑。裂隙灯下表现为瞳孔正中对应部位囊膜呈局限性混浊,如混浊范围很小,不会严重影响视力,则无需治疗。

(5)前极性白内障(anterior polor cataract) 本病的特点是在晶状体前囊膜中央的局限性混浊,混浊的范围不等,有不超过0.1mm的小白点混浊,亦可很大,并占满全瞳孔区。混浊多为圆形,可深入晶状体皮质或突出到前房内,甚至突出的前极部触及角膜,称为角锥白内障(pyramidal cataract)。可在角膜中央有相对应的白色局限性混浊,部分有瞳孔残膜。前极性白内障的晶状体核透明,胚胎后期囊膜的表面受到损害,囊膜异常反应而形成一个白色团块,用截囊针可将混浊的团块拨掉,保持晶状体囊膜的完整性。双侧患病,静止不发展,对视力无明显影响,可不治疗。

(6)后极性白内障(posterior polor cataract) 本病的特点为晶状体后囊膜中央区的局限性混浊,边缘不齐,形态不一,呈盘状、核状或花萼状,常伴有永存玻璃体动脉,混浊的中央部分即是玻璃体动脉的终止区。少数病变为进行性,多数静止不变。很少有严重视力减退。后极部的混浊对视力有一定的影响。

(7)全白内障(total cataract) 晶状体全部或近于全部混浊,也可以是在出生后逐渐发展,在1岁内全部混浊。这是因为晶状体纤维在发育的中期或后期受损害所致。临床表现为瞳孔区晶状体呈白色混浊,有时囊膜增厚、钙化或皮质浓缩。视力障碍明显,多为双侧性。以染色体显性遗传最多见,在一个家族中可以连续数代遗传,少数为隐性遗传,极少数为性连锁隐性遗传。

(8)膜性白内障(membrane cataract) 当先天性完全性白内障的晶状体纤维在宫内发生退行性变时，其皮质逐渐吸收而形成膜性白内障。当皮质肿胀或玻璃体动脉牵拉后囊膜，可引起后囊膜破裂，加速了皮质的吸收，则表现为先天性无晶状体。临床表现为灰白色的硬膜，有多少不等的带色彩的斑点，表面不规则，有时在膜的表面可看到睫状突和血管，后者可能来自胚胎血管膜。亦有纤维组织伸到膜的表面，故又称血管膜性白内障或纤维性白内障。单眼发病，视力损害严重。少数病例合并宫内虹膜睫状体炎。

(9)中央粉尘状白内障(central puiverulent cataract) 在胚胎期的头3个月因胚胎核受损所致，胎儿不受影响。临床表现为胚胎核的2个"Y"字缝之间有尘埃状或颗粒状混浊，故又称为板层粉尘状白内障。如果胎儿核也受损害，在临床上即表现为绕核性白内障或板层白内障。在裂隙灯下可见混浊区内有许多细小白点，混浊的范围为1~2mm。多为双眼对称，静止不变，对视力的影响不大。

(10)前轴胚胎白内障(anterior axial embryonic cataract) 这种类型白内障也是一种较常见的先天性白内障，约占25%。在前"Y"字缝之后有许多白色碎片样或白色结晶样混浊。这些混浊在胚胎期头4个月形成，由于混浊局限，对视力无大影响，一般不需要治疗。

(11)珊瑚状白内障(coralliform cataract) 珊瑚状白内障较少见。在晶状体的中央区有圆形或长方形的灰色或白色混浊，向外放射到囊膜，形如一簇向前生长的珊瑚。中央的核亦混浊，对视力有一定的影响，一般静止不发展。多有家庭史，为常染色体显性遗传或隐性遗传。

(12)点状白内障(punctate cataract) 晶状体皮质或核有白色、蓝绿色或淡褐色的点状混浊，发生在出生后或青少年时期。混浊静止不发展，一般对视力无影响，或只有轻度视力减退。有时可合并其他类型混浊。

(13)盘状白内障(disciform cataract) 本病由Nettleship等在Coppock家族中发现数名先天性白内障，故又名Coppock白内障。其特点是在核与后极之间有边界清楚的盘状混浊，清亮的皮质将混浊区与后极分开。因混浊的范围小，不影响视力。晶状体的混浊发生在胚胎期的第4个月，可能与晶状体的局部代谢异常有关。

(14)圆盘状白内障(disk-shaped cataract) 圆盘状白内障比较少见。瞳孔区晶状体有浓密的混浊，中央钙化，并且变薄，呈扁盘状，故名圆盘状白内障。由于晶状体无核，中央部变得更薄，横切面如哑铃状。有明显的遗传倾向。

(15)硬核液化白内障 硬核液化白内障很少见。由于周边部晶状体纤维层液化，在晶状体囊膜内有半透明的乳状液体，棕色的胚胎核在液化的皮质中浮动，有时核亦液化。当皮质液化时，囊膜可受到损害而减少通透性，晶状体蛋白溢出后刺激睫状体，或是核浮动刺激睫状体，因此可有葡萄膜炎或青光眼发生。

3.诊断与鉴别诊断 先天性白内障主要依据患儿的病史、视力及临床检查来确诊。对晶状体混浊的患儿应散瞳仔细检查晶状体混浊情况及眼底有无异常，必要时行B超扫描或超声生物显微镜检查，以除外并发因素。仔细询问患者的家族史和遗传史有助于本病的诊断。

新生儿出生后瞳孔区有白色反射称为白瞳症，其中最常见的即是先天性白内障，但其他眼病也有类似表现。其临床表现、治疗和预后不同，及时正确的鉴别诊断是非常必要的。着重应与下列疾病进行鉴别。

(1)早产儿视网膜病变(晶状体后纤维增生) 本病发生于体重低的早产儿，吸入高浓度的氧气可能是其致病的原因。双眼发病，视网膜血管扩张迂曲，周边部视网膜有新生血管和水肿，在晶状体后面有纤维血管组织，将睫状体向中央部牵拉，因而发生白内障和视网膜脱离。

(2)永存增生原始玻璃体 患儿为足月顺产，多为单眼患病。患眼眼球小，前房浅，晶状体比较小，睫状突很长，可以达到晶状体的后极部，晶状体后有血管纤维膜，其上血管丰富，后极部晶状体混浊，虹膜-晶状体隔向前移。

(3)炎性假性胶质瘤　多为双眼发病,少数为单眼,在晶状体后有白色的斑块,眼球变小,眼压降低。其发病原因是受胚胎发育的最后3个月宫内感染的影响,或由出生后新生儿期眼内感染所致。

(4)视网膜母细胞瘤　是儿童期最常见的眼内恶性肿瘤,虽然多发生在2～3岁以前,但也可发病很早,出生后数日内即可见白瞳孔。由于肿瘤是乳白色或黄白色,当其生长到较大体积时,进入眼内的光线即反射成黄白色。肿瘤可继发视网膜脱离,表面常有钙化点,亦可继发青光眼。

(5)外层渗出性视网膜炎(Coats病)　视网膜下有黄白色硬性渗出,轻度隆起,表面有新生血管和微血管瘤,毛细血管扩张,严重者因视网膜广泛脱离而呈现白瞳孔反射。晚期虹膜新生血管继发新生血管性青光眼而失明。

4.治疗　由于先天性白内障有不同的临床表现,不同的病因,可为单眼或双眼患病,有完全性或不完全性晶状体混浊,以及可能有弱视存在,所以其治疗不同于成人白内障。

(1)防止弱视　白内障治疗的目的是恢复视力,首先应注意防止剥夺性弱视的发生。由于患眼有混浊的晶状体遮挡,干扰了视网膜接受正常的刺激,影响视觉功能的正常发育而产生剥夺性弱视。有实验表明,新生猴的双眼遮挡12周以后,可以产生不可逆的弱视,并发现从外侧膝状体到大脑皮质发生永久性神经元变性。猴发生弱视的时间与先天性白内障患儿发生摇摆性眼球震颤的时间是一致的。因此推测,12周是产生严重不可逆的弱视的临界时间。已有资料表明,出生后4个月前治疗剥夺性弱视是可逆的,6个月后治疗则效果很差。剥夺性弱视为单侧或双侧,如果弱视发生,2～3个月的婴儿即可出现眼球震颤,表明没有建立固视反射,因此,必须早期治疗先天性白内障,使能建立正常的固视反射。

(2)保守治疗　双侧不完全性白内障如果视力在0.3以上,则不必手术。但婴幼儿无法检查视力,如果白内障位于中央,通过清亮的周边部分能看见眼底,可不考虑手术而长期使用散瞳剂,直到能检查视力时决定是否手术。但是阿托品散瞳,产生了调节麻痹,因此阅读时需戴眼镜矫正。值得注意的是患眼视力主要与晶状体混浊的密度相关,而与混浊的范围关系不密切。

(3)手术治疗

1)术前检查:

眼部检查:首先应了解患儿的视力。因3～4岁以下的儿童很难查视力,可通过患儿的视觉固视反射,或对外界环境的反应能力,对视力进行初步判断。为明确晶状体混浊的程度和性质,混浊是在逐渐加重还是在减退,应定期作裂隙灯和眼底检查。不能查见眼底者可行B超扫描检查。

全身检查:应注意是否伴有其他系统的异常,请专科医生检查,以排除心血管和中枢神经系统的疾患,防止手术麻醉时发生意外。

此外,应仔细询问患儿的家族史和遗传史,有助于疾病的诊断和了解预后。

2)手术时间:因白内障的类型不同,选择手术的时间亦不同。

双眼完全性白内障:应在出生后1～2周内手术,最迟不可超过6个月。另一眼应在第一眼手术后48小时或更短的时间内手术。缩短手术间隔时间的目的是为了防止在手术后因单眼遮盖而发生剥夺性弱视。

双眼不完全性白内障:若双眼视力为0.1或低于0.1,不能窥见眼底者,则应争取早日手术;若周边能窥见眼底者,则不必急于手术。

单眼完全性白内障:以往多认为单眼完全性白内障手术后不能恢复视力,因为30%～70%完全性单眼白内障并发有其他眼部异常(小眼球、眼球震颤、斜视以及某些眼底病),同时已有弱视存在。但近年来的临床资料表明,如果能在新生儿期甚至在出生后 7 小时内手术,术后双眼遮盖,第 4 天配戴角膜接触镜($+26.00\sim+30.00D$),定期随诊,直至可辨认视力表时,有较多的患眼视力可以达到 0.2 以上的。如果在 1 岁后手术,即便手术很成功,瞳孔区清亮,视力也很难达到 0.2。因此特别强调单眼白内障必须早期手术,并且要尽早完成光学矫正,配合严格的防治弱视的措施。

单眼不完全性白内障:以往认为这类白内障不必手术,因无法避免发生弱视。实际上术后及时戴镜,遮盖健眼,或是配戴角膜接触膜,仍可达到较好的视力效果。

3)手术方式:目前多采用白内障吸出术、晶状体切除术或联合前部玻璃体切除术治疗先天性白内障。

YAG 激光与膜性白内障:先天性白内障吸出术后 90% 有继发的膜形成,50% 以上的膜需手术切开才可提高视力。YAG 激光具有简单、有效和安全的优点,已得到广泛的应用。白内障吸出术后 1 周即可行 YAG 激光后囊膜切开术,囊膜切口的直径可为 3mm 左右。

人工晶状体植入:近年来后房型人工晶状体已广泛应用于成人和儿童。婴幼儿和儿童植入人工晶状体的目的,除了提高视力,还能防止弱视和发展融合力,但是由于婴幼儿和儿童眼组织的特点,术中和术后的并发症明显多于成年人,因此不作为常规手术,一般最早在 2 岁以后手术。

角膜接触镜:单眼先天性白内障早期手术,术后配戴角膜接触镜是防止弱视和恢复视力的关键。婴幼儿也可以戴角膜接触镜。白内障术后 6 日即可配戴角膜接触镜,屈光度可随着年龄的增加而递减,同时应定期进行屈光检查。

总之,为使先天性白内障恢复视力,减少弱视和失明的发生,应该强调早期手术的重要性,以及手术后配合积极的光学矫正措施。

(三)晶状体异常

1.病因 常见的晶状体异常是晶状体脱位,可由于全身病或外伤引起,在儿童多见先天性晶状体脱位和半脱位,一般为婴幼儿时期就能发现的与遗传有关或与常染色体基因突变有关的遗传型疾病。

另外一种晶状体脱位是由于眼部外伤引起的晶状体悬韧带断裂,分部分性或完全性断裂,前者引起半脱位,后者引起全脱位。

2.临床症状

(1)Marfan 染色综合征 晶状体一般向鼻侧上方移位,极少数向颞上方移位。瞳孔小,有的向鼻侧移位。有的患者晶状体悬韧带自行断裂,使晶状体全脱位。如脱位到后方,晶状体脱进玻璃体,一般不引起其他并发症;而脱到前方的晶体,因为位于前房,堵塞房角,并引起瞳孔阻滞,使眼压增高。部分患者伴有眼球震颤。除眼部症状以外,还可以伴有心脏的异常,以及全身症状。患者体型瘦长,手指和脚趾纤长,呈蜘蛛状,全身肌肉无力。

(2)Marchesani 染色综合征 体型与前者相反,呈典型的矮胖体型,短粗的颈部、胸部和短粗的四肢。晶状体呈圆球形,直径小,常形成半脱位。

(3)高胱氨酸尿症 同样有晶状体半脱位,且尿化验中可以见到高胱氨酸。全身表现骨质疏松,头发稀少,蜘蛛状指(趾)。患者身体虚弱,严重时有肾性高血压或肺栓塞。属基因突变后的常染色体隐性遗传。

(4)外伤性晶状体脱位 眼外伤尤其是钝挫伤容易引起晶状体悬韧带的断裂,部分性引起晶状体半脱位,完全性则引起全脱位。可以伴有其他的并发症,如前房积血、睫状体后脱离、玻璃体积血等;还可以引起继发性青光眼。前脱位由于瞳孔阻滞,影响房水排出;后脱位则不是直接原因,而可能是由于钝挫伤引起房角后退,小梁功能受到破坏,眼压升高。

3.治疗原则　晶状体半脱位无论由何种原因引起,如果不影响视力,也没有引起任何能够损伤眼球的并发症,就不需要进行治疗。如果伴发晶状体混浊,或产生复视,可以考虑手术。手术的方式有单纯吸取术,晶状体切割术及超声乳化术。

晶状体全脱位的处理视其脱位的位置而异。完全在下方玻璃体内,不影响戴镜的矫正视力,就不需要手术。如果位于玻璃体中央或视网膜尤其是黄斑的前方,极其影响视力,就应该手术取出晶状体。手术方式主要应采取玻璃体切割术,同时还应该使用重水,在术中将晶状体托到眼球的前部,使手术简单化。

(四)儿童白内障的手术治疗

儿童白内障手术的目的是为了促进视觉的发育而达到良好的视功能(包括视力、融合能力和立体视力的形成)。由于病因不同,儿童白内障的程度不等、形态各异。白内障眼术后的视力预后,与手术时机、术式选择密切相关,而术后的矫正以及弱视训练在患眼视力康复中与手术同样重要。

1.手术时机选择　儿童白内障的视力预后,在很大程度上取决于手术时机的选择。手术时机的把握与视觉系统的发育时间和白内障的性质、形态、混浊的位置及是否对称(单眼或双眼,双侧混浊程度一致或不同)等因素有关。

(1)全内障　对视力影响最大,应尽早发现尽早手术,有人认为要在出生1～2周内手术。VEP检查认为,出生头8～12周视力发育最快,而且人类固视反射初步发育的临界期在10周龄,因此认为应该在出生2～3个月内手术摘除,最迟不得超过6个月。双眼完全性白内障,另一只眼应在第一只眼手术后48～72小时或更短时间内手术,手术时间间隔最长不超过1周,否则未手术眼因白内障遮挡容易引起形觉剥夺性弱视。单眼完全性白内障大多合并其他眼部异常,同时已形成弱视,应更早期手术,有人主张要在新生儿期甚至生后第1天手术,即便如此,由于婴儿无晶状体眼矫正困难,单眼白内障视力预后多较差。

(2)绕核性白内障　一般双眼对称发病,晶体状中央半透明组织直径在4～6mm左右。这种白内障是否手术当慎重选择,因为如不同时伴有明显的屈光不正及其他眼病,此种晶状体半透明状态足可形成或维持已形成的固视反射,故应密切观察视力的变化,酌情考虑是否手术。由于生后2年双眼视力<0.5即可产生知觉性眼球震颤,因此对于3～4岁以下不会查视力的儿童,可通过患儿视觉的固视反射、是否有眼球震颤等进行判断,谨慎选择手术。少数非对称性的绕核性白内障如双侧混浊程度相差较大,则混浊严重的一只眼可以发生弱视,应仔细权衡利弊决定手术。

现普遍认为,对视力影响最大的因素是晶状体混浊的密度和混浊的位置,而与混浊的范围关系不密切。核性白内障,胚胎核及胎儿核呈致密的白色混浊,范围4～5mm,遮挡瞳孔区致使视力发育明显障碍,应早期手术。后皮质和后囊的致密混浊要足够重视,即使混浊范围小于3mm,亦足以妨碍固视反射的形成,产生眼球震颤,引起弱视。特别是这两种白内障发病隐匿,易被忽略,必须详细检查才能检出,一旦确诊就应及早手术。等于或小于3mm前囊和前皮质混浊通常不会影响视力,可不治疗。

2.手术方法　与成人相比,小儿白内障手术难度较大,术后并发症多,术式选择更加困难。随着手术技术和器械的改进,传统的手术方式逐渐淘汰。由于小儿玻璃体韧带完整,睫状小带坚韧,不适合行白内障囊内摘除术,因此眼科医生开始采用创伤小的囊外摘除术。为减少并发症,囊外摘除术的方法不断改进,从白内障刺开术、白内障刺开吸取术、白内障线状摘除术,发展到现代显微手术:包括现代白内障注吸术、晶状体玻璃体切除术、白内障超声乳化摘除术以及联合人工晶状体植入术。以下逐一介绍各种手术方法。

(1) 白内障刺开术和白内障刺开吸取术  这是两种非常古老的方法。刺开术是用一白内障刺开刀于颞侧角膜缘内 0.5~1mm 刺开角膜进入前房,将晶状体前囊中央划开,使晶状体内容物暴露在房水中,自行吸收。这种手术因大量皮质残存难以吸收,故改良为刺开吸取术,即在刺开术的基础上略扩大切口,将 5ml 注射器连接一个 12 号针头,从此切口进入前房,将晶状体皮质尽量吸出。这两种方法由于残留皮质较多,术后反应重,易产生瞳孔粘连闭锁、继发青光眼、膜性后发障等并发症。膜性后发障由残存的晶状体皮质、晶状体上皮细胞增生机化膜、后囊纤维等组成,往往需要二三次手术,且手术难度大,并发症多,延误了弱视的治疗。目前,这种手术已基本淘汰。

(2) 白内障线状摘除术  为防止白内障刺开术的并发症,许多医生开始使用白内障线状摘除术。方法是沿角膜缘作一个较大的切口,经此切口伸入前房一个有齿的囊膜镊夹除一大块晶状体前囊,适当的冲洗,缝合角巩膜切口。这种方法可较充分的使晶状体皮质暴露于房水中,利于吸收,缺点是手术损伤大,且并未明显减少刺开术及刺开吸取术的并发症。后来经过改良,将此术式用于膜性障及其他后发障的手术中。

(3) 现代白内障注吸术  随着现代眼科显微手术技术的发展和后房型人工晶状体的突破性进展,产生了现代白内障囊外摘除术,其突出特点是显微手术和闭合式注吸系统,提高了手术成功率,减少了创伤及并发症。由于小儿白内障无硬核,采用现代注吸术即在显微镜下按现代囊外白内障摘除方式,用闭合注吸系统自小切口将皮质性白内障吸出,保留完整的后囊,可同时植入人工晶状体或二期植入人工晶状体。此方法安全有效,术后反应小,并发症少。其主要手术步骤是:①术前充分散瞳。②置开睑器及上直肌缝线。③上方做 4mm 以穹隆为基底的结膜瓣。④角膜缘上 1.5mm 处作 3mm 板层切口。⑤一次性 TB 针制成的截囊针穿刺入前房行开罐式截囊。⑥将切口全层切开 2mm,以手动注-吸器冲洗吸出皮质。⑦切口用 10-0 尼龙线间断缝合 1 针。

(4) 晶状体玻璃体切除术  自从玻璃体切割机问世以来,晶状体玻璃体切除术用于小儿白内障手术报道很多。这一方法是自睫状体扁平部分别置灌注头和切割头或将带灌注的切割头自角膜缘进入眼内,逐一切除晶状体和前玻璃体。这种手术破坏性大,无保留后囊的有效方法,致使后囊膜屏障不复存在,术后黄斑病变、视网膜脱离发生率较高。由于失去了支撑人工晶状体的后囊支架,使后房型人工晶状体不能常规植入。因此,目前此术式只用于合并晶状体脱位的治疗。

(5) 白内障超声乳化摘除术  与成人相比,小儿白内障手术术后并发症比较多,如术后炎性反应、瞳孔膜、后囊混浊等,这些并发症的发生除了与儿童眼本身的发育特点有关外,还与手术操作技巧、术中组织损伤大小及皮质是否清除干净密切相关,很多眼科同仁一直在探索减少这些并发症的办法。在现代白内障注吸术中,即使是软核,有些晶状体核及核周组织也难以用注吸针轻易吸出,如反复操作,则术后反应增大,因此,开始将超声乳化术用于儿童白内障手术中。超声乳化术优点在于可以在封闭系统内操作,前房保持良好,能用乳化头瞬间将晶体核吸出,同时在连续环形撕囊术(CCC)的基础上,采用水分离术及密闭式注吸系统可以完全清除晶状体皮质,减少了反复操作引起的损伤。主要步骤为:①术前充分散瞳。②置开睑器。③上方做 4mm 以穹隆为基底的结膜瓣。④角膜缘后 2mm 处作 3~4mm 宽的巩膜隧道切口。⑤连续环形撕囊。⑥水分离术。⑦乳化吸出晶体核。⑧自动注吸系统吸出皮质。⑨切口自动闭合。

(6) 人工晶状体植入术  随着显微手术技巧的提高,儿童后房型人工晶状体植入越来越多的开展,给儿童无晶状体眼的矫正和弱视的恢复带来了希望。但由于儿童眼处在生长发育时期,其人工晶状体植入术后反应大,并发症多,一旦出现并发症,又因为儿童配合差,给术后观察处理增加了不少困难,因此,目前眼科界对儿童眼植入人工晶状体的最早年龄尚无统一认识。国外曾报道分别于患儿 3 个月、18 个月开始植入人工晶状体,最后取得了良好的视力。根据出生后眼球发育情况,3岁时儿童眼的角膜直径和眼球大小接近成人状,一些学者认为,3岁后可以开始行后房型人工晶状体植入。单眼白内障尤其应早期植入人工晶状体,但强调每位术者都应充分认识术后并发症的发生和发展,以便及时、妥善的处理。

3. 术后无晶状体眼的矫正及弱视训练　儿童白内障摘除术后,不容忽视无晶状体眼的矫正和弱视训练。如能联合植入人工晶状体,则可以提高视力。弱视矫治相对容易,同时还可能发展融合力。3岁以下小儿单眼白内障,因不宜植入人工晶状体,只能依靠角膜接触镜或凸透镜来矫正。但婴幼儿戴角膜接触镜有一定困难,如镜片易丢失、变形、污染,同时影响角膜代谢甚至发生感染性角膜病变,单眼戴凸透镜更加困难。因而,弱视相当严重且难以矫治。需要强调,儿童白内障的治疗能否成功在很大程度上取决于家长的耐心配合,手术、无晶状体眼的矫正、弱视训练同样重要。

## 六、眼外伤

(一)机械性眼外伤

机械性眼外伤系指外力对眼球及其附属器官的损伤而言。儿童多见于被物体击中或刺入眼组织,也可因跌倒、碰撞、爆竹及雷管炸伤所致。可分为钝挫伤或穿通伤两类,但有时损伤是复杂多样的,可合并存在,需视病情加以分析。

1. 眼球钝挫伤　眼球钝挫伤是由于钝力作用于眼部的结果,日常生活中可见有球类、石块、拳头、弹弓等物体的撞击伤。由于眼球处于退缩余地较小的骨质眼眶内,外力挤压使眼球变形,外力消失后眼球恢复原状。在此过程中,眼球浅表组织及眼内的精细结构均可受到不同程度的损伤,有的症状可以在伤后立即发生,也有些症状可发生在晚期,如继发青光眼、视网膜脱离等,必须予以足够的重视。由于眼球的各部分组织结构不同,损伤表现亦各不相同,临床上常见的有眼睑水肿、皮下淤血、结膜下出血、角膜混浊、角巩膜破裂伤、前房积血、虹膜根部离断、瞳孔散大、晶体混浊脱位、玻璃体积血、视网膜震荡或脱离、视神经挫伤、眶壁骨折等。仅就几种主要的表现分述如下。

(1)前房积血

1)病因及临床表现:钝挫伤后极易引起前房积血,约占挫伤中的25%,儿童尤为多见。按Shingleton分级法可分为5级:

显微镜下出血:前房无液平,仅裂隙灯下见前房内有红细胞浮游。

Ⅰ级:积血<1/3前房。

Ⅱ级:积血占前房1/3~1/2。

Ⅲ级:积血占前房1/2以至浸满前房。

Ⅳ级:前房充满积血。

挫伤后引起的血管性变化,初为血管痉挛,继之血管扩张,管壁失去正常弹性,可有少量渗血,多附于虹膜表面或混悬于房水中。较多的前房积血常为虹膜小动脉破裂,血液可积在前房下方形成一液平面。大量出血则多来自虹膜大环的小动脉或睫状体的损伤,大量血液充满前房,新鲜者呈红色,陈旧时呈暗红色或黑紫色。由于眼球内的压力和血管壁的收缩,出血多能自行停止。迟发性或继发性前房积血可在无任何可见病变的情况下发生,于伤后数日或在出血很快吸收后再次发生,其原因可能与纤溶酶有关,也可能由于伤后血管壁的变化，血液分解产物对葡萄膜的刺激等因素有关。大量出血或积血迟迟不能吸收时可引起继发性青光眼、角膜血染等并发症。

2）治疗：单纯少量的前房积血多能自行吸收，如不合并其他损伤，预后良好。前房积血的吸收主要是通过房角及虹膜隐窝。以促进积血吸收、防止迟发性出血和并发症的发生为治疗原则。遮盖或包扎双眼以减少眼球活动，使之处于安静状态，防止继发出血。半卧位或侧卧位使血液下沉离开视轴区。应用止血剂、维生素C、中药等。24小时后观察出血吸收情况及炎症反应，除大量出血外，大多数可于1～2日内明显吸收或完全吸收。至于散瞳或缩瞳的意见尚不统一，散瞳可减轻虹膜炎症反应，避免虹膜后粘连；缩瞳可使虹膜表面扩展，房角开放，利于出血吸收。根据我们的经验，一般情况如无明显炎症，不缩瞳也不散瞳，如有明显刺激症状可滴用短效散瞳剂，活动瞳孔。

3）并发症的处理：

继发性青光眼：为前房积血常见的并发症之一。眼压升高的原因，一是由于房水黏稠度增加，血凝块及纤维素阻塞房角，影响房水的循环所致；二是由于挫伤的外力将房水压向前房角，使睫状体撕裂向后移位，房角加宽，形成房角后退或房角劈裂，引起继发性青光眼。房角的这种改变，要等到前房积血完全吸收后，用房角镜检查才能发现。长期眼压升高按开角性青光眼治疗，药物不能控制眼压且无活动出血者，应考虑前房穿刺术，用尿激酶冲洗凝血块。

角膜血染：角膜血染发生于前房积血多且眼压高的患者，红细胞分解产物中含铁血黄素通过损伤的角膜内皮进入实质层，使角膜呈棕黄色，位于角膜中央呈盘形。消退时自周边开始吸收，角膜逐渐恢复清亮，但过程缓慢，可滴用乙基吗啡（狄奥宁）、依地酸钠（EDTA）等促进其吸收；如角膜中央混浊区经久不退，也可考虑穿通性角膜移植手术。

(2) 晶状体混浊及脱位

1）晶状体混浊：眼球受钝力作用时，晶状体受房水的冲击和玻璃体反作用力的夹击震荡作用的影响，可损伤晶状体囊及上皮细胞和晶状体纤维，从而引起晶状体通透性的改变，房水渗入晶状体内，使晶状体纤维的结合松弛，发生层间分裂，囊下出现点、片状或呈分散不规则形混浊。多在伤后2日～2周内发生，轻度混浊可于数周内吸收消失，重者导致晶状体全部混浊，严重影响视力时，按白内障手术摘除晶状体，酌情植入人工晶状体。

2）晶状体脱位：晶状体借纤细的悬韧带悬于虹膜和玻璃体之间。由于外伤使悬韧带断裂以致晶状体脱位，根据其断裂的范围和部位不同，可发生晶状体部分脱位及全脱位，两者均可以引起继发性青光眼。药物治疗不能控制眼压时，酌情考虑晶状体摘除及玻璃体切除手术。

(3) 睫状体脱离

1）发病机制：眼球遭受钝性外力后，角膜发生急剧变形，房水向后冲击，导致房角结构的损伤，除引起虹膜根部离断、晶状体脱位、房角后退，同时睫状体与巩膜间可以出现脱离和裂隙，造成前房和睫状体上腔相通，房水经此裂隙排出导致眼压降低。此外，睫状体脱离可致其上皮功能减退，房水生成减少。

2）临床表现：视力下降、眼压低、前房变浅、瞳孔变形、眼底视网膜水肿、黄斑区皱褶形成。前房角镜检查及超声生物显微镜探查可发现睫状体脱离的范围及程度。

3）治疗：挫伤后的一过性低眼压与血管神经调节功能紊乱有关，皮质类固醇药物治疗2周左右即可恢复。经检查证实睫状体脱离，应行睫状体复位术。将脱离的睫状体缝合复位，手术范围应超过脱离两端1～2时限，针距以1～1.5mm为宜。

(4)玻璃体积血

1)病因及临床表现:玻璃体本身无血管,出血来自周围组织血管的破裂,进入玻璃体内。来自睫状体的出血,多位于玻璃体的前部,常伴有前房积血。来自视网膜、脉络膜的出血,多位于玻璃体的后部,造成不同程度的玻璃体混浊。大量积血者,眼底检查可无红光反射,可以继发血影细胞性青光眼,陈旧积血形成机化条索,引起牵拉性视网膜脱离。

2)治疗:少量出血以药物治疗为主;大量新鲜出血,应包扎双眼,半卧位安静休息,药物治疗2周,出血静止后,给予促进吸收的药物。玻璃体的新陈代谢低,血液吸收慢,对于较大量积血并有机化趋势者,应尽早考虑玻璃体切除手术,手术时机为伤后2周,此时玻璃体已发生后脱离,手术比较安全。出血逐渐吸收且视力提高者,可不急于手术。

3)并发症处理:

血影细胞性青光眼:大量玻璃体积血或同时伴有前房积血,由于玻璃体前界膜的破坏,变性的红细胞机械阻塞房角小梁网,引起急性开角型青光眼。眼压增高多发生在玻璃体积血后数天至数周,前房积血已吸收,房水中仍见大量棕褐色颗粒细胞浮动,抽取房水或玻璃体液标本,在显微镜下可见到变性红细胞即血影细胞。该细胞壁硬而脆,不能变形,很难通过小梁网。药物治疗仅能暂时降低眼压,首选前房冲洗术,既可采取标本明确诊断,又是更换房水的合理措施。对玻璃体积血严重者,有时需要重复进行,眼压仍不能控制时,应考虑玻璃体切除手术。

牵拉性视网膜脱离:健康的玻璃体积血后容易形成机化,与视网膜粘连,机化条索收缩导致牵拉性视网膜脱离。应尽早采取手术治疗,切除玻璃体积血及机化条索,视网膜有裂孔宜行眼内或眼外冷冻,经气液交换使视网膜平复,有条件的医院可行眼内光凝,应用膨胀气体或硅油充填使视网膜保持稳定复位。

(5)视网膜震荡

1)病因及临床表现:眼球受钝力撞击时,物体虽未直接作用于视网膜,由于冲击力经液态的眼内容物传递至视网膜,使视网膜血管痉挛,继之扩张,血管壁通透性增加,伤后数小时在后极部视网膜出现灰白水肿、渗出甚至出血等改变,称为视网膜震荡。由于黄斑部视网膜解剖结构特殊,此处水肿反应较重,有不同程度的视力减退、视物变形等症状。水肿可于1～2周内逐渐消退,轻者不留痕迹,视力可恢复正常;重者引起视网膜器质性改变,黄斑部变性萎缩,甚至出现裂孔,严重影响中心视力。

2)治疗:药物治疗以皮质类固醇及血管扩张剂为主,可球后注射地塞米松、妥拉唑啉等,合并出血时应用止血剂。

2.眼球穿孔伤 外界的钝力或锐器伤及眼球,造成眼球壁穿孔或破裂者,均为眼球穿孔伤。致伤物在儿童中多见为刀、剪、针、玩具手枪等,农村中则以雷管、爆竹爆炸之碎片及高粱秆、麦秸等植物性损伤多见。由于致伤物的作用力大小及穿孔的部位不同,损害亦不同。穿通伤除带来组织的机械性破坏外,常导致眼内容物脱出和嵌塞,细菌感染以及愈合后遗留的瘢痕,均可损坏眼睛的正常功能及外观,同时还有可能发生严重的并发症——交感性眼炎,危及健眼。一般来说,有眼球穿孔伤口的创伤较钝挫伤对眼部的损伤更为严重,因此,对眼球穿孔伤的处理应全面考虑,及时正确地修复伤口,减少瘢痕形成,以最小的损伤取出异物,预防感染,尽可能保存有用视力和外观,同时警惕交感性眼炎发生是非常重要的。

(1)临床表现

1)视力下降、畏光、流泪。

2)角膜、巩膜或角巩膜缘穿通伤口。

3)前房积血或变浅,虹膜受伤、组织脱出,较大伤口可有晶状体、玻璃体、葡萄膜等眼内容脱出。

4)眼压低:房水溢出、眼内容脱出所致。

5)异物存留:凡穿孔性眼外伤应注意有无球内或眶内异物存留。

(2)诊断

1)仔细询问病史:受伤时间,致伤物的性质,致伤物与眼部的距离、方位等。

2)眼部检查:由前至后按解剖顺序检查各层组织,特别是对于不能合作的儿童,检查时应注意以下几点:①切忌用力开睑,必要时在表面麻醉后作检查或在口服水合氯醛睡眠状态下进行检查。②结膜下出血、眼压低,应怀疑有后部巩膜裂伤。③角巩膜缘的小伤口易被漏诊,同时应注意虹膜、晶状体有无穿孔伤。④高度怀疑有眼内异物时,应摄X线片等排除之。

(3)治疗 急诊处置,尽早修复伤口。

1)小于3mm整齐伤口,无葡萄膜组织嵌顿,可不予缝合。

2)有葡萄膜组织脱出者,新鲜伤口清洁后尽可能还纳。

3)晶状体及玻璃体脱出者,均应切除。

4)结膜下注射抗生素,阿托品散瞳,止血及抗感染治疗。

5)常规肌内注射破伤风抗毒素(TAT),有过敏反应者可分次注射。

3. 眼内异物 眼内异物是指各种异物穿透眼球壁,留置于眼内而言,较单纯穿通伤更为严重,不仅造成机械性损伤,还可以带入病原体引起感染。由此产生的并发症多,失明率高,若延误诊断和处理,常会导致眼内炎,眼内铜、铁锈沉着症,甚至眼球萎缩。因此,通过各种检查,及时诊断,正确处理,尽早地摘除异物,减少并发症,是非常重要的。

(1)眼内异物的诊断

1)病史分析:一般情况下,多数患者伤后即来医院就诊,较大的儿童能够较清楚的叙述受伤经过与致伤物的性质,感受到伤侧侵入异物、眼痛、流泪、视力下降等。因此,详细询问病史,对诊断很有价值。有时病史不明确,细小的穿通口已闭合,或是被出血遮挡巩膜伤口不易被发现时,更应该谨慎从事,详细检查。较小的儿童往往需要在口服安眠药物的情况下方能检查。

2)直接发现异物:在屈光间质透明时,可以借助裂隙灯及眼底镜直接发现异物所在部位,根据异物的形态、外观来推测异物的性质。

裂隙灯检查:较大的伤口肉眼即可发现,但位于角巩膜缘且闭合的细小伤痕,即使在裂隙灯下也需要仔细检查才能辨认。角膜有穿通伤,并在穿通的相应部位虹膜穿孔,晶状体局限混浊,需要散瞳检查异物是否在晶状体内,或留置于玻璃体及眼底。穿通伤合并前房积脓或眼内炎者,多有眼内异物。只有裂隙灯检查才能早期发现铁锈沉着症,它出现是眼内铁和铜异物存在的确证,应作进一步定位检查。

眼底镜检查:受屈光间质混浊的限制,手术前能直接看到异物的约占21.7%,因此,争取在伤后屈光间质尚未混浊前,立即散瞳查眼底是必要的,常能发现X线片下不显影的细小异物。除明确异物的位置及其与球壁的关系外,对玻璃体内漂浮异物还可以作磁石试验,在直接或间接检眼镜直视下,将手持恒磁铁置于患眼与异物最接近点10cm处,逐渐移至球壁,异物出现旋转、摆动、游走等现象为磁石试验阳性。

3)间接发现异物:由于伤后屈光间质混浊及炎症反应,不能直接看到异物者占相当比例,一般需借助X线、CT、B超等方法进行检查。

影像学检查法:屈光间质混浊的伤眼,常规拍摄眼眶正侧位X线平片,以确定异物的大小、形状及大致位置。然而影响的因素很多,医生应结合临床,亲自读片,排除假阳性的可能。非金属异物或直径小于 1mm 的金属异物,常规摄片常不易显影,需要进一步拍摄薄骨像、无骨像或做其他特殊检查。CT 是 20 世纪 70 年代发展起来的先进技术,分辨力高于 X 线 10～20 倍,可以检出密度低的异物,如玻璃、塑料、木片等,并可同时显示出眼球壁的轮廓,鉴别眼球壁和球外异物。一般采用断层摄片的层厚为 5mm,对细小异物以层厚 2mm 为宜。

超声探查法:常规采用 A、B 两型超声扫描仪探查眼内异物。因其不受屈光间质混浊的影响,可以弥补裂隙灯、眼底镜检查之不足,不损伤组织,使用方便,应用范围广。超声不仅能显示金属异物,而且对 X 线无法显示的非金属异物大多也能显示清楚。目前已成为仅次于 X 线检查的一项常规检查和定位方法。

(2)眼内异物的摘除　进入眼内的异物,原则上应尽早摘除,尤其是因异物引起的炎症反应,应在积极控制炎症的同时,争取早做手术,除去感染源以减轻炎症。严重的眼球破裂伤、爆炸伤所致的眼内多发异物,以及眼压低、眼内活动出血者,宜暂缓手术,待伤口愈合,眼内出血稳定,眼压有所恢复,异物定位完善后再进行手术。

1)摘除前部的眼内异物:

前房异物:异物多坠于房角或附着于虹膜表面,为保护晶状体不受损伤,术前用 2% 毛果芸香碱液缩瞳。在距离异物最近的角巩膜缘处切口,切口需大于异物 1mm 为宜,备有黏弹性物质注入前房内以保护角膜内皮。用异物镊夹取或用恒磁吸出异物,再用生理盐水或平衡液冲洗出前房内存留的黏弹剂。

晶状体异物:异物进入晶状体内,使其呈现不同程度的混浊,与异物的大小、形状、性质及所在部位等因素有关。由于晶状体本身代谢低,损伤后前囊很快闭合,混浊发展较慢。如果伤后尚有较好的视力,暂时保守治疗。若晶状体前囊破裂,皮质溢入前房引起继发青光眼时,应尽早手术。对于磁性异物,先用恒磁自角膜缘切口吸出,不能看清异物时,冲洗皮质并在显微镜下明辨异物,不可强行探查夹取,否则损伤后囊,给摘取异物及植入人工晶状体带来困难。若后囊发生破裂,玻璃体外溢,先行前玻璃体切除,取出异物后再酌情考虑是否植入人工晶状体。

前玻璃体内漂浮异物:位于角膜缘后 8mm 以内的磁性异物,可以在处理伤口同时自原伤口吸取异物,或在异物距离巩膜最近的位置,角膜缘后 6mm 以内板层切开巩膜,预置缝线,全层切开后吸出异物,无需冷冻和外垫压。

2)摘除后部的眼内异物:

后径路摘除眼内磁性异物:在距异物最近的巩膜表面作切口取出异物,是传统的手术方法。按异物所在位置,剪开球结膜,必要时切断 1～2 条眼外肌,充分暴露术野,采取直接或间接定位方法,板层切开巩膜,预置褥式缝线,切穿巩膜,磁石吸出异物,整复伤口,避免眼内组织嵌塞,结扎巩膜线,局部冷冻,硅胶或硅海绵外垫压。此种手术方法容易造成玻璃体牵拉及视网膜嵌塞,仅适合于伤后即有感染或角膜混浊,又无玻璃体切除条件的情况下施行。手术中,锐利的异物容易穿破视网膜脉络膜被吸出,较大圆钝或被纤维组织包绕的异物,吸取时常见脉络膜被随之吸起,异物很难脱出,切忌过分用力吸拉,可用电凝针或尖刀轻轻划破脉络膜或包绕的机化膜,适当扩大巩膜切口后吸出。

后径路摘除眼内非磁性异物:在开展玻璃体手术以前,与磁性异物同样,也按这种传统的方法进行手术。在伤后数月,待铜等异物沉着黏附于球壁以后,再用检眼镜、方格或电磁异物定位法,在巩膜表面精确定位,巩膜半切开、分离、预置缝线,切穿巩膜,局部有时呈现铜锈色,切穿脉络膜,轻压球壁,异物随包裹的机化物脱出伤口或继液化玻璃体流出,夹出异物,切除脱出的玻璃体。切口整复同前。

闭合式玻璃体切除摘除眼内磁性异物:①眼内磁棒法吸取后极部异物:采取睫状体平坦部切口,伸入眼内磁棒,在间接眼底镜或手术显微镜眼内照明直观下,吸取后极部或玻璃体内漂浮磁性异物,方法简单易行。操作时尽量避免搅动玻璃体,减少其机化的可能性,必要时行玻璃体切除手术。②接力吸取后极部异物:按闭合式玻璃体切除术切除混浊的玻璃体,寻找到异物后,将其大部分游离,自睫状体平坦部插入锥针,接近异物后,助手持恒磁吸附在针柄上,术者将锥针连同异物轻轻向上提起,导光纤维同时协助分离残留的包膜,直至异物自巩膜切口处吸出,恒磁始终不能离开,如果异物表面部分被纤维组织包裹,也可利用锥针进行剥离。

使用电磁石时,通电立即产生磁场,注意吸力不要过猛,以防发生不必要的损伤。吸取异物时,如发现视网膜随之隆起,立即断电,停止吸引,将异物与视网膜脱落开后再次吸取,同时处理视网膜裂孔。如果异物部分嵌入球壁,或贴附于视网膜,若屈光间质尚清晰,多于术前使用氩激光或氪激光在异物周围行视网膜光凝术,也可在术中行眼内光凝或冷冻,以减少视网膜脱离的发生。由于磁铁对玻璃体有干扰,有人主张磁性异物也同非磁性异物一样使用异物钳夹取。

闭合式玻璃体切除摘除眼内非磁性异物:①吸取玻璃体内细小异物:按照玻璃体切除术切除异物周围的玻璃体,游离异物,直径小于切割孔的细小异物经切割头内管直接吸出,稍大的异物或较大的猪囊虫有时卡在切割孔上,均可加大吸引力,经扩大的巩膜切口吸出眼外,此时不可切割,以免切断异物损伤刀具。②异物钳夹取异物:先切除异物周围大部分玻璃体,根据异物的大小、形状选择爪形或鸭嘴形异物钳,确认没有任何组织被牵拉时,小心夹出异物,随后切除剩余的玻璃体。当异物直径大于异物钳外径,受阻于切口时,需充分扩大切口,以免异物滑脱,增加手术难度。术中应夹取异物最小径线部,以利取出。③经前房角巩膜缘切口摘除异物:睫状体平坦部切口摘取较大的异物时,为避免由于切口和异物过大,直接损伤睫状体和视网膜,可经前房角巩膜缘切口将异物取出。在切除混浊的晶状体和玻璃体后,用异物钳夹住异物,导光纤维协助,将异物送入前房,助手及时切穿角巩膜缘切口,夹出异物。直径>8mm的巨大异物或条块状玻璃等异物,爪形异物钳不能满意抓住时,可用外径适宜的耳科显微镫骨钳夹取,也能取得满意的效果。

摘除异物联合人工晶状体植入术:眼内异物合并白内障,在无视网膜脱离的情况下,先行白内障囊外摘除术,保留后囊,若估计后囊穿通口较大,可自平坦部行晶状体切除,保留前囊,眼内异物按上述方法取出后,植入后房型人工晶状体。在前后囊均不能保留的情况下,也可以植入前房型人工晶体。

摘除异物联合穿通性角膜移植术:眼内异物较大或多发异物,因角膜白斑影响玻璃体及视网膜手术,无法取出异物,此时需使用暂时性人工角膜完成眼后段手术,待异物取出,气液交换或硅油注入后,用全层异体角膜取代人工角膜。

4.眼外异物

(1)结膜异物 日常生活中常遇到,如灰尘、煤屑、小昆虫被吹入结膜囊内,多隐藏在上睑结膜的睑板下沟处。翻转眼睑,用棉签拭去即可。

(2)角膜异物 常见为金属碎屑、灰尘、谷壳、爆炸物等。伤眼多有异物感、刺痛、流泪。治疗需在表面麻醉下,用4号针头将异物剔去。若为角膜深层异物,应在手术显微镜下摘取。

(3)眶内异物 近年来,应用立体X线透视及内镜下摘除眶内异物取得可喜成绩。一般来说,部分暴露于眶外以及近眶缘浅表部位的异物,稍加扩大切口,使用磁铁吸出或异物钳夹出。深部异物需慎重处理,在不影响视力、视功能的情况下酌情取出,一味强求取出异物而导致丧失视力的教训,应引以为戒。

5.眶壁骨折 眶壁骨折又称爆裂性眶壁骨折,是眼部遭受钝力外伤所形成的一种特殊类型的骨折。儿童眶壁处于发育阶段,骨壁薄、易于发生骨折是其特点。

(1)发病机制  有两种学说,目前尚有争论。

1)流体力学眶压增高学说:当致伤物直径>5mm,即稍大于眶径时,从正面打击,眶内压力急剧增高,凭借液压传导,波及眶骨,导致眶壁最薄弱处发生骨折。骨折有如减压阀,使眶压得以缓解,眶内软组织包括眼直肌涌向骨缺损处,嵌塞其中或陷入鼻旁窦内。眼球周围有脂肪保护,一般不会发生破裂。

2)扣压力作用于眶底学说:当眶缘受到巨大钝力冲撞时,眶底骨质和骨膜向后移位、变形,产生线状骨折和骨膜撕裂,巨大的外力可以使骨折前方的骨折线继续向前,产生第二次骨折,外力消失后,眶底骨质很快恢复原状,而软组织复位要慢得多,有眶隔阻挡及重力等因素的影响,导致软组织嵌塞。

(2)临床表现与诊断  可表现为钝挫伤、眶缘完整、眶软组织嵌塞、眼球转动受限,产生复视和眼球内陷。

1)复视:有时被误认为眼外肌麻痹而延误治疗。眶底骨折多为垂直方向复视,眼球上下转动受限,内侧壁骨折为水平方向复视,有时也为内下壁同时骨折而出现多方向复视。由于下直肌或筋膜嵌顿于骨折处或由于脂肪和纤维组织水肿、出血使眼球运动障碍,前者需手术治疗,后者可通过药物缓解。

2)眼球内陷:早期多不明显。由于眶内软组织向鼻旁窦嵌入,炎症及血肿致脂肪坏死,以及肌肉的纤维化,使眼球内陷。

3)受伤侧面部麻木、知觉减退:由于损伤眶下神经所致。眶下沟后部仅 0.5mm 厚,其鼻侧稍向上翘,首先承受眼球传来的冲击力。临床上眶下壁骨折最常见的位置在眶下沟附近,眶内壁受损则见于筛骨纸板处塌陷式骨折。

4)眼部并发症:多数眼球无损伤,视力尚好,个别人合并外伤性瞳孔散大、瞳孔缘撕裂、前房或玻璃体积血、视网膜脉络膜病变。

5)牵拉试验:对于肌肉嵌塞的诊断很有帮助,用镊子夹住眼直肌止端牵引,根据手感,了解阻力大小,也可以通过测量记录。牵拉试验对手术指征有重要价值。

6)X线及CT检查:是诊断本病的主要方法,可提示骨折的形态、范围、深度和脱陷组织的多少,对提供手术探查范围有重要作用。

(3)治疗

1)非手术治疗:伤后止血、消炎,给予大量皮质类固醇、抗生素。牵拉试验阴性且CT扫描示组织嵌入及骨折不严重者,进行眼球强转练习。

2)手术治疗:保守治疗1~2周不见效,则行手术整复,将嵌塞的软组织自骨折区分离出来,骨折缺损区用自体骨、人造骨或硅胶片充填。术后复视仍不消失,影响生活工作者,于术后6个月行对侧眼下直肌缩短术。这种情况较少见,一般术后残留少量复视可自行克服。

6.眼内炎  眼内炎是穿孔性眼外伤、内眼手术后最严重的并发症,可由细菌、真菌等引起,玻璃体是其最好的培养基。病变发展迅速,尽管近年来玻璃体手术的开展,挽救了部分早期眼内炎的患者,但对于晚期患者预后仍然很差,最终导致眼球萎缩。因此,早期诊断,积极治疗至关重要。

近几年,由于一些部门对一次性废注射器处理不当,导致儿童玩弄注射器扎伤眼球,使眼内炎患者逐渐增多,其严重程度取决于侵入病原体的种类、毒力及全身和局部的抵抗力。

(1)临床表现  因感染的部位不同而有所不同,位于前部的感染,可出现前房渗液、积脓,晶状体混浊,继而向后部扩展;若感染始于后部,则玻璃体首先出现絮状渗出、混浊甚至脓肿。

(2)治疗  外伤性眼内炎发病急,进展快,一旦确诊,药物治疗1~2日无效者,应尽早行玻璃体切除术,若晶状体混浊则一并切除。手术目的:①清除感染病灶。②合并眼内异物者同时摘除。③抽取房水、玻璃体液送检验,进一步了解感染性质,以对症治疗。④通过灌注液或将药物直接注入玻璃体腔,增加眼内药物的弥散。常用的玻璃体注药为庆大霉素 200～400μg,地塞米松 360μg,在没有明确感染菌属前,应使用广谱抗生素。对青霉素过敏的儿童,推荐使用头孢噻肟,剂量为 50～100mg/(kg·d)。严重感染者需用大剂量皮质类固醇,并注意逐渐减量,怀疑真菌感染时应慎用或禁用。

7. 交感性眼炎

(1) 病因及病理  本病是一种特殊类型的眼炎,为眼外伤最严重的后果之一。当一眼发生穿孔性眼外伤或内眼手术后,引起的双眼弥漫性肉芽肿性葡萄膜炎,称为交感性眼炎。虽经多年研究,该病病因仍不十分清楚。自身免疫与感染学说的论点都有可能是本病的发病机制,而更倾向于视网膜组织抗原产生的自身免疫性迟发性过敏反应。发病率各家报道不一,约占穿孔性眼外伤的 0.55%～1.20%,内眼手术后则更低。发病高峰多在伤后 2～8 周。多数认为,角巩膜穿通伤或睫状体平坦部伤口愈合差以及色素嵌塞、眼内异物存留等是引起交感性眼炎的潜在危险。

交感性眼炎的病理改变主要表现在脉络膜血管层,使之增厚,炎症为增殖性,可见到淋巴细胞、上皮样细胞及巨细胞浸润。另外,含有色素的上皮样细胞常呈结节样积聚,附着于视网膜色素上皮与玻璃膜上,呈黄白色玻璃疣样外观,称为 Dalen-Fuchs 结节,是其比较典型的病理改变。

(2) 临床表现  交感性眼炎的症状因始发部位不同,表现亦各不相同。炎症首先出现在眼前节者,表现为眼痛、畏光、视物模糊,角膜后壁大量灰白色沉淀物,房水闪光强阳性,瞳孔区可见渗出膜,严重者瞳孔后粘连或闭锁,继发青光眼。症状轻者,只表现为角膜后出现沉着物。病变发生在眼后部者,自觉视力突然下降,眼底视乳头充血、边界不清,后极部网膜尤其是黄斑区水肿及渗出改变,严重者可见渗出性视网膜脱离,也可同时合并眼前部炎症改变。值得注意的是,有的儿童对视力的反应并不敏感,早期不能发现,直到视力严重受影响时才被家长发现。因此,提醒受伤患儿的家长,注意健眼是很重要的。

(3) 治疗  全身及局部大剂量应用皮质类固醇治疗是有效的措施,病情严重时,可在 5% 葡萄糖液内加入地塞米松 5～10mg 静脉滴注,同时应用抗生素,也可口服泼尼松 40～80mg,配合结膜下或球后注射及局部滴眼剂,1% 阿托品散瞳防止瞳孔后粘连。以眼后部炎症为主时,口服血管扩张剂及维生素。

使用大剂量皮质类固醇,应根据病情适时减量,减至 2.5mg/d,应维持 3～6 个月以上,在激素减量过程中还可应用免疫抑制剂环磷酰胺等。注意检查肝功能。

交感性眼炎同其他葡萄膜炎一样,复发率极高,应做好定期随访及观察工作。

(二) 非机械性眼外伤

1. 酸烧伤

(1) 发病机制  酸可分为无机酸和有机酸。无机酸分子小,活动性强,易渗入组织,常见的有硫酸、盐酸、硝酸。有机酸包括石炭酸、三氯醋酸等。酸可溶于水,不溶于脂肪,酸性液体使组织蛋白质凝固变性,蛋白的凝固能阻止化学物质继续渗透和扩散,具有屏障作用,使组织的破坏有可能局限于致伤物质作用的局部。一般酸烧伤比碱烧伤要轻得多,但强酸同样腐蚀组织(20% 硫酸 30 秒钟进入前房)。酸酐所引起的组织反应与碱相似。

(2) 临床表现  刺激症状重,眼睑痉挛,视力减退。轻者可见球结膜充血及点状上皮剥脱;重者球结膜高度水肿、苍白,甚至缺血,角膜上皮大片脱落,呈瓷白色混浊,前房内可见渗出,可以并发白内障、继发性青光眼。

(3)治疗 轻者局部滴抗生素眼药水及眼膏,1~2日后角膜上皮修复,不留任何痕迹。重者治疗同碱烧伤。

2.碱烧伤

(1)发病机制 碱可溶于水,也可溶于脂肪。碱性物质遇到组织中脂肪起皂化作用,破坏上皮细胞的脂肪外膜,与蛋白质结合,形成可溶性蛋白,使角膜混浊、组织溶解坏死,并继续渗透,向周围及深层扩展,以致溶解穿孔,引起不可逆转的改变。

常见的致伤物质:石灰(氢氧化钙)、火碱(氢氧化钠)、氨水(氢氧化铵)等。氨水接触眼球后,10秒钟角膜变混浊,15秒钟进入前房,预后最差;5%氢氧化钠30秒钟可使房水pH升高;石灰烧伤较前两者轻。儿童碱烧伤主要的致伤物是石灰,多由于管理不当误伤。

(2)临床表现 同酸烧伤,但较其严重,若不及时抢救和合理治疗,可因虹膜睫状体炎而继发青光眼。亦可由于伤后1~3周病变的角膜组织释放胶原酶,使角膜溶解,无菌性坏死而穿孔致盲。晚期可形成睑球粘连或眼球萎缩。

(3)治疗 由于酸碱与组织的化学反应快速,尚无法阻断和中和,只有尽快减少与组织接触的化学物质的剂量、浓度和时间,达到最小和最少的程度,以减轻对组织的损害。

1)急救措施:

尽快冲洗:就地取材,用大量自来水、生理盐水冲洗,翻转眼睑,除去残留的化学物质。

Passow结膜切开术:沿角膜缘放射状切开结膜,进一步冲洗。

前房穿刺术:伤后24小时内,更新房水,使pH=7.2。

2)预防感染:消炎、散瞳。

全身应用及结膜下注射抗生素:庆大霉素、磺胺类药物等。

皮质类固醇:在胶原酶产生前,为减轻炎症用药5~7天为限。

阿托品散瞳:预防、减轻虹膜睫状体炎。

3)自家血和血管扩张剂:改善营养及局部血液循环,促进组织再生。取静脉血0.5~1ml(幼儿可取双亲血),结膜下注射,每周2次,注射1~2周,可同时合并使用血管扩张剂,常用妥拉唑啉12.5mg或654-2 0.5ml。

4)葡萄糖溶液及维生素:烧伤后全身及局部使用高渗葡萄糖溶液、维生素$B_2$、维生素C有助于增加角膜营养。早期大量使用维生素C可促进胶原纤维生长,促使创面修复,减少溃疡穿孔。

用法:结膜下注射,维生素C 0.5ml,每日1次,5%葡萄糖液250ml加维生素C 1~2g静脉滴注;或50%葡萄糖溶液60ml加维生素C 0.5~1g静脉推注,每日1次,使用1~2周。

5)胶原酶抑制剂:碱烧伤后1周左右,再生的角膜上皮及基质层浸润的中性粒细胞,产生胶原酶,溶解角膜实质的胶原纤维形成无菌性角膜溃疡。常用的胶原酶抑制剂有EDTA、巯乙胺酸、青霉胺等滴眼液,能使胶原酶失去活性,起到延缓或阻止角膜溃疡发生、发展的作用。

6)手术治疗:

结膜移植术:早期移植防止睑球粘连,效果多不理想。

黏膜移植术:早期移植在伤后2~3天施行,晚期可在1年以上施行。

角膜移植术:伤后半年以上酌情考虑板层或全层移植。

继发性青光眼:多由于房角阻塞所致,可行睫状体冷冻或光凝术。

并发白内障:角膜移植术中同时摘出或分次手术。

眼睑内翻或闭合不全:内翻矫正或游离皮瓣移植术。

对角结膜干燥症可用人工泪液滴眼以缓解症状。

## 七、斜视

双眼眼位有偏斜的倾向,能够通过融合机制控制时为隐斜;如融合力不足,不能控制,则表现为间歇性或恒定性偏斜状态,为显斜。斜视可分为共同性斜视和非共同性斜视两类。

(一)双眼视觉发育和斜视检查方法

1.双眼视觉的发育 双眼视觉是指一个外界物体分别在双眼视网膜对应点所成的像,经过大脑枕叶皮质的视觉中枢的综合,使人感知到一个完整的立体形象的功能,又称双眼单视。双眼视功能分为3级:Ⅰ级,为同时知觉;Ⅱ级,为融合;Ⅲ级,为立体视。双眼视觉形成的条件为:①双眼视觉知觉均正常或近似。②双眼均有正常的单眼注视能力即黄斑注视。③双眼视网膜具有正常的对应关系,双眼视网膜上黄斑中心凹周围具有相同视觉方向的点为视网膜对应点,落在双眼视网膜对应点上的物像才能在大脑中被感知成一个影像。④双眼有共同的视觉方向,眼球运动正常且协调一致。⑤双眼有一定的融合力。

近代研究证实,儿童双眼视觉的发育是出生后视觉系统在正常的组织结构和良好的视觉知觉的基础上,在外界环境的不断刺激下形成的。出生后,婴儿不断运动眼球观察周围环境,环境的形觉刺激使婴儿的视觉逐渐发育成熟,同时眼球的注视与再注视反射以及调节集合反射的建立和反复应用,使双眼黄斑注视能力不断提高,视觉刺激在视觉中枢融合成一个物像,逐渐建立起视觉中枢与视觉知觉和运动系统的正常关系。在出生后早期双眼视觉发育特别迅速,3~7个月的婴儿已显示出有立体视反应,直到6岁才可完善。在此期间任何影响视觉知觉、眼球运动和视觉中枢功能障碍的因素均可以影响双眼视觉的发育和建立。

当有眼外肌或其支配的神经病变时,眼位偏斜,可以产生复视和混淆。引起的后果是通过产生视觉抑制和建立异常视网膜对应来达到消除复视,称为知觉性代偿;通过改变肌肉的张力或借助代偿头位以避免复视干扰,称为运动性代偿。视觉抑制是一主动的过程,如用双眼交替注视时抑制也是交替的,如为单眼斜视的患者则形成单眼固定性抑制,可引起斜视眼弱视。单眼抑制加深时,患眼黄斑区功能低于其周围,因而把注视点移到黄斑周围区,称为中心旁注视,同时视网膜对应关系也发生改变。代偿的结果使双眼视觉功能严重障碍,失去融合功能和立体视。根据发病年龄,双眼视觉发育的程度,通过不同的方法矫正眼位后双眼视觉恢复的程度也不同,一般来说,发病年龄越早,病程越长,矫正的年龄越晚,双眼视觉恢复得越差,甚至完全不能恢复。

2.斜视的检查方法

(1)病史 询问斜视的发病年龄、诱因、性质(一眼或双眼交替,间歇性或恒定性,发生在看远、看近或远近均有)及伴随症状(在强光下闭合一眼,疲劳时出现复视等)。

(2)视力及屈光检查 测定远、近视力及矫正视力。儿童屈光检查应用1%阿托品眼膏麻痹睫状肌,每日3次,连用3日后进行检影验光。婴幼儿视力的测定可用以下方法:

1)观察双眼角膜映光点的位置是否位于或接近角膜中央,双眼是否对称,遮盖一眼后另眼是否能注视。

2)视动性眼球震颤法(OKN):用有黑白条栅的视鼓旋转,诱发出双眼视动性眼球震颤,根据条栅宽度的空间频率推算出视力。

3) 选择性观看法(PL):婴儿有注视带有图像画面的倾向,利用带有不同空间频率的黑白条栅画面做视标,来观察婴儿的注视反应。

4) 视觉诱发电位(VEP):为一客观检查,记录视网膜受到刺激后大脑枕叶皮质视觉中枢的电位活动,根据刺激图像的空间频率推算视力。

(3) 斜视角测定  在测定斜视角时应考虑 Kappa 角,即视轴与瞳孔中心线的夹角。角膜反光点位于瞳孔中心鼻侧为＋Kappa 角,位于瞳孔中心颞侧为－Kappa 角。测定斜视角的方法有以下几种:

1) 角膜映光法(Hirschberg 法):简单易行。让患者注视 33cm 处的手电灯光,观察其角膜反光点的位置,如反光点在瞳孔缘,则斜视角约为 15°,位于瞳孔缘与角膜缘中间为 25°～30°,在角膜缘为 45°。一般以角膜反光点移位 1mm 相当于 7°。

2) 棱镜片加遮盖法:可除去双眼融合功能,并消除 Kappa 角的影响。测得的结果较为精确。将棱镜片置于斜视眼前,如为内斜视则底向外,外斜视则底向内。交替遮盖双眼并根据眼球运动的方向增加棱镜片度数,直到消除眼球运动为止,此时所用的棱镜片度即为斜视度。可进行 6m 和 33cm 不同距离及 9 个方位斜视度的检查。

3) 同视机法:可测量主观斜视角和客观斜视角,并了解视网膜对应的状况。

4) 视野计法:用弧形视野计测量。让患者将斜视眼置于视野计中心处,另眼注视 6m 远的目标。以一手电灯光沿视野计弧臂移动,至角膜反光位于斜视眼瞳孔中央,此时的角度加上 Kappa 角即为斜视度。

(4) 双眼视觉功能检查

1) 障碍阅读法:用一铅笔置于双眼与书之间,能正常使用双眼者可顺利阅读,仅用一眼者则铅笔必然遮挡数个文字。此为一简单实用的方法。

2) Worth 4 点试验:用一装有 4 块圆形玻璃的灯箱,上方为红色,中央 2 个为绿色,下方为白色。患者戴红绿眼镜。有双眼视觉者可看到 4 个灯,上方为红色,中央 2 个为绿色,下方为红或绿色。双眼视觉不正常者仅看到 2 个红灯或 3 个绿灯。

3) 同视机法:用同视机检查的是看远的双眼视觉。使用不同的画片可检查三级功能。同时知觉画片可查出主观斜视角,交替点灭镜筒的灯光并根据注视眼移动方向调整镜臂至无恢复注视位运动,此时的斜视度为客观斜视度。如主观斜视度等于客观斜视度为正常视网膜对应,如两者相差 5°以上则为异常视网膜对应。融合画片为一对相同图形的画片,每张图上有一控制点。用此图片可以检查有无融合功能及融合范围。立体视画片双眼画片的相似图形有一定差异,在同视机上观察有深度感。

4) 随机点立体图:制成同视机画片可检查看远的立体视,制成图片可检查看近的立体视。常用的有 Titmus 立体图和颜少明立体视觉图,前者用偏振光眼镜,后者用红绿眼镜检查。用于儿童,简便易行,可作定量检查。

(5) 眼球运动检查  每只眼球有 6 条眼外肌,眼球向各方向运动需要数条眼外肌共同作用来完成。单眼某一眼外肌行使主要作用时,起协助作用的眼外肌称为协同肌,起相反作用的眼外肌称为拮抗肌。当双眼作同向共同运动时,使双眼向同一方向运动的一对眼外肌称为配偶肌。此外,眼球运动还有异向运动,如集合与分开。检查眼球运动时应检查眼球向各主要注视眼位的运动情况及双眼运动的协调情况(表 2-1-2,图 2-1-23)。

表 2-1-2　第一眼位时眼外肌作用表

| 眼外肌 | | | 协同肌 | 拮抗肌 | |
| --- | --- | --- | --- | --- | --- |
| 名　称 | 主要动作 | 次要动作 | | 主要拮抗肌 | 次要拮抗肌 |
| 内直肌 | 内转 | | 上直肌,下直肌 | 外直肌 | 上斜肌,下斜肌 |
| 外直肌 | 外转 | | 上斜肌,下斜肌 | 内直肌 | 上直肌,下直肌 |
| 上直肌 | 上转 | 内转,外旋 | 下斜肌<br>内直肌,下直肌<br>上斜肌 | 下直肌 | 上斜肌<br>外直肌,上直肌<br>下直肌,下直肌 |
| 下直肌 | 下转 | 内转,内旋 | 上直肌<br>内直肌,上直肌<br>下斜肌 | 上直肌 | 下斜肌<br>外直肌,上直肌<br>下直肌,上直肌 |
| 上斜肌 | 内旋 | 下转,外转 | 上直肌<br>下直肌<br>外直肌,下直肌 | 下直肌 | 下斜肌<br>上直肌,下直肌<br>内直肌,上直肌,下直肌 |
| 下斜肌 | 外旋 | 上转,外转 | 下直肌<br>上直肌<br>外直肌,上斜肌 | 上斜肌 | 上直肌<br>下直肌,上直肌<br>内直肌,上直肌,下直肌 |

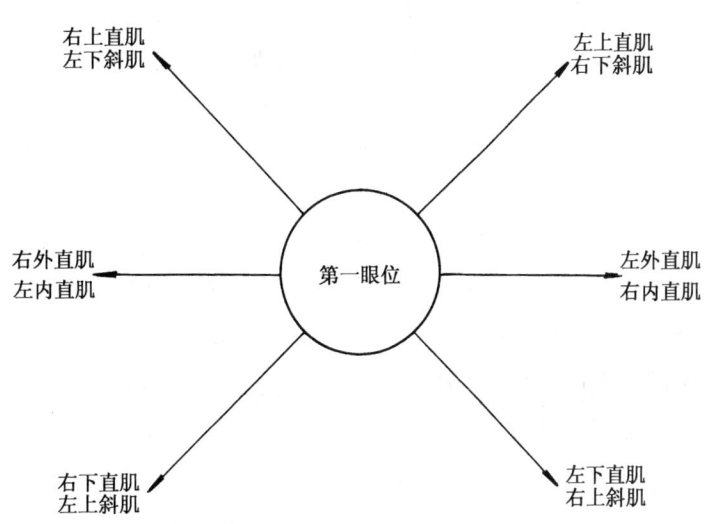

图 2-1-23　6 个主要注视眼位及 6 对配偶肌的主要作用方向

## （二）弱视

眼部检查无器质性病变,矫正视力低于 0.9 者为弱视。

弱视是儿童期发生的眼病,患病率为 2%～3%。患儿由于视力低下,不能有完善的双眼视觉。如能早期治疗是可逆的。

1. 弱视的分类

（1）斜视性弱视　患儿由于斜视引起的复视与混淆,视觉皮质中枢主动抑制由斜视眼传入的视觉冲动,使斜视眼黄斑长期被抑制而形成弱视。

（2）屈光参差性弱视　双眼屈光参差大于 2.5D,使双眼视网膜成像清晰度或大小不等,融合困难,视觉皮质中枢抑制屈光不正较大的一眼而形成弱视。

(3)屈光不正性弱视　多为双眼,高度屈光不正(远视、散光),使患儿虽经调节仍无法于看远或看近时在视网膜形成清晰的物像,引起双眼弱视。

(4)形觉剥夺性弱视　在婴幼儿期由于屈光间质的混浊,完全性上睑下垂或遮盖一眼过久,致使入眼光线不足,视功能的发育受到抑制而形成弱视。在出生3个月内发生者,预后更为严重。

(5)先天性弱视　包括新生儿视网膜或视路出血、微小眼球震颤、先天性全色盲。

2. 弱视的发生机制　在正常情况下,位于外侧膝状体或大脑皮质的双眼细胞处于平衡状态。各种不同原因(屈光间质不清、屈光不正、斜视等)可使视网膜不能形成清晰的物像,造成形觉剥夺。由于双眼物像的大小、清晰程度不一,大脑皮质主动抑制被剥夺眼的物像,正常眼与被剥夺眼之间发生竞争,被剥夺眼的细胞在双眼竞争中生长受到阻碍。在出生后早期发生异常时,使视觉发育延迟形成弱视。近年来国内外学者用心理物理学和电生理学方法研究视觉发育过程,认为出生后早期正常的双眼视觉刺激,对双眼视觉的发育极为重要,为视觉发育的关键期。人的视觉发育的关键期尚未确定,在0.5～3岁时如正常的视觉环境受到障碍最易发生弱视。在4～5岁前视觉神经系统处于极可塑的阶段,这一阶段也是治疗弱视效果最好的时期。通过动物实验证实,实验性弱视动物的外侧膝状体有组织学的改变,接受弱视眼信息的外侧膝状体内的相应层次中的细胞比接受健眼信息的细胞缩小。由视网膜节细胞到中枢的神经纤维可分为3类:①X-细胞系统:由节细胞携带连续不断性反应的神经纤维,属中速度系统,与中心视力有关,具有高空间频率分辨力,仅投射到外侧膝状体。②Y-细胞系统:携带短暂一过性反应的神经纤维,属快速度系统,与周边视网膜有关,司空间物体的定位,产生注视运动,投射到外侧膝状体和上丘。③W-细胞系统:属慢速度的追随系统,仅投射到上丘。斜视性弱视和屈光参差性弱视患者对比敏感性功能(CSF)的高频部下降,推测为X细胞系统受损。

3. 临床表现

(1)视力减退　矫正屈光不正后远视力0.6～0.8为轻度弱视,视力0.2～0.5为中度弱视,视力≤0.1为重度弱视。婴幼儿可用VEP和PL法检查。CSF也降低。弱视患者的CSF有两种表现:一种CSF曲线仅对高空间频率降低,另一种则对高、低空间频率都降低,CSF曲线峰值左移。在经过治疗视力提高后,弱视眼与主眼的CSF仍有显著差异。形觉剥夺性弱视的CSF极度低下,与斜视性和屈光参差性弱视有显著差异。

(2)拥挤现象　分辨排列成行的视标的能力,较分辨单个视标的能力差,是因为注视点与邻近视标之间的轮廓互相影响的关系。在治疗结束时仍有拥挤现象者预后不良。

(3)注视性质　弱视患儿有两种不同的注视性质,即中心注视和旁中心注视。用投射镜检查并可将注视性质分为4型:①中心注视。②旁中心凹注视(3°内)。③旁黄斑注视(5°内)。④周边注视。注视点离中心凹越远,视力越差。治疗期间弱视眼可由旁中心注视转为中心注视。

(4)电生理研究　正常儿童双眼VEP的潜伏期和振幅相似且呈对称性,弱视眼VEP的潜伏期比主眼延长,振幅降低。在治疗期间VEP也有改善。

4. 诊断　根据病史及眼部检查确定有无形觉剥夺性因素。对视力降低的患儿首先用睫状肌麻痹剂散瞳作检影验光,确定屈光不正的性质及矫正视力。眼底检查可除外器质性疾患,了解注视性质。

5. 治疗　弱视的疗效与治疗年龄和注视性质有关,年龄越小,中心注视者疗效越好;年龄越大,疗效越差。6岁前疗效最好。

(1)矫正屈光不正　早期治疗角膜白斑、先天性白内障和完全性上睑下垂。

(2)治疗弱视　对中心注视性弱视,可遮盖健眼,用弱视眼注视。为防止遮盖性弱视,对1岁儿童应采用

3∶1规律,即遮盖健眼3天,遮盖弱视眼1天,每周复诊。2岁儿童可用4∶1规律。3～4岁儿童可适当延长遮盖健眼时间,每月复诊。对旁中心注视性弱视,也可用遮盖健眼法,同时采用其他疗法如后像疗法、红色滤光片疗法等。

### (三)共同性斜视

眼外肌及其支配神经均无器质性病变,眼位偏斜度在向各方向注视时均相等,眼球无运动障碍。按眼球偏斜的方向可分为内斜视、外斜视和上斜视。

**1. 病因**

(1)机械因素 即解剖因素,与眼眶、眼球、球后组织、眼外肌眼球筋膜及韧带的解剖结构和排列有关。这些组织结构的先天异常或后天的改变可影响眼球的位置和眼外肌的运动。

(2)神经支配因素 即抵达眼球的神经冲动、眼内外肌的共同运动、大脑皮质及皮质下中枢的障碍对眼球运动的影响。眼球运动遵循如下法则:①Sherrington法则:一条眼外肌的收缩一定伴有它的拮抗肌的相应的一定比例的松弛。②Hering法则:双眼运动时,双眼所接受的神经冲动是强度相等,效果相同的。眼球运动除同向运动外,还有异向运动即集合与分开,也受支配神经冲动的影响。两者处于平衡则双眼视轴平行,若失去平衡则发生斜视。如集合过强或分开不足可产生内斜视,集合不足或分开过强可产生外斜视。幼儿由于缺乏大脑皮质中枢的控制,容易产生集合过强,发生内斜视。

(3)屈光与调节因素 屈光不正可以影响调节性集合而致斜视。如远视未矫正,可使调节性集合过强;近视眼未矫正,使调节性集合减弱。

**2. 共同性内斜视** 最为常见。分为先天性和后天性两种,后者又分为调节性和非调节性。

(1)先天性内斜视(婴儿性内斜视)

1)临床表现:出生后6个月内发生,为恒定性内斜视。斜视角稳定,一般>40°,视远与视近斜视角相等,患者可有轻度远视或正视,戴矫正眼镜不能减小斜视度。多数患者可交替注视,因而视力相等,较少发生弱视;部分患者为单眼内斜,斜视眼常有弱视。眼球运动有外转受限。可伴发分离性垂直偏斜(DVD)、下斜肌过强和眼球震颤。

2)鉴别诊断:

假性内斜视:婴幼儿有内眦赘皮,瞳孔间距窄,易与先天性内斜视混淆。用角膜映光法和遮盖-去遮盖法,可检出有无小角度内斜视。

眼球震颤阻滞综合征:早期发生的眼球震颤伴内斜视,有代偿头位及假性外展麻痹。眼球内转时眼震消失,外转时眼震显著,可与先天性内斜视鉴别。

先天性展神经麻痹:是先天性展神经核发育不全或产伤所致,患眼内斜视,外展受限。与先天性内斜视鉴别,后者用被动转头试验或遮盖注视眼数日患眼可以外转。

知觉性内斜视:多伴有器质性眼病,易于鉴别。

3)治疗:先天性内斜视无论在任何年龄手术均不能获得正常的双眼单视。多数人认为,2岁以前手术可获得较好的功能预后,2岁以后手术预后差。应防止弱视的发生,手术矫正眼位可能获得知觉的融合和粗大的立体视。手术可行双眼内直肌后退术或三条肌肉手术,如有下斜肌过强可同时手术。

(2)调节性内斜视 当人注视近物时产生调节,同时双眼视轴相应集合,为调节性集合。正常人每一屈光度的调节所伴有的集合是一定的,为调节性集合/调节(AC/A),其比值一定,正常为3∶1～5∶1。

1)临床表现:调节性内斜视分 2 型。

屈光性调节性内斜视:由于远视未经矫正,看近时过度使用调节引起过度集合,融合性分开不足,引起内斜视。发病年龄在 2~5 岁,有中度远视,初期常为间歇性内斜,看近时明显,如能及时配戴矫正眼镜,内斜可消失。AC/A 比值正常。

非屈光性调节性内斜视:为调节与调节性集合之间的一种异常联合运动,调节性集合反应过强,引起内斜视。发病年龄在 2~5 岁。屈光状态可为正视眼、远视眼或近视眼,但多见于中度远视。看近斜视度>看远斜视度 10°以上,AC/A 比值高。患儿多有双眼单视,如有屈光参差可发生弱视。

2)治疗:首先矫正屈光不正,治疗弱视,提高视力,刺激融合反射,促进双眼视功能。对远视眼应充分矫正以减轻调节与集合,对散光和近视也应矫正以提高视力。屈光性调节性内斜视患者在戴镜后斜视完全消失,则可根据视功能进行其他治疗。如患者戴镜后斜视度仅部分减少,为部分调节性内斜视,剩余的斜视属非调节部分,需手术治疗。对高 AC/A 的患者可用双焦镜或缩瞳剂减少看近时的调节,以期获得看近时舒适的双眼单视。

正位视训练:戴镜后双眼视力正常,眼位变正,有双眼单视的患者应继续戴镜。无双眼单视的患者可进行正位视训练,目的是克服抑制,唤起复视,建立双眼视,通过练习控制眼位增加融合范围,增进双眼视觉功能。

手术:戴镜、用缩瞳剂及功能训练等治疗无效时,可进行手术治疗。术前进行弱视治疗使双眼视力达到或接近正常可使手术效果更加稳定和满意,对术后建立双眼单视也是不可缺少的条件。对高 AC/A 可用一眼或双眼内直肌后退,减小看近时的内斜度。按看远时内斜度设计手术量,加后固定缝线以减小看近的内斜度。亦有按看远、看近内斜度的平均量设计手术量,以避免低矫。

(3)非调节性内斜视

1)临床表现:发病年龄在出生 6 个月以后,初期为间歇性,病程缓慢,病前可能已有双眼单视,如能及早治疗预后较好。分为以下 3 型:

基本型:无明显屈光不正,斜视度在 30°~70°,看远和看近的内斜度相等,在全麻下内斜消失甚至变成外斜。病因与神经支配异常有关。

集合过强型:屈光状态为远视或正视,看近内斜,看远正位或轻度内斜,AC/A 比值正常或低下,双焦镜和缩瞳剂治疗无效。为异常的集合兴奋引起。

分开不足型:无明显屈光不正,看远内斜,看近正位。双眼视力相等。

2)治疗:矫正屈光不正并治疗弱视。眼位偏斜应尽早手术矫正。对集合过强型常用双内直肌后退术,或联合双内直肌后固定术。对分开不足型内斜小于 10°者可用底向外棱镜片,大于 10°可行双外直肌截除术。

3. 共同性外斜视

(1)分类　根据看远和看近斜视度的差异分为以下 4 型:

1)外展过强型:看远斜视度大于看近斜视度 15°以上,AC/A 比值高。

2)基本型:看远和看近斜视度相似,差别小于 10°,AC/A 正常。

3)集合不足型:看近斜视度大于看远斜视度 15°以上,AC/A 比值低。

4)类似外展过强型:初查斜视度看远大于看近,如遮盖一眼 30~60 分钟,消除融合,或用+3.00D 球镜消除看近时的调节时,看近斜视度与看远相同或更大。

(2)临床表现

1)间歇性外斜视:是外隐斜发展至共同性外斜视的过渡阶段,随着年龄的增长,调节和融合功能的减退,可逐渐发展为外斜视。早期可用调节性集合控制外斜视,看近正位,看远外隐斜或外斜视,斜视度一般大于20°。用调节性集合控制眼位时可有屈光度的改变,如调节痉挛,双眼远视力较单眼远视力下降,因而常有视力疲劳。斜视度变化较大,劳累后或精神不集中时外斜明显,用大于6m的较长距离可检出更大的斜视度。外斜时多数患者无复视,少数患者可有复视,这种患者常自知眼位处于偏斜或正位,为避免复视在阳光下喜闭合一眼。看近眼位正位时可有正常的双眼视觉,眼位偏斜时有颞侧视网膜抑制和异常视网膜对应。可合并"A-V征"或垂直斜视。

2)恒定性外斜视:幼年发病的外斜视,常有交替注视,集合不足,屈光参差,异常视网膜对应和交替抑制。如单眼外斜可有单眼抑制和弱视,预后差。成年发病者常由间歇性外斜发展而来,预后较好,手术矫正后可获得双眼单视。在向侧方注视时斜视度可减小,也可合并垂直斜视,斜肌功能异常及"A-V征"。

(3)治疗

1)非手术治疗:首先矫正屈光不正并治疗弱视,对高AC/A比值的分开过强型可用负球镜刺激调节性集合,减少外斜度,但在儿童易引起视疲劳。小角度的外斜可用底朝内的棱镜片代偿,以获得双眼视觉。正位视训练不能代替手术。

2)手术治疗:手术的适应证为显性外斜出现的时间长、频率高,集合功能减退,双眼视觉功能已受损者。手术目的是使眼位正位或少量过矫10°~20°,可使功能效果更加稳定。对分开过强型可行双眼外直肌后退术,集合不足型可行双眼内直肌缩短术,基本型可行单眼后退-截除术。斜视度大的可同时行双眼3条或4条肌肉手术。有侧方注视非共同性的患者应减少外直肌后退量,以免过矫。用调整缝线技术可经一次手术取得满意的效果。

(四)非共同性斜视

非共同性斜视是指眼外肌运动神经核、神经或肌肉本身病变引起的眼位偏斜及眼球运动障碍。非共同性斜视以其病因分为痉挛性斜视和麻痹性斜视两类。由于痉挛性斜视极为少见,故非共同性斜视一般指麻痹性斜视。

麻痹性斜视的特点有:眼球向一个或几个方向运动受限制;眼球偏向麻痹肌作用相反的方向;第二斜视角大于第一斜视角;出现复视与混淆视;为了避免复视与混淆视以头颈与面部倾斜采取的代偿头位;晚期发生续发共同性变化,即非共同性斜视特征逐渐减少而取得共同性。

麻痹性斜视按发病年龄分为先天性与后天性两大类。先天性麻痹性斜视是眼外肌运动神经核、神经、肌肉先天发育异常或产伤及生后早期疾病引起。临床表现以眼位偏斜、运动障碍、代偿头位为特征。后天性麻痹性斜视多由感染、血管性疾病、肿瘤、内分泌疾患、外伤等病变累及眼运动神经核、神经、肌肉所致。病变发生时,双眼视觉功能已建立巩固,一旦发病,临床表现以眼位偏斜、运动障碍、复视、混淆视为特征。在儿童中,麻痹性斜视主要由先天因素引起,故本节重点介绍。

1.先天性动眼神经麻痹(第Ⅲ对脑神经核)

(1)病因 动眼神经核位于脑干内,分为7簇,由上至下分别为Edinger-Westphal核、双侧提睑肌核、上直肌核、下斜肌核、内直肌核及下直肌核,Perlia核位于E-W核与内直肌核之间的中央。由于动眼神经核的分散,动眼神经的双侧支配性及入眶后分支支配眼外肌的解剖特点,在胚胎发育或生后早期的任何障碍、疾病都会引起动眼神经全部或部分麻痹。临床会出现多样性表现,如双眼、单眼的麻痹,单根眼肌麻痹,一组眼肌麻痹。

(2)临床表现　先天性完全性动眼神经麻痹时,临床表现为患眼有不同程度的上睑下垂,眼球外下斜视,眼球向上、向下和向内运动受限制;眼球轻度突出,眼球向内下转时有内旋转;眼内肌受累时,瞳孔开大,对光反射消失,近反射消失,调节麻痹。

先天性部分动眼神经麻痹时,可以表现为动眼神经支配的单根眼肌(内直肌、上直肌、下直肌、下斜肌)麻痹。眼球偏向麻痹肌作用相反,麻痹肌作用方向运动受限制,出现向麻痹肌作用方向的代偿头位。亦可以是两条相同来源肌肉的麻痹。单眼下直肌、下斜肌麻痹,表现为第一眼位正位或患眼轻度上斜视,双眼运动患眼内转眼位低,外转眼位高,头向患侧倾斜。单眼提睑肌与上直肌麻痹时表现为患眼上睑下垂,眼球下斜视。

先天性部分动眼神经麻痹者还可以出现周期性瘫痪。表现为动眼神经所支配的眼内肌和眼外肌交替出现痉挛和麻痹。麻痹相时患侧睑下垂,外斜视,瞳孔开大,对光反射消失,调节功能不足,持续1～3分钟。痉挛相时,上睑上举,眼位正,瞳孔缩小,对光反射恢复,调节功能正常,维持0.5～1.5分钟。

(3)治疗　先天性完全性动眼神经麻痹,手术是惟一的治疗方法。手术的目的是改善容貌的外观。手术分两步完成,先矫正眼位,再矫治上睑下垂。对外下斜视采用的术式为患眼外直肌后移8～10mm,内直肌折叠13mm,上斜肌转位于内直肌上止端。此术式既可以获得眼球正位,亦可以保留外转及轻度内转作用。眼位矫正后短期内即可以行上睑下垂手术,一般采用额肌腱膜悬吊术。因缺乏Bell现象,睑裂不宜开得太大,以防发生暴露性角膜炎。

先天性部分动眼神经麻痹者,可根据各肌肉功能及眼位偏斜的情况酌情制订手术方案。

2.先天性上斜肌麻痹(第Ⅳ对脑神经麻痹)

(1)病因　先天性上斜肌麻痹是由于先天滑车神经核发育不全、滑车神经及上斜肌产伤,以及上斜肌肌肉筋膜发育异常引起。Helveston提出,先天性上斜肌麻痹中87%是由于上斜肌肌腱发育异常引起。上斜肌肌腱异常有4种类型:上斜肌肌腱伸长松弛、上斜肌肌腱止于异常方向、上斜肌肌腱止于筋膜囊内及上斜肌肌腱缺如。4型中,以上斜肌肌腱伸长松弛最常见。

(2)临床表现　先天性上斜肌麻痹有双侧发病,亦有单侧发病。笔者所在医院1994～1996年收治先天性上斜肌麻痹224例,其中单侧209例占93.3%,双侧15例占6.7%。先天性上斜肌麻痹发生后处于双眼视觉发育阶段,故无明显自觉症状,在患儿3～6个月直立抱起时或婴儿能行走时头向一侧歪,或因眼向上偏斜而被家长发现。视力发育多正常,弱视少见,但在上斜肌腱缺如者一般伴有弱视。

单侧先天性上斜肌麻痹,原在位时,患眼呈上斜或正位,上斜视角度0°～30°,平均11.8°。向内上注视时垂直斜视角度最大,可以伴发小角度内外斜视,眼球运动时患眼内转时上转。上斜肌的直接拮抗肌下斜肌亢进,内下转时上斜肌运动受限。代偿头位采取头位向健侧倾斜,面向患侧转,下颌内收。Bielschowsky头位倾斜试验阳性。部分病例用双马杆棱镜片及同视机检查,可以查到旋转斜视。

双侧先天性上斜肌麻痹,一般在5～6岁时发现内外斜视或者眼球内上转而就医。原在位正位或有小度数内外斜视,交替遮盖出现交替上斜视,上下注视时出现V-外斜或者V-内斜视。双眼运动时,内转位眼球均上转,表现双侧下斜肌亢进,内下转时双眼上斜肌运动受限制。代偿头位在V-内斜视采取下颌内收,双眼向上注视;V-外斜视采取下颌上举,双眼向下注视。Bielschowsky头位倾斜试验双侧均呈阳性。双侧上斜肌麻痹的旋转斜视度大于单侧上斜肌麻痹。

(3)鉴别诊断

1)先天性斜颈:是生产过程中损伤胸锁乳突肌,形成肌肉淤血肿胀,吸收后代之以纤维索条而形成挛缩,牵引头向患侧倾斜。单侧先天性上斜肌麻痹的代偿头位倾斜称为眼性斜颈。在临床上经常遇到将眼性斜颈误认为先天斜颈而错误地施行了胸锁乳突肌切断手术。其实两者易于鉴别，先天斜颈有产伤史，生后即发现颈部梭形肿块，继而胸锁乳突肌变索条状，头向患侧斜。先天性上斜肌麻痹表现有垂直斜视，眼球内转时上转明显，颈部肌肉松软，用眼垫遮盖任何一只眼后，头位可恢复正直。

2）上直肌麻痹：上斜肌是上直肌的间接拮抗肌，上直肌麻痹后其相对肌下斜肌功能亢进，下斜肌的直接拮抗肌上斜肌相对功能不足，易与单侧先天性上斜肌麻痹相混淆。主要鉴别点，上直肌麻痹时Bielschowsky头位倾斜试验阴性。患儿如果合作可作Hess屏检查，发现麻痹眼。眼球扫视速度测定，在上斜肌麻痹患者，患眼在内转位其垂直扫视速度明显减弱，可与上直肌麻痹相鉴别。

3）原发性下斜肌亢进：一般与大角度内外斜视相伴发生，原在位垂直斜视角小。眼球内转时上转，下斜肌亢进，内下转上斜肌运动不受限。代偿头位少见。Bielschowsky头位倾斜试验阴性。无旋转斜视。

(4)治疗　先天性上斜肌麻痹的治疗以手术为主，确诊后要尽快手术，以防斜颈引起的面骨、颈椎和脊柱的畸形。手术方案取决于垂直斜视角度的大小，健眼或患眼注视，以及是否伴有水平斜视。按照垂直斜视角度大小设计手术，垂直斜视角度在小于等于15°时，作患眼下斜肌减弱手术，即下斜肌断腱术、下斜肌后移术、下斜肌部分切除术均可。垂直斜视角度在15°~25°时，选择患眼下斜肌减弱术及健眼下直肌后移术。垂直斜视角度大于30°时可考虑在患眼上作下斜肌后移、上直肌后移术。减弱患眼双上转肌后，会产生明显的双眼上转不对称，不易被患者接受。如果在术前作上斜肌被动牵引试验，发现有上斜肌松弛现象，在作患眼下斜肌后移、健眼下直肌后移后，作上斜肌腱折叠术。先天性上斜肌麻痹伴有水平斜视时，内斜视角度大于15°、外斜视角度大于20°时，可以考虑同时作内外斜视矫正术。

3.先天性展神经麻痹(第Ⅵ对脑神经麻痹)

(1)病因　先天性展神经麻痹是由先天性展神经核发育不全所致，亦可由外直肌先天缺如引起，但是较为少见。产伤所致展神经麻痹较其他脑神经麻痹更常见。

(2)临床表现　本病多为单眼发病，双眼麻痹少见。左眼发病多于右眼。单侧麻痹，患眼内斜视，患眼注视时内斜视角大于健眼注视时的内斜视角。眼球运动，患眼外转不过中线时为展神经完全麻痹；眼球外转可过中线，角膜颞侧缘距外眦角有距离时为展神经不全麻痹。代偿头位表现面向患侧转，双眼向健侧注视。当头正位注视时，可出现复视，没有眩晕不适，可以耐受出现的复视。双侧展神经完全麻痹时，表现双眼内斜位注视，双眼外转不过中线；不全麻痹时，呈交替内斜注视，双眼外转受限制。

(3)鉴别诊断

1）先天性共同性内斜视：表现为生后6个月内发病的大角度内斜视，双眼外转运动受限制，容易与先天性展神经麻痹相混淆。鉴别方法：采用洋娃娃转头试验，可以发现眼球能够外转，或采用单眼追随运动，眼球外转正常。

2）眼球后退综合征(Duane综合征)：表现眼球外转运动明显受限或完全不能外转。与先天性展神经麻痹时，外展运动限制相似。但是Duane眼球后退综合征第一眼位可以是正位，眼球内转时睑裂变小，眼球后退，试图外转睑裂开大。

3）Moebius综合征：又称先天性展神经和面神经麻痹综合征。一般为先天性面神经核和展神经核发育不全。症状与生俱来，表现双眼内斜视，双眼外转运动障碍，面神经麻痹嘴闭不拢、睑裂闭合不全等。

(4)治疗　先天性展神经麻痹一经确诊应尽早手术。完全性展神经麻痹手术目的是美容治疗。手术设计在麻痹眼。手术方法采用内直肌后退7~8mm，上下直肌颞侧1/2肌束与外直肌上下1/2肌束，分别在肌止端后14mm连结。术后眼位正位，内转轻度受限，可以出现外转运动。不全麻痹患者，采用共同性内斜视手术设计方法,根据内斜视角度大小设计患眼内外直肌后退或截除的量。

4. Duane 眼球后退综合征

(1)病因 眼球后退综合征是一种先天性眼球运动障碍,病因尚不明确。据临床及电生理研究观察,可能有两种主要原因。一种为肌肉筋膜发育异常,外直肌被无弹性的纤维组织所代替,故不能外转;内转时,内直肌收缩,外直肌也收缩而不能相应的松弛,因而引起眼球后退、睑裂变小。在一些病例中还发现眼眶尖与球壁间有异常纤维带连结,限制了眼球运动。另一种原因是在肌电图检查中发现,眼球后退综合征者有异常神经支配,即患眼外转时无放电现象,而内转时,内、外直肌同时放电。由于内、外直肌同时收缩产生眼球后退、睑裂失去支撑而缩小。

(2)临床表现和分型 Duane 眼球后退综合征主要临床表现为眼球运动障碍,内转时眼球后退睑裂缩小,外转睑裂开大,眼位可以表现正位、内斜或者外斜。Huber(1974)将眼球后退综合征分为3型:

Ⅰ型:第一眼位正位或内斜位,亦有外斜,眼球内转正常或轻度受限,内转时眼球后退,睑裂缩小。眼球外转不过中线或明显受限,睑裂开大。部分患者有面向患侧转的代偿头位。

Ⅱ型:第一眼位多为外斜位,眼球不能内转或内转明显受限,内转时眼球后退,睑裂变小。外转正常或轻度受限。

Ⅲ型:第一眼位大多正位,眼球内转外转均受限,内转时眼球后退、睑裂缩小,外转时睑裂开大。部分患者患眼内转时伴有上下转的异常垂直运动。

(3)治疗 眼球后退综合征手术治疗原则:第一眼位正位者,不考虑手术。但是有明显代偿头位者可考虑手术。对有内斜和外斜的患者只采用内直肌后移术或外直肌后移术,如果术后仍低矫,可采用上下直肌连结术矫正。对内转时出现眼球上下转的患者,可采用外直肌后移术,或外直肌腱"Y"形劈开移位术。

对学龄前儿童伴有患眼弱视者要积极进行弱视治疗。

5. 先天性眼外肌纤维化综合征

(1)病因 本病是一种先天性肌肉、筋膜发育异常,病因尚不清楚。临床表现有双眼眼外肌广泛纤维化及固定性斜视。先天性广泛性纤维化综合征属于遗传性疾病,遗传方式系常染色体显性遗传。

(2)临床表现 广泛性纤维化综合征表现单侧性或程度不等的双侧上睑下垂,眼球固定于下方,各方向运动障碍,为了方便视物采取下颌上举的代偿头位。被动牵引试验阳性,各方向牵拉均有阻力。有家族史。固定性斜视,纤维化病变仅累及一组拮抗肌。表现分别有固定性内斜视、外斜视、上斜视、下斜视。固定性内、外斜视时上下运动正常,固定性下斜视时水平运动正常。被动牵引试验阳性。

(3)治疗 广泛性纤维化综合征治疗目的是方便视物,改善头位。可行下直肌后移术改善眼位,及额肌腱膜悬吊手术矫正上睑下垂。固定性斜视的治疗以手术为主,将固定眼位侧肌肉断腱,拮抗肌眶缘固定,使眼球位于正位处。改善外观,属美容治疗。

## 八、眼内肿瘤

### (一)视网膜母细胞瘤

视网膜母细胞瘤(retinoblastome,RB)是婴幼儿最常见的眼内恶性肿瘤,对患儿的视力及生命有双重威胁。100多年来人们对视网膜母细胞瘤进行了大量的、越来越深入的研究,目前已经进入到细胞及分子水平。

特别是近20年癌基因和抗癌基因或肿瘤抑制基因的发现,解释了人类恶性肿瘤的两大机制:癌基因的激活及肿瘤抑制基因的失活。视网膜母细胞瘤作为由于肿瘤抑制基因失活而导致细胞恶变的一大类恶性肿瘤的代表,得到了广泛而深入的研究,成为眼科学、医学遗传学、细胞生物学及分子生物学等领域共同关注的热点,取得了令人瞩目的研究成果。

1. 概述　视网膜母细胞瘤发病率无种族及地域的差异,显示环境因素对本病发生无大影响。Vogel(1979)收集对欧美、日本和南非黑人的19份发病率报告,从而估计视网膜母细胞瘤在活产儿中发病率为1/2.8万～1/1.5万。我国青岛医学院(1979)报告1/2.1万,沈福民等(1987)对上海市的调查报告为1/2.316万。近年来视网膜母细胞瘤的发病率有上升的趋势。欧美国家20世纪50年代前为1/2万～1/3.4万之间,50年代后在芬兰为1/1.6万,挪威为1/1.7万,在美国为1/1.8万,日本在20世纪60年代前为1/2.4万,而在1975年则上升为1/1.64万。

视网膜母细胞瘤单眼病例居多,双眼占20%～40%。男女患病无差异。双眼患儿较单眼患儿患病年龄早,平均诊断年龄,双眼为10～12个月,单眼为13～24个月。3岁以下占60%～80%,7岁以上少见,也有个别病例在成年以后(50、51、60岁)才诊断本病。其中部分病例可能属于视网膜母细胞瘤的自发退变或良性的视网膜细胞瘤。

2. 临床表现

(1) 典型的临床表现

1) 早期病变:无症状,常在有家族史患儿检查眼底时发现,或一眼患黄瞳孔另一眼散瞳检查时发现。肿瘤位于黄斑区,1岁以下患儿表现斜视时就医,较大患儿视力下降或丧失。眼底可见位于后极部或视网膜各部位有单发或多发的灰白色圆形结节,向内生长或向外生长,表面有血管,后者常伴视网膜脱离,临床常称之为眼内期。

2) 中等发展病变:瞳孔发黄称为"白瞳症"或"猫眼"。肿瘤黏合力差,脱落于玻璃体及前房,疑似"前房假性蓄脓"或误诊为眼内炎,但多呈乳白色,随眼球活动及头位移动,上述病变可改变位置。可伴前房、玻璃体积血,虹膜异色。肿瘤长大后,晶状体机械前移,房角关闭,脱落瘤细胞可阻塞房角。虹膜表面肿瘤刺激产生新生血管而继发青光眼,患儿眼部混合充血,有角膜上皮水肿、眼胀、头痛。此时,眼病理切片可发现视神经有肿瘤侵及(60%)。患儿可形成"牛眼"或角、巩膜葡萄肿。

3) 晚期病变:视神经内、球后和巩膜外蔓延,球后蔓延时可表现眼球突出,疑似眶蜂窝织炎、暴露性角膜炎。通过淋巴转移至局部淋巴结,通过血行转移至全身各器官。

(2) 非典型临床表现

1) 视网膜母细胞瘤自发退化和视网膜细胞瘤:约1%～2%的视网膜母细胞瘤病例可发生肿瘤的自发退化,其发生率为其他肿瘤的1000倍。自发退化有两种表现:一种是眼球痨,即由于缺乏血液供应或由于免疫反应,眼球组织萎陷,为临床自愈;另一种是所谓"视网膜细胞瘤",这类患者有视网膜母细胞瘤家族史或同时有家族成员患视网膜母细胞瘤,其表现为眼底非进行型半透明灰白色结节,常伴有色素紊乱和钙化,预后好,临床上属良性。被认为是视网膜母细胞瘤基因突变发生在相对分化但未最后成熟的视网膜母细胞所致。

2) 三侧性视网膜母细胞瘤:某些视网膜母细胞瘤患者可伴发组织学上类似视网膜母细胞瘤的颅内松果体瘤及蝶鞍旁的原发性视神经母细胞瘤,称之为"异位性视网膜母细胞瘤"。多发于双眼视网膜母细胞瘤,故称为"三侧性视网膜母细胞瘤",被认为是视网膜母细胞瘤基因异常的另一种表现。在双眼视网膜母细胞瘤患者中发生率0.4%～2.3%。应与视网膜母细胞瘤转移相鉴别。

3)视网膜母细胞瘤存活者的第二恶性肿瘤:近年由于诊治水平的提高,得以较长期的对存活患者进行随访观察,发现部分患者又发生其他恶性肿瘤,称之为第二恶性肿瘤。其组织学类型至少有23种,其中最常见的是胫骨成骨肉瘤、小细胞性肺癌。利用分子生物学技术证实,在视网膜母细胞瘤患者的第二恶性肿瘤组织中存在视网膜母细胞瘤基因(Rb基因)缺失或表达异常,有力证实了第二恶性肿瘤的发生与Rb基因的改变有关。

3.遗传学 1930年Frances Chetti首先提出Rb属于常染色体显性遗传,具有不完全的外显率。可分为遗传型和非遗传型两大类。

(1)遗传型 约40%的病例属于遗传型,其发病是合子前所决定的,即由患者父母或基因携带者父母遗传所致,或正常父母生殖细胞突变所致,为常染色体显性遗传。发病早,68%为双眼发病。

(2)非遗传型 约60%的病例属于非遗传型,其发病系患者视网膜母细胞发生突变所致,不遗传。发病较迟,多为单眼、单个病灶,不易生第二恶性肿瘤。

(3)少数病例(约5%)有体细胞染色体畸变 主要为13号染色体长臂1区4带(13q14),经高分辨染色体显带确定最小缺失节段为13q14.2。常伴全身轻重不等的异常,如智力低下和发育迟缓、小头畸形、眼距过宽、小眼球、低位耳、先天性心脏病等。

散发病例占94%(单眼和双眼),6%的病例为家族发病。

4.病理学

(1)病理学分型及特点 按临床表现及眼球标本,可有肉眼分型:①内生型,肿瘤起源于视网膜内核层,向玻璃体内生长呈结节状。②外生型,肿瘤起于视网膜外核层向视网膜下生长,常伴视网膜脱离。但以上两型常同时发生,较大之肿瘤则难分成某型。③弥漫浸润型,肿瘤细胞沿视网膜生长,临床及病理表现为视网膜增厚,应予注意以免漏诊。显微镜下一般分为未分化型和分化型。未分化型细胞呈圆形、椭圆形、多角形,胞浆少,核大而深染,分裂象多见,弥散分布或排列成12~13层,中心有一血管,易坏死及钙化,恶性程度高;分化型细胞呈高柱状,分化最好的称花状饰和菊花状(蔷薇花团),恶性程度低。

(2)超微结构及免疫组化特点 超微结构在电子显微镜下主要为未分化的瘤细胞和光感受器分化的瘤细胞。瘤细胞结构与正常的视网膜光感受器细胞有相似的特点,认为视网膜母细胞瘤是起源于视网膜胚胎细胞。关于视网膜母细胞瘤起源于神经元还是神经胶质细胞,曾有长期争论。目前应用免疫组化方式对视网膜母细胞瘤作病理研究,用各种抗原的抗体作视网膜母细胞瘤组织染色,显示多数肿瘤细胞具有神经元分化的特点(如NSE染色阳性),但也有神经胶质细胞分化的特点(如GFAP染色阳性)。比较合理的解释是视网膜母细胞瘤可能源于一个能分化成神经元和神经细胞的更原始视网膜细胞——视网膜母细胞。

5.诊断

(1)病史及体征 家族史、眼部的斜视、视力障碍、瞳孔发黄——猫眼,已成为视网膜母细胞瘤的中期症状。散瞳双眼底检查可早期发现病变。

(2)影像学检查

1)B超检查:在20世纪70年代已用于本病的检查,对于屈光间质不清者尤为首选,对非典型病例更有价值。本文资料探测511例视网膜母细胞瘤,临床及病理符合率达99.8%。近年彩色多普勒在眼科的应用,对以坏死为主的视网膜母细胞瘤、伴玻璃体积血的疑难视网膜母细胞瘤、球外转移的视网膜母细胞瘤鉴别诊断提供了重要手段。超声生物显微镜的应用,对发生于眼前节的视网膜母细胞瘤及自周边发病的病变可以早期发现,弥补了超声检查的不足,为诊断提供了优良条件。

B超检查图像分3型：①肿块型：为玻璃体腔起自眼底光带的中强或弱半球形回声团，单个或多个病灶。②不规则型：为玻璃体腔内形状不规则、边界不整齐、回声强弱不等、分布不一的光点及光斑。在光团中均可见强光斑状回声（钙化斑，占80%），可有球壁声影，可见囊性暗区无后运动。A型声像图为丛状高波。③弥漫浸润型：眼底光带增厚呈波浪状或"V"字形，视网膜脱离且不均匀地增厚，有的呈串珠状。彩色多普勒为肿瘤内与视网膜中央动、静脉一致的血流频谱。但为高阻、高速的动脉型频谱。

2) CT检查：对于怀疑侵及眼外肌和视神经蔓延的病例有价值，并可显示颅内转移情况。

3) 磁共振成像（MRI）检查：适应证同CT扫描，对不同的软组织对比分辨率较高。对钙化灶及眶骨改变的检出率较CT差。

4) X线摄片：显示肿瘤内的钙化以及眼眶骨的破坏，特别是视神经孔的大小、破坏程度，对本病诊断及处理有参考价值。

5) 其他：眼底荧光血管造影，多无太大意义，但对于判断已做过局部治疗的肿瘤复发有参考价值。房水玻璃体细胞学检查有促进肿瘤通过球壁穿刺向球外转移的危险，故不应轻易采用。

6. 鉴别诊断　典型病例可通过病史及临床检查作出诊断，但是伴有玻璃体混浊、继发视网膜脱离、青光眼等患者由于掩盖了肿瘤，诊断较困难。很多以白瞳孔为主的眼病需与本病鉴别（表2-1-3）。

表2-1-3　儿童白瞳症的鉴别诊断

| 诊断 | 临床表现 | 声像图 | CT | MRI |
| --- | --- | --- | --- | --- |
| 视网膜母细胞瘤 | 婴幼儿单眼或双眼视网膜灰白色实性肿物 | 玻璃体内光团及钙斑反射 | 眼球正常大小，软组织高密度肿块，内有钙斑，轻度强化 | $T_1WI$与玻璃体等信号或较强，$T_2WI$信号低于玻璃体，钙斑更低 |
| 永存原发性玻璃体增生症 | 出生后发现单眼晶状体后纤维和血管，睫状突牵拉向瞳孔区，晶状体后部混浊 | 玻璃体内圆锥形强回声，前大后尖，眼轴短 | 眼球、玻璃体三角形高密度，强化明显，无钙斑，眼球小 | $T_1WI$和$T_2WI$玻璃体病变均为强信号 |
| 早产儿视网膜病变 | 早产吸氧史，双眼球小，晶状体后白色纤维 | 前部玻璃体不规则回声光点，双眼轴短 | 双眼小眼球，晶状体后高密度影 | |
| 外层渗出性视网膜病变 | 较大儿童，单眼视网膜脱离，表面血管扩张，网膜下液有类脂体结晶 | 玻璃体中光带，其后有弱回声光点，均匀有活跃的后运动 | 单眼眼球增厚，或全玻璃体高密度，不增强 | $T_1WI$和$T_2WI$均为强信号 |
| 眼内炎 | 玻璃体脓肿，视网膜机化收缩、脱离 | 点状或块状光斑，后运动明显 | 玻璃体普遍密度增高，不增强 | |

彩色多普勒：于Coats病声像图上可见两个球形视网膜脱离条状光带，其上可见与视网膜中央动脉相延续的血流信号，其下之点状回声中无血流信号。PHPV玻璃体内圆锥形强回声中可见动脉频谱，玻璃体内出血及眼内炎之弱回声光点中无血流信号，有鉴别诊断价值。

7. 治疗　近年对视网膜母细胞瘤行保存视力治疗，但对较大的肿瘤仍行眼球摘除术以保障患儿的生命安全。一般按Ress-Ellsworth的分类法决定治疗方案和预后估计（表2-1-4）。

表2-1-4　视网膜母细胞瘤的预后估计

| 分期 | 病灶 | 肿瘤大小和部位 | 预后 |
| --- | --- | --- | --- |
| Ⅰ期 | 单发　多发 | <4PD　眼底赤道部或赤道后 | 良好 |
| Ⅱ期 | 单发　多发 | 4～10PD　眼底赤道部或赤道后 | 好 |
| Ⅲ期 | 单发　多发 | >10PD　眼底赤道后 | 不定 |

| 分期 | 病 灶 | 肿瘤大小和部位 | 续表 预后 |
|---|---|---|---|
| Ⅳ期 | 单发 多发 | >10PD 达锯齿缘 | 不良 |
| Ⅴ期 |  | >1/2眼底,玻璃体播散 | 很差 |

Ⅰ、Ⅱ期肿瘤可采取保守治疗,Ⅳ、Ⅴ期应手术摘除。

(1)眼球摘除术

1)适应证:中等发展病变(Ⅳ、Ⅴ期)充满眼腔,视神经及脉络膜无侵及,患儿90%存活。双眼患儿,肿瘤大的眼(Ⅴ期以上)行眼球摘除术,瘤较小的眼保守治疗。

2)注意事项:操作轻柔勿挤压,视神经剪除10mm以上。充分止血再缝合结膜,以免术后出血形成血肿压迫眶脂肪,造成局部萎缩影响美容,及难以鉴别血肿或肿瘤复发。忌安装人造骨义眼台,多操作对肿瘤转移有促进作用,应待病理结构及术后随访数年无复发再考虑二期手术。如术中发现球后较小肿瘤,表面光滑,可行瘤周围脂肪部分切除加冷冻术。

(2)光凝治疗 借光热凝结作用截断肿瘤的血液供应,致肿瘤坏死萎缩。适用于直径小于3mm、厚小于2mm,位于赤道后,离视乳头或黄斑中心区3mm以外,无玻璃体播散的小肿瘤。现多用氩激光在肿瘤周围光凝2圈,使视网膜变白,每3～4周后可重复光凝,治疗后可形成瘢痕。

(3)冷冻治疗 适合直径小于3.5mm、厚度小于3mm的小肿瘤,特别是位于赤道部以前的周边肿瘤。用温度-80～-60℃的球形冷冻头冻融3次,每次持续20～60秒。一般治疗后2～3周肿瘤消退,脉络膜萎缩,形成有色素包围的组织或平的瘢痕及干酪样物,久之成白色钙化斑。笔者所在医院3例观察13～17年,无复发,视力为0.7～1.0。

(4)光化疗法 激光-血卟啉治疗(HPD),即静脉注射光敏剂血卟啉衍生物,再用特定光谱的激光照射肿瘤组织。HPD对许多肿瘤有亲和性,可特异地、高浓度地积聚在肿瘤组织中,再用一定能量的红光、绿光或白光照射肿瘤组织,在能量转化过程中,处于激发三重态HPD与三重态的氧化作用,产生单态氧,其细胞毒作用能杀死瘤细胞。目前用于治疗视网膜母细胞瘤的激光光源有514.5nm的绿色氩激光和630nm的红色染料激光。我院1983年郑邦和等经验,此方法用于小的、厚度不超过5mm的眼内视网膜母细胞瘤预后较好。

(5)放射治疗 视网膜母细胞瘤对放射敏感,故是有效的疗法。

1)外部放射疗法:适用于直径10mm位于赤道后部或中等大小单眼的视网膜母细胞瘤、玻璃体有子瘤的视网膜母细胞瘤。放射剂量为3.5～4.0Gy/3～4周。超过5.0Gy则易引起白内障、颞肌萎缩,影响面容。用钴治疗机及电子加速器。

2)浅层巩膜敷贴放射疗法:适用于中等大小病灶(直径15mm,厚8mm),玻璃体无播散患者。用$^{60}$Co、$^{125}$I、$^{106}$Ru等放射性核素盘缝在巩膜表面(肿瘤相应部位),放置1～6天,肿瘤顶部剂量平均为4000～5000cGy,底部剂量15000cGy。较外放射安全,减少了干眼症、白内障、面骨发育不良及眶软组织萎缩的并发症。

(6)化学治疗 多用于眼外期及全身转移的视网膜母细胞瘤,是一种辅助手段,用于综合治疗。常用的药物有环磷酰胺、塞替派、长春新碱、氮芥等。

最常用的治疗是放射治疗加冷冻治疗,对于保存视力具有较好疗效。而超声检查和彩色多普勒对治疗及随访中估计肿瘤是否复发为简便易行可靠的手段。

8.随访观察 每个治疗后的患儿应进行随访。眼球摘除的患儿,5岁前(包括5岁)每半年查一次健眼眼底,以后每半年至一年查一次眼底,对其子女则生后即查眼底。对于保存视力治疗的患儿则应每1~3个月散瞳查眼底、做B超。1年后每半年查一次,5岁后仍应每半年查一次,15岁后每一年查一次。如有复发,及时治疗,以巩固疗效。

(二)髓上皮瘤

髓上皮瘤(medulloepithelioma)又称视网膜胚瘤(diktyoma),是起源于原始视杯内层髓上皮细胞的一种低度恶性肿瘤,多见于儿童。主要发生于睫状体区,少数病例亦可发生于原始髓上皮细胞分布的其他部位,如虹膜后面、视网膜或视神经。肿瘤生长缓慢,一般单眼发病。

1.临床特点  主要发生于2~4岁幼儿,成年人罕见,国内报告1例发生于52岁成年人。主要症状为视力减退、眼痛、虹膜睫状体区肿物或白瞳症。临床特征有:

(1)由于瘤细胞可产生酸性粘多糖物质,故瘤体内可形成多发囊性肿物,可位于瘤体内,亦可飘浮在前房、后房或玻璃体内。

(2)因肿瘤性血管形成因子活性增加,虹膜表面易生新生血管,早期即可引起继发青光眼。发生于视神经的常表现为视乳头肿胀、眼球突出,且常侵入眶内。

2.病理学  瘤体主要位于睫状体部位,呈白色或灰白色。肿瘤较大,波及脉络膜或整个眼球,可穿透虹膜侵及前房和角膜缘,亦可穿透角膜或巩膜,侵及眼外组织。镜下,瘤体主要由呈索条状及巢状排列、低分化的神经上皮细胞和原纤维样基质组成,瘤细胞呈柱状及椭圆形,单层或多层排列呈指套状、腺管状或网状。有些瘤细胞可形成大小不一的囊性结构,其内壁衬覆有未分化的神经上皮。

大多数髓上皮瘤不会发生全身转移,因此组织学上判定良性或恶性标准比较困难。

临床上,睫状体髓上皮瘤与视网膜母细胞瘤的主要区别为肿瘤位于睫状体部或眼球前部,生长比较慢,且发病年龄或就诊年龄较视网膜母细胞瘤晚。

3.治疗  主要为手术治疗。肿瘤较小,局限于虹膜或睫状体可行虹膜睫状体部分切除术。继发性青光眼及复发时以行眼球摘除术为宜。放射治疗或化疗效果不确,对局部复发或全身转移者可考虑采用。

髓上皮瘤为低度恶性肿瘤。虽然多数病例显示恶性肿瘤的形态学特征,但肿瘤很少发生全身转移,死亡率仅为10%左右。

(三)视网膜血管瘤病

视网膜血管瘤病(Von Hippel)系Von Hippel于1904~1911年首先研究命名,其特点为眼底有粗大血管与囊形肿瘤连接,病之晚期继发渗出性改变。后又发现小脑及延髓、脊髓、肾上腺、卵巢、附睾等处亦可发生,且有家族遗传性,故视网膜血管瘤系全身疾病的一部分。

1.病因  目前尚不明了,有以下几种观点:

(1)各种血管瘤皆为原发畸形。

(2)血管成形细胞瘤的形成,由于血管成形细胞失去正常发育。本病与遗传有关,有许多家族病例报告。

2.临床表现  粗大的双支血管,末端连接于结节状瘤体,有继发变化。

(1)粗大双支血管  常系一对粗大之动、静脉由乳头中央部伸出,弯曲绕行于周边部之瘤体,与之相连接,口径较正常血管径大4~8倍。动脉色泽也常较正常者暗,与静脉不易分辨。通常示一支动脉进入肿瘤,一支静脉走出,亦有双支或多支者。如有多数瘤体,则各有其扩大的血管与之相连。

(2) 血管瘤  常位于眼底周边部,呈不规则圆形,初发时极小,当被发现时一般已达 2~4 倍视乳头大小。瘤呈暗红色或淡红色,若充满清亮液显透明,可高出视网膜 2~6 屈光度。多单发,亦可多达 6~12 个。

(3) 继发性渗出性病变  多发生于晚期,血管腔大时,多在瘤体附近,呈类脂状透明沉着,伴视网膜脱离或呈皱褶状且似实性。

合并小脑灶的病理改变可有乳头水肿,最后发生继发性青光眼、虹膜睫状体炎、白内障、增殖性视网膜炎及眼球萎缩。合并小脑灶者,均于致命症状发生前 10~15 年已经先有视网膜病变。

3. 影像学检查

(1) B 超检查  可见瘤体呈不规则囊腔,为液性暗区,表面有线状光带或有多个暗点的弱回声团,类圆形。彩色多普勒可见上述瘤体上有点状血流信号。两支动、静脉血管则呈现典型的动、静脉血流频谱,前者为高速动脉频谱,对于治疗中的病例可作为观察疗效的手段。

(2) 眼底荧光血管造影  可显示小的、在眼底镜下不能被发现的血管瘤。

(3) 数字减影血管造影技术  可用于小脑瘤体的发现。

4. 治疗  电透热疗法、光凝法、冷冻治疗可获得较好疗效。

## 九、眼眶肿瘤

### (一) 眼眶横纹肌肉瘤

眼眶内横纹肌肉瘤(orbital rhabdomyosarcoma)在儿童眼眶恶性肿瘤中发病率占第一位。据统计约占儿童恶性肿瘤的 5%~8%,男童居多。该肿瘤一般发生于有横纹肌的部位,也有少数发生于无横纹肌的部位。横纹肌肉瘤常被描述为起源于横纹肌,但实际可能起源于具有分化成肌肉能力的原始的或未分化的间胚叶组织。其中以胚胎性横纹肌肉瘤生长迅速,侵蚀性强,恶性程度很高并易于早期播散转移。但近 10 多年来医学影像学的发展,多种影像及临床综合分析,使诊断比以往要迅速、准确,加之手术技巧提高及术后及时放疗,患儿存活率大大提高。

1. 病因  近有研究认为可能与 ras 基因的产物 p21ras 蛋白表达过量有关。

2. 病理  大多数意见本病分为 3 型,即胚胎型、腺泡型及多形型。以胚胎型最为常见,约占 60%,本型恶性度较高,生长迅速,易蔓延转移。

(1) 肉眼所见  有境界,无包膜,粉红色息肉状,中等硬度的肿块。

(2) 镜下所见  主要由胚胎早期未分化的相似于横纹肌母细胞的瘤细胞组成。光镜下细胞呈圆形和梭形,分布不均,有巢样团,可看到具有嗜酸性胞浆的横纹肌母细胞。电镜下可看到带横纹的肌原纤维。

(3) 免疫组化  用肌质球蛋白、肌红蛋白等能识别肌细胞有关蛋白的免疫化学方法可以鉴别出横纹肌肉瘤。

3. 临床表现  发病急,生长迅速,易蔓延及转移。眼球突出,继而眼睑红肿,结膜充血水肿,使眼睑闭合不全导致暴露性角膜溃疡,重者穿孔。眶内触诊可及肿块,质硬,不活动,有压痛。可伴有耳前及颌下淋巴结肿大,乃至全身转移病灶。

4. 影像学检查

(1) B 超检查  眶内可见圆形或类圆形中低反射区,内为均匀密集中弱小点状反射。瘤体小者界限尚清,大则界限不清,压缩性差。

(2)CT检查　多位于眶内的鼻上方。早期呈类圆形或"花生"样;晚期充满眼眶,呈高密度影,增强明显,眼眶和眶上裂扩大。

5.鉴别诊断

(1)神经母细胞瘤　此病常以腹部肿块、眼球突出、眶内肿块最为多见。B超检查内反射较均匀,但内反射较横纹肌肉瘤明显强,偶有较大圆形暗区以资鉴别。

(2)眶内炎症　早期眼部红肿、疼痛,体温升高,甚至眼球突出。血常规检查可有白细胞增高,通过广谱抗生素等抗感染治疗后可能被控制。

(3)淋巴管瘤　本瘤可有眼球突出,有时突然眼睑皮下、结膜下出血。B超检查可见眶内有中等强度不均匀团状反射,且其内部有多个圆形暗区或弱反射区。有明显压缩性。

6.治疗　首选手术。手术方法有肿物全切除或眼眶内容剜出术,术后及时作放射治疗,同时以中药扶正培本或清热解毒,并能防止放疗引起的不良反应。笔者曾用肿瘤全切除后及时放疗的方法治疗一严重患儿,保留了眼球及视力,已观察4年,无复发仍健康生存。

(二)眼眶视神经胶质瘤

眼眶内视神经胶质瘤(orbital opticglioma)是儿童眼眶内良性肿瘤之一,占神经系统胶质瘤的1%,占眼眶肿瘤的3%~4%。因病变位于视神经本身,故一般先有视力障碍,尔后发生眼球突出,继之视力丧失。根据病灶在视神经的部位及数量,可表现病程的快或慢,是否向颅内蔓延以及是否引起对侧视力障碍或丧失。

1.病因　视神经胶质瘤是视神经内的星形胶质细胞及少突胶质细胞病理性增殖的结果,而增殖的原因目前尚不清楚。有人认为与上皮生长因子受体过度表达伴有基因扩增有关。

2.病理　视神经胶质瘤有两种病理亚型。

(1)毛细胞型星形细胞瘤　瘤细胞细长,其一端或两端发出毛发丝状之胶质纤维,成束带状、波浪状或编织状结构。其中大部分可见到Rosenthal小体,呈可红染的胡萝卜形或球形小体,常含有黏液变性。

(2)纤维型星形细胞瘤　瘤细胞呈纤维型星状细胞,排列疏松,细胞核形态较为一致等。

3.临床表现

(1)视力障碍　早期视力下降,晚期视力可丧失,甚或引起对侧视力也丧失。

(2)眼球病变　在视力下降一段时间后,可出现慢性、渐进性眼球突出,继而眼球运动障碍,甚至出现暴露性角膜炎、溃疡甚至穿孔等。

4.检查与诊断

(1)一般检查　因肿物位于肌锥内,故一般早期触不到肿块。眼球突出严重时,才可触及表面光滑、前界清楚、质地较软之肿块。可伴有眼球各方向运动障碍。

(2)眼底检查　早期可见视盘水肿或轻度视神经萎缩,晚期呈明显的视神经萎缩,或有新生血管增生。

(3)视野检查　依据胶质瘤侵犯视神经解剖部位,可表现偏盲、象限盲或黑矇。

(4)影像学检查

1)B超检查:视神经暗区可有梭形增宽性暗区或低反射区改变。

2)MRI检查:视神经胶质瘤之MRI信号与视神经信号相似,难以区别,仅在形态上为梭形膨大,即使用Gd-DTPA增强和脂肪抑制技术后,胶质瘤的信号仍无改变。

3)X线检查:视神经胶质瘤累及视神经管内者,可出现视神经管扩大。

5.鉴别诊断 临床上主要与视神经鞘脑膜瘤相鉴别。脑膜瘤多见于成年女性,且多先有眼球突出而后出现视力减退,其视乳头表面可有睫状血管。依靠 MRI 或 CT 的特征性影像,脑膜瘤患者在此两种影像上一般均显示出典型的视神经两侧呈"双轨征"影像;而视神经胶质瘤则没有此征象,只是视神经大部分呈梭形膨大。

6.治疗 早期肿瘤小者可先观察,大者以手术切除为主,放疗为辅。

手术:肿瘤位于眶内段视神经者,可经外侧开眶从视神经管前至球后一并切除。若已侵入眼球内者,将眼球一并摘除。若侵犯到视神经管内和颅内者,应与神经外科合作,取额径开眶或开颅手术切除肿瘤,不能完全切除者,可行放射治疗。

(三)眼眶神经纤维瘤病

神经纤维瘤病(von recklinghausen disease)是累及神经、皮肤、骨骼等多个系统的疾病,本节主要讨论其眼部病变。本病一般自幼发病,眼部可见眼睑皮肤松软下垂的弥漫性瘤,同时可伴有体表散在棕色斑,皮肤表面及皮下可见数目不定之结节样肿块。眼眶部主要病变为不同程度的眶骨缺损,可有搏动性突眼,亦可有单纯眶内神经纤维瘤致眼球突出者。也可伴有脊柱或下肢弯曲等,其中少数可恶性变。本病有的病例合并有视神经胶质瘤或脑膜瘤等,且大多有家族遗传倾向。

1.病因 本病由中、外胚叶发育障碍所致。为常染色体显性遗传,外显不全。

2.病理 眶内单个神经纤维瘤,肉眼所见为白色或灰白色,境界清楚,均质而半透明,无包膜。光镜下瘤细胞呈梭形,常扭曲变形,神经组织各成分均有增生,尤以神经鞘膜细胞增生更为显著,核呈逗点状。网硬蛋白染色可显示丰富的纤维沉着,Bodian 染色可显示轴突。电镜下病变细胞显示外周细胞的特征较多,而 Schwann 细胞的特征较少。用免疫组织化学方法识别 S-100 蛋白,有助于确立诊断。

3.临床表现 本病出生即可发病,青春期后随年龄增大而逐渐加重。

(1)眼部表现 眼睑皮肤呈弥漫性软性肿瘤增生,重者眼睑皮肤下垂。可因眼眶单个神经纤维瘤而致眼球突出,或因眶后壁缺损呈现搏动性眼球突出。虹膜可有神经纤维结节样瘤。

(2)皮肤 常有大小不等之椭圆形棕色咖啡斑或皮肤神经纤维瘤。

(3)骨骼系统 可见脊柱及下肢弯曲。

4.检查与诊断

(1)B 超检查 眶内单个神经纤维瘤之 B 超图像可显示出圆形或椭圆形、界限清楚、内反射为均匀极弱的暗区。小者有轻压缩性,大者压缩性不明显。若由于眶壁缺损导致眼球突出者,B 超可显示眶内球后间隙延长,后部暗区内可见脑沟回状弱条带状反射,有明显压缩性,且伴有与脉搏同步之节律性搏动,此即脑膨出至眶内所致。

(2)CT 检查 眶内单个神经纤维瘤之 CT 图像可显示边界清楚、密度均匀、与脑组织大致相同之圆形或椭圆形影像。肿瘤内含血管丰富者,增强扫描后可显示明显强化。有搏动性眼球突出者,CT 扫描可显示眶后上壁或其他部位眶壁不同程度的眶壁缺损,以及脑实质膨出至眶内范围。

5.鉴别诊断 在眼部有眼睑皮肤松软或下垂的神经纤维瘤及体表皮肤棕色斑,皮肤结节状神经纤维瘤,或有眶骨缺损或骨骼系统病变为特征者,诊断本病并不困难。只是眶内单个神经纤维瘤主要应与眶内神经鞘瘤相鉴别。即在 B 超图像上,前者为极弱或近完全性暗区性反射,界限清楚,小者有较轻压缩性,大者压缩性不明显;而后者内反射虽然较低,但一般较前者为高,且其内反射不均匀,或有强反射。CT 图像显示眼球突出、眶骨壁缺损及伴有脑膨出者,为诊断神经纤维瘤病的特征性依据。

6. 治疗　对于眶内单纯神经纤维肿瘤,可按常规行眶内肿瘤手术切除,术中尽量切除干净,以防复发。对眼睑松软、肿瘤局限者,早期可适当局部切除,但易出血及眼睑瘢痕形成,要慎行。若伴有眶顶较大骨壁缺损并伴有脑膨出、眼球突出者,需要神经外科配合手术切除肿瘤并修补眶壁缺损。

### (四) 眼眶内脑膜瘤

眼眶内脑膜瘤(orbital meningoma)儿童较少见,但也有 2 岁以内患者。一般眼球呈慢性渐进性突出,尔后视力渐下降。但本病并不侵犯视神经,视力下降的原因是由于肿瘤压迫,造成视神经缺血而引起。若肿瘤起源于视神经管内或颅内者,则可能早期即引起视力下降。本病为良性肿瘤,偶有恶性者可以蔓延,但一般不发生转移。因其发病部位复杂,故易复发。

1. 病因　眶内脑膜瘤起源于脑膜的中层——蛛网膜,其发病原因目前尚不清楚。

2. 病理　本病在病理上主要分 3 型。

(1) 内皮型　瘤细胞及其核均呈圆形及多角形,与蛛网膜细胞相似,常作旋涡状或同心层排列。

(2) 砂粒型　此型细胞类型同内皮型大致相同,只是由于有钙盐沉着而形成砂粒样小体。

(3) 纤维型　此型瘤细胞以梭形为主,且有较多的网状纤维和胶原纤维。

3. 临床表现

(1) 视力　一般早期视力变化不明显,但随着病情发展,视力逐渐下降,偶见视力丧失者。

(2) 眼球　大部分患者早期即出现渐进性眼球突出,重者可有眼球运动障碍。

(3) 眼底　早期可有视盘水肿,晚期部分视乳头内可出现视神经睫状静脉,继而视神经萎缩。部分眼底可见球壁被肿瘤压迫之压迹。

(4) 视野　可有与生理盲点相连的中心暗点,或呈向心性缩小。

4. 检查与诊断

(1) B 超检查　肿瘤呈圆形或椭圆形,其内为较均匀点状低反射,瘤内有钙化者呈强反射,有压缩性。若为视神经鞘脑膜瘤者,其 B 超图像呈现视神经暗区增宽,其前角变为钝圆。

(2) MRI 检查　除一般脑膜瘤呈圆形或椭圆形,有明显强化外,很难诊断,但运用脂肪抑制技术和 Gd-DTPA 增强后,视神经鞘脑膜瘤在冠状面上增强的瘤体围绕着低信号的视神经呈同心圆状。少数脑膜瘤位于视神经某一侧,在水平扫描上可见肿瘤与视神经之间低信号的线状间隙在视神经两侧呈"双轨"征象。CT 亦可显示本病的"双轨"征象,尚可见眶上裂和眼眶扩大。

5. 鉴别诊断　在本病中,眶内视神经鞘脑膜瘤需与视神经胶质瘤相鉴别。在 MRI 及 CT 影像上,视神经鞘脑膜瘤大部分有视神经两侧的"双轨"征象;而视神经胶质瘤却只是呈梭形膨大。

6. 治疗　本病放疗、化疗效果不佳,目前仍以手术为主。

### (五) 眼眶内皮样囊肿

眼眶内皮样囊肿(orbital dermoid cyst)在儿童眶内肿瘤中,发病率占第二位。是皮肤组织在胚胎发育过程中内陷所致,呈一种先天发育异常的良性迷离瘤。在胚胎早期,覆盖头部的表皮直接与脑膜相连,以后颅骨形成,表皮本应与脑膜逐渐分开,但两者在颅骨骨缝处接触最久,此时若有小块皮肤与脑膜相连未被隔开,就可能在颅骨形成过程中有部分皮肤组织被埋藏在骨缝中,而与表皮的连系被切断,以后发展成一个囊性肿瘤,其内衬以皮肤样复层扁平上皮,外周以纤维结缔组织为包膜,其浅面与皮肤无粘连,深部以一结缔组织束或蒂连到骨缝内,营养血管由蒂部进入囊肿,蒂所在处有骨质凹陷或后部骨质缺损。本病出生即有,早期生长缓慢,青春期增长加快,从而导致眼球突出。若并发感染,可形成窦道和瘘管。

1. 病因　本病由胚胎发育早期的皮肤与脑膜未分离所致。

2. 病理　皮样囊肿的囊壁由皮肤及其附属器,如汗腺、皮脂腺、毛囊等组成。囊腔内有油脂样皮脂、上皮细胞、毛发,偶见骨及软骨组织。表皮样囊肿的囊壁只是由较薄的复层扁平上皮构成,其结构与皮肤的表皮层相同,但其角质层在囊壁之内层,而基底细胞层在其外层。囊内为脱落的过度角化的上皮细胞,亦可有胆固醇等皮脂状物,即只有外胚叶组织。而皮样囊肿则外、中胚叶组织均有。

3. 临床表现　本病出生即有,青春期增长加快,呈慢性进行性眼球突出。一般为圆形,界限清楚,触之稍有压缩性,严重者可影响视力。若并发感染时,可有窦道和瘘管形成。

4. 检查与诊断

(1) X 线检查　可见有眼眶骨压迹、骨缺损或眼眶扩大。

(2) B 超检查　可见圆形或类圆形低反射区,其中表皮样囊肿呈均匀一致暗区性反射,而一般皮样囊肿内反射不均匀,可有强反射。

(3) CT 检查　可见眶内有圆形或类圆形密度均匀或不均匀影,囊壁可增强,但内容物不增强。眶骨壁可有指压形凹陷或骨缺损。

(4) MRI 检查　在 $T_1WI$、$T_2WI$ 影像上均为高信号,且能显示有特征性的瘤体内的脂肪与其他内容物相分界的"界面征"。用脂肪抑制技术的皮样囊肿的 $T_1WI$ 显示为低信号区。

5. 鉴别诊断　临床上要与鼻旁窦黏液性囊肿相鉴别。鼻旁窦黏液囊肿一般较皮样囊肿增长快,且有明显压缩性。B 超检查,前者为液性暗区,间有少许弱点状反射;而后者中表皮样囊肿为一均匀一致极弱反射之实性暗区。CT 片上可见前者由于鼻旁窦病变而侵入眶内的特征性的结构性改变。MRI 上由于前者的黏液以水为主,故其 $T_1WI$ 上为低信号,而 $T_2WI$ 上为高信号,对脂肪抑制技术显示不如皮样囊肿明显。

6. 治疗　本病需手术切除。术中应尽量避免残留囊壁,若骨壁残留囊膜,则需反复刮除,并以碘酊涂骨壁,同时以 0.5% 丁卡因中和之,以防复发。若有眶、颅沟通者,则需神经外科配合手术切除囊肿,并修补眶壁缺损处。

(六) 眼眶内血管瘤

眼眶内血管瘤(robital hemangioma)是新生儿、婴幼儿最常见的肿瘤,其发病率在眼眶肿瘤中占第一位。此瘤大多是单发,少数有多发,大小差别很大。出生后血管瘤可以保持原来的大小,也可随身体发育而增大。有些血管瘤生长速度很快,也有一些血管瘤增大到一定程度即发生退化。三叉神经分布区域的血管瘤或可伴有眼脉络膜血管瘤、青光眼等,即所谓 Sturge-Weber 综合征。血管瘤在眶内的深度、大小,以及与视神经联系的紧密程度,对视力产生不同程度的影响,并引起眼球不同程度的突出。

1. 病因　本病是由残余的胚胎成血管细胞形成的错构瘤。

2. 病理　光镜下毛细血管瘤由互相吻合的毛细血管构成,并呈实性小叶增长,内衬单层内皮细胞,因肥大的内皮细胞管腔很小,有时难以看出,需用网硬蛋白染色以分清每一毛细血管单位。电子显微镜下可见内皮细胞外有外皮细胞。而海绵状血管瘤呈圆形或椭圆形实性瘤,而位于肌锥内者可呈"鸡心状",呈暗紫红色,外有薄的纤维膜包裹,镜界清楚。光镜下本病是由许多血管窦和纤维隔构成,窦内充满血液。

3.临床表现  由于病理形态不同,眼部常见的血管瘤主要有两种,即毛细血管瘤和海绵状血管瘤。

(1)毛细血管瘤(capillary hemangioma)  在眼部本病多发生在眼睑皮肤层,大小不等,出生后1~2个月可出现,而大部分在5岁以内消失。发生于眶内者多在眼眶前部,少数在眶中部,眶后部者罕见。临床上呈稍微弥漫性隆起,透过皮肤呈暗红色或青灰色。位于深部者致眼球突出、眼球运动障碍。界限不清。

(2)海绵状血管瘤(cavernous hemangioma)  本病虽始发于婴幼儿,但由于其发展缓慢,只是当肿瘤位于眶内中、前部时才较早被发现。此时可有眼睑隆起,皮下呈暗红色或紫红色,触之较软,界限欠清,有压缩性,眼球向肿瘤对侧偏移。少数肿瘤位于肌锥内者可产生轴位性突出。视力一般不受影响。

4.检查与诊断

(1)B超检查  毛细血管瘤表现为圆形或类圆形,内反射较强,但不均匀,界限欠清,有压缩性。而海绵状血管瘤大部分表现为圆形或椭圆形,界限清楚,透声性强,其内回声均匀密集,中等强度反射和少许强反射,有压缩性。

(2)MRI检查  海绵状血管瘤 $T_1WI$ 为低信号,$T_2WI$ 为高信号。肿瘤信号均匀,边界清楚、光滑,有"晕环征"。增强后呈"逐渐扩展型"之强化过程。无脂肪抑制现象。

5.鉴别诊断  对眶内前部肿物本病要与眶内淋巴管瘤和绿色瘤相鉴别。眶内血管瘤很少出血,一般是瘤体透过皮肤呈暗红色或青紫色;后两者可有特发性眼睑皮下、结膜下出血,有时由于瘤体出血可导致眼球突然突出。B超图像后两者可有圆形或类圆形液性暗区而前者却呈不匀较强团状反射。MRI检查血管瘤 $T_1WI$ 为低信号,$T_2WI$ 为高信号,后两者主要因为有出血时则 $T_1WI$ 为高信号。

6.治疗  由于本病有些增大到一定程度后即发生退化,故发病后可先观察,必要时可手术治疗。

(七)眼眶内淋巴管瘤

眼眶内淋巴管瘤(orbital lymphoma)是儿童眼眶内良性肿瘤中具有较大危害者之一。组织学上分为单纯性淋巴管瘤、海绵状淋巴管瘤及囊性淋巴管瘤,儿童则以单纯性淋巴管瘤为多见。由于瘤内小血管易破裂而常导致眼睑皮下、结膜下及眶内出血。重者可使患儿突然眼球突出,引起眼睑闭合不全、暴露性角膜溃疡,或引起眶压增高,导致视神经缺血或损伤而萎缩,视力下降或失明。由此提示我们要及时治疗,以免出现严重后果。本病在眶内界限不清,质软,呈灰白色,故手术不易切除干净,有出血时更为困难。术后易复发。

1.病因  由胚胎时的内皮组织或淋巴组织发育异常所致。

2.病理  单纯性淋巴管瘤光镜下可见一团弯曲扩张的淋巴管,其内壁由一单层内皮细胞所构成,出血者其内有血细胞。

3.临床表现  一般小者外观不明显,但可因瘤体突然出血而引起眼球突出,可有眼睑皮下、结膜下出血,重者眼睑闭合不全,可引起暴露性角膜溃疡,或眶压增高,导致循环障碍而发生视力下降或丧失。眼眶触诊较正常者饱满,有压缩性,但很难触及肿瘤。有报道感冒可诱发或加重本病。

4.检查与诊断

(1)B超检查  B超图像上肿瘤界限不清,但瘤体内常有大小不等之圆形暗区或弱反射区,有明显压缩性。出血较多时,往往呈锥形弱反射。

(2)MRI检查  $T_1WI$ 为低信号,$T_2WI$ 为高信号,但信号不均匀。瘤体内有慢性或亚急性出血时,$T_1WI$ 与 $T_2WI$ 均为高信号。使用 Gd-DTPA 后,肿瘤可增强。

5. 鉴别诊断  临床上本病要与眶内血管瘤相鉴别。后者很少出血,而只是瘤体位于眶前部时,可透过皮肤呈青紫色。B超图像上,血管瘤一般界限清楚,内为较均匀密集点团状中等强度反射,可有强反射;而淋巴管瘤却界限不清,内反射不均匀。MRI影像上,血管瘤虽然亦表现为$T_1$WI低信号,$T_2$WI高信号,但以其界限清楚、信号较均匀而与本病相鉴别。

6. 治疗  一般以手术切除为主,但由于其本身形态、颜色与眶内组织相似,很难一次切除干净,故术后配以中药治疗可控制其复发。

（八）眼眶绿色瘤

眼眶绿色瘤(orbital myeloid sarcoma)是儿童白血病发生在眼眶的肿瘤,通常位于眼眶骨膜下,因其含有髓过氧化酶,故呈现绿色。本病自1811年Allen Burms首次报道以来,一直被认为是粒细胞性白血病的肿瘤细胞在眼眶积聚的结果。但到20世纪已发现有些患者在眼眶肿块发生34年后,才经骨髓穿刺和血液检查明确诊断是由白血病引起,因而认为本病是一独立的造血系统恶性肿瘤,并称之为"髓细胞性肉瘤"。它也可以发生在身体其他器官上,故绿色瘤与白血病的因果关系仍在观察中。

1. 病因  本病起源于间胚叶组织中,由以骨髓为主的造血系统之血液粒细胞异常增生所致。在遗传学上常有染色体畸变及不稳定,其染色体畸变中常见有ph染色体。慢性粒细胞性白血病患者的核型是46,t(9;22)(q34;q11),即46条染色体,其中第9号染色体长臂3区4带与22号染色体长臂1区1带相互易位所致。此外,在环境影响中,放射线、苯芥子气,以及有毒药物也是引起本病的原因。

2. 病理  镜下可见瘤细胞核呈椭圆形并伴有纤细的核膜和空泡状核浆。瘤组织内可发现髓细胞的前体。用Leder染色在不成熟的细胞内可呈现脂酶活性,证明有向髓细胞方向分化。有报告在恶性分化差的圆形细胞内如查见胞浆内的颗粒及Auer小体或两者存在即可确定。

3. 临床表现  眼眶绿色瘤与白血病可同时发生,也可先有绿色瘤出现,相隔2～4年后才表现出全身血液病的症状。眼部可见眶部肿块或伴有眼球突出,肿块一般呈椭圆形,固定,与皮肤无粘连。可有皮下出血,结膜下、视网膜、玻璃体、眼前房均可有出血,同时可有皮肤、黏膜、口腔、鼻腔、脑及内脏出血。典型者视网膜出血斑中央有白色斑点。

4. 检查

(1)B超检查  可见肿块常为椭圆形暗区,边界清楚,内有不均匀之强团状反射,有轻压缩性。

(2)实验室检查  镜下骨髓片:可见骨髓增生异常活跃,粒细胞系统增生明显,原粒细胞比率增高,粒细胞呈圆形,核仁大而多。血小板减少,内含有Auer小体。过氧化酶染色呈阳性反应。血常规检查:早期可正常或白细胞数增多,继而白细胞继续增多,尤以幼稚细胞增多明显,血红蛋白一般较低,血小板减少。

5. 鉴别诊断  本病要与神经母细胞瘤及其他眶内转移瘤相鉴别。骨髓象检查即可鉴别是否患白血病。若血常规及骨髓象正常时,可作眶内肿物穿刺活组织病理检查即可明确诊断。

6. 治疗  本病一旦确诊,即应转入小儿肿瘤科行化疗、转基因治疗,如骨髓移植术、脐带血移植术及中西医结合等治疗。经治疗病情稳定后,若眶内肿瘤仍不消退者,可行手术切除并送病理检查。

（九）眶内神经母细胞瘤

眶内神经母细胞瘤(orbital neuroblastoma)是常见于儿童胚胎性交感神经系统的恶性肿瘤。本病占儿童实体瘤的第二位,起源于交感神经节后的交感神经细胞。有报道,近1/4的病例出现以眼球突出为主的眼部症状,其中包括原发于眼眶者及眶内本病之转移瘤。原发瘤多见于腹部肾上腺及其附近神经节或纵隔、颈部、眼眶部等,其恶性程度高,进展快,易发生骨髓、骨及其他组织脏器等部位的转移。眼眶内原发较少见,而眶内转移瘤则多见。本病早期不易发现,就诊时往往是肿瘤转移所引起的症状,故常易误诊,预后不良。

1. 病因　近年来研究认为1p32～36,即第1号染色体短臂3区2～6带缺失、重排或点突变,以及原癌基因N-myc的扩增可引起本病。

2. 病理　光镜下本病瘤细胞呈小圆形,排列紧密,有的瘤细胞围绕毛细血管或小空隙形成菊花形团。瘤细胞内胞浆少,核为圆形或椭圆形,染色质丰富,核分裂象多见。

3. 临床表现　在眼部可见眼球突出,眶内可触及肿块,部分伴有眼睑、结膜及眶部皮下淤血。极少数可有虹膜异色等。耳前、颌下淋巴结肿大。若肿瘤原发于腹部、胸部时,半数以上患儿初诊时即伴有面色苍白、腹痛或发热等。

4. 检查

(1)B超检查　眶内可见类圆形或分叶状,其内为均匀、密集、中强点状反射,有轻压缩性。有时有小圆形暗区。

(2)CT检查　眶内可见不规则类圆形高密度影,边界清楚,可有眼眶或眶上裂不同程度的扩大。

(3)骨髓检查　约75%可查见肿瘤细胞。

(4)尿儿茶酚胺代谢产物测定　24小时尿中发现VMA(香草扁桃酸)及HVA(高香草酸)增高。

(5)血常规检查　大多有贫血,或可有幼稚细胞或瘤细胞。

(6)基因检查　瘤细胞中N-myc癌基因分析发现扩增则表示预后不良。

(7)分期

Ⅰ期:肿瘤局限于原发部位。

Ⅱ期:肿瘤扩散未超越中线,同侧局部淋巴结可受累。

Ⅲ期:肿瘤浸润超过中线,双侧局部淋巴结可受累。

Ⅳ期:肿瘤远处转移至骨骼、实质器官、软组织及远处淋巴结或骨髓。

Ⅳ-S(special)期:1岁以下婴儿属Ⅰ期或Ⅱ期原发瘤,可有以下远处转移:肝、皮肤及骨髓转移,但无骨转移。

5. 鉴别诊断　本病因其发病急,进展快,在眼部应与眶内横纹肌肉瘤、眶蜂窝织炎、眶内淋巴管瘤等相鉴别。

(1)眶内横纹肌肉瘤　该病虽发病急,恶性程度高,但一般局限于患部软组织。骨髓象一般无瘤细胞。尿中VMA和HVA均无变化。B超检查其内反射较低。

(2)眶蜂窝织炎　该病同样发病急,但常伴有发热、疼痛。血中白细胞增多但无贫血现象。骨髓象及尿中VMA和HVA均无阳性发现。

(3)眶内淋巴管瘤　该病虽常见于儿童,且有时发病急,眼球突出,并伴有眼睑皮下、结膜下及眶内出血,但骨髓象、尿中VMA、HVA均无阳性发现。B超检查可见该病在眶内一般界限欠清,有明显压缩性,内反射常有多个大小不等之圆形或类圆形极弱反射区。

6. 治疗　眼科首诊发现本病时,应及时与儿科肿瘤专业医师一起联合诊治。

(1)手术治疗　Ⅰ期、Ⅱ期患者适应手术治疗,手术前后可给予化疗。本病眶内肿瘤经化疗病情稳定而肿瘤仍未完全消退者可行眶内肿瘤切除,或为明确诊断,也可局部取活组织送病理检查。

(2) 化学治疗　术前或不能手术治疗者可作化疗。药物可选用环磷酰胺、阿霉素、长春新碱、顺铂、苯丙氨酸、氮芥、替尼泊苷、达卡巴嗪、放线菌素 D 等。根据不同病情将以上药物分组、分时、间隔、疗程间隔，并按药品说明静脉滴注给药，要注意药物之不良反应。

(3) 放射治疗　凡经以上治疗效果不佳时，可适当配合放射治疗。

## 第二节　耳部疾病

### 一、耳的胚胎发育

耳是听觉和位觉器官，有听觉和平衡两大功能。在胚胎上发生于 3 个胚层不同的始基，分内耳、中耳和外耳。

（一）内耳

内耳亦称迷路。在胚胎第 3 周末，第 2 鳃沟的背侧，后脑的两侧外胚层上皮增厚，称为听基板。胚胎第 4 周，听基板凹陷成听窝形成听泡。此后，由听泡腹侧形成球囊和蜗管，背侧形成肉淋巴囊、椭圆囊和 3 个半规管。第 7 周末，可辨认各部结构。胚胎第 8 周末，则现成人形状。至 23 周后，迷路发育充分，渐开始软骨化。

（二）中耳

胚胎第 3 周，内耳听基板形成听窝时，第 1 咽囊内胚层末端扩张，第 6 周后渐伸长，以后形成咽鼓管。听小骨由第 1、2 鳃弓的背侧端的间充质组织发育而来，由第 4 周末出现听骨胚基，8 周以后开始形成听骨形状。胚胎第 15~18 周渐骨化。现代理论认为，锤骨柄和砧骨长脚、镫骨足板外层及上部结构来自第 2 鳃弓，锤骨头、砧骨体及短脚，来自第 1 鳃弓，镫骨足板的内层及环韧带来自耳囊。

胚胎第 4~5 周时，面神经于第 2 鳃弓内发育。面神经骨管由第 1、2 鳃弓组成，鼓室部骨管从耳囊开始分化，以后再经第 2 鳃弓的 Reichert 软骨渐骨化而成，如面神经骨管发育不全，可造成面神经走行异位，同时并发听骨尤其是镫骨发育不全。

胚胎第 9 周时，咽囊向外上扩展，接触听骨，后渐扩大，形成鼓室壁。第 30 周时，鼓室腔开始气化。出生前 1 周达充分气化。

（三）外耳

1. 耳郭　耳郭发育围绕在第 1 鳃沟的背侧端。胚胎第 4 周时，在第 1 鳃沟的内侧，第 1 鳃弓后缘和第 2 鳃弓的前缘组织凝集，各形成 3 个结节，第 1 鳃弓形成的 3 个结节发育成耳屏、耳轮脚和耳轮大部，第 2 鳃弓形成对耳轮、对耳屏、耳垂和耳轮前下端。7 周以后，耳郭有雏形，软骨开始形成，至 20 周时已发育成成人形状。

2. 耳道　胚胎第 4 周时，外耳道从位于第 1、2 鳃弓间的第 1 鳃沟背侧开始发育，至第 8 周，外胚层后沟变深，向中耳方向生长，形成原始外耳道，并出现一块硬的上皮细胞团块，称耳道板。此板将来形成鼓室腔和骨性耳道。21周后,耳道板的上皮细胞团块,中心细胞形成管道与原始外耳道相通。28周时外耳道发育完成。

## 二、小儿耳颞部的临床解剖

从解剖学上讲,耳可分为外耳、中耳、内耳3个部分。从听觉角度讲,外耳具有声音的传导、放大作用,内耳具有感受声音的作用。

(一)颞骨

除耳郭外,耳的其余部分均埋于颞骨内。颞骨位于颅骨两侧,参与组成颅中窝与颅后窝,与大脑、小脑相邻。

颞骨是复合骨,由鳞部、鼓部、乳突部、岩部和茎突组成。胚胎后期,鼓部与鳞部相互融合,在出生后1周岁,岩部、乳突部与茎突才开始融合。2周岁后,岩骨与鳞部之间的裂隙才渐渐闭合。

1. 鳞部　颞骨鳞部(颞鳞)形如鳞片或贝壳,内接岩骨。内面稍凹,是大脑面,有脑膜中动脉沟。外面稍凸,有颞肌附着。后下连乳突。下部前方有颧突向前伸出,颧突根部向后有一稍突的骨线,称颞线(颞肌止于此),可作为乳突手术时辨认颅中窝底高度的参照线。颧突根部下方有两个凹陷,后部凹陷为骨性耳道上壁。耳道口的后上边缘多能见一骨性小棘,称道上棘(Henle 棘),在乳突手术时从此进入可找到鼓窦。道上棘后方,颞线下方骨面不平,有许多小孔,称筛区,亦是乳突手术时寻找鼓窦的重要标志。

2. 鼓部　鼓部是位于鳞骨下方、乳突部前方、岩部外方一U形骨板,构成骨性外耳道前、下和部分后壁。前上与鳞骨形成鳞鼓裂,后与乳突形成鼓乳裂,内与岩部形成岩鼓裂,其前壁即下颌关节后壁。鼓内的耳道面内端有一U形小槽,称鼓沟,鼓膜周的纤维软骨环嵌于其内。

新生儿期鼓部没有发育,故没有骨性耳道后及下壁,仅有一U形未骨化的纤维板鼓环。一般在2岁时纤维板与邻近组织接触融合,以后3年中,纤维板渐骨化,从鼓环向外生长,形成扁曲骨片,9岁时接近成人。

3. 乳突部　乳突部位于鳞部后下,出生时尚未发育,出生后渐气化而成。2岁幼儿仅具雏形,尔后继续加速气化,发育完成时成一乳头状短钝突起,故得名。其气化速度及体积大小因人而异,亦因中耳病变情况而异。因此要特别注意:2岁前婴幼儿茎乳孔外无乳突作屏障,耳后进入手术时,切口不能像成人那样向耳后下延长,以免损伤面神经。

乳突部外面粗糙,是胸锁乳突肌附着处,其尖端内侧有两个腹肌沟,沟的前端正是茎乳孔,它是面神经的出颅孔。乳突部前邻鼓骨,后上和后方与顶骨及枕骨相接,内与岩骨相连。此处有一弯曲深沟,容纳乙状窦,称乙状沟,其骨板厚度和位置的前后常因乳突气化程度而差异很大。婴幼儿因乳突未发育完全,乙状沟骨板质松、薄且前位,故手术时要注意,切勿伤及乙状窦引起出血而致生命危险。

4. 岩部　岩部外形似横卧的三棱锥,有3个棱,前、后、下3个面及尖和底。底与鳞部、乳突部和鼓部融合。尖伸向前内,嵌于蝶骨与枕骨之间。

岩部后面是颅后窝的前部,内耳门(内听道口)位于此面,有面神经、前庭蜗神经及内听动脉通入,经内听道底进入内耳。

岩部前面即颅中窝底的后部分骨面较平坦,外侧为鼓室、鼓窦盖,稍向内即是上半规管隆突。

5. 茎突　茎突呈细长形,起于鼓部下面内侧鞘突之后,婴幼儿时尚未发育,多在青春后期发育完全。其大小差异很大,可缺如,亦可长达舌骨。

## (二) 外耳

外耳包括耳郭、外耳道。

1. 耳郭　在胚胎20周时已达成人形状,故出生时耳郭应各部完整,标志清楚,双侧对称。出生后继续发育生长,到9岁时达成人大小。

耳郭除耳垂是脂肪和结缔组织外,余均由弹性软骨组成,外被覆皮肤。前面凹凸不平,皮肤与软骨膜粘连较后面紧,皮下组织少,受伤后出血不易吸收,软骨易感染变形。

2. 外耳道　起自耳岬腔底的外耳道口,止于深部的鼓膜。出生时由于颞骨发育尚不完全,外耳道无骨部,软骨部耳道呈裂缝状,向内、前、下走行,弯曲度不大,检查时需将耳郭向后下拉,耳屏前推。随着颞骨鳞部、鼓部发育,骨性外耳道渐形成。2岁时耳道宽敞,6岁时与成人相似,9岁与成人等大。外耳道发育完成时,长约2.5~3.5cm,外部约1/3为软骨部,皮肤有毛囊、皮脂腺及耵聍腺,易发生感染,形成耳疖。若耵聍排泄不出,可在此处形成栓塞。内2/3为骨部,皮肤薄,无毛囊。软骨与骨部连接处为峡部。因外耳道皮下组织少,发生炎症时常因轻度肿胀而引起剧痛。外耳道骨部上壁与颅中窝底相邻,前借鼓骨板与下颌关节窝相隔,后是乳突前壁,故耳道骨折可累及颅内及下颌关节,耳道炎症可影响咀嚼,乳突病变可引起外耳道骨部后部隆起。

外耳的神经来源主要有耳大神经、枕小神经、迷走神经分支等。

外耳血液供应有颈外动脉的颞浅动脉支、耳后动脉和上颌动脉。

外耳淋巴循环,耳郭前面汇入耳前淋巴结,后面汇入耳后淋巴结,下部及外耳道汇入耳下淋巴结。

## (三) 中耳

中耳包括鼓室、咽鼓管、鼓窦、乳突4部分。

1. 鼓室　位于鼓膜深部的一个含气的腔。出生时此腔已完全气化,它似一立方形小盒,具有6个壁。以鼓膜上下缘为平面,又分上、中、下鼓室。

(1) 上壁　借很薄的骨板与颅中窝相隔,称鼓室盖。岩鳞裂位于此壁,有血管经此裂将鼓室和颅内沟通。2岁时仍未闭,有人终身不闭合,由于天然缺损,而致鼓室黏膜和硬脑膜直接相贴,成为耳源性颅内并发症的一条感染途径。

(2) 下壁　借很薄的骨板与颈静脉球相隔。此板有天然缺损时,蓝色颈静脉球可突入鼓室,行鼓膜穿刺或切开时,要特别注意,以免伤及造成大出血。

(3) 前壁　下部与颈内动脉仅一板之隔,上部有咽鼓管开口。

(4) 后壁　上宽下窄,上方有鼓窦入口,与鼓窦、乳突气房相通。鼓窦入口底有砧骨窝,容砧骨短脚。下方有锥隆起,镫骨肌由此发出止于镫骨颈后,后壁与外壁相交处有鼓索小管口,鼓索神经由此进入鼓室。

(5) 外壁　主要是鼓膜及上鼓室外侧骨壁。

新生儿鼓膜大小即与成人相似,近似圆形,约0.8cm×0.9cm。形如浅漏斗,向前、外、下倾斜,与外耳道底约成35°角。随骨性耳道发育,其夹角渐增大,约成45°~50°角,亦有人成直角。鼓膜分松弛部和紧张部。紧张部分3层:外层上皮层;内层黏膜层,分别与外耳道皮肤及鼓室黏膜相延续;中层为纤维层,锤骨柄在此层中,此层张力大。松弛部无纤维层,张力小。鼓膜呈灰白色,半透明。脐是锤骨柄端,浅漏斗顶。光锥是鼓膜反光区,鼓膜位置改变时,光锥可变形可消失。

沿锤骨柄画一直线,再经脐部画一条垂直于锤骨柄的直线,可把鼓膜分为4个象限。后上象限鼓室内有砧骨长脚、砧镫关节。后下象限鼓室内壁有圆窗龛。鼓膜穿刺或切开时要选前下象限,避免损伤鼓室内结构。

(6)内壁 即内耳的外壁,凹凸不平,中央隆起部分称鼓岬,由耳蜗底周构成。鼓岬后上是椭圆形的前庭窗(卵圆窗),通内耳前庭,约3mm²,被镫骨底板和环韧带封闭。鼓岬后下有圆窗,通耳蜗鼓阶,由于圆窗膜封闭,被圆窗龛遮挡,看不到。前庭窗上方有面神经管骨嵴,前后走行,骨管极薄,常先天性缺损,面神经暴露于鼓室。鼓岬前上有匙状突,鼓膜张肌腱由此伸出,止于锤骨柄上部内侧,肌肉收缩,鼓膜绷紧。

(7)鼓室的内容

1)听小骨:是人体中3块最小的骨头,出生时即如成人大小,但骨化程度差,由关节和韧带连结在一起。

锤骨:形如鼓槌,长约8~9mm,是听小骨中最大的。分头、颈、柄、短突、长突。柄位于鼓膜黏膜层下,附于纤维层中,其头部与砧骨体形成关节。

砧骨:形如一颗前磨牙,分体、长脚和短脚。砧骨体位于上鼓室后部,前与锤骨头形成关节;短脚向后卧于砧骨窝内;长脚伸向中鼓室,指向后内,几乎与锤骨柄平行,末端稍膨大向内呈直角弯曲,称豆状突,与镫骨小头形成砧镫关节。

镫骨:形如马镫,体积最小。分小头、颈、前脚、后脚与底板(或称前后弓和足板)。头与砧骨豆状突形成关节。颈短,镫骨肌腱附于其后。底板呈椭圆形,借环韧带封闭前庭窗。

2)韧带:听小骨借锤上、锤前、锤外侧韧带,砧骨上、后韧带及环韧带等悬挂固定于鼓室内。

3)肌肉:①鼓膜张肌:匙状突伸出止于锤骨后方,收缩时鼓膜向内,张力增大,减少振动。②镫骨肌:自锥隆起伸出,止于镫骨颈后,由面神经分支司其运动。收缩时,镫骨足板以后缘为支点,向外翘起,以减少对内耳的压力。

4)神经:①鼓索神经:由面神经降部中段发出,出鼓索小管从后部进入鼓室,于锤骨柄与砧骨长脚间穿向前,自岩鼓裂出鼓室,止于舌前2/3,司味觉。②鼓室丛神经:位于鼓岬表面,司感觉。

2.咽鼓管 是鼓室与鼻咽腔之间的通道,又名耳咽管、欧氏管。近鼓室段为骨部,约占1/3,开口于鼓室前壁,称鼓口。近鼻咽腔段为软骨段,约占2/3,开口于鼻咽侧壁,称咽口。有腭帆张肌、腭帆提肌、咽鼓管肌等附着于咽口的前后唇。当吞咽及呵欠时,肌肉收缩,咽口开放,可以调节鼓室内空气,保持其与外界大气压相等。咽鼓管内衬假复层纤毛柱状上皮,纤毛运动方向朝向鼻咽部,故咽鼓管还可以排泄中耳分泌物。

小儿咽鼓管较成人短,相对宽,几乎呈直筒状。成人咽鼓管鼓口高于咽口约2~2.5cm,小儿咽鼓管鼓口与咽口近乎处于同一水平面,所以鼻及鼻咽部炎症易向鼓室蔓延,小儿易患中耳炎。

3.鼓窦 是一个含气腔,位于鼓室后上方。出生时即存在,婴幼儿时此腔极浅且位置较高,其外侧壁仅有一层骨皮质。随着乳突部的发育,鼓窦渐向后下移位,至发育完时其外侧骨质厚度可达1~1.5cm。鼓窦前借鼓窦入口通鼓室,后下通乳突气房,上以鼓窦盖与颅中窝相隔,内壁前方是水平半规管隆起。窦内黏膜为纤毛黏膜上皮,与鼓室及乳突气房相连续。

4.乳突 位于鼓窦后下,婴幼儿时未发育。约2岁后渐气化,6岁时气房发育较广泛。气房大小不等,形状各异,相互连通,内衬黏膜上皮。乳突发育个体差异很大,气房良好者,上可达颞鳞部,下可伸入茎突,内可至岩尖,前达颧突根,后至乙状窦后方。根据乳突发育情况将其分成4型:①气化型:此型多见。②板障型:气房小而多,如头颅骨板。③硬化型:无气房,骨质密。④混合型:以上任何2型或3型同时存在。

(四)内耳

内耳又称迷路,在出生时即已发育完。深埋于颞骨岩部内,结构复杂,听觉及位觉重要感受装置均位于其内。内耳分为骨迷路和膜迷路,膜迷路位于骨迷路内,两个迷路之间充满外淋巴,膜迷路内含内淋巴,内、外淋巴互不相通。

1. 骨迷路　分前庭、半规管、耳蜗3部分。

(1)前庭　位于中间,前下窄,通耳蜗,后上宽,有通3个半规管的5个开口。前庭外壁是鼓室内壁,有被镫骨底板封闭的前庭窗和蜗窗膜封闭的蜗窗;内壁是内耳道底。前庭内含膜迷路的球囊和椭圆囊。

(2)半规管　位于前庭后上,为3个近似半环形的骨管,各自所在平面互呈直角。根据其位置分为外(水平)、上(垂直)、后(垂直)半规管。管的两端均通前庭,因后和上半规管一端合成总脚,故3个半规管只有5个孔通前庭。外、上半规管的前方及后半规管的下方近前庭处膨大,称壶腹。

(3)耳蜗　位于前庭前下,形似蜗牛而得名。中央为蜗轴,外周为蜗螺旋。蜗轴为圆锥形,向蜗螺旋管内伸出骨螺旋板,板端与蜗螺旋管外侧壁间有基底膜。将蜗螺旋管分成上下两个腔,上腔又由前庭膜分割成两个腔,故蜗管内有3个腔:上为前庭阶,通前庭;下为鼓阶,通蜗窗。两腔内为外淋巴,经蜗管顶的蜗孔相通。中间为蜗管,属膜迷路,其顶端为盲管。

2. 膜迷路　位于骨迷路内,包括膜半规管、椭圆囊、球囊及蜗管,为一相互连通的盲管系统。

(1)膜半规管　位于骨半规管内,借5个孔通椭圆囊,内有壶腹,其内有横位的小峰样隆起,称壶腹嵴。壶腹嵴上有感觉上皮细胞,即支柱细胞与毛细胞。毛细胞上的纤毛长,黏结成索,向上插入胶质层,称终顶。

(2)椭圆囊　位于前庭后上,后有5个孔通膜半规管,前借椭圆囊球囊管通球囊与内淋巴管,内淋巴管经前庭导水管止于内淋巴囊。椭圆囊内有椭圆囊斑,是位觉感受器。

(3)球囊　位于前庭前下,较小,内壁有球囊斑,也是位觉感受器。其下端通蜗管。椭圆囊斑与球囊斑构造相同,由支柱细胞与毛细胞组成,上方有一层胶质层,名耳石膜,膜上散在由碳酸钙、中性多糖和蛋白质混合形成的颗粒,称耳石。

囊斑与壶腹嵴均为位觉感受器,囊斑感受直线加速运动,壶腹嵴感觉角加速运动。

(4)蜗管　蜗管(中阶)位于蜗螺旋管中,横断面呈三角形,上壁是前庭膜,外壁是螺旋韧带,下壁是基底膜。螺旋器(corti器)位于基底膜上,由内、外毛细胞,支柱细胞和盖膜组成,是听觉感受器。基底膜纤维由蜗底向蜗顶逐渐变长,即基底膜由蜗底向蜗顶逐渐变宽,因此其固有频率不同。蜗底感受高频,蜗顶感受低频。

3. 内耳血管　内耳血液供应主要来自基底动脉或小脑前下动脉的分支——迷路动脉。静脉血经迷路静脉、前庭导水管静脉及蜗导水管静脉,最后回流入侧窦或岩上窦及颈内静脉。

4. 内耳神经　前庭蜗神经是第Ⅷ对脑神经,于延髓和脑桥之间离开脑干,与面神经并行进入内耳道,分出蜗神经和前庭神经。

(1)蜗神经　蜗轴内的螺旋神经节神经细胞纤维中枢突组成蜗神经,周围突穿骨螺旋板分布于Corti器的毛细胞。蜗神经经内耳门入颅,通过4级神经元传递经蜗神经背核、蜗神经腹核、两侧上橄榄体、外侧丘系、下丘、内侧膝状体、内囊,止于大脑皮质上颞横回的听区。

(2)前庭神经　内耳道底部前庭神经节神经细胞纤维中枢突组成前庭神经,周围突分布于壶腹嵴及椭圆囊斑、球囊斑。前庭神经在蜗神经上方入颅,大部分神经纤维止于前庭神经核区,少部分入小脑。前庭神经核每侧4个,分别接受壶腹嵴、球囊和椭圆囊斑传入神经纤维。由前庭神经核发出的第2级神经元,有前庭脊髓纤维,经内侧纵束走向脊髓,有下行纤维进入同侧脊髓前束。所有前庭脊髓纤维均与脊髓前角细胞相连,故来自前庭的冲动可引起颈部、躯干和四肢肌肉的反射性反应。另外,由前庭神经核发出的上升纤维,可到达同侧和对侧动眼神经、滑车神经和展神经核,所以头位改变时,可引起双侧眼球反射。前庭神经内核还与自主神经细胞群相连,引起自主神经反应,如做旋转运动后,可出现脸色苍白、出汗、恶心、呕吐等。前庭神经达大脑皮质的通路尚不清楚,前庭中枢可能在颞叶听区附近。

### 三、外耳先天性畸形

耳在胚胎发生学上来源于3个胚层不同的原始基,各自的发育进程也不同,在不同的胚胎发育阶段由于各种有害因素的影响,可中断发育,而发生各种类型的畸形。在胚胎发育期,如第1、2鳃弓发育受阻或中断,可引起外耳先天性畸形。先天性畸形的原因约60%以上未完全明了。近代研究发现,20%为遗传因素所致,约10%为染色体畸形变异引起,10%与环境因素有关。从外科来讲,先天性畸形主要是指器官解剖上的异常,现介绍几种可用外科手术来矫治的畸形疾病。

(一)附耳

俗称拴马桩、耳赘。较常见,是因第1鳃沟或第1、2鳃弓过度发育所致。一般位于耳屏前,呈赘生物样,可单侧或双侧,单发或多发。大小不一,内含软骨。

可在学龄前手术切除,根据患儿情况可选局麻或全麻。沿附耳基底部做纵向梭形切口,连同皮肤及其内的软骨一起切除,直接缝合,加压包扎,5~7天拆线。

(二)先天性耳前瘘管

俗称耳疮。临床多见,是第1、2鳃弓融合不良所致,是鳃裂上皮残留形成的,有遗传性,属常染色体显性遗传。瘘管多为双侧,也可单侧,开口于耳轮脚部、耳屏前方的多见,也有的开口于耳轮、乳突部。呈盲管状,有小孔通外界,管长不等,多与深层软骨相连,有的通外耳道软骨或乳突尖,有的通入咽侧壁内,有的深达腮腺筋膜。

如不感染,可不手术,一旦感染,即应手术切除。

手术步骤:麻醉(可局麻或全麻)后,从瘘管口注入亚甲蓝,沿瘘口周做梭形切口,小心沿着色的瘘管壁周分离,由浅到深,尽量保护管壁不破,并彻底切除。最后冲洗伤口,缝合,加压包扎。

(三)小耳畸形

小耳畸形,一般指的是重度耳郭发育不全,常伴有外耳道闭锁、中耳畸形及面部畸形。发生率约为1/7000,右侧多见,男多于女。

一般根据耳郭发育程度分3度:①Ⅰ度:耳郭稍小,各部标志尚存。②Ⅱ度:无正常结构标志,外形不规则,呈条索状、花生状、舟状等。③Ⅲ度:局部仅有小丘状突起或异位耳垂,或局部无任何痕迹,称无耳症,此种很少见。

对于Ⅱ~Ⅲ度畸形,可采用耳郭再造术矫治。

耳郭再造术很复杂,困难很多,只能做到与正常耳大体相似,而其弹性、厚度及细微结构远不能和正常耳相比。故要对患者讲明,患者理解了手术的困难,并自愿接受手术时方可以行耳郭再造术。

对于伴耳道闭锁者,因听小骨发育畸形,而有较重的传导性耳聋。对于有听力要求的患者,尤其是双耳畸形者,可同步完成耳郭再造术和外耳、中耳成形术。

1. 耳郭再造术的年龄选择

(1)6岁　孩子即将上学,因畸形而自卑,心理压力大,成形术后有利于孩子的身心发育,且此时耳郭发育已接近成人大小,肋软骨也基本能满足手术需要。

(2)10岁以后　耳郭发育稳定,肋软骨更符合要求,对手术及麻醉后并发症的耐受力也增强。

2.耳郭再造术中耳支架的选择　耳支架的选择对再造耳形状的好坏关系很大,目前多选用自体肋软骨,因其易成活,不易感染,稳定性强,不易被吸收,且取材方便,韧性好,便于雕刻成形。也有选择异体、异种软骨或人工材料的报道,但其保存复杂,条件严格,易被吸收或排斥。人工材料的脱出率很高,故采用的人很少。

自体肋软骨常取自第7、8肋软骨联合部及浮肋1根,按正常耳形雕刻,注意耳轮、三角窝要明显。

3.耳郭再造术的方法　各家不一,主要有:两期法、一期法、应用皮肤扩张器法等等。

(1)两期法　①埋入已雕刻成形的软骨,同时成形耳垂。②3个月以后扶起耳郭,耳后区植皮。

(2)一期法　皮瓣蒂在前,切口在后、上,翻起超薄皮瓣,再在其深处颞筋膜浅面切起一层一样大小的皮下组织瓣,将雕成的软骨支架置于两瓣之间,间断缝合其边缘,耳后植皮。

(3)皮肤扩张器法　使自体原位皮肤借植入扩张器的作用得到扩张,变薄之后再植入雕成的软骨支架。

总之,无论采用哪种方法,耳郭的外形都很难达到逼真满意的程度。

同步性全耳再造加耳道鼓室成形术可同时恢复听力和再造耳郭。方法是:①在花生状残耳上作"片"形切口,将残耳分成3段,下段向后90°做耳垂,中段做耳屏,上段以后做耳道上壁皮肤。②将残耳软骨完全切除。③切开骨膜,暴露乳突筛区,从此处凿入找到鼓窦,向前下方打开鼓室,探查听小骨。听小骨链成形术后,用切取肋软骨时取下的腹直肌膜做人工鼓膜封闭鼓室,充分开大磨光外耳道后,植入从大腿内侧切取的超薄皮片做耳道皮。填压入氯霉素或抗生素油明胶海绵及小纱块固定移植物。④按照一期或两期法行耳郭再造。

## 四、急性化脓性中耳炎及乳突炎

急性化脓性中耳炎是中耳黏膜的急性化脓性炎症。主要发生在鼓室,可以累及中耳各部,常可引起乳突气房。黏膜及其骨质产生急性化脓性炎症,是耳鼻咽喉科常见病,尤其好发于儿童。近年来有人观察发现主要致病菌是金黄色葡萄球菌、绿脓杆菌、变形杆菌、真菌及大肠杆菌。有人报道,在婴幼儿中耳炎中,肺炎球菌和链球菌感染的阳性率约为29.3%~47.5%,故亦属重要致病菌之一。

(一)病因

1.小儿解剖特点　咽鼓管较成人短、平且宽,咽口位置较低。故鼻咽部分泌物、细菌易经此管进入中耳。

2.小儿免疫功能较弱　小儿免疫功能发育不全,机体抵抗力差,易患上呼吸道感染,如扁桃体炎、咽炎、鼻旁窦炎等,易患各种传染病,如流行性感冒、麻疹、猩红热、百日咳等。炎症从咽鼓管极易蔓延至中耳,也可经血液引起中耳系统炎症。

3.小儿淋巴系统发达　咽部淋巴组织丰富,增生肥大,如扁桃体肥大,其隐窝沟裂中隐藏的细菌和病毒常可引起中耳炎。

4.哺乳　婴儿哺乳后,因过饱或胃内积气未排出,加之小儿食管短宽,贲门功能差,故奶水易从口溢出,或哺乳时不是头高位,而是平卧位,乳汁流出过急时,乳液均可经咽鼓管进入中耳,引发中耳炎。

(二)病理

初期只是中耳黏膜充血、水肿,渐渐黏膜增厚,上皮坏死,纤毛脱落,渗出液由血清样逐渐变成脓性。因鼓室内积脓,鼓室压力增加,压迫鼓膜血管,加之炎症影响,鼓膜本身软化或在层间形成脓肿,引起局部坏死造成穿孔,脓液外流。此种改变是可逆的,若治疗得当,鼓室引流好,炎症消退后,黏膜恢复正常,鼓膜穿孔可愈合。但如致病菌毒性大(如溶血性链球菌等),局部引流不好,加之小儿免疫功能尚未发育成熟,而治疗又不及时,炎症则进一步发展,病变可达骨质,并向鼓窦、乳突蔓延,引起鼓窦和乳突黏膜肿胀、坏死、气房内积脓、骨壁破溃,气房融合成大腔,形成急性化脓性乳突炎。因此时岩鳞缝未闭,炎症可因中耳黏膜与硬脑膜间丰富的血管和淋巴管的联系而蔓延至颅内。另外,小儿乳突未发育成熟,骨质薄,炎症可侵犯到乳突骨皮质,破坏筛区骨质,形成耳后鼓膜下脓肿。

(三)临床表现

1. 局部症状

(1)耳部痛  耳深部跳痛或刺痛,也可有耳后乳突部压痛或患侧头痛,多发生在夜间,小儿痛醒,哭诉不能入睡。婴幼儿则可突然哭闹不止,用手抓耳或摇头,烦躁不入睡,因吞咽时耳痛加重而拒食。

(2)耳漏  鼓膜一旦穿孔,脓液可从耳道排出,开始可为血性,后为黏脓或纯脓。

2. 全身症状  小儿全身症状较成人重。

(1)发热  可高达40℃以上,可能引起惊厥。

(2)消化道症状  常有恶心、呕吐及腹泻等。

(3)可有脑膜刺激征,这是因炎症影响了邻近硬脑膜所致。

(4)耳内脓液排出后,局部及全身症状很快缓解。

(四)局部检查

1. 鼓膜开始时是松弛部充血,很快变成弥漫性充血、肿胀。因鼓室积脓,鼓膜外膨,标志不清。在穿孔前局部先发黄,继之破溃出脓液。因穿孔很小,清除脓液后可见穿孔处有搏动性闪烁亮点。幼儿鼓膜厚,有弹性,积脓后也不易穿孔,甚至红肿不重,这种情况要特别警惕。

2. 耳后红肿,耳郭牵拉痛。如鼓窦乳突内炎症破坏筛区骨质,脓液积于乳突骨膜下,这时可见耳后、上皮肤红肿,并将耳郭推向前、外,使之竖起。早期红肿块硬、压痛明显,积脓后变软,有波动感,如不及时治疗耳后可破溃形成窦。

3. 较大儿童可作纯音测听检查,呈传导性耳聋。

(五)全身检查

1. 血液检查  血常规可明显增高。

2. 乳突 X 线检查  小儿因乳突发育不成熟,故要双侧同时照,以做对比,有利于诊断。X 线检查结果可显示:乳突气房呈密度增高影,均匀如云雾状,或有骨质破坏,鼓窦、乳突均不含气。

(六)诊断与鉴别诊断

根据病史、体征及检查,即可诊断。但在婴儿,虽鼓膜检查无明显病变,如发生颅内并发症,也要高度警惕是中耳炎病变引起。

本病应与外耳道疖相鉴别,本病炎症在中耳,外耳道皮肤应正常,脓液是从鼓膜穿孔中渗出的,这可与外耳疖破溃出脓鉴别。如耳道软骨部后壁皮肤有疖肿,并有耳后红肿,而鼓膜完整无明显充血,则为耳疖引起耳后淋巴结肿胀或耳后蜂窝织炎,而非急性乳突炎耳后骨膜下脓肿。因 2 岁时乳突才开始发育,6 岁时乳突气房有广泛伸展,故 3 岁以下小儿一般不发生急性化脓性乳突炎而患急性化脓性鼓窦炎。

(七)治疗

1. 全身治疗　应与儿科医生协同,尤其是婴幼儿。

(1)及早选用广谱抗生素行肌内注射或静脉滴注,药量要足且时间要长,待炎症消退后应继续给药 1 周。

(2)同时给予退热、镇静处理。

(3)消化道症状重时,应及时给予支持疗法,补液维持电解质平衡。

2. 局部治疗

(1)早期鼓膜急性充血期,可给 1% 酚甘油滴耳,消炎止痛,穿孔后停药。

(2)鼓室积脓,鼓膜外膨不自破时,需行鼓膜切开,使鼓室内脓液引流通畅,可缓解全身症状,防止并发症发生,并且能缩短病程。鼓膜切口选后下象限,弧形切口。切开鼓膜不可过深,切开前用酒精消毒,小儿最好给短暂的麻醉,以防止头动而损伤他处。

(3)鼓膜已穿孔时,要保持引流通畅,经常用 3% 过氧化氢溶液洗耳,将脓液清除。局部点含抗生素的滴耳剂或滴眼剂。必要时作脓培养,全身及局部应用敏感抗生素。

(4)积极治疗鼻腔及鼻咽部病变,注意鼻腔引流,如鼻塞、黏脓涕多,应局部滴用滴鼻剂,使鼻腔通畅,有利于咽鼓管通畅引流。

(5)如经以上治疗症状无好转反而又加重,或已发生颅内并发症或耳后骨膜下脓肿,则要行乳突切开术(乳突单纯凿开术),以此清除鼓窦、乳突蜂房病变。治疗化脓性中耳乳突炎,防止严重并发症发生。

3. 手术治疗　乳突单纯切开手术步骤如下:

(1)皮肤准备范围　患耳上及后四横指。

(2)麻醉　全麻。

(3)体位　平卧,偏头,患耳向上。

(4)消毒　碘酊、酒精消毒后铺巾。

(5)切口　耳后距耳后沟 1cm 处弧形切开皮肤、皮下组织、骨膜。因小儿乳突尚未发育完全,切口下段平耳道下壁为宜,不可过低,以免损伤面神经。

(6)分离骨膜暴露乳突骨质及道上棘可见筛区,放开创器。

(7)用凿或电钻开放筛区骨质,进入鼓窦。幼儿鼓窦浅,距骨皮质仅 0.2~0.4cm,且质松,用刮匙轻轻刮除即可。但乳突发育充分后,鼓窦深约为 1~1.5cm。如筛区骨质已破坏,出现漏孔即可从漏孔处开始开放鼓窦。注意向上勿损伤天盖骨质,向后勿损伤乙状窦骨壁,向前暴露鼓窦入口,勿进上鼓室,向后下开放乳突蜂房。

(8)小心刮除鼓窦、乳突全部病变组织、全部肉芽及蜂房小隔,使其成为一空腔。切记不伤鼓窦深部的外半规管隆突、上鼓室内砧骨短脚及面神经,保留耳道后壁骨质。

(9)用温盐水冲洗术腔,最后用碘仿纱条填塞,加压包扎,切口暂不缝合。术后隔 1~2 日用含敏感抗生素的纱条或碘仿纱条换药。2 周左右待术腔无脓,生长新鲜肉芽组织后再缝合耳后切口。

## 第三节 鼻部疾病

### 一、鼻及鼻旁窦的发生与发育

（一）鼻的发育

胚胎第4周，额突（鼻额突）下方出现外胚层增厚部分，即为鼻基板或称嗅基板，左右各一，为嗅上皮的始基。鼻基板周围中胚层不断增殖，渐成深凹，称为鼻窝、鼻凹或嗅凹。凹向背深部延伸演化成鼻囊，为鼻腔和前鼻孔的雏形。

嗅凹两侧突起部分为内侧鼻突和外侧鼻突。两侧上颌突向中线伸展的过程中，逐渐与外侧鼻突、内侧鼻突相接触融合，左右内侧鼻突向中线靠拢，最后融合形成切牙骨和唇中，中间的间质组织演化为鼻中隔。内侧鼻突与上颌突相接成为上唇和部分上颌。外侧鼻突组成鼻翼和鼻腔外侧壁。额突的突起部分最后形成鼻尖部。

胚胎第6周，鼻囊与原始口腔之间的上皮板发展成为原始腭，其后方变薄，形成一薄膜，称为颊鼻膜。第7周时颊鼻膜破裂，形成原始后鼻孔。若因某种原因颊鼻膜未吸收破裂，则会形成先天性后鼻孔闭锁。

胚胎时期，鼻腔外侧壁的上皮增生，形成一些矢状隆突，以后间充质生长伸入其内，形成鼻甲软骨，又逐渐骨化成为菲薄的鼻甲骨。在胎儿的鼻甲中，上颌甲突发生最早，而且最大，然后，又发生5个自上而下排列、依次由大变小的筛甲突。筛甲突前端的前方有一隆起，称为鼻甲突。以后由上颌甲突发展为下鼻甲，第一筛甲突发展为中鼻甲，第二和第三筛甲突演变成为上鼻甲，最后两对筛甲突和鼻甲突退化，有的只留一根小的突起。鼻甲的下方间隙称为鼻道。

（二）鼻旁窦的发生与发育

鼻旁窦的发生多为鼻道上皮向外生长，侵蚀邻近的骨质，使之气化，形成小腔，发展为鼻旁窦。鼻旁窦内黏膜为鼻腔黏膜的延续。后组筛窦从筛甲突之间的沟内开始发生。上颌窦和前组筛窦从上颌甲突和第一筛甲突之间的中鼻道发生。从中鼻道的上部或前组筛窦的气房发生额窦。蝶窦不是从鼻道的上皮发生而成，而是从鼻腔后上开始发生，由鼻软骨囊吸收而成。

组成鼻旁窦的4对鼻旁窦腔充满气体，藉一些小开口（即窦口）与鼻腔相连。这些空腔在儿童时很小，在不同年龄段，发育速度不同，最后发育至成人大小。和成人一样，窦腔内衬假复层纤毛柱状上皮，混有杯状黏液细胞。

1. 筛窦 前、后筛窦一般为双侧，前筛窦在胚胎第3个月时由在额隐窝的凹陷外翻形成，稍后是后筛窦出现。与成人形成对照的是在X线平片上，观察儿童筛窦比上颌窦更困难。筛窦从出生到成人大小，增大将近400%。大约在12岁的时候达到成人大小。

2. 上颌窦 上颌窦首先发育。胚胎第3个月时，在中鼻甲和下鼻甲之间向外凹陷而成。原始上颌窦气房是位于钩突和筛泡之间的沟，在出生到3岁间增大迅速，3~7岁间增大缓慢。然后，在7~12岁时再次迅速增长。在青少年时达到成人大小，上颌窦容积约为出生时的2倍。随着生长和发育，上颌窦底板从出生时高于鼻底4mm，降到成人时低于鼻底4~5mm。

上颌窦口一般位于上颌窦内壁上方、筛泡中点的后方。分泌物从窦口流出后，流经筛漏斗，然后从半月裂引流出。其大小、形状和位置可因筛泡气化程度和钩突结构形态而变化。尸解标本有15%~40%可见上颌窦副孔。

3. 额窦　额窦的发生被认为是多源的，但最为大家所接受的是每侧额窦从额隐窝的凹陷或沟起源的。出生时与前筛房难以区分，4岁时，额窦开始侵入额骨的垂直部，到6岁时，气化程度可在影像上观察到。通常在20岁前，额窦气化完成。

发育完善后，额窦一般在额骨的垂直部为成对的锥状气房。但在形状和大小上确实存在着变异，甚至发生在同一个体身上。4%的人额窦完全缺如。

4. 蝶窦　每侧的蝶窦从各自的蝶筛隐窝外翻而成。3岁时开始出现，5岁后增长迅速。成人时，蝶窦可发育扩展到蝶鞍上方、蝶骨底后方。

重要的结构，如视神经、颈内动脉及垂体腺紧靠蝶窦的两侧，可在窦壁形成凸起。蝶窦口位于蝶筛隐窝，在蝶窦底壁上方10~15mm。

## 二、鼻畸形

(一) 先天性前鼻孔闭锁

1. 病因及临床表现　先天性前鼻孔闭锁较为少见，主要因在胚胎时期阻塞前鼻孔的上皮栓未被吸收，形成膜性或骨性闭锁畸形。可单侧发生，亦可双侧。闭锁的程度和范围可不同，从狭窄到完全闭锁，可表现在前鼻孔、鼻前庭、鼻阈等处。

新生儿若双侧前鼻孔完全闭锁，不能用口呼吸，有窒息危险，应视为急症，并及早手术治疗。因不能吮吸，喂养和营养皆成问题。可伴有颅面骨及身体其他部位的畸形。

2. 治疗　手术的目的是切除闭锁的骨或膜性组织。双侧前鼻孔闭锁应急诊处理。可用粗针头穿刺入闭锁膜，辅助建立经鼻呼吸。

手术首先要切除闭锁组织，植大腿中厚皮片（不用替尔皮片），中间可放置扩张管，并保留持续扩张半年，防止瘢痕挛缩。

(二) 先天性后鼻孔闭锁

1755年Johann Roederer首次描述了先天性后鼻孔闭锁(posterior choanal atresia, PCA)，为鼻腔后部发育异常所致，临床少见，常伴其他先天性畸形(10%~50%)，认为是综合性病症的一部分。与后鼻孔闭锁相伴的一系列异常有眼部的缺陷、心脏畸形、后鼻孔闭锁、出生后生长迟缓、生殖器发育不良及耳畸形。

1. 病因　迄今尚不清楚后鼻孔闭锁发生的胚胎学基础。目前有4种有关先天性后鼻孔闭锁形成的学说。

(1) 颊咽膜未吸收而形成。

(2) 颊鼻膜的残留所致。颊鼻膜在胚胎第6周时自行穿透，与口腔相通，形成原始后鼻孔。若颊鼻膜未完全吸收，残留的颊鼻膜形成未来的闭锁间隔。残留颊鼻膜的多少，决定了以后闭锁板是膜性还是骨性，或混合性。

(3) 异常或局部的中胚层形成后鼻孔区的粘连带。

(4) 因局部的某种因素导致周围的中胚层增生,形成后鼻孔闭锁。

2. 发病率及分型　PCA 的发病率为 1/8000～1/7000,女多于男,约为 2∶1。单侧多见,单侧与双侧之比也为 2∶1。闭锁板大部分是骨性(90%),膜性为 10%。正常情况下,儿童的后鼻孔几乎呈环状；成人时,由于鼻腔的发育生长,后鼻孔变成高和宽为 1∶2 的状态。

PCA 的闭锁板斜行,位于鼻腔后部软、硬腭连接处至蝶窦底之间。根据其位置可分为 3 型。

(1) 鼻腔内闭锁　即闭锁板位于后鼻孔前数毫米。

(2) 边缘性闭锁　闭锁板位于后鼻孔缘。

(3) 鼻腔后部闭锁　即闭锁板位于后鼻孔后部的鼻咽部。

3. 症状　新生儿若为双侧 PCA,窒息最为常见,可发生呼吸困难及喂养时误吸等急性症状,故早期诊断和治疗至关重要。新生儿正常情况下使用鼻呼吸,如果是 PCA,则鼻呼吸受阻,必然出现呼吸困难或窒息,憋气后引起患儿哭闹,空气可经口进入呼吸道,因此张口呼吸后症状缓解。单侧因症状较轻,一般不易被发现。

由于后鼻孔闭锁,鼻呼吸受阻,导致闭锁侧(双侧)鼻腔及鼻旁窦功能障碍,黏液分泌物无法经正常途径排出,加之多有鼻腔、鼻旁窦解剖结构异常,因此,后鼻孔闭锁患儿在闭锁侧常伴鼻旁窦炎和鼻息肉。闭锁侧脓性鼻涕较多,鼻孔、鼻前庭皮肤及鼻腔黏膜发红、糜烂和脱屑等。

因鼻腔阻塞,患儿说话时鼻音较重,睡眠时张口呼吸、打鼾。

少数后鼻孔闭锁的患儿闭锁侧咽鼓管功能障碍,听力下降,并有分泌性中耳炎发作史。

鼻腔、鼻旁窦的通气、引流功能障碍,长期张口呼吸,以及鼻腔、鼻旁窦的长期慢性炎症,可致颅面骨发育异常,类似"腺样体"面容。

4. 检查和诊断　所有出现窒息的新生儿,或周期性呼吸困难,哭闹时消失,并伴有哺乳困难者,首先要排除后鼻孔的闭锁。

(1) 经鼻进鼻咽部检查　可用一橡胶导管经鼻腔插入,若橡胶导管不能经鼻到达鼻咽部,则表明极有可能患后鼻孔闭锁。另外,可用棉卷拭子沿鼻腔底部导入,可触及闭锁板,同时可明确闭锁板的性质(膜性或骨性)。

(2) 鼻腔检查　小儿前鼻镜检查有一定的困难,年龄较大患儿可先用 0.5% 麻黄碱或 1∶10000 肾上腺素棉片收缩鼻腔黏膜后检查,可窥视到闭锁板的位置。

鼻内镜检查为最客观的鼻腔检查手段,可在充分收缩鼻腔黏膜后,在直视下用 0°、直径 4mm 的硬性鼻内镜检查鼻腔(新生儿可采用直径 2.7mm 鼻内镜检查),了解闭锁板的位置、范围、局部的黏膜状况,以及分泌物的定位。同时可使用 70° 或 100° 鼻内镜经鼻检查鼻咽部,了解鼻咽部与闭锁板的解剖结构关系,有利于选择手术方式和方法。

(3) 影像学检查　以往常用 10% 碘油注入鼻腔,行 X 线造影检查,可以明确闭锁的性质和部位。目前 X 线平片已为高分辨鼻旁窦 CT 扫描所代替。冠状位结合水平位(轴位) CT 扫描,层厚 2～3mm,骨窗和软组织窗相结合,可清晰地显示后鼻孔闭锁的位置、侧别及闭锁的性质(骨性、膜性或混合性)。同时,可清晰显示头颅、鼻腔及鼻旁窦的解剖变异或异常,了解伴随疾病,如鼻旁窦炎、鼻息肉等。现已成为临床首选影像学检查手段,对选择治疗方法具有十分重要的参考价值。

5. 治疗

(1)一般治疗 新生儿出生后,一旦确诊为先天性后鼻孔闭锁,应按急症处理,目的是首先要保持呼吸道通畅,防止发生窒息。有条件时应行急诊手术解除后鼻孔闭锁,恢复鼻腔、鼻旁窦的通气和引流。

急诊处理最有效的方法是帮助建立经口呼吸,可借助小号麻醉呼吸导管放置在口中,或用头部剪开的奶嘴放在口中,用胶带固定在头部,以防脱落。无论怎样处理,必须有专人护理,防止发生窒息。一般无行气管切开术的必要。

(2)手术 通过手术去除后鼻孔闭锁板,恢复鼻腔、鼻旁窦的通气引流功能是惟一的治疗方法和目的。手术应尽早进行,否则可能会影响患儿的生长和发育。传统的手术方法有4种,即经鼻进路、经腭进路、经鼻中隔和经上颌窦进路。以上手术由于手术视野小,不能充分暴露鼻腔后部,手术损伤较大,出血多,对于年龄小的患儿,手术后有可能影响腭骨的正常发育。因此,以上手术方法已为鼻内镜手术所替代。

内镜鼻旁窦外科技术是20世纪80年代以来发展并成熟起来的鼻外科新技术,广泛应用于鼻外科及耳鼻咽喉-头颈外科的各个领域。

1)经鼻内镜后鼻孔闭锁造孔术的手术适应证:①先天性后鼻孔闭锁。②后天性后鼻孔闭锁。

2)经鼻内镜行后鼻孔闭锁造孔术的优点:①直视下操作,手术视野清晰,观察准确,成功率高。②手术方法可应用于各个年龄的患者。③配有先进的各型内镜鼻旁窦外科手术器械。④手术中可同时处理鼻腔鼻旁窦疾病或在内镜下对存在的鼻腔、鼻旁窦变异进行矫形。⑤手术后在鼻内镜下的随访处理简便易行。

3)手术方法:手术宜在全身麻醉下进行。仰卧位,头略偏术者。手术步骤为:①在0°,直径4mm或2.7mm(适用于鼻腔狭窄或年幼患儿)硬性鼻内镜观察下用1:10000肾上腺素棉片充分收缩鼻腔黏膜后,仔细探查后鼻孔闭锁范围、周围黏膜及解剖结构状况,并触探闭锁板的性质。②用混有1‰肾上腺素的1%利多卡因浸润闭锁板局部黏膜。③作十字或工字切开闭锁板黏膜做黏膜瓣,向周围翻转。暴露闭锁板,若为膜性,则可直接将闭锁板穿透。若为骨性,用电钻或骨凿将闭锁板做一孔后,沿此孔向周围扩大,注意尽可能避免或减少对鼻咽黏膜的损伤。扩大的范围上至蝶窦,下至腭骨水平板,内至鼻中隔,向外至腭骨垂直板。④闭锁板去除后将黏膜瓣翻转覆盖裸露骨面,经鼻孔放置直径约10~15mm的软硅胶或聚乙烯扩张管于后鼻孔,前端可缝合固定于鼻小柱皮肤上。

4)手术注意事项:①手术中尽可能保留闭锁板鼻腔及鼻咽部黏膜,用以修复因黏膜缺损后骨质裸露的区域,有利于术后恢复,减少瘢痕形成。②扩张管选取要合适,充分固定。

5)手术后处理:①术后常规应用抗生素2周。②术后2~3天定时用生理盐水清洗鼻腔。③术后每2周在鼻内镜下清理鼻腔的干痂及肉芽等。④后鼻孔扩张管应放置3~6个月后在全麻下取出。扩张管取出后仍应定期随访,因部分患者在扩张管取出半年之后仍会出现瘢痕增生闭锁的现象,需要手术处理。

(三)鼻部脑膜脑膨出

脑膜、脑组织经鼻部附近颅骨先天性发育畸形的颅骨缝或骨缺损处膨出至鼻部,成为先天性鼻部脑膜脑膨出。该病分为鼻内型和鼻外型。

1.病因 可能与胚胎时颅面的膜样骨和内软骨样骨连结处的骨化不一致有关,连结处较薄弱,导致脑膜由该处膨出。

2.发病机制与分型

(1)鼻内型(囟门型) 胚胎期前额骨与鼻骨之间有一间隙,称为鼻额囟,脑膜有一乳头样突起与鼻部相连。发育中,由前额骨鼻突和筛骨筛板将脑膜与鼻顶隔离。若此处发育不良或形成未闭之盲孔,脑膜或脑膜与脑组织经此盲孔或筛板缺损处突入至鼻内,形成鼻内型或囟门型脑膜脑膨出。

(2)鼻外型(基底型) 胚胎期,若额骨鼻突发育不良或有缺损,脑膜或脑膜与脑组织经此缺损向鼻根外部突出,形成鼻外型脑膜脑膨出,也称基底型脑膜脑膨出。

脑膜脑膨出轻者只有脑膜和其中的脑脊液膨出,称为脑膜膨出。重者脑组织,甚至脑室也膨出。因脑膜脑膨出,颅面部骨形态结构关系变化明显,最显著的是鼻骨、泪骨和上颌骨。膨出物常在两眼之间,故眼距常增宽。

3.临床表现

(1)鼻内型患者,鼻内膨出较小时,易挤压变形,常误诊为鼻息肉;膨出大者,可阻塞后鼻孔及整个鼻咽部。鼻外型患者,在新生儿期外鼻上方近中线处可见一圆形肿物,触之柔软,表面光滑,有搏动感。患儿哭闹时,或压迫颈静脉,包块即增大或张力增加。

(2)新生儿或幼儿可以有鼻塞及哺乳困难,并发现鼻腔内有光滑、圆形新生物,有时可见搏动。

(3)压迫前囟门时,可见鼻根部包块增大;压迫鼻根部肿块时,囟门稍向外突出,表示有可能与颅内相通。

(4)脑脊液鼻漏者伴鼻根或鼻腔内光滑、圆形肿物时,应考虑脑膜脑膨出。

4.检查和诊断  鼻外型诊断较为容易,鼻内型则比较困难。新生儿或幼儿发现鼻根部有包块或鼻内有新生物,应考虑脑膜脑膨出的诊断。不提倡局部穿刺,有致脑脊液漏,发生脑膜炎的可能。

影像学检查是较理想的辅助诊断手段。X线平片已为CT扫描和MRI所取代。冠状位和水平位鼻旁窦CT扫描可清晰显示颅骨缺损处。结合MRI,可明确是否与颅内脑组织相连。

5.治疗  脑膜脑膨出宜及早手术治疗。2～3岁时手术为宜,若手术过晚,颅面骨畸形很难矫治。膨出部若有皮肤或脑膜破裂倾向者,应急症手术。手术原则是切除膨出物,缝合硬脑膜,修补骨缺损。手术有颅内法和颅外法两种。

手术禁忌证:

(1)大脑畸形无正常发育的可能。

(2)膨出部分破溃,有感染者。

(3)鼻内脑膨出伴有鼻腔及鼻旁窦严重感染者。

(4)脑膜脑膨出伴有脑畸形及脑积水者。

### 三、颜面外伤

(一)鼻骨骨折

1.病因及临床表现  外鼻突出于面部,易受伤。儿童鼻部受强外力打击或碰撞,特别是侧方向之力,可引起鼻骨骨折。临床表现为鼻部软组织肿胀,皮下淤血。受伤初期可有鼻部畸形,如鼻梁歪或塌陷畸形等,时间久者因软组织肿胀,鼻部畸形常不明显。可伴有鼻出血、鼻塞,严重者可有脑神经症状。有清亮鼻溢液者应考虑脑脊液鼻漏。对小儿鼻骨骨折者应行X线影像学检查,如鼻骨侧位片,了解鼻骨骨折的程度。

2.治疗  小儿鼻骨骨折应行鼻骨整复术。手术可在全麻下进行,鼻腔黏膜用1:10000肾上腺素充分收缩。手术方法为用鼻骨整复器或骨膜剥离子插入鼻腔,在骨折部位以下,适当用力抬起塌陷的骨片,同时用另一手拇指和食指按住鼻背,协助整复。整复满意后鼻腔可填塞少量油纱条固定鼻骨。

小儿鼻骨骨折应及早行鼻骨整复术,否则易致鼻腔、鼻旁窦通气引流功能障碍,引起鼻旁窦炎。小儿鼻外伤后,鼻部肿胀明显,不易观察鼻骨整复效果,可在肿胀消除或减轻后行鼻骨骨折整复术。

### (二)击出性骨折

1. 病因及临床表现　眼前方受外力,如拳头或球体击中,可致击出性骨折(眶下壁骨折)。眼眶内容物突破眶底壁薄弱处疝入上颌窦内,内直肌嵌顿在上颌窦,导致眼球运动障碍。患者典型表现为患侧眼球运动受限,复视。

2. 治疗　冠状位眶CT扫描是明确诊断的有效手段。治疗有赖于眼、耳鼻咽喉科医师的合作。可行眶底板修复,将眶内容物还纳入眼眶。眶底壁骨折缺损处可垫薄硅胶片,封闭骨折缺损区。

### (三)视神经管骨折

1. 病因及临床表现　小儿前额部,尤其是眼眶外上角受外力打击时,易致视神经管骨折。对于鼻旁窦发育良好者更易发生视神经骨管的骨折。临床表现为外伤后视力进行性下降或失明。

2. 诊断　视神经诱发电位(VEP)检查了解视束损伤情况。冠状位及轴位眶CT扫描,可了解视神经骨管骨折状况。

3. 治疗　明确诊断后应尽快行视神经管减压术。手术径路有鼻外法和鼻内法。鼻外径路为鼻侧切开,沿眶纸板寻找视神经管,去除骨折屑,缓解对视神经的压迫。鼻内法为近期临床发展起来的新技术,即在内镜下经鼻行视神经管减压术。手术步骤为开放筛窦和蝶窦,在蝶筛交界和蝶窦外上鼻之视神经骨管处,开放视神经管,达到手术减压的目的。已证明这一径路手术损伤小、方便,有临床应用前景。

## 四、鼻旁窦炎与鼻内镜鼻旁窦手术

我们以往对许多可以发生在儿童的疾病所知甚少,鼻旁窦炎是其中之一。鼻旁窦炎的症状被忽视或未被认识,是因为儿童不会表达或是医生以为鼻旁窦尚未发育,不会成为临床发病的根源。

但鼻旁窦炎确多见于儿童,尽管还不知道此年龄组的发病率。鼻旁窦黏膜的炎症过程来自许多原因,从简单的、局部的炎症到严重的系统性疾病。但最常见的是上呼吸道感染和(或)变态反应性疾病的结果。

如何正确治疗儿童鼻旁窦炎如同怎样作出诊断一样困难。最好是药物治疗,但经合理和系统用药治疗无效之后,应当手术。目前在国内外,内镜鼻旁窦手术(ESS)迅速成为成人鼻旁窦炎的首选手术方法,用于儿童也只是近年才有报告,但我们相信,ESS同样是治疗年轻患者的安全和有效的方法。

随着个体的生长和发育,鼻旁窦变化得很明显。因此,在给患儿手术之前,术者应对该年龄组患儿的正常鼻旁窦解剖及儿童慢性鼻旁窦炎的病因和病理生理有深入的了解。

### (一)儿童鼻旁窦炎的病因及病理生理

健康的鼻旁窦功能是鼻旁窦口开放,发挥功能作用的纤毛装置及正常鼻旁窦黏液分泌。黏液不断地在鼻旁窦中产生,健康的纤毛器将黏液运送至开放的自然窦口,引流至鼻腔和鼻咽部,咽下或吐出。对以上一个或多个步骤有所妨碍的话,即可通过以下机制引起鼻旁窦炎。

1. 病因

(1)急性鼻旁窦炎反复发作　多因急性鼻旁窦炎未能及时或有效的治疗,或反复发作迁延所致。

(2)咽扁桃体肥大或感染 咽扁桃体肥大或感染引起鼻阻塞,影响鼻腔和鼻旁窦黏膜及纤毛的正常功能和活动。

(3)变态反应 65%的儿童鼻旁窦炎与变态反应有关。变态反应常引起鼻腔和鼻旁窦的黏膜水肿,鼻旁窦引流功能障碍,导致鼻旁窦炎。

(4)下呼吸道感染及慢性炎症 儿童慢性鼻旁窦炎常伴慢性支气管炎和支气管扩张,是慢性咳嗽的主要原因。慢性鼻旁窦炎与慢性支气管炎及支气管扩张常互为因果,互相影响。

(5)胃-食管反流性疾病(GERD) 是儿童耳、鼻旁窦疾病的一个重要原因。

(6)遗传因素及全身性疾病 如原发和继发免疫缺陷及免疫球蛋白亚群缺陷。常见的是免疫球蛋白G(IgG)亚群缺陷。其他有囊性纤维病(cystic fibrosis,CF)及原发纤毛功能不良综合征等。

2.病理生理

(1)窦口阻塞 窦口鼻道复合体(OMC)是鼻旁窦炎病理生理的关键,因为这个中鼻道区域包括了额窦、上颌窦和筛窦的开口。多种因素造成的OMC的阻塞,即窦口阻塞,可通过严重妨碍鼻旁窦分泌物的黏液纤毛流动运输引起鼻旁窦炎。

儿童急性鼻旁窦炎最常见的原因是由于炎症反应导致窦口阻塞,通常是因为急性上呼吸道感染或变应性疾病,或两者皆有。炎症反应导致鼻旁窦黏膜肥厚肿胀,引起窦口阻塞,炎性渗出,分泌物蓄积和继发细菌感染。气体交换亦被破坏,引起缺氧,促使某些菌群生长(如厌氧菌)。除了窦口阻塞外,以上这些症状可导致黏液纤毛清除功能异常。

其他亦可通过机械性阻碍OMC的黏液纤毛清除功能而引起儿童鼻旁窦炎,如鼻息肉、鼻中隔偏曲、反常曲线中鼻甲(向外过度弯曲)或泡性中鼻甲(中鼻甲显著膨大,在鼻旁窦炎患者中的发生率常是无鼻旁窦炎者的2倍);大筛沟使半月裂狭窄;钩突显著翻转使OMC狭窄。

(2)黏液纤毛功能不良 黏液纤毛系统为鼻旁窦局部防御机制。当黏液中的溶菌酶、分泌型免疫球蛋白A及其他表面酶处于正常水平和活性,鼻旁窦黏膜纤毛活动正常时,分泌物通过纤毛摆动输送到远端。但是,黏液的任何量或质的改变及纤毛功能、数量、形态或动力性能的变化,均可导致黏液纤毛功能不良或鼻旁窦口阻塞,引起鼻旁窦炎。

1)黏液变化或异常:产生过多黏液或黏液黏稠可致纤毛活动障碍,黏稠黏液甚至可以浓缩。患囊性纤维病的儿童以黏液样分泌物为特征,鼻旁窦容易感染。

2)黏液纤毛功能不良:病毒感染后的细胞毒作用能够导致暂时的黏液纤毛功能障碍,冷空气及某些药物亦可如此。黏液纤毛功能不良也可继发于先天异常,如不动纤毛综合征。

(二)临床表现

1.鼻塞及脓性鼻涕 前组鼻旁窦炎的脓性鼻涕多由前鼻孔流出,后组鼻旁窦炎的脓涕则常倒流入鼻咽部。小儿不会擤鼻涕,脓涕倒流入喉或气管内引起刺激性咳嗽,夜间较为严重。

2.面部或头部疼痛 年龄大者可说出疼痛的部位,年龄较小患儿一般不会叙述,常表现为烦躁,较正常小儿易激惹和哭闹。

3.慢性咳嗽 一方面与脓涕倒流有关,另一方面与慢性支气管炎或支气管扩张有关。

4.精神神经症状 精神委靡、不思活动、记忆力差等,少数儿童有恶心呕吐。若出现高热、惊厥、抽搐及喷射性呕吐等,应警惕出现颅内并发症的可能。

**5. 听力减退** 因咽鼓管水肿或增殖体肥大导致其功能障碍,引起分泌性中耳炎。

### (三)检查与诊断

依据病史、症状及体征一般可以诊断,但要重视患儿的父母及幼儿园老师的意见。鼻腔检查可以0.5%麻黄碱收缩鼻黏膜后进行。注意脓涕定位,并注意增殖体是否肥大。

影像学检查对诊断起十分重要的作用。儿童鼻旁窦X线平片可显示某些异常,但参考价值不大,已为鼻旁窦CT扫描所取代。冠状位CT扫描是最敏感的影像学检查方法,可清晰显示鼻旁窦病变及鼻腔、鼻旁窦的解剖结构状况。鼻旁窦腔黏膜肥厚,窦口阻塞,或窦腔透过度下降,可诊断为鼻旁窦炎。

### (四)治疗

**1. 药物治疗**

鼻旁窦炎治疗的主要目的:①重建鼻旁窦的正常生理。②快速消灭分泌物中的细菌。③预防迁延成慢性鼻旁窦炎,发生并发症。任何年龄的鼻旁窦炎患者的首选治疗是药物,只有在药物治疗失败后,才考虑手术。

儿童急性鼻旁窦炎的药物治疗通常包括抗生素、减充血剂、稀释分泌药物及湿化吸入空气。儿童很少应用抗组胺药、色甘酸钠及局部使用类固醇。这样的治疗可以治愈80%的儿童急性鼻旁窦炎。

(1)抗生素治疗 抗生素治疗是鼻旁窦炎一切治疗措施的基础,抗生素的选择要基于其对致病菌的敏感性。急性鼻旁窦炎的常见致病菌是肺炎双球菌、流感嗜血杆菌或卡他球菌,慢性鼻旁窦炎中可能以厌氧菌为主,在选择抗生素时应予以充分考虑。

现在有相当多的抗生素能够有效治疗鼻旁窦炎,Wald等研究认为羟氨苄西林在治疗急性鼻旁窦炎上与头孢克洛相似。因此,对无并发症的儿童急性鼻旁窦炎,无青霉素过敏者的治疗可首选氨苄西林(100mg/k·d),或羟氨苄西林(40mg/kg·d),最少14天。青霉素过敏者的首选药物是红霉素(50mg/kg·d)、磺胺类,如红霉素、复方磺胺甲噁唑等,尽管后者对甲型链球菌可能无效。

小儿病例中将近有20%首次治疗无效,可能是β-内酰胺酶阳性(羟氨苄西林耐药)菌族的缘故,该菌族现日益增多。若首选药物治疗无效后,可应用头孢克洛或头孢克肟等。这些药物治疗须用21~30天不变,避免导致慢性鼻旁窦炎。Sydnor等在最近的研究中发现头孢噻肟钠和头孢克洛可有效治疗成人急性鼻旁窦炎,前者对儿童效果更佳。

(2)其他药物辅助治疗 在儿童鼻旁窦炎治疗过程中,抗组胺药、减充血剂、类固醇、色甘酸钠、全身用稀化分泌药及湿性吸入空气需与抗生素结合应用。尽管这些方法有助于减少水肿和改善黏液纤毛清除功能,但治疗鼻旁窦疾病的作用尚不确切。局部减充血剂只用3~5天,该药能抑制纤毛活动。抗组胺药会使分泌物干燥,引流困难。尽管有这些效应,局部减充血剂和抗组胺药有益于有变态反应性因素的儿童。

对有变态反应性因素的儿童鼻旁窦炎的预防和治疗,必须通过改变环境、药物治疗和免疫治疗进行。药物治疗包括色甘酸钠、抗组胺药(加或不加减充血剂),对耐药的病例,可局部应用类固醇。

**2. 手术治疗** 当鼻旁窦急性感染经药物治疗无效后,为预防迁延成慢性或复发性鼻旁窦炎,应手术治疗。以往对药物治疗无效的儿童鼻旁窦炎所采取的方法通常是上颌窦灌洗、鼻内上颌窦开窗、腭扁桃体切除术、咽扁桃体切除术及局限性鼻中隔矫形,其指征和效果不肯定。但现在对儿童慢性和复发性鼻旁窦炎的首选手术治疗是内镜鼻旁窦手术(ESS),和成人一样。

(1)术前检查 内镜鼻旁窦手术前,必须明确OMC的病变范围。儿童一般不能忍受鼻内镜检查,因此

OMC病变诊断和制定手术方案就必须依靠影像学检查。

儿童X线平片可显示某些异常，但冠状位CT扫描是最敏感的影像学检查方法，并常是正确诊断OMC和鼻旁窦病变的惟一手段。例如，健康儿童的X线平片也可显示出异常，健康儿童的X线平片和CT扫描对比研究中发现，与CT扫描相比，X线平片对鼻旁窦病变的显示不准确。

但CT扫描并非完美的诊断方法。Lazar在对300例接受内镜鼻旁窦手术的CT扫描分析中发现，将近20%病例的术中所见病变范围比前CT扫描要重；7%的儿童术前CT扫描正常，但术中发现有比较严重的鼻旁窦病变。

(2)儿童内镜鼻旁窦手术方法　习惯于成人内镜鼻旁窦手术的医生，在给儿童实施手术时应记住儿童的鼻旁窦比较小，其深度和腔隙小，毗邻结构关系亦不同于成人。手术操作必须轻柔，组织处理需仔细，以大幅度减少手术创伤，减少术后水肿、粘连和肉芽组织的形成，降低并发症，手术效果会更好。

内镜鼻旁窦手术时，应随时参阅术前CT扫描。

1)麻醉：儿童内镜鼻旁窦手术的麻醉采用全身麻醉。麻醉吸入剂的选择应由小儿麻醉师决定，特别是吸入剂的类型会影响用于血管收缩的肾上腺素的聚集。

2)应用血管收缩剂：进手术室前，鼻内局部应用减充血剂，如麻黄碱和羟甲唑啉等。

全身麻醉后，手术部位局部注射1%或2%利多卡因+1:50000肾上腺素。然后，鼻内塞入麻黄碱或羟甲唑啉棉片，与成人一样，最少放置10分钟，以最大限度收缩黏膜和止血。

3)手术操作方法：按照Kennedy和Stammburger描述的Messerklinger方法，儿童手术方法与成人基本相同。手术的目的是通过开放狭窄的OMC，去除筛窦病变。若其他鼻旁窦有病灶，则开放额窦、上颌窦及蝶窦自然口，重建正常的鼻旁窦黏液纤毛清除功能。几乎所有儿童在术中都用0°、4mm硬性鼻内镜观察，甚至14个月的幼儿也可适用，极少数病例需要用0°、2.7mm的内镜。

手术开始时先检查鼻中隔、中鼻甲的形态和大小、鼻腔后部至鼻咽部及增殖体。然后在0°、4mm硬性鼻内镜观察下用镰状刀作漏斗切除术。去除钩突和筛泡后，前筛气房便呈开放空阔状态。第二步是开放(中鼻甲)基板，如果后筛有病灶，应去除。通常不开放蝶窦，除非CT扫描显示窦腔内有病变。

用30°、4mm硬性鼻内镜处理鼻额隐窝，用上咬器械去除黏膜病变。

确认上颌窦自然口后，以Gruenwald和反张咬钳将其扩大，然后用盐水冲洗上颌窦。少数病例需用70°鼻内镜。

当鼻中隔偏曲、大中鼻甲或泡性中鼻甲阻塞或遮蔽手术视野时，可行局限性鼻中隔矫形及中鼻甲部分切除术，以充分暴露手术视野和促进鼻旁窦的通气引流。但在大部分病例中，必须注意减少对中鼻甲和鼻中隔的损伤，防止术后发生粘连。

手术结束时，在手术区域涂布抗生素-类固醇激素软膏，一般不需要填塞。手术操作通常可在30～60分钟内完成，出血量在10～50ml之内，大部分患儿可在术日当天出院。

4)术后处理和随访：手术后处理和随访与术中去除病灶对于ESS的成功具有同等重要的作用。术后患儿应用6周的鼻内激素喷雾剂、减充血剂和鼻腔盐水冲洗及广谱抗生素，第5～6周期间，患儿可停用激素喷雾剂和其他药物。

内镜鼻旁窦手术最初的数周内，患儿应每周复查1次，间隔时间随恢复过程而逐渐延长。鼻内镜检查是手术后2～3周术后随访的基本处理内容，必须在全麻下进行。清除凝血块、干痂、肉芽组织或粘连及检查上颌窦后，亦应像术中一样，用盐水清洗。检查和处理结束时和ESS一样，术腔涂布抗生素-类固醇激素软膏。

极少数患儿需要行3次内镜检查和治疗。

5）儿童内镜鼻旁窦手术的结果和疗效：儿童内镜鼻旁窦手术的疗效已十分肯定，文献报告有效率为75%～90%。经长期随访观察发现，经过合理恰当的药物治疗，许多儿童慢性鼻旁窦炎是可以治愈的。另有作者报告，在接受鼻旁窦手术后，儿童的腭骨及颅面的发育会受到不同程度的影响，因此，目前对儿童慢性鼻旁窦炎多主张保守治疗。在经过系统的药物治疗无效后（需医师和家长共同确认），才采取内镜鼻旁窦手术治疗。

## 第四节 扁桃体炎症及肥大

### 一、咽扁桃体炎症及肥大

（一）病因病理

咽扁桃体又名增殖体或腺样体，正常儿童均有，以3～12岁最明显，以后逐渐萎缩。咽扁桃体和腭扁桃体一起与咽部其他一些淋巴组织共同构成Waldeyer环；此环形成人体呼吸道及消化道的第一道防线。咽扁桃体位于鼻咽顶后壁处，形似松软的淋巴组织团，厚约5～7mm，无结缔组织被膜，表面被覆假复层柱状纤毛上皮，间或有少量复层扁平上皮。其表面有5～7条纵形沟槽，不像腭扁桃体隐窝有分支，每个沟槽中均含有大量的黏液腺开口，其中分泌的黏液具有清洁功能。由于沟槽的存在也为细菌的隐匿提供了场所，当反复受炎性刺激后，咽扁桃体淋巴组织增生而形成病理性肥大。肥大的咽扁桃体两侧可达咽鼓管咽口。正常咽扁桃体柔软，表面不平滑，呈灰红色。病理性肥大的咽扁桃体常常伴有炎症表现，此时其表面的柱状上皮转为鳞状上皮，纤毛消失并出现圆细胞浸润。咽扁桃体中含有的结缔组织少，因而常无定形，所以在鼻咽部各处可呈突起状或弥漫状。肥大的淋巴组织常常延及侧壁两侧的咽鼓管咽口，从而造成咽鼓管阻塞而引发中耳积液或中耳炎。如肥大的淋巴组织向后鼻孔突出并阻塞之，则致鼻通气不畅，引发一系列临床症状：①鼻腔血液供应障碍，鼻黏膜淤血肿胀，鼻腔内分泌物引流不畅使大量分泌物存于鼻腔内，久之造成鼻炎、阻塞性鼻音等。②长期鼻腔阻塞使患者形成病理性张嘴呼吸而出现睡眠不安、打鼾、多梦等。③此外，如上述阻塞不能短期去除，常常影响面骨发育，出现所谓的"增殖体面容"。④吞咽及呼吸运动协调性受到影响，使患儿出现消化障碍和发育不良。⑤张嘴呼吸还可致吸入的气体未经鼻腔黏膜的加湿及过滤，长此以往将使患儿呼吸道的抵抗力下降，易患呼吸道疾病。⑥有支气管哮喘的患儿在行咽扁桃体切除术后症状明显改善，表明咽扁桃体影响了患儿机体的免疫状况。

（二）临床表现

1. 鼻塞为其主要症状，患儿入睡后常常打鼾，运动时有呼吸急促表现。鼻腔常有分泌物流出。往往以慢性鼻炎、鼻旁窦炎就诊。

2. 言语含糊，口齿不清且带鼻音。

3. 饮食不能细嚼，以致消化不良。

4. 如肥大咽扁桃体本身或炎症延及咽鼓管咽口,可出现卡他性中耳炎、鼓膜内陷或化脓性中耳炎等,患儿可述耳鸣、耳聋及耳流脓等。

5. 全身症状可有消化不良、慢性咳嗽、贫血、乏力、注意力不集中等。

6. 极个别患儿出现神经官能症现象,如口吃、噫嚅、抽搐及睡眠不安等。

(三)诊断

从病史、体征及检查结果来诊断咽扁桃体肥大并无困难。儿童"增殖体面容"常应考虑此病。如伴有颈淋巴结肿大及耳部症状,也应除外此病。

1. 视诊 如典型的"增殖体面容",口咽部常有分泌物或脓栓。

2. 触诊 年长及可以合作的儿童,可用手指作鼻咽部触诊,可触及鼻咽顶及后壁有柔软的淋巴组织团,呈分叶状,触之不易出血。一些患儿常可扪及颈部肿大的淋巴结。

3. 鼻咽镜检查 可见鼻咽部后壁分叶状淋巴组织块,常常突至后鼻孔或充满鼻咽部,可延及双侧耳咽管开口、圆枕等处,有时可见其表面附着脓苔状物或碎屑。此为确诊咽扁桃体肥大最直观的方法,可指导手术治疗。

4. 放射学检查 鼻咽部侧位X线片可显示鼻咽顶一隆起的软组织影阻塞后气道,使后气道狭窄。

(四)鉴别诊断

儿童咽扁桃体肥大诊断一般无困难,但也应除外鼻咽纤维血管瘤和肉瘤。这两种瘤也常常好发于儿童,但较坚硬且易流血。纤维血管瘤生长缓慢,可占据整个鼻咽部,甚至有时将软腭向下推移,患者常常出现鼻出血。肉瘤则生长较快,渐有颈淋巴结转移,局部活检为确诊的重要方法。颈淋巴结肿大的患儿还应与一些发热性传染病如传染性单核细胞增多症、结核以及血液系统疾病相鉴别。

(五)治疗

以手术为主。

1. 手术适应证 原则上讲,一旦咽扁桃体肥大引发一系列临床症状时则应考虑手术治疗。

(1)咽扁桃体肥大阻塞鼻咽部而引起经常张嘴呼吸,睡眠打鼾。

(2)咽扁桃体肥大阻塞咽鼓管咽口而出现反复发作性浆液渗出性中耳炎,应在切除增生的扁桃体同时实施鼓膜切开,置入鼓室通气管。

(3)久治不愈的慢性鼻炎、鼻旁窦炎患儿如有咽扁桃体肥大应考虑手术摘除。

(4)增殖体面容,有闭塞性鼻音以及出现颈淋巴结和神经官能症的患儿。

(5)手术的最佳年龄为4～8岁。因为手术可助鼻腔及颌面部正常发育,恒牙生出也较健全。8岁以后手术效果稍逊。

(6)由于抗原刺激导致咽扁桃体肥大而腭扁桃体不大时,可单独切除咽扁桃体而保留腭扁桃体,以保持一定的免疫功能。国外有人研究咽扁桃体与腭扁桃体两者的关系后认为,两者在临床上所引起的症状不同,应区别对待,不应以其中之一推断另一腺体病变。

2. 手术禁忌证

(1)急性上呼吸道炎症消退不到2周。

(2) 4岁以下儿童对失血耐受力差,不宜手术。

(3) 儿童传染病流行期间,如麻疹、水痘、脊髓灰质炎、白喉等宜延期手术。

(4) 近期较长时间使用免疫抑制剂或有免疫缺陷家族病史的患儿。

(5) 正在服用脊髓灰质炎糖丸,或服药后6周以内。

(6) 在实施过腭裂修补或有黏膜下隐性腭裂者,因手术后易出现开放性鼻音而应慎选手术。

3. 术前准备

(1) 详细询问病史,行鼻咽部详细检查及必要的X线检查。此外,应行胸部透视或拍片除外胸腺肥大。做常规血液及尿液检查以及常规体检。

(2) 术前6小时禁食、禁水。

(3) 全麻患儿术前请麻醉科医生会诊以确定麻醉方案及指导术前用药。

4. 麻醉　关于麻醉方式的选择目前尚有争论。主张全麻者认为,局麻或无麻易增加手术的副损伤,同时易将分泌物或切除的组织吸入下呼吸道而产生危险。全麻时如有条件最好采用气管内插管以便控制呼吸。麻醉剂应选用安全、出血少、能迅速达到手术期麻醉深度又能迅速苏醒。主张局麻或无麻者认为,后者简便易行,对麻醉要求不高,可减少麻醉意外的风险,同时保持患儿正常咽反射,可防止术后误吸等。同时认为无麻或局麻术后恢复较快,无需住院,仅在门诊观察1~2小时即可回家,便于在一些医疗条件有限的地方实施手术。

北京同仁医院既往一直选用全麻下咽扁桃体手术,随着医疗技术及光源的不断完善进步,自1991年起有选择地在局麻下实施一些咽扁桃体手术。选择局麻门诊手术的指征为:①较大患儿,以5~9岁为宜。②肥大的腺体主要引起鼻部症状或打鼾。③常规检查合格、无家族性出血史、既往体健者。④符合咽扁桃体手术指征者。我们认为,如咽扁桃体向鼻咽侧壁延伸,压迫咽鼓管咽口或引发耳部症状者,因易伤及咽鼓管咽口不宜无麻或局麻手术。此外,如为复发的咽扁桃体肥大需再次手术者或患儿口腔较小手术有困难者,以及患儿哭闹严重不易配合者,均应考虑全麻下手术。随着麻醉技术的进步,北京同仁医院自1996年以来在门诊也实施一些在镇静镇痛药物配合下的咽扁桃体手术,手术适应证同上。共行手术30余例,术后效果良好,仅1例术后轻微出血,留观24小时并给予相应的抗炎及止血药后,检查无活动性出血返家。实施镇静镇痛药术后应观察患儿至完全清醒,一般需2小时左右。术后注意事项及要求同一般咽扁桃体手术。

5. 手术方式及步骤

(1) 体位　垂头仰卧位。有文献介绍无麻时可选用坐位,我们不主张此体位,因患儿多由于紧张而哭闹,体位不易固定,术中很易误吸或伤及他处。

垂头仰卧位时,如为局麻或无麻,用一手术单包裹患儿躯体及双上肢,由一助手用上身平压于患儿躯体,双手固定头位并使头部过伸位(图2-4-1)。手术床宜头侧稍低,以使术中分泌物不易流入下咽及喉部。如患儿较大,尚需一助手固定患儿腿部。术者立于患儿头部前方,头戴光源。全麻时可给患儿置入附带光源的Davis开口器,以充分暴露咽腔(图2-4-2)。

(2) 咽扁桃体切除术　目前咽扁桃体切除术主要有两种方法:咽扁桃体截除术和刮除术。其他方法均为此两种方法基础上的改良。这两种方法的主要区别在于手术器械的不同。手术前宜根据患儿口腔大小及咽腔大小选择合适的咽扁桃体切除器或咽扁桃体刮匙。

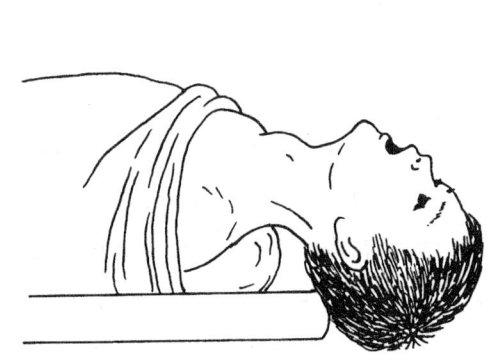

图 2-4-1　垂头仰卧位

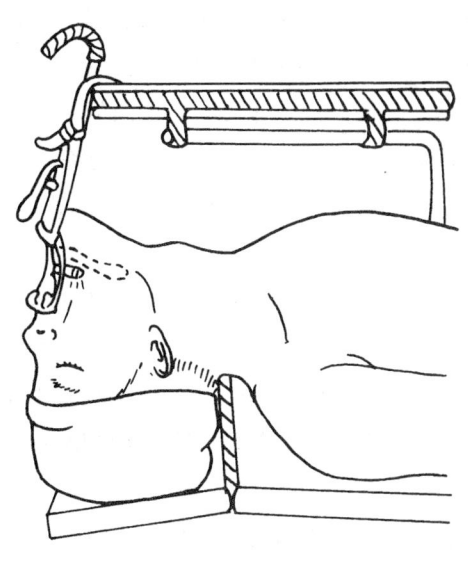

图 2-4-2　Davis 开口器

1) 咽扁桃体截除术：用咽扁桃体截除器将咽扁桃体截除。截除器形如一长柄勺，勺部有刀片，可自由开合（图 2-4-3）。将截除器头部的刀片张开置于鼻咽部中央，紧贴鼻中隔后端及鼻咽顶部，此时将截除器的刀柄向下移，接近上颌牙部，然后关闭刀片。此时，咽扁桃体已于刀中并被切下，切下的咽扁桃体存在于截除器的空匣中（图 2-4-4）。取出截除器并张开刀片，除去切下的咽扁桃体组织，充分吸引咽部血及分泌物，再次用手探查鼻咽腔。若有残体可再次置入较小号截除器，如上法将残体截除。如截除咽鼓管咽口处咽扁桃体则应谨慎行之，以防误伤咽鼓管外口。

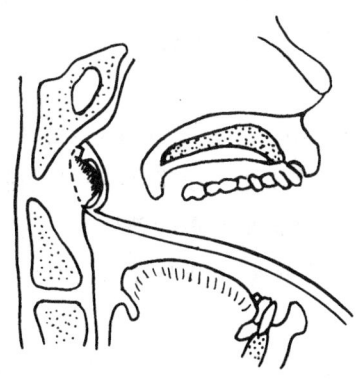

图 2-4-3　截除器

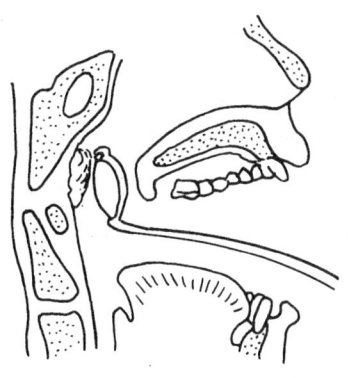

图 2-4-4　腺样体截除

最后用带线纱球或棉球填塞鼻咽腔止血。待几分钟后取出，检查有无活动性出血，如无明显出血可终止手术；如仍有出血可再次填入止血纱球直至血止。

2) 咽扁桃体刮除术：无麻或局麻咽扁桃体刮除术常选用此法。本方法应用咽扁桃体刮匙，首先可根据患儿情况选用较大号刮匙刮除鼻咽部中央咽扁桃体，继之选用小号刮匙刮除鼻咽两侧壁淋巴组织。刮匙的刮刀应紧贴鼻咽后壁与鼻中隔后端，自上而下刮除咽扁桃体并顺势连带刮下的腺体及刮匙一并拉出口腔。立即吸引咽部血及分泌物，继之可选用小号刮匙伸入鼻咽部，偏左或偏右各刮一次。每刮一次都需拉出口外并取出刮匙上的腺体，充分吸引咽部分泌物后才可再次放入刮匙。

以上两种方法可联合使用,如先用截除器截除大部分腺体后再用咽扁桃体刮匙刮除其残余组织。在运用刮匙时应注意:①刮匙应顺鼻咽顶的弧形曲度下滑,但不应过分用力下压,以免伤及颈椎肌膜、咽鼓管隆突及咽部黏膜。②刮下的腺体应一并连刮匙带出,避免脱落吸入气管。

在以下情况下可考虑咽扁桃体部分切除术:①软腭过短。②轻度黏膜下腭裂。③腭部运动较差。④硬腭过短。⑤扁桃体过大将软腭推向前者。这种手术的目的主要是为了防止术后发生腭功能障碍,出现开放性鼻音。

3)鼻镜下咽扁桃体刮除术:由于咽扁桃体部位隐匿且无完整被膜,故可给手术造成一定的困难。我们于1996年运用鼻内镜直视下咽扁桃体摘除术,到目前为止已行此类手术27例,效果良好,无一例并发症发生。27例中有15例为有耳部症状者,术前检查咽扁桃体延及双侧咽鼓管咽口。术中在内镜监视下操作能很好地保护咽鼓管圆枕,从而避免了副损伤的出现。鼻镜下咽扁桃体刮除术需在全麻下进行,手术开始时首先用1%丁卡因加1%麻黄碱棉片收缩鼻腔,置Davis开口器暴露咽部。将鼻镜经鼻置入,窥视咽扁桃体的全貌,然后直视下经口置入咽扁桃体刮匙,将其上端套住咽扁桃体的顶端,其余手法同前述咽扁桃体刮除术。如腺体较大,一次难以刮除彻底,可以相同的方法再次刮除至满意为止。止血方法同前。术中可根据患儿情况选用不同角度的鼻镜。但由于患儿鼻黏膜较易受损,术中应充分收缩鼻腔,操作应轻柔,术后应给予麻黄碱类滴鼻剂收缩鼻黏膜。有鼻中隔偏曲、鼻息肉及鼻腔狭小的患儿不宜选用此方法。

4)鼻旁窦钻加咽扁桃体刮除术:对于一些突入后鼻孔的肥大腺体,由于手术器械角度的原因,咽扁桃体刮匙及咽扁桃体截除器往往难以触及,因而影响手术疗效。故在患儿年龄较大(一般6岁以上),鼻腔宽敞时,可结合上述手术方法并配合鼻旁窦钻去除难以触及的腺体,可达到较好效果。笔者所在科室目前为止用此方法已切除儿童咽扁桃体6例,效果良好。值得一提的是,应用鼻旁窦钻切除残余咽扁桃体时,一定要注意保护侧壁的咽鼓管咽口,术后要充分止血。在6例手术中有3例术后接受了鼻咽部填塞,填塞物于术后24小时取出。术后均常规给予抗生素治疗3~5天。6例患儿术后恢复顺利,鼻腔通气改善良好。

6.术后并发症

(1)出血 不如腭扁桃体切除术后发生率高。出血常因手术未将咽扁桃体截除干净,遗留淋巴组织妨碍血管收缩所致。此种出血多易停止,极少数需鼻咽部填塞。继发性出血多发生在手术24小时以后,多因伤口感染或创面上白膜脱落过早所引起,出血多较剧而经一般处理无效,往往需要行鼻咽部填塞止血。

(2)软腭瘫痪 因手术不慎伤及软腭咽肌及腭肌所致。术后常出现呛食、呛水现象,说话鼻音重,但可渐恢复正常。

(3)咽后壁损伤 多因手术粗暴,伤及黏膜并撕裂至腱膜或肌肉所致。可延长术后伤口愈合的时间。术后瘢痕过多,严重时可造成鼻咽部狭窄。

(4)咽鼓管损伤 手术不当可造成咽鼓管咽口损伤甚至软骨部损伤,引起持久性闭塞和耳聋。

(5)窒息 如切下的组织坠入喉腔往往引起窒息,需立即采取紧急措施取出异物。

(6)颅内并发症 极少见。

## 二、腭扁桃体炎症及肥大

腭扁桃体是与黏膜有关的淋巴组织,其参与局部的防御功能。由于其位于呼吸道及消化道入口,故作为进入人体呼吸道及消化道的第一道防线发挥着重要作用。腭扁桃体切除术是儿童期最常实施的手术,但多年来对于腭扁桃体切除术的手术指征一直有争论,争论焦点为腭扁桃体存在所起的免疫功能抑或作为病灶对全身的负面影响。

(一)腭扁桃体病理组织学

与咽扁桃体不同,腭扁桃体大部分为结缔组织被膜包绕。此被膜与咽肌之间连接不紧密,仅有少许疏松结缔组织填充其间。腭扁桃体被膜发出许多条状结缔组织伸入腺体内,形成支架,支架之间有许多淋巴滤泡。许多细小分支从表面进入腭扁桃体,形成较咽扁桃体复杂的隐窝。不同于咽扁桃体的是这些隐窝中不含黏液腺,当腭扁桃体发炎时,其内有脱落上皮及大量的淋巴细胞、白细胞和各种细菌,当排至腭扁桃体表面时则呈豆渣样。

腭扁桃体和隐窝表面均被覆非角化复层扁平上皮。研究表明,腭扁桃体为哺乳动物体内惟一标志进化的器官,是进化发展的新产物,到目前为止其仍未达到进化的顶点。研究还表明,腭扁桃体与胸腺之间有密切关系。这些都意味着腭扁桃体在人体中起着很重要的作用。

腭扁桃体表面覆盖广泛的陷窝状结构,这些结构中都含有淋巴细胞、单核细胞、吞噬细胞以及浆细胞等特殊细胞。陷窝上皮与这些特殊结构的结合,使腭扁桃体作为上呼吸道防御器官在抵抗感染方面起很重要的作用。陷窝本身被覆复层扁平上皮,呈乳头状排列。屡发炎症的腭扁桃体,细菌易在其隐窝内繁殖。肥大型腭扁桃体常常与体质有关。通过免疫组化及透射电镜观察发现,腭扁桃体陷窝上皮基底膜呈间断有孔状,并具有淋巴细胞的渗透作用,一旦此结构受到破坏则为病理现象。

腭扁桃体病理改变临床上分为3型:

1. 增生型　以淋巴组织增生为主,常见于儿童,可以是生理性肥大。如为炎症反复刺激所致的增生多以结缔组织为主。

2. 萎缩型　以纤维组织为主,淋巴组织较少。腭扁桃体质硬且体积较小。

3. 陷窝型　隐窝内有大量脓栓,为病灶性扁桃体常见的类型。

Altemani对126例儿童的腭扁桃体(57例复发性扁桃体炎,69例原发性扁桃体肥大)进行陷窝上皮、滤泡淋巴组织的发病、上皮乳头状的排列状况、陷窝角化上皮情况以及腺泡周围纤维密度等几方面进行比较,结果显示两者无显著性差异。故认为复发性扁桃体炎在病理组织学无特异性,也亦非发展成慢性非特异性扁桃体炎的一种趋势。

(二)腭扁桃体的免疫功能

腭扁桃体参与局部和全身的体液免疫及细胞免疫过程,也有人认为腭扁桃体对全身免疫水平起一定的调节和激发作用。因而许多学者提出,腭扁桃体手术可能影响其调节和激发免疫的作用,故对腭扁桃体手术持否定态度。腭扁桃体系全身淋巴系统的一部分,具有屏障和防御细菌及其他外来因子侵入机体的作用,被认为是呼吸道抵抗感染的第一道防线。腭扁桃体具有产生抗体和干扰素的作用,扁桃体生发中心产生的抗链球菌溶血素、干扰素和各种球蛋白能帮助机体预防和抵抗感染。在急性扁桃体炎时,扁桃体组织内IgG、IgA明显增加而处于产生抗体的状态。反复发作的扁桃体炎的扁桃体组织中IgG含量也很高。故认为腭扁桃体具有体液免疫的作用。扁桃体正常的免疫功能对人体有益,但过度的免疫反应则有害,其病灶感染的机制也可从免疫的观点进行解释。一般认为细菌所产生的抗原与抗体结合后,能引起复合免疫作用,其产生的免疫复合物比细菌本身更有害。

Lai 等指出腭扁桃体的病灶形成可以认为是扁桃体抗体形成能力从淋巴系转至淋巴系外的间质扁桃体组织的过程,后者是超免疫活性组织。在此过程中,扁桃体的质和量也发生变化。它合成的免疫球蛋白从正常的以 lgA 为主变为以 lgG 为主;与此同时,还出现间质免疫复合物和免疫性脉管炎。间质免疫复合物是造成局部和远处器官损害的主要原因。

腭扁桃体病灶感染伴有心脏和肾脏疾病时,在扁桃体内,可出现超免疫复合物。它是形成病灶,损害扁桃体本身和远处器官的重要因素。

实践证明,腭扁桃体的淋巴系统与心脏有直接联系。这可能与扁桃体和心脏的胚胎原基相近有关。早期扁桃体病灶感染,当其对机体的全身病理作用消失时,其继发症状在相当大的程度上是可逆性的,但在较晚期这种可逆性便很难出现。这是因为扁桃体局部和整个机体已形成一个既统一又相互联系的病理反应链。

(三)腭扁桃体的手术指征

1.慢性复发性扁桃体炎  经保守治疗无效,反复发作。①每年发作 3 次以上,连续 3 年者。②1 年内发作 7 次以上。③每年影响上学超过 2 周者。

慢性扁桃体炎引发邻近器官功能改变者,如:①慢性鼻炎、鼻旁窦炎。②久治不愈的颈淋巴结炎、咽鼓管炎、中耳炎伴听力下降。③慢性咽炎、喉炎等。

2.病灶性扁桃体炎  一经确诊应手术切除。术前 1 周及术后 1 周均应给予有效抗生素治疗,有条件者应静脉输液。

(1)急性肾炎  应在发作后 4～6 周以后,待病情稳定时手术。对慢性肾炎、肾功能不全者应慎重选择手术。

(2)风湿病  应在风湿病第一次发作时即手术,以防病情进一步加重;风湿性心脏病应在心脏代偿功能较好、风湿病变相对稳定时进行。风湿性关节炎、心肌炎患儿在病情稳定时应尽早考虑手术。

(3)败血症  应在抗生素强有力的控制下即行手术,必要时在急性化脓期亦要进行手术。

(4)眼科疾病  如葡萄膜炎。

(5)变态反应性疾病  对支气管哮喘患儿是否应接受手术治疗目前尚有争议,可慎重选择。过敏性紫癜、多形性红斑及全身疾病,在排除其他原因之后久治不愈可考虑腭扁桃体切除。

3.扁桃体肥大引起呼吸道阻塞  扁桃体肥大引起呼吸道阻塞导致睡眠呼吸暂停者。

4.曾有扁桃体周围炎或扁桃体周围脓肿病史者  到目前为止已有许多文献报道,一些扁桃体周围炎或扁桃体周围脓肿患者在急性发作时实施手术,疗效也良好。但在 10 岁以下儿童,扁桃体周围炎及扁桃体脓肿发生率很低。

5.下颌角淋巴结肿大原因不明或疑有结核性颈淋巴结炎而未发现原发病灶者  腭扁桃体切除术常有利于颈部结核瘘管的愈合,术后伤口愈合良好。

6.一些手术的前期手术  如茎突截断术、腭裂修补术等。

7.白喉带菌者  经保守治疗无效时可切除腭扁桃体后继续治疗及观察。

8.不明原因的低热  怀疑腭扁桃体病变时可作诊断性扁桃体切除。

9.影响吞咽及发音  肥大的扁桃体影响患儿吞咽及发音时。

10.其他  扁桃体角化症,扁桃体结石,扁桃体息肉、囊肿及良性肿瘤等。腭扁桃体恶性肿瘤早期未累及周围组织且无淋巴转移时。

(四)腭扁桃体手术的禁忌证

1.有出血因素存在者

(1)急性扁桃体炎发作期、急性上呼吸道感染时期,因局部充血,手术可致大出血和感染播散,故应在急性炎症消退后2～3周手术为宜。此点文献报道有争议,我们主张在无绝对必要的情况下仍以急性期过后手术为好。如为扁桃体所致的败血症,则可考虑急性期手术,术前及术后应使用抗生素控制炎症。

(2)造血系统疾病及凝血障碍者、肝炎患者、家族性遗传性出血性疾患者,除非必要均不考虑手术切除腭扁桃体。

(3)颈部血管畸形或血管异位者,常伴有扁桃体动脉异位,易造成手术大出血。

2.急性疹热病、脊髓灰质炎、流行性感冒等急性传染病及其流行期应考虑暂缓手术。

3.4岁以下儿童如无特殊情况不宜手术。因扁桃体在幼儿期多为生理性肿大,并非病变。此外尚应考虑腭扁桃体的免疫功能,此时免疫球蛋白含量尚未达成人水平。Ying建议8岁以下儿童如无必要,不宜行腭扁桃体和咽扁桃体摘除术。

4.由于全身严重疾病,造成机体功能严重障碍,妨碍手术或术后恢复者。

5.在肥大扁桃体阻塞呼吸道或影响发音、吞咽时,为保留扁桃体的免疫功能,可考虑行单侧腭扁桃体切除术。

6.长期服用水杨酸制剂或肾上腺皮质激素类药物者。

7.家庭性自身免疫性疾病发病率高的患儿,需行手术时应详查免疫球蛋白,如含量显著低下者不宜手术。

(五)腭扁桃体手术

1.术前准备

(1)详细询问病史及体格检查,注意有无异常出血史和有无传染病接触史,近期有无上呼吸道感染史、药物过敏史等;尤其应注意药物用于扁桃体区域较身体其他部位更易中毒。

(2)常规胸透,应特别请注意胸腺肥大现象。做血常规,出、凝血时间检查,尿常规化验等。全麻患者还应行肝肾功能、乙肝三系、心电图检查。

(3)术前6小时禁食、禁水。术前半小时给予皮下注射0.5mg阿托品。可酌情给予抗生素。

2.麻醉 除拟行挤切术外,儿童由于合作欠佳,精神紧张故应选用全麻手术。取平卧,头后仰下垂位。儿童表面麻醉所用丁卡因浓度不应高于0.5%,且应严格掌握用量。如行挤切,体位如咽扁桃体局麻体位。全麻用药同前述咽扁桃体全麻术用药。

3.手术方式

(1)腭扁桃体切除术(tonsillectomy-dissection method) 又称剥离法。

1)切口:用镰状刀沿舌腭弓缘自下而上或自上而下作弧形切口,切开黏膜。此切口应直达舌根处以便将三角皱襞一并切除。将刀绕过腭扁桃体上极,沿咽腭弓边缘稍外侧约1～2mm处切开(图2-4-5,图2-4-6)。

2)剥离:用扁桃体剥离器从舌腭弓切口中部插入,先向下分离舌腭弓与扁桃体(图2-4-7)。然后再向上分离,暴露扁桃体上极,并沿咽腭弓切口分离(图2-4-8)。此时用扁桃体钳夹住腭扁桃体上极,用剥离器凹面紧贴扁桃体被膜,将扁桃体向下压、分离,直至下极仅留一细蒂(图2-4-9)。

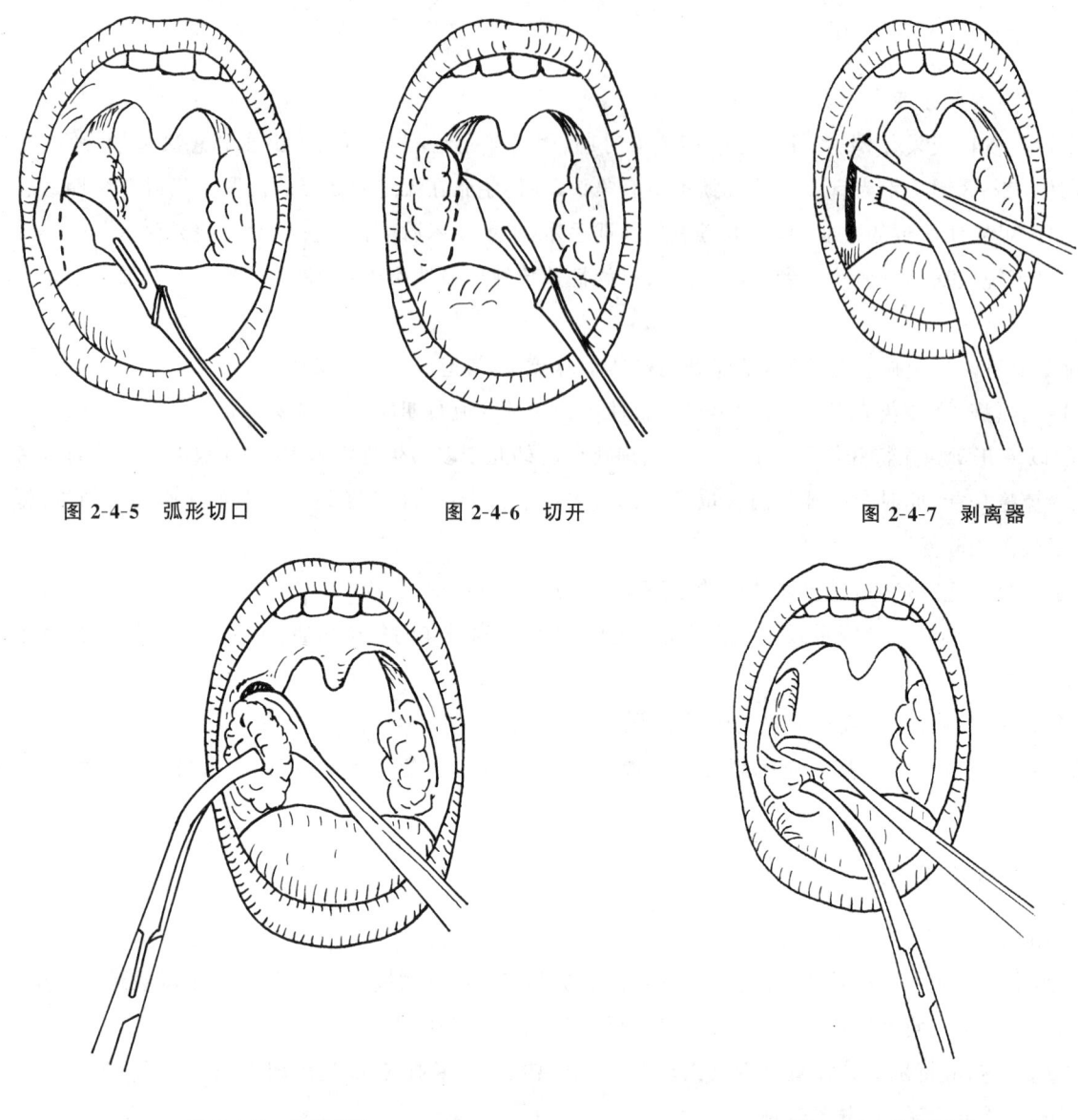

图 2-4-5 弧形切口　　　　图 2-4-6 切开　　　　图 2-4-7 剥离器

图 2-4-8 分离上极　　　　图 2-4-9 分离下极

3)套除：将扁桃体向内、向上提起，用扁桃体圈套器套至扁桃体根部，将圈套器钢丝平面向舌侧旋转90°，即可将扁桃体下极套入，收紧钢丝圈将腭扁桃体完整摘除（图 2-4-10）。

4)止血：检查扁桃体窝有无活动性出血及残体，若有残体则用圈套器再次套除；如有活动性出血，可用血管钳止血法或手指打结法止血，还可用电凝器止血。止血应彻底，以防术后出血的发生。

(2)腭扁桃体挤切术(guillotine method)　此术常常在局麻或无麻下进行，体位同前述无麻体位。操作要领：套、提、挤、切，动作要连贯，一气呵成。一般先行右侧扁桃体摘除，术者头戴光源或用无影灯明视下，挑选合适的挤切刀后站立于患儿右侧，由一助手备好吸引器。

1)套：患儿张口状，术者用左手握压舌板将接近扁桃体处舌体下压，充分暴露扁桃体下极。用右手握挤切刀并平行舌体从左侧口角置入至对侧扁桃体。套过下极，由下向上将挤切刀沿其长轴逆时针转至与咽腭弓平行位，将刀环插入咽腭弓与扁桃体之间（图 2-4-11）。注意不要让下极脱落出刀环。

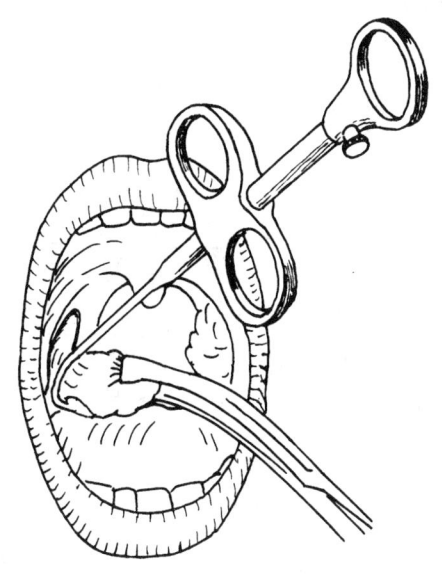

图 2-4-10 摘除

2)提:抽出压舌板,将刀环向舌腭弓方向提起,使扁桃体后面及上端也进入刀环并注意保护腭垂(悬雍垂)。由于扁桃体大部分被提起,故可见舌腭弓下隆起(图 2-4-12)。

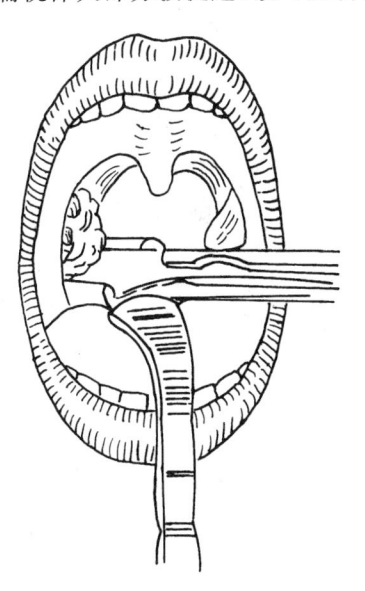

图 2-4-11 套

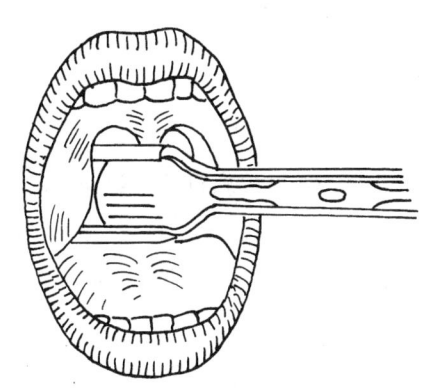

图 2-4-12 提

3)挤:用左手拇指将舌腭弓隆起处均衡的下压直至手指感到隔舌腭弓薄层组织可及刀环的全部周边(图 2-4-13)。收紧刀柄,将刀卡入刀环内。

4)切:术者转身改立于患儿头侧,同时将刀杆自然向上扭转 90°,平行舌面并垂直于台面(图 2-4-14)。术者左手持压舌板将舌背压下,暴露左扁桃体下极,同时短促有力地将收紧的挤切刀连同切下的右扁桃体一同抽出口外(图 2-4-15)。

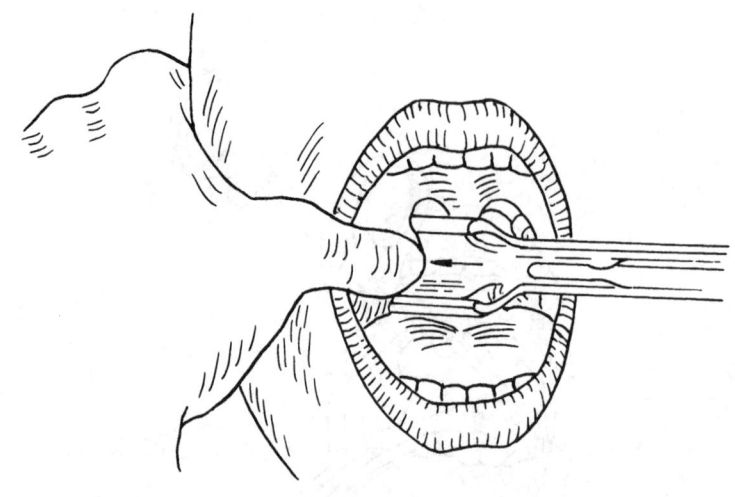

图 2-4-13 挤

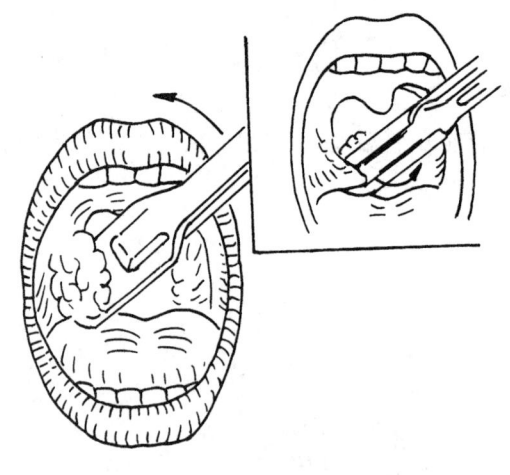

图 2-4-14 切

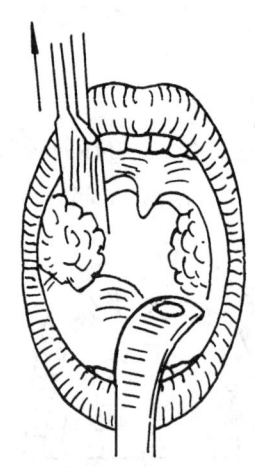

图 2-4-15 切除

术者立即松刀,甩掉扁桃体,趁伤口出血前迅速将挤切刀套住左扁桃体下极,如上述方法摘除左侧扁桃体。

两侧挤切完毕后,立即嘱患儿坐起或侧卧,充分吸引口内分泌物及血,检查有无残体,如有应用小号刀或圈套器即时切除之。

(3)$CO_2$激光法扁桃体切除术($CO_2$ laser tonsillectomy)

1)适应证:与前述扁桃体手术适应证相同。

2)方法:全麻下,患儿垂头仰卧位,光源及咽部暴露方法同前。$CO_2$激光可连接于手术显微镜上或用激光手柄操作,手术显微镜焦距为300mm,手柄焦距为125mm。术者及手术间所有人员佩戴激光防护眼镜。操作规程同一般激光手术要求。手术步骤如下:①用湿纱布保护咽后壁及全麻插管,用Allis钳将腭扁桃体牵向中线方向。②用10W连续功率沿舌腭弓缘内侧约2mm自上而下切开黏膜。③暴露扁桃体上极,并将其向外、对侧牵引后暴露扁桃体被膜,激光沿被膜切割至下极,直至整个腭扁桃体被切除。术中应特别注意勿切除过深伤及咽侧肌层,并保护好咽后壁黏膜以防术后咽腔粘连狭窄。应妥善止血,因为虽然$CO_2$激光术可较普通外科手术出血少,但对于直径超过0.5mm的小血管无凝血功能。

$CO_2$激光切除扁桃体较普通手术刀实施手术有出血少、手术时间缩短、术后疼痛较轻等优点,但由于激光手术价格较高,推广尚受限,目前在国内很不普及,故本文仅作简单介绍。

北京同仁医院耳鼻咽喉科自1993年以来曾在成人实施此手术,效果良好,术后无严重并发症出现,但无儿童激光手术的经验。

4.扁桃体切除术后并发症

(1)出血　最常见,可达2%～4%。原发出血发生在术后24小时内,多为术中止血不充分所致。继发出血多在术后5～8天出现,多为伤口感染引起。出现此症应立即给予止血治疗:①压迫止血:查明出血点,用纱球压迫出血处10分钟以上,用棉球蘸3%过氧化氢溶液或一些止血药压迫效果更好。细小出血多能止住。②结扎或缝扎:适用于喷射状出血点。③电灼法:适合于继发出血,黏膜面糜烂者。④扁桃体窝填塞缝合法:适用于以上方法未能止血者。⑤颈外动脉结扎:当较大的血管出血,以上方法难以止住时,可在颈侧喉结平面用手向颈椎压迫颈总动脉,并即作颈外动脉结扎。但很少需用此法止血。

除上述方法外,尚可给予相应的止血药物配合治疗。

(2)伤口感染　除发热外,伤口疼痛加重,表面有污秽分泌物附着,张口困难,下颌角淋巴结肿大并疼痛,可导致继发性出血。多由于口腔不洁或手术无菌操作不严所致。故术后复查时如发现白膜较厚或污秽,应即时给予3%过氧化氢溶液勤漱口,并给予全身有效的抗生素治疗,严防继发出血。

(3)发热　术后1～2天常有低热,属正常现象。若体温突然升高或持续在38.5℃以上,需查明原因给予适当治疗。应注意有无其他病灶或风湿活动。对病灶性扁桃体炎,术前应用青霉素对预防此现象的发生甚为重要。

(4)肺部并发症　吸入性肺炎、肺不张、下呼吸道异物、肺脓肿等均为少见并发症。

(5)耳部并发症　术后放射性耳痛为正常现象,1～2周后可自愈。偶有因咽鼓管感染而致急性中耳炎者。

(6)颈部并发症　如颈深感染、颈淋巴结炎或皮下气肿等,出现后者时应嘱患儿少吞咽。

(7)水肿　手术创伤所致,多见于腭垂(悬雍垂)及软腭。症状轻,一般术后1～2日消失,无需特殊处理。喉水肿多与感染有关,应给予抗生素及激素治疗。

(8)伤口瘢痕形成　多与手术操作粗糙、损伤面过大有关。

此外,一些极少见的并发症有软腭麻痹、颈交感神经麻痹综合征、持续性吞咽障碍、声带外展麻痹等。麻醉意外、喉痉挛、呼吸及心跳骤停在临床工作中不应忽视。

## 第五节　气管切开术

(一)历史与现状

气管切开已有2000年的历史,自从Antonio Musa Brasavala将其作为正规手术用以解除喉梗阻以来,迄今已历时500余年,此间,气管切开术的技术及套管装置均在不断完善改进中。继外科学、麻醉学、呼吸病等学科飞跃发展，小儿气管切开术的适应证概念及手术模式，也有相应的改变。Truker(1972)统计1945～1970年间费城65所医院350例小儿气管切开并与同期世界上4000例资料对比，结论认为小儿气管切开术在20世纪60年代以前占小儿住院患者的1‰，以后有所上升，为2.7‰，70年代以后又有下降趋势。其年龄分布为出生后至12个月婴儿占30%，1～5岁幼儿占50%，6～12岁占20%。手术适应证首位为急性喉、气管、支气管炎，占33%～36%。Line 1986年回顾南加州医疗中心自1970～1985年间153例3岁以下气管切开术的资料，将每5年作为一阶段，其气管切开术的例数：第一个5年73例，第二个5年55例，第三个5年25例，说明20世纪70年代至80年代前半期，小儿气管切开术的例数呈下降状态。其适应证则仍以上呼吸道梗阻为主，三阶段分别为56%、88%、74%；以通气及下呼吸道分泌物引流为适应证者分别为31%、12%、26%。北京同仁医院耳鼻咽喉科在20世纪60～70年代间，5岁以下气管切开的适应证90%以上是急性喉炎，而1990～1996年收治的25例5岁以下气管切开的患儿(21例为外院手术)无一例喉炎，均为复发性呼吸道乳头状瘤患儿。

总结小儿气管切开术的进展，可概括为：

1.因上气道急性炎症而需要气管切开的病例明显下降。由于药物学的进展，联合应用抗生素与激素治疗，使小儿急性喉炎、喉气管炎、婴儿声门上喉炎、急性咽间隙感染、舌下及口底蜂窝织炎等急性感染性疾病均能得到有效控制，避免了喉梗阻的发生。气管插管装置及技术进步，使原本需要气管切开的病例，均采用经鼻插管，而不作气管切开，如小儿急性声门上喉炎，经鼻插管已是国外当前的首选治疗方法。

2.由于麻醉及控制呼吸的设备及技术进步，使小儿心胸外科、脑外科手术后，可较长时间采用气管插管维持人工呼吸，不需要经气管切开瘘口进行。

3.婴儿及早产儿气管切开数字相对增加。因新生婴儿先天畸形的外科矫治，以及早产儿的抢救治疗日益进展，使小儿气管切开术的年龄更趋幼小。

4.气管切开术相关模式的变化

(1)气管切开的套管为适应呼吸机的使用，已从金属进展为有机物，如医用塑料或硅胶管。

(2)小儿气管切开术的技术改进 小儿气管切开术均不做气管造瘘术，手术只在气管3～4环处气管前壁切开，放入套管，而不像成人手术中那样，切除软骨环做成圆形造瘘口后再放入套管(目的在于防止气管瘢痕狭窄)。为防止小儿气管切开后脱管突发窒息，采用气管前壁倒U形软骨环瓣，瓣端与皮肤缝合，形成长久瘘口。另外，Stool为同样目的在气管壁切口两侧留置保留缝合长丝线，术毕将线牵至皮肤切口外，贴至前胸部固定，7天拆除丝线。

(3)对早产婴儿长期插管后声门下水肿、肉芽形成所致拔管困难时，Cotton 1980年报告应用环状软骨前裂开术代替气管切开术，通过治疗，治愈声门下狭窄。

(4)小儿喉气管成形术的改进，使气管切开术的拔管困难，可采用积极外科治疗。

(二)小儿喉气管的临床解剖特点

气管以环气管韧带与环状软骨相接，向下走行于颈正中部，上部较浅，下部渐深入颈根部，于颈静脉切迹处进入纵隔。

气管由16～20个马蹄形、玻璃样软骨环组成，软骨环间以纤维结缔组织、肌肉及黏膜彼此连结，构成上气道的固有腔。气管前壁呈柱状，后壁因缺乏软骨环支持，仅为纤维及肌肉组织，故呈扁平状，与食管前壁紧紧相接。

气管的肌肉层为外纵行层、内横行层。肌层外被结缔组织的纤维层与纵隔相连。血管、淋巴、神经走行于纤维组织与肌层间。气管前壁由颈深筋膜中层亦称气管前筋膜覆盖。两侧为甲状腺叶,中间为甲状腺峡部,并跨过气管前壁。甲状腺峡部变异较大,通常位于第2~4气管环处。甲状腺前为两侧的带状肌(胸骨甲状肌、胸骨舌骨肌),两肌于中央白线处融合,外覆筋膜、颈阔肌、皮肤。

小儿喉、气管软骨很软,支架作用甚差,颈部扪诊很难清楚扪及。环状软骨是喉内惟一的完整软骨环,系维持气道开放的重要结构。环状软骨初生时极软弱,且位于第3颈椎水平。随年龄增长,软骨发育,其内径及支持作用逐渐增加,至青春期环状软骨始下降至第6颈椎水平。故婴儿环状软骨位置比成人高。颈段气管的长度因人体发育及年龄不同,有一定差异,成人体胖颈短者,其环状软骨可接近颈静脉切迹。颈段气管的长度,通常3~5岁小儿长约4cm,8~10岁儿童长约6cm,成人约7cm。小儿气管切开术时若颈部极度仰伸或垫肩,可使气管从纵隔向上牵拉,同时气管后壁受前移颈椎压迫,管腔变窄,增加呼吸困难,并可致气管前壁切口过低。当头复位时,切口将缩入胸骨后,极易脱管。过低切口也有损伤无名动脉的危险。婴儿气管前一般均有脂肪垫存在,特别在胸骨上凹部较厚,垫内包含有血管或甲状腺峡下部及甲状腺下静脉,小儿气管切开过低易伤及此处引起出血。由于小儿颈短,颈过度仰伸可使纵隔胸膜被牵拉至颈静脉切迹以上,手术易伤及胸膜,也可引起出血和纵隔气肿。

(三)喉源性呼吸困难的分度

小儿喉梗阻呼吸困难的主要症状为吸入性呼吸困难,表现为吸气时喉喘鸣,胸骨上窝、锁骨上窝、肋间及上腹部软组织凹陷,又称"三凹征";可有鼻翼扇动、烦躁不安、出汗、发绀或面色苍白、心跳加快,呼吸由深、速至浅、慢;严重者昏迷。徐荫祥根据临床表现将喉源性呼吸困难分为4度:

1. Ⅰ度呼吸困难 患儿安静时,无呼吸困难现象;活动哭闹时,呈有鼻翼扇动及三凹征。
2. Ⅱ度呼吸困难 患儿安静呼吸时,出现呼吸困难和三凹征。
3. Ⅲ度呼吸困难 有Ⅱ度呼吸困难,并烦躁不安。
4. Ⅳ度呼吸困难 有Ⅲ度呼吸困难,并有发绀或昏迷。

(四)小儿气管切开术的适应证

1. 上呼吸道梗阻 小儿有下列疾病,出现Ⅱ度呼吸困难,经保守治疗无效,或呈Ⅲ度呼吸困难者,应作为气管切开的适应证。

(1)先天性喉畸形 先天性喉软骨软症、先天性喉蹼、先天性喉囊肿、先天性喉肿物(血管瘤、淋巴管瘤、畸胎瘤等)、先天性气管狭窄、先天性气管软骨环缺损、先天性喉返神经麻痹等。

(2)感染 小儿急性喉炎、急性喉气管支气管炎、声门上喉炎、口底蜂窝织炎、咽间隙感染等。

(3)外伤 下颌骨骨折合并出血、血肿或水肿,喉或颈部气管外伤伴软骨骨折,小儿咽喉、气管热水或化学药物灼伤致喉水肿。

(4)异物 喉或声门下异物。

(5)喉水肿 变态反应性喉水肿或插管后喉水肿。

(6)喉肿物 喉乳头状瘤病。

2. 呼吸功能衰竭 因肺、神经、肌肉、心脏等疾病引起的呼吸衰竭,有时需气管切开间断正压呼吸或长期人工呼吸。气管切开后可减少气流阻力和上呼吸道无效腔的体积。

**3. 防止误吸并引流下呼吸道分泌物** 中枢或局部原因使正常咳嗽反射及喉的保护机制功能消失时,气管切开术后可随时吸引下呼吸道内分泌物,带套囊套管可防止血液、过量的口腔分泌物、食物等吸入气管内。

下列疾病为达到上述目的时,可作为气管切开术的指征:

(1)呼吸功能不全 因各种原因或胸部手术引起的肺水肿或下呼吸道分泌物阻塞,以及严重的胸外伤。

(2)神经系统疾病

1)颅脑外伤、颅脑手术后脑水肿或颅压增高呼吸障碍、深昏迷后反射消失。

2)神经系统炎症如脑炎、传染性多发性神经炎、脊髓灰质炎。

3)中毒或中枢抑制性疾病:尿毒症、药物中毒、食物中毒、一氧化碳中毒。

4)破伤风。

### (五)术前准备

气管切开术应在手术室完成,但因多数手术是在紧急情况下进行的,若患儿不宜或来不及搬运,则在病房床旁、ICU 室也可做。手术时必须有良好照明、吸引器及给氧,气管插管、气管镜检查器械及气管切开手术器械包是必备的。

### (六)麻醉

通常采用局部麻醉。对 5 岁以下小儿或紧急状态下的气管切开术应常规插入支气管镜或气管插管。首先开放气道,并清除下呼吸道潴留分泌物,这种情况下应辅以镇痛、镇静、强化麻醉或应用全麻。

局麻药多选用 0.5%~1%普鲁卡因,沿颈前正中线自胸骨上窝向上行局部浸润麻醉。局麻药物中不必加入肾上腺素,以免加速心率。

### (七)手术

**1. 体位** 小儿仰卧位,垫肩、头后仰并由助手扶头以保持头正位,颈部适度后仰伸,使下颌尖与颈静脉切迹保持在一条直线上。若系局麻手术,另一助手按双肩固定体位。

**2. 插入支气管镜或气管内插管** 儿童气管切开术中,首先插入支气管镜或气管内插管是重要的步骤,应用此法开放气管和吸引分泌物后,可使紧急的手术转变为正常手术。由于小儿颈短,软组织厚,气管软而且易于活动,不好辨认,插管后可有利于手术。至于选用何种插管方式,可因医师习惯、医院条件不同而异。耳鼻咽喉科医师一般愿采用直达喉镜暴露喉后置入支气管镜(支气管镜间接插入法),其与气管内插管相比的优点为:明视下放置直达喉镜和支气管镜可同时对喉及气管支气管进行检查,明确诊断,并可采取标本或治疗;插管下强化麻醉,手术中可清楚扪及气管部位;消除患者因缺氧的挣扎,减少出血及纵隔气肿、气胸等并发症;插管后吸引下呼吸道分泌物方便;也可通过支气管镜侧孔喷射给氧控制呼吸。但支气管镜插入需要的设备和人力均较复杂。

**3. 手术步骤**

(1)气管切开术

1)取 Jackson 气管切开安全三角(以环状软骨为基底,颈静脉切迹为尖,两侧边为胸锁乳突肌前缘组成的三角形,见图 2-5-1)的中心作垂直切口,上起甲状软骨,下至颈静脉切迹,切开皮肤、皮下组织及颈阔肌。

2)略分离可见颈正中线两侧位于颈深筋膜浅层内的颈前静脉,一般可避开。如其联合支横于术野,则结

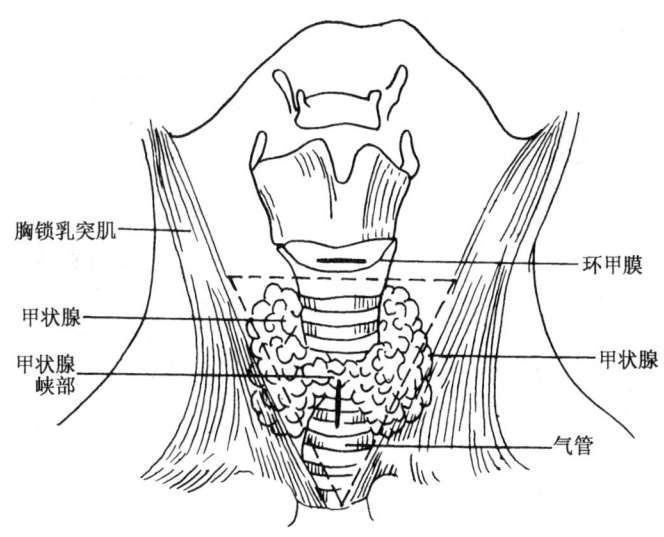

图 2-5-1　Jackson 气管切开安全三角区

扎切断。沿颈正中带状肌白线轻轻以刀划开(图 2-5-2A),并用血管钳沿正中钝性分离,以拉钩牵开带状肌。此时术者应以左手食指沿正中线扪诊,确定环状软骨部位,向下延伸即为气管环。

3)甲状腺峡部在带状肌牵开后即可暴露,通常位于第 1~2 气管环前,峡部大小及位置高低变异较大,若峡部小不妨碍手术野,可将其向上牵拉开;若峡部肥大,可切断缝扎(图 2-5-2B、C)。处理甲状腺峡部下缘时,可遇甲状腺下静脉于气管前的吻合襻,宜小心结扎。遇胸骨上脂肪垫勿再向下分离,以防出血或损伤胸腺组织。甲状腺峡部处理后,即可暴露气管前筋膜。

4)以血管钳小心分离中线处气管前筋膜,暴露气管环。尖刀切开第 2~3 或第 3~4 气管环前壁,切开时刀尖勿刺入过深,在无插管或支气管镜保护时,恐伤及气管后壁,甚至食管。刀刃自下向上切开软骨,以防咳嗽动作时伤及突向颈根部的上纵隔组织或胸膜。局麻时于切开软骨前,可用注射器经软骨环间刺入气管,滴入 1% 丁卡因液数滴,进行表面麻醉。插管时可于气管内插管拔出以前、气管套管未插入时,经气管切开口滴入数滴表面麻醉药,以防止套管插管时咳嗽。

5)气管环切开后,可用小蚊嘴钳或弯血管钳撑开切口(图 2-5-2D),吸引气管内分泌物后,选择合适套管并将管芯放置外管中。送入套管时,助手同时撤出支气管镜或插管,待气管切口内明视下见镜或管端退出时,即送入套管(图 2-5-2E)。套管送入即有分泌物咳出,检查通气良好。由助手固定套管勿令脱出。

6)套管放入气管内,呼吸通畅。检查无出血后,去掉皮肤拉钩,缝合。一般在切口上端全层缝合 1~2 针,下部可不缝。下部缝合过多可使套管上拔,易致套管脱出(图 2-5-2F)。皮下不缝合,缝合过紧易造成皮下气肿。

7)将套管两旁系带系于颈部,勿过紧或过松。过紧令患儿颈部不适,且易造成套管远端磨伤气管前壁;过松于颈部活动或咳嗽时有脱管之虞。

(2)选择性气管切开术技术的改进

1)改为皮肤横切口至皮下,其余手术步骤与传统方法相同。其皮肤愈合瘢痕美容效果好。

2)气管切口两旁留置缝线,并将之牵于皮肤切口之外,固定于上胸部,待 7 天后气管窦道形成,拆除缝线。为保证手术后拔管或重新插管时易于暴露而设计。

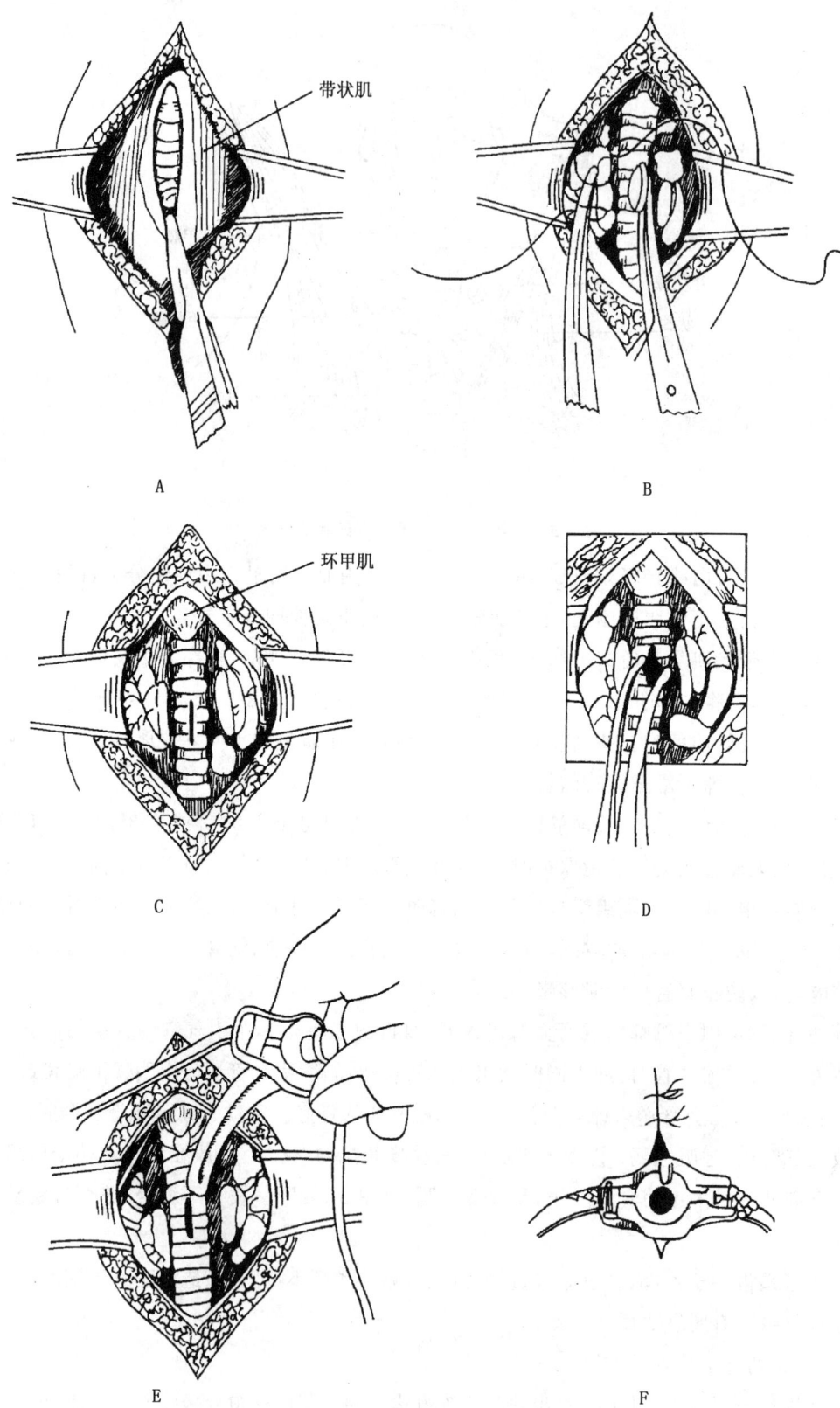

图 2-5-2 气管切开手术步骤

3)Chew1972年提出气管切开口改为一倒置U形,将U形气管瓣外翻与皮肤缝合(图2-5-3),形成窦口,脱管时易于放入,不带管也可通气。

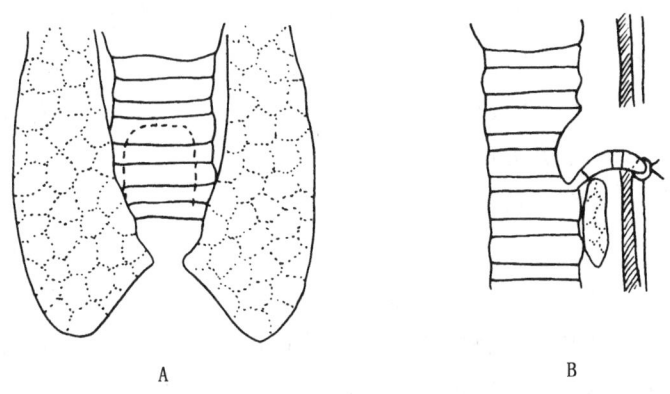

图 2-5-3 气管倒"U"形切口

(3)紧急气管切开术(环甲膜切开术) 是指在患者极度喉梗阻又无条件作正规气管切开时,以极简单的器械、手术刀或刀片进行。患者必须仰卧,头仰伸,术者以左手扪及环甲膜部位后,以拇指和食指固定颈前皮肤,右手沿甲状软骨切迹向下垂直一刀切开喉前的软组织,暴露环甲膜,再水平切开环甲膜,以刀柄撑开切口,打通呼吸道,然后尽快行正规气管切开术,缝合环甲膜切口。儿童因喉软骨支架软弱,颈较短,环甲膜间隙窄,在颈前不易扪及,故多数不主张作环甲膜切开术,甚至把10岁以下患儿作环甲膜切开列为禁忌。

4.气管套管的选择 国外有不锈钢、聚氯乙烯、尼龙硅胶、聚四氟乙烯等不同原料和不同厂家规格型号的气管切开套管。国内目前仍应用Jackson型钛合金金属套管,带或不带套囊,以及硅胶管。套管由外套管、内套管及导芯3个部分组成,根据患儿不同年龄,可选用不同外径的套管(图2-5-4)。

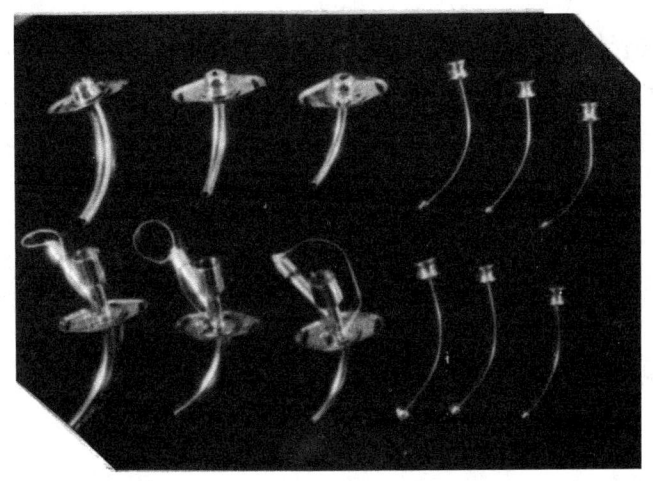

图 2-5-4 Jackson型金属气管切开套管

(八)手术并发症及预防

气管切开虽为一经典手术,但其手术并发症的发生率可达6.7%~48%,致死性并发症达5%。

1.并发症的诱因

(1) 患儿年龄　婴儿年龄愈小,气管切开术的难度愈大,并发症的发生率愈高,尤以晚期的拔管困难为代表。

(2) 术前插管与否　术前插管可明显减少胸内并发症,Rubuzz 统计前者为 36%,后者为 80%。

(3) 原发症与呼吸困难程度两者程度严重者,术后并发症发生率及死亡率均高。

(4) 配带不合适的套管　长期带用过粗、过长或弯曲度不合适的套管,可引起气管壁的磨损,气管黏膜炎症,软骨环坏死、穿孔,大血管磨烂,致死性大出血等并发症。

(5) 手术不当　为引起并发症的直接原因。

2. 并发症的处理

(1) 皮下气肿　可于术后 24 小时内发生,常发生于颈部。多因组织分离过多、术中咳嗽剧烈、切口缝合过紧所致。一般气肿可在数天内吸收。如气肿呈进行性蔓延达头、胸部时,应拆除切口缝线,确认套管未脱出后给氧、止咳,并同时监视纵隔及胸部有无气肿或气胸发生。

(2) 术后出血　早期(指术后 24 小时内)出血多系术中止血不当所致。出血可能来自颈前静脉及其联合支、甲状腺腺体或下静脉吻合支,或胸骨上窝脂肪垫内的小静脉。上述部位术中应予认真处理。术后如发现出血,最好打开伤口重新止血。晚期大出血是气管切开术致死性并发症,多数是无名动脉因手术损伤、感染、套管套囊压迫、不合适的套管磨损所致,一旦发生,预后凶险。故对带管患儿若分泌物中带血,初起虽为极少量,定要引起重视,应及时更换套管。大出血紧急处理时,可更换带套囊的气管插管,压迫出血处,同时保持下呼吸道通畅,并准备立即开胸止血。

(3) 纵隔气肿、气胸　纵隔气肿可与皮下气肿同时发生,可无症状。气胸表现为气管切开术后呼吸困难仍不见缓解,听诊患者呼吸音减弱。两者发生原因系气管旁组织分离太多伤及胸膜,气管前筋膜分离太低所致,气胸表现为极度呼吸困难,肺内压增高、肺泡破裂等。纵隔气肿及少量气胸可保守治疗,严重气胸应立即作闭式引流。

(4) 意外脱管　多因气管切开口太低或套管太短,颈部系带太松,术后因颈部肿胀或气肿消失后,未及时调整系带松紧度所致,故术后应加强护理。如术后 1 周内窦道尚未形成前脱管,应立即打开伤口,用拉钩牵开颈前组织,暴露气管切口,重新放入同号套管。若窦道形成后脱管,则应以血管钳撑开伤口,重新置入外管。

(5) 套管堵塞　因分泌物结痂堵塞内管,一旦发生,应立即取出内管。气管切开术后应按常规进行护理,防止分泌物淤积于套管内。

(6) 感染　切口或下呼吸道感染。

(7) 拔管后颈前瘘口　可见于气管前壁倒"U"形瓣翻转的病例,需二期缝合。

(8) 拔管困难　处理见拔管术。

(九) 术后护理

气管切开术后,患儿不论在一般病房或 ICU 室,其护理原则是一致的。

1. 常规护理原则

(1) 专人护理　手术后必须 24 小时有专人护理。如患儿带管出院,则出院前至少教会两名家长掌握护理基本知识。

(2) 止动　术后小儿不安乱动时,可酌情予以束缚,或用镇静药物。

(3) 特殊饮食　一般情况下,术后 6 小时可进流食,或根据需要鼻饲、滴管喂奶。

(4)病室环境　病室要安静,保持一定温度和湿度,在有空调的房间内,应同时有湿度调节设备。

2. 基础护理设备

(1)一般设备　室内照明良好;吸引器一台;空调或雾化加湿设备,医用雾化吸入器。

(2)急救设备　气管切开包;麻醉用喉镜及插管或小儿支气管镜相应设备;至少应有一份消毒备用的同号气管切开套管;弯血管钳2把;甲状腺拉钩2把。以备脱管时急用。

(3)床旁设备　包括消毒吸引橡皮管、无菌镊、75%酒精棉球、消毒滴瓶(内装无菌盐水)或其他抗生素滴气管溶液。

3. 有关套管护理

(1)随时吸引分泌物,确保套管通畅。

(2)按时以无菌生理盐水或抗生素溶液点入套管内数滴,以稀释分泌物,并立即吸引。

(3)分泌物稠厚时,可经套管口做雾化吸入。

(4)金属套管的内管,每日应至少刷洗3次,然后煮沸消毒。若配带硅胶套管,更应加强吸引及雾化吸入,减少分泌物,防止分泌物附着于管内壁。

(5)更换全份套管　原则上手术1周内,切口窦道尚未形成,没有必要时,应禁换全份套管。如需更换,应准备好气管切开包,拆除皮肤缝线,拉开伤口,明视下置换入外管。

(6)更换切口纱布垫。

(7)注意套管系带的松紧度　应在术后颈部肿胀(炎症反应、皮下气肿)消退后,及时调整系带的松紧。过紧会引起小儿颈部皮炎、糜烂,过松于咳嗽时有可能导致脱管。系带应系平结。

4. 术后呼吸困难的处理　手术后如出现呼吸困难,应迅速查找原因。原因明确后,作相应处理。

(1)首先查找内管是否通畅,有无干痂或分泌物堵塞。

(2)确认套管有无脱出气管切口。

(3)下呼吸道分泌物有无淤积,有无咳嗽无力、排痰无力。

(4)有无气胸、纵隔气肿。

(5)心功能状况以及原发病控制状况如何。

5. 长期带管的家庭护理　少数幼儿需长期配带套管出院,家庭护理将直接影响其预后。出院前要对父母进行基本技术及知识的训练,使其掌握套管基本护理法、家庭环境设施、常备医用器械药物知识、带套管小儿的生活注意事项等。建立患儿与社区及邻近医院的联系。

(十)拔 管 术

当气管切开术的致病病因解除后,应尽早拔管。拔管前医生要先用食指压住管口,观察患儿发声、呼吸情况,如哭声响亮,呼吸通畅,可决定做除管适应性观察。有两种方式:

1. 直接堵管观察　如套管大小合适,平时试堵管情况正常,可用硬塑料或软木塞堵住套管口,观察24~48小时,如无呼吸困难,可直接拔管,切口敷以无菌纱布即可。Jackson曾建议用半堵管、多半堵管、大部分堵管、全堵管等4个步骤来决定拔管。因其观察时间较长,先后约1周时间,有时会引起下呼吸道分泌物淤积,继发感染,使堵管失败。一般情况下,不必用四步法。

2. 更换小号套管后直接堵管观察　如套管外径过大,患儿年幼,可在堵管前先更换外径小些的套管,再行堵管观察24~48小时,如无呼吸困难可拔管。

3. 拔管后观察　拔管后颈部切口覆盖无菌纱布,使肉芽自然愈合。患者除管后应留院观察1~2天后,才可出院。

(十一)拔管困难

个别患儿除管试验中不能耐受堵管,堵管后表现出不同程度的呼吸困难,需经过针对性治疗,称之为拔管困难。

1. 拔管困难的原因

(1)原发症未控制　如上呼吸道梗阻未解除、下呼吸道感染、呼吸功能不全等。

(2)气管切口周围或软骨环感染及肉芽增生　多为切口周围感染、肉芽增生且内向生长堵塞气管管腔。

(3)声门下狭窄、气管狭窄　因高位气管切开(第1、2环切开)或环状软骨损伤、软骨膜及软骨炎,致瘢痕狭窄。有报告气管前壁倒U瓣切开后,有气管狭窄者。小儿气管造瘘,也可因软骨环缺损后瘢痕狭窄。长期套管套囊压迫亦可引起气管软骨感染而致瘢痕狭窄。

(4)气管环切开太小　送入套管后,使切缘软骨内翻,气管腔狭窄。

(5)喉返神经麻痹。

(6)套管管径太大,堵管失败。

(7)精神因素　小儿适应于依赖套管呼吸,一旦堵管,经鼻呼吸,增加上呼吸道阻力,会感到呼吸费力,同时也有恐惧心理。故除多方解释安慰外,逐步更换小号外管也是必要的。

2. 拔管困难的处理

(1)积极治疗原发病。下呼吸道有感染、痰多时,不要急于拔管,经认真抗感染、化痰、拍背、雾化吸入,待炎症完全消退后,再堵管、除管。

(2)对疑有声门下狭窄者,应及时行支气管镜检查。可在镜内钳除肉芽,扩张并抬起塌陷的软骨环。已形成的瘢痕狭窄,也可通过多次支气管镜检查将狭窄逐步扩张,直至能拔管为止。

(3)严重的声门下狭窄。1980年Cotton曾经报告应用环状软骨前裂开术治愈声门下狭窄。对小儿气管狭窄,应用硅管扩张术及气管狭窄段切除,端端吻合术,已有成功的先例。

## 第六节　唇裂与腭裂

唇、腭裂为口腔颌面外科最常见的先天性畸形。据国内、外学者的调查资料表明,其发生率约为1/1000~1/700之间。男女之比约为2:1。单侧者多见,尤以左侧较多。

(一)病因病理

由于唇、腭裂在出生前皆已形成,其发病机制必须从胚胎发育过程中去探求。

1. 发病机制　主要是由于胚胎期间唇、腭部的正常发育受阻所致。

(1)唇、鼻的正常发育　在胚胎发育至第4周时,原始口腔周围形成5个突起:即1个额鼻突,2个上颌突和2个下颌突。不久,额鼻突下端又分为1个中鼻突和2个侧鼻突。2个下颌突形成不久即逐渐相连,形成下唇、下颌骨及舌的前2/3。第5周时,中鼻突演化成鼻梁、鼻骨和鼻尖。第6周时,中鼻突末端又分化出2个球状突,球状突与侧鼻突之间的凹隙称为鼻凹,发育为鼻孔。第7周时,2个球状突在中线融合,构成鼻小柱、人中、前唇的中央部分及前颌,同时与上颌突结合成完整的上唇。

(2)腭部的正常发育 腭部的发育稍晚于唇部。胚胎发育至第6周时,2个上颌突各有1块腭板伸向原始口腔,形成2个侧腭突;与此同时,球状突前端有1个小突起伸向原始口腔,形成中腭突。开始时侧腭突和中腭突主要向垂直方向生长,至第8周时变为向水平方向生长。侧腭突与中腭突逐渐融合构成完整的牙槽嵴和前颌,然后,前者在中线相互融合,其融合过程从前向后,由硬腭向软腭、腭垂(悬雍垂)方向延伸。第9周时,已形成完整的硬腭。第12周时完整的软腭、腭垂已形成,口、鼻腔完全分隔。

如在上述发育过程中受到某些因素的作用而阻碍了胚胎突起的正常发育及融合过程时,就会产生各种相应的畸形。如:2个下颌突未能如期融合,则发生下唇裂或下颌裂;上颌突与球状突未如期融合则发生唇裂,一侧未融合则为单侧唇裂,两侧者为双侧唇裂;上颌突与下颌突未融合则为面横裂;2个球状突未融合则为上唇正中裂;上颌突与侧鼻突融合障碍则为面斜裂;中腭突与侧腭突融合障碍则发生完全腭裂,一侧未融合为单侧腭裂,两侧者为双侧腭裂;如第9周才出现阻碍2个侧腭突融合的因素,就发生不全腭裂(此时前端的部分硬腭已形成);到第12周时才出现障碍就会发生软腭裂、腭垂裂(图2-6-1,图2-6-2)。

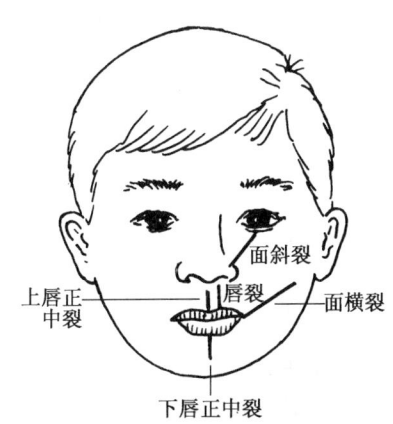

图2-6-1 面裂形成的部位

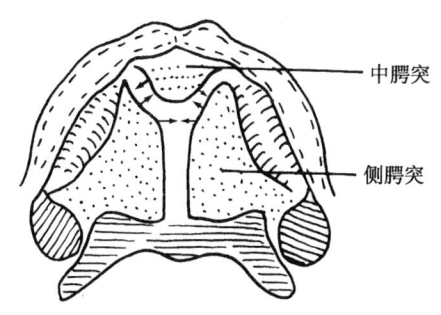

图2-6-2 腭裂形成机制:融合过程(由前向后)受阻

上述的假设是His于1874年提出的,称为胚突融合学说。Stark于1954年提出了中胚层团渗入学说:先由外胚层及内胚层组织融合成两层膜状结构,再由中胚层组织渗入其间形成肌肉、神经、血管、骨和软骨等,以强化膜状结构。如其没有渗入或渗入不足,薄弱的膜状结构不能随周围组织的迅速发育同步生长,在最薄弱的部位受牵拉而发生不同程度的断裂,即形成不完全或完全唇、腭裂或隐裂。

2.病因 导致胚胎发育异常的原因尚未完全明了,其可能的因素有:

(1)遗传因素 有部分病例可询问到遗传因素,目前多数学者认为它是多基因遗传性疾病。亲属中有类似畸形者,发病率增高。近亲结婚者的后代发病率明显增高。

(2)胎儿的环境因素

1)妊娠疾病:其母孕期因疾病(尤其是风疹和病毒性感染)、外伤、营养和维生素(维生素A、维生素B、维生素C、维生素E等)缺乏可导致胎儿畸形。

2)放射线的影响:如放射科医师及接受放疗的患者,生畸形儿的概率较高。

3)内分泌失调:孕妇早期处于长期紧张或强烈的惊恐、悲伤状态而出现应激反应,造成内分泌失调,可致胎儿畸形。

4)药物致畸:许多药物能通过胎盘进入胚胎而影响其发育,如肾上腺皮质激素、氟尿嘧啶、环磷酰胺、苯巴比妥、地西泮、链霉素和制霉菌素等都有致畸作用。近年来应用化学致畸物质诱发唇、腭裂的实验研究,在探讨先天性唇、腭裂的病因学、发病机制和临床防治方面迈出了可喜的一步。

(二)临床表现

唇、腭裂的临床表现各不相同,其畸形要素、治疗方法和治疗效果也完全不一。所以在讨论其治疗原则,选择治疗方法和评价治疗效果时就必须将其分类,以便更好地进行分别治疗和分类评定。

1. 正常上唇和腭部的解剖

(1)上唇和鼻  正常上唇始于鼻底、鼻小柱和鼻翼的基部向下延伸,两侧以口角与颊部相连,下端为游离缘,色鲜红称为红唇,其中央最厚并微向前突称为唇珠,红唇上缘与皮肤的分界线呈弓背形称为弓背,弓背的最高点称唇峰,两唇峰之间的低谷称唇谷。由鼻小柱向下至每一唇峰的微隆凸的连线称为人中嵴,两嵴之间微凹,称为人中凹(即人中)。由侧方观察,上唇的下 1/3 和红唇微向前翘。唇部的肌肉主要为口轮匝肌,分为深浅两层。深层较薄,紧贴黏膜,环绕口周,有括约肌功能;浅层纤维较粗,来自面部表情肌,可分为上、下两束。上束来自颧肌、提上唇肌、鼻横肌,止于鼻前棘、鼻中隔-前颌肌腱、鼻孔底和鼻翼基底;下束肌纤维聚集于口角,再分长、短两种纤维,分布于上唇皮肤。短纤维附着于同侧人中嵴,长纤维止于对侧人中嵴,此种结构与上唇外形关系密切(图 2-6-3)。

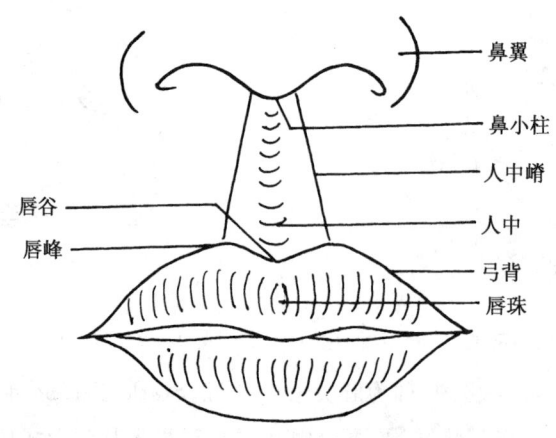

图 2-6-3  上唇、鼻正常解剖

(2)腭部的解剖  腭部是鼻腔之底和口腔之顶。腭前 2/3 为硬腭,由上颌骨的前颌突和腭突及腭骨水平板相嵌合成;腭后 1/3 为软腭,由肌肉构成的重幔状结构。上颌结节与腭骨水平板间有腭大孔,腭前动脉和腭前神经从中穿出;稍后为腭小孔,腭中、腭后血管神经束从中穿出。硬腭前端正中有切牙孔,鼻腭血管、神经从该孔穿出。腭前血管与鼻腭血管有丰富的吻合支,为硬腭部营养血管。上颌结节后内侧有翼钩,是腭帆张肌转折处。硬腭的黏膜与骨膜紧连为一层,称为黏骨膜。软腭由腭帆提肌、腭帆张肌、腭垂肌、咽腭肌和舌腭肌组成,并通过腭腱膜附着于硬腭的后缘。软腭对吞咽和语言有极重要的作用。

2. 唇裂和腭裂的临床分类  常用方法如下:

(1)唇裂的分类

1)按部位可分为:①单侧唇裂(左或右)。②双侧唇裂。③正中裂(上唇或下唇)。

2)按裂隙程度可分为:①隐裂:仅肌层裂开,皮肤、黏膜有浅凹。②Ⅰ度唇裂:仅限唇红部裂开。③Ⅱ度唇裂:上唇部分裂开,但未及鼻底。④Ⅲ度唇裂:上唇完全裂开(包括鼻底及齿槽嵴)。

(2)腭裂的分类

1)按部位分为:①单侧腭裂(左或右)。②双侧腭裂。

2)按裂隙程度可分为:①腭垂裂和隐裂:临床上绝大多数腭垂裂合并有软腭隐裂。②软腭裂:指软腭正中完全裂开。③不完全腭裂:包括腭垂、软腭及部分硬腭的裂缺。④完全腭裂:腭垂、软腭、硬腭完全裂开。

3.症状及体征　不同类型的唇腭裂各具特点(畸形特点)。

(1)单侧唇裂　唇部左右不对称,在一侧人中嵴部位有不同程度的裂缺,弓背断裂、变形向上方倾斜,健侧红唇较长,患侧红唇短而厚。由于口轮匝肌连续性中断而失去平衡,鼻尖、鼻小柱向健侧扭曲,患侧鼻翼基部被牵向外侧并后缩,患侧鼻翼塌陷、外展、下垂,鼻孔扁而宽。有牙槽嵴裂时,局部牙齿排列失常。

(2)双侧唇裂　一般前唇发育较小,肌肉薄弱,红唇更为狭窄,两侧的裂缺,可相同或深浅不一。双侧Ⅲ度唇裂时其前唇、前颌有不同程度的前翘、歪斜或扭转,鼻尖低平,鼻小柱明显缩短,鼻孔扁平而横宽,前唇可随前颌左右移动,裂部牙齿的形态和方向失常。

(3)正中裂　轻者,上唇或下唇表现为红唇或唇部中央部的缺口;重者,常合并有鼻正中裂、下颌骨裂、舌前裂及舌系带短缩。

上述患儿都有不同程度的发音(唇音,唇齿音)和吮吸的异常。

(4)腭裂　畸形特点为:腭部不完整,有不同程度的裂缺,整个腭部发育不良。

1)单侧腭裂的健侧与鼻中隔相连,患侧腭部则不与鼻中隔相连,双侧腭裂的两侧都不与鼻中隔相连。在完全性腭裂可从裂隙前端看见肥大的下鼻甲。

2)硬腭与上颌骨的变化:单侧腭裂的患侧较健侧体积小、长度短,宽度较窄;双侧腭裂的硬腭、上颌骨在体积、长度、宽度方面都较正常为小。

3)软腭的变化:单侧腭裂的软腭在长度、宽度和厚度方面,患侧比健侧短小;双侧者较正常为小。

4)单侧腭裂的患侧牙槽嵴和牙齿由于异常口轮匝肌和颊肌的牵拉而后缩;双侧腭裂者,两侧的牙槽嵴均后缩形成不同程度的反咬殆,而前颌、前唇却向前耸起形成双侧完全唇腭裂的特有畸形。

5)患者的腭咽肌和咽上缩肌代偿性增生。

6)语言的变异:讲话时气流同时经过口、鼻腔,各个音词均含鼻音而含糊不清,俗称"腭裂音"。

7)口鼻腔相通:口腔不能成为密闭腔,影响吸奶及含漱,并易诱发上呼吸道感染及中耳炎。

4.影像学检查　由于先天性唇、腭裂是很复杂的畸形,有些特点单用文字描述很难达到精确而生动的地步,必须留下手术前后的照相以作图像记录,它又是评价唇裂修复效果的最好依据。一般可摄局部正面像、侧面像和仰头鼻孔像,随病历存档。腭裂患者还需作X线摄影,鼻气流计和鼻音计检查及肌电图检查。

(三)诊断与鉴别诊断

先天性唇、腭裂的诊断,根据症状、体征及检查是较容易的。一个完整的诊断名称应包括其部位和裂度两方面的内容,如:左侧Ⅲ度唇裂,双侧完全性腭裂。鉴别诊断主要是和外伤性及手术后继发裂相鉴别,后者有外伤史和手术史,并有瘢痕,很易鉴别。

(四)治疗

目前唇、腭裂的修复手术已取得了较好的效果,并日臻完善。但是,唇、腭裂是一种复杂的发育缺陷,随着年龄的增长,原来残存的发育缺陷和手术创伤造成的继发改变仍是个很棘手的问题。愈来愈多的临床医师认为,单一的手术疗法往往不能达到理想的标准,应有多学科的专家(包括颌面、整形外科,儿科,整畸科,语音矫正科等),根据不同的畸形按一定的程序进行治疗(序列治疗)才能取得理想的效果。

1.手术前的辅助治疗 主要用于完全性唇腭裂,尤其是双侧者。由于这些患儿颌骨及颌周肌肉的连续性丧失,出生后的早期即可出现颌骨的移位和肌肉的废用性萎缩,应及早预防其进一步的发展。

(1)双侧唇裂前颌、前唇明显前突者 为减小缝合时过大的张力,可在术前采用指压法和枕、唇弹性敷料压迫法迫使前突的前颌慢慢地后缩。此法要求家长和医师密切合作,随时调整指压的力度及弹性绷带的张力,防止压迫性创伤的发生。

(2)完全性腭裂患者 可早期戴腭托,便于吸吮及有利于保持腭弓的宽度和位置。多数学者不主张术前使用复杂的矫治器以免干扰颌骨的发育。

2.手术修复 这是唇、腭裂治疗最关键的一环。

(1)唇裂的修复 手术的目的是恢复上唇和鼻部正常形态及正常的吸吮和语言功能。它是技术性和艺术性很强的技巧,对术后唇部形态有较高的要求。上唇的下1/3微向前翘,且位于下唇稍前方,弓背对称、连续,唇珠明显,鼻尖和鼻小柱居中,鼻孔和鼻翼两侧对称,切口瘢痕轻微。

1)修复的基本原则:

唇裂的畸形要素是以组织错位为主,并伴不同程度的组织缺少(先天性发育不良和废用性萎缩)。修复时只需切开复位,进行局部调正后直接缝合,切忌切除过多的组织。

唇部的自然解剖标志一定要保留,如残留的弓背、人中嵴、唇珠等。因为手术再高超也造不出如此鲜明、生动的结构。

红白唇的切口均应避免直线形,以防直线瘢痕收缩造成继发畸形。

2)修复的操作要点:无论采用何种手术,其操作都不外乎设计定点、切开分离、缝合3个要素。设计前应首先看清楚正常解剖标志,定点要准确。切开时,下刀方向要与切缘垂直,切口要整齐。作松弛切口及广泛分离是必须的,有助于错位组织的复位和减小切口的张力。缝合需用小针、细线,精确对合黏膜、肌层和皮肤3层,特别要注意口轮匝肌完整性的恢复,避免因缝合欠妥造成的再次错位。

3)手术时间的选择:多数医师认为出生后3~6个月是单侧唇裂修复的最好时候,双侧唇裂手术稍复杂,可适当推迟到9~12个月时修复,但也不要超过1周岁。因为1周岁后唇部肌肉将发生萎缩,健侧牙槽嵴和切牙将突出于裂隙之外前方,修复的难度增加而效果却不如早期修复者。医师应根据患儿健康状况、唇鼻畸形的轻重和本人的技术水平作出最好的选择。

4)麻醉的选择:可采用局部麻醉和全身麻醉两类。成人和较大的儿童可在双侧眶下神经阻滞下手术,婴幼儿则必须采用全麻,有条件时可用气管插管作全麻,以保证精细操作的施行。目前大都采用氯胺酮加眶下神经阻滞的麻醉法,效果尚好。原则是确保患儿安全及手术顺利进行。

5)手术方法的选择:唇裂修复方法很多,如直线法、矩形瓣法、三角瓣法和旋转推进法等,目前其效果已日臻完美。但各种方法各有长短,术者应掌握几种方法,针对不同的畸形灵活运用、相互补充,才能取得良好的效果。

单侧唇裂修复术:目前最常用的有下三角瓣法即改良的Tennison法和旋转推进法(也称上三角瓣法)即改良的Millard法。

下三角瓣法:保留原有的弓背,使其由向上倾斜状态下降到正常的水平位置,再用患侧下方三角瓣充填近中侧下缘组织不足处。

在健侧唇峰定1点,唇谷定2点,近中侧裂缘弓背上定3点(1～2=2～3)。在健侧鼻底近鼻小柱处定4点(1～4为上唇高度),患侧鼻底线上定5点和6点,使5～6缝合后的鼻底宽度与健侧相等。在患侧裂缘弓背上定8点,力求1点到健侧口角之距等于8点到患侧口角之距。测(1～4)-(3～5)=x。再定7点(不能超过健侧人中嵴),使3～7=x,∠537≌120°。以6点和8点为圆心,分别以(3～5)和x长为半径,两弧相交定9点,最后定10点(在8、10、9等边三角形的顶点)。在近中侧红唇设计"T"切口及患侧三角瓣,用甲紫或亚甲蓝标记各点并划线5～3～7,6～9～10～8(图2-6-4A)。按上述切口线全层切开,解剖出两侧的口轮匝肌,再作患侧唇龈沟松弛切口,广泛分离鼻翼基底、鼻小柱基底及梨状孔边缘组织,使错位组织尽可能复位。然后用3-0～5-0丝线分别作黏膜、口轮匝肌和皮肤3层间断缝合,其中口轮匝肌的准确对合尤为重要,将直接影响术后的形态和功能。应将其上束缝合到鼻前棘的骨膜上,下束互相交叉相嵌缝合。术毕时,患侧白唇的下方和红唇的三角瓣恰好插入近中侧的组织缺损处,弓背连续对称,唇珠明显(图2-6-4B)。

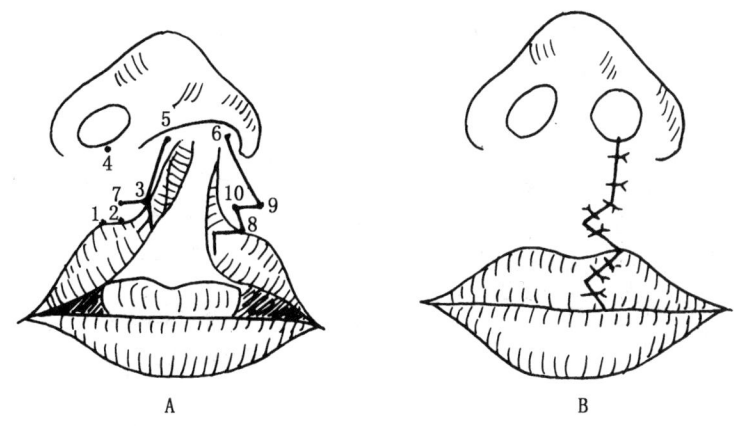

**图2-6-4 下三角瓣法**

A.定点 B.术毕

旋转推进法:是以鼻小柱基部为蒂的小三角瓣向外上方旋转插入患侧,患侧形成相应的较大三角瓣推进到近中侧而命名,是Millard于1964年发明的。

定点:点1,2,3,5,6,8与下三角瓣法相同。在鼻小柱基部中点稍许偏健侧定4点,患侧鼻翼基底定7点。用甲紫或亚甲蓝标记各点并划线4～3～5和7～6～8。切开的方法也与下三角瓣法略同,目的是使3点和8点下降到1点同一水平的位置。如下降不足可再从点4向外下和点7向外延伸切口。最后将4～3～5三角瓣向外上旋转,推进到7～6～8组织瓣下降后所留下的间隙内,同时将7～6～8瓣推进、插入到原4～3～5瓣的部位,并作适当调整,分层缝合(图2-6-5)。

两种方法的比较:前法定点简单、明确,初学者易掌握,患侧唇高不足能得到充分矫正,其缺点是术后创痕与正常人中嵴有较大差别。后法切除组织少,术后创痕与人中嵴相仿,鼻小柱偏斜矫正得较好,但其设计灵活性大,初学者不易把握。有些学者还指出,在完全性唇裂术后发现有患侧唇高不足的现象。

双侧唇裂修复术:双侧唇裂组织错位多,畸形较复杂,特别是前唇、前颌明显前突的病例修复难度较大。多数临床医师都不主张通过犁骨截骨或部分截除的方法使前颌后缩,常用枕、唇弹性敷料压迫1～2个月使其后退,以减少修复时的张力。如采用截骨法,则成年后会产生面中1/3凹陷,很难矫正。前唇的白唇因修复术后局部张力的恢复仍会继续增长,故初次修复时不宜加长白唇,以免日后有上唇过长的缺陷。双侧唇裂的

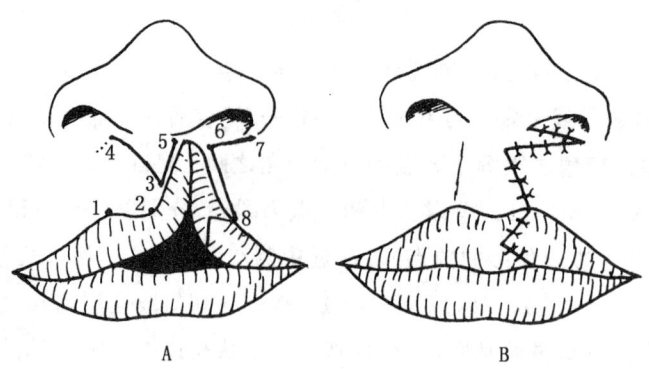

**图 2-6-5　旋转推进法**

A.定点　B.术毕

手术方法可归纳为如下 3 类：

第 1 类方法：术后上唇中央完全由原来的前唇构成。因其术后红唇中央常有明显的缺陷（没有唇珠），所以除前唇发育良好者外应用不广（图 2-6-6）。

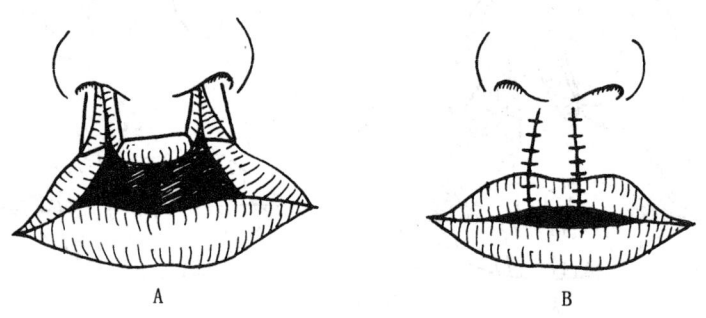

**图 2-6-6　第一类双侧唇裂修复术**

A.定点　B.术毕

第 2 类方法：是将前唇的红、白唇均加长，以 Barsky 法为代表。利用两侧裂隙外侧的红、白唇组织瓣推进到前唇下方以加长前唇。其远期效果不佳，每见术后上唇纵向过长，横向过紧，上唇内翻、后缩，原前唇过宽且向前凸出，"Y"形切口痕迹给人以异样的感觉，所以此法已很少采用（图 2-6-7）。

第 3 类方法：是将前唇和两侧红唇瓣镶嵌构成上唇中央部，是目前最常用的方法。

在前唇相当于唇峰的位置定 1 和 $1'$ 点，唇谷处定 3 点，在两侧鼻小柱基底定 2 和 $2'$ 点，两侧鼻翼基部稍内方定 4 和 $4'$ 点，在两侧红唇最厚处的弓背上定 5 和 $5'$ 点，6 和 $6'$ 点在裂缘红唇的末端。尽量使 4～5＝1～2，$4'～5'＝1'～2'$，力求两侧对称。然后刺点、连线。按切口线切开到肌层，但 5～6 和 $5'～6'$ 需全层切开以保留较多的组织量在两侧红唇瓣内，前唇切口的外侧和两侧切口的近中侧组织可翻转作衬里或修复鼻底之用。前唇部红唇可全部下翻作口腔侧黏膜，也可留在红唇中央。两侧唇龈沟需作松弛切口，并作鼻翼基底及两侧上唇广泛分离，最后分别作口腔黏膜、肌层及皮肤 3 层精确缝合（图 2-6-8）。

唇裂术后的处理：术后第 1 日去常规敷料，改换 Logan 弓制动减张。伤口暴露，防止血痂凝聚和鼻涕、乳汁浸渍，如有污染及时用盐水及酒精轻拭保持局部清洁。防止外伤，术后 5～7 天及时拆线。

（2）腭裂的修复　手术的目的是闭合腭部裂隙，使口、鼻腔分开；恢复正常的解剖形态，并获得足够长度和灵活度的软腭；缩小咽腔，以达到良好的腭咽闭合，改进发音和吞咽功能。

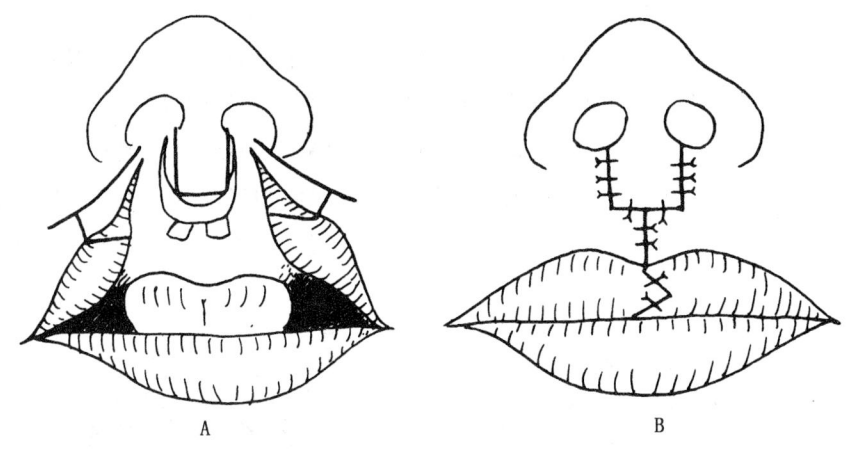

图 2-6-7　第二类双侧唇裂修复术

A.定点　B.术毕

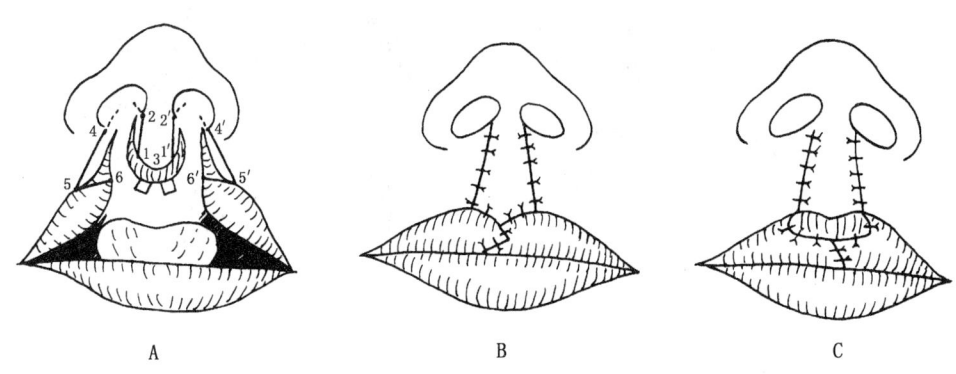

图 2-6-8　第三类双侧唇裂修复术

A.定点　B.前唇红唇下翻口腔侧　C.前唇红唇成中央红唇一部分

1) 手术年龄：大都认为在 2～4 岁开始学话期间手术为宜，因一旦"腭裂语音"养成后再要改变为正常语音甚为困难。但也需视患儿的全身情况、采用手术的繁简、麻醉的安全性和术者的技术水平而定。

2) 麻醉：应选择气管插管的全麻，确保安全。

3) 术前准备：腭裂手术对患儿来说是一个大手术，充分的术前准备是保证安全手术和提高疗效的重要环节。应详细检查有无呼吸道及中耳的感染，如有，应彻底治愈后才能手术。肿大的腭扁桃体因对咽腭闭合有一定的代偿作用，所以 Ⅰ～Ⅱ 度肿大者术前不必将其摘除；而 Ⅲ 度肿大者，术后会引起呼吸道梗阻，应先行扁桃体摘除术。一般状况和营养较差及有贫血的患儿，应先纠正后再选择适当时机手术。每个手术的患儿，术前都应做好输血的准备。

4) 手术方法的选择：早期的手术多着眼于以闭合裂隙为目的，这类手术以两侧松弛切口为基本原则的 Angenbeck 法为代表。后来逐步认识到缩小咽腔、延长软腭对恢复腭咽闭合有重要作用，产生了以腭瓣后推为原则的手术（Orrance 手术），以 лимБerг"板间切开"为代表的鼻咽腔缩小手术及既能延长软腭又能缩小咽腔的咽后壁黏膜肌瓣手术等。近年来对软腭肌肉功能的测定和疗效的分析，进一步确认恢复软腭肌肉的连续性和完全消灭鼻腔侧创面，对保持软腭的灵活度和防止瘢痕挛缩有重要意义。术者可根据患者的畸形的特点选择合适的手术方法。

改良的 Angenbeck 手术：先作松弛切口，即从舌腭弓外侧缘开始，绕过上颌结节，在距腭侧龈缘 2mm 向前到头尖牙水平作切口（在硬腭部位切开应达骨膜），通过此切口用骨膜剥离子掀起黏骨膜瓣直到裂缘，凿断翼钩以减小腭帆张肌的张力，仔细游离腭前血管，神经束以增加腭瓣的松动度。再作裂缘切口，完全游离，掀起腭部双蒂黏骨膜瓣，并剪断硬腭后缘的腭腱膜，此时双蒂瓣已完全松动。鼻腔侧黏膜也稍作分离便于缝合，最后，两侧双蒂黏骨膜瓣在无张力下靠拢，在中线分鼻侧黏膜、肌层和口腔侧黏膜 3 层间断缝合，口腔侧可作数针垂直褥式缝合，能使切口缘外翻有利于愈合。在两侧松弛切口内填塞适量的碘仿纱条，有止血及防食物嵌塞的功能（图 2-6-9）。

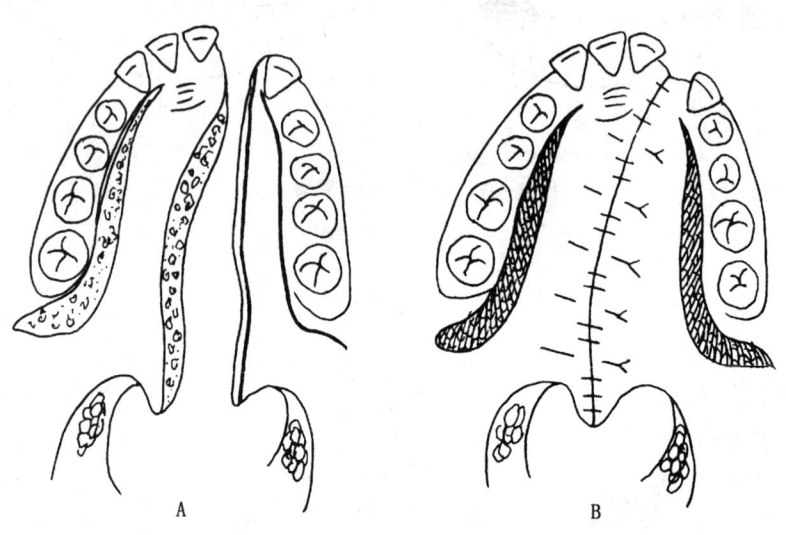

图 2-6-9　改良的 Angenbeck 法

A.松弛切口和裂缘切口（右侧已切开）　B.术毕（两松弛切口已填碘仿纱条）

对某些单侧完全性腭裂，裂隙前端较宽不易闭合时，可将健侧的松弛切口与裂缝切口在前端相连，形成含有腭前血管的单蒂黏骨膜瓣，很容易向对侧双蒂黏骨膜瓣靠拢而封闭前端裂隙。但术中切勿伤及腭前血管，才能保证单蒂瓣尖端的血供（图 2-6-10）。

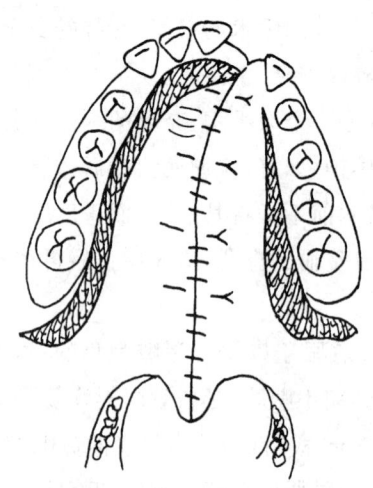

图 2-6-10　健侧单蒂黏骨膜瓣

本法久经实践考验,迄今仍不失为修复腭裂的应熟练掌握的经典方法之一。但在延长软腭长度方面仍感不足,对软腭短、腭咽闭合不良的患者的语音难获显著的改善。

改良的 Orrance 后推术:对于软腭发育较差而裂隙宽的不完全腭裂或软腭裂,可采用两瓣后推法。基本操作同 Angenbeck 法:作松弛切口和裂缘切口后,在切口前端将两切口相连,掀起含腭前血管的单蒂黏骨膜瓣。游离腭前血管神经束或凿开腭大孔的后壁及内壁,使两单蒂黏骨膜瓣方便地向后、向内侧推进以延长软腭(图 2-6-11)。

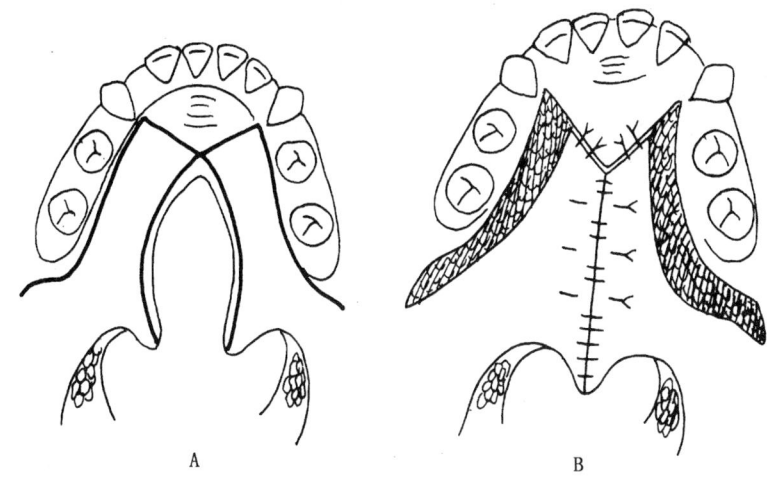

图 2-6-11　改良的 Orrance 后推术
A. 切口　B. 术毕

咽后壁黏膜肌瓣手术:此法常用于软腭过短、先天性腭垂缺失或裂隙很宽的患者。常与 Angenbeck 法合并使用,也可用于二期手术。其手术要点为:在咽后壁中央设计蒂在上方的舌形瓣(蒂在上方的术式接近于生理状态下的腭咽闭合),其长宽之比为 2∶1～3∶1,宽度约占咽后壁宽度的 2/3,蒂应位于软腭后缘水平稍高的位置。切开舌形瓣的黏膜、黏膜下组织和咽上缩肌达椎前筋膜表层。掀起舌形瓣,咽后壁创口直接缝合,再将该瓣反转 180°,缝合于软腭的鼻侧创面(图 2-6-12)。

犁骨黏膜瓣手术:在犁骨中线作"X"形切口,将犁骨黏膜瓣向两侧翻开与裂缘鼻腔侧黏膜缝合,用来修复裂隙前端较宽的鼻侧缺损。常与 Angenbeck 法或健侧单蒂瓣合并使用。对犁骨发育很小及位置过高者不宜使用。

5)腭裂手术的并发症和术后处理:最常见的并发症有咽喉部水肿、出血和切口复裂。

喉头水肿:主要由于气管内插管和手术本身操作不当所致,它可导致吸气性呼吸困难或呼吸道梗阻。应提高麻醉插管和手术技巧,预防它的发生,术后适当用些激素可减轻水肿。如发生呼吸道梗阻或窒息需作气管切开抢救生命。

出血:早期出血是术中止血不完全所致,常见于切口前端鼻腭血管或黏骨膜瓣边缘及鼻腔侧创面;晚期出血多因创口感染所致。应及时检查确定出血部位和性质,如为小动脉分支出血予以结扎;如为渗血,可用压迫止血或电凝止血。必要时需输血。

切口复裂:常见于硬、软腭连接处和腭垂部位,可见腭垂又分为 2 个或硬、软腭的洞穿缺损。其主要原因为黏骨膜瓣松解、游离不够,在有较大张力的情况下缝合,其次为创口感染或术后饮食不当所致,偶见腭前血管损伤而致腭瓣部分坏死者。复裂或洞穿缺损均需二期修复,应在初次手术半年或 1 年后进行。其方法有二:

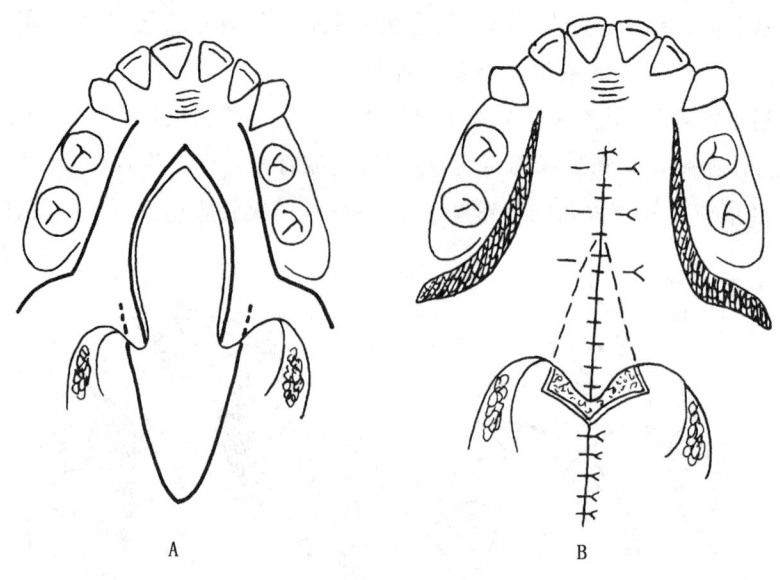

**图 2-6-12 咽后壁黏膜肌瓣手术**
A. 切口设计　B. 术毕

其一,再作一次 Angenbeck 手术;其二,可作局部黏骨膜瓣转移修复。

腭裂的术后处理极为重要。麻醉尚未清醒前应入苏醒室专人守护,保持呼吸道通畅,防止窒息发生,如有呼吸道梗阻、出血或窒息发生应及时处理。饮食护理也很重要,术后 1 周内进流食,2～3 周内改为半流食,3 周后才能恢复正常饮食。饭后多饮清水,以保持口腔清洁,常规应用抗生素 1 周预防感染。松弛切口碘仿纱条可在 7～10 天分段剪除、抽净,切口缝线 2 周后拆除或待其自脱。

6)语音训练:腭裂的手术治疗为患儿的语音功能的恢复创造了必要的条件,如能在开始学话前成功地完成修复手术,大多数患儿可在其家长的耐心教导下学会比较正常的语音。但如手术方法不当或手术年龄稍大,其不正常的腭裂音业已形成习惯发音后,则手术后必须进行严格、刻苦的语音训练,才能逐渐改变已养成的不良习惯,取得较好的语音效果。这是一项复杂而细致的工作,应在专职医师指导下进行。

(3)牙槽突畸形的修复　其修复目的是通过松质骨的移植和两侧牙龈瓣的转移恢复牙槽弓的完整性,以利恒牙的萌出。所以,在恒尖牙萌出之前(10～12 岁)是行牙槽突植骨的最理想的时期。植骨前需由整畸科医师的配合进行整畸治疗,以减轻牙列畸形。

(4)唇裂鼻畸形和面颌畸形的修复　唇裂鼻畸形是指Ⅲ度唇裂的严重鼻畸形,其病理基础和治疗方法较复杂。早期的鼻部皮肤修正和鼻翼软骨悬吊均无济于事,有时适得其反,需行鼻皮肤和软骨的整形及肋软骨的移植等综合治疗。面颌畸形是指唇、腭裂患者由于上颌后缩而形成的面中 1/3 的凹陷,需采用颌骨外科整畸的方法矫正。所以,我们主张上述两种畸形均不宜早期手术,应待生长发育完成后进行,以免影响鼻部和面颌的生长发育以及增加日后彻底矫正的难度。

## 第七节 口腔颌面部疾病

### 一、损伤

口腔颌面部是人体的暴露部分，加之小儿头部的重量和体积相对较大，自我保护能力和意识差，故遭受损伤的机会也相对较多，且以软组织损伤为主。由于部位显露而重要，损伤后的组织缺损、移位、感染、瘢痕和不良处理，均可导致面部的畸形和功能障碍，给患儿一生造成严重影响。

（一）口腔颌面部损伤的特点

口腔颌面部血液供应丰富，有大量血管吻合，组织愈合能力和抗感染能力较强，但由于皮下组织较疏松并有大量潜在间隙，创伤后往往肿胀反应明显，可形成较大面积的血肿。

口腔颌面部有大量腔窦存在，如口腔、鼻腔、鼻旁窦等，这些部位与外界相通，条件适宜时常有病原菌寄存，故与腔窦相通的伤口均是污染伤口。

口腔内有牙齿，牙齿除本身有一系列损伤性疾患外，还会带来一些特殊问题，如外力通过软组织作用于牙齿时常可造成唇、颊、舌等软组织的裂伤或穿通伤；牙体碎裂还可造成软组织的异物；牙体及牙周的炎症可致相邻骨的感染；而骨折的发生亦可伤及骨折线上的牙齿和牙胚；颌骨骨折还可导致牙齿的移位和咬𬌗关系的紊乱。

口腔是呼吸道的入口，损伤后组织移位，可致组织肿胀、出血和异物等，常可阻塞并吸入呼吸道引起窒息。口腔亦是消化道的开端和语言器官，损伤后常使其暂时或永久失去正常功能。

脑神经在颌面部广泛分布，特别是面神经相对表浅，易被损伤。

腮腺组织位于面部侧方，损伤后可发生涎腺瘘。

此外，颌面部与颅脑相邻，颌面部的损伤特别是骨组织的损伤，常合并有颅脑的损伤和颅底骨折。

（二）口腔颌面部损伤的急症处理

1.窒息 是颌面部损伤中导致呼吸衰竭、死亡的最常见急症。

（1）病因病理

1）病因：①阻塞性：常因异物如血凝块、碎骨块、游离组织块、呕吐物等阻塞咽喉部；或因组织移位，如下颌骨颏部发生双骨折或粉碎性骨折时导致的牙弓缩窄和舌后坠，上颌骨发生横断骨折时，骨块连同软腭移向后下方压迫舌根阻塞咽腔；亦可因组织肿胀（如发生在口底、舌、咽周的血肿和水肿）导致呼吸道狭窄。②吸入性：即直接将血液、分泌物、呕吐物及异物等吸入气管、支气管或肺泡内，多见于昏迷的患儿。

2）病理：临床上损伤是否导致死亡主要取决于心和脑这两个最主要的生命器官，它们对缺氧极为敏感。当机体缺氧时，就会出现下列反应（图 2-7-1）：

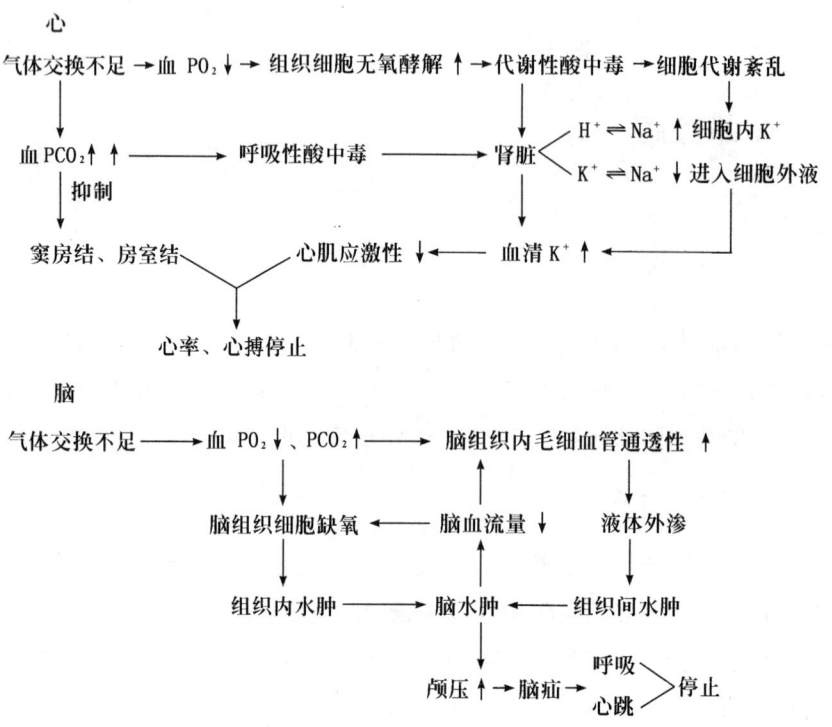

图 2-7-1 缺氧状态下的机体反应

(2)临床表现

1)前期:呼吸急促(快而深),鼻翼扇动,烦躁不安,吸气相＞呼气相,心率快,血压上升。

2)中期:呼吸极度困难,呈"三凹征"(吸气时锁骨上窝、肋间、剑突下明显凹陷),全身肌痉挛,发绀,呼吸急而浅。

3)后期:脉细弱,血压下降,意识丧失,反射消失,肌肉弛缓,瞳孔散大,直至死亡。

(3)急救处理

1)解除呼吸道梗阻:首先清除口鼻、咽喉部的异物,可用吸引器、手指或其他器械将分泌物和堵塞物取出。检查是否有组织移位并采取相应措施,如系舌后坠,应立即用舌钳、巾钳或缝线将其拉出口外;如系上颌骨骨折移位,应使用压舌板或类似器械横置于双侧前磨牙处,将上颌骨向前上方提拉,固定在头部绷带上;如系组织肿胀引起,则应立即经口或鼻腔置入通气道;若情况紧急或以上方法不能缓解时可行环甲膜穿刺(即用 15 号以上粗针头经环甲膜刺入气管内,如仍嫌通气不足可再刺一根)或环甲膜切开术,争取时间再行气管切开。

2)清除气管及肺内误吸液体:采取俯卧头低位使身体呈 45°倾斜,拍击背部以利误吸液的排出并立即给氧。如效果不佳应即刻行气管插管或气管切开进行吸引。

3)呼吸停止或暂停:除上述处理外还应行人工呼吸并给予必要的呼吸兴奋剂。

2.出血 颌面部损伤一般出血较多,如损伤大血管还可危及生命。

(1)病因 多为锐器损伤,如切割伤、刺伤、裂伤、撕脱伤及严重的开放性骨折等。

(2)临床表现 根据出血的性质,一般可分为 3 种。

1)毛细血管出血:为广泛弥漫性渗血,血色鲜红。

2)静脉性出血:为持续性溢血,血色暗红。

3)动脉性出血:为快速喷射状搏动性出血,血色鲜红。

(3)处理 抢救时应根据出血的部位、临床类型分别采取相应的措施。常用方法如下:

1)压迫止血:

指压法:用手指压迫知名动脉走行的适当部位,如耳屏前的颞浅动脉,下颌角前切迹处的颌外动脉、颈动脉三角内的颈总动脉等。用手指触及血管并垂直压向深部骨面将其压闭,以控制所属区域内伤口的出血。

包扎法:适合于小血管及毛细血管的出血,即先将软组织复位后用多层无菌敷料覆盖伤面,然后用宽胶布或绷带压迫包扎。注意加压包扎时不要影响呼吸道。

填塞法:适合于深部组织或窦腔的各型出血。用无菌(或碘仿)纱布填塞于创口内,以达止血目的。常用于鼻腔、鼻旁窦、外耳道,以及各种贯通伤、非贯通伤等。耳鼻填塞时要注意排除脑脊液漏。

2)骨片复位止血:颌骨开放性骨折,特别是骨折线处骨组织内或近旁有知名血管走行的移位骨折片,应及时将其复位,通过骨面的接触压力和制动达到止血目的。

3)结扎止血:一般较大血管出血时,可先用止血钳将血管断端夹闭或用丝线将其结扎。对颌面部广泛性损伤,用其他方法不易止血时,可先采用患侧或双侧颈外动脉结扎术以控制出血。颈外动脉结扎术的方法如下:

麻醉:局部浸润麻醉,小儿及不能合作者采用全麻。

体位:仰卧位,肩下加垫,头后仰并偏向对侧。

切口:自下颌角平面起沿胸锁乳突肌前缘向前下方作一长约5～6cm的切口。

暴露:切开皮肤、皮下组织、颈阔肌及颈深筋膜浅层,分离胸锁乳突肌前缘及深面,用甲状腺拉钩将其拉向后方,此时常可见面总静脉自前上方向后下方汇入颈内静脉,将其分离、结扎并切断。打开颈鞘,游离颈内静脉并将其拉向后方,于切口上方暴露并辨认二腹肌后腹及舌下神经,用拉钩将其拉向上方保护之。此时可见明显搏动的颈动脉鞘,用1%普鲁卡因1～2ml作颈动脉窦及迷走神经封闭以阻断降压反射。在切口内侧舌骨大角下方用止血钳打开并分离血管鞘,此时即可显露出颈外动脉、颈动脉分叉点及颈内动脉。

辨认及结扎:颈内、外动脉的鉴别是手术的关键。该部位颈外动脉位于前内方而颈内动脉则位于后外方,故应记住方位。更重要的鉴别点是游离颈外动脉时有许多分支,而颈内动脉在颅外段没有分支。确认颈外动脉后从起始部向上游离一段,在甲状腺上动脉与舌动脉之间用粗丝线穿过,当提起丝线后如同侧颞浅动脉搏动消失,则进一步确认并予以结扎。冲洗伤口后分层缝合。

(三)口腔颌面部软组织损伤

1.闭合性损伤 主要为挫伤,表现为局部肿胀、疼痛及皮肤淤斑等,如合并有骨折或关节损伤时可伴有开口障碍、咬𬌗异常等。早期治疗以止血、止痛、冷敷、加压包扎、防治水肿为主,对咽周口底区域的损伤还应注意防止阻塞性窒息。3天后宜行活血散淤的中药熏洗或热敷理疗。对较大血肿有明显波动者可行穿刺抽吸或切开引流并辅以抗生素治疗。

2.开放性损伤 根据致伤原因的不同可分为擦伤、裂伤、刺伤、切割伤及动物咬伤等。其主要临床表现与身体其他部位的开放性损伤雷同,处理时在一般外科清创缝合的基础上,还应注意口腔颌面部的特点。

(1)清扩创 应及早正确进行,但在个别情况下延长至24～48小时以上,伤口仍可望Ⅰ期愈合。清创应彻底,特别是与腔窦相通者。伤口内若有污物,如常见的碎牙、碎骨片等要清除干净。扩创要保守,不轻易去掉组织,有时尽管组织已游离但仍有蒂者亦应设法保留。完全游离的组织块,如有血管断端可行显微吻合术,以期保持组织活力并能顺利愈合;如无血管断端,在没有感染坏死的情况下亦可复位缝合或制成皮片覆盖创面,以期减少瘢痕的形成和避免功能障碍的发生。

(2)缝合  应注意恢复组织的正确解剖部位,特别是断裂回缩后的肌肉,做到消除张力,避免无效腔,分层缝合,细线缝皮。务必使伤口愈合平整,减少畸形。颜面重要器官如口、鼻缝合时,应尽量保持其原有的形态和位置。与腔窦相通的伤口应首先关闭腔窦黏膜,使之变成闭合伤口,待二次冲洗后再行缝合。创面大、伤口深、污染严重或疑有腔隙者,应放置引流。如组织严重缺损不能即刻修复者,不要强求拉拢致使组织严重错位,可采用定向缝合或皮肤黏膜相对缝合,待伤口愈合后做二期整复。

3.一些重要结构损伤的处理

(1)面神经、舌神经、舌下神经等主要脑神经损伤后,在全身情况允许时,如确系颌面部损伤所致应给予必要的探查。如已断裂,应在显微镜下行神经吻合术或神经移植修补术。

(2)腮腺主导管损伤后,可用硅胶管自导管口插入置于导管内,用5-0细丝线将破裂口缝合或将断端吻合。硅胶管应留置2周后再撤除。腮腺分支导管或腺体的损伤可行局部缝扎或术后加压包扎以防涎瘘的发生。

4.小儿常见软组织损伤的处理要点

(1)唇部损伤  以贯通伤为多,其次为全层裂伤,常合并有前牙损伤或碎裂。全层裂伤时,因口轮匝肌横断常使伤口哆开,可误认为是组织缺损。缝合时应先将断裂的口轮匝肌复位,然后再将皮肤、红唇缘对齐,最后再缝合口腔黏膜。缝合时应注意红唇缘的连续性和红唇的丰满度。如确有组织缺损应根据情况行组织瓣转移或二期修复。

(2)腭部损伤  多为器物扎伤,严重时造成口鼻穿通或组织缺损。处理时因患儿多不合作,应谨防针断或缝针误入呼吸道、消化道。一般小伤口可不必缝合,若为一舌形瓣或角形瓣下翻,可将其复位后于瓣端处固定缝合1针即可。若为穿通伤,为防止发生口鼻瘘,应将口腔侧黏膜严密缝合。一旦发生组织缺损,需在全麻下行骨黏膜组织瓣转移修复术,供瓣区创面可用碘仿纱条填塞或打包缝合加以保护(图2-7-2)。

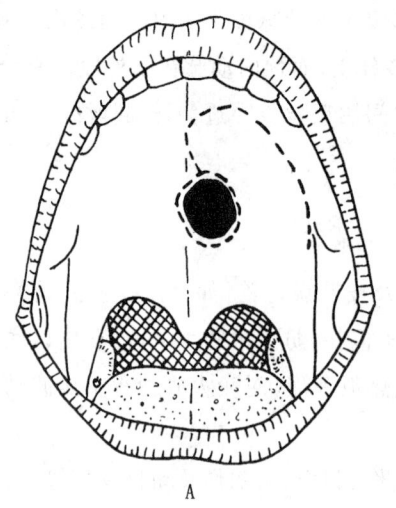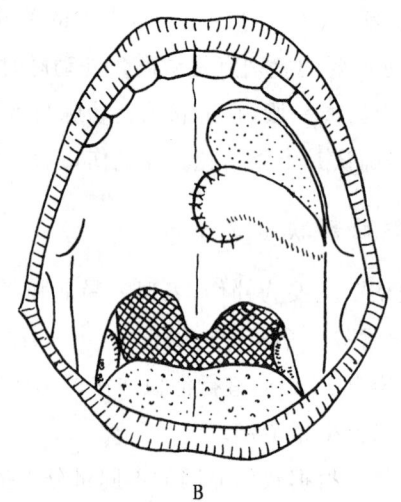

图2-7-2  腭部损伤

A.腭部洞穿性缺损   B.腭瓣转移修复

(3)舌部损伤 舌是运动器官、活动度较大,小儿在意外情况下常易将其咬伤。舌组织由黏膜和肌肉组成,组织松脆且血管淋巴管较少受结缔组织的保护,术后又很难制动,故缝合过程和缝合之后较易发生组织切割、继发出血和肿胀。因此,在缝合时应采用大圆针、粗丝线、多带组织深缝的原则,不准留有无效腔。一般不放引流,针间距应在0.5cm以上,术后进流食。在舌缘损伤,特别是有组织缺损的情况下,为保持舌的长度和功能,原则上宜采用纵形缝合而避免横向缝合(图2-7-3)。

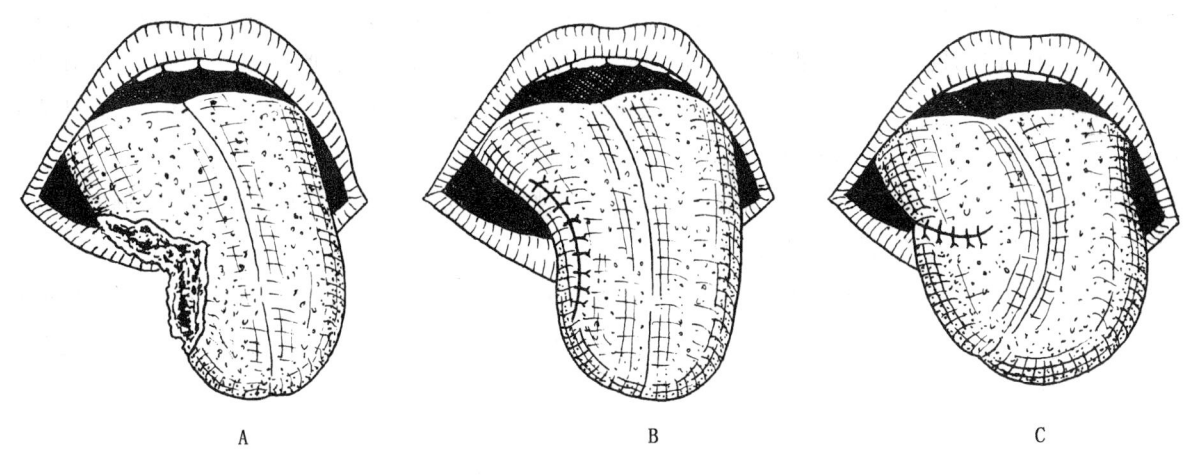

**图2-7-3 舌损伤**

A.舌组织缺损 B.正确缝合 C.错误缝合

(4)颏部损伤 颏部亦是儿童常见的损伤部位,主要为软组织挫裂伤,常可深达骨面,严重时可合并下颌体部和髁突部骨折。必要时应拍片检查以免漏诊,特别是髁突骨折易于忽略引发其他关节疾病。如骨膜广泛撕脱并与口内相通者,应注意清创并放置引流,妥善固定。

(四)口腔颌面部硬组织损伤

1.牙外伤 小儿硬组织外伤中以牙外伤最为多见,其中上切牙的发生率最高,主要损伤类型为挫伤和牙脱位,牙折较少发生。

(1)牙挫伤 牙齿受到较轻微的碰撞和在钝性外力的打击下发生的牙周膜及牙髓组织的损伤。临床上自觉患牙伸长,咬𬌗疼痛,检查可见患牙松动,触诊及叩痛明显,可有牙龈轻度红肿。如牙髓受损还会对冷热刺激敏感,严重时牙齿可变色。轻度挫伤不必处理,2周内应避免用其嚼食物,一般均可自行恢复。损伤较重,牙松动明显者,可行牙间结扎固定术,用0.2~0.3mm粗的不锈钢结扎丝将其固定在邻牙上,常用"8"字结扎法(图2-7-4)。

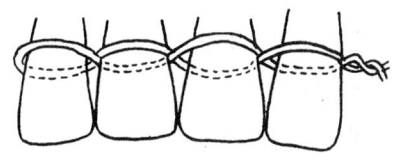

**图2-7-4 "8"字结扎法牙间固定**

(2)牙脱位 当较大的外力作用于牙齿时,可造成牙齿自牙槽窝内脱离。儿童处于乳牙期或换牙阶段,此时牙根较短,牙槽骨疏松,故较成年人易于发生脱位。根据外力方向的不同可分为𬌗向脱位和嵌入脱位;根据

脱位程度的不同,前者又可分为完全与不完全脱位,后者还可分为部分与全部嵌入。临床表现如下:

1)不完全脱位:牙冠变长,牙齿明显松动,可有唇向或舌向移位。X线片可见根周间隙增宽。

2)完全脱位:牙齿完全脱离牙槽窝或仅有少许软组织相连。

3)部分嵌入:牙齿变短,部分牙冠陷入骨组织。

4)全部嵌入:牙冠全部陷入骨组织,此时牙槽窝处可见少许牙冠或仅见切缘,牙槽骨板常有破裂。

恒牙脱位的治疗以保留牙齿为原则。不完全脱位及完全嵌入者,应即刻在局麻下将其复位并用金属丝结扎法将其固定2~4周,固定期间调低咬殆并避免用其咀嚼。部分嵌入者可不必外科处理待其二次萌出。完全脱位者须及时行再植术。乳牙脱位则以保持间隙和保护恒牙胚为主要目的,不完全脱位和部分嵌入者在非换牙期可将其复位并行简单固定,其他情况均应予以拔除。

2. **牙槽骨骨折** 为外力直接作用于牙槽突所致,可单独发生,亦可与牙齿损伤或颌骨骨折同时存在。骨折往往仅限于外侧骨板或内侧骨板,也可全层断裂。

主要表现为骨断端牙龈的肿胀和撕裂,骨折片移位所致之咬殆错乱以及骨折段内牙齿的整体移动。诊断时可参考X线片,一经确诊应即刻行复位固定术。复位时应以咬殆关系为标准。固定主要采用金属丝牙弓夹板固定法或金属丝多牙结扎固定法(图2-7-5)。

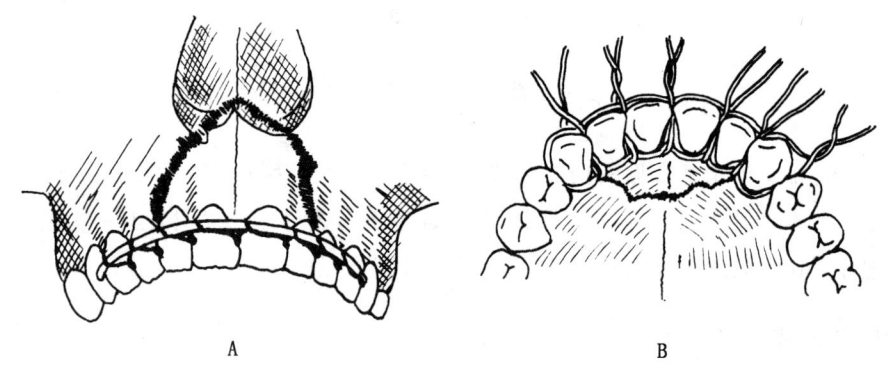

**图 2-7-5 牙槽骨骨折**

A.牙号夹板固定术  B.金属丝多牙结扎固定术

3. **颌面骨骨折** 儿童颌面部骨折的发病率明显低于成年人。国外统计资料表明,在全部颌面骨骨折中儿童仅占4.8%~6%;国内统计数字略高,在10%~20%之间。这与儿童特别是5岁以下小儿颌面骨在头部所占比例较成年人少且骨质柔韧性较好有关。

(1)**下颌骨骨折** 在颌面骨骨折中,下颌骨骨折占绝大多数。

1)病因:多因坠落或跌倒碰伤颏部,牲畜咬伤或其他意外事故伤及下颌体部或下颌升支部所致。

2)病理:由于下颌骨位于面部的两侧和下端,接受外力撞击的机会明显高于其他面骨,而且该骨外形不规则,多弯曲多角度,当一处受力(如一侧颏部)时,可在其他部位(如对侧下颌升支)产生较大的分力,从而导致多发性骨折。此外,下颌骨自身还有几个生理薄弱区,分别位于下颌角、髁突颈、下颌体正中联合及颏孔区,常可在直接受力或间接受力的情况下发生骨折。儿童尤以颏孔区骨折最为多见,这主要与恒牙胚特别是恒尖牙体积较大、萌出较晚、位置较低有关,它们在该部位的占据使骨组织变得薄弱。

3)临床表现:①骨折部位肿胀、淤血、疼痛及开闭口等运动功能障碍。②骨折断端移位及咬殆关系错乱。儿童由于多为青枝骨折且骨折线不规则,故移位往往不像成人骨折那样明显。③损伤下牙槽神经可致患侧下唇麻木。④髁突或髁突颈部骨折时可并发颅中窝骨折,届时可发生外耳道出血或脑脊液漏。

4)诊断:①了解致伤外力的性质、大小和方向以及受力的部位和局部情况进行综合分析。②结合临床表现检查下颌骨是否有压痛点和传导压痛点,是否有假关节活动和骨摩擦音。③X线摄片进一步确定骨折的部位和性质,根据需要可拍摄下颌骨后前位、侧位、曲面断层及横断咬𬌗片。

5)治疗:儿童下颌骨骨折的治疗原则和处理方法与成年人有以下不同:

治疗原则:①由于儿童新陈代谢旺盛,组织修复能力强,故复位应及时,一般在24小时内进行,如已超过了24小时且出血肿胀明显者,可待肿胀期过后(即伤后5～6天左右)进行。此外,小儿骨折复位后固定时间不需像成人一样长,一般在2～3周后即可适当活动。②由于儿童多处于乳牙列或混合牙列阶段,此时颌骨正在发育,牙齿也正在替换萌出,咬𬌗关系可在很大程度上自行调节,因此复位时对𬌗关系的要求不像成人那样严格。③由于乳牙根短小,或正在吸收且牙冠形态不佳,新生恒牙牙根尚未发育完全,故儿童骨折不宜利用牙齿做固定装置(如成年人经常采用的牙弓夹板单颌固定或颌间牵引固定等)。④由于儿童颌骨内牙胚组织较多,故应避免手术切开复位固定术,以减少恒牙胚的感染和损伤。对于开放性骨折牙胚已暴露或遭污染者应予刮除,否则牙胚一旦感染,炎症很难控制,不但影响骨折愈合,还可引发骨髓炎。⑤由于髁突是下颌骨的生长发育中心之一,3岁以前发生骨折常可致颌骨严重发育畸形或关节强直,6岁以后影响减轻,12岁以后则影响轻微,故6岁以前的髁突骨折不宜手术治疗。

处理方法:骨折错位不明显,咬𬌗关系正常或轻度异常者,可行单纯颅颌弹力绷带固定2～3周(图2-7-6)。如为髁突骨折亦可用颅颌弹力绷带固定,2周后行开口训练,以尽快恢复正常生理功能,加快关节腔内血液的吸收,减少畸形和避免关节强直的发生。骨折错位明显者,宜采用龈上塑胶夹板固定法,婴幼儿无牙颌骨折则应先制作塑胶基托,然后再用颌周固定法固定(图2-7-7)。

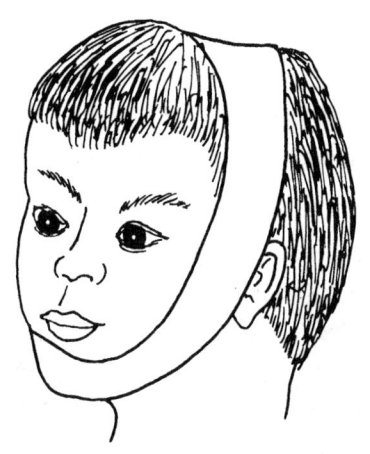

**图 2-7-6 颅颌弹力绷带固定**

(2)上颌骨骨折

1)病因病理:由于上颌骨位于面中部,其上、下、左、右均受颅骨及其他面骨的保护,且上颌骨解剖形态为拱形柱结构,轻度外力常被连结骨和邻骨分解弥散,故只有来自前方较粗暴之外力作用于面中1/3时才可发生上颌骨骨折。临床上常见3种类型,即低位水平骨折(Lefort Ⅰ型)、中位锥形骨折(Lefort Ⅱ型)和高位颅面分离骨折(Lefort Ⅲ型),它们均发生在骨缝及骨壁薄弱处(图2-7-8)。

2)临床表现:

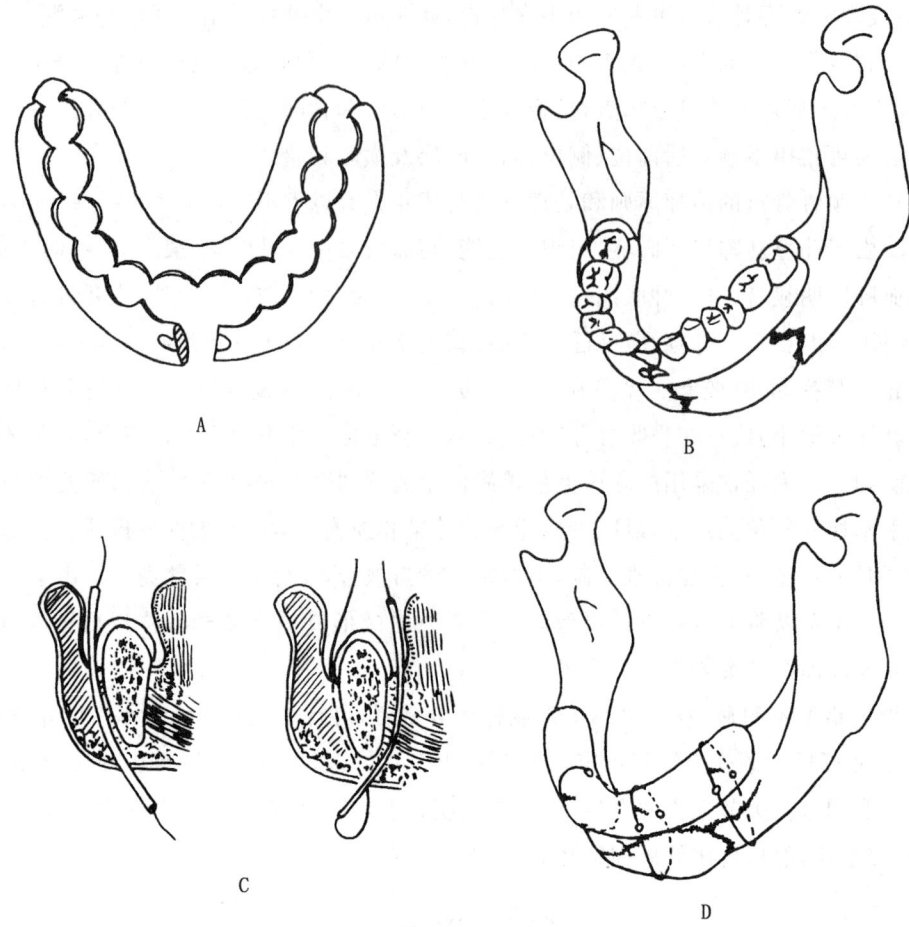

图 2-7-7　髁突骨折
A.龈上塑胶夹板　B.龈上塑胶夹板固定　C.无牙颌颌周不锈钢丝导入　D.无牙颌塑胶基托颌周固定

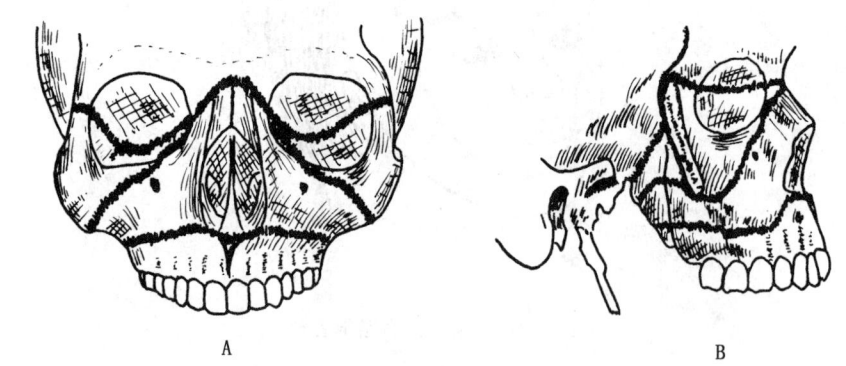

图 2-7-8　上颌骨常见骨折类型

骨折段移位：常因重力和外力作用使其向下方移位，致使面中 1/3 凹陷变长。

咬𬌗错乱：由于骨段移位的结果造成后牙早接触，前牙开𬌗、对刃或反𬌗。

口鼻出血及眼镜状淤血。

视觉障碍：如眶底移位可使两侧眼球不在同一水平线上，损伤眼球运动神经可使眼球运动失调，均可导致复视。

颅脑损伤及脑脊液漏:当发生高位颅面分离骨折时多合并有颅脑损伤及颅底骨骨折,如颅前窝发生骨折时常使硬脑膜撕裂并累及蝶窦、额窦和筛窦,出现脑脊液鼻漏。

3)诊断:检查诊断方法与下颌骨骨折雷同。触诊时可用手指掐住上颌前牙摇动并观察有无异常骨活动。根据临床症状及 X 线检查不难确定诊断。常摄 X 线片为铁氏位、华氏位必要时还可加拍上颌曲面断层片或 CT 片。

4)治疗:治疗原则与下颌骨骨折基本相同,只是上颌骨血液供应更为丰富,骨段极易错位愈合,故情况允许时应尽快复位固定,不宜拖延。错位不明显、𬌗关系基本正常者,可单纯颅颌弹力绷带固定;如错位较严重,𬌗关系明显异常,复位后可行金属丝颅颌悬吊固定或口外须颅颌悬吊固定。方法为:先在头颅上制作石膏帽并置固定金属支架,然后制作上颌带须或不带须的牙弓夹板或龈上塑胶夹板并固定在上颌牙列,用 0.3mm 不锈钢丝一端固定在两侧夹板相当于鼻处,另一端穿入移行部软组织,经颧面部皮肤穿出,固定于石膏帽金属支架上,如为带须夹板则将口外须与石膏帽固定即可(图 2-7-9)。

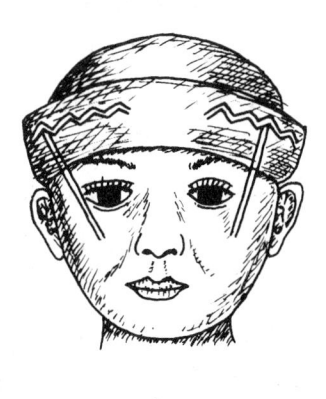 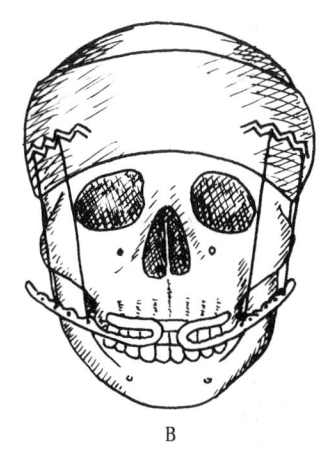

**图 2-7-9 上颌骨骨折固定**

A.金属丝颅颌悬吊固定　B.口外须颅颌悬吊固定

如确认有脑脊液漏存在应注意:①不可填塞止血。②不可冲洗。③不可滴入任何药液。

(3)颧骨颧弓骨折

1)病因病理:颧骨颧弓位于面中侧前方,部位较突出,易受到直接暴力的打击,颧骨体较为坚实但其邻骨连结处较为薄弱,是易发生骨折的部位,颧弓由于其细长而单薄更易发生骨折。颧骨颧弓骨折后的骨折片移位主要取决于打击力的强度和方向,其次是附着于颧骨颧弓上肌肉的牵引力。颧弓骨折多来自侧方外力,故常发生内陷性骨折,而颧骨骨折多来自前侧方外力再加上咀嚼肌的牵引致使骨折片常向后、内、下方移位。

2)临床表现:

颧面部塌陷畸形:由于小儿肿胀反应较为剧烈,故伤后这种畸形很快会被组织肿胀所掩盖,易被误诊为局部软组织挫伤。

张口受限:颧骨颧弓的骨折片移位常可压迫颞肌或阻挡喙突运动,致使开闭口障碍(图 2-7-10)。

眶周淤血及复视:颧骨构成眶外下壁,骨折可造成眶周出血和眼外展肌出血、水肿所致的眼球暂时性功能障碍,如骨壁及眼球侧韧带下移可出现复视。

神经症状:眶下神经损伤可出现眶下区及患侧上唇麻木。面神经颧支损伤可出现眼睑闭合功能障碍。

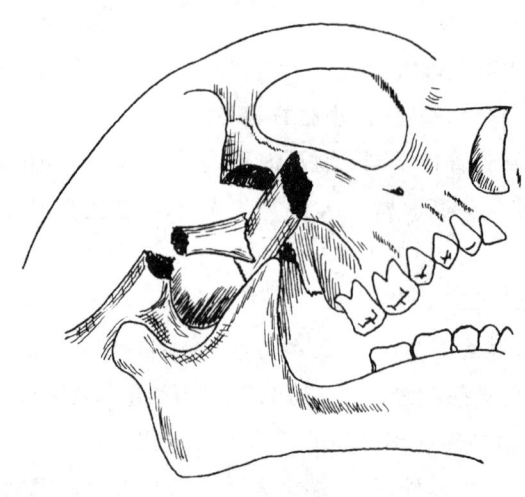

图 2-7-10 颧骨颧弓骨折片移位

3)诊断:主要依据上述临床表现及 X 线摄片检查,常取鼻颏位、颅底位或颧弓位。

4)治疗:应尽快进行,多采用撬动法复位,由于进路不同又可分为以下几种方法:

口内法:在局麻下自上颌第一磨牙远中前庭沟向后作 1cm 长的切口,于骨膜下将骨膜分离器伸向颧骨与颧弓深面,向外向前向上撬动,另一手放在颧面部感觉复位情况。适合于颧骨骨折。

口外法:局麻下在伤侧颞部发际内作一长约 2cm 的水平弧形切口,切开皮肤、皮下和颞筋膜,用骨膜分离器在颞筋膜与颞肌之间向前下方伸入颧骨颧弓的深面,将骨折段向外向前方撬动复位。适合于颧骨或颧弓骨折。

上颌窦填塞复位固定法:在局麻或全麻下,于口腔前庭上颌尖牙凹处作水平切口,显露上颌窦前壁并开窗,用扁圆形分离器伸入上颌窦内,另一手置于颧眶部将移位之上颌骨前壁、眶底及颧骨复位,并用碘仿纱条作上颌窦内填塞,将其一端经下鼻道开窗引入鼻腔,严密缝合口内伤口(图 2-7-11)。10 天左右开始自鼻腔逐步抽除碘仿纱条。适合于大龄儿童的颧骨粉碎性骨折,或与上颌骨骨折、眶底板骨折同时发生的复杂性骨折。

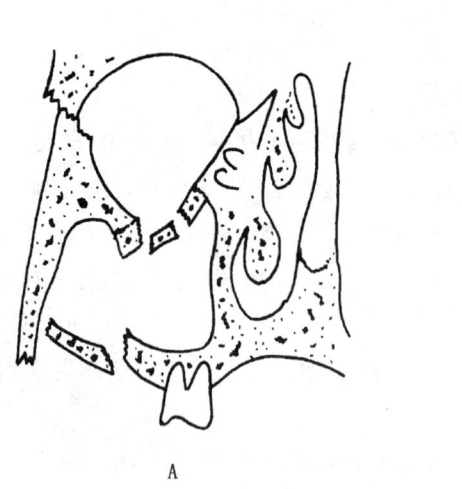
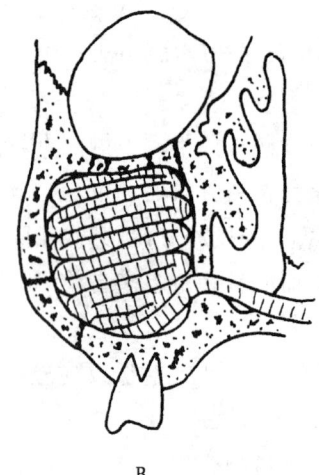

A B

图 2-7-11 上颌窦填塞法骨折复位固定术

## 二、感染

### (一)间隙感染

口腔颌面部存在很多相互交通的潜在筋膜间隙,其中含有疏松结缔组织,它们常是感染的滞留地和蔓延通道。所谓间隙感染指的是间隙中发生的蜂窝织炎及脓肿。

1. 病因病理 由于口腔颌面部的间隙与呼吸道及消化道起始部相邻,常易遭受病原体的侵扰。如牙及牙周组织的炎症,可以通过牙槽骨及其周围组织进入间隙,而鼻腔、鼻旁窦、口咽部的炎症亦可沿颌面部丰富的淋巴管道进入局部淋巴结。儿童又是龋病的好发年龄,且淋巴免疫系统尚未发育完善,故牙源性和腺源性感染均可发生。感染在间隙内的蔓延扩散主要是由于炎性产物的流注及相邻肌肉收缩的挤压作用所致。

2. 临床表现 病因不同、部位不同,其表现也有所不同。

(1) 牙源性感染 起病初期常有牙痛史,并可查及病源牙,如根尖炎、牙周炎、冠周炎等。一般起病急,病程短,全身中毒症状较严重,患病部位红、肿、热、痛等炎症反应明显且发展较快,通常3~5天后可形成脓肿。患儿白细胞常在 $20\times10^9/L$ 左右。如抵抗力低下、细菌毒力强或未能得到适当治疗,则炎症可持续蔓延,甚至引起脓毒败血症、海绵窦血栓性静脉炎、脑脓肿等。

(2) 腺源性感染 起病初期常有上呼吸道感染或病毒感染史,尔后在局部可出现一肿大活动的淋巴结,淋巴结逐渐增大伴疼痛,继续发展则成为弥漫性肿胀的炎性浸润块,界限不清且不能移动,皮肤充血、脓肿形成时表面皮肤可有明显压痛点及凹陷性水肿。一般起病较迟缓,淋巴结溶解破溃以前,全身中毒症状较轻,病程较长。

(3) 不同间隙感染的临床特点

1) 颌下间隙感染:感染主要位于颌下三角即颌骨下缘与二腹肌前腹之间。感染源多为下颌磨牙及颌下淋巴结的炎症。主要表现为该区域肿胀、疼痛等炎症表现,常合并轻度开口受限。感染可向舌下、颏下、颈侧诸间隙蔓延。

2) 眶下间隙感染:感染位于眶下区即眶下缘与上颌牙槽突、颧骨与鼻侧之间。感染源多为患侧尖牙及前磨牙的炎症。主要表现为患部肿胀、鼻唇沟消失,上唇及下睑明显水肿,脓肿压迫眶下神经时疼痛明显。感染可向眶内扩散引起眶周蜂窝织炎。感染波及面前静脉、内眦静脉或眶静脉时可向颅内扩散并发海绵窦化脓性血栓性静脉炎。

3) 颊间隙感染:颊间隙主要位于颧弓下缘与下颌骨下缘、咬肌前缘与口角之间。感染源多为上、下颌磨牙及颊部淋巴结的炎症。主要表现为面颊部的高度肿胀,颊黏膜向内膨隆使口腔前庭间隙缩小,有一定程度的开口受限。感染向前可扩散到眶下间隙,向后可扩散到咬肌间隙和翼颌间隙。

4) 咬肌间隙感染:感染位于咬肌与下颌升支之间。感染源于下颌后磨牙冠周炎。主要表现为以下颌升支及下颌角为中心的肿胀、充血、疼痛及明显的开口受限。由于咬肌及其筋膜肥厚而致密,使得脓肿形成而不易扪及。感染常向颊间隙扩散。

5) 翼下颌间隙感染:感染位于翼内肌与下颌升支之间,多来自下颌磨牙的感染。主要表现为张口困难及吞咽疼痛。炎症可向颞下、咽旁、颌下等间隙扩散。

6) 咽旁间隙感染:感染位于翼内肌与咽上缩肌之间。常由下颌后磨牙及扁桃体炎症引起。主要表现为咽侧壁的肿胀疼痛,吞咽困难。开口轻度受限,同侧软腭及腭垂常向健侧偏斜。感染向上可达颅底甚至颅内,向下沿颈鞘可进入纵隔。

7)舌下间隙感染:感染位于口底黏膜与下颌舌骨肌、下颌骨内侧与颏舌肌、颏舌骨肌之间。两侧舌下间隙在前方彼此相通,多由于下颌牙齿的炎症引起,主要表现为舌下区肿胀、舌体抬高、舌活动受限、影响语言及吞咽,严重时可阻塞呼吸道引起窒息。炎症可向颌下及咽旁蔓延。

8)颏下间隙感染:感染位于下颌骨正中与舌骨及两侧二腹肌前腹之间。多起源于颏下淋巴结及下切牙的感染。主要表现为颏下区肿胀、疼痛。

9)口底蜂窝织炎:是一种较为凶险的多间隙感染。炎症可涉及双侧颌下、颏下及舌下间隙,常由于患儿全身情况较差或细菌毒力较强所致。表现为广泛的弥漫性的组织肿胀及凹陷性水肿,患儿很快出现呼吸、吞咽困难,剧烈疼痛,全身中毒症状严重,如不及时处理可出现窒息、败血症及感染性休克等情况,危及患儿生命。

3.治疗 应采用全身与局部相结合的内外科综合疗法。

(1)抗感染治疗 应合理使用抗生素以控制感染、防止扩散。选择敏感抗生素甚为重要,在切开时应及时作脓液培养。脓肿尚未形成时可用粗针穿刺抽吸患区渗液作菌培养及药物敏感试验,对高热寒战的患儿应及时作血培养。在确定敏感药物结果以前应首选以对革兰阳性球菌敏感为主的广谱抗生素。

(2)支持疗法 小儿由于高热及进食困难,容易发生水、电解质平衡失调,故应及时检测和纠正,必要时给予静脉输液补充水、电解质和维生素。病情严重者可行少量多次输血。

(3)切开引流 此项外科手段极为重要,它可迅速将感染坏死组织分解产物、细菌及毒素排出体外,缓解局部组织压力,减轻疼痛及中毒症状,避免炎症扩散和其他并发症的发生。

1)切开时机:一般在脓肿形成时进行,但对口底蜂窝织炎合并有呼吸困难及严重全身中毒症状者应早期切开。

2)切口选择:原则上应选在脓肿的最低处,力求部位隐蔽。能在口内切开的如眶下间隙、翼颌间隙、颊间隙、舌下间隙、咽旁间隙等尽量在口内进行。如必须在口外进行,应注意切口方向与皮纹方向一致,一般多选在颌下、颌后及发际内。切口长度应以能敞开脓腔底为宜,不要过长。对口底蜂窝织炎,特别是腐败坏死性感染者切口应稍长,可采用颌骨下缘下平行切口或倒"T"形切口,以期充分给氧、排除毒素、缓解症状(图2-7-12)。

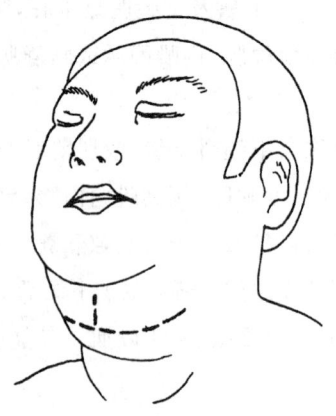

**图 2-7-12 口底蜂窝织炎倒"T"形切口**

3)方法:切开皮肤、皮下或黏膜后,用止血钳向脓肿方向钝性分离,敞开脓腔将脓液引出。分离时应避开面神经、腮腺导管等重要结构。如切开脓肿过程,方向不好掌握时可先用针头穿刺,出脓后再顺针头方向将脓腔敞开。引流应注意畅通,特别是肌肉深部的脓腔,如咬肌间隙脓肿切开时,一侧为骨壁,另一侧为强大致密的咬肌和筋膜,应用剪刀将咬肌下方附丽横断。口底蜂窝织炎切开时则应切断部分口底肌群,而不是顺肌纤维方向分离出脓液,这样引流通路狭窄,且很易随肌纤维的收缩、复位而关闭。脓腔位于骨面者,应切开骨膜,并将松软骨质刮除。切开后应放置引流条或引流管,以便脓液流出和脓腔冲洗。

(二)颌骨感染

由于医疗水平的提高,儿童口腔保健事业的发展以及抗生素的早期合理使用,儿童颌骨骨髓炎的发病率已明显降低。

1. 牙源性化脓性颌骨骨髓炎

(1)病因病理 多因牙齿的化脓性感染扩散到颌骨所致。根据扩散方式的不同,临床上可分为2种类型。

1)中央型颌骨骨髓炎:当急性化脓性根尖炎或脓肿不能自牙髓腔引流时,炎症便向骨髓腔内发展蔓延,在一般情况下穿过牙槽突骨皮质在骨膜下形成脓肿,最后穿破软组织引流。当感染发生在下颌骨且向深部骨髓腔蔓延时,由于骨皮质致密不易被炎症通过,且下颌骨血液供应为单一血管,没有侧支循环,如炎症使其栓塞后可造成大块骨组织营养障碍甚至死骨形成。病变过程中可破坏牙胚组织,使恒牙缺失或萌出异常,破坏颌骨生长中心可影响颌骨的正常发育导致畸形。

2)边缘型颌骨骨髓炎:多因急性化脓性牙周炎或冠周炎向骨膜下或颌周间隙内扩散引起。当脓肿在骨面上形成未能及时充分引流时,可破坏骨皮质,造成小片状死骨形成,呈蜡状骨软化灶且伴有炎性肉芽组织。如机体抵抗力较强或细菌毒力相对较弱的情况下可表现为增生型,即骨质破坏不明显,主要为骨皮质增生、骨松质硬化、骨膜反应活跃并可见新骨形成。

(2)临床表现

1)中央型颌骨骨髓炎:发病急骤,先有牙痛史,尔后发热、寒战、倦怠、食欲不振、白细胞总数增高、中性粒细胞增多等全身中毒症状明显,病源牙明显叩痛,并可累及附近多数牙松动。患部剧烈跳痛,局部黏膜及面颊部软组织充血、肿胀并可继发蜂窝织炎。急性期如未得到彻底控制则转入慢性期,主要表现为面颊或口内黏膜形成经久不愈的瘘管,持续排脓并可有坏死的骨组织及牙胚组织排出,严重者可发生病理性骨折。

2)边缘型颌骨骨髓炎:急性期与颌周间隙感染症状相同,慢性期表现为病变区组织肿胀变硬、压痛轻微并伴不同程度的开口受限,病程长且反复急性发作。

(3)诊断 根据病史、临床表现及X线拍片检查可明确诊断。慢性炎症期X线片主要表现为骨质破坏与增生并存,骨膜反应明显。特别是边缘性骨髓炎,有时可见死骨形成及病理性骨折影像。

(4)治疗

1)急性期:与间隙感染处理方法相同。炎症消退后应彻底治疗或拔除病源牙。

2)慢性期:以彻底清除病灶为主。根据病情需要行病骨刮治术或死骨切除术,术中应避免损伤正常牙胚。

2. 新生儿颌骨骨髓炎 为非牙源性颌骨的化脓性骨髓炎,主要发生于上颌骨,下颌骨极少受累,一般在出生后几周内发病。

(1)病因病理 多为血源性感染,亦可因邻近器官感染的直接蔓延,或口源性感染,即来自分娩时产道内或哺乳时感染乳腺内的致病微生物,它们经口腔破损黏膜入侵所致。常见致病菌为金黄色葡萄球菌或链球菌。

新生儿由于上颌骨发育不成熟、钙化度低，骨质松软，细菌易在此停留。由于上颌窦尚未形成，骨皮质薄且营养孔丰富，感染在颌骨内快速蔓延并穿透骨板在骨膜形成脓肿。脓肿发生如处理及时多不形成死骨，否则可导致牙颌系统的发育障碍和畸形。

(2) 临床表现

1) 急性期：患儿起病突然，全身中毒症状明显，有高热、厌食、烦躁不安，白细胞计数显著增高，甚至出现寒战、呕吐、脱水、昏迷等。局部主要表现为患侧眶及内眦部红肿、眼睑水肿，严重者可有眼球突出。口内可查及患侧上颌颊腭侧牙龈黏膜肿胀。

2) 慢性期：患侧眶下或口腔上颌牙龈黏膜有瘘管形成，常有脓性液体或颗粒状死骨排出。

(3) 治疗

1) 急性期：①及时给予足量、敏感的抗生素。②全身支持疗法。③妥善处理局部，眶周、牙槽颊腭侧脓肿应及时切开，全身中毒症状明显者应早期切开。

2) 慢性期：手术治疗应慎重。一般小死骨片可经瘘管随脓液自行排出；如有牙胚坏死或较大死骨块不能排出者，可适当扩大瘘口行保守性刮除术，不要加重颌骨破坏，以免影响颌骨发育。

**3. 颌骨结核** 多见于儿童及青少年。

(1) 病因病理 多因其他脏器结核病经血行播散所致。儿童期因骨骼发育旺盛，骨松质内血供丰富（特别是上颌骨），故感染机会相对较多，其中颧颌缝处是其好发部位。少数因开放性肺结核，结核菌可经口腔黏膜或牙龈直接蔓延。

(2) 临床表现 患儿常表现为眶下及颧部的无痛性肿胀，呈渐进性发展，偶有疼痛及午后低热。触诊：早期可于软组织下扪及骨性膨隆；晚期皮肤发红，质软，可及波动感。穿刺可有黄色稀薄脓液。破溃后形成寒性脓肿，除上述脓液外还混有干酪样物或小死骨片流出，经久不愈。

(3) 诊断 结合病史、临床症状、实验室检查、脓液结核菌培养、活体组织检查及X线检查可明确诊断。X线片多表现为骨质稀疏、边缘清晰的不规则破坏影。

(4) 治疗 在全身抗结核治疗的基础上，采用保守性局部刮治术，去除死骨块及肉牙等病灶组织。

(三) 涎腺感染

**1. 急性化脓性腮腺炎**

(1) 病因病理 主要为金黄色葡萄球菌等化脓性致病菌经腮腺导管逆行感染所致。常与以下因素有关：

1) 各种原因导致的机体严重脱水，长时间禁食、长时间使用抑制唾液分泌药。

2) 严重全身性疾病导致的机体抵抗力下降或口腔生物免疫力降低时。

3) 腮腺自身的生理缺陷：该腺体为单纯浆液性腺体，分泌物中缺少黏蛋白这种易使细菌聚集并将其消灭的物质。

急性化脓性腮腺炎可以局限在腺体某一部分腺叶，亦可蔓延至整个腺体。初期为腺泡内小脓肿，后逐渐融合成较大的小叶脓肿。由于小叶与小叶之间被纤维组织所分隔，故腮腺炎所形成的脓肿具有散在、多数性。

(2) 临床表现 发病急，常累及一侧腺体。除明显的全身感染中毒症状外，局部主要表现为以耳垂为中心的红、肿、热、痛，口内腮腺导管口红肿，轻轻按摩腮腺可见脓液自导管口溢出。当进入脓肿形成期后，由于脓腔彼此分隔有致密纤维筋膜包裹，很难为脓液穿破，故脓腔内压力较高，疼痛剧烈。触诊不易扪及波动，仅为硬性浸润块，有凹陷性水肿。

(3)诊断与鉴别诊断 根据病史及临床表现不难诊断,但应与以下感染性疾患相鉴别。

1)腮腺区淋巴结炎:又称假性腮腺炎,多发生在儿童及青少年。病程发展缓慢,全身中毒症状较轻,早期表现为腮腺区有一肿大淋巴结,逐渐发展成化脓性淋巴结炎,破溃后侵及腮腺间质。一般腮腺导管口正常,且无脓性分泌物。

2)流行性腮腺炎:为儿童传染性疾病,多在冬春季节流行。患儿多为5~9岁,有明显的传染接触史,一旦感染终身免疫。两侧腮腺可同时或先后发生肿大,疼痛拒按。一般除发热外全身症状多不严重。腮腺导管口正常,且无脓性分泌物。白细胞总数增高不明显,急性期血及尿液中淀粉酶可升高。

(4)治疗

1)全身抗感染治疗:选择有效足量抗生素,多使用以抗革兰阳性球菌为主的广谱抗生素,如青霉素或头孢菌素类抗生素,并尽早作导管分泌物的细菌培养和药物敏感试验。

2)全身支持疗法:纠正脱水及电解质紊乱。加强营养、补充维生素。降解毒素,必要时可少量多次输入新鲜血,增强机体抵抗力。

3)及时切开引流:①指征:凡全身中毒症状明显,体温及白细胞总数持续增高、分类相呈核左移,局部有凹陷性水肿或压痛明显,穿刺有脓者均可视为切开指征,不能以扪及波动感作为切开指征。②方法:在麻醉下自耳屏前开始,向下绕过耳垂稍下方,转向后在乳突尖与下颌升支后缘之间下行至下颌角水平,切开皮肤、皮下组织直达腮腺筋膜,沿筋膜表面向前翻开皮瓣,如脓肿位于筋膜下,可将其切开充分引流;如脓肿较深,应用穿刺针寻找,并沿面神经走行方向将其逐个切开,并用止血钳钝性分离结缔组织间隔,使脓腔充分敞开。最后放置引流条或引流管,将皮瓣复位拉拢缝合数针。日后每天用生理盐水冲洗脓腔并置换引流条(图2-7-13)。

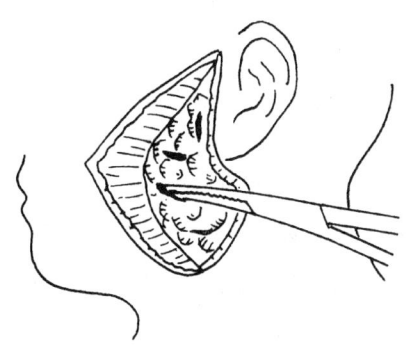

图 2-7-13 腮腺脓肿切开

4)加强口腔护理:每天用3%过氧化氢溶液棉球擦口腔黏膜及牙齿并用生理盐水冲洗2~3次。口服促进唾液分泌的药物如1%毛果芸香碱3~4滴,每日2~3次,以利腺体分泌功能的恢复和加强自洁作用。

2.儿童复发性腮腺炎 为发生在儿童的一种特殊类型的慢性化脓性腮腺炎。

(1)病因病理 为腮腺导管系统发生的慢性进行性感染,病因尚不清楚。随着患儿生长发育的完成和免疫功能的健全,该病可自行痊愈,故可能与儿童期免疫系统发育不成熟,免疫功能低下有关。由于该病常有遗传倾向,也可能与腺体先天结构异常,使得唾液分泌减少或淤滞有关。组织学表现为腺泡萎缩,腺导管增生扩张并有黏液细胞化生,周围间质内有炎性细胞浸润。

(2)临床表现 平均发病年龄在5岁,男性多于女性。主要表现为一侧或双侧腮腺的反复肿胀,且年龄越小发作越频繁。上呼吸道感染常为发病诱因,病程一般在1周左右。起病时体温可高达39℃,伴全身不适,腮腺区皮肤潮红、轻度水肿,触诊腺体质略韧、有压痛,患侧腮腺导管口轻度红肿,挤压腺体时常有雪花样混浊液体或胶冻样液体流出。随着年龄的增长发病间隔时间延长,症状逐渐减轻,仅在晨起或进食时有胀感和轻微疼痛,按摩腮腺有咸味液体流出,症状缓解或消失。一般至青春期后自行痊愈,极少数延至成人。

(3)诊断 除上述临床表现外,实验室检查可见血红蛋白偏低,红细胞沉降率偏高,唾液中 IgG、IgA 常高于正常值,且年龄越小越明显。X 线造影显示:主要为末梢导管的点状、球状、甚至腔状扩张,排空迟缓,极少数可表现主导管扩张。

(4)治疗 以保守治疗为主。急性发作时给予抗生素治疗,平时注意保持口腔卫生,多饮水。每天做腮腺区按摩以改善血液循环,协助排唾。必要时可行导管灌注疗法,即用药物(如抗生素、甲紫、碘油等)向腮腺导管内推注,一般可获较好疗效。

### 三、颞下颌关节疾病

(一)化脓性颞下颌关节炎

1.病因病理 主要为致病菌进入颞下颌关节后所引起的局部化脓性炎症,常见感染途径有以下 3 种:

(1)血源性感染 当小儿身体其他部位发生感染时,病原菌可经血行转移至颞下颌关节。

(2)创伤性感染 外伤后,病原菌由伤口直接进入颞下颌关节。

(3)邻位感染 由邻近组织器官如中耳、乳突、腮腺、下颌骨等的化脓性炎症蔓延所致。

其中邻位感染特别是耳源性感染最为常见,这主要是因为中耳炎是幼儿常见病,而颞颌关节凹与中耳紧邻,特别在幼儿期,若鼓裂尚未骨性结合,仅为一薄层软组织将关节凹与中耳相隔,因此化脓性中耳炎时脓液可穿破这一软组织进入关节腔。

一般化脓性关节炎可分为 3 个阶段:早期浆液性炎症阶段、中期纤维性炎症阶段、后期化脓性炎症阶段。早期浆液性炎症如得到控制不留有后遗症,中期纤维性炎症可能发生关节内纤维性粘连而引起轻度功能障碍,后期化脓性炎症阶段因软骨及骨组织广泛破坏、肉芽组织增生可致关节纤维化和骨化。

2.临床表现 早期全身症状轻微,主要表现为耳屏前关节区的红、肿、热、痛,不同程度的开口障碍,开口时下颌常向患侧偏斜。随着病期的发展,症状逐渐加重,发展到化脓阶段时,全身症状开始明显,如发热、全身不适,白细胞增高等,局部出现跳痛并向颞部放射,后牙呈开𬌗,咬𬌗时关节疼痛明显。

3.诊断 根据病史,临床表现及 X 线检查一般不难诊断。X 线检查:早期可出现关节间隙增宽,后期可出现不同程度的骨质破坏,骨面粗糙或部分缺损,关节间隙变窄或消失。

4.治疗

(1)早期及中期 应注意全身有效抗生素的应用,必要时可行关节积液的细菌培养和药敏试验,以选择有效抗生素。局部理疗。在纤维渗出阶段可行关节腔穿刺、冲洗及有效抗生素的腔内注射,一般每 3~4 天一次。

(2)后期 如已蓄脓,关节腔穿刺为脓性液体,或局部皮肤呈明显凹陷性水肿,应及时切开引流。分泌物多时应每日用生理盐水冲洗,争取早日撤除引流,以减少术后瘢痕及并发症。为预防关节强直应作较长时间的被动开口训练。

### (二)创伤性颞颌关节炎

创伤性关节炎可分为急性创伤和慢性创伤2种,儿童主要为急性创伤性颞颌关节炎。

1. 病因病理 儿童最常见的原因为跌倒后颏部着地而致颞颌关节组织的间接外力损伤。由于力向后上方传导,最后通过髁状突、关节盘作用于颅底鼓板,故常使髁状突、关节软骨、关节盘、盘后附丽,甚至鼓板造成骨折、骨软骨分离、关节盘撕裂、关节盘移位以及关节囊滑膜组织的损伤。上述损伤后常引起关节囊内积血、纤维性渗出和滑膜等软组织出血肿胀,通过炎细胞浸润和组织的吸收修复过程,最终可能发生关节内组织粘连、结构异常,甚至关节强直。

2. 临床表现 伤后出现患侧关节区的肿胀、疼痛和开闭口运动受限,关节内出血渗出较多者可使下颌向健侧偏斜。如伴有髁状突或髁突颈骨折者,可出现相应症状。后期可因关节内粘连、滑膜肥厚,关节盘损伤或移位而出现关节杂音及关节运动异常等。

3. 诊断 根据明确的外伤史、上述的临床症状及X线检查不难确诊。由于关节腔内有淤血和积液,X线片常显示关节间隙增宽。

4. 治疗

(1)早期 给予制动、止血、止痛及抗感染治疗。

(2)中、后期 一般在5~7天后关节内积血开始自动吸收,故5天后应开始适当运动,并配合理疗促进吸收,减少关节内粘连的发生。

### (三)颞颌关节强直

由关节内、外器质性病变引起的开口困难或完全不能开口称为颞颌关节强直。关节内病变导致的关节强直为关节内强直,亦称之为真性关节强直;关节外病损引起的关节强直为关节外强直,亦称之为假性关节强直。

1. 病因病理

(1)病因 关节内强直多发生在15岁以前的儿童,常由化脓性或创伤性颞颌关节炎造成颞颌关节器质性破坏引起。关节外强直则主要因颌面部软组织较严重的炎症或损伤,如坏疽性口炎、上颌结节及升支部的开放性骨折、火器伤、Ⅲ度烧伤等所造成。

(2)病理 关节内强直是在关节器质性破坏的基础上,原来正常的纤维软骨被有血管的纤维组织所代替,且长入并完全充满关节腔,发生纤维愈着,称之为"纤维强直"。在此基础上发生钙质沉着并完全骨化,称之为"骨性强直"。

关节外强直是由于上下颌间软组织的大面积坏死,在愈合过程中由大量瘢痕结缔组织所代替,有的呈条索状,有的呈片状,瘢痕挛缩导致上下颌平面垂直距离的缩小和消失,故亦称为颌间挛缩。随着时间的推移,瘢痕内还可有不同程度的骨化,甚至使上下颌骨间发生骨性愈着。

2. 临床表现

(1)关节内强直

1)开口困难:呈进行性加重,直至完全不能开口,病史一般为几年。

2)下面部发育畸形:由于髁状突这一下颌骨的主要生长中心被破坏,以及咀嚼功能的明显减弱,使下颌骨的发育明显不足或停止,且随年龄的增长畸形也愈加明显。如为双侧关节强直则表现为下颌短小,颏部后缩，而正常发育的上颌骨则显著前突，呈典型的鸟脸畸形（图 2-7-14）。

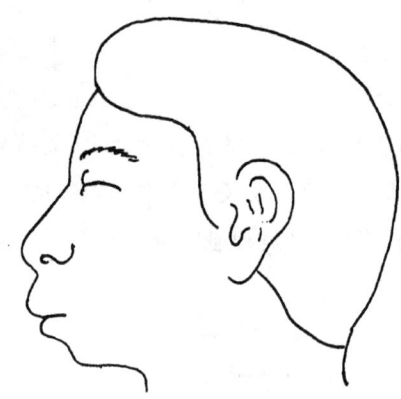

图 2-7-14 关节内强直鸟脸畸形

如为一侧关节强直，则表现为患侧丰满，健侧扁平，患侧下颌体及升支均短小且中线向患侧偏移。

3) 𬌗关系紊乱：下颌发育障碍使得下颌牙弓窄小，颜面下部垂直距离变短使得牙齿垂直方向生长受限，下切牙常向唇侧呈扇形分离，下颌磨牙则向舌侧倾斜，使得磨牙呈尖尖接触，甚至无接触。

4) 髁突活动减弱或消失：用小手指尖置于患儿外耳道，让其作大张口运动，触摸外耳道前壁两侧对照，骨性关节强直者髁突活动度消失，纤维性关节强直者髁突仅有微小活动度。

5) 呼吸困难：双侧关节强直者由于下颌短小后缩，牙弓狭窄，固有口腔容量变小，舌体相对肥大，使舌后坠，呼吸道受阻，特别是在睡眠时症状更为明显。

(2) 关节外强直

1) 开口困难：与关节内强直一样，也是渐进性加重，直至不能开口。

2) 颌间挛缩及瘢痕畸形：患侧口腔龈颊沟变浅或消失，可触及范围不等的条索状瘢痕，有时可伴有软组织的缺损畸形。

3) 髁突活动减弱：触诊髁突一般可有轻微活动度，特别是在作侧方运动时。但如颌间瘢痕骨化者则没有活动度。

由于骨的生长中心未受破坏，故下面部发育及𬌗关系基本正常。但如为混合性关节强直则两方面的症状同时存在。

3. 诊断　根据上述临床症状结合病史及 X 线检查常可确立诊断。X 线检查需拍摄关节侧位及患侧下颌骨升支侧位片，关节外强直尚需加拍下颌骨及颧骨后前位。

关节内纤维性强直 X 线显示为：关节间隙存在，但模糊，髁突及关节凹骨皮质有不规则破坏。骨性强直则表现为：关节结构正常形态消失，髁突与关节凹融合成致密骨性团块呈骨球状；严重者，骨球可波及乙状切迹、喙突，使颅底及颧弓与下颌升支呈"T"形融合。患侧升支短小，下颌角呈直角状，角前切迹加深、加大。

关节外强直 X 线显示为：关节结构清晰，可见上颌与下颌升支间的颌间距离变窄，有时密度增高呈骨性粘连。

4. 治疗　手术是惟一的治疗方法。

(1) 手术时机　多数人主张尽早进行，以便早期恢复咀嚼功能，且有利于颌骨及面部的发育，减少畸形。少数人则主张 12～15 岁以后进行，以降低术后复发率，提高麻醉安全性。

(2)手术方法 主要有以下几种：

1)髁突切除术：适合于关节内纤维性强直。

2)颞颌关节成形术：即在骨性融合的关节下方截除一段骨组织形成间隙，使骨断端间成为假关节。适合于关节内骨性强直。

3)瘢痕松解术：把将上下颌粘连固定的瘢痕及骨组织去除。适合于各种关节外强直。

(3)预防复发 任何一种关节强直的手术都存在术后复发的问题，特别是儿童，因其成骨旺盛，术后又很难主动配合，故应给予高度重视。患儿由于长时间处于闭口状态，开口能力很差，需被动开口训练以促进假关节形成、肌肉功能的恢复和防止复发。时间为术后1～2周内开始，至少坚持半年。

## 四、血管瘤

血管瘤是一种源于血管的良性肿瘤或畸形，在儿童良性肿瘤中，约占36%，故是儿童最常见的肿瘤之一。而口腔颌面部又是血管瘤高发区，约占全身血管瘤的60%。

血管瘤多见于婴儿初生时或出生后不久，主要位于颜面皮肤、口腔黏膜以及皮肤黏膜下组织，如唇、颊、舌等，有时亦可累及深部肌肉、涎腺、骨膜甚至骨组织。偶有单纯位于肌肉或骨组织者，前者称为肌间血管瘤，如嚼肌血管瘤、颞肌血管瘤等；后者称为颌骨中枢性血管瘤。

血管瘤可单发亦可多发，范围可局限亦可广泛累及，组织类型可单一亦可混合，因而造成血管瘤临床表现的多样性，治疗方法也繁多。

小儿血管瘤的治疗应根据肿瘤的类型、部位、年龄等因素综合考虑，以选择最好的治疗时机和方法。常用治疗方法如下：

1.激素疗法 激素治疗血管瘤的机制目前尚不十分清楚，可能与其抗合成代谢有关。激素对婴幼儿血管瘤的治疗早在20世纪60年代就开始用于临床，并取得较为满意的效果。特别是对生长在颜面重要部位，在进行手术或其他疗法时会造成一定的损害，或带来畸形和功能障碍的血管瘤，更显示了它的优越性。

临床上常采用大剂量短疗程肾上腺皮质激素治疗。用法为：泼尼松20～40mg(4mg/kg)晨起顿服，隔日1次。约90%以上患儿在服药后2～3周肿物明显缩小，根据肿瘤消退情况用药4周后（最长不要超过8周）酌情逐渐减量，每周减半量，低于5mg后停药。病情需要可在停药后4～6周进行第二个疗程。对海绵状血管瘤亦有人主张用泼尼松龙行瘤腔注射。小儿在长期接受大剂量激素治疗时应注意其不良反应，并选择好适应证，如对合并结核病或各种急性感染的患儿禁用。用药后应密切观察，注意加强营养，补充维生素等。

2.硬化剂注射疗法 本法是将血管硬化剂注入瘤腔及其肿瘤组织内，使血管内膜发炎，进而发生栓塞，导致瘤腔闭锁，肿瘤组织纤维化，瘤体萎缩消失。

3.冷冻及热凝疗法 即使肿瘤组织温度的发生异常变化，或反复迅速深低温冻结及缓慢融化，使瘤细胞因细胞膜破裂而死亡；或温度骤然升高使瘤细胞发生脱水、凝固，瘤腔收缩、闭塞，最终导致肿瘤组织坏死脱落或液化吸收。临床上采用的方法较多，常用方法为：

1)液氮封闭式接触冷冻疗法：适合于表浅血管瘤的治疗。根据病变的大小和部位，选择不同的探头。一般术后肿胀及疼痛反应较明显。

2)微波和激光疗法：它们是近年来采用较多的治疗方法，主要是利用不同波长的电磁波在组织内产生的热效应来进行治疗。既可以用微波天线或光导纤维插入瘤组织内将微波或激光导入，进行深部辐射或照射，治疗深层血管瘤,也可用于表浅特别是黏膜下血管瘤的治疗。一般术后肿胀及疼痛反应较冷冻明显减轻。有时还可与外科手术结合,进行大型深部血管瘤的治疗,以弥补两者单独使用之不足。如深部辐射时对插入的深度和广度有时不易掌握,而单纯手术治疗有时出血过多且有时切不干净。两者结合后术中先暴露肿瘤,如出血过多可在明视下先将肿瘤凝固,再行切除。有些部位肿瘤无法切除时,可仅将其凝固后缝合,令其自行吸收。后者术后反应可较重,引流及伤口愈合时间延长,故对小儿口腔、口底、咽旁等区域使用时应慎重,必要时需作预防性气管切开。

4. 放射治疗　婴幼儿血管瘤对射线相对敏感,但由于其有一些并发症,如放射性皮炎、骨髓炎、骨骼发育障碍等,此外还有放射治疗后恶变的报道,故应慎重选用。

5. 手术治疗　由于血管瘤有自行消退的特点,故对婴幼儿血管瘤的手术治疗应慎重选择,一般的原则是先保守后手术。特别是2岁以后停止生长的毛细血管瘤,一般在学龄前不主张手术,但对具有浸润性持续性生长、破坏所在部位器官,并有出血倾向的各型血管瘤,则应尽早治疗不宜盲目等待,坐失手术良机。

对不同类型、不同部位的血管瘤,其手术方法亦有所不同。现分述如下:

(1) 面部毛细血管瘤

1) 分次切除术:对面积较小,特别是位于面颊、唇周、鼻周等重要部位者宜采用。即每次切除肿瘤的1/3~1/2后缝合,通过2~3次手术将瘤体全部切除,用以达到减小瘢痕、减少张力之目的。

2) 肿瘤切除皮瓣转移或全厚皮片移植术:前者在肿瘤切除后可用各种邻位皮瓣转移修复,如组织不够,可在术前先在供瓣区皮下有计划地埋置皮肤扩张器,待组织量充足后再行手术。后者是在肿瘤切除后,切取全厚皮片覆盖创面。

(2) 海绵状血管瘤　肿瘤界限清楚,压缩及再充盈缓慢,以及血管造影明确显示肿瘤交通血管者,是手术治疗的最佳适应证。手术中沿肿瘤被膜分离,尽可能不进入瘤腔,并逐一处理好肿瘤的交通血管,将其完整切除。术后组织缺损严重者需行组织瓣或皮瓣转移修复。

重要器官的血管瘤,要采用功能性或整形式切除,即在不损害功能及外形的基础上尽可能切除肿瘤,而不必强求切除得彻底。对残余肿瘤可配合热凝、冷冻、缝扎等方法,以期达到尽可能消除肿瘤并减少术后出血的目的,也可行二期手术或其他保守治疗。

对界限不清、瘤体巨大或血流极度丰富者手术应慎重。术前要作好周密的检查和治疗计划,在手术切除过程中要边夹、边切、边缝扎,以防出血过多和术后渗血。

对舌血管瘤的切除,宜采用边切边缝的方法,缝合时全层缝合,切忌留下无效腔,以免术后继发出血和血肿形成。针创距不应小于1cm,采用4-0号以上缝线,以免切割软组织。

对腮腺区血管瘤是否手术目前尚有分歧。主张延期手术者认为,该部海绵状血管瘤有自行消退的可能,应观察确实不能消退者再行手术。主张早期手术者则认为,婴幼儿肿瘤血管尚处关闭状态,即使是血管畸形也常有明显界限,且与周围组织较易分离,解剖面神经时尽管穿破肿瘤亦无不可控制的出血,一般不影响组织的辨认,肿瘤易于完整切除;而延迟手术,由于血流动力学的关系,血管窦腔开放,肿瘤不仅体积增大且与周围组织界限不清,术中出血多,视野不佳,无法解剖面神经,不仅肿瘤切除困难,还极易损伤面神经。

(3) 蔓状血管瘤　对范围相对局限且经动脉造影检查后对肿瘤的供血情况充分了解的基础上,主张尽可能早期手术治疗,因这种血管瘤不会自行消失,其他保守治疗效果不佳,推迟手术可使其范围扩大,颌面部受累器官畸形加重,给手术带来困难。

手术应在充分备血的基础上进行,术中应注意以下几个方面:①颈外动脉结扎及主要供血动脉的早期处理:在暴露切除肿瘤之前,首先将颈外动脉系统作结扎处理,结扎时不仅要将颈外动脉、主要供血动脉结扎,对相邻颈外动脉分支亦应作单独结扎,因为这些血管之间常有极丰富的微小动脉吻合。如预计颅内动脉亦可能与之有吻合,则应作好颈总动脉或颈内动脉暂时阻断的准备。②为避免在切开暴露肿瘤过程中出血过多,可在肿瘤周围皮肤上,用粗丝线作间断贯穿缝扎,以阻断和减少邻近组织的血供。③在切除肿瘤时,应在肿瘤边缘逐一结扎处理好周围血管,如遇凶猛出血不易止住时,可暂时阻断颈总动脉或颈内动脉,但一般不应超过5分钟。④标本下来后,拆除贯穿缝扎线,应认真处理深部肌层渗血及周围组织出血点,以减少术后并发症。

(4)颌骨中枢性血管瘤 多发于下颌骨,在临床上由于肿瘤侵犯牙槽突,牙齿松动引起牙周自发性出血,或于牙周治疗、拔牙等牙周、牙槽手术时引起难以控制的出血,有时呈搏动性或喷射状动脉出血,处理不当,常可发生失血性休克,此时应按急症手术处理。在通常情况下为进一步明确血管瘤分型及供血情况,手术前应尽可能行颈动脉造影检查。手术方式一般有2种:

1)下颌骨开窗、结扎、刮治法:适合于非蔓状血管瘤患者。作常规颌下切口,暴露出颌骨体及升支外侧面,在下牙槽动脉进入肿瘤相应部位之前,用峨眉凿凿孔后扩大,显露下颌管并分离出下牙槽动脉结扎之,然后去除肿瘤区外侧骨皮质,用刮匙将肿瘤刮净。

2)下颌骨游离、结扎、刮治法:适用于蔓状血管瘤患者。为控制和减少术中出血,常规先行颈外动脉及分支结扎,然后作常规颌下切口暴露出颌骨下缘,切开骨膜,显露下颌体部及升支外侧面,如出血多或肿瘤已穿破骨皮质,应暂不予分离。于下颌骨中线部位锯断下颌联合部,游离患侧舌侧骨面,软组织出血应给予结扎和电凝,向外上方牵拉颌骨暴露出下颌孔,此时多可见增粗的下牙槽动脉穿入下颌骨,将其双道结扎。彻底游离颌骨内外侧面,此时仍可见骨面活泼出血点,可用电凝或骨蜡上止。将嚼肌、翼内肌、部分颞肌附丽离断,保留翼外肌附丽。此时,将肿瘤外侧骨皮质去除,彻底刮净肿瘤组织,最后将颌骨复位、结扎固定。笔者认为此法可代替以往的颌骨截除术,保留部分颞肌及翼外肌附丽,使半侧颌骨尚保留一定的血液供应和活力,特别是髁突部生长中心不受影响,可减少日后畸形及植骨的弊端。

6.介入性血管内栓塞术 亦称超选择性动脉内栓塞术。它将导管技术与影像学技术结合为一体,是近代飞速发展起来的一门新技术。由于医生可以在荧光屏下将特制小导管放入几乎是任何病变区的小动脉,将栓塞剂注入,使病变区各级动脉分支逐一栓塞,既阻断了血管瘤的血液来源,又可避免其侧支循环的建立。该法具有创伤小、目标准确、可靠性强,并可反复进行,不遗留任何组织的缺损和畸形等优点。目前介入性血管内栓塞已开始从三方面对血管瘤进行治疗:①控制出血。②为减少术中出血,在术前进行辅助性治疗。③治疗:需切断血管瘤的全部供血来源。

由于肿瘤类型和栓塞目的不同,其栓塞材料亦有所差别。常用栓塞剂为:明胶海绵颗粒、可溶性缝线(3-0)线段、小硅球、乙基纤维素微球、丝线(3-0,5-0)线段、微气球等。

国外有学者认为,应将血管栓塞术列为颜面部巨大血管瘤的首选疗法,待明确其疗效后再考虑其他治疗。

但栓塞术也有一些较严重的并发症值得注意和预防:①栓塞区组织坏死和溃疡。②意外栓塞:误入颅内导致脑栓塞,误入颈内静脉导致肺栓塞。

### 五、囊肿

（一）软组织囊肿

口腔颌面部常见软组织囊肿有涎腺囊肿、皮脂腺囊肿、皮样及表皮样囊肿、甲状舌管囊肿、鳃裂囊肿等，其中甲状舌管囊肿和鳃裂囊肿请参阅有关章节。

1. 涎腺囊肿

（1）黏液腺囊肿

1）病因病理：发生于口腔黏膜下的小黏液腺体。发病原因和病理类型有两种：一种为排泄导管阻塞造成涎液潴留，形成有上皮衬里的囊肿；另一种为导管或腺体破损后，使分泌的黏液漏出于黏膜下组织，逐渐扩张后形成无上皮衬里的囊肿。前者称为潴留囊肿，后者称为外渗囊肿，从病理切片观察结果看95%以上属于后者。

2）临床表现：多见于青少年，好发于下唇、舌尖腹侧及口底黏膜，可能与以上部位易受损伤有关。囊肿多为球形、无痛、周界清楚的黏膜下肿胀，内含黏液呈半透明浅蓝色小泡。由于腺体小，分泌量有限，故囊肿多为黄豆粒大小。囊肿易破溃，流出蛋清样黏稠液体后囊肿缩小或消失，但不久又可复发如初，反复破损导致表面黏膜增生呈灰白色。

3）治疗：①手术切除：在局部浸润麻醉下，作平行于唇纹的切口，切开黏膜，在囊肿壁外钝性分离，将囊肿及与之相连的腺体一并切除。②烧灼法：常用2%碘酊0.2～0.5ml，在抽尽囊液后将其注入囊腔，也可用二氧化碳激光或微波热凝等方法进行烧灼，使病变腺体失去分泌功能。

（2）舌下腺囊肿　发生于舌下腺的囊肿，亦称"蛤蟆肿"。

1）病因病理：与黏液腺囊肿相似。

2）临床表现：好发于儿童，按其发病部位可分3型：①口内型：位于一侧口底黏膜与口底肌群之间。②口外型：位于一侧颌下或下颌。③混合型：即一侧口底与颌下两个部位同时存在。

囊肿生长速度缓慢，常无自觉症状，界限不清，波动感明显。口内型因囊壁紧贴口底黏膜故呈半透明淡蓝紫色，体积越大越明显，并可越过中线到对侧，严重者可将舌体推向后上方呈双重舌状引起吞咽、呼吸困难。如破裂可流出蛋清样黏稠液体。口外型者常在一侧颌下区膨隆，系外渗涎液经下颏舌骨肌后缘或该肌薄弱处流注于颌下三角区或颌下区，界限不清，质软有波动感，透光试验阳性，穿刺可吸出蛋清样黏稠液体。

3）诊断与鉴别诊断：根据病史及临床表现多可确立诊断。但应与下述疾患相鉴别：①口底皮样囊肿：肿块接近中线，呈圆形或卵圆形，界清，质软无波动，触诊柔韧似面团。②脂肪瘤：界不清，柔软无波动，呈分叶状，穿刺无液体。③血管瘤：界不清，柔软波动，有时可触及静脉石，可压缩性及体位试验阳性，穿刺为血液。④颌下区囊性水瘤：常见于婴幼儿，仅局限在颌下区者与舌下腺囊肿较难区别，穿刺检查为水样液体。

4）治疗：切除舌下腺是根治舌下腺囊肿的有效方法。手术需在口内进行，术中应将腺体完整切除，避免残留，而不必摘除囊壁组织。应注意不要损伤舌神经、颌下腺导管及舌深动脉。年龄过小不宜行舌下腺切除者可行袋形缝合术，即只需切除口底部黏膜及囊壁，吸净囊液，填入碘仿纱条，尽可能多保留一段时间，以刺激周围肉芽组织生长，使腺体外漏处得以闭塞。

2. 皮脂腺囊肿

(1)病因病理 由于皮脂腺排泄管阻塞使分泌物潴留于腺体内逐渐扩张而形成囊肿。

(2)临床表现 由于面部皮脂腺较身体其他部位丰富,故发病概率相对较高。囊肿位于皮肤内,向表面突出呈球形,界清、质软、生长缓慢且无自觉症状。其最大特点是与皮肤紧密粘连不能分离,细菌如逆行侵入可致感染。

(3)治疗 手术切除:沿皮纹作梭形切口,将与囊肿粘连的皮肤包括在内,沿囊壁将其完整摘除。对继发感染者应先控制炎症,如已形成脓肿应先行切开引流,待炎症消退后再行手术。

3.皮样、表皮样囊肿

(1)病因病理 皮样、表皮样囊肿为胚胎发育时期遗留于组织中的上皮细胞逐渐发展而成。表皮样囊肿也可由于外科手术或外伤将上皮细胞移入软组织内而形成。镜下观皮样囊肿壁较厚,由皮肤及其附属器如皮脂腺、汗腺、毛发等构成;表皮样囊肿则无皮肤附属器。

(2)临床表现 多见于儿童或青少年,其中皮样囊肿多发生在口底和颏下中线区位于口底肌群之中,如在颏舌骨肌以上多向口内发展并将舌体抬高;如在颏舌骨肌或颏舌骨肌以下者则多向口外突出,引起颏下区膨隆。而表皮样囊肿除发生在口底颏下区外,更多见于眼睑、眶外缘、耳下及额鼻等部位。肿物生长缓慢,无自觉症状,呈圆形或椭圆形,界限清楚,表面光滑,与周围组织多无粘连,口内外双合诊可触及肿物,有弹性呈面团感,穿刺可抽出豆渣样内容物。

(3)诊断与鉴别诊断 结合病史及临床表现一般不难确诊。但发生在口底和颏下中线区者应注意与下列疾病相鉴别:

1)甲状舌管囊肿:为胚胎发育期甲状腺始基自咽囊下降过程,由甲状舌管的残余上皮所形成,可见于舌盲孔至甲状腺之间颈中线的任何部位。临床上多见于1~10岁的儿童。囊肿生长缓慢,呈球形,体积多为胡桃大小,可随伸舌和吞咽而上下移动。位于舌骨或舌骨以上者可与皮样囊肿相混淆,但一般穿刺可抽出清亮黏液,因与舌盲孔相连常可继发感染。

2)口腔畸胎样囊肿:为一种较少见的先天性囊性病变,可能来自错位的胚胎残余。可发生于任何年龄,但绝大部分发生在儿童。常见于舌体及口底部,亦可位于面颈部其他部位。囊肿大小不一、生长缓慢,一般无自觉症状,与皮样、表皮样囊肿很难区别,常需以病理检查为依据。组织学所见,囊肿的衬里上皮除复层扁平上皮外,还可有胃肠道黏膜上皮、呼吸性上皮等。

(4)治疗 以手术切除为主。

1)向口内突出者:多从口内入路,笔者主张从正中沿舌系带纵形切开口底黏膜,这样可避开舌下腺、颌下腺导管及舌部的血管神经等重要结构。顺肌纤维方向钝性分离口底肌群并向两侧牵拉,逐层深入即可暴露并摘除囊肿。

2)其他部位者:手术原则与皮脂腺囊肿相似,只是位置较深、体积较大,与皮肤无关联,故不需切除皮肤。

(二)颌骨囊肿

根据其组织来源的不同,主要分为牙源性囊肿和面裂囊肿两大类。

1.牙源性囊肿 发生在颌骨内与成牙组织(与牙齿发生有关的上皮)所形成的一组囊肿。发生在儿童者主要为以下2种:

(1)含牙囊肿 又称为滤泡囊肿。

1)病因病理:当牙胚发育到牙冠或牙根形成以后,这时的成釉器就退化成一层上皮,紧贴在牙冠釉质表面,该上皮在外界的刺激,特别是乳牙根部的炎症刺激下可发生变性,在上皮与牙冠之间出现液体蓄积而形成囊肿。

2)临床表现:发病年龄在恒牙萌出末期即10～20岁,无性别差异。上颌多发生在尖牙区,下颌多发生在磨牙后区,上下颌之比约为2:1。囊肿位于牙槽突基底部或颌骨内,牙齿的冠部位于囊腔之中,其他部位在囊腔之外,少数病例可有两个以上的牙冠。囊肿多呈椭圆形,大小不一,小如拇指、大如拳头,使颌骨向唇颊侧明显膨隆。触诊囊肿处骨壁时常有乒乓球感。穿刺内容物常为透明橘黄色液体,呈弱碱性。镜下可见胆固醇结晶及多量蛋白、变性上皮细胞和白细胞。

3)诊断:结合上述临床表现及X线检查,诊断多不困难。X线片常显示,单囊或多囊骨密度减低影,边缘清晰,有明显骨白线。多囊者囊腔大小均匀,在囊壁一侧可见一牙冠位于腔内。

4)治疗:可行囊肿刮治术,彻底刮除囊壁。如囊过大累及多个牙胚组织时可先行囊肿开窗减压术,待囊肿明显缩小后再行刮治手术。

(2)角化囊肿

1)病因病理:来源于原始牙胚或牙板残余,当其受到炎症等因素刺激后发生变性并有液体渗入其中形成囊肿。一般囊壁较薄,上皮为含有角化层的复层扁平上皮。上皮增生活跃有恶变可能,基底细胞呈蕾状增殖,形成微小子囊突向纤维被膜,故有一定浸润性,可穿破周围骨皮质并易复发。囊液里含大量角化物常可继发感染。

2)临床表现:多见于青壮年,好发于下颌第三磨牙区或升支部,发生在儿童者常为多发且上下颌骨均可发生,有明显家族遗传倾向。顺颌骨长轴发展,一般颊侧膨隆不明显为该囊肿生长的特殊方式,故早期不易被发现。有轻度侵蚀性,常可穿破舌侧骨板。穿刺囊腔内可有白色角化物或黄色油脂样物且易继发感染。感染常是其就诊的主要原因。

多发性角化囊肿称之为角化囊肿综合征,如其伴有多发性皮肤基底细胞痣、脊椎或肋骨畸形(如颈肋或分叉肋)、眶距增宽、颅骨异常、小脑镰钙化等异常症状时,称为多发性基底细胞痣综合征。

3)诊断:上述临床表现结合X线检查不难确诊。X线片多显示沿颌骨长轴破坏的透影区。边缘往往不整齐,可含牙或不含牙。含牙者约占1/3,所含牙齿不具含牙囊肿那样明确的位置关系,以单房者更多见。

4)治疗:由于角化囊肿易复发可恶变,故手术刮治应彻底,必要时可行颌骨方块切除。多次复发者应行颌骨截除即刻植骨术。

2. 面裂囊肿

(1)病因病理 是胚胎发育过程中面突融合处上皮残留在颌骨某些特定部位发展而来的。起源于上颌突与球状突融合处的残余上皮称之为球上颌囊肿,起源于两侧腭突或下颌突融合处的残余上皮称之为正中囊肿,起源于切牙管内的残余上皮称之为鼻腭囊肿,起源于侧鼻突、球状突及上颌突结合部的上皮残余称之为鼻唇囊肿。

(2)临床表现 多见于儿童及青少年,主要表现在以下特定部位的颌骨或软组织的膨隆畸形。

1)球上颌囊肿:发生在侧切牙与尖牙之间的上颌牙槽突部位,牙齿常被挤压移位。

2)正中囊肿:发生在硬腭中线上或下颌正中联合处。

3)鼻腭囊肿:发生在切牙管内,可使切牙乳头处黏膜明显膨隆。

4)鼻唇囊肿:发生在鼻唇连接处,即上唇基底和鼻前庭软组织内。

上述部位常出现球形膨隆,骨质变薄时可触及乒乓球感,骨质压迫消失时触诊有波动感。如继发感染可在相应部位遗留瘘管。

(3)诊断 根据上述临床表现,特别是特定解剖部位的囊性病变,结合X线片即可明确诊断。X线照片显示:除球上颌囊肿在上颌侧切牙与尖牙两根之间呈一倒置梨形影以外,其他均在颌骨相应部位呈球形影,通常有明显的骨白线,尽管与牙齿接近但不破坏牙周膜。一般鼻唇囊肿无骨质改变。

(4)治疗 一般均从口内切口行囊肿刮除术,愈后好,较少复发。

3.损伤性骨囊肿 亦称为外渗性骨囊肿、孤立性骨囊肿、单纯性骨囊肿等。

(1)病因病理 病因不明,常见于外伤后,可能由骨髓腔内出血、液化而成。组织学可见纤维结缔组织囊壁,无上皮衬里。

(2)临床表现 相对少见。多发生于儿童或青少年,可有明显外伤史,男性多于女性。好发于下颌前磨牙及切牙区,呈进行性生长,早期多无自觉症状,少数可有局部自发痛及压痛,后期可见局部骨组织膨隆。

(3)诊断 需结合病史、临床表现及X线检查。X线片常显示单房透影区,周缘无明显骨白线,透影区可波及牙根,但根周膜多完整。

(4)治疗 手术刮除,原则上与牙源性囊肿相同。

4.动脉瘤样骨囊肿 为一种良性的较少发生的骨病。

(1)病因病理 病因不明,有人认为系骨髓腔内动脉出血导致的囊性病变,亦有人认为是骨内动静脉分流,局部血液循环障碍所致。组织学可见大小不等的囊腔,呈蜂窝或海绵状,内含鲜血。囊壁主要为纤维结缔组织被膜,既无上皮衬里,也无血管内皮细胞,故非真性囊肿,也非血管瘤,囊壁内可见多核巨细胞。

(2)临床表现 多见于10～20岁青少年,可有损伤史。上下颌骨均可发生,但下颌骨较为多见。主要表现为病变部位颌骨肿大、膨胀,局部自发痛及压痛,有时可发生病理性骨折。穿刺内容为新鲜血,且压力较大。

(3)诊断与鉴别诊断 结合上述临床表现、X线检查可帮助诊断。X线片显示为病变部位骨质膨胀,典型者可呈"气球"状;可见多房性透影区,分房呈"皂泡"状。动脉造影则显示为动脉期瘤腔内有造影剂。

临床上应注意与颌骨囊肿、成釉细胞瘤、颌骨中枢性血管瘤等相鉴别。特别是与颌骨中枢性血管瘤有时较难区分,需靠病理检查确定。

(4)治疗 采用手术刮治或切除植骨。手术方法与颌骨中枢性血管瘤相似,应做好术中止血和输血的准备。

## 六、良性肿瘤及瘤样病变

### (一)涎腺混合瘤

涎腺混合瘤又名涎腺多形性腺瘤,是涎腺肿瘤中最常见的一种,约占涎腺良性肿瘤的90%。

1.病因病理 该肿瘤的组织来源尚有争议,因肿瘤的组织形态中既有上皮成分又有黏液或软骨样成分。一种观点认为该肿瘤是由外胚叶和中胚叶共同参与衍化而成,故命名为混合瘤;另一种观点认为只是由外胚叶上皮衍生而来故名多形性腺瘤。在镜下观察:肿瘤包膜不完整,有的极薄、有的缺如,其中来源于小涎腺的无包膜甚多。包膜内常有瘤芽,故肿瘤有明显的复发倾向。此外,混合瘤还有恶变可能,据Eneroth等人的统计,恶变率在3%,因此人们亦称其为临界瘤。

2.临床表现 可发生在任何年龄,故儿童也时有发生,无性别差异。混合瘤的发生率在不同涎腺差别显著：80％以上发生在腮腺，其中绝大部分位于腮腺浅叶，表现为腮腺区的组织膨隆，特别是耳垂、颌后区最为常见，其中有1/10发生在腮腺深叶，常表现为咽旁软组织向中线膨隆畸形。其次为小涎腺，以腭部居多，颌下腺较少，舌下腺几乎不发生。肿瘤为无痛性肿块，生长缓慢，多呈球形，周界清楚。多为实质性中等硬度，表面有结节，与周围组织无粘连，活动度一般良好。如肿瘤生长速度突然加快，粘连固定，表面皮肤、黏膜有崩溃、伴疼痛或面神经瘫痪时则表明肿瘤有恶变。

3. 诊断与鉴别诊断　除上述临床表现外，B超和涎腺造影对诊断有一定的参考价值。前者可见周界清楚、内部回声均匀的实质性肿块，有时可见结节状表现；后者主要表现为导管系统和腺体的推压移位。发生在咽旁间隙者，CT和MRI检查可提供肿物的立体图像，肿物与腮腺及周围组织结构的关系，并对区别咽旁颞下区其他肿瘤给予帮助。对可疑恶变或可疑低度恶性肿瘤者，可行细针穿刺抽吸活检或术中冷冻活检，以期做出定性诊断。

涎腺混合瘤发生在不同部位者应与以下疾病相鉴别：

(1)发生在腮腺者

1)腮腺淋巴结核：早期以肿块形式出现，常位于耳屏前及耳垂后下方，界限清楚，活动。可有消长史。很少有全身其他系统结核病史。后期肿块可有波动感，穿刺为稀薄黄色脓液。

2)神经节细胞瘤：起源于交感神经节，多发生在10岁以下儿童。肿瘤位于上颈部、胸锁乳突肌前缘的深面，瘤体呈球形或纺锤形，不能上下移动，可水平移动，触质硬韧。可伴有颈交感神经麻痹综合征。

3)腮腺淋巴管瘤或血管淋巴管瘤：一般多较弥漫，界限不清。主要为海绵状。极少数范围局限者有时易混淆。

4)颈椎横突过长：常为第1颈椎横突，位于乳突尖与下颌角连线的中点。当其发育过长时可触及（在头转向对侧约45°时最明显），质硬且范围局限，按压时常有酸痛感。

(2)发生在颌下腺者

1)慢性颌下腺炎：由于长时间炎症刺激使腺体纤维化。触诊时腺体呈一硬性肿块，有进行性腺体肿大史。按摩腺体时导管口分泌少或无，可有脓性黏稠液体流出。

2)颌下淋巴结核：与腮腺淋巴结核雷同。

3)鳃裂囊肿：肿物多在颌下腺后方，质软可有波动感，有消长史抗感染治疗有效。穿刺多为黄色液体。

4)颌下腺低度恶性肿瘤：常见者多为腺样囊性癌、黏液表皮样癌。一般病史也较长，可数年、十多年。肿瘤生长缓慢，肿物外形多不规则，亦可呈结节状。早期多无症状，与混合瘤相似，但一般活动度较差。前者易侵犯神经而伴疼痛，后者可为实性或囊性，囊性者一般分化较好。

(3)小涎腺　小涎腺肿瘤70％发生在硬、软腭连接处，亦应与黏液表皮样癌和腺样囊性癌相鉴别。

4. 治疗　手术切除。针对肿瘤易复发可恶变的特点，原则上应从肿瘤周围正常组织内将其整块切除，切忌作肿瘤剜除手术。发生在腮腺者应行腮腺浅叶或全叶及肿物切除术，术中保留面神经；发生在小涎腺者应将包括肿瘤以外0.5cm正常组织在内整块切除；发生在腭腺者其深部应连同骨膜一并切除，如骨面粗糙变色亦应将其凿除；发生在颌下腺者应行颌下腺及肿物整块切除。

(二)牙龈瘤与牙龈纤维瘤病

1. 牙龈瘤　来源于牙周膜及牙槽突的结缔组织增生物，并非真性肿瘤。虽然不具备肿瘤的组织学结构，但在临床上常具有肿瘤的外形和生物学特性。

(1)病因病理  多认为与机械性及炎症性刺激及机体内分泌有关。病理上常分为3种类型：

1)肉芽肿型：主要由肉芽组织即炎性细胞和毛细血管所组成。

2)纤维型：主要由纤维组织和成纤维细胞组成。

3)血管型：由大量扩张血管组成，近似于血管瘤。

(2)临床表现  多见于中青年，少年儿童也可发生。其发生部位主要为前磨牙和切牙区的唇颊侧龈乳头，磨牙区极少发生。肿瘤呈圆形或椭圆形，偶见分叶状，界限清楚，大小不等，多有蒂与牙周袋相连，受累牙齿可松动、移位。其中肉芽肿型肿块呈红色，质软、松脆而出血；纤维型与正常牙龈颜色相同，光滑、质硬韧，生长缓慢；血管型色鲜红，质地界于肉芽肿与纤维型之间，损伤后易出血，在妊娠期可生长迅速，分娩后自行缩小。

X线片显示受累牙的牙周膜增宽，牙槽突吸收。

(3)治疗  手术切除，术中应注意在肿瘤周围正常黏膜处作切口，拔除并清除肿瘤波及的牙齿、牙周膜、骨膜及牙槽骨，否则易复发。

2.牙龈纤维瘤病  亦称牙龈橡皮病，多发生在儿童。

(1)病因

1)先天性：可能是常染色体显性遗传病。

2)药物性：多见于长期服用苯妥英钠的癫痫患者。

(2)临床表现  多发生在儿童，有阳性家族史或长时间苯妥英钠用药史。主要表现为全口牙龈的弥漫性增生，色泽正常，质地坚韧。先天性者增生程度尤为明显，有时可将牙齿全部覆盖并呈不规则状。牙齿松动移位，常伴有颌骨肥大、多毛、智力低下、颅骨变形等症状。

(3)治疗  手术切除。药物性者应尽可能停药，否则可复发。

(三)骨化性纤维瘤与骨纤维异常增殖症

1.骨化性纤维瘤  是颌面部较常见的骨组织肿瘤。

(1)病因病理  源于颌骨内成骨性结缔组织，由大量排列成束或漩涡状的纤维组织构成，其中含有一些排列不规则、大小不等的骨小梁，小梁周围有少量成骨细胞和骨样组织。由于在其发生发展过程中纤维组织的多少和钙化程度的高低不同，病理上可将其分为骨纤维瘤和纤维骨瘤。

(2)临床表现  多在儿童期发病，青少年症状明显，女性略多于男性。上下颌骨均可发生，但以下颌骨多见。肿瘤生长缓慢，早期无自觉症状，随着肿瘤的增大表现为颌骨及牙槽突的膨隆畸形、牙齿移位、牙列变形。触诊质硬，界限不清。可由牙齿疾患继发感染，并发骨髓炎。

(3)诊断与鉴别诊断  结合病史，临床表现和X线检查常可确诊。

X线片显示病变区境界清楚，骨质膨胀，呈圆形或卵圆形，密度减低，病变周边正常骨组织无明显骨化现象。早期病变透光性强呈囊性，后期透光减弱，可见不规则钙化影。

除易与骨纤维异常增殖症相混淆外，与牙源性纤维瘤亦难鉴别。该瘤源于牙周膜、牙囊、牙乳头等结缔组织，故肿瘤内可含有牙源上皮及牙骨质小体。多见于儿童及青少年，好发于下颌磨牙区，常需病理检查方可确诊。

(4)治疗  手术切除。原则上小而局限者应及早彻底切除，范围大者需行颌骨截除，一般在颌骨停止发育后进行。下颌骨应即刻植骨修复，上颌骨则以膺复体恢复功能和外形。

2.骨纤维异常增殖症  亦称骨纤维结构不良。

(1) 病因病理 为一种原因不明的骨发育障碍。表现为骨内纤维组织增生替代骨组织,病变骨停留于编织骨阶段,骨小梁结构紊乱,小梁纤细、周围无成骨细胞。

(2) 临床表现 有多骨性和单骨性之分,但以单骨性为多。发病年龄多为儿童,生长发育期病变发展较快,一般青春期后明显减慢,成年后趋于停顿。上、下颌骨均可发生,但以一侧上颌较为多见。其临床症状与体征和骨化纤维瘤雷同,主要为:①病变骨的膨隆畸形,上颌窦实变,各窦壁膨隆而致眶下区、眶下缘隆起。②鼻唇沟变浅、患侧鼻腔狭窄,发生鼻塞。③牙槽突丰满、肥厚,腭部下垂。④眶底上抬,眼球外突、上移,可出现复视。⑤病变常波及颧骨,使颜面部明显膨隆。⑥多骨性者可伴有皮肤色素沉着、性早熟等全身症状。

(3) 诊断与鉴别诊断 除上述病史及临床表现外,X 线片显示的典型特征为病变骨膨胀、呈毛玻璃状改变,少数可见多房囊状阴影,范围广泛且与正常骨间没有明确界限。

应与以下疾病鉴别:

1) 骨化纤维瘤:可根据发病部位、X 线片所见,有时需经病理检查方可明确。

2) 家族性颌骨肥大:亦称巨颌症,为具有遗传倾向的颌骨多囊性疾病。多在 2 岁前发病,学龄前生长迅速,后逐渐减慢或停止。男性多于女性。其临床与 X 线表现与骨纤维异常增殖症相似,但肿大的上、下颌骨具有明显的对称性是其特点。

(4) 治疗 手术切除。因其并非真性肿瘤且范围广泛,故原则上以修整外形、改善功能为目的,而无需将其完整切除。因病变骨术后有继续发展的倾向,故术中应力求过矫正。在青少年期由于病变骨钙化程度低,血管极为丰富,术中出血较多,应有思想准备采取必要措施,如低温低压麻醉,做好输血准备等。此外,放疗应视为禁忌,因有射线激发病变组织使其恶变为肉瘤的报道。

(四) 牙瘤

牙瘤为一种牙源性颌骨肿瘤。

1. 病因病理 由一个或多个牙胚组织异常发育增生而成。由多数已发育成形的畸形牙构成者称为组合性牙瘤,由未发育或牙形的各种硬组织构成者称为混合性牙瘤,与囊肿同时存在者称囊性牙瘤。肿瘤周围有纤维组织被膜包绕,镜下可见排列不规则的各种牙齿硬组织成分。

2. 临床表现 多发生于儿童和青年,上、下颌骨均可发生,混合性牙瘤多位于磨牙区,组合性牙瘤则多位于切牙区。肿瘤体积不大、生长缓慢,多无自觉症状。少数肿瘤体积较大可使颌骨膨隆,压迫神经可出现疼痛。肿瘤区可有缺牙现象。牙瘤可因继发感染而被发现。

3. 诊断与鉴别诊断 除上述临床表现外,X 线片显示肿瘤所在部位有一团与牙组织相似的高密度影像,有的可见很多大小、形状不同的发育不全的牙齿影像,前者为混合性牙瘤,后者则为组合性牙瘤。牙瘤与正常骨组织之间有一条清晰的被膜阴影。

诊断牙瘤时应与以下疾病相鉴别:

(1) 牙骨质瘤 亦称根尖周牙骨质结构不良。系来源于牙胚的牙囊或牙周膜,非真性肿瘤。可发生于儿童,多见于青年。常位于下颌切牙和前磨牙区牙根附近,一般体积较小,生长缓慢。无症状,如压迫神经可出现疼痛。X 线片可见与骨皮质相当的高密度影,但儿童期常表现为境界不清的低密度阴影。

有家族史者肿瘤可长得很大,称巨大型牙骨质瘤,常可多发。

(2) 良性牙骨质母细胞瘤 亦称真性牙骨质瘤。来源于牙骨质母细胞,较牙骨质瘤少见,发生于 25 岁以下青少年,男性多见。常位于下颌前磨牙和磨牙区牙根附近,肿瘤体积增大时可见周围骨质膨胀。X 线片可见致密团块影,儿童期则多表现为斑点状阴影。

(3)成釉细胞牙瘤 为混合性牙瘤同时伴有成釉细胞瘤。多见于儿童,好发于下颌骨。X线片表现为成釉细胞瘤与牙瘤的混合影,易与囊性牙瘤相混淆。

4.治疗 手术切除。将肿瘤表面骨皮质去除后,取出牙瘤并刮除被膜。一般预后良好,不复发。

(五)成釉细胞瘤

成釉细胞瘤是颌骨中最常见的中心性牙源性肿瘤。

1.病因病理 来源于牙源性上皮和牙源性间叶组织。关于其上皮成分的具体来源看法不一,多数人认为起源于成釉器或牙板上皮,有人认为来源于牙周膜内的上皮剩余,还有人认为是由牙源性囊肿转变而来。

镜下可见肿瘤由结缔组织间质和散在其中的瘤细胞组成,这些瘤细胞呈团状或条索状,其结构排列与成釉器相似,中央为星网状细胞,周缘由单层柱状细胞包绕。星网状细胞可变性液化形成大小不等的囊腔。成釉细胞瘤有的有被膜,有的无被膜,有被膜者亦可见有瘤细胞侵入,故成釉细胞瘤虽属良性,但有局部浸润性生长的特点。

2.临床表现 多见于青壮年,大龄儿童亦可发生。80%发生于下颌骨,多见于下颌体和下颌角部。生长缓慢,早期无症状,逐渐发展可使颌骨膨隆畸形,膨隆向唇颊侧更为明显,有时可触及乒乓球感。瘤区内牙根可吸收,牙齿松动、移位,压迫下牙槽神经可使患侧下唇麻木。骨皮质破坏吸收较多时可发生病理性骨折。囊性者穿刺可见浅黄色或棕褐色液体,其蛋白含量高于牙源性囊肿。

3.诊断与鉴别诊断 结合病史、临床表现和X线检查所见可获初步诊断。其典型X线片表现为多房性囊肿样阴影,囊腔大小悬殊,可见半月形切迹。由于其轻度浸润性,故其边缘骨白线不如颌骨囊肿明显,受累牙根可呈燕尾状吸收。应注意与以下疾病鉴别:

(1)骨化性纤维瘤。

(2)牙源性颌骨囊肿。

(3)牙源性腺样瘤,亦为颌骨中心性牙源性肿瘤,多见于青少年,好发在上颌骨牙区。瘤体一般较小,生长缓慢,无自觉症状。X线片显示边界清楚的单房影像,含有点状钙化影和埋伏牙。

(4)颌骨中枢性血管瘤及动脉瘤样骨囊肿。

(六)婴儿黑色素神经外胚瘤

婴儿神经性外胚瘤为一种很少见的颌骨肿瘤。

1.病因病理 有关此瘤的组织来源,有人认为与发育的牙组织有关,系来自牙源性上皮。因其含有黑色素,故称为色素性成釉细胞瘤。近年来多数人认为来源于神经外胚层组织。组织学表明肿瘤无被膜,在肿瘤的纤维结缔组织间质中分布着两种瘤细胞,即上皮样细胞和淋巴样细胞,上皮样细胞胞浆中含有黑色素。

2.临床表现 好发于1岁以内的婴儿。肿瘤多位于上颌骨前部,其次为下颌骨、腭骨及颅骨。肿瘤生长快,病变处呈蓝色或黑色,界限不清,病变区牙齿可发生移位。肿瘤虽呈浸润性生长,但不发生转移。

3.治疗 手术完整切除,很少复发。

## 七、恶性肿瘤

小儿口腔颌面部恶性肿瘤较少见,多为肉瘤,常见的有以下几种。

(一)骨肉瘤

1. 病因病理  起源于成骨性纤维组织,可因外伤或受到放射而诱发。肿瘤由瘤细胞以及瘤细胞所形成的骨和骨样组织所组成。

2. 临床表现  多见于儿童和青年,男性多于女性。上、下颌骨及其他面骨均可发生,但以下颌骨较为多见。早期即可发生患部间歇性疼痛,以后疼痛变为持续性、阵发性加重,进而出现麻木。此时病变部骨组织多肿大,并呈球形膨隆。肿瘤生长迅速,瘤区牙齿松动、移位。

骨肉瘤恶性程度高,易发生血行转移。晚期骨肉瘤可有血清钙及碱性磷酸酶升高。

3. 诊断  结合临床症状及 X 线检查可作出诊断。X 线片常显示以下 3 种类型:

(1)溶骨型  骨质由骨松质向骨皮质呈不规则溶解破坏,可发生病理性骨折。

(2)成骨型  骨质增生,密度较高。有时新生细小肿瘤骨呈针状,由骨皮质向外排列成典型的日光放射影。

(3)混合型  既有溶骨又有成骨双重表现。

由于肿瘤转移率高,应常规拍摄胸片以除外肺转移。活检应慎重,不要轻易切取组织,如有必要可行术中冷冻检查。

4. 治疗  骨肉瘤对放疗不敏感,应以根治性切除术为主,并辅以化学药物治疗。

(二)颌骨纤维肉瘤

1. 病因病理  来源于颌骨骨膜、牙周膜及颌骨内的成纤维细胞。组织学可将其分为高分化和低分化两型,高分化型表现为瘤细胞均匀一致,间质内胶原纤维较多,较少核分裂;低分化型则表现为瘤细胞呈多形性改变,间质少,核分裂象多。高分化恶性度低,很少转移,术后复发率约40%;低分化恶性度高,约有20%转移率和70%术后复发率。

2. 临床表现  多见于儿童及青年人,可有牙龈纤维瘤术后复发史。一般下颌多于上颌,主要发生在下颌骨正中联合部、下颌角、髁状突及上颌后部和上颌窦。肿瘤呈圆形或椭圆形,有时呈分叶、结节状,与周围组织无明显分界。肿瘤一般生长速度快,质地中等,常伴有疼痛和功能障碍。肿瘤区血液供应丰富,易血行转移,少数可向区域淋巴结转移。X 线片可见肿瘤部位骨组织有不规则破坏,亦可见日光放射影。

3. 治疗  对放疗不敏感,多采用局部广泛切除术辅以化学药物治疗。如可疑淋巴转移应行颈淋巴清扫术。

(三)尤文肉瘤

1. 病因病理  来源于未分化的网状细胞,故亦称之为骨未分化网状细胞肉瘤。组织学表现为骨髓腔广泛而弥漫性破坏,无界限。瘤细胞较密集,广泛分布且形状、大小均匀一致,常见核分裂。肿瘤组织血管丰富,瘤细胞常围绕血管生长,故极易早期血行转移至全身。

2. 临床表现  颌骨尤文肉瘤很少见,多发生于儿童,下颌骨较好发。主要症状为局部疼痛,短期内患部即可形成巨大肿瘤,瘤体质硬韧,压痛明显。表现为皮肤、黏膜静脉充盈呈暗红色,局部皮肤温度增高。可出现全身症状,如体温升高、白细胞计数升高及红细胞沉降率增快、全身衰弱等。

3. 诊断与鉴别诊断  结合病史、临床表现及 X 线检查可作出诊断。X 线片显示为病变骨呈多样性改变,主要为骨质破坏及明显的骨膜反应,呈"葱皮"状。应常规作胸片检查,以除外早期肺转移。

需与以下疾病鉴别:

(1)慢性颌骨骨髓炎  常有牙痛和颌骨急性炎症史。

(2)骨肉瘤  有时从临床上较难区分,常需作病理检查。

4.治疗  对放疗、化疗均敏感,如肿瘤局限者亦可行手术切除辅以放疗和化疗。一般以放疗和化疗为主。

(四)横纹肌肉瘤

1.病因病理  起源于肌母细胞或胚胎性肌母细胞。组织学表现差异较大,故常将其分为4型:①多形型;②腺泡型;③胚胎型;④葡萄状型。其中胚胎型和葡萄状型横纹肌肉瘤多发生于婴幼儿,没有横纹肌的部位也可发生。

2.临床表现  小儿横纹肌肉瘤可发生在口腔颌面部任何部位,但多见于口底、舌、软腭、颊、齿龈、颌骨以及腮腺区。临床上形态、大小差异很大,早期发生在口腔软组织者可呈息肉状、结节状,均为无痛性肿块,易误诊为良性肿瘤。但肿瘤生长迅速,呈膨胀及浸润性生长,故很快出现局部肿胀畸形及功能障碍。发生在口咽部者出现吞咽困难、语言不清、呼吸道梗阻等,发生在颌骨者可出现骨组织变形、牙齿松动,累及神经时可出现疼痛及运动麻痹。

肿瘤常可沿血行及淋巴道双重转移。

3.诊断  早期常发生误诊,即使作病理检查也常与其他肿瘤相混淆,故应给予充分重视。

4.治疗  以手术切除为主,辅以放疗和化疗。可疑淋巴结转移时应行颈淋巴清扫。

(五)恶性淋巴瘤

1.病因病理  恶性淋巴瘤起源于网状淋巴系统,可能与EB病毒及人体嗜T淋巴细胞病毒有关。病理上可将其分为霍奇金病(HL)与非霍奇金病(NHL)两大类,在我国HL仅占11%,而NHL则占89%。发生于淋巴结者称结内型,发生于淋巴结以外者称结外型,我国的NHL多为结外型。恶性淋巴瘤常沿淋巴管扩散,当其侵入血流时可发生淋巴细胞性白血病。

2.临床表现  恶性淋巴瘤可发生于任何年龄,结内型常多发,以颈部淋巴结群最为好发部位。初起时淋巴结肿大、活动、中等硬度或偏韧、无压痛,以后逐渐增大,彼此融合并粘连固定。结外型可发生于任何有淋巴组织的部位,口腔颌面部的肿瘤多发生在牙龈、腭、口咽、舌根、颊、颌骨、上颌窦等处。早期多表现为炎症及肿块,很像慢性炎症,随着肿瘤的生长、增大、浸润并压迫周围组织器官,出现相应症状和功能障碍,如出血、疼痛、开口受限、吞咽困难、呼吸道受阻等。晚期常有发热、消瘦、贫血、盗汗、食欲不振、肝脾大等全身症状。

3.诊断与鉴别诊断  由于恶性淋巴瘤临床表现的多样性,特别是早期缺乏特异性,诊断比较困难。主要依靠活体组织的病理检查,有时组织学上亦常与炎症混淆。如临床怀疑此病时应再次活检并行免疫组化检查,以确定诊断和分型。

恶性淋巴瘤原发于颌骨内者,X线片可显示骨质不规则浸润性破坏,与颌骨其他恶性肿瘤不易区分。

全身症状严重者,骨髓穿刺及末梢血检查可找到瘤细胞。

(1)结内型恶性淋巴瘤  临床上应注意与以下疾病鉴别:

1)慢性淋巴结炎:在淋巴结引流区内多有明显的感染灶,肿大淋巴结有压痛,抗感染治疗有效。

2)淋巴结核:除淋巴结肿大外,临床上还有很多与恶性淋巴瘤相同的全身症状如发热、多汗、乏力、红细胞沉降率增快等。但淋巴结核触诊淋巴结时质地多不均匀,有的部位软、有的部位硬。OT检查有助于诊断。

(2)结外型恶性淋巴瘤 应注意与下列疾病的鉴别:

1)伯基特淋巴瘤:亦称非洲淋巴瘤,在非洲是一种常见的儿童肉瘤,近来国内亦有报道。该病首先侵犯颌骨、牙槽突,也可波及肝、脾及其他内脏。病理检查可确诊。

2)慢性颌骨骨髓炎:发生于磨牙后区及咽旁部位的恶性淋巴瘤,与慢性边缘性颌骨骨髓炎有很多相似症状,如局部肿胀、疼痛、开口受限、发热、白细胞计数升高等。应从病史及X线检查等方面鉴别。

3)恶性网状细胞增生病:为单核-巨噬细胞系统恶性增生性疾病,简称恶网。可发生于任何年龄。口腔颌面部可出现结节、肿块或溃疡。由于本病临床表现亦呈多样性且伴有高热、肝脾大、表浅淋巴结肿大等全身症状,有时与恶性淋巴瘤很难区别。主要依靠末梢血、骨髓涂片和淋巴活检发现异常网状细胞来鉴别。

4)组织细胞增生症X:为网状造血系统恶性疾病,因病因不明,故在病名后加X。该病有3种类型:①勒-雪病。②韩-薛-柯病。③骨嗜酸性肉芽肿。其中骨嗜酸性肉芽肿的临床表现为良性,多发生于婴幼儿及青年人;勒-雪病多发生于2岁以下;韩-薛-柯病多发生于2~4岁。除口腔颌面部肿块等局部症状外全身症状均较重。勒-雪病病程发展最快,早期即有发热、皮疹、皮下出血,继而发生肝脾大、进行性贫血,颌面部肿块呈急性炎症等,预后极差,常在数月内死亡。韩-薛-柯病除局部肿块,牙齿松动、脱落外,可伴低热、贫血、尿崩症等,预后差,但病程较缓。骨嗜酸性肉芽肿主要表现为局部骨组织的破坏。

4.治疗 对放疗及化疗均敏感。一般HL多以放疗为主,化疗为辅;而NHL则以化疗为主,放疗为辅。

## 第八节 颈部淋巴结疾病

(一)颈部淋巴结的生理解剖

淋巴结主要是由淋巴组织和单核-巨噬细胞所组成,分布于全身,通过淋巴管相联系。淋巴结由结缔组织被膜包绕,其实质的外层为皮质,内层为髓质。被膜伸入皮质形成小梁。皮质由大量淋巴细胞组成小结,称淋巴滤泡,其中心为生发中心。髓质和生发中心及皮质区的淋巴细胞为B淋巴细胞,参与机体的体液免疫。淋巴小结到髓质之间称皮质副区,其中的淋巴细胞为T淋巴细胞,参与机体的细胞免疫。整个淋巴结中约70%的淋巴细胞为T淋巴细胞。淋巴结的功能复杂,主要是:①滤过淋巴起屏障及吞噬作用;②产生淋巴细胞;③参与免疫反应。作为滤过器官,淋巴结能将淋巴液内的异物如细菌、病毒、毒素等有害物质清除出去。

婴幼儿时期,淋巴结发育尚未成熟,结缔组织较少,淋巴小叶分隔不清,淋巴滤泡未形成,被膜较薄,因此屏障作用较差,感染易于扩散。局部轻微感染即可形成淋巴结化脓,易于发生淋巴结周围蜂窝织炎和败血症。如新生儿容易发生败血症,婴幼儿则多见咽后壁脓肿,引起吞咽和呼吸困难,脓肿破溃可造成窒息。至学龄前期及学龄期,淋巴结抵御微生物的能力随之增强,还有吞噬微生物的能力。因此,在年长儿常见到急性或慢性淋巴结炎,但不容易化脓扩散。7~8岁时淋巴结已有小叶分隔,12~13岁时淋巴结的发育更为完善。性成熟期淋巴结不再生长,而且部分有退化现象。

颈部的侧面略呈四边形,上界为下颌骨下缘,下界为锁骨,前界为前正中线,后界为斜方肌前缘。此四边形区由胸锁乳突肌分为3部分,即位于胸锁乳突肌前方的颈前区、位于该肌后方的颈外侧区和被该肌所覆盖的部分为胸锁乳突肌部(图 2-8-1)。

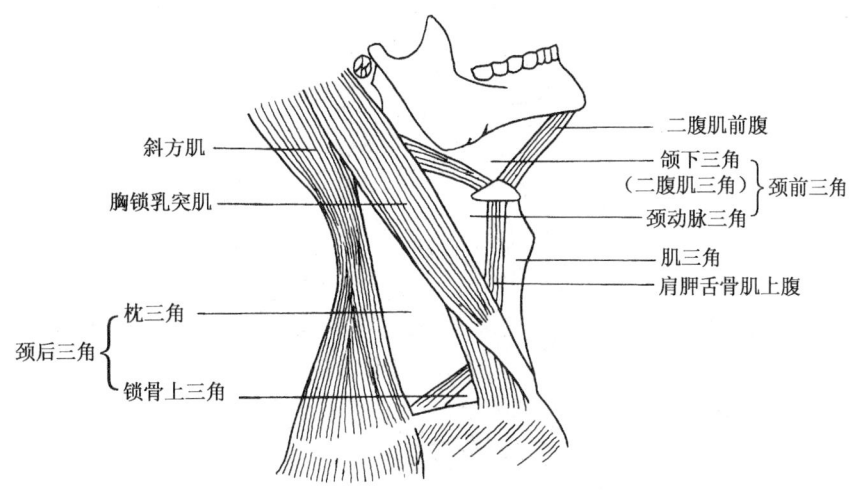

图 2-8-1 颈部的三角

颈前区又由二腹肌和肩胛舌骨肌上腹分成肌三角、颈动脉三角、颌下三角(二腹肌三角)及颏下三角。颈外侧区又由肩胛舌骨肌下腹分为枕三角及锁骨上三角。

颈部淋巴结分布：

(1)颌下及颏下淋巴结　有 10～15 个，收集颜面皮肤、口唇、口腔及舌前 1/2 的淋巴液。

(2)颈浅及颈深淋巴结　各分为上、下部，互相呈串珠状连结。上部收集扁桃体、腭、舌后部及耳的淋巴液,下部收集喉、腭、鼻腔及咽的淋巴液。

(3)舌下淋巴结　位于颏舌肌和舌骨舌肌部，引流舌和口底部淋巴液。

(4)锁骨上淋巴结(颈下深淋巴结)　亦称 Virchow 淋巴结，腹腔和胸腔恶性肿瘤转移时常可触及。此淋巴结广义上应属于颈淋巴结，但与腋窝、纵隔的淋巴结也存在密切关系。

(5)耳前淋巴结　引流额、颞部皮肤及皮下组织、腮腺的淋巴液。

(6)耳后淋巴结　引流头皮中部及耳部的淋巴液。

(7)枕部淋巴结　引流头皮后部及颈部的淋巴液(图 2-8-2)。

(二)小儿淋巴组织的发育及淋巴结肿大的机制

小儿淋巴组织发育的速度较其他组织明显快，9～11 岁为一生中发育的最高峰。因此，幼儿期至学龄期前后，常可发生生理性淋巴结肿大，即在出生后受到各种抗原(如病毒和细菌)的刺激引起淋巴结肿大，但在临床上并不属于病理性改变。

淋巴结肿大的机制应考虑以下两种因素：①构成淋巴结本身的淋巴细胞和组织细胞的数量增加。②从外部进入淋巴结的中性粒细胞和异常细胞增殖所致。一般认为前者是由于抗原的刺激，致使正常的淋巴细胞和组织细胞发生增殖，以及因某种原因使这些细胞恶性变，导致异常细胞增殖。

所以，临床上出现淋巴结肿大的时候，必须根据上述发病机制来鉴别是淋巴结本身对某种刺激的反应(炎症等)，还是肿瘤性细胞增殖，抑或淋巴结邻近的部位存在病变，该淋巴结为对此病变产生的继发反应。

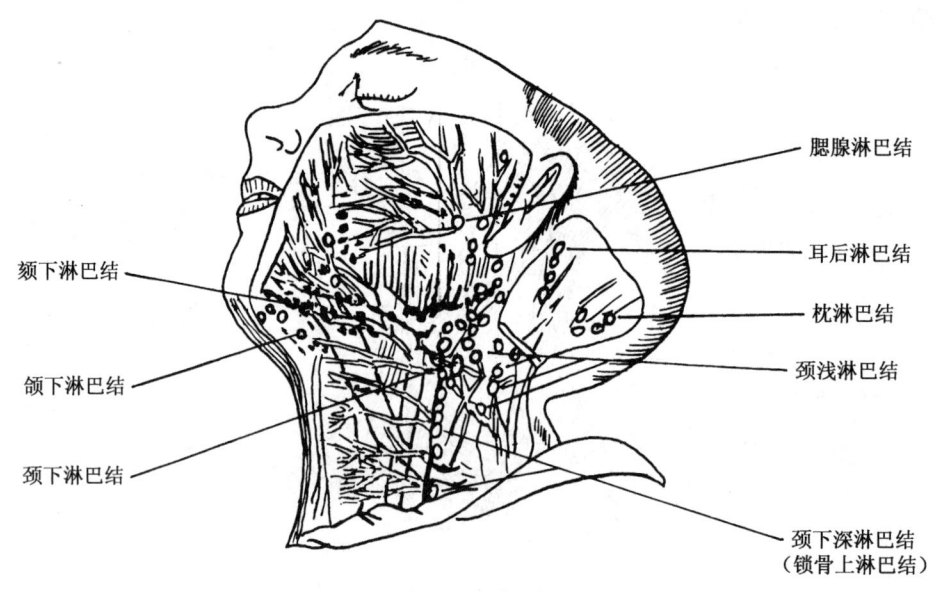

图 2-8-2　小儿(8岁)颈部淋巴结分布

(三)引起颈部淋巴结肿大的疾病

在小儿有很多疾病可引起颈部淋巴结肿大,但也有非淋巴结肿大所致的颈部肿块,酷似淋巴结肿大,这些引起颈淋巴结肿大的疾病及淋巴结外肿瘤有以下几种。

1. 炎性淋巴结肿大

(1)急性淋巴结炎,包括:①细菌性。②病毒性。

(2)慢性淋巴结炎,包括:①结核性。②真菌性。③非特异性肉芽肿。

(3)慢性肉芽肿病。

(4)川崎病。

(5)传染性单核细胞增多症。

2. 肿瘤性淋巴结肿大

(1)恶性淋巴瘤。

(2)恶性网状细胞增多症。

(3)急性白血病。

(4)组织细胞增多症。

(5)神经母细胞瘤。

(6)窦性组织细胞增多症。

3. 非淋巴结性颈部肿瘤

(1)神经母细胞瘤。

(2)神经纤维瘤。

(3)软组织肿瘤包括横纹肌肉瘤、纤维肉瘤、脂肪肉瘤等。

(4)转移性肿瘤。

4. 其他

(1) 类肉瘤病。

(2) 脂质代谢异常病 ①戈谢病。②尼曼-匹克病。

(3) 自身免疫性疾病 ①红斑狼疮。②幼年性类风湿关节炎。③自身免疫性溶血性贫血。

(4) 先天性侧颈部囊肿及正中囊肿。

(5) 皮样囊肿。

颈部淋巴结肿大时，首先应鉴别肿大的淋巴结是否为感染性疾病，应注意小儿年龄、病史及物理检查，如是否存在发热及皮疹，胸部、口腔、咽部的改变，肝、脾及全身其他部位的淋巴结有无肿大；颈部肿大淋巴结的解剖部位、大小、个数、硬度、活动性、是单侧还是双侧、有无感染征象等。此外，还应常规检查末梢血象、结核菌素试验、红细胞沉降率、C反应蛋白、胸部X线摄影等，一般根据上述资料即可作出诊断。如仍有困难，则需做活检，根据病理切片获得确诊。

(四) 淋巴结感染性疾病

1. 颈部急性淋巴结炎　颈部急性淋巴结炎是化脓性细菌侵入淋巴结所引起的急性炎症，是小儿外科极为常见的疾病之一。其发病率很高，可发生于小儿的各年龄组，但以2岁以下的婴幼儿为多见。其最常见的原因是口腔及头面部的细菌性感染，故以颌下淋巴结为多见。

(1) 病因　以金黄色葡萄球菌为主，小部分为溶血性链球菌、双球菌，偶尔可见绿脓杆菌、大肠杆菌等。淋巴结受累的部位因原发感染灶的不同而异，如颌下淋巴结可由扁桃体炎所致，颏下淋巴结炎可因龋齿及舌下感染而引起。

(2) 病理　急性淋巴结炎的病理改变是淋巴结内浸润、肿大，继之淋巴结中心发生坏死、化脓。初期病变仅限于单个淋巴结内，以后扩大至邻近淋巴结并互相融合，以至形成大脓肿。淋巴结周围的组织亦发生浸润及渗出，形成淋巴结周围炎。年龄越小，免疫力越差，局限能力越低，其周围组织的反应就越强，其病情也越严重，出现广泛的蜂窝织炎，严重者可发展为口底炎、喉炎、纵隔炎及败血症等。

(3) 临床症状　颈部急性淋巴结炎的典型临床表现是：颈部淋巴结突然肿大、疼痛、压痛，可伴有全身发热、拒食等症状，病情进展数日后，病变周围肿胀、浸润，皮肤发红，局部疼痛及全身症状加重。倘若病变中心软化，并出现波动，则说明已形成脓肿。多数患儿可发现原发病灶，如痱子、疖、龋齿、扁桃体炎、皮肤感染或湿疹等。

婴幼儿常伴有颈部蜂窝织炎，严重者病变可蔓延到口底及咽喉部而导致呼吸困难，同时可伴有全身中毒症状。

按上述临床经过，颈部淋巴结炎可分为4个临床类型：局限型、蜂窝织炎型、中毒休克型和硬肿型，其中以局限型最常见，预后最佳；蜂窝织炎型多发生于婴幼儿，局部病变广泛，界限不清，全身症状严重；中毒休克型及硬肿型在临床上较少见。

(4) 诊断　诊断急性淋巴结炎可根据临床症状。颌下淋巴结性蜂窝织炎病变广泛蔓延时，可引起呼吸困难，此时应鉴别呼吸道阻塞的部位，区别是喉上或是喉下，以便决定治疗措施。颏下淋巴结炎应与甲状腺舌管囊肿并发感染进行鉴别，而颌下淋巴结炎有时与鳃源性囊肿容易混淆，但后两者均为先天性囊肿合并感染所致，病史应当较为长久。腮腺炎与颈淋巴结炎的鉴别并不困难，前者肿胀是以耳垂为中心，如检查口腔可见颊黏膜腮腺管开口周围红肿者有助于诊断。耳后化脓性淋巴结炎偶可误诊为乳突炎，但前者常位于乳突尖端，而后者位置较高，常伴发中耳炎。

(5)治疗  颈部急性淋巴结炎的主要治疗是全身应用抗生素,局部热敷,肿大的淋巴结常可自行消退而不发生化脓。发热和中毒症状主要因个体差异而不同,常是极轻微或没有。如发现病变局限且有变软区,则表示已发生化脓,应予以切开引流。沿颈部横纹作一小切口(2~3cm),脓腔内插入一段卷烟引流,以防切口闭合。一经引流常不需要继续应用抗生素。也有少数患儿炎症过程经应用抗生素后受到遏止,既不化脓,也不消肿,而转为慢性淋巴结炎。

如化脓性淋巴结炎未获及时处理,则病变超越淋巴结,引起淋巴结周围炎或并发局部蜂窝织炎则将出现广泛水肿,触之呈硬性肿块,此时应正确选择切开术的时机,最好先采取保守措施,静待其出现波动时再施切开术。有全身中毒症状时,应给予全身支持疗法,纠正液体和电解质平衡失调,必要时输给全血和血浆,增强机体抵抗力。

2. 结核性淋巴结炎  颈部结核性淋巴结炎多见于儿童,亦可发生于幼儿。

(1)病因  颈部淋巴结结核是淋巴结感染结核菌所致,可以是原发性感染,但多数是由肺部原发综合征经血行播散而发病,亦可因扁桃体或耳、鼻、喉等处存在结核病灶,然后经淋巴途径感染。肺门淋巴结结核亦可蔓延至颈下深部淋巴结。

(2)病理  颈部淋巴结感染结核杆菌后,主要表现为淋巴结肿大,淋巴细胞浸润,大量类上皮细胞增生,并有异物巨细胞存在,淋巴结中心发生干酪样坏死。病变发展缓慢,感染及坏死可长期存在于淋巴结内,周围组织可无炎症改变,或仅有轻微浸润。病变可能有以下几种结局:其一是纤维化,即淋巴结内结核结节中有多量成纤维细胞增殖,并逐渐纤维化,胶原纤维不断增多,最后发生玻璃样变,形成致密的团块。淋巴结的包膜也发生纤维增厚。其二是钙化,即淋巴结的病变发生干酪样坏死,在愈合的过程中出现钙化,其周围有时也有纤维化。淋巴结切面有钙盐沉着呈砂粒状或融合成团块状沉积于病灶处,其结果形成一硬性结节。当淋巴结内大块干酪样物质发生液化,则形成结核性脓肿,即所谓寒性脓肿。脓肿可自行穿破局部软组织,或发生继发性化脓性感染后破溃,于是形成经久不愈的慢性窦道或溃疡。年龄愈小,越容易发生继发性感染。

(3)临床症状  主要临床症状是颈部淋巴结肿大,常以一侧为明显,亦可为两侧性。颈部各组淋巴结均可受累,但以颌下组及颈深上组的淋巴结最常受累。受侵淋巴结的数目多少不一,少则数个,多则可达数十个。早期可无疼痛,各病变淋巴结无粘连,故可有活动性,以后淋巴结逐渐增大、发硬,并有轻度压痛。患儿可有轻度发热,随着淋巴结的增大,其中心可发生干酪样坏死,于是质地变软,并可出现波动,若病变侵及包膜,则淋巴结可互相粘连,多个淋巴结融合一起,并失去活动性。这一病变过程可维持一段时间无变化,大概为数周至或数个月。如经过适当治疗淋巴结病变可逐渐钙化。如未经治疗任其发展或治疗不当,则病变部发生软化、液化,形成皮下寒性脓肿。如发生继发感染,则出现红、肿、热、痛,且伴有全身发热,病变侵及皮肤,最后皮肤破溃排脓,于是逐渐成为经久不愈的慢性脓性窦道。在幼儿,这一临床经过发展较快。

(4)诊断  结核性淋巴炎的诊断根据是病史呈慢性经过,淋巴结发病的典型位置和患儿与结核患者有过接触的历史等。患儿结核菌素试验呈阳性反应,红细胞沉降率加快,胸部X线检查发现肺或肺门淋巴结病灶等有助于诊断。如穿刺抽出干酪样物,经一般化脓菌培养为阴性,涂片找到抗酸杆菌则可确定诊断。局部活体组织病理检查也是确诊的方法。在诊断颈部结核性淋巴结炎时应与其他各种引起颈部淋巴结肿大的疾病进行鉴别。

(5)治疗  颈部结核性淋巴结炎常为全身性结核感染的一局部表现。因此,首先应进行全身治疗,包括加强营养、注意休息和适当的身体锻炼,多接触阳光和新鲜空气等。一经确诊即应早期应用异烟肼和链霉素等抗结核药物治疗,以控制结核性病变的发展。

外科治疗的适应证：

如病变侵及或发生混合感染，皮肤已发红变薄，或已自动溃破者，应施切开引流或扩大创口，将干酪样物质及其周围病变组织尽量刮除，病灶内放置青、链霉素，以后随时更换敷料，待其自愈。

淋巴结病变已软化、形成结核性脓肿者亦可施行病灶清除术，创腔内放入青、链霉素，逐层缝合创口，可望一期愈合。

病变已处于静止状态，已形成钙化、纤维化、呈孤立性或粘连不严重者可施淋巴结切除术。

已形成经久不愈的慢性窦道或瘘管者亦可施行手术切除。

3. 卡介苗反应性淋巴结炎　新生儿或婴儿接种卡介苗（BCG）后，偶可发生慢性淋巴结炎，其临床症状常与幼儿结核性淋巴结炎相似。一般认为小儿的臂部经卡介苗接种（皮内注射或皮肤划痕），则卡介苗应为此种淋巴结炎的病原菌，因为淋巴结炎发生在接种的淋巴引流区域，而且发病时间为接种之后的早期。但也有认为，卡介苗接种后小儿机体提前建立了对结核感染的反应，有些患儿淋巴结炎发病较晚，且可发生于对侧颈部、腋下或其他部位也可说明后者的观点。其实，上述两种可能性均可存在。对于口服接种的小儿，则应解释为结核感染的反应。

婴儿接种卡介苗后之慢性淋巴结炎多发生在接种后 1～8 个月之间，尤其是 3～6 个月之间。口服接种的小儿淋巴结炎多发生于颈两侧深部、锁骨上淋巴结组和颈上深组。病变呈典型的肉芽肿性反应，亦可发生纤维化。临床经过同颈部淋巴结结核，但在组织培养时不能见到结核菌生长。发病早期为无痛的结节，较硬，可经数周无变化，随后可自行吸收，亦可逐渐软化并形成寒性脓肿。如发生继发感染，则皮肤发红，脓肿破溃形成溃疡或窦道。臂部接种者，慢性淋巴结炎多发生于同侧的腋下，病变经过与其他部位的淋巴结炎雷同。

卡介苗反应性淋巴结炎在硬结期可以不需特殊治疗，多可自愈。软化而形成脓肿者，可行穿刺排脓，脓腔内注入链霉素（0.25～0.5g 链霉素溶于 1～2ml 溶液），常 1～2 次即可治愈。有继发感染者也应切开排脓，清除病灶，创口换药，一般切口经 2～3 个月后即可愈合，全身无需应用抗结核药物。对经久不消的纤维化淋巴结炎性硬结，也可施行手术切除。

4. 颈部慢性淋巴结炎　小儿颈部慢性淋巴结炎的病因是：①急性淋巴结炎经治疗后炎症虽被控制，但淋巴结仍持久增大，炎症转为慢性。②化脓性淋巴结炎开始发病即出现慢性或亚急性的经过。

头颈部感染性病灶持续时间较长，或反复发作时，则可引起引流该病灶区域的颈淋巴结增生和纤维化而呈慢性肿大。颈上深组和颌下组淋巴结慢性炎症，常是由于扁桃体炎的反复发作所致；耳前组和耳后组淋巴结慢性肿大，则多数是由于头皮湿疹、感染、慢性中耳炎等所引起。有时淋巴结明显增大，继而发生软化和中央干酪样变，此时与结核性淋巴结炎极为相似，使鉴别诊断极为困难。应详细询问病史，仔细检查，以便发现原发感染病灶，并根据病变性质进行治疗。

5. 非典型抗酸杆菌（非典型结核杆菌慢性淋巴结炎）　是儿童感染非典型抗酸杆菌而发生颈、颌下组及耳前组淋巴结慢性炎症。其临床表现极似淋巴结结核，病理检查亦无法与淋巴结结核进行区别，两者均可钙化，只有培养出细菌并经过分型才能确定诊断。其治疗方法最好是在未溃破形成窦道或溃疡之前施行淋巴结切除术，并全身应用异烟肼和对氨水杨酸等。

6. 猫抓病　猫抓病又称良性淋巴网织细胞增多症，临床特点是局部淋巴结肿大，大多数患儿在发病前数周曾有被猫抓、猫咬或仅被猫舔的历史，一般认为是鹦鹉热——淋巴肉芽肿组的病毒感染。小儿如被猫抓，猫咬伤头颈或肩等部位，即可发生颈部淋巴结肿大；上肢被抓、咬伤，则发生腋下淋巴结肿大；下肢受伤则发生腹股沟淋巴结肿大。肿大的淋巴结可有疼痛，最后可化脓，出现波动。脓液采用一般培养法多无细菌生长。当淋巴结炎症明显时,患儿可伴有轻度发热,个别偶可伴有脑炎、血小板减少性紫癜等并发症。

猫抓病所引起的淋巴结肿大应与其他化脓性淋巴结炎、结核性淋巴结炎、霍奇金病、非典型抗酸杆菌属慢性淋巴结炎等进行鉴别。猫抓、咬伤史、结核菌素试验阴性、脓汁培养阴性、分型阴性等均有助于诊断。用猫抓病的淋巴结脓液制成的抗原作皮肤试验,如出现明显的红肿为阳性,可以确定诊断。

本病无特效药物治疗,大多数病例肿大的淋巴结在2～3周后可自行消退。有报道氯霉素等抗生素有一定疗效。在淋巴结未破溃之前应尽量吸出脓液,防止形成窦道。

7.真菌性慢性淋巴结炎　小儿颈部真菌性淋巴结炎甚为少见,其致病的真菌有放线菌、球孢子菌、组织浆菌、芽生菌等。一般颈部淋巴结肿大只是全身疾病的局部表现,其他部位(口腔、面、腹部等)和他处淋巴结也可有病变。应在排除其他病原菌引起的淋巴结肿大之后,根据活体组织病理检查和细菌培养确定诊断。

(五)颈淋巴结肿瘤

1.恶性淋巴瘤　参见第二章第七节口腔颌面部疾病中恶性肿瘤的相关内容。

2.颈部淋巴结转移性恶性肿瘤　发生于小儿的颈部淋巴结转移性恶性肿瘤比较少见。发生于纵隔的淋巴肉瘤、神经母细胞瘤、恶性畸胎瘤和甲状腺癌常转移至锁骨上淋巴结,头、鼻咽部肿瘤如横纹肌肉瘤则多转移至颈上深组和颌下组的淋巴结。如遇有异常肿大的颈部淋巴结,而又难以鉴别是炎症性或是肿瘤性所致,应予以认真对待,进行细致的全身检查,如拍摄胸部X线片,详细地检查鼻、咽部等,以便寻找和发现原发病灶。切取活体组织检查常可确定病变的性质和原发灶,从而拟定切实可行的治疗原则和方案。

## 第九节　甲状腺与甲状旁腺疾病

### 一、概述

(一)甲状腺的解剖与生理

甲状腺为人体最大的内分泌腺体,位于颈部气管的前下方,分左右两侧叶和峡部。出生时甲状腺重约1.5g,至成人时重约20g。峡部位于第2～4气管软骨环前方,自峡部向左或右上伸展的狭小部分为椎体叶。两侧叶后方有甲状旁腺,通常为4个,其内侧有喉返神经通过。甲状腺左、右上动脉来自颈外动脉,左、右下动脉来自锁骨下动脉,静脉血经颈内静脉回流至心脏。神经支配有两种,交感神经来自颈交感神经节及颈胸神经节,副交感神经纤维来自迷走神经,经由喉上神经入腺体。腺体有大小不等的腺泡,内贮存胶质,主要为甲状腺球蛋白。甲状腺的淋巴管也很丰富,淋巴液引流至颈深部胸骨后、气管及前喉部淋巴结。

每日经胃肠道吸收入血的无机碘化物约30%～50%为甲状腺所摄取。甲状腺激素的合成经4个步骤:①碘运送或摄取:需有酶的参与,是一需能过程,也是激素合成的关键步骤,缺碘和促甲状腺激素(TSH)可加强碘运送。②酪氨酸碘化作用:碘化物进入腺细胞后经氧化酶作用,产生活性碘,后者与胶质腔中甲状腺球蛋白分子上的酪氨酰基结合,形成单碘酪氨酸(MIT)和双碘酪氨酸(DIT)。③碘化酪氨酸偶联作用:带有MIT和DIT的甲状腺球蛋白肽链和碘化酪氨酸相互靠拢,使DIT和DIT偶联成甲状腺素($T_4$),MIT和

DIT 偶联成三碘甲状腺原氨酸（$T_3$），贮存于胶质腔中。④甲状腺球蛋白的分解和甲状腺激素的释放：在 TSH 的作用下，甲状腺球蛋白释放出甲状腺激素 $T_4$、$T_3$ 以及 MIT 和 DIT 入血，大部分碘化酪氨酸经脱碘酶作用脱下碘再被利用。30%～40%的 $T_4$ 经脱碘后成 $T_3$，游离的甲状腺素主要是 $T_3$ 进入靶细胞、细胞核后和细胞核中特异的 $T_3$ 受体结合而产生生物效应。

甲状腺的功能调节是通过垂体细胞分泌的 TSH 刺激来实现的，TSH 能促使甲状腺腺体增大，血流增加。血浆中游离 $T_4$ 和 $T_3$（为主）增高后，进入垂体细胞核中和 $T_3$ 受体结合，抑制 TSH 分泌。在无 TSH 作用情况下，甲状腺尚有自身调节作用。缺碘时甲状腺可促进碘化物的摄取，碘化物摄入过多时，可抑制 TSH 的产生，间接阻止甲状腺激素的合成，但这种碘的作用是暂时的，不能持久。

甲状腺的生理作用为：①甲状腺激素促进氧的消耗，增加产热作用。甲状腺功能亢进者多怕热，功能减退时则怕冷。②甲状腺激素能促使蛋白质的合成，缺乏时可影响儿童生长发育，但如激素过多时，使蛋白加速分解呈负氮平衡，也可抑制生长。③甲状腺激素可促使脂肪的合成和降解，也可促进胆固醇浓度降低，故甲状腺功能减退时，血胆固醇升高，而甲状腺功能亢进时胆固醇降低。④小量甲状腺激素可增加糖原合成，大剂量则促进糖原分解。⑤甲状腺激素有利尿作用。在甲状腺功能减退时，细胞间液增多，出现黏液水肿；促红素分泌受抑制，骨髓生成红细胞减少，可产生贫血。甲状腺滤泡旁细胞可产生降钙素，有抑制骨质分解的作用，并使尿排钙、排磷均增加，故可降低血钙。⑥甲状腺素对大脑的发育和功能影响很大，胎儿脑细胞 DNA 含量及脑发育在妊娠末 3 个月增长最快，至 5 岁时接近成人水平。甲状腺素缺乏，如发生在胎儿早期，脑损伤重，且常不可逆，可发生聋哑、痴呆等神经、精神症状；如发生在妊娠晚期，出生后立即治疗，智力可得以改善。甲状腺素过多时，肌肉神经应激性增高，可出现震颤。

（二）甲状腺疾病的分类

1. 单纯性甲状腺肿 包括地方性、散发性甲状腺肿。
2. 甲状腺功能亢进症。
3. 甲状腺功能减退症。
4. 甲状腺炎 分为：①急性。②慢性（淋巴性，硬化性）。
5. 甲状腺肿瘤 分为：①良性（腺瘤）。②恶性（腺癌）。
6. 其他甲状腺疾病
(1) 甲状腺异位。
(2) 甲状腺舌管囊肿。

（三）甲状腺功能测定

1. 基础代谢率（BMR）测定 清晨空腹，静卧，体温正常状态下测氧耗量，折算成热量，计算出与正常标准值相比较的百分数，正常为±15%。小儿不易合作，尤其 5 岁以下者，故少采用。另外，可于清晨熟睡时测血压、脉搏，按 Gale 法间接计算出 BMR。BMR＝脉搏/分＋脉压差－111，但此法易受很多病理情况影响，如高热、呼吸衰竭、心力衰竭、贫血、慢性白血病、心动过速等症时基础代谢率高，类脂性肾病、肥胖症时则减低。

2. 血清游离三碘甲状腺原氨酸（$FT_3$）和游离甲状腺素浓度（$FT_4$）测定 $T_4$ 由甲状腺分泌进入血液循环，绝大部分立即与血浆中的甲状腺结合球蛋白（TBG）结合。血液循环中的 $T_3$，一部分来自甲状腺，大部分（70%～90%）由 $T_4$ 在血液循环中脱碘转换而成。99.5%的 $T_3$ 也与 TBG 结合。因此血循环中呈游离状态的

$T_3$ 和 $T_4$ 比呈结合状态的 $T_3$ 和 $T_4$ 低得多。因只有 $FT_3$ 和 $FT_4$ 才能进入细胞发挥生理作用,因此血清中 $FT_3$ 和 $FT_4$ 的浓度能正确地反映甲状腺的功能状态,诊断率近乎 100%。正常值:$FT_3$ 为 3.19~9.15pmol/L,$FT_4$ 为 9.11~25.47pmol/L。

3.血清总 $T_3$($TT_3$)和总 $T_4$($TT_4$)浓度测定  $TT_3$ 和 $TT_4$ 是游离状态的 $T_3$、$T_4$ 和结合状态的 $T_3$、$T_4$ 的总和。一般情况下血清 $TT_3$ 和 $TT_4$ 浓度分别与 $FT_3$、$FT_4$ 浓度平行,故测定 $TT_3$ 和 $TT_4$ 也能反映甲状腺功能。但它们受血浆 TBG 含量的影响大,当 TBG 高时,结合 $T_3$、$T_4$ 增多,$TT_3$、$TT_4$ 也随之增高;反之,血浆中 TBG 含量降低时,$TT_3$ 和 $TT_4$ 也随之降低。但这种情况不多,且测定 $TT_3$ 和 $TT_4$ 比测 $FT_3$ 和 $FT_4$ 简单、价廉,因此为常用诊断甲状腺功能的方法。正常值:$TT_3$ 为 1.23~3.53nmol/L,$TT_4$ 为 54~174nmol/L。

4.血清促甲状腺激素(TSH)浓度测定  TSH 是腺垂体分泌的促进甲状腺激素代谢的主要激素,与 $T_3$、$T_4$ 之间存在负反馈调节关系,甲状腺功能亢进时明显减低,原发性甲状腺功能减退时明显增高。目前应用高灵敏检测 TSH 的方法,用于甲状腺功能亢进和甲状腺功能减退的诊断,较 $FT_3$、$FT_4$ 为灵敏。正常值为 0.3~5mIU/L(Irma 法)。

5.甲状腺激素抑制试验  正常情况下,甲状腺摄[131]I 率受腺垂体分泌的 TSH 调节。口服甲状腺激素 $T_3$ 或 $T_4$ 后,血中 $T_3$、$T_4$ 浓度增高,通过负反馈作用,脑腺垂体 TSH 减少,甲状腺摄[131]I 率随之也明显下降。甲状腺功能亢进时这种反馈调节作用完全或部分消失,口服 $T_3$ 或 $T_4$ 后甲状腺摄[131]I 率无明显下降,称为不受明显抑制。本法对甲状腺功能亢进症的诊断有较好的特异性。抑制率>50%为甲状腺功能正常,抑制率<50%为甲状腺功能亢进。

6.过氯酸盐释放试验  过氯酸盐有阻止甲状腺从血中摄取碘离子和促进碘离子从甲状腺内释出的作用。当过氧化酶缺乏或甲状腺酪氨酸碘化障碍时,被甲状腺摄取的碘离子不能有机化,此时给予过氯酸盐则存在于甲状腺内的离子碘将迅速被释放出来,据此可辅助诊断甲状腺内碘有机化障碍有关的疾病,如慢性淋巴细胞性甲状腺炎、家族性酶缺陷克汀病、耳聋-甲状腺综合征(Pendred 综合征)等有较高的临床价值。释放率>10%表示碘有机化部分障碍,>50%为明显障碍。

7.甲状腺摄[131]I 试验  空腹口服[131]I 后,通过仪器可测出甲状腺对[131]I 的摄取率,藉此可反映出甲状腺的功能状态。摄[131]I 率 3 小时>25%或 24 小时>45%,表示增高;摄[131]I 率 3 小时<5%或 24 小时<15%,说明减低。甲状腺摄[131]I 试验对甲状腺功能亢进症的诊断率只有 60%左右,配合甲状腺激素抑制试验,可鉴别甲亢性和缺碘性摄[131]I 增高使对甲状腺功能亢进症的诊断率可提高到 95%。此项测定由于检查前要禁碘,检查时间长,且摄[131]I 率的数值不能反映病情的程度,故一般只在 $T_3$、$T_4$ 不能明确诊断时应用。

8.促甲状腺激素释放激素兴奋试验(TRH)  TRH 在下丘脑合成,能促进垂体合成与分泌 TSH。血中甲状腺激素的微小变化即可灵敏地影响垂体对 TRH 的反应性。用静脉注射 TRH 的方法观察这种反应性,是研究下丘脑-垂体-甲状腺轴功能的重要方法,有助于对甲状腺疾病的诊断和鉴别诊断。

9.血清抗甲状腺球蛋白抗体(Tg-Ab)和抗甲状腺微粒体抗体(Tm-Ab)浓度测定  Tg-Ab 和 Tm-Ab 是自身免疫性抗体,在大多数慢性淋巴细胞性甲状腺炎和部分病毒性弥漫性甲状腺肿患者,这两种抗体的血清浓度都增高,前者尤为明显,对诊断和判定预后有一定价值,其他原因引起的甲状腺功能亢进阳性率很低。

10.甲状腺显像(扫描或闪烁摄像)  [131]I 和 [99m]Tc 入人体后,大部分可浓集在有功能的甲状腺组织内,具有很高的特异性,故可用于有功能的甲状腺组织显像。但由于 [99m]Tc 半衰期较短(6.02 小时),一般在口服或静脉注射后 1~2 小时进行显像,而这时 [99m]Tc 在唾液腺、口腔、鼻咽腔和胃肠黏膜上皮细胞也有明显的摄取和分泌,使这些部位显影明显。因此 [99m]Tc 显像的特异性不如 [131]I 高,但 [99m]Tc 的物理性质优于 [131]I,故现常用

$^{99m}$Tc作为甲状腺的显像剂。临床常用于异位甲状腺的诊断,寻找有功能的甲状腺癌转移病灶及甲状腺结节的诊断。甲状腺结节在闪烁图上一般可分为3类:①热结节:结节部位的放射性高于正常甲状腺组织。②温结节:结节部位的放射性等于或接近正常甲状腺组织。③冷结节:结节部位无放射性或放射性较正常甲状腺组织低。冷结节并非甲状腺癌所特有,甲状腺腺瘤、囊肿、出血、钙化、纤维化和慢性甲状腺炎等均可有冷结节出现。

## 二、单纯性甲状腺肿

单纯性甲状腺肿可分地方性与散发性两种,甲状腺功能正常或基本正常。

(一)地方性甲状腺肿

地方性甲状腺肿是世界性疾病,1960年统计全世界有2亿患者,约占当时世界人口的7%。我国除上海市外,其他省区都有程度不等的地方性甲状腺肿流行,新中国成立后经过多年的食盐加碘后,发病率已大大下降。

1. 病因

(1)缺碘是引起地方性甲状腺肿的主要原因之一,不少作者认为,成人每日碘需要量为100μg左右,另一些作者认为应提高到200～300μg。地方性甲状腺肿流行区居民的碘摄入量多数低于生理需要量。流行地区的土壤、水、食物中碘的含量与发病率成反比。流行地区居民尿中碘排出量少,甲状腺吸$^{131}$I率高,说明体内缺碘,有碘饥饿状态。

(2)水和土壤中含钙、氟和镁过多,与甲状腺肿的发病有关,土壤中的锰可促进碘被冲走,铜、铁、铅都有致甲状腺肿的作用。有些地区因微生物污染水源致甲状腺肿。

2. 病理 早期甲状腺弥漫性肿大,血管增多,滤泡呈代偿性、肥大性增生,上皮细胞增生,滤泡内胶质减少,激素含量减少。由于腺组织不规则增生,所以渐呈结节状改变。随病情发展,晚期因血液循环不良,结节内可发生坏死、退化、出血、囊性变、纤维化和钙化等改变。结节性甲状腺肿的滤泡常集成一个或数个大小不等的结节,结节周围被有纤维包膜。此类结节应与甲状腺腺瘤鉴别。

3. 临床表现 单纯性甲状腺肿早期除腺体肿大外,一般无自觉症状或自觉颈部胀满感。甲状腺软,均匀性弥漫性肿大,无压痛,如结节发生囊性变,囊内出血,可迅速增大。肿大的甲状腺可压迫气管,使之移位、变窄、弯曲而影响呼吸,甚至引起窒息和循环障碍;压迫食管,引起咽下困难,但较少见;压迫喉返神经,引起声带麻痹、声音嘶哑;胸骨后甲状腺肿尚可压迫颈深部静脉,使头颈部血回流受阻,患者面部青紫,静脉扩张。约5%并发地方性克汀病,影响智力,生长发育迟缓,并出现甲状腺功能减低。少数结节型地方性甲状腺肿患者,在长期TSH增高的刺激下,可演变成毒性甲状腺腺瘤。

4. 实验室检查

(1)基础代谢率 一般为正常或稍低。

(2)甲状腺摄$^{131}$I率 明显增高,可达90%～98%,尿$^{131}$I排泄率低于正常,常<50μg/d(正常值为50～100μg/d),说明患者处于缺碘状态。此试验结果类似甲状腺功能亢进。此时可作甲状腺激素抑制试验,在地方性甲状腺肿吸$^{131}$I率可受明显抑制。

(3)颈部X线摄片 可见部分病人甲状腺有钙化。

(4)实验室检查 缺碘时,甲状腺细胞不能合成足够的甲状腺激素,血清 $T_4$ 减少;甲状腺激素对垂体的抑制减少,TSH 增高;但血清 $T_3$ 增高。

5.诊断与鉴别诊断　根据在流行地区的甲状腺肿大,但无甲状腺功能亢进,吸$^{131}$I 率＞正常,尿碘小于正常值,血清 $T_4$ 正常或低于正常,血清 $T_3$ 增高或正常,血 TSH 增高或正常,即可诊断本病。如在流行区具有甲状腺肿而尿碘不减少,应与其他疾病鉴别。

(1)结节性甲状腺肿并发甲状腺功能亢进症　应有甲状腺功能亢进的临床症状,血 $T_4$ 和 $T_3$ 均高,吸$^{131}$I 率增加但不受甲状腺激素抑制试验所抑制。

(2)家族性酶缺陷克汀病　甲状腺可弥漫性增大,由于酶缺陷致甲状腺激素合成障碍,可合并甲状腺肿及克汀病表现,如甲状腺功能减低、智力低下、生长发育落后、基础代谢率低、血 $T_4$ 低、TSH 高和尿碘不减少。

(3)慢性淋巴细胞性甲状腺炎　甲状腺可呈弥漫性增大,腺体坚硬,无痛;多数患者开始功能正常,几年后可出现甲状腺功能减低;血清抗甲状腺球蛋白抗体(Tg-Ab)和抗甲状腺微粒体抗体(Tm-Ab)浓度增高;针吸活检可见腺体内充满淋巴细胞及浆细胞,尿碘不减少。

6.预防　预防地方性甲状腺肿的措施有以下几种:

(1)碘化食盐　食盐中加碘化钠或碘化钾,浓度为 1/10000,即每克食盐约含碘 75μg,每日需碘量约为 1～3μg/kg,每日 2～3g 食盐即可供生理需要。

(2)碘化饮水　每 10 万升饮水中加碘化钾 1g,即每升含碘化钾 10μg。

(3)婴幼儿还可肌内注射 40% 碘油,效果很好。用碘量为 1 岁以下 125mg,1～4 岁 250mg,5～9 岁 750mg,10 岁以上用成人量 1000mg(2.5ml),注射 1 次后可保证 5 年内的碘供应,也可每 2 年注射 1ml。预防用碘需维持到青春发育期,否则易引起甲状腺肿的复发。预防剂量不应过高,由于缺碘不能合成足够的甲状腺激素,一旦供碘过多,可能导致碘源性甲状腺功能亢进症。

7.治疗

(1)口服复方碘溶液(卢戈液)　复方碘溶液由 5% 碘液和 10% 碘化钾溶液组成。用法为每日 2～3 滴,口服 2～4 周,休息 4 周后再服 2～4 周,共服半年至 1 年。

(2)碘化钾　每天 5mg 口服,连服 1 个月,休息 1 个月再服用 1 个月,直至腺肿消退为止。

(3)碘酊　甲状腺有结节形成时可局部注射碘酊,以腐蚀、软化甲状腺组织并供碘。

(4)甲状腺片　中度以上腺肿者可口服甲状腺片,每日 60～120mg,服半年至 1 年,腺肿可吸收或消失。

(5)手术　甲状腺肿如压迫神经、血管引起症状或迅速增大时,需行甲状腺大部切除术。结节性地方性甲状腺肿约有 25%～50% 可继发甲状腺功能亢进症和恶变,恶变率为 5%～7%,应早期行甲状腺大部切除术。

(二)散发性甲状腺肿

散发性甲状腺肿散发于人群或家族中,有着各自不同的病因,而导致的结果相同,即机体对甲状腺激素的需求增加或甲状腺激素生成障碍,人体处于甲状腺激素不足的状况,下丘脑促甲状腺激素释放因子(TRH)-垂体促甲状腺激素(TSH)系统受到兴奋,TSH 分泌增多,甲状腺组织肥大增生。

1.病因

(1)对甲状腺激素的生理需要增加　女性常在青春期、行经期、妊娠期、哺乳期及绝经期发生,也可在严重寒冷、感染及外伤等应激情况下发生。此时体内需要甲状腺激素相对增多。

(2) 应用阻碍甲状腺激素合成作用的药物　如应用硫氰酸钾、大量碘化物、碳酸锂、钴盐、硫脲嘧啶类、磺胺类、保泰松等。

(3) 经常进食萝卜、大豆类食物　因这些食物含有致甲状腺肿物质，并妨碍肠道中由胆汁排泄的内生性甲状腺激素的再吸收，可引起甲状腺激素不足，甲状腺代偿性肥大。

(4) 由于隐性遗传造成先天性酶的缺陷　如缺乏过氧化酶、脱碘酶，可影响甲状腺激素合成；水解酶缺乏可使甲状腺素从甲状腺球蛋白分离和释放入血困难，均可导致甲状腺肿。

2. 临床表现　散发性甲状腺肿通常腺体轻度肿大，呈弥漫性，往往不及地方性甲状腺肿明显。腺肿较大者可有憋气感，一般无明显的临床症状。

3. 预防和治疗

(1) 由药物引起的甲状腺肿停药后即可缩小。

(2) 青春期甲状腺肿大多可自行消退，但可多吃海带、海蜇、海虾、紫菜等食物。

(3) 口服复方碘溶液，每日 2~3 滴，2~4 周后停服 4 周，再服 2~4 周，直至腺肿消失。

(4) 用甲状腺激素治疗，以抑制过多的 TSH 分泌，使甲状腺缩小，剂量为甲状腺片每日 60~120mg，三碘甲腺原氨酸($T_3$)每日 50~100μg，甲状腺素钠($T_4$)每日 100~200μg。

(5) 新生儿期甲状腺肿的患儿应断母乳，避免致甲状腺肿物质不断通过母乳进入机体。

### 三、甲状腺功能亢进症

#### (一) 分类

甲状腺功能亢进症（简称甲亢）是指甲状腺呈高功能状态，常伴甲状腺肿大和眼球外突，可有如下类型。

1. 毒性弥漫性甲状腺肿　又名突眼性甲状腺肿（Graves 病，Basedow 病）。

2. 自主性高功能甲状腺结节或腺瘤　此病与突眼性甲状腺肿不同，它并非促甲状腺素受体抗体的刺激引起，起病缓，结节呈多个或单个，质地较硬。高功能结节不受 TSH 调节，故为自主性功能亢进。此病有以下特点：①一般甲亢症状较轻，无突眼。②甲状腺摄$^{131}$I率可正常或轻度升高，$T_3$抑制试验阴性，表明甲状腺结节存在自主性。③甲状腺扫描为热结节，结节外甲状腺组织摄$^{131}$I功能因垂体分泌 TSH 受甲状腺激素所抑制而减低。治疗方面根据患儿有无甲亢而定。如血 $T_3$、$T_4$ 正常，无甲亢症状，肿瘤又无压迫症状可观察；如患儿有甲亢症状，血中 $T_3$、$T_4$ 升高，腺瘤有压迫症状时应外科手术摘除。

3. 结节性甲状腺肿并发甲亢　本病常为单纯性甲状腺肿久病的后果，病因不明。临床突眼罕见，症状较突眼性甲状腺肿轻。甲状腺肿不明显，但可扪及结节。成人首选放射性碘治疗，治疗前先用抗甲状腺药物准备至甲状腺功能正常状态，小儿可考虑行甲状腺次全切除术。

4. 碘源性甲状腺功能亢进症（简称碘甲亢）　部分单纯性甲状腺肿，缺碘甲状腺肿患者，体内 TSH 分泌增多，应用碘剂治疗后，因甲状腺激素合成过多而出现甲亢。

5. 甲状腺癌并发甲亢　因产生过多甲状腺激素而引起甲亢。

6. 慢性淋巴细胞性甲状腺炎　早期可表现甲亢，后期为甲状腺功能减退。

7. 药物性甲亢　由于摄入过多甲状腺激素引起，如少数克汀病患儿的父母误认为多服甲状腺片可加速病情好转，但结果适得其反，临床出现甲亢症状。

### (二)毒性弥漫性甲状腺肿

**1. 病因** 本病是一种原发性自身免疫性疾病,主要由于与基因缺陷相关的抑制性T淋巴细胞功能降低所致。T淋巴细胞功能缺陷导致辅助T细胞不适当致敏,使B细胞产生抗自身甲状腺抗体(TRAb),TRAb对甲状腺起到模拟TSH的作用,但它与TSH不同的是不受$T_3$、$T_4$的抑制。

甲亢常有家族遗传史,有时母女同患甲亢,有人认为本病属多基因遗传,不同病因的甲亢可由不同遗传基因与环境因素共同致病。此外,精神刺激如长期悲伤、盛怒等也可为重要诱因。

**2. 病理** 甲状腺呈弥漫性肿大,质柔软。腺内血管增多、扩张,腺滤泡上皮细胞增生、肥大,呈柱状,形成突入滤泡腔内的乳头状体,但滤泡腔内的胶质反而减少。腺组织中尚有弥漫性淋巴细胞浸润,甚至出现淋巴组织生发中心。在突眼患者中,由于粘多糖和透明质酸沉积、淋巴细胞及浆细胞浸润,使眼球后结缔组织增加,眼外肌增粗水肿。骨骼肌和心肌也有类似改变。病程较长后,可见肝细胞局灶或弥漫性坏死,门静脉周围纤维化。

**3. 临床表现** 小儿患甲亢较成人少见,约占甲亢患者的1‰～5‰,其中以学龄儿童为多,尤其在青春期发病率高,新生儿和婴幼儿发病者少见。女性多见,男女之比约为1:5。

甲状腺呈弥漫性对称性肿大,质软,随吞咽上、下移动。由于血流量增多,于甲状腺外侧可触到震颤、听到血管杂音。神经系统表现为易激动,失眠。两手平举时出现细震颤,严重者舌与足也有震颤。腱反射活跃。怕热多汗,皮肤、手掌常湿润,可伴低热、食欲亢进,体重下降,肠蠕动增快,大便次数增多。眼球突出,眼裂增宽,可出现:①Von Grave征:眼向下看时,上眼睑不随眼球下闭,在角膜上方露出一条巩膜。②Stellwag征:凝视时很少眨眼。③Möbius征:眼球集合能力差。循环系统出现心悸,气促,重者可出现心律不齐,期前收缩,心脏肥大,甚至心力衰竭等。性发育缓慢,月经紊乱,可有月经减少甚至闭经。末梢血象出现白细胞总数偏低,淋巴细胞和单核细胞增多。

新生儿甲亢有两种类型。第一型较常见,患儿母亲妊娠时患甲亢,母体内的TSH通过胎盘到胎儿体内,使其发生甲亢,故出生时就有甲亢表现,生后1～3个月内可自行缓解,少数可迁延数年。第二型少见,母亲在妊娠期并未患甲亢,但有阳性家族史,婴儿生后6周～2岁出现甲亢症状,常有颅缝早融合、智力障碍等表现。

甲状腺危象在小儿较少见。主要临床表现:早期为原有甲亢症状加剧,发热,恶心,呕吐,病情发展可出现高热(甚至可超过40℃)、心动过速、大汗淋漓、腹泻、黄疸、烦躁、谵妄等,最后可发生昏迷。

**4. 实验室检查**

(1)基础代谢率升高。

(2)甲状腺吸$^{131}$I功能增强,且高峰提前。

(3)血清总$T_3$、$T_4$增高。

(4)血清游离$T_3$、$T_4$增高。

(5)血清促甲状腺激素(TSH)浓度测定 甲亢时明显减低。

(6)甲状腺激素抑制试验 显示甲状腺摄$^{131}$I率不受抑制。

(7)促甲状腺激素释放激素(TRH)兴奋试验 甲亢患者对TRH不起反应。

**5. 诊断与鉴别诊断** 典型甲亢患者根据临床症状和体征较易诊断,对早期发病患儿需通过各种检查得以确诊。甲亢时应与以下疾病鉴别:

(1)造成突眼的疾病 多数突眼伴甲状腺肿为甲亢表现,但有时也可能为甲状腺功能减退(简称甲减)合并突眼,此时查血清 $T_3$、$T_4$ 即可明确诊断。有时小儿患先天性头面不对称,眼部肿瘤(绿色瘤,黄色瘤,神经母细胞瘤)及球后出血等时,需与甲亢性突眼鉴别。

(2)慢性淋巴细胞性甲状腺炎 早期可表现甲亢症状,但血清 $T_3$、$T_4$ 不高,血清抗甲状腺球蛋白抗体(Tg-Ab)和抗甲状腺微粒体抗体(Tm-Ab)增高。

6.治疗 小儿甲亢的治疗与成人不同,首选为口服药,当甲状腺增大明显或经治疗后缩小不明显者,应考虑手术治疗。放射性 $^{131}$I 治疗在儿科基本不用。

(1)一般治疗 加强休息,防止精神紧张,补充营养(糖、蛋白及多种维生素)以纠正本病引起的消耗。

(2)药物治疗

1)减少甲状腺激素分泌的药物 一般均用甲硫氧嘧啶、丙硫氧嘧啶、甲巯咪唑(他巴唑)或卡比马唑(甲亢平)等药,以上药物作用为抑制碘有机化及偶联,使甲状腺激素减少。用药量以甲硫氧嘧啶或丙硫氧嘧啶和甲巯咪唑为例,按病情如下:如BMR<+30%,心率<100次/分时,前者用量为100~150mg/d,后者为10~15mg/d;如BMR +30%~+60%,心率 100~120 次/分时,两者用量分别为 150~300mg/d 和 15~30mg/d;如BMR>+60%,心率>120次/分时,两者用量分别为300~400mg/d和30~40mg/d。因甲硫氧嘧啶副作用大于丙硫氧嘧啶,故一般幼儿用丙硫氧嘧啶多,用量为5mg/(kg·d)。用药3个月后病情可以缓解,此时可减少药量1/3~1/2,如病情比较稳定,可给予维持量,丙硫氧嘧啶为50~150mg/d,甲巯咪唑为5~15mg/d,一般需用药2~3年,服药缓解率为50%~60%。

药物的不良反应为:①白细胞减少,故服药期间需每周测一次末梢血象,如白细胞<$4×10^9$/L 时,应暂停服药。②药物热。③药物疹,应给予抗组胺药物,严重者可出现剥脱性皮炎,此时应立即停药,并用肾上腺皮质激素等。④影响肝功能时给予保肝药物。

2)其他药物 可用β-受体阻滞剂,普萘洛尔(心得安)2mg/(kg·d),分3次服,以改善交感神经兴奋症状。必要时用洋地黄控制心力衰竭。

3)碘剂 碘可抑制甲状腺素的合成与分泌,且可减少甲状腺的血流,但长期服碘剂可引起甲亢或甲减,故只用于手术前准备、新生儿甲亢及甲状腺危象时。新生儿甲亢可口服复方碘溶液,每日3~6次,每次1滴。

(3)手术治疗 手术治疗为目前较有效的方法,手术后除眼球突出外,其他症状均能消失,手术治愈率达95%。

1)适应证:

中度以上原发性甲状腺功能亢进症,BMR>+30%,甲状腺肿大明显者。

继发性甲亢或高功能腺瘤。

腺体较大,伴有压迫症状或胸骨后甲状腺肿。

药物治疗无效或复发者。

2)术前准备:

术前常规准备:①颈、胸部X线片,了解甲状腺的位置和范围及其与气管的关系,并了解心脏有无扩大。②X线透视下让患者闭住声门,用力呼气和吸气,如气管壁有软化时,则在呼气时软化的气管段可扩大,而吸气时软化的气管段可变窄。③心电图和超声心动图检查。④喉镜检查声带功能。

药物准备以降低BMR,术前2周开始服用复方碘溶液,每次10滴,每日3次,2周后患者情绪稳定,睡眠好转,体重增加,脉率<90次/分,BMR<20%,可进行手术。

3) 手术注意事项：

术前认真服用碘剂，使 BMR 接近正常后手术，以防止术后产生甲状腺危象。

处理甲状腺上动脉时，应紧靠甲状腺两叶上极，细心分离其前、后分支，分别结扎切断，不致损伤喉上神经的外支。

处理甲状腺下动脉时，应离开甲状腺后面，近颈总动脉的内侧，甲状腺被膜外结扎主干，缝合切口时勿将喉返神经误缝在内。

一般切除 70%～90% 的甲状腺，必须保持甲状腺腺体的后面部分完整，以保留甲状旁腺。切下之甲状腺应仔细检查，如发现有甲状旁腺在内，应移植至肌层中。

术中严密止血，术后伤口应加引流 48 小时。

术后服用复方碘溶液每次 10 滴，每日 3 次，共 1 周；或服普萘洛尔 4～7 日。

(4) 手术并发症

1) 术后出血：术后出血最常见原因是甲状腺上动脉或较大静脉结扎线脱落。有出血时，患者颈部迅速肿大，出现呼吸困难，甚至窒息。发生出血时应立即去除血肿，结扎出血的血管。

2) 呼吸困难：甲状腺术后常发生轻、重程度不同的呼吸困难。引起呼吸困难的原因为气管插管(尤其是术前气管有移位者)和术中刺激引起的术后喉内水肿，以及刺激或损伤双侧喉返神经引起的声门闭合和软化的气管壁内陷。呼吸困难严重或引起窒息，必须立即气管切开。

3) 栓塞：处理巨大甲状腺如胸骨后甲状腺时，结扎甲状腺下部静脉干滑脱时，易产生空气栓塞，此时应立即用手帕或纱布压住进气的静脉。为防止结扎线的滑脱，近心端静脉需双重结扎或结扎加缝扎。

4) 喉返神经的损伤：可分为切断、结扎、牵拉、血肿压迫和瘢痕组织的压迫等。由牵拉、血肿压迫引起的麻痹多为暂时性的，常于 3～6 个月后逐渐恢复；结扎、切断可引起永久性麻痹。一侧喉返神经损伤，可引起声音嘶哑，渐可由健侧声带代偿。

5) 误切甲状旁腺：甲状旁腺受损伤或血液供应障碍，均可引起甲状旁腺功能减退，临床出现手足搐搦。多数是暂时的，严重者可伴喉及膈肌痉挛，引起窒息，甚至死亡。

6) 甲状腺危象：发生原因，过去认为是由于手术中挤压甲状腺腺体，使大量甲状腺素入血的结果；现在认为是切除大部甲状腺腺体后，机体不能很快适应这种改变，出现新的新陈代谢状态所致。治疗包括口服、必要时静脉注射碘溶液，静脉输注大量葡萄糖溶液，吸氧，镇静，降温等，也可同时用人工冬眠治疗，疗效较好。

7) 术后甲状腺功能减退：多因甲状腺组织切除过多引起，需终身服用甲状腺素。

### 四、甲状腺功能减退症

甲状腺功能减退症(简称甲减)是指由先天或后天性原因引起甲状腺激素合成或分泌不足，使机体代谢功能降低及影响胎儿大脑的分化与发育。临床表现主要特点为智力迟钝，生长发育迟缓及基础代谢率低下。在胎儿或婴儿期发病者称呆小病，在儿童期发病者称幼年型甲减，成人发病者表现为黏液性水肿。

(一) 病因

1. 供碘不足　因母体缺碘，供应胎儿的碘不足，以致甲状腺激素合成障碍，是新生儿甲状腺功能减退最主要的原因，多见于地方性甲状腺肿流行区，也称地方性呆小病。

2. 先天性甲状腺功能减退症　也称散发性呆小症。

(1) 先天性甲状腺不发育或发育不全

1) 胎儿早期 TSH 分泌减少，致使甲状腺发育不良。

2) 胚胎期甲状腺停留在舌下未降。

3) 母体孕期摄入致甲状腺肿药物，如硫脲类抗甲状腺药物、甲巯咪唑和碘化物等。

4) 母亲妊娠期接受放射性核素碘治疗。

(2) 先天性甲状腺素合成障碍　此为家族性常染色体隐性遗传病。

3. 后天获得性甲状腺功能减退症

(1) 以慢性淋巴细胞性甲状腺炎为多见。

(2) 继发于下丘脑或垂体疾病。

(二) 病理变化

甲状腺功能减退时，甲状腺常萎缩，腺泡大部分为纤维组织替代，可有淋巴细胞浸润，残余腺泡含少量胶质。但如功能减退因口服抗甲状腺药物所致时，甲状腺腺体增生肥大，胶质减少。继发功能减退者，甲状腺腺体缩小，腺泡上皮扁平，腔内充满胶质。甲状腺以外的组织也有很多变化，如皮肤角化、真皮细胞间大量亲水性强的黏蛋白沉积，形成黏液性水肿，严重时胸膜腔、心包腔、腹腔可积液。有肌纤维肿胀、胃黏膜萎缩、脑组织呈灶性退行性变、卵巢或睾丸萎缩等。

(三) 临床表现

新生儿表现为生理性黄疸期延长、喂养困难、呼吸不畅、舌厚、打鼾、胎便排出延迟、腹胀、便秘、脐疝、四肢凉和后囟开放。婴幼儿期有特殊面容：颈短粗，鼻梁平，舌大、常伸出口外；皮肤粗，指(趾)甲长期不长；智能发育落后，出现痴呆；骨生长迟缓，尤以长骨发育受累重，身材矮小，呈侏儒状；囟门迟闭，出牙晚。年长儿表现为乏力、怕冷、黏液水肿、反应迟钝、食欲减退等。先天性者除上述甲减症状外，可有下列特殊表现：甲状腺肿、耳聋、假性肌肥大、性早熟、高钙血症、癫痫发作、共济失调等。

(四) 实验室检查

1. X 线摄片示腕骨骨龄落后，颅骨脑回压迹增多，颅底矮小。

2. 血清 $T_3$、$T_4$ 下降，TSH 于原发甲减时升高。

3. 甲状腺吸$^{131}$I 曲线平坦。

4. 血清胆固醇升高。

5. 甲状腺扫描可检查是否有甲状腺缺如或异位。

6. 基础代谢率低下。

(五) 诊断与鉴别诊断

早期诊断可根据：

1. 临床表现具备甲减的特征，对可疑者应定期进行智力及听力测验。

2. 脐血 $T_3$ 降低、TSH 增高，$T_4$ 可增高。

3. X 线检查，股骨远端骨骺在胚胎平均 38 周时应出现，但呆小病及早产儿可不出现。

4. X 线检查,骨盆股骨头骨骺在生后半年内出现点彩样改变及畸形。

5. 吸 $^{131}$I 率降低。

鉴别诊断新生儿期应与病理性黄疸、先天性巨结肠鉴别。智力障碍应与脑发育不全、21-三体综合征鉴别。生长落后应与佝偻病、软骨发育不良鉴别。

(六)治疗

应尽早开始甲状腺素的替代治疗,先天性者需终身给药。若治疗过迟,智力和体格发育落后常不可恢复。

1. 甲状腺片 开始应用小剂量,1~2 周后加量,直至症状消失,血清 $T_3$、$T_4$、TSH 恢复正常,后用维持量,每 1~2 年调整一次,终身服用(表 2-9-1)。

表 2-9-1 甲状腺片治疗先天性甲减的剂量

| 年 龄 | 开始剂量(mg/d) | 维持剂量(mg/d) |
| --- | --- | --- |
| 6 个月以内 | 5~10 | 15~30 |
| 6 个月~1 岁 | 10~30 | 30~60 |
| 1~3 岁 | 30 | 60~90 |
| 3~7 岁 | 60 | 90~150 |
| 7~12 岁 | 60 | 120~180 |

2. 合成的右旋甲状腺素钠盐 按 100μg 相当于甲状腺片 60mg 推算服用。

3. 营养支持 给予丰富的蛋白质,钙剂,维生素 $B_2$、C、D,以供治疗后生长需要。

## 五、甲状腺炎

甲状腺炎系指各种原因所引起的甲状腺炎症,根据发病原因可分以下几类:①急性化脓性甲状腺炎。②亚急性甲状腺炎。③慢性淋巴细胞性甲状腺炎。

(一)急性化脓性甲状腺炎

1. 病因 急性化脓性甲状腺炎较少见,可由于血源性或颈部感染蔓延造成,最常见病原菌为葡萄球菌、链球菌和肺炎球菌等。

2. 临床表现 甲状腺局部表现红肿、热、压痛明显,高热,白细胞升高,严重者可出现咳嗽、气促、声音嘶哑及咽下困难等,合并败血症时可有全身中毒症状,如有脓肿形成可有波动感。一般无甲状腺功能改变,但当甲状腺激素外溢时,可有一过性甲亢表现。如组织坏死较多,也可引起甲状腺功能减退。

3. 实验室检查

(1)甲状腺吸 $^{131}$I 率正常。

(2)扫描检查炎症部位,放射性碘显影减淡。

(3)末梢血白细胞增高。

4. 治疗

(1)全身及早应用抗生素治疗。

(2)局部冷敷,后期可热敷。

(3) 脓肿形成时应切开引流，否则易破裂至气管、食管、颈部及纵隔。

(二) 亚急性甲状腺炎

1. 病因　此病又称 De Quervain 甲状腺炎，常发生在病毒感染后 2~3 周，可能为病毒感染后的一种免疫反应性疾病。在患儿血中可找到病毒抗体，如柯萨奇病毒抗体、腺病毒抗体、流感病毒抗体及腮腺炎病毒抗体等。比较少见。

2. 病理　显微镜下可见病变区甲状腺腺泡被组织细胞和巨细胞肉芽肿所替代，腺泡间有不同程度的炎性反应及纤维化。

3. 临床表现　常有呼吸道感染病史，全身症状有发热、厌食、乏力、食欲不振。因甲状腺激素释放入血增多，可出现心动过速、怕热、多汗、手颤等一过性轻度甲亢症状。甲状腺呈非对称性肿大或单侧肿大，并伴结节，表面光滑。也有无全身症状，以甲状腺局部表现和咽痛为主者。病程较迁延，10% 患者可出现甲减症状。

4. 实验室检查

(1) 甲状腺吸 $^{131}$I 率有时低。

(2) 血清蛋白结合碘暂时升高，是由于甲状腺炎性组织损坏后，甲状腺球蛋白进入血流所致。

(3) $T_3$、$T_4$ 增高。

(4) 血红细胞沉降率加快。

(5) 血清蛋白电泳分析显示 $α_1$、$α_2$ 及 γ 球蛋白增高。

5. 治疗

(1) 轻者用止痛剂如阿司匹林，90% 可自愈。

(2) 症状重者给泼尼松 1mg/(kg·d)，一般用 1~2 个月，停药后复发者可重复治疗。

(3) 甲状腺肿大者可加服甲状腺片 60~120mg/d，以抑制甲状腺肿大。

(4) 有甲亢表现者，给以普萘洛尔镇静。

(5) 出现甲减症状者，需长期服甲状腺片治疗。

(三) 慢性淋巴细胞性甲状腺炎

慢性淋巴细胞性甲状腺炎又称桥本甲状腺炎，是小儿甲状腺功能减退最常见的原因。

1. 病因　本病是一种自身免疫性疾病，其根据为：①患者血清中可检出高效价的抗甲状腺抗体，如甲状腺微粒体抗体、甲状腺球蛋白抗体。②患者甲状腺组织镜检时可见大量淋巴细胞、浆细胞浸润，甚至淋巴滤泡形成，说明此病为一种自身免疫性疾病。③患者亲属中约 50% 血内可查出抗甲状腺抗体。④有些患者可同时患有其他自身免疫性疾病，如原发性肾上腺皮质功能减退症（自身免疫性）、恶性贫血、类风湿关节炎、甲状腺功能亢进症、糖尿病和系统性红斑狼疮等。

2. 病理　甲状腺多表现为弥漫性肿大，触之坚硬。显微镜下见甲状腺腺泡间有大量淋巴细胞和浆细胞浸润及淋巴滤泡形成。甲状腺腺泡数减少，但腺泡腔内胶质减少，上皮细胞核增大，胞浆增多，为嗜酸性着色，说明细胞功能失常。随病情发展，甲状腺组织萎缩，代以纤维组织增生，此时切面呈苍白色。

3. 临床表现　本病可在 3 岁以下发病，多发于 6~16 岁，10~11 岁及青春期为发病高峰期，女孩多于男孩，约为 4:1~9:1。起病隐匿，发展缓慢，一般状况好。甲状腺逐渐增大，两叶对称、无痛。甲状腺质地坚硬，有时可出现大小不等的结节，少数有颈部压迫感。发病早期因滤泡破坏，甲状腺激素释放入血，故可出现一过性甲亢症状。随疾病发展，1/2以上患者晚期可出现甲状腺功能减退综合征。

4. 实验室检查

(1) 血清抗甲状腺球蛋白抗体(Tg-Ab)和抗甲状腺微粒体抗体(Tm-Ab)的浓度均升高。

(2) 基础代谢率测定，早期有甲亢时增高，晚期降低。

(3) 甲状腺吸$^{131}$I率可稍增高、正常或减低，增高者如进一步做甲状腺素抑制试验，吸$^{131}$I率可被抑制。

(4) 早期$T_3$、$T_4$可增高，晚期降低伴TSH增高。

(5) 红细胞沉降率加快。

(6) 血清蛋白电泳分析，清蛋白降低，γ球蛋白升高。

5. 诊断与鉴别诊断　凡小儿甲状腺呈弥漫性肿大、质坚硬，即使甲状腺功能无明显减退，也应考虑此病。根据以上各种检查及针吸活检就可确诊。本病需与单纯性甲状腺肿、甲状腺癌等鉴别。

6. 治疗

(1) 甲状腺素为治疗本病主要药物，剂量应根据患儿年龄、甲状腺功能状态、病程长短等因素决定。一般成人服40mg，每日1～3次，常需长期服用。

(2) 早期病例或甲状腺局部有轻压痛者可并用泼尼松，成人每次10mg，每日3次，口服，1～2周后甲状腺缩小，可减量至每日1次，5mg，用8～12周。

(3) 如压迫症状明显，甲状腺素治疗须3个月以上；甲状腺继续增大，不能除外并存甲状腺癌者应手术治疗，术后需终身服用甲状腺素。

## 六、甲状腺肿瘤

甲状腺肿瘤可分为良性和恶性两类，前者包括腺瘤及囊肿，后者为各种类型的甲状腺癌。

### （一）甲状腺腺瘤

甲状腺腺瘤是良性肿瘤，可发生在任何年龄，女性多见。腺瘤可分滤泡型、乳头型、胚胎型及胎儿型4种，后三者少见。

甲状腺腺瘤的特点为：①多见于非地方病区。②腺瘤常为单发结节，质坚实，呈圆形或椭圆形。③腺瘤在长时期内甚至数年之内常仍为单发，而单纯性甲状腺肿的单发结节在长时期内可演变成多发结节。④甲状腺扫描，腺瘤示冷结节，少数示温结节。结节增大超过3cm时，结节外甲状腺组织被压迫萎缩，扫描时见结节部位有显著的$^{131}$I浓集，呈热结节。此时因增大结节释放激素量增多，临床可伴甲亢症状，垂体TSH分泌受抑制，称高功能毒性腺瘤。⑤病理方面，甲状腺腺瘤的包膜皆完整，周围甲状腺组织较正常，因此分界明显。而单纯性甲状腺肿的单发结节常无完整包膜。

甲状腺腺瘤发展缓慢，它的转归为：①退行性变形成囊肿。②转化为甲状腺毒性腺瘤。③发生恶变。据文献报道，恶变率可高达10%～24%，恶变与腺瘤的病理类型有关。乳头状、胚胎型及胎儿型腺瘤均较滤泡型腺瘤容易恶变。

甲状腺腺瘤的治疗既往常规采用腺瘤切除术，但由于切除术后仍有腺瘤复发和恶变可能，因此，较理想的治疗为术中对甲状腺进行探查，取腺瘤组织进行冷冻切片检查，如肿瘤无恶变趋向可行单侧腺叶大部切除；如冷冻切片疑有早期恶变，则应按早期恶性病变处理。

## (二)甲状腺癌

儿童甲状腺癌约占儿童肿瘤的1.5%~4%,在儿童甲状腺单发结节中50%~71%以上为癌。儿童甲状腺癌,女性较男性多见,多发生在5岁以后。儿童期甲状腺癌预后良好,20年以上的生存率可达70%以上。有转移者稍差。

1. 分型

(1)乳头状癌　最常见,约占60%。肿瘤生长缓慢,恶性程度最轻。儿童多见。主要为颈淋巴结转移。

(2)滤泡状癌　较少见,约占20%。儿童也可见到。有时与乳头状癌夹杂形成混合型,恶性度也较低。除颈淋巴结转移外,主要通过血行远处转移至骨、肺、肝和脑等处。

(3)未分化型癌　约占10%~15%。恶性程度高,病情发展快,常向周围组织、淋巴结或血行转移。

(4)甲状腺髓样癌　是由甲状腺"C"细胞发生,也称滤泡旁细胞癌,约占5%~10%。恶性程度中等。10%~15%为家族性,为常染色体显性遗传。

2. 病理　乳头状癌为分化良好的柱状上皮呈乳头状突起,核清晰伴嗜酸性细胞浆,常可见钙盐沉积。滤泡状癌病理改变在不同部位也不尽相同。有的部位组织几乎正常,有的部位则仅见有核分裂,也可见有Hürthle细胞,常可见到血管和附近组织的侵蚀。未分化癌的主要病理改变为许多核分裂的不典型细胞和多核巨细胞。有时以小细胞为主,常有坏死区伴多核细胞浸润。髓样细胞癌一般无包膜,病理所见细胞形态和排列不一,细胞可为未分化,有核分裂,但无坏死或多核细胞浸润,腺体的其他部位也可见到癌性病灶。

3. 临床表现　甲状腺癌临床表现主要为甲状腺结节性肿大,质硬如石,表面不光滑,不易随吞咽上下移动,肿瘤逐渐增大,早期无明显自觉症状,可伴颈淋巴结肿大;晚期可向邻近组织侵蚀,并压迫喉返神经、气管、食管、颈交感神经和颈丛浅神经而产生声音嘶哑,呼吸或吞咽困难,霍纳综合征和枕肩部疼痛等相应症状。髓样癌伴有多发内分泌腺瘤病2型(MEA$_2$),由于癌肿产生5-羟色胺和降钙素,临床可有腹泻、心悸和颜面潮红及血钙降低的症状。儿童甲状腺癌的特征多为乳头状癌,恶性度较低,肿瘤生长缓慢,病死率较低,但肺转移多见于成人,预后比成人好。

4. 实验室检查

(1)放射性核素检查　由于癌绝大多数不具有甲状腺功能,故在扫描时因无核素存在而表现为冷结节。直径1cm以下的结节很难用扫描发现,用γ射线可发现直径小至5mm的结节。甲状腺扫描还有助于发现甲状腺癌的转移性,但大多数甲状腺癌和转移灶无吸碘功能,只有将带有功能的甲状腺组织全部切除后才能使碘集聚在转移灶内。

(2)颈、胸部X线检查　用以观察气管有无移位受压现象和有无钙化,细小砂粒状钙化影常提示有恶性的可能。胸部X线片主要观察有无肺内转移灶。

(3)穿刺细胞学检查　对直径1~4cm的肿瘤诊断正确率达90%以上,而滤泡状癌仅40%左右。

(4)降钙素浓度检查　髓样癌的血中降钙素浓度升高。

5. 诊断与鉴别诊断　如发现甲状腺有结节肿大,触之坚硬如石,随吞咽上、下移动差,结节渐长大,局部淋巴结肿大,X线见肿物内有细砂样钙化,经放射性核素扫描显示为冷结节加针吸细胞学检查即可提示诊断。术中冷冻病理检查可确诊。临床应与慢性淋巴细胞性甲状腺炎、结节性甲状腺肿等鉴别。

6. 治疗

(1)手术治疗

1)手术切除肿瘤：是最好的治疗方法。甲状腺癌局部切除复发率高达29%～72%，故早已抛弃。对局限在一侧叶的癌，主张作患侧叶或附加峡部切除。部分作者主张同时作对侧叶大部切除，但不作全甲状腺切除。Harold的经验证明，一叶切除与全甲状腺切除的存活率并无差别，且全甲状腺切除发生甲状旁腺功能低下的发生率高达2%～9%，还容易损伤喉返神经。现仅少数欧洲国家仍采用全甲状腺切除。

癌肿局限在甲状腺时不需作颈淋巴结清除。预防性颈淋巴结清除并不能提高存活率。手术中应探查气管前、气管食管沟和胸骨上淋巴结，这些淋巴结常最早累及，如冷冻病理检查为阳性，应作同侧颈淋巴结清除术。一般均主张作改良颈淋巴清除术，而不作颌下、颏下三角淋巴结清除，因后两组淋巴结仅在癌的晚期才累及。保留胸锁乳突肌以保持颈前方较好的外形。颈内静脉无需切除。

2)甲状腺癌侵犯气管的治疗：近年来随着气管外科的发展，对侵犯气管的甲状腺癌在切除肿瘤的同时，可行气管成形或修补术。

适应证为：①原发肿瘤恶性程度较低、分化较好的乳头状腺癌。②肿瘤已侵犯到气管内或已累及气管周径的1/3以上，但气管受累长度未超过5cm。③邻近的组织器官如食管、颈总动脉等未受侵犯。④无远方转移。

目前国内应用气管成形术和修补术约有以下几种方法：①气管端端吻合术。②带蒂气管前筋膜翻转180°闭合气管缺损，再用带蒂胸锁乳突肌肌瓣覆盖加固。③用自体带蒂的肋间肌加带骨膜之游离肋软骨修补气管缺损。

术后护理：①术后采取半坐位，头前屈15°～30°，颈部置专用的枕头以减轻吻合端张力，1周内勿转动头部。②如不作气管切开，术后24小时内应密切注意患者的呼吸。③作气管切开者按气管切开术后护理。④术后抗生素治疗。⑤鼻饲3周，拔管后可开始进流食并练习咽下运动。⑥术后3周可考虑气管镜检查。

(2)内分泌治疗 甲状腺素能抑制TSH分泌，从而对甲状腺组织的增生和分化好的癌有抑制作用。因此在乳头状癌和滤泡状癌术后常规给予抑制TSH量的甲状腺素，对预防癌的复发和转移均有一定疗效，但对未分化癌无效。甲状腺素的剂量为：乳头状癌者每日口服40mg，滤泡状癌者每日口服80～120mg，儿童根据年龄酌情增减。

(3)放射治疗 放射线照射对分化好的甲状腺癌不敏感，最敏感的为未分化癌。

$^{131}$I对分化好的甲状腺癌有效，尤适用于滤泡状癌。未分化癌、髓样癌等均因不吸碘而无效。$^{131}$I主要用于治疗转移性病变，但也可以用于不能手术或手术切除不完全的原发肿瘤。滤泡状及乳头状腺癌的转移灶，在用$^{131}$I治疗前，先应作甲状腺全切术或将残留的甲状腺切除，因为正常的甲状腺组织比分化好的肿瘤组织更易吸取碘。

(4)化学疗法 至今尚缺少治疗甲状腺癌的显效化疗药物。甲状腺癌的化疗效果也不够理想，单一用药疗效较好的为阿霉素，但有效率约为20%。

## 七、甲状腺其他疾病

### (一)甲状腺异位

甲状腺异位有两种情况，一是颈部存在甲状腺，其他部位又出现甲状腺组织，这时异位甲状腺称额外甲状腺；另一种是正常位置无甲状腺组织，而在其他部位出现甲状腺，此时称迷走性甲状腺。异位甲状腺最多见于舌,其次为颈部和胸内,也可见于咽后壁、软腭、鼻腔、气管、食管、锁骨上窝和腹腔。异位甲状腺同样可出现功能异常、退行性变及恶性变。

1. 病因　胚胎期甲状腺原基在发育过程中下降至任何部位,均可成为异位甲状腺。胸内甲状腺部分是颈部甲状腺坠入胸腔,部分因心脏和膈肌下降中甲状腺被带入胸腔。卵巢甲状腺,多认为是畸胎瘤或卵巢皮样囊肿等瘤体中所含甲状腺组织增殖而成。

2. 临床表现

(1) 舌甲状腺　80%为女性,多数为迷走性甲状腺。常见于舌盲孔部,也可见于舌内或舌下。常偶然被发现,主要表现为咽部异物感,严重者可有呼吸困难和梗阻症状,在舌根和会厌之间可见有圆形、半圆形肿块,表面光滑,有时呈分叶状,基底宽而不活动,质中等硬,部分患者可有甲状腺功能异常。依靠放射性核素$^{131}$I可确诊。

(2) 颈部异位甲状腺　多见于颈前舌骨上、下,颈侧部异位甲状腺罕见。肿块多为实质性,也可发生变性或出血,出现囊性感。放射性核素扫描可确诊。

(3) 胸内甲状腺　是指位于胸骨颈迹以下的甲状腺,以前上纵隔最多见。当肿大的甲状腺压迫或浸润气管、支气管时,可出现咳嗽、呼吸困难。如甲状腺位于前、上纵隔时,头偏向患侧可加重呼吸困难;侵犯膈神经则出现呃逆和膈肌麻痹;压迫喉返神经,出现声音嘶哑;压迫迷走神经,可出现呕吐、脉缓;压迫交感神经,出现霍纳综合征;压迫上腔静脉,出现上腔静脉综合征;压迫锁骨下静脉,则患侧上肢肿胀;食管虽也可受压,但很少有咽下困难。X线检查可见纵隔阴影增宽,食管受压移位。放射性核素$^{131}$I扫描可明确其位置、大小、形态和功能。

(4) 卵巢甲状腺　多见于成人,几乎全是额外甲状腺。甲状腺组织多存在于卵巢皮样囊肿、卵巢畸胎瘤等肿块中,很少为单纯卵巢甲状腺肿。卵巢甲状腺肿多为良性肿块,少数可有甲亢表现。双侧卵巢甲状腺患者可有闭经和不孕。此病多由术后病理诊断或由放射性核素$^{131}$I扫描发现。

3. 治疗

(1) 舌部异位额外之甲状腺　可完全手术切除。迷走甲状腺无临床症状者可不处理,有甲亢和恶变者可全或次全切除。

(2) 颈部异位之额外的甲状腺　可完全切除。迷走甲状腺切除前应慎重检查有无甲状腺存在,否则术后会导致甲状腺功能丧失。迷走的颈部异位甲状腺无功能变化或无恶变者,不必手术。

(3) 胸内异位之甲状腺　均需手术治疗,坠入胸内超过10cm者往往要开胸手术。吸碘功能强或有甲亢者可行放射性核素$^{131}$I治疗。

(4) 卵巢甲状腺　手术切除为有效的治疗方法。

(二) 甲状腺舌囊肿与瘘

甲状腺舌囊肿与瘘为小儿颈部常见病之一,在5岁之前多见。如囊肿未及时切除,可合并感染而形成瘘。

1. 病因　甲状腺舌囊肿的发生是由于胚胎早期发育异常。当胎儿发育至第3周时,在原口腔底部发生甲状腺舌管,此管向下行至颈部,其下端发生甲状腺。此管可在舌骨前方或后方经过,但穿过舌骨者居多。正常情况至胚胎第5周时,甲状腺舌管即行退化,全部失去管腔,变成实质性的纤维条索,而此管的咽部端残留成为舌根部的盲孔。如甲状腺舌管退化不全,就可在盲孔与胸骨颈切迹间的正中线形成甲状腺舌囊肿或瘘,一般以舌骨前下弓、甲状舌骨膜或甲状软骨部位最多见。

2. 临床表现  甲状腺舌囊肿的临床表现为颈部中线舌骨下,呈球形、直径约 2cm 的无痛肿块,边缘清楚、光滑。囊肿可随吞咽或伸舌运动而上下移动,不能上下或左右推动,比较小的囊肿仅可触及一条索带连接舌骨。囊肿感染时皮肤发红,可破溃成瘘,瘘口排出半透明或混浊的黏液。瘘口可暂时愈合,结成干痂,但不久后又可自溃,要反复时愈时破,此时在瘘口上方可触及一向上潜行的索带状组织,通向舌骨,吞咽时有牵引感。

3. 诊断与鉴别诊断  甲状腺舌囊肿和瘘应与颈淋巴结炎、皮样囊肿、腮源性囊肿、瘘管和颈部异位甲状腺等鉴别。

4. 治疗

(1) 治疗主要为手术切除,手术应在 2 岁内施行。

(2) 有化脓者应切开引流,抗感染治疗,待炎症消退后再行瘘管或囊壁切除。

(3) 手术时应全麻插管。

(4) 除切除囊肿或瘘外,必须将舌骨中段切除,以防复发。

(5) 对"囊肿"性质可疑时,先不要切断供应血管。同时应先明确在正常的解剖部位有甲状腺后始能切除囊肿。否则切除惟一有功能的异位甲状腺,可致甲状腺激素缺乏,需终身服用甲状腺素。

## 八、甲状旁腺疾病

(一) 概述

1. 解剖  甲状旁腺通常有 4 个,分上、下 2 对,少数有 2 个或 6 个。胚胎发育为从第 3、第 4 咽囊发育而来。位于甲状腺左右两叶背面内侧的甲状腺固有膜和外膜之间,但每 10 个腺体中约有 1 个腺体是异位的(位于胸骨上窝脂肪组织内、纵隔上部或食管后)。出生时每个甲状旁腺直径约 1~2mm,至成人时每个直径约 2~5mm、长约 3~8mm。出生 3 个月时,4 个腺体重约 5~9mg,至成人时 4 个腺体共重约 120mg。

甲状旁腺的上皮细胞有两种,即主细胞和嗜酸性细胞。主细胞能合成甲状旁腺素(PTH),它在光镜下可区分为透明细胞和暗细胞;嗜酸性细胞多在青春期出现。

2. 生理  甲状旁腺的主要生理功能是调节体内钙的代谢,并维持钙、磷平衡。PTH 主要对骨骼、肾小管和肠黏膜细胞中钙的浓度起作用:①抑制破骨细胞转变为成骨细胞,并导致骨的溶解,使骨质中的钙入血,引起血清钙和尿钙增高。②PTH 可作用于肾远端小管,加强钙的再吸收,抑制肾近端小管对磷的再吸收,并促进尿磷排泄。③PTH 能促进小肠中钙的吸收。由此可见,PTH 无论对骨、肾或肠道的作用均是促使血钙浓度增加。正常时 PTH 和降钙素及血清中钙浓度两者之间存在着反馈关系,血钙过低可刺激 PTH 和抑制降钙素的释放,使血钙升高,血钙过高则可抑制 PTH 和刺激降钙素的释放,使血中钙离子向骨转移而使血钙降低,从而调节钙、磷代谢的动态平衡。

3. 疾病分类  可分为:①甲状旁腺功能亢进症。②甲状旁腺功能减退症。

(二) 甲状旁腺功能亢进症

甲状旁腺功能亢进症小儿不常见,往往在 10 岁后发病,女性约 2~3 倍于男性,可分为原发性和继发性两类。

1. 病因

(1) 原发性甲状旁腺功能亢进症　90%由单发的甲状旁腺腺瘤所引起,少数由多发腺瘤或旁腺增生引起,仅1%左右为甲状旁腺癌所致。儿童原发性甲状旁腺功能亢进症也可为家族遗传性疾病。常染色体显性遗传时,临床出现两种类型。一型为卓-艾综合征(Zollinger-Ellison syndrome),常同时伴有胰岛素瘤、胃泌素瘤和垂体瘤,称多发性内分泌腺瘤病Ⅰ型。另一型为Sipple综合征,家族中可伴有甲状腺髓样癌及嗜铬细胞瘤,此型称多发性内分泌腺瘤病Ⅱ型,因甲状旁腺腺体透明细胞增生所致,通过常染色体隐性遗传。此型多在婴儿期发病,病情较重,可引起死亡。

(2) 继发性甲状旁腺功能亢进症　多见于佝偻病、腹泻及慢性肾病患儿。因血中钙浓度减低,使甲状旁腺代偿性增生,甲状旁腺激素分泌增多引起。如在继发性甲状旁腺功能亢进基础上进一步演变成甲状旁腺自主性腺瘤,大量分泌甲状旁腺激素,产生高钙血症,此时称为三发性甲状旁腺功能亢进症,在长期应用血液透析或肾移植患者可见到。

2. 病理生理　甲状旁腺腺瘤的病理变化以主细胞腺瘤最常见。甲状旁腺增生肥大时,以透明细胞最多见。

PTH长期大量增加时,可使骨细胞和基质溶解,骨钙入血;PTH还可增加肠钙的吸收,因此造成血钙升高,尿钙也高于正常,而骨质疏松。骨细胞代偿性增多时产生碱性磷酸酶,使血中此酶升高。同时PTH使肾近端小管再吸收磷减少,结果尿磷增多、血磷减少。甲状旁腺功能亢进时骨基质分解产物如粘蛋白、羟脯氨酸等自尿排出增多,可与钙、磷和脱落的钙化细胞形成尿路结石。

3. 临床表现　甲状旁腺功能亢进时,临床可出现高血钙综合征,出现神经肌肉的应激性降低、嗜睡、头痛、肌张力减退等症状;泌尿系可出现高血钙性肾病,表现为多尿、口渴、多饮、脱水等症状;消化系出现厌食、恶心、呕吐、腹胀、便秘及反复发作胰腺炎,常合并消化性溃疡;钙盐沉着引起带状角膜炎和肾钙盐沉着症,重者可影响肾功能;骨骼系出现骨质疏松,持续性骨痛,骨囊肿样变化,骨折或畸形等改变。血钙过高可出现高血钙危象,如呕吐、脱水、酸中毒、高氯血症、神志不清,导致死亡。心电图QT间期缩短,少数有心律失常。个别患者在甲状腺区可触到甲状旁腺腺瘤。

4. 实验室检查

(1) 血钙增高,可>2.7mmol/L(11mg/dl)。

(2) 血磷低,可<1.0mmol/L(3mg/dl)。

(3) 有骨病变者,血清碱性磷酸酶常增高。

(4) 24小时尿钙排出量>12.5mmol/L(500mg/dl)。

(5) 尿中环磷酸腺苷(cAMP)排出量升高。

(6) 甲状旁腺功能亢进症血浆氯化物常超过102mmol/L。

(7) 血清甲状旁腺激素(PTH)>100pg/ml。

(8) X线骨片检查可见骨质疏松,指骨骨膜下骨质吸收、囊肿形成。肾和输尿管中可见结石影。

5. 诊断与鉴别诊断　根据临床表现,血钙高,血磷低,24小时尿钙高于正常,X线骨片食指骨骨膜下皮质吸收、纤维囊性变等改变,可确定诊断。

本病需与其他原因引起的高钙血症如维生素D过多症、长期卧床的骨质脱钙、骨肿瘤、维生素A过多症等病及肾结石、卓-艾综合征伴顽固性消化性溃疡等病鉴别。

6. 治疗　本病以手术治疗为主。

(1)手术治疗 应注意以下问题。

1)约 3/4 的甲状旁腺腺瘤发生于右下甲状旁腺,可以左上、右上、左下、右下的顺序依次探查。

2)应尽量将 4 个甲状旁腺均显露出来,作冷冻切片。

3)如为甲状旁腺腺瘤或腺癌,应尽量完全切除;如为甲状旁腺增生,则切除 3.5 个,留下半个甲状旁腺。

4)如找不到病变的甲状旁腺,应探查前上纵隔、气管和食管间隙等处。

(2)术后处理

1)术后 3 日之内可能出现颜面麻木、手足搐搦等低血钙症状,可静脉注射 10% 氯化钙或葡萄糖酸钙溶液,口服维生素 $D_3$。如症状严重,且经上述治疗无效时,可选用双氢速甾醇。

2)如发生少尿或无尿,可适当多输液体。

(三)甲状旁腺功能减退症

1.病因 甲状旁腺功能减退的原因如下:

(1)家族性伴性连隐性遗传性甲状旁腺功能减退,此病全部为男性患者,可伴有染色体异常,无其他畸形。

(2)先天性甲状旁腺发育不全或未发育。

(3)暂时性甲状旁腺功能减退

1)早期新生儿脐血 PTH 水平低,故常有低血钙,尤多见于早产儿、生后窒息及患有糖尿病母亲所生的新生儿。

2)牛奶含磷比人奶高,故生后 1 周新生儿如进食牛奶,摄入磷高,肾滤过磷相对较低,可出现高血磷、低血钙。

3)如母亲患甲状旁腺功能亢进症,胎儿期受母体血中高血钙的影响,使新生儿甲状旁腺受到抑制,出生后可表现为暂时性甲状旁腺功能减退,几周或几个月后可恢复正常。

4)手术切除甲状旁腺或使之受伤。

5)特发性甲状旁腺功能减退,可见于不同年龄,可能与自身免疫有关,常并发其他自身免疫性疾病,如艾迪生病、桥本甲状腺炎、甲亢、继发白色念珠菌病或恶性贫血等。1/3 以上的患儿血中可查到抗甲状旁腺抗体。

2.病理 手术损伤后甲状旁腺功能减退者,残余腺体常萎缩变性。特发性者腺体上皮细胞减少,全部或部分为脂肪细胞所代替。

3.临床表现 临床出现神经肌肉应激性增高的症状,如口唇部麻木,重者可发生手足搐搦,甚至可有喉或膈肌痉挛,引起窒息。佛氏征(Chvostek sign)及陶瑟征(Trousseau sign)阳性。精神症状可有恐惧、焦虑、失眠等,重者智力减退,抽风发作时可伴意识丧失,往往误诊为癫痫。长期低钙使皮肤粗糙,引起脱发、白内障、小儿牙齿发育不全等改变。

4.实验室检查

(1)血生化检查 表现为血钙低,<2.0mmol/L(8mg/dl),血磷高,尿钙及尿磷低。

(2)肾小管对磷的回吸收率比正常人略有增加。

(3)X 线头颅照片 可见双侧大脑基底核钙化斑。

(4)心电图检查 表现为心动过速,QT 间期延长,ST 段延长,伴异常 T 波。

(5)脑电图检查 抽搐发作时表现为慢波,血钙升高后可渐恢复正常,发作时可与癫痫一样。

5.诊断与鉴别诊断 典型甲状旁腺功能减退患者,如出现任何一组症状,并且血钙低、血磷高即可确诊,必要时可查 24 小时尿钙、尿磷,均可降低。肾功能不全者亦可有低血钙、高血磷,但常有尿的改变及肾功能不全表现和高血压。抽搐应与佝偻病缺钙鉴别,此时血磷多降低,碱性磷酸酶升高,多在春季发病,X 线片示佝偻病骨骼改变。与癫痫鉴别可作脑电图检查。

6.治疗

(1)增加血钙,降低血磷,防止转移性钙化

1)抽搐发作时,静脉缓慢滴入(0.5~1ml/min)或静脉推入 10%葡萄糖酸钙或 10%氯化钙溶液 10~20ml。

2)抽搐缓解阶段,口服乳酸钙或葡萄糖酸钙,每日 3~6g,分次服。

3)口服双氢速甾醇($AT_{10}$),婴幼儿 0.1~0.5mg/d,儿童 0.5~1mg/d。待血钙正常,尿含钙后可减量。

4)每日口服维生素 D 1 万~6 万 IU,应采用最小有效量或肌内注射维生素 D($D_2$),40 万 IU/次或 $D_3$30 万 IU/次,每 1~2 周 1 次,根据疗效掌握用量。

维生素 D 及 $AT_{10}$ 过量后均可引起高血钙,应密切注意,定期复查。

5)氢氧化铝凝胶每次 10ml,每日 3 次,可减少磷的吸收。

6)抽搐频繁者,可加服镇静剂。

(2)甲状旁腺组织移植 主要治疗某些原因致 PTG 功能低下,而长期药物治疗无效或发生各种并发症的患者。移植方法:①同种异体甲状旁腺移植。②自体甲状旁腺移植。

同种异体甲状旁腺移植有以下方法:

1)带血管移植法:①适应证为医源性 PTG 功能减退,特发性 PTG 功能减退和 Digeorge 综合征(是为一种先天性胸腺合并 PTG 发育不良的疾病,表现为免疫功能低下)。②供体为 5 个月胎龄引产儿的一侧带血管(无名动、静脉,颈总动脉)的甲状腺和甲状旁腺。③移植部位为腹股沟区,行无名动脉与股深动脉的分支旋股外或内动脉吻合,无名静脉与大隐静脉吻合;也可移植于腹腔,行无名静脉与胃网膜右静脉吻合和颈总动脉与胃网膜右动脉吻合,吻合后腺体固定于大网膜内。

2)甲状旁腺小薄片移植法:将胎儿甲状腺和甲状旁腺组织冷冻 20~30 分钟,然后切成 20~25 块薄片,植入患者前臂桡屈腕肌约 4cm×2cm 范围内的肌肉床内,并分别固定。

(3)Digeorge 综合征患儿的治疗 可用胸腺素或胎儿胸腺移植,使其细胞免疫迅速得到恢复,远期效果不能肯定。

# 第十节 水囊瘤

水囊瘤(cystic hygroma)又称囊状淋巴管瘤(cystic lymphangioma),是先天性淋巴系统畸形,起源于淋巴系统的含液病变,并非真性肿瘤。本病为新生儿及婴儿的常见病,大多数在出生时被注意,90%以上在 2 岁内发现。有人认为淋巴管瘤约在新生儿期即已发生,只是因为体积小而无明显临床表现。

本病好发于颈部,约占 75%,其余依次发生在腋窝、胸壁纵隔、腹膜后、盆腔和腹股沟等。大网膜囊肿及

肠系膜囊肿亦属水囊瘤。

(一) 自然转归

水囊瘤大多在出生时即被发现,一般可在局部见到橘子大小的软质囊性肿块,生长缓慢,大小变化不明显,无任何症状。少数出生后体积巨大,甚或引起胎儿娩出困难者。囊瘤极易感染或出血,常因轻微上呼吸道感染或微小损伤而发生,一旦感染或出血可致囊瘤突然增大,同时囊内张力增高,易引起各种压迫症状。如压迫气管,可引起呼吸困难;包裹咽部可致吞咽困难。感染尚可有局部及全身性感染症状,颇难控制。笔者曾遇5例小婴儿颈部水囊瘤,在轻度上呼吸道感染后急剧增大,有3例压迫气管或喉头,造成呼吸困难而行紧急手术者。

少部分囊瘤在发展过程中亦会自行栓塞退化,或在感染后由于囊壁内细胞被破坏,待感染被控制后自行消退。

(二) 病理

水囊瘤呈圆形、卵圆形或分叶状,3/4位于颈后三角及颈外侧区,尤以锁骨上窝多见。可向各个方向浸润,向上至腮腺区,向下至纵隔,向外可沿臂丛神经及其伴行血管进入腋窝,向内可达颈组织深层结构包绕颈内静脉、颈总动脉及迷走神经等。囊壁光滑,薄而半透明,如无感染,不与皮肤及周围组织粘连。囊内衬上皮层,很少有血管分布。水囊瘤单房性较少,常为多囊性或多房性。多囊性的彼此隔绝,而多房性的则互相交通。一般囊内充满无色或淡黄色、透明的淋巴液,伴有出血时则呈血性。

光镜下为淋巴管结构,内衬单层内皮细胞,管壁厚薄不一,壁内可见继续分布的平滑肌,有时尚见有淋巴组织。

(三) 临床表现

水囊瘤多在出生时即可见到颈部肿物,特别是在颈外侧区。肿物突出皮肤,大小不一,光滑而柔软,波动感明显,无触痛,边界多不清楚,覆盖的皮肤可无明显改变,或因皮下积液而呈淡蓝色,透光试验呈阳性。病变多围绕大血管、神经生长,且向肌肉浸润。部分囊瘤较大者可越过中线延伸到颈前区,或经胸锁乳突肌深面及胸骨后途径进入纵隔,亦可沿臂丛神经向腋窝或向后至肩胛冈,绕颈动脉鞘生长的可扩展至气管、食管后方,或经下颌角浸润到腮腺区。位于颈前区的囊瘤常在颌下或下颌骨内面,多向口底、舌下或咽后壁蔓延,使舌上抬,影响呼吸和喂养。

初时囊瘤除少数体积巨大者外,一般无明显压迫症状。笔者收治56例的颈部水囊瘤中,因气管受压不能平卧5例。囊瘤有感染和出血倾向,多在上呼吸道感染或外伤后发生。感染者出现发热,局部红肿、触痛,瘤体穿刺液浑浊或脓性,颇难控制,可发生败血症;出血时瘤体呈青紫色,穿刺抽吸出血性或咖啡样混浊液体。无论感染或出血均可导致囊瘤骤然增大,张力增高,有可能压迫周围器官,出现严重后果。少数病例感染后瘤体可变硬缩小,甚至消退。

颈部水囊瘤可根据临床表现、透光试验及局部抽液所得的液体性状,绝大多数能确定诊断。但需摄胸片检查纵隔有无肿瘤。位于颈前三角区较局限的水囊瘤需和甲状舌管囊肿、鳃裂囊肿、皮样囊肿、脂肪瘤及恶性淋巴瘤相鉴别。

（四）治疗

水囊瘤虽属良性病变，但可向周围组织甚或主要器官浸润生长，有可能在短时间内出现危及生命的并发症。因此除部分病变较小，确无任何症状的患儿可随诊观察1~2年，若无消退即作治疗外，大多数水囊瘤均应积极治疗。

1. 注射疗法　近年应用抗肿瘤药物博来霉素(bleomycin)作瘤内注射，疗效较好。Orford等报告完全瘤体消失或显著缩小者达88%。博来霉素可能是通过抑制淋巴管内皮细胞的生长和作为化学刺激物使间质纤维化的双重作用而达到治疗目的。临床应用表明，博来霉素对间质少的水囊瘤疗效较对间质多的单纯性和海绵状淋巴管瘤好，说明化学刺激间质纤维可能起主要作用。博来霉素有水剂和乳剂两种，国产博来霉素$A_5$即平阳霉素仅为水剂。使用水剂时先配成1mg/ml的浓度，以每次0.2~0.3mg/kg的剂量注入瘤内，每周1次，3~10次为一疗程。使用乳剂则每次0.6mg/kg，每周1次，4~6周后重复，总剂量不超过5mg/kg，据报告乳剂比水剂效果更好，副作用较少。注射后1~2周局部有暂时性肿胀，然后瘤体渐缩小、变硬，进而消失。不良反应最多见为注射当日或次日有38℃低热，偶有腹泻、呕吐，最严重的为肺纤维化。

近年报道用OK-432进行瘤内注射，取得良好效果。Ogita用此法治疗64例淋巴管瘤，完全消失或显著缩小，无严重并发症发生者占67%，而水囊瘤则高达92%，比海绵状淋巴管瘤(44%)疗效更好。由于效果好，方法简便，故是水囊瘤的首选方法。OK-432是一种经青霉素G钾盐处理，失去溶血性链球菌S-产物性能而取得的人源性A族链球菌Ⅲ型，低毒Su菌株的干培养混合物。OK-432溶液的用法为：0.1mgOK-432溶于10ml生理盐水。抽出水囊瘤中的淋巴液后再注入等量的OK-432溶液，总量不超过0.2mg(20ml)。当囊瘤有皱缩尚未完全消失时，可在3~5周后重复注射。如效果不佳，可用浓缩液0.15~0.2mgOK-432溶于10ml生理盐水，每次总量不超过0.3mg。我国生产的沙培林与OK-432是同类药物，效果也同样良好。高鲜春等人报告用此药注射治疗38例小儿淋巴管瘤，总有效率为92.1%。用法为1个临床单位沙培林稀释于10ml生理盐水，一次注射不超过2个临床单位，注射前抽出等量淋巴液。此类药品治疗淋巴管瘤，可避免用博来霉素可能发生腹泻、呕吐和发热等不良反应，亦无肺纤维化和免疫抑制的危险，且其有效率高，不良反应少，无需住院，方便安全，极受病家欢迎，其最大缺点是受青霉素过敏的限制。

2. 手术治疗　既往手术切除水囊瘤是惟一的治疗方法，但目前注射疗法已为优先选择。在不具备注射治疗，或注射无效、复发者仍应手术治疗。对有气管和纵隔受压者应作紧急手术。手术需在气管插管全麻下进行，切口应够大，能充分暴露视野。解剖分离应细致，注意勿损伤颈部重要血管和神经。对单房性囊肿应紧贴囊壁剥离，对广泛浸润的多房性囊肿不强求完整切除，而应将囊腔逐一剖开，逐步切除，以利于重要结构的显露与保护。切除气管食管沟的囊瘤时，务必注意避免损伤喉返神经，宁可残留部分囊肿，使其敞开形成大囊腔，囊壁涂擦2%碘酊，切不可强求"彻底"清除。为了避免术中术后喉头水肿、气管软化造成呼吸窘迫，术中可行气管切开，术后对呼吸严加监护，常规使用大剂量地塞米松及抗生素加以预防。如囊肿特大，解剖分离难度极大者，可考虑分期手术，亦可采用博来霉素或OK-432等同类药物注射残留囊肿。感染病例，宜先控制感染，再行择期手术。颈部合并上纵隔囊瘤者，在切除颈部囊肿后再择期作上纵隔手术。倘若颈部囊瘤切除后仍未解除呼吸困难时，则应继续开胸切除上纵隔淋巴管瘤。

## 第十一节 鳃裂囊肿和瘘管

### 一、鳃裂囊肿和瘘管的胚胎形成

鳃裂囊肿、窦道以及甲状舌管囊肿,均由胚胎期鳃弓、鳃裂和咽囊等颈部组织发育异常,演化而成的先天性畸形。鳃裂囊肿和窦道较甲状舌管囊肿少见,两者发病率为 1∶3,少数病例中上述两种病变组织并存。

胚胎第 3 周,颈部原口腔始基和前原肠头端两侧形成 4~6 对鳃弓,外被外胚层,内衬内胚层,中间为间充质,内含血管和神经组织。相邻鳃弓之间内陷为鳃裂,与咽侧壁向外膨出的咽囊相对应,咽囊是由前原肠头端膨大而成,鳃裂和咽囊之间被鳃板隔开(图 2-11-1A,图 2-11-2A)。

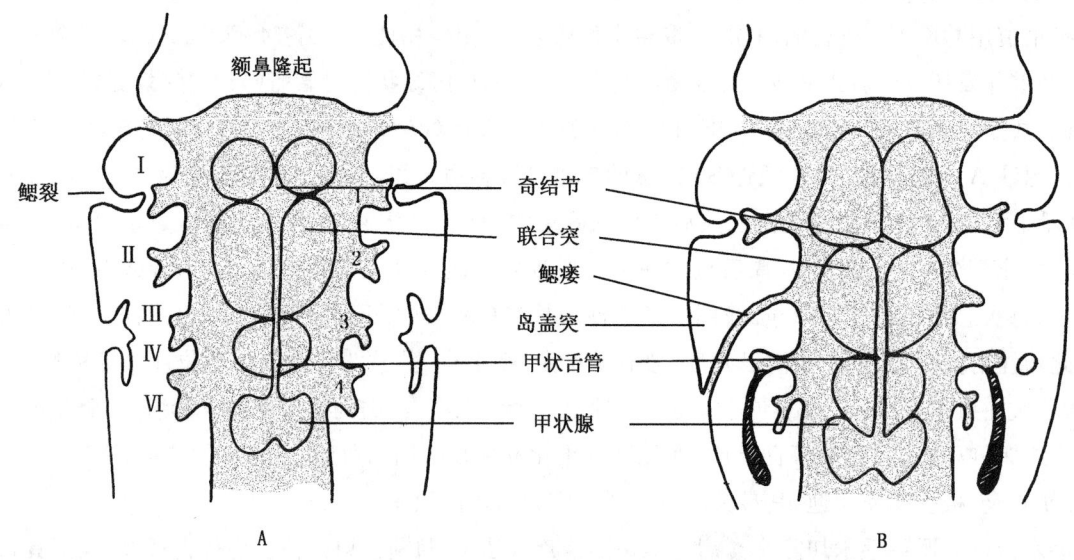

图 2-11-1 颈咽部冠状切面
A.第 1~6 鳃弓　B.第 1~4 咽囊

第 1 对鳃弓左右融合为上、下颌,并与第 1 鳃裂和咽囊发育为咽鼓管、中耳鼓室和外耳道。若鳃裂和咽囊残存不消退,则衍化为很少见的第 1 鳃裂囊肿或窦道。第 2 对鳃弓发育为舌骨小角、茎突和颈外动脉,并快速向尾端生长为岛盖突,覆盖第 3、4、6 对鳃弓表面,互相融合为颈部,同时第 2、3、4、6 对鳃裂均自行闭锁。第 3 对鳃弓衍化为舌骨大角、颈内动脉和舌咽神经等。第 2 对咽囊衍化为腭扁桃体上皮和陷窝,若第 2 鳃裂和咽囊的胚胎性组织残存不消退,则演变为很多见的第 2 鳃裂囊肿和窦道(图 2-11-1B)。

在奇结节和联合突之间的内胚层细胞增生成中央凹陷的甲状腺始基,中央凹陷继续在咽的腹侧壁内向尾端生长延伸为细长的盲管,即甲状舌管(thyroglossal duct)(图 2-11-1B,图 2-11-2B)。

胚胎第 5 周,由第 2、3 对鳃弓形成舌骨大、小角和舌骨体的两端,紧贴甲状舌管的前后,向中央合拢为完整的舌骨,故甲状舌管和舌骨的十字交叉点紧密相连。胚胎第 7 周时,管的末端增生,向两侧扩大而成为甲状腺的侧叶,与甲状舌管连接部分发育为锥体叶。胚胎第 9~10 周,甲状舌管退化为纤维索条,上端成为舌根部的盲孔；若甲状舌管不退化或部分退化，则在颈部中线形成甲状舌管囊肿或瘘。甲状舌管囊肿与甲状腺锥体下部连接或深入甲状腺内，细菌由此途径侵入，也是急性甲状腺炎发生的先天原因。

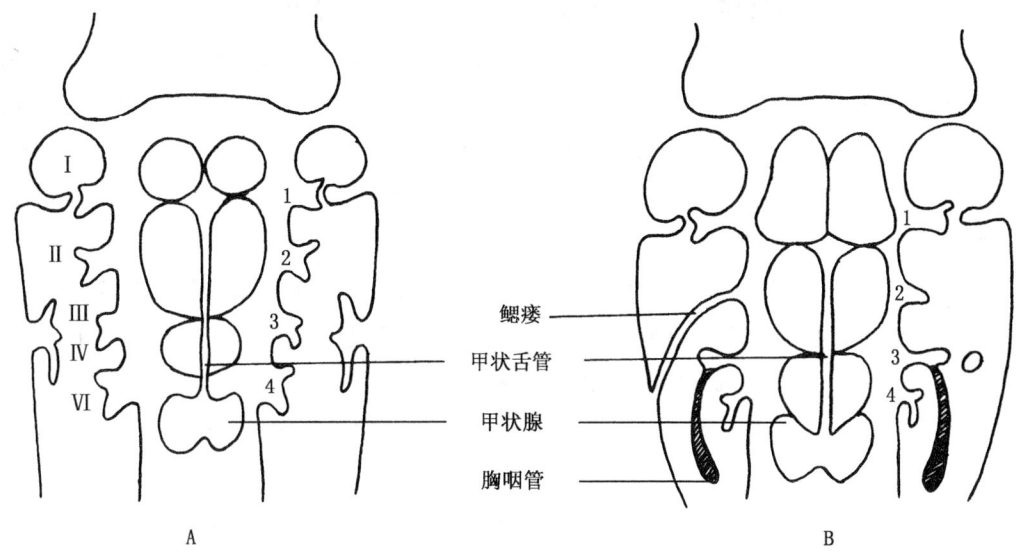

图 2-11-2 颈咽部额状切面

A.第 1～6 鳃弓　B.第 1～4 咽囊

## 二、鳃裂囊肿和瘘管

鳃裂囊肿和瘘管(branchial cyst and sinus)，76%～90%是由第 2 鳃裂和咽囊胚胎性残存组织演变而成，很少由第 1 或第 3、4 鳃裂和咽囊演变而来。

### (一)病理

囊壁和管壁主要由结缔组织所构成，壁内混杂有肌纤维和淋巴滤泡，还存在着不同程度的炎症反应，外周组织内有淋巴液积聚。多数囊壁和管壁内面衬以复层鳞状上皮，附有毛囊、皮脂腺和汗腺，部分囊内衬纤毛柱状上皮，与呼吸道上皮相同，偶可见过渡性变形上皮。以鳞状上皮为主者囊内容为混浊水样液或乳状液；以柱状上皮为主者是较稠黏液，并含有胆固醇结晶；囊内感染时则为脓性液体。若囊壁有胸腺组织(Hassall 小体)，是第 3 鳃裂和咽囊的衍化物；如含甲状腺组织，是第 4 咽囊衍化而成。此外，尚有鳃裂囊肿与甲状舌管囊肿并存的报道。

### (二)临床表现

鳃瘘较鳃裂囊肿多见，前者有 75%的发生率，但也有大量病例报道鳃裂囊肿占 75%，双侧病变占 5%～13%。颈部病变出现前常有上呼吸道感染史。1 岁以前出现颈部病变者占全部病例的 25%，5 岁以前发病者占 75%。性别以男性略多见。

1.鳃裂囊肿　囊肿可以出现在下颌角至胸骨上窝之间的胸锁乳突肌前缘的任何部位，但多数囊肿发生在胸锁乳突肌前缘的中上 1/3 连接处。鳃裂囊肿呈圆形，直径约 3～5cm，边界清楚，质软，不能推动，有时囊壁上方可触及索条。囊肿大小比较恒定，可缓慢增大。如囊肿有细小窦道与咽部相通，排出囊内容后，口腔内有怪味和臭味，囊肿则缩小。细菌经咽部窦道侵入囊内，则引起继发感染，表现为囊肿表面及其周围皮肤红肿、吞咽疼痛或吞咽困难、局部压痛、全身发热等感染症状。

2.鳃瘘 由第2鳃裂和咽囊引起者，外口多数位于胸锁乳突肌前缘中下1/3交界处，低于囊肿出现的部位。单侧瘘口约占总数的90%，双侧者比较少见。家族性患儿中，双侧者比较多见，有人认为是常染色体显性遗传。瘘口有两种表现形式：一种是出生时即可发现，孔如米粒大小，略凹陷，直径为1~2mm，从瘘口不断流出透明液体，很少继发感染；另一种为鳃裂囊肿继发感染，囊肿积脓破溃或切开引流后，伤口经久不愈，形成瘘口，炎症消退，自瘘口不断排出液体。瘘管还可以分为完全性和不完全性两种：完全性者占多数，瘘管自外口向上，经过颈部软组织，抵达腭扁桃体隐窝处内口，外口不断地排出清亮液体或黏液，并可触及索条自外口升向颈动脉处；不完全性者，只有外口而无内口，呈窦道，窦道长短不一，可以插入细塑料管估计其长度。

第1鳃裂囊肿和窦道很少见，囊肿和窦道外口均位于下颌角附近。窦道紧邻面神经向上延长，开内口于外耳道者更少见。如本病并发听力障碍和肾功能异常者为Branchio-Oto-Renal综合征。

梨状窝窦囊肿和瘘很少见，位于颈左侧者占绝大多数。如囊肿位于咽部，阻塞呼吸道，在新生儿时期就可发病，表现为喉喘鸣，甚至呼吸困难。儿童时期因梨状窝窦感染，常并发急性咽喉炎，少数并发急性甲状腺炎，表现为颈部红肿、压痛等。颈部X线片显示囊内含气；食管造影可见钡剂进入窦内。喉镜可见梨状窝有小孔，通过该小孔插入Fogarty管注入造影剂可以确定诊断（图2-11-3A）。

（三）诊断与鉴别诊断

1.鳃裂囊肿 根据胸锁乳突肌前缘长期存在囊肿史并有索条通向颈动脉处，作出诊断并不困难，但要与下列疾病鉴别。

（1）急性颌下淋巴结炎 是婴幼儿常见的疾病，与较小的鳃裂囊肿继发感染很相似，容易误诊。鳃裂囊肿继发感染前，有长期存在囊肿史可资鉴别。应用抗生素等控制感染后，淋巴结缩小，呈实质性，可以活动。鳃裂囊肿具囊性感，不能活动。

（2）颈部结核性淋巴结炎 淋巴结干酪性坏死液化后也呈囊性感，常与鳃裂囊肿混淆。结核性淋巴结炎病灶周围常有许多淋巴结发炎，互相粘连，肺部可能有结核病灶，结核菌纯蛋白衍化物（PPD）试验强阳性，可以排除鳃裂囊肿。

（3）淋巴管瘤 颈部细小淋巴管瘤类似鳃裂囊肿，但前者常位于颈后三角，呈囊性感，透光试验阳性。B超显示淋巴管瘤常为多房性而鳃裂囊肿为单房、壁光滑。囊穿刺抽液，淋巴管瘤为水样淋巴液，无胆固醇结晶等可以与鳃裂囊肿鉴别。

（4）甲状腺结节 有时鳃裂囊肿与甲状腺侧叶上极粘连或深入甲状腺内，核素扫描常为冷结节，甲状腺功能正常，故不易与甲状腺冷结节鉴别。应行囊肿穿刺抽液寻找有无胆固醇结晶和穿刺抽吸细胞病理学检查进行鉴别诊断。

（5）甲状舌管囊肿 少数偏离颈中线的甲状舌管囊肿很像鳃裂囊肿，前者随吞咽上下活动，囊肿索条与舌管粘连，囊内抽出液无胆固醇结晶等可资鉴别。

2.鳃瘘 瘘口位于胸锁乳突肌前缘中下1/3交界处，有囊肿感染破溃或切开引流史，瘘口有透明水样液流出，瘘口纤维索条上升到颈动脉处等就可诊断为鳃瘘，但需与下列疾病鉴别。

（1）甲状舌管瘘 少数偏离颈中线的甲状舌管瘘很像鳃瘘，但前者的瘘口索条与舌骨连接可资鉴别。

（2）颈部结核性瘘管 局部常有反复感染史，病灶周围有多发淋巴结肿大，且互相粘连，病灶破溃排出干酪样物质,肺部可能有结核病灶,PPD 强阳性等,藉此可以排除鳃瘘的诊断。

(四)治疗

1. 手术治疗原则　鳃裂囊肿和鳃瘘均需手术治疗,但手术时机应结合病变性质和患儿年龄进行选择。

(1)无感染细小的鳃裂囊肿和瘘管,因病变解剖复杂,需要气管插管全身麻醉,故 1 岁后手术比较安全。

(2)囊肿和瘘管继发感染者,因反复感染,可引起手术困难。故在应用抗生素等控制感染,炎症消退后 2～3 个月,尽早行根治术。

(3)因梨状窝窦囊肿或较大鳃裂囊肿引起呼吸道梗阻者,新生儿期应穿刺囊肿抽液减压或采用囊肿切开、皮肤袋状缝合术解除呼吸道梗阻,以后行根治术。年龄超过 3 个月者也可行囊肿和窦道切除术。

2. 手术方法

(1)由瘘口或穿刺囊肿注入亚甲蓝液或消毒碳素墨水,如咽部染色,说明病变与咽隐窝相通。在囊肿处作横切口或围绕瘘口作横梭形切口。瘘管短者经此切口可以彻底切除;如瘘管长,外口位于胸骨上窝附近,该处切口暴露颈内外动脉交叉困难时,应在下颌角下方另作一横切口,联合操作,才能完全切除瘘管。

(2)沿瘘管向上分离,在舌骨大角平面暴露颈内外动脉交叉,并以 0.5% 普鲁卡因封闭。瘘管在舌下神经上方,穿过颈内外动脉之间。在该处分离瘘管时,谨防损伤颈动静脉、舌下神经和迷走神经。在扁桃体隐窝外咽壁处结扎切断瘘管(图 2-11-3B)。

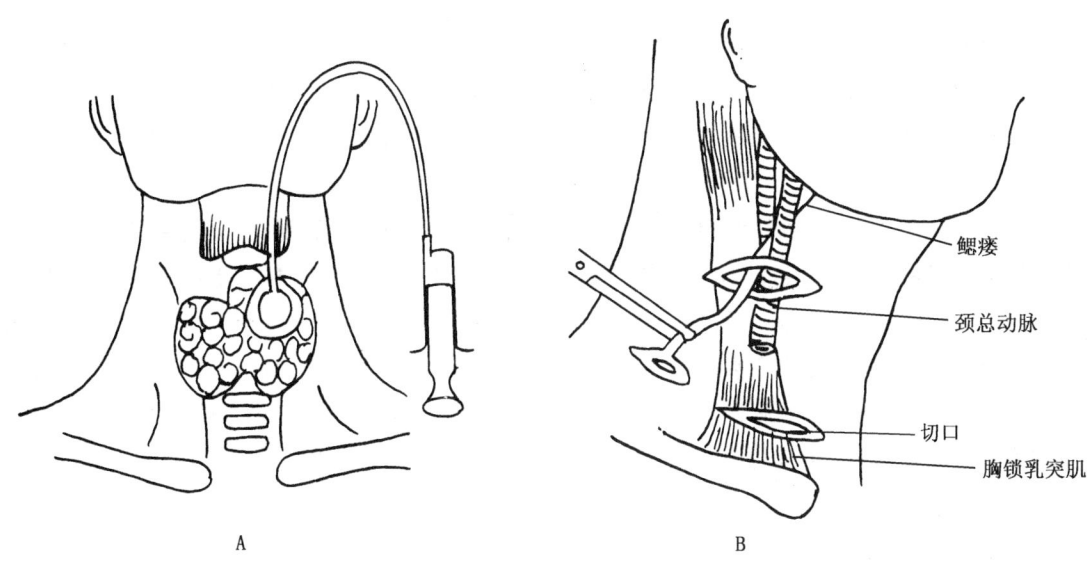

图 2-11-3　梨状窝窦囊肿和瘘

A. Fogarty 管插入梨状窦　B. 鳃瘘切除术

第 1 鳃裂囊肿和瘘管的手术方法类似上述第 2 鳃裂囊肿和瘘管的切除,但解剖瘘管时,必须暴露面神经,以免损伤。瘘管达外耳道时,在切除瘘管内口时可能要切除少许软骨。

梨状窝窦囊肿和瘘管手术方法:经瘘管或穿刺囊肿注入亚甲蓝液,在喉镜观察下可见亚甲蓝进入梨状窝。沿甲状软骨下缘一侧作横切口,沿着色的囊肿或瘘管向上分离,切断肩胛舌骨肌上腹和胸骨舌骨肌。暴露和分离甲状腺侧叶上极,电灼切断甲状腺上动静脉分支,保留主干,切断胸骨甲状肌向上牵引。部分切断环甲肌和咽下缩肌,可见瘘管自甲状软骨下角下方或下角内下方进入咽部,在该处结扎、切断瘘管。如瘘管下端进入甲状腺侧叶上极,需相应切除部分甲状腺,然后切除全部瘘管。分离和切断瘘管上极时,谨防损伤喉上神经外侧支和喉返神经。若术前在梨状窝窦内插入Fogarty管,囊内注液作引导,更利于瘘管的剥离。若瘘管由喉上神经外侧支以上进入咽内,切除的囊壁若含胸腺组织,为来自第3鳃裂和咽囊;若瘘管由喉上神经外侧之下进入咽部,切除的标本若含甲状腺组织,则来自第4鳃裂和咽囊。

### 三、甲状舌管囊肿

甲状舌管囊肿(thyroglossal cysts)由甲状舌管未退化,管腔末端积聚分泌液扩大而成。囊肿位于颈中线舌与胸骨上窝之间,如囊内继发感染、囊壁破溃或切开引流而成甲状舌管瘘。甲状舌管囊肿占小儿颈部先天性肿块的75%左右,是小儿颈部常见的疾病。

(一)病理

甲状舌管位于舌骨之前,管径1~2mm,与舌骨前面紧密相连,不能分离,有时甲状舌管后壁部分为舌骨包埋,少数病例甲状舌管绕过舌骨下缘呈钩状,弯向舌骨背侧后再继续下降。管的两端均封闭,管内上皮分泌液积聚,下端扩大为囊肿。如囊内压力过高,压迫囊壁坏死和感染,自行破溃或切开引流,伤口经久不愈而成甲状舌管瘘。少数低位甲状舌管囊肿与甲状腺锥体叶连接,甚至深入甲状腺内常被误诊为甲状腺结节。细菌由甲状舌管侵入,能引起急性甲状腺炎。

甲状舌管囊肿多数发出一支,少数发出多支管道上升到舌骨前面中央,管壁与舌骨骨膜相融合。主管在舌骨前向两侧分出许多小管,其末端为腺体,附着在舌骨骨膜上,两侧最远的腺体距主管各为5mm。在舌骨以上又汇合成单一主管上升,到达盲孔以前又分出许多小管,其末端也为腺体,呈扫帚状进入盲孔(图2-11-4A)。

甲状舌管囊肿壁和管壁,均为结缔组织所构成,囊壁和管壁内均有淋巴组织。与鳃裂囊肿不同,50%以上的囊壁和管壁内衬柱状上皮,化生的鳞状上皮和混合性上皮各占20%,少数为立方上皮。15%的囊壁和管壁内含有甲状腺组织,偶见浆黏液腺或唾液腺组织。囊肿继发感染后,囊内和管内充满肉芽组织,其间散在覆以柱状、立方和鳞状上皮。近盲孔处多数为纤毛柱状上皮,类似呼吸道上皮。囊内和管内分泌和积聚淡黄色或清亮黏液,继发感染后则为混浊的脓性液体。偶见甲状舌管囊肿和鳃裂囊肿并存。曾有甲状舌管囊肿内残存甲状腺组织癌变的报道,癌的性质与甲状腺癌相同。

(二)临床表现

甲状舌管囊肿多数在1岁以前被发现,7岁以前就诊者占全部病例的70%~85%,囊肿继发感染率为35%~45%。男性发病率高于女性,为3:2,但在家族性的患者中以女性多见。4岁以后甲状舌管瘘逐渐增多,约占本病总数的30%~50%,均为囊肿继发感染自行破溃或切开引流而成,先天性瘘管极少见。60%以上的囊肿或瘘口位于舌骨前下方,位于舌骨以上者只占10%,偶见小婴儿舌根部有甲状舌管囊肿,位于舌骨下部和甲状腺之间者约25%(图2-11-4B),胸骨上窝很少见。65%~85%的病变位于颈中线,病变偏离颈中线,左侧略多于右侧。个别患儿有一个以上的甲状舌管囊肿。

1.甲状舌管囊肿的临床表现 甲状舌管囊肿呈圆形肿块,直径1~3cm,无继发感染时无疼痛,囊肿随吞咽或伸舌而上下活动,不影响吞咽。检查时囊肿界限清楚,囊内充盈分泌物,表面光滑,有紧张感,不与皮肤粘连,无压痛,不能上下左右推动,囊肿蒂部可触及一索条与舌骨紧密相连,有时索条伸向舌骨上方达舌根部,此即为甲状舌管。少数低位甲状舌管囊肿,下端可能与甲状腺上端相连,故需检查囊肿与正常甲状腺的关系。舌根部甲状舌管囊肿,因囊内分泌物累积增大而引起咽部不适、喘鸣、吞咽困难等,在婴儿期就有明显症状,用压舌板检查舌根部可见中央有肿物隆起,压迫肿物可能有液体自盲孔内流出。偶见小婴儿舌根部较大甲状舌管囊肿阻塞咽喉部引起呼吸困难、窒息等危险表现。此时应立即穿刺囊肿抽液减压或切开引流,度过危机后,尽早行根治术。

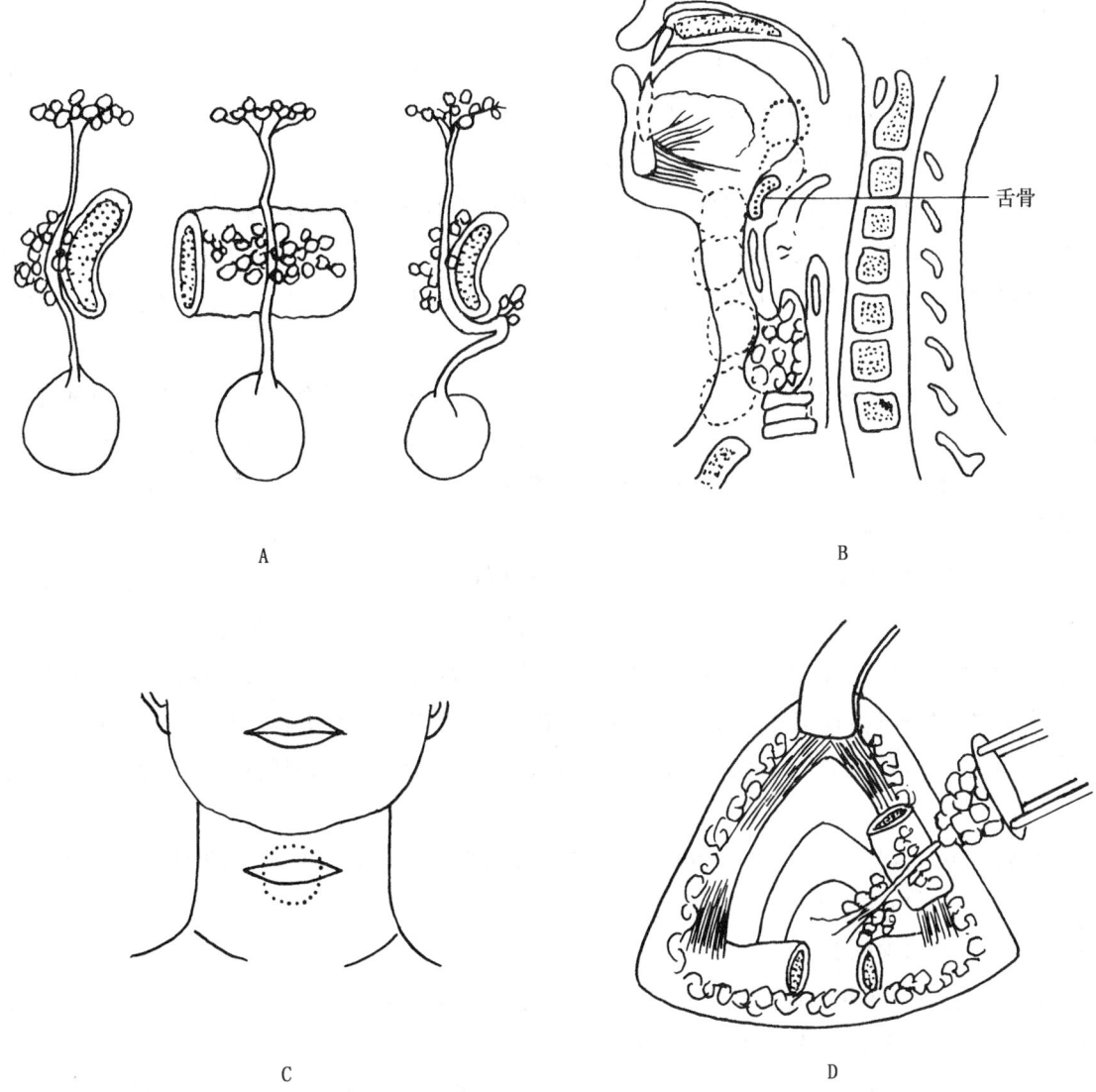

图 2-11-4 甲状舌管囊肿
A.病理　B.发病部位　C.切口　D.切除

2.甲状舌管瘘的临床表现　甲状舌管瘘绝大多数是由囊肿继发感染破溃而成,常并发于上呼吸道感染。继发感染后,囊肿红肿疼痛,影响吞咽活动,局部明显压痛,有时应用抗生素等治疗控制炎症后,恢复原来囊肿形态。囊内脓液细菌培养多数为流行性感冒嗜血杆菌或金黄色葡萄球菌等。如炎症不能控制,积脓囊肿自行破溃或切开引流排脓。囊内炎症消退后,破溃或切开处结痂愈合。如此反复发作,直至伤口经久不愈而成瘘,混浊或清亮黏液不断自瘘口流出可沾污胸前衣衫。瘘口直径1～3mm,瘘口基底部可触及一索条直达舌骨。如患者年龄较大,甲状舌管囊肿或瘘病史较长,局部病变呈结节状,甚至有颈部淋巴结肿大,应怀疑并发甲状腺癌。

(三)诊断与鉴别诊断

甲状舌管囊肿诊断并不困难,但常被误诊断为一般性囊肿,行单纯囊肿切除术,复发率高达50%以上。因此要与颈部中线附近的许多疾病鉴别。

1.甲状舌管囊肿的鉴别诊断

(1)颈部皮脂腺囊肿或皮样囊肿　这类囊肿可能位于颏下或胸骨上窝,与皮肤紧密相连,囊肿有实质感,无索条与舌骨连接,B超显示肿块有包膜,其内有点状回声,而甲状舌管囊肿内为液暗区。术中分离囊肿壁很光滑,囊内为皮脂、毳毛等物,借此可与甲状舌管囊肿鉴别。

(2)颏下淋巴结炎或结核性淋巴结炎　前者常有龋齿及下唇和颏部等感染病灶,感染前颈中线无囊肿,炎症控制后可触及活动性、实质性和不与舌骨连接的小肿块,直径约0.5~1cm。颈前结核性淋巴结炎常为多发性,多个淋巴结互相粘连呈结节状肿块,肺部X线可见结核病灶,结核菌纯蛋白衍生物试验(PPD)为强阳性等可资鉴别。

(3)鳃裂囊肿　与偏离颈中线的甲状舌管囊肿和瘘鉴别比较困难。鳃裂囊肿位于胸锁乳突肌前缘,囊肿和瘘管连接的索条可以延续到颈动脉处,不与舌骨相连,故囊肿不随吞咽上下活动。囊内抽出液含胆固醇结晶,术中见瘘管经颈内外动脉交叉入咽部,故一般鉴别无困难。但有时两者并存,术前不易鉴别,只有切除标本作病理学检查时方能明确诊断。

(4)异位甲状腺　虽然少见,但临床处理很重要。异位甲状腺与正常部位甲状腺多数同时存在,少数患儿无正常甲状腺,15%异位甲状腺患者有甲状腺功能减退,故术前、术中必须和甲状舌管囊肿鉴别清楚。异位甲状腺患儿可能有生长发育迟滞,颈部体检甲状腺部位可能无甲状腺。B超为实质性肿块而甲状舌管囊肿为囊性液暗区,必要时应作甲状腺核素扫描、测定甲状腺功能、肿块穿刺抽吸行细胞病理学检查等协助鉴别。术中可见异位甲状腺表面血管较丰富,肿块不光滑,必要时可行快速冷冻切片病理检查确定诊断。另外还需和甲状腺结节鉴别。

(5)副胸腺　不与舌骨连接,肿块不随吞咽上下活动,B超为实质性肿块等可与甲状舌管囊肿鉴别。我们曾遇1例颈中线肿块,病理检查证实为副胸腺。

2.甲状舌管瘘的鉴别诊断

(1)颈部结核性瘘　多为纵隔结核性淋巴结炎蔓延破溃而来,瘘口多位于胸骨上窝,曾有肿块破溃排出干酪样物质史。肺部X线检查有结核病灶、PPD强阳性等可资鉴别。

(2)鳃瘘　本病位于胸锁乳突肌前缘,有时生后即有瘘口流清亮水样液。瘘管索条延伸到颈动脉处,不与舌骨相连接。必要时经瘘口注入造影剂摄X片检查,了解瘘管走行方向以便鉴别。

(3)鳃源性颈部正中裂　该病生后即发现舌骨至甲状软骨下方皮肤裂开,长3~5cm,宽2~5mm,表面覆盖红色湿润内膜,远端为数毫米的盲管,近端有扁豆大小的纤维瘤或纤维软骨,有时可触及上行的纤维索条,分别固定于两侧颏结节,故与甲状舌管瘘容易鉴别。

(四)治疗

1.手术时机的选择　甲状舌管囊肿或瘘均需手术治疗,但应根据病变性质和患儿年龄选择有利时机进行手术。

(1)颈部甲状舌管囊肿 无感染者,1岁以上手术比较安全;如有感染趋势者,应尽早手术。

(2)舌根部囊肿 其发病率虽然只占本病的1%～2%,因影响呼吸道通畅或有吞咽困难,手术不受年龄限制,应尽早行Sistrunk手术。

(3)颈部感染 待炎症消退2～3个月后行Sistrunk手术。

2.Sistrunk手术 单纯囊肿切除复发率为50%。1895年Schlange建议切除甲状舌管囊肿或瘘的同时切除舌骨中段,其复发率降为20%;1920年Sistrunk在Schlange切除囊肿或瘘和舌骨中段的基础上,又切除舌骨以上直至盲孔黏膜的甲状舌管,术后复发率降为3%。

(1)操作步骤 经瘘口或穿刺囊肿注入消毒碳素墨水或亚甲蓝液,使甲状舌管着色便于解剖分离管壁。沿囊肿或瘘口作横切口或横梭形切口,长约4cm(图2-11-4C)。沿囊肿和瘘管分离,直达舌骨中部,电凝止血,在其下缘横断胸骨舌骨肌和甲状舌骨肌内侧,防止切断舌骨下缘的甲状舌管,以舌骨中央左右对称地切断舌骨和骨膜中段1～1.5cm。在舌骨上缘分离下颌舌骨肌,沿切断的舌骨中段上缘瘘管继续分离直达盲孔。多数情况下舌骨以上的甲状舌管不清楚或找不到,即使如此,也应分离出下颌舌骨肌中央后面上行的较宽组织条块直至盲孔,块中可能含有甲状舌管组织。在盲孔部结扎切断甲状舌管上端或组织条块的上端,彻底切除舌骨中段连接上下缘的甲状舌管瘘(图2-11-4D)。Horisawa提出只切除舌骨上5mm甲状舌管组织块,不切除盲孔以下的多分支状腺体,因分支腺体的分泌液靠纤毛状上皮能自行排到盲孔内,故也可达到根治的目的。术中应常规探查甲状舌管下端与甲状腺锥体叶的关系,若紧密连接,甚至囊肿深入甲状腺内,为了预防甲状舌管囊肿的复发,并发甲状腺炎或癌变,在行Sistrunk术的同时,应行锥体叶或含有囊肿的部分甲状腺切除术。

若术中发现切口内有两个肿块,则有3种可能:一是患儿可能有1个以上甲状舌管囊肿,其发生率为7%;二是副胸腺,需快速冷冻切片病理检查,若是胸腺应带血管蒂移植于胸锁乳突肌内;三是异位甲状腺,扩大切口探查,如正常部位无甲状腺,应先切取两肿块少许组织作快速冷冻病理切片检查,证实确为甲状腺组织,应将异位甲状腺带蒂移植于胸锁乳突肌内。若为舌根部较大异位甲状腺而正常部位无甲状腺,可将舌根部异位甲状腺摘除后,切成薄片移植在股前侧肌肉内,否则必须终身应用甲状腺制剂维持正常发育。若术中发现甲状舌管囊肿和鳃裂囊肿并存,采用Sistrunk手术切除甲状舌管囊肿同时切除鳃裂囊肿。

(2)复发原因 正确的Sistrunk手术后,仍有3%～4%的复发率,多数在术后1年之内复发。其原因可能是:

1)囊肿或瘘管继发感染后,行Sistrunk手术时,由于解剖结构不清楚,没有彻底切除甲状舌管,尤其是舌骨中段以上的管状组织块的残留易引起复发,故感染后手术者复发率比较高,约为7%。

2)舌骨前面两侧残留侧支腺体、呼吸道上皮细胞、细小囊肿或其侧支与舌内唾液腺相通。

3)甲状舌管囊肿或瘘管偏离颈中线未完全切除,也可能同时有鳃裂囊肿组织并存。

4)甲状舌管与甲状腺粘连,甚至深入甲状腺内以致甲状舌管组织未彻底切除。

5)有学者统计,普通外科医师施行的Sistrunk手术复发率为4%,而小儿外科医师施术后的复发率为1.1%,故医师的手术经验与复发也有关。

复发者应再次手术。舌骨中段可能愈合,故仍应切除舌骨中段1.5cm,并清除其两侧可能残存的呼吸道性上皮细胞或细小囊肿。在切除舌骨中段的深部,摘除残存的甲状舌管组织块直达盲孔,有时甲状舌管残迹可能偏于一侧,故切除范围应较第一次Sistrunk手术的范围扩大,才能避免再次复发。

## 参 考 文 献

[1] 严密. 眼科学. 第四版. 北京:人民卫生出版社,1996.2～25

[2] 孙秉基,徐锦堂主编. 角膜病的理论基础与临床. 北京:科学技术文献出版社,1994

[3] 何守志主编. 眼科显微手术. 北京:人民军医出版社,1994

[4] 宋琛. 手术学全集:眼科卷. 北京:人民军医出版社,1994

[5] 李凤鸣主编. 眼科全书(第九卷). 北京:人民卫生出版社,1996.2951～2979

[6] 刘英奇,赵亮. 现代眼科学. 南昌:江西科学技术出版社,北京:北京科学出版社,1996.751～810

[7] 杨景存. 眼外肌学. 郑州:河南科学技术出版社,1994.29～35

[8] 高永庆,胡士敏,关洁等. Rh 基因突变的亲缘研究. 眼科研究,1994,12:179

[9] 孙为荣. 眼科病理学. 北京:人民卫生出版社,1997.299～302

[10] 鲜军舫. 眼眶肿块病变的 MRI 表现. 国外医学:临床放射学分册,1995,18(3):156

[11] 唐晓文. 慢性粒细胞白血病的分子生物学特征与临床研究进展. 国外医学:遗传学分册,1995,18(6):311

[12] 黄选兆主编. 耳鼻咽喉科学. 第四版. 北京:人民卫生出版社,1995.187～254

[13] 王光和. 唇腭裂的序列治疗. 第一版. 北京:人民卫生出版社,1995

[14] 冯中一,谭包生,张玲等. 单侧Ⅲ度唇裂鼻畸形的二期综合修复. 北京口腔医学,1995,3(1):1～2,20

[15] 邱蔚六. 口腔颌面外科学. 第三版. 北京:人民卫生出版社,1995.129～266

[16] 尹音,胡敏. 儿童口腔学. 北京:人民军医出版社,1995.114～122

[17] 佘亚雄,应大明. 小儿肿瘤学. 上海:上海科学技术出版社,1997.204～205

[18] Lambert SR, Drack AV. Infantile cataracts. Surv Ophthalmol,1996,40:427

[19] Parsons DS. Chronic sinusitis:A medical or surgical disease? Otolaryngol Clin North Am,1996,29:1

[20] Saito H, Asakura K, Hata M, et al. Does adenotonsillectomy affect the course of bronchial asthma and nasal allergy? Acta Otolaryngol(Stockh),1996(Suppl),523:212

[21] Endo LH, Altemani A, Chone C, et al. Histopathological comprison between tonsil and adenoid responses to allergy. Acta Otolaryngol(Stockh),1996(Suppl),523:17

[22] Lai MT, Ohmichi T, Miyahara S, et al. Superoxide dismutases in human palatine tonsils;Acta Otolaryngol(Stockh),1996(Suppl),523:120

[23] Altemani A, Endo LH, Chone C, et al. Histopathological concept of chronic tonsillitis in Children. Acta Otolaryngol(Stockh),1996(Suppl),523:14

[24] Choi G, Sun YL, Lee HM, et al. Prenatal and postnatal changes of the human tonsillar crypt epithelium. Acta Otolaryngol(Stockh),1996(Suppl),523:28

[25] Otsu S, Koike Y, Hori Y, et al. Hypertrophy of the palatine tonsils and sleep respiratory disorders. Acta Otolaryngol(Stockh),1996,523:219

[26] Orford J, Barker A, Thonell S, et al. Bleomycin therapy for cystic hygroma. J Pediatr Surg,1995,30(9):1282

# 第三章 胸部疾病

## 第一节 乳腺疾病

### 一、乳腺的发生与发育

胚胎第 6 周,沿躯干前壁两侧的乳腺部位,有多发外胚叶细胞因局部增殖而增厚,成为"乳房始基"嵴。此嵴由 4~5 层上皮细胞构成,其下层为富于腺管的间胚叶细胞(图 3-1-1)。胚胎第 9 周,乳腺上的"乳房始基"开始退化,仅留胸前的一对继续发育。开始由外胚层向间胚叶细胞组织中下陷成凹状结构,其表层的基底细胞也随增生而下降,形成乳芽(图 3-1-2)。到胎儿第 3 个月时,乳芽发育成乳腺导管,此导管由 2~3 层上皮细胞构成,其下端出现数个基底细胞,形成"小叶芽",即乳腺腺泡的前身(图 3-1-3)。到青春期此结构在雌激素的影响下进一步发育。

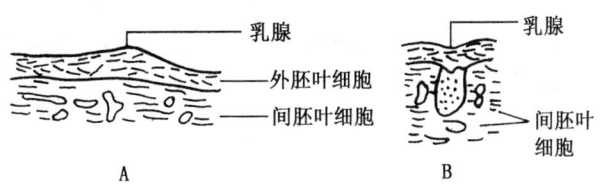

图 3-1-1 "乳房始基"嵴

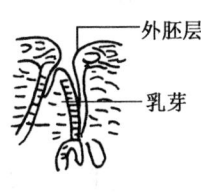

图 3-1-2 乳芽形成

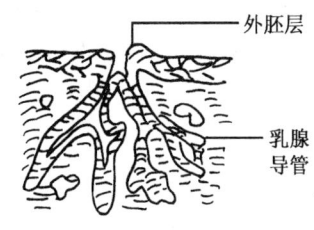

图 3-1-3 乳腺腺泡的前驱结构

约 60% 的新生儿(不论男女),由于受母体激素的影响,乳腺有不同程度的生理性变化,乳头下组织稍肿胀,并可触及 1~2cm 大小的肿块,有时还可从乳头上挤出少量乳汁样的分泌物。这些肿块和分泌物,多在出生后 3~4 天出现,1~2 周后逐渐消失。新生儿乳腺的生理活动期,镜下可见乳腺增生性改变,乳管上皮细胞显著增生肥大,导管明显扩张,其内有分泌物,有时乳小管末端可出现萌芽性细胞小团,并有腺泡样结构,有时乳管有上皮细胞脱落呈囊性改变,间质组织亦增生,乳管周围纤维组织及血管增多,且有淋巴细胞浸润。此改变1~2周后开始退化,4~8个月后完全消失。幼儿期乳腺呈静止状态,乳管上皮逐渐萎缩,为排列整齐的单层柱状和立方状改变,乳管周围组织呈玻璃样变或胶样萎缩,淋巴细胞也消失,仅存若干游走的吞噬细胞。幼儿期静止状态的乳腺男性较女性多,女婴有时仍可见乳管上皮细胞增生的残余改变。

中国人一般青春期开始于12~15岁,乳房的发育男女各异。女性约在11~15岁整个乳房开始发育,体积增大,乳晕与乳头都相继增大,色泽相对加深。整个乳房由盘形发展为半球形,腺体组织也增生,至月经开始,乳房已发育成熟。男性乳房发育较女性晚,发育程度低而不规则,发育期限也较短,乳头下可触及纽扣大的腺纤维组织,性质硬韧,微触痛,一年半后逐渐消失。

### 二、乳房的先天性畸形

乳房胚胎发育的"乳房始基"如有发育异常,则可出现乳房的先天性畸形,有先天性多乳房、先天性多乳头、先天性乳头缺如和先天性乳房不发育等,后两者临床极为罕见。而乳房两侧不对称、大小不一,也是乳房先天性畸形之一。

先天性多乳房,临床较为多见,男女之比为1:3。多乳房一般发生在乳房线外侧,接近腋窝处或正常乳房附近,可见1个或多个婴儿型乳房或仅有一点皮肤色素加深,为原始副乳房的乳晕,亦可能仅有局部皮肤增厚,以及副乳房的乳头出现或既有乳房也有乳晕的先天性畸形。Speert(1942)统计,1%的新生儿出现多乳房畸形。先天性多乳房畸形一般不需处理,有时由于患者对先天性畸形认识不足,造成心理上不安,可作局部切除。

先天性乳头畸形也可发生,有时乳房无乳头,仅有皮肤增厚或稍隆起,其附近有少许色素沉着。偶有多个乳头的先天性畸形。较为常见的先天性畸形是乳头的先天性凹陷,此畸形应及早发现、诊断,早期治疗,否则将影响乳房的发育,后果较为严重。

### 三、儿童期乳房肥大症

儿童期乳房肥大症又称早熟性乳房肥大症,仅见于女孩,为性早熟的一种表现(系指8~9岁以前女孩的提早发育)。实际上,在城市,许多性早熟的女孩,其发育年龄往往较此还早。儿童医院门诊经常可见到这类患儿及咨询者。

(一)病因

性早熟的发病原因与体内内分泌紊乱有关,大多数是卵巢、肾上腺或垂体病变的结果。继发性性早熟患儿,除性器官早熟外,骨骼和体内其他激素水平升高。

(二)临床表现

性早熟患儿躯体常较同龄儿童长得高大,有早熟性征。原发性乳房肥大症发育年龄一般在8~12岁,病变可为单侧性,在一侧乳房内可触及盘形肿块,其直径约为3~5cm,偶伴有胀痛。乳晕及乳头均有相应增大,不伴其他发育异常,极易引起家长的惊慌,也可造成缺乏经验医师的误诊或错施手术。

## （三）治疗

儿童期原发性乳房肥大症一般不需治疗，往往经过几个月的观察，对侧乳房也会随之增大，待性发育完全成熟后，两侧乳房便会对称，所谓"乳房肿块"也就会自然消失。

## 四、急性乳房炎

急性乳房炎是乳房的急性化脓性感染，在新生儿亦可发生。

### （一）病因

急性乳房炎常由于挤压乳房或衣服摩擦婴幼儿的乳房，乳头皮肤破损，细菌通过破损皮肤侵入，致使局部感染，亦可通过淋巴管或血管侵入乳房而致病。它的主要的致病菌为金黄色葡萄球菌或链球菌，引起血源性、弥漫性乳房炎。

### （二）临床表现

患儿有发热、厌食、哭闹不安、体重减轻等中毒症状。查体时乳房有局部皮肤红肿、触痛且拒按。如不及时治疗，肿块常在数天内液化而成脓肿，并有同侧腋窝淋巴结肿大和触痛。白细胞明显增高伴核左移，更严重时可并发败血症（图3-1-4）。

### （三）治疗

1. 全身治疗　应用对致病菌有效的抗生素，如青霉素、红霉素、头孢菌素类抗生素等。
2. 局部治疗　可用10%硫酸镁溶液局部湿热敷，每次5～10分钟，以促使炎症局限或早日消退，亦可用中药金黄散外敷。若脓肿已形成，宜尽早切开排脓。乳房脓肿切开均应采用弧形切口，对乳晕处脓肿，应在乳晕旁作小弧形切口（图3-1-5），必要时，在乳房脓肿最低位作对口引流，以达到引流通畅之目的。

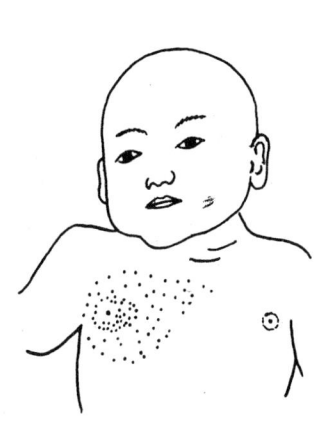

图3-1-4　急性乳房炎

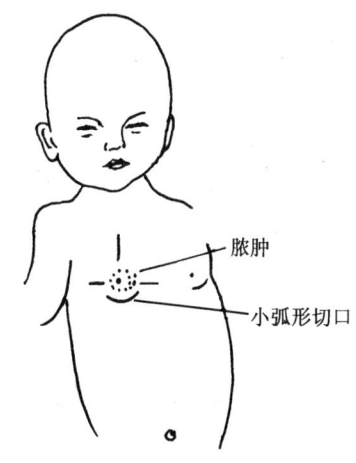

图3-1-5　切开引流时应在乳晕旁作小弧形切口

### (四)预防

1. 教育母亲或保育员切不要挤压婴幼儿的乳房,以免损伤。
2. 用柔软的布做内衣,经常更换,保持清洁。洗澡时避免擦破乳头。

## 五、乳房纤维腺瘤

乳房纤维腺瘤是最常见的良性肿瘤。通常有纤维组织和腺泡上皮细胞两种成分,但以纤维组织为主,恶变则成为纤维肉瘤。本病青少年女性亦可发病,年龄从5~14岁不等,占纤维瘤患者的0.9%。

### (一)病因

乳房纤维腺瘤多发于青春发育期女性。Soerensen(1938)报道,用雌激素治病后可产生乳房纤维腺瘤,且在病理切片上看到乳腺小叶充血、水肿和淋巴细胞浸润。所以,目前认为,乳房纤维腺瘤的形成,与内分泌的异常刺激、局部组织对雌激素的敏感度有关。

### (二)病理

乳房纤维腺瘤常呈球形,包膜完整,与周围组织分界清楚。瘤的切面呈鱼肉色,与正常乳腺组织相似。显微镜下见乳房纤维腺瘤含有明显增生的结缔组织和增生不典型的导管和腺泡,但比例不一,结构变化颇多。因此,组织增生是乳房纤维腺瘤的病理基础。

### (三)临床表现

乳房纤维腺瘤以青春后期女性多见,一般为单发,有10.1%~11.7%呈多发。一般肿瘤约1~5cm大小。特殊类型巨大纤维瘤为孤立性圆形肿块,亦可几个肿块融合在一起,皮肤菲薄。伴有炎症者可有皮肤增厚。青少年乳房纤维腺瘤发病年龄为13~15岁,一般都在洗澡、更换衣服时偶然发现。肿瘤在短期内迅速生长,可为乳房的2倍大小。肿块无痛,质坚实,常有硬橡皮样弹性感,有时呈软骨样或骨样感。活动度大,往往指压下有滑脱现象。组织学检查可见结缔组织较疏松,甚少脂肪。

### (四)诊断

典型的乳房纤维腺瘤诊断并不困难,可根据病史、临床表现和X线表现而确诊。

乳房纤维腺瘤的典型X线表现为圆形或卵圆形阴影,密度均匀,边缘光滑锐利,在周围脂肪组织衬托下,可见细窄的透明晕,边缘有时出现分叶或小切迹,部分边界不清。在肿瘤生长过程中,包膜尚未完成或因患者在月经期,乳房有充血、水肿表现。

青春期乳房的X线表现更不典型。由于该期乳腺组织成分较少,乳房纤维腺瘤往往不能在X线片上显示。仅能采用切线位摄片,在皮肤、脂肪衬托下常能使乳房纤维腺瘤显影。

本病需与乳腺囊性病及乳腺癌相鉴别,最可靠的鉴别方法是病理切片,对乳腺肿块一律通过病理检查确诊。

### (五)治疗

乳房纤维腺瘤应行手术切除并作病理检查以确诊。

手术切口需呈放射状或半圆形,切除肿瘤时应尽量少损伤乳腺组织。习惯上从肿瘤的一侧(约距肿瘤0.5cm处)直接切开乳腺组织,直达胸壁上的胸大肌筋膜,将肿瘤用齿鼠钳夹住并提起,再用同法切开对侧乳腺组织,切除肿瘤。腺体内出血的血管,需通过间断缝扎止血。为防止创面渗血形成血肿,应根据创面深浅及出血情况放置引流管(条)或加压包扎。切除的肿瘤应送病理检查。切口术后3天更换敷料,7~10天拆线。

其他良性肿瘤如乳房血管瘤、淋巴管瘤均属罕见,多为先天性病变,其发病年龄多为10岁左右。

## 第二节 胸壁畸形

临床最多见的小儿胸壁发育畸形以漏斗胸、鸡胸为主,其次为叉状肋、肋骨缺如、胸骨裂、扁平胸等。其他疾病亦可合并胸壁畸形,如先天性脊柱侧弯多有一侧胸壁外突畸形,马方综合征及神经纤维瘤也常合并漏斗胸畸形。

20多年来,随着人们健美观念和生活水平的提高,小儿外科的发展,小儿胸壁畸形矫治问题已受到普遍重视,矫形效果也获得了明显提高。

### 一、漏斗胸

该病是以胸骨及其相邻的肋软骨下陷形成漏斗状而得名。它不仅使患儿失去正常胸廓的形态美,还因挤压心肺导致心肺功能障碍。较大儿童常有心理压力,表现为孤僻和自卑感。

本病自幼发病,男女之比约为5:1,发病率在0.1%~0.3%左右。我国以内地、沿海各省居多。病情绝大多数随年龄增长而加重,但多数于学龄后发展缓慢,极少数轻型患儿早期即停止发展而免于手术。

(一)病因

本病病因至今尚不十分清楚。多数学者认为是胸骨、肋骨发育异常所致。由于肋软骨发育过快,胸骨发育慢,向下挤压形成漏斗状,向上推挤即成鸡胸。亦有人认为和膈肌中心腱纤维挛缩,牵拉胸骨末端及剑突有关。约20%的患儿有家族遗传史,在临床上常可遇到兄弟、姐妹、父子同患本病。另外,在患有严重佝偻病、先天性气管软骨软化症、上呼吸道狭窄及支气管哮喘的小儿中,亦可见到明显的漏斗胸体征。

漏斗胸患儿属先天性疾患,同时可合并其他先天性疾病。北京儿童医院收治的1000余例漏斗胸小儿中,合并先天性心脏病10例、食管闭锁2例、马方综合征16例、脊柱侧弯12例、先天肺囊肿4例、先天性膈疝3例、神经纤维瘤病6例、全身骨质疏松症3例、先天性斜颈及隐睾症各4例。

(二)临床表现

1. 症状 由于心肺受压,气体交换功能受限,肺内易产生分泌物滞留。又因漏斗胸患儿生长发育均较正常同龄儿童弱,个子矮小,饮食欠佳,故常有反复上呼吸道感染史。重者每于活动后易出现心跳、气短。

2. 体征 绝大多数患儿有不同程度的四大特征:肩前倾、后背弓、胸凹陷、腹膨隆,习惯称漏斗胸体征,部分患儿还伴有胸肌发育不良。一般胸肋骨下陷的区域相当于第3肋水平以下,其容积在30~80ml之间,严重者可达200ml。

3.辅助检查

(1)X线 胸骨下部和相邻肋软骨明显下陷,脊柱与胸骨间距缩短,心脏受压左移,肺纹理粗重,时有炎变和肺不张。

(2)心电图 多见窦性心律不齐,T波改变,少数有心室肥厚。

(3)超声心动图 显示心室排血量下降。

(4)血气分析 动脉氧分压($PaO_2$)在9.33~10.7kPa(70~80mmHg);个别可低至4.01~4.99kPa(30.2~35.5mmHg)。

(5)实验室检查 一般均有血碱性磷酸酶偏高,血尿常规在正常范围。

(三)诊断

漏斗胸的诊断不难,但因胸壁畸形轻重不一,临床表现各异。为了使畸形与矫形设计相应,取得较好效果,北京儿童医院外科于1983年依据畸形范围和外形的不同特点将漏斗胸分成4种临床类型:

1.广泛型 胸骨凹陷自胸骨柄开始直达剑突,外观如舟状,且多伴有扁平胸。漏斗胸体征显著,其发病率约占总数的10%(图3-2-1)。

2.普通型 系胸骨凹陷在1/3以上。两侧肋软骨也随之下陷,深度一般3~4cm,容积30~80ml。漏斗胸体征轻重不一。该型约占70%以上(图3-2-2)。

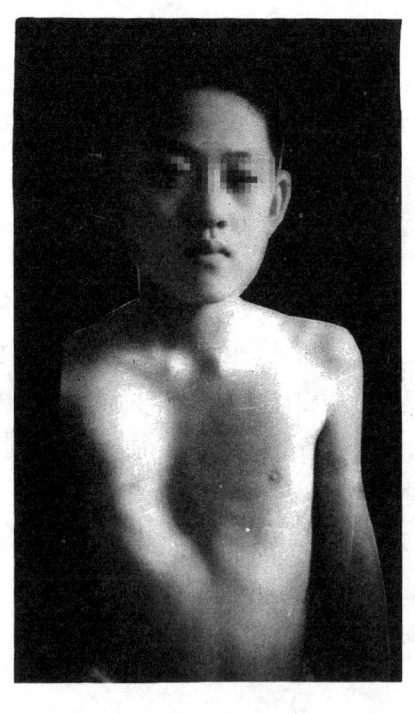

图3-2-1 广泛型漏斗胸

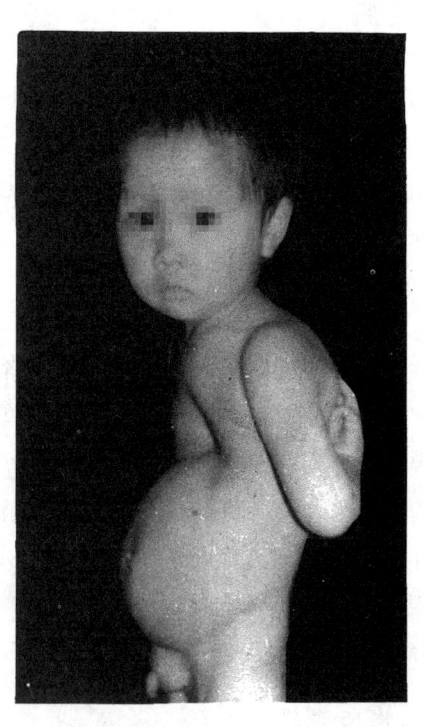

图3-2-2 普通型漏斗胸

3.局限型 凹陷区域限于胸骨下1/3,以剑突处最深。漏斗小,漏斗胸体征不明显。多见于婴幼儿,约占10%~15%(图3-2-3)。

4.不规则型 指胸壁凹陷畸形不对称,凹陷的部位、深度、范围不一,外形很不规则,有时还合并对侧胸壁外凸畸形,占5%(图3-2-4)。

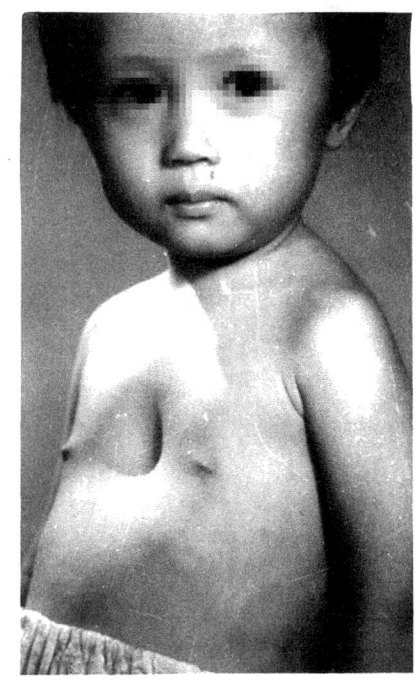 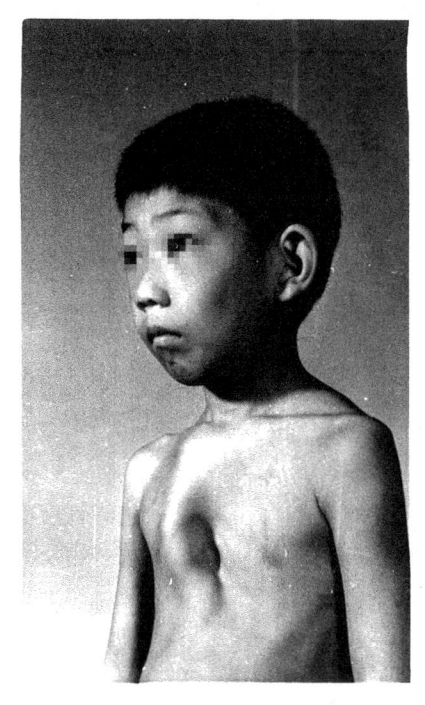

图 3-2-3 局限型漏斗胸　　　　　　图 3-2-4 不规则型漏斗胸

以上4种类型均可伴有胸骨向一侧旋转（右多于左）、肋缘高耸外翻、两侧胸壁高低不平衡等畸形。约有65%的患儿合并佝偻病体征，幼儿期最多见。

（四）治疗

治疗的目的是：①解除心肺受压状态，改善心肺功能。②恢复正常胸廓，防止漏斗胸体征的发展。临床上公认3～6周岁为最佳手术年龄。3周岁以内小儿因体弱，骨质软，佝偻病期未完全度过，此时只要凹陷不太深，无明显心肺功能障碍，应行保守治疗。主要是在抗佝偻病治疗的同时增强体质，并观察有无自行矫正的希望。对3周岁以上的患儿，如症状、体征显著（一般前胸凹陷容积在15～20ml以上者），应施行手术矫治。这无疑对漏斗胸体征的发展有一定预防作用。

日本的和田寿郎用下列公式测定凹陷程度（称漏斗指数），并分为重、中、轻3度，作为临床参考值（图3-2-5）。

$$FI(漏斗指数)=\frac{a \times b \times c}{A \times B \times C}$$

FI＞0.3为重度。

0.3＞FI＞0.2为中度。

FI＜0.2为轻度。

目前国内外总的说来矫治漏斗胸采用的手术方法有3种：①Gross外固定法。②胸骨翻转法。③以Ravitch矫形术为主的各种抬举法。现分别介绍于下：

（1）Gross外固定法　该法主要原理是对胸肋骨于骨膜下截骨后达到胸壁的松解。先缝合截骨断端，再由胸骨后穿钢丝至皮肤外提起胸壁成正常胸廓与桥式钢板作外固定。由于此法对小儿不适宜（小儿不合作，易并发胸肋骨及肺部感染），难以保持胸壁的稳定，且手术创伤大，部分患儿矫形效果不理想，故已弃用。

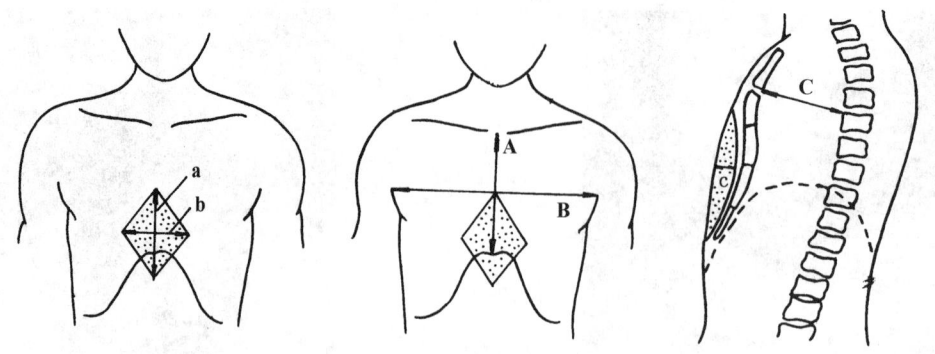

图 3-2-5 漏斗指数（和田寿郎）

a:凹陷长轴　b:凹陷短轴　c:凹陷深轴

A:胸骨长度　B:胸廓横径　C:Louis 角至椎前最短距离

(2)胸骨翻转法　即将凹陷区的胸肋骨于骨膜下剥离截骨后,整块翻转过来缝回原处。此术式国内应用较久、较广,有人还作了不切断腹直肌的带血管蒂翻转术以保证血液供应。但因与外固定法有同样缺点,术后胸壁欠稳定,部分患儿术后胸壁仍有凹凸不平,故也逐渐被近年来的"胸骨抬举法"所替代。但抬举法形式多样,效果不一。

(3)胸肋骨"V"形截骨内固定法　本术式属于"胸肋抬举法"的一种。考虑到小儿生理解剖特点和多动的习性,为确保术后胸壁稳定,特加一内固定。北京儿童医院于1983年设计该术式以来,已矫治小儿漏斗胸1000余例,临床效果确实,目前已被国内各省市专科医院采用。该术式主要优点:

1)手术方案的设计是依据漏斗胸的型别制定相应的方式(图 3-2-6A、B、C),内固定克氏针依年龄大小选用不同粗细的型号,一般 3～7 岁用直径 2.5mm 的克氏针。

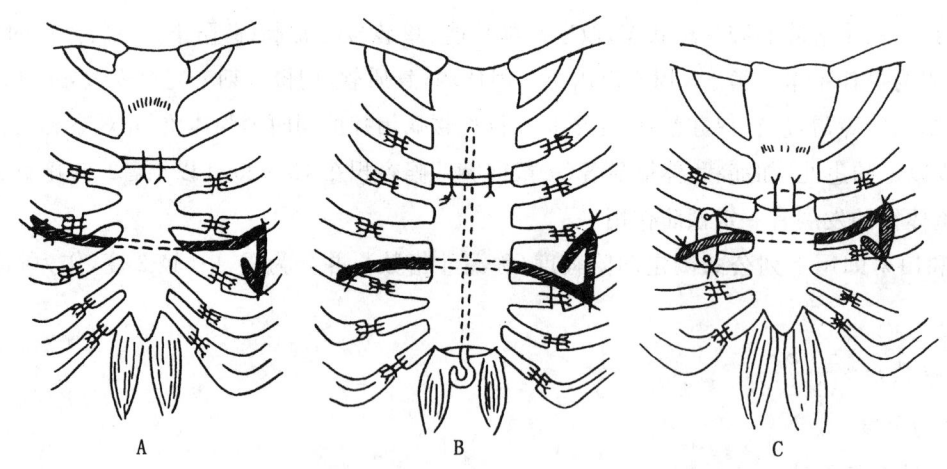

图 3-2-6 漏斗胸手术模式图

A.用横针内固定　B.横竖针并用　C.右侧加托片固定

2)对畸形肋软骨于矫形后只切除过长部分,对端"8"字缝合再以肋膜包埋,以增加胸壁的稳定性。

3)本术式对乳内血管无损伤,不切断腹直肌,保持了良好的血液供应。

4)与前两个术式比较,简化了手术程度,创伤小,出血少,术后很少有并发症发生。

5)克氏针作内固定器材,便宜、方便、易推广,便于基层医院开展此项手术。

6)术后好护理,住院时间短,一般3周即可痊愈出院。

胸肋骨"V"形截骨内固定法主要手术步骤:仰卧位,全麻插管。凹陷区纵切口,电刀游离凹陷区软组织及胸大肌并拉向两侧。找到剑突提起后,用右手食指分离胸骨后粘连,将纵隔胸膜向两侧轻推至胸骨外缘。电刀划开畸形肋软骨骨膜,全部剥离之,于近硬肋2cm处切断。在胸骨的上端,即凹陷的起始部位作"V"形截骨。抬起已松解的胸壁使胸廓达正常形态。术者由左侧用左手食指插入胸骨后,拇指在上,夹住胸骨体,然后以右手握住已制备好的克氏针"△"环的一端横穿胸骨内,直达右胸壁肋骨之上。克氏针两端必须压在硬肋上(左侧"△"环压在两根硬肋上)与肋膜缝合固定。切除畸形肋软骨的过长部分,行对端缝合并以肋膜包埋。对合胸大肌及软组织,皮下用皮片引流,胸骨后置一个引流管接无菌闭式引流瓶。皮肤宜作皮内缝合(用可吸收线)。

患儿术后仰卧,雾化吸痰,以防止肺部并发症。1周后可下地,保持挺胸直腰,3个月内尽量不侧卧,避免碰撞。2年后于左胸壁克氏针"△"环处作皮肤小切口拔除克氏针。

该手术在剥离肋膜时,操作不当易破损胸膜造成气胸,必须及时发现。胸膜破口小可当即缝合,破口大时则索性扩大以利于气体自由出入,否则易导致高压气胸。术终时只要将胸膜破损一侧的纵隔胸膜剪一小口,由此将胸骨后引流管插入即可,不必另行胸腔引流。

(五)特殊情况下的手术处理技巧

1.非对称性漏斗胸  因两侧胸壁高低不一,手术时应将高的一侧肋软骨多切除一些(高就低),低的一侧肋软骨要彻底松解后少切除一些,有利于抬高(低就高)。克氏针要选放在两侧高肋上固定,必要时可斜放克氏针。

2.伴有胸骨旋转的漏斗胸  凡有胸骨旋转时也往往有两侧胸壁高低不一。手术时除遵循上述原则外,主要还是应将胸骨凹陷起始部作完全截骨(只保留胸骨背侧骨膜),然后使胸骨摆平直再横穿克氏针。

3.对下胸两侧肋缘高耸外翻者  这类患儿多是既有漏斗胸,又同时有佝偻病的后遗症。手术时需将两侧高肋缘于骨膜下剥离后切除一段软骨对端缝合,或者对高的肋缘施行多段切骨,使之变得可塑性强一些,以达到降低肋缘的目的。

小儿漏斗胸畸形轻重不一,患儿自身条件也不一样,除矫形技巧外,还需有适宜小儿胸壁矫形的特殊器械,术后的护理也相当重要,因此对术后效果的评定不可苛求一致。有关小儿胸壁矫形图解可参阅张金哲教授主编的《实用小儿外科新型手术图解》(1996年10月,广西科学技术出版社出版)。

## 二、鸡胸

胸壁外凸畸形,外观形似鸡或鸽的胸脯,故俗称鸡胸,有先天和后天之分。本病发病男女之比约为4:1。

(一)病因

先天性鸡胸主要是胸、肋骨发育不平衡所致。部分患儿有家族遗传倾向。本病可同时伴发其他先天性疾患,如先天性心脏病、先天性膈疝、先天性斜颈等。后天性鸡胸则为小儿佝偻病的一种表现,即当小儿体内缺乏维生素D,不能很好地吸收钙、磷,使得软骨内骨化发生障碍所致。

(二)临床表现

患儿一般较瘦弱,生长发育较同龄小儿差。因胸廓狭小,心肺受到挤压,常导致肺部感染的发生。较大儿童心理上也有一定压力。由于胸、肋骨外凸畸形的形态不同,国内外学者对本病的临床分类尚未统一。根据我国常见小儿鸡胸的病变特点,大致分为4种类型,分述于下:

1. 胸骨弓状前凸型鸡胸　胸骨体前凸,两侧肋软骨对称性向后、向下呈沟状塌陷。这类患儿大多数外观形似鸡胸,少数颇像鸽胸。1958年澳大利亚的Howard形象地描写此类畸形"好似一个巨大的手从前面抓紧胸部、挤压两侧肋软骨",该型最多见(图3-2-7)。

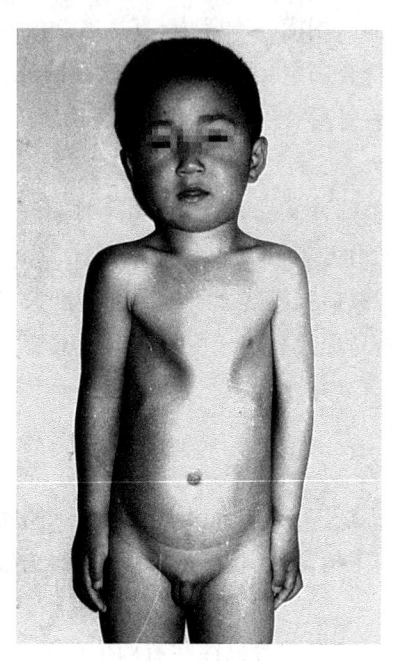

**图3-2-7　胸骨弓状前凸型鸡胸**

2. 胸骨柄前凸型鸡胸　因胸骨柄与胸骨体发生畸形愈合而前凸。胸骨体的中、下部逐渐下陷后其远端反转向前形成上凸、下凹的胸廓畸形,矢状面观胸骨呈"乙"形,颇似鸡胸、漏斗胸混合型。临床少见(图3-2-8)。

3. 胸骨抬举型鸡胸　胸骨本身是平直的。但胸骨下端抬举过高,犹如"高射炮"。两侧肋软骨对称性向中心靠拢内陷,对心肺造成一定的挤压(图3-2-9)。

4. 非对称性鸡胸　胸骨和两侧肋软骨前凸程度不平衡。表现为一侧较高,一侧低平或低凹,往往同时伴有胸骨向高的一侧旋转。

以上4种类型常同时还伴有下胸肋缘的外翻及"罐状"腹的体形改变。

(三) 检查

1. X线检查　以胸骨前凸的形态而鉴别,对矫形方法有指导意义。
2. 心电图　少数畸形较重者有心电图异常。
3. 血气分析　氧分压一般在9.8～12.8kPa(73.8～96mmHg),二氧化碳分压在4.3～4.8kPa(32.2～36mmHg)。

(四) 治疗

1. 保守治疗　适用于学龄前期。除补充鱼肝油、钙质外,还要多做户外活动,常晒太阳,加强营养。3岁以前的患儿必要时可穿矫形背心,对凸出部位适当加压,多可收到显效。

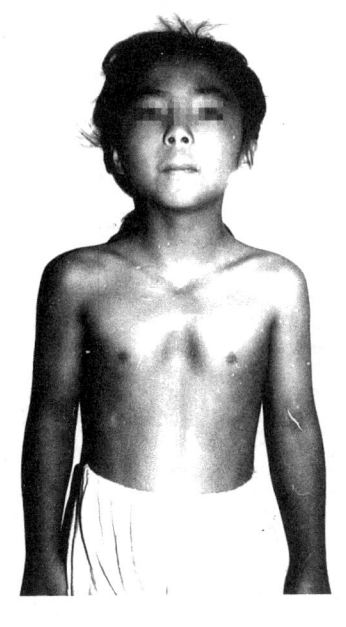 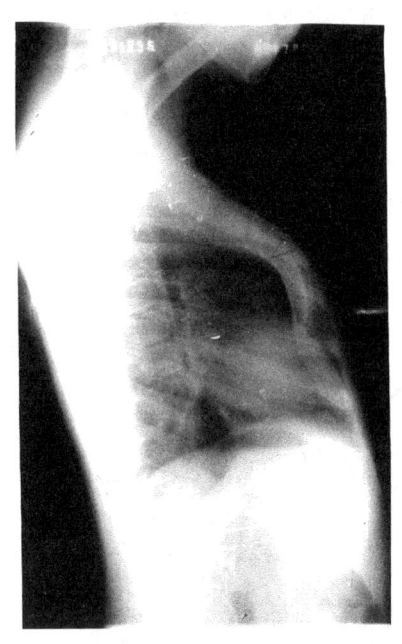

**图 3-2-8　胸骨柄前凸型鸡胸**

A.胸骨柄前凸型　B.侧位 X 线片

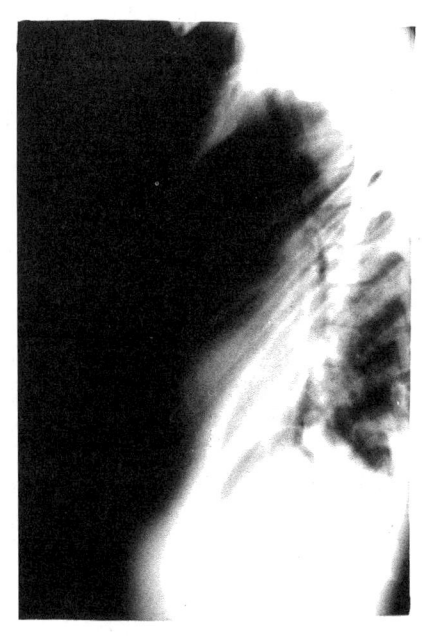

**图 3-2-9　胸骨抬举型鸡胸**

2.手术矫形　对保守治疗无效以及先天性、后天性较严重的鸡胸均需手术矫正。

(1)胸肋骨沉降术　是目前公认的手术矫形法。基本手术步骤为:①在鸡胸凸起区作正中纵切口,电刀游离两侧胸壁软组织及胸大肌并拉向两侧。②骨膜下剥离第 3~7 畸形肋软骨,并于中段切断,松解要充分。③沉降胸肋骨使达正常胸廓状态,如沉降不满意可对胸骨近端进行不全截骨。实践证明,一旦对两侧肋软骨松解截骨后,胸骨体则失去支持力而容易沉降(因胸锁、胸肋关节有一定的活动度)。④沉降后切除过长的肋软骨行端端缝合。⑤缝合肋软骨骨膜及胸壁软组织。⑥皮下置橡皮条引流。

由于本术式不切断腹直肌,亦不切除剑突,可保持良好血供。沉降后腹直肌变得松弛,可作缩紧缝合。

(2)胸骨柄前凸型鸡胸矫治术　对少见的胸骨柄前凸型鸡胸,则应先将凸起处行大块楔状截骨,再于胸骨体下部凹陷处作不全切骨,然后伸直摆平胸骨,将切骨缺损处嵌入上面截下的骨块,缝合上下截骨断面。如胸壁欠稳定,可用克氏针(横针或竖针)对胸骨体内固定。横针两端分别架于两侧硬肋上与骨膜缝合固定(图3-2-10)。

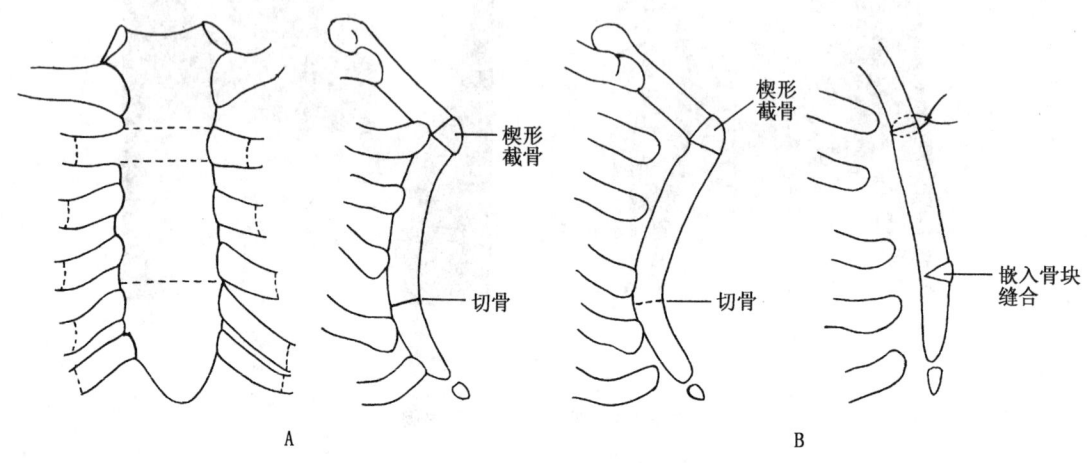

图 3-2-10　胸骨柄前凸型鸡胸矫治示意图

(3)非对称性鸡胸矫形术　对非对称性鸡胸(包括合并漏斗胸者)的矫形可参照漏斗胸的矫形原则进行。

手术矫形时机,一般认为凡属先天性鸡胸对心肺有压迫者,应于学龄前矫正;而后天性鸡胸,多数症状较轻,且学龄前尚有自行矫正的能力,少数畸形严重的患儿因影响美观,又对心肺造成挤压,则需待学龄期后再考虑手术矫形。

## 三、叉状肋

叉状肋多见于患儿上胸部,系前胸壁某根肋骨的软骨部分呈分叉状生长。分叉处及其上下相邻的肋软骨往往同时表现前凸畸形,状如小丘,以叉状肋骨最高。叉肋可与邻肋搭桥融合,亦可与胸骨缘相连。该畸形虽对心肺不造成压迫,但却有碍胸廓美观,个别较大患儿还有心理压力,为此,对重者可行手术矫正。于隆凸处作沿肋骨皮肤切口,暴露隆凸的肋软骨,在骨膜下切除各凸起段,压平后行断端缝合,然后再缝合骨膜及皮肤。

## 四、肋骨缺如

肋骨缺如临床少见,可为某种先天性骨骼疾患的合并症。1~2根肋骨缺如,不太影响胸廓外观和心肺功能,但若缺失面积大时(3根以上),则显示患处明显塌陷,可有反常呼吸、心肺膨出征象,对内脏保护十分不利。这类患儿易患上呼吸道感染,活动后常出现心悸气促,应予治疗。

婴幼儿时应预防外伤的发生。由于小儿爱动,缺乏自护能力,故对学龄前儿童,可穿防护背心。必要时亦可用不锈钢支具或其他人工代用品进行缺损修补术。近些年来不乏报道采用多孔有机玻璃板来修复胸壁骨性缺损，值得借鉴。

### 五、胸骨裂

在胚胎发育的第7至第10周时，两侧胸骨基板应该自上而下地在中线相互融合而形成整体胸骨，如融合不全即成胸骨裂。依其裂隙的部位和程度可分为3种：①上部胸骨裂：临床较多见。裂隙可呈"U"形，也有的呈"V"形，裂的深度不一。②全胸骨裂：两侧胸骨板呈索条状，易被误诊为胸骨缺如。③下部胸骨裂：此型前方仅有心包和皮肤覆盖。由于显露了心脏，可见到明显的搏动。

胸骨裂的治疗一般均在婴幼儿期进行。除胸骨末端的小裂可不必手术修复外，凡有较大的胸骨裂均应作手术修补。手术的要点是把两侧胸骨板（索）直接对接缝合，术中一定要避免对心脏造成压迫。有时缺损大，对合困难，还需酌情行自体骨（如用肋软骨）移植，也可采用其他代用品如金属网、有机玻璃等填补。

### 六、波伦综合征

波伦综合征（Poland综合征）是临床极少见的先天性胸壁畸形，首先于1941年由Poland报道而得名。它主要指患者一侧胸壁肌肉缺如伴有手指或胸廓、脊柱等发育畸形，亦可伴有并肋、肋软骨缺如、乳房或乳头缺如、腕发育不全、肺疾患（肺疝、肺囊肿）等。本病系胎儿时期在上肢芽发育过程中胸肌芽发育异常所致。患儿以男性居多，且病变多在右侧胸部。

北京儿童医院曾收治2例波伦综合征患儿。1例4岁男孩，患右胸肌缺如伴漏斗胸、肺囊肿。先作了肺囊肿切除，1年后又进行漏斗胸矫形术。另一例6岁男孩，是右胸肌缺如伴手指畸形，患儿双手指除中指外其余各指均少中指节指骨，同时还有右侧乳头缺如、脊柱轻度侧弯和左胸第2~4肋骨前凸畸形。该例亦首先矫正了胸壁畸形。

由于多种畸形的存在，波伦综合征不仅影响胸部的形态美和呼吸运动，还给患儿带来很大的精神压力，应争取早日治疗。

手术应根据患儿的不同畸形在不同时期采取相应的手术方法。胸壁畸形、严重的脊柱侧弯、肺部病变可在儿童期解决。胸壁肌肉缺如需行带血管、神经蒂的背阔肌瓣经腋窝部向前胸壁转移修补术，因此手术创伤较大，小儿背阔肌发育尚不丰满，故不宜在少儿期施行。

## 第三节 先天性膈疝

先天性膈疝是较常见的新生儿畸形，发生率占活产婴儿的1/5000~1/2200，美国每年约有1114例。本病病因不明，有人认为是综合性因素所致。虽然近年来随着诊断水平的提高，新生儿转送及监护、麻醉与手术技术的不断进步，许多先天性畸形治愈率明显提高，但先天性膈疝的预后仍不理想，死亡率约为30%~50%。死亡原因主要为肺发育不良及持续肺高压状态、染色体异常及其他合并畸形。美国现已成立先天性膈疝专门研究机构，对此病进行长期协作研究。现有学者报道应用原位杂合链荧光技术（FISH），对本病基因作深入探讨。

(一)病因病理

胸腹裂孔是横膈后、肾上腺上方2～3cm的裂隙,缺损大者可从侧胸延至食管裂孔,仅于后腹壁腹膜下见膈肌嵴,甚至全部缺如,有人将后者称为横膈发育不全(diaphragmatic agenesis),认为其预后比膈肌缺损更差。本病80%发生于左侧,右侧约占17%,双侧者约占3%。胸腹管在胚胎第8～10周未能闭合,腹内脏器如胃及肠管等进入胸腔,同侧肺被压缩,纵隔移位。横膈形成基于胚胎腹腔囊的发育,原始横膈仅为一间质团(头端为心包腔上皮,尾端被腹腔上皮所包围,背侧由心包及腹腔管所形成),此后肝细胞生长入横膈,使之向侧腹方向延展,并继续向侧方与胸腹管的前身肺嵴及内侧肝胃韧带融合,形成原始横膈的两部分,即腹侧横膈及背侧胸腹管与其四周的结构。1984年Iritani对于横膈形成提出另一概念,原始横膈包括腹侧横膈,背侧胸腹管及其间的肝后间质板(PHMP),以PHMP最为重要。此点由Kluth在大鼠胚胎所做成的左侧膈疝模型上,应用电镜扫描于不同发育期,连续观察证实。胚胎后期皱褶形成卵圆形胸腹管开口,肝脏于生殖嵴顶端伸入,PHMP向后及侧方生长使胸腹管闭合。胸腹管开口大约450$\mu$m,才能容纳胚胎肠管进入胸腔,实际未发现相应大小的开口。肝早期进入胸腔乃膈疝的发病基础。最近Kluth又提出本病是细胞生长平衡失调的结果。

1967年第一例膈疝动物模型在羊胚胎妊娠后期经手术做成。动物模型有3种模式:①外科手术做成羊及鼠的胚胎膈疝。②应用致畸药物使大鼠胚胎形成膈疝。③特殊猪群形成模型,以继续研究膈疝的病理生理及肺分子生物学的改变。

患儿肺发育不良,重量仅为正常肺的23%～75%。一般认为肺发育差是压迫所致,实则是一生长和成熟的综合过程,由内分泌及生化因子调节,重要的是物理因素,如胸腔空间的大小、肺水量、胎儿的呼吸动作及羊水量。Kluth提出肝疝入胸腔,使可供肺发育的空间减小,从而影响了肺的发育。疝入内脏的多少及时间尤为重要,时间越早,对肺结构发育的干扰越重,且不能逆转。系列电镜扫描显示羊肺组织的改变有:①切面上肺血管床减少,支气管分支及肺泡数量亦减少。②肺血管肌层增厚,且向周围延伸。③表面活性物质减少是肺气肿及肺不张的原因。肺泡通气不足,$CO_2$潴留,肺血管痉挛,肺高压到一定程度时,不能接受右心排出的血液。④肺的顺应性降低,抗氧化物酶的活性亦减少。⑤双侧肺均受到影响,以同侧为重。

胚胎期心脏移位使血流动力学发生改变,心房和心室的发育减慢,对左心系统影响重。

(二)临床表现

患儿出生后24～48小时出现呼吸困难或窘迫,面色苍白青紫,四肢冰凉。Apgar评分低。随着患儿的吞咽,吞入空气,呼吸困难进行性加重,出现明显的"三凹征"。体检:胸部前后径增大如桶状,心尖搏动及心界向健侧移位,患侧呼吸音减低,叩诊呈鼓音,可闻及肠鸣音;腹部凹陷如舟状,肠鸣音减弱。右侧膈疝由于肝脏疝入,症状常不典型,有的在生后数月或1～2岁做胸部X线检查时发现,多误诊为膈膨升。少数左侧无疝囊的膈疝于生后数月或数年缓慢起病,经常呕吐、咳嗽,发育营养差,易误诊为慢性肺部感染或先天性肺囊肿。当疝入的胃或肠管有扭转、穿孔或坏死时,患儿可突发呼吸困难甚至休克。曾有1例6岁患儿因长期咳嗽,误诊为肺脓肿,久治无效,入院时气促,3～4小时后迅即出现呼吸心跳骤停,即行气管插管、辅助呼吸等抢救。术中发现为无疝囊的左后外侧膈疝,胃嵌顿坏死、穿孔并发胸膜及腹膜炎。行胃修补及胸腹腔引流术,治愈出院。本病亦为Fryns综合征的症状之一〔膈疝、面部畸形、第5指(趾)短、指甲发育不全、21-三体综合征〕。胸腹部直立位 X 线平片显示纵隔向健侧移位,患侧有多个气液面或圆形密度减低阴影。腹部气体减少,且限于左腹或左上腹,并与胸腔气体相延续。胃疝入胸腔时,胃泡影消失。诊断明确者,最好不做食管吞钡检查,以免影响呼吸或呕吐误吸,并增加复位困难。产前 B 超检查可根据胎龄、羊水囊大小、头围、疝入肝或胃,以及脐平面处腹周径判断其预后。以右肺在心房水平横径/头围(LHR)为标准,LHR<0.6 者,预后极度不良,而 LHR>1.35 者预后良好。

(三)诊断与鉴别诊断

小儿出生后不久即出现进行性呼吸困难、明显"三凹征",有桶状胸及舟状腹,患侧胸部呼吸音消失,可闻及肠鸣音。X 线平片显示纵隔向健侧移位,患侧有液平面或密度减低的充气影,可以诊断为先天性膈疝。本病需与肺脓肿、肺大泡及囊性畸胎瘤等鉴别。

(四)治疗

目前对本病的治疗原则是:凡孕 24 周前诊断的巨大膈疝应考虑终止妊娠;孕 36~37 周诊断者,需对产妇及胎儿进行严密监测,如有羊水多,肺与胸腔比值(L/T)低,预示肺发育不良时,宜在多专科医师协作下,作有计划的剖宫产(死亡率高达 58%);生后新生儿有呼吸窘迫时应用气管插管、高频通气辅助以及氧化亚氮吸入,延迟手术,并给予合成表面活性物质,必要时用膜式氧合器(ECMO)维持循环。

1. 手术治疗

(1)术前准备 后外侧疝于新生儿期以呼吸窘迫就诊者,术前必须经充分准备,待一般情况改善时手术。国外目前亦认为延迟手术可明显降低死亡率。其主要措施有:①保暖。②患侧卧位。③胃管持续彻底减压,以减轻腹胀。④头罩或面罩给氧。严重缺氧及呼吸困难时,面罩加压给氧可使胃肠道胀气,加重呼吸困难属禁忌,此时应及时气管插管,机械呼吸辅助。目前主张低压(1.96~2.94kPa)高频通气(80~130 次/分)。⑤经手指末梢持续监测血氧饱和度($SaO_2$),维持 $SaO_2$>90%,动脉血气 pH 值在 7.5 以上,氧分压($PaO$)>13.3 kPa(100mmHg),二氧化碳分压($PaCO_2$)<4.0kPa(30mmHg)。⑥输液,补充碳酸氢钠。⑦应用抗生素及维生素等。⑧必要时给予妥拉唑林、多巴胺等药物,以改善循环,降低肺血管阻力。以上处理维持 12~24 小时左右,待情况稍稳定及时手术。

(2)手术步骤

1)左后外侧疝:可作左上腹横切口、左肋缘下斜切口或左腹直肌切口。其优点是肠管易于还纳,可发现及处理并存的畸形,减少开胸对呼吸循环的影响;必要时可同时作胃造瘘术;当肠管还纳困难时,腹直肌切口尚能仅缝合皮肤,形成暂时性腹壁疝;左上腹横切口暴露好,切口裂开少,修补膈裂孔较方便;腹壁切口缝合一般无困难。进入腹腔先检查胃、小肠及结肠,暴露裂孔。以拉钩将裂孔前缘拉向前上方,缓慢轻柔地使疝入胸腔的肠管复位。肾及脾疝入时,应同时还纳,脾蒂不得扭转。有疝囊者应切除。检查肺组织发育及扩张情况,有无隔离肺。以长柄血管钳夹持缺损边缘,用 7 号编织丝线作褥式缝合修补。缺损小、膈肌边缘发育好者可重叠缝合。缺损后缘缺如时应作绕肋缝合,注意勿损伤肋间血管及神经。缺损大时可用腹膜及腹横肌瓣翻转缝合,或用 Gortex 或 Marlex 膜加强,以形成膈的穹隆外形。最后一针打结前,胸腔置入 8 号导尿管,在麻醉师配合扩张肺时,尽量排出胸腔内的气体。裂口缝合至内侧应注意食管裂孔。外侧进针不宜太深,以免损伤肾上腺。缝合腹壁前要检查幽门与十二指肠通畅情况及盲肠位置,以排除并存的环形胰腺、十二指肠表面粘连。本病常合并肠旋转不良,必要时作 Ladd 式术。

2)右后外侧疝:右侧抬高斜卧位,经右第6肋间前外侧切口进入胸腔,也有人主张作第7肋间切口,因患儿年龄小,切口过低放置胸腔引流管不便。疝内容主要为肝或部分小肠,还纳多无困难。膈裂孔作褥式或褥式折叠缝合修补,修补后的横膈外形常较对侧高。胸腔置闭式引流管。少数复位困难者,可向下延长成胸腹联合切口。

(3)术后处理

1)一般处理:术后继续禁食、胃管减压、保暖、静脉补液、纠正酸中毒,应用静脉高营养、抗生素等,必要时加用地高辛。

2)持续肺高压的处理:

继续应用机械呼吸、高频通气辅助,或加用呼吸终末正压(PEEP)。Theodor Kolobow 应用气管内肺通气方式(ITPV),将导管置入气管插管末端,持续给予湿化气流,以减低解剖无效腔,在低压下,增加肺通气量,排出二氧化碳,减少肺气压伤及氧中毒。

应用多巴胺、妥拉唑林等血管活性药物。

2. 氧化亚氮(NO)的应用 氧化亚氮(NO)由血管内皮细胞的左旋精氨酸(L-Arginine),通过氧化亚氮合成酶(NOS)的作用,当其合成及释放时,嗜脂性 NO 分子弥散入血管平滑肌细胞,激活可溶性鸟苷酸环化酶,产生环磷酸鸟苷(cGMP),使平滑肌松弛,选择性扩张肺血管,可使顽固致死性的肺高压恶性循环逆转,增加心排血量。$NO(200 \times 10^{-8})$减压后,通过空气旋转流速计,与氧气混合(约含 NO $20 \times 10^{-8}$),有人应用 Servo 900C 呼吸机,使 NO 从其低压入口进入。最好加用含石灰的吸收器,以吸收二氧化氮($NO_2$)。NO 的半衰期为数秒钟,$NO_2$ 致肺损伤,但吸入 $NO<80 \times 10^{-8}$,$NO_2<0.4 \times 10^{-8}$,较为安全。其应用指征是:在高浓度氧($FiO_2=1.0$)吸入情况下,导管后二氧化碳分压($PaCO_2$)低于 5.4kPa(40mmHg),氧分压($PaO_2$)低于 6.7kPa(50mmHg);VI>1000,OI>40。有人认为持续静脉滴注芬太尼、使用高频通气及应用外源性表面活性物质,使小剂量 NO(5~10ppm)易于通过微循环,起到降低肺高压,使导管后氧合明显改善的协同作用。

3. 体外循环膜式氧合器(ECMO)的应用 20 世纪 70 年代初期开始用于对传统治疗无效的新生儿呼吸衰竭,包括先天性膈疝。应用体外循环膜式氧合器,暂时进行心肺转流,使下通气单位肺小动脉压力减低,利于血液氧合,排出二氧化碳,并促进肺的发育。目前有些欧美国家已成立 ELSO(extracorporeal life support organization),对病情重者,在术前、术中或术后继续应用 ECMO。但首要条件是患儿自身有足够的肺组织。尤以手术后应用者,需有所谓"蜜月期",即在术后,其导管后的 $PaO_2$ 曾经超过 6.7kPa(50mmHg)。ECMO 具体应用指征:肺泡与肺小动脉氧压差($AaDO_2$)>620,且持续 12 小时。OI>40(OI—氧和指数=吸入氧浓度×平均气道压/$PaO_2$)。在持续指令呼吸(CMV),高浓度氧吸入情况下,维持 $PaO_2$>6.7kPa,达 4 小时以上,说明血流动力学尚稳定,可以在 ECMO 前手术。$PaO_2$<6.7kPa,长达 4 小时,$PaCO_2$>5.4kPa(40mmHg),手术前应先作 ECMO。在 ECMO 前及中定期作头部 CT 及拍胸片,以排除并及时发现颅内及胸部并发症。ECMO 禁忌证是体重不足 2kg,孕期不足 35 周,日龄超过 7 天,有肾衰竭、颅内出血及严重并存畸形。ECMO 前给予泮库溴铵 0.1~0.2mg/kg,芬太尼每分钟 15~50μg/kg。机械通气条件:①呼吸次数每分钟 35~150 次,气道峰压(PIP)1.47kPa(15cmH_2O),$FiO_2$ 以使 $SaO_2$>90%,$PaO_2$>13.4kPa(100mmHg),$PaCO_2$<4kPa(30mmHg),pH>7.5 为度。②液体量维持在每日 80~100ml/kg。③多巴胺每分钟 5~15μg/kg。ECMO 插管主要为 VA 型,从右颈内静脉插引流管达右心耳,颈总动脉插管至主动脉。因需结扎颈部血管,目前有人主张用 VVDL(VV double lumen)型,即由头颈静脉置入双腔管同时供血及引流。但 VVDL 型的应用现因管道型号单一、有液体潴留及肾功能损害等并发症所限。ECMO 预充液主要是平衡液、红细胞及清蛋白,并加用呋塞米(速尿),转流中维持尿量每小时3ml/kg。灌注流量是心排血量的80%,或每分钟120~150ml/kg。持续滴注肝素维持激活全血凝固时间(ACT)为180~220秒。转流中呼吸方式为间歇性指令通气(EMV),条件:$FiO_2$ 0.21~0.4,PIP 1.47kPa(15cm$H_2O$),呼吸次数15~20次/分,呼吸终末正压(PEE)0.2~0.5kPa(2~5cm$H_2O$)。当氧合改善,$PaO_2$>11.97kPa(90mmHg),$PvO_2$>9.31kPa(70mmHg),可每1~2小时减少量10ml/kg,至100ml/kg(每分钟30ml/kg)时,生命体征维持平稳,血气指标正常达4小时以上,可考虑脱离ECMO。一般维持时间7~14天。

4. 外源性表面活性物质的应用　Hisanaga等注意到本病患儿的羊水沉淀,及羊胚胎支气管肺泡灌洗液中,磷脂酰胆碱及胆碱磷脂减少。磷脂酰胆碱与鞘磷脂的比例(L/S)减少至0.56以下。L/S在一定程度上反映肺发育的成熟度,其原因主要由于Ⅱ型肺细胞减少或肺组织发育不全,表面物质生成不足。Hisanaga曾将从牛血清中提出的表面活性物质Bovine,用于羊胎模型取得效果。Glick等试用Ifasurf于本病患儿,认为于出生后第一次呼吸时由气管内注入,可起到预防及促进肺组织发育的作用。

5. 宫内手术　本病于孕期24周前诊断,子宫切开行胎儿矫治手术,难度很大,早产率达60%。Harrion等报道施行胎儿膈疝修补术14例,10例因不同原因于手术前后死亡或早产。目前倾向于作宫内介入性气管堵塞术,是利用孕期中胎儿肺分泌肺水,以及羊水的流体静力压,与呼吸动作的机械性伸展,刺激肺泡增生与发育。如羊水及肺水减少,则使肺组织的发育及分化不良的机制,在气管外钳夹或管内置入充填物堵塞,使分泌物存积,肺内压增加并扩张,不仅可将疝入的内脏推回腹腔,也使支气管分支、肺厚度及面积增加。主要方法是子宫壁作小切口,通过胎儿镜或内镜,以血管夹气管外钳夹,海绵泡沫塞子或伞状塞子等堵塞管腔。但近年有人在给羊胚胎气管结扎后,发现其肺组织虽扩张,而肺泡壁反变薄,Ⅱ型肺细胞数减少,肺成熟延迟。文献报道胎儿肺扩张太快,可使其全身水肿、心脏移位、心动过速,甚至胸腹腔积液。目前正在研制可调节及可回复的气管堵塞方法,如磁性瓣等。去气管塞时,需要包括由妇产科、新生儿科、超声与麻醉医师及两位小儿外科医师组成的一班人的协作。先由超声定位,产妇在气管内麻醉及肌松剂作用下,经下腹横切口,移出胎儿头部与肩部,下半身及脐带仍在子宫内。持续对胎儿进行心电图、食管B超监测心率与心脏收缩情况,体表监测心率常不如前者准确。在子宫极度松弛下,可维持胎儿-胎盘循环,使胎儿情况稳定达60分钟。经口腔气管插管,于脐带结扎前,持续机械呼吸辅助。再经支气管镜取出气管内塞子。

总之,膈疝模型及宫内手术在鼠、羊及猪已成功施行。如何提高人类膈疝的治愈率,尤以胎儿宫内矫治手术及对肺发育不良者的肺移置等,仍是今后继续不断研究的课题。

6. 其他　有人发现先天性膈疝及呼吸窘迫患儿的血清中,反映表面活性物质成熟程度的皮质醇及$T_3$减少,应用皮质激素可改善新生儿肺功能,主张出生后由脐带注入地塞米松,可单用或与$T_3$及甲状腺激素(TRH)合用。但亦有人持异议,认为肺发育不良是内脏(肠、脾、肝)疝入的结果,与以上因素无关。

产前确诊者,于脐带结扎前注入吗啡或泮库溴铵能改善患儿的缺氧状态。

(五)预后

近20年虽然对本病的治疗有了很大的进展,但治愈率仍在80%~90%,尤以生后4小时内出现症状者,死亡率在50%以上。Reynolds M.报道膈疝成活患儿长期随访,近半数胸片及肺功能正常,余者大部分虽无症状,但左侧发育不良肺组织有不同程度气肿,说明肺组织占满胸腔是过度扩张,而非肺组织增生的结果,CT扫描也显示患侧肺灌注差。Vanamo KK等报道,自1948年至1980年,对164例先天性膈疝中107例的长期随访,60例有各种后遗症,最主要是胸部畸形及胃食管反流,其中发育营养差8%~13%,支气管哮喘

12%，鸡胸及扁平胸 18%，胸部不对称 48%，脊柱侧弯 27%，胃食管反流 5.4%，有的合并 Barrett 食管及食管炎。故患儿应终身随访。

### 附：胸骨后疝

本病较少见，发病率约占膈疝的 3%～5%。

#### （一）病因病理

横膈中央部分与侧方融合不良，在剑突后留下裂隙，形成胸骨后疝，常有疝囊。疝内容以横结肠及网膜多见，亦有小肠、肝及胃疝入者。

#### （二）临床表现

多数病例无症状，常于感冒时做胸部 X 线检查而偶然发现。少数出生后有呼吸急促，个别病例因肝或结肠疝入心包见心影扩大。钡剂灌肠可见横结肠疝入。

#### （三）治疗

由于疝入结肠易嵌顿，确诊后应手术治疗。以经上腹肋缘下横切口最方便，根据需要可延长。疝囊位于胸骨后下方，可向左侧或右侧疝出。疝内容复位后，切除多余疝囊，将疝环后缘与剑突下方、腹直肌后鞘作褥式缝合固定。最好在针脚处加聚四氟乙烯(teflon)小垫片，以免撕裂。术中分离疝囊时避免损伤胸骨后心包，万一进入心包腔或术后患儿有心脏压塞症状，X 线检查发现心包积气，应及时置水封瓶下引流。

#### （四）预后

本病一般预后良好。术后粘连性肠梗阻偶有发生，非手术处理无效者应手术探查。

## 第四节　食管疾病

### 一、先天性食管闭锁和气管-食管瘘

先天性食管闭锁和气管-食管瘘是一种严重发育畸形。1670 年 Durston 发现了第一例食管闭锁，患儿是一对胸部联体儿之一。1697 年 Thomas Gibson 第一次描述了一例食管闭锁和远端气管-食管瘘患儿的症状。第三例是由 Hill 在 150 年以后报告的，是一例食管闭锁并发肛门闭锁。以后的病例报告不断增多，1888 年 Charles Steel 第一次采用手术治疗本病，但直到 1939 年才有手术治疗成功的报道。Leven 和 Ladd 当年分别报告了各自采用分期手术法成功治疗一例患儿。1943 年 Cameron Haight 第一次报告了应用左胸膜外单层食管吻合法治疗成功的病例，接着他将手术改为右侧胸膜外，并将单层吻合改为双层套入吻合，以减少吻合口瘘。直至今日，多数外科医生仍采用 Gameron Haight 的右胸膜外食管单层吻合法。

## （一）发病率

本病的发病率国外统计约为新生儿的 1/4000～1/3000。我国目前的资料统计发病率较国外低。

## （二）胚胎学

在胚胎第 22～23 天，气管和食管作为前肠的一个垂直的憩室出现。随着憩室的延长，成团的内胚层细胞生长，将前肠逐渐分成腹侧的气管和背侧的食管。这一过程以隆突开始并向头侧方向延伸，至胚胎第 26 天，气管和食管完全分离至喉的水平。到胚胎第 6 周，食管的环肌出现，随后出现迷走神经。到胚胎第 7 周，来自主动脉弓的血管出现。胚胎第 9 周出现食管的纵肌层。食管的内皮最初是有纤毛的，但到胚胎第 20 周被复层鳞状上皮代替。可能是在胚胎第 4 周，在气管和食管分隔过程中发生中断导致了气管和食管瘘。对食管闭锁产生的原因尚不清楚。一种理论认为气管在尾部方向的生长过快以致当有一个产生瘘的食管至气管的固定时，食管的背侧壁被拉向前下方与气管融合，结果瘘的出现导致食管闭锁。显然，其不能圆满地解释单纯的食管闭锁的发生。

虽然没有证实这一畸形是基因遗传的，但一些资料显示了这一畸形的遗传基因背景，如有报告一家中有 3 个患儿。最近报告在 102 个病例中，双胎患儿的发病率为 9%。本病发生可能与 HOXD 组基因有关。在一些病例中，下列染色体区域的缺失或重复引起了食管闭锁：3pter→p21,4pter→p15,4q31→qter,5q31→qter,6q13→q15,14q32→qter,18p 和 18q（p 为染色体短臂，q 为长臂，ter 为末端）。

## （三）分型

1. 第Ⅰ型　食管上、下段均闭锁，两段距离甚远，无气管-食管瘘，亦称单纯食管闭锁。占所有患儿的 5%～7%。

2. 第Ⅱ型　食管上段有瘘与气管相通，食管下段盲闭，两段距离亦甚远。较少见，占 0.5%～1%。

3. 第Ⅲ型　食管上段闭锁，下段有瘘管与气管相通。最常见，占 85%～90%。此型中有些病例上、下两段距离超过 2cm，称Ⅲ$_A$型，食管一期吻合较困难。如上、下两段距离小于 2cm，称Ⅲ$_B$型，食管一期吻合多能成功。

4. 第Ⅳ型　食管上、下两段皆与气管相通而成瘘，约占本病的 1%。

5. 第Ⅴ型　无食管闭锁，但有瘘与气管相通，即单纯气管-食管瘘，约为 2%～6%（详见后述）。

## （四）症状

1. 由于食管闭锁，胎儿不能吞咽羊水，母亲常有羊水过多史。

2. 早产儿、未成熟儿特别多见。据统计，体重低于 2500g 者占 25%～30%，而其中 2000g 以下者有 15%～20%。

3. 由于唾液不能下咽，患儿出生后口腔及咽部有大量黏稠泡沫，唾液泡沫不断向口外溢出，似蟹吐泡沫样。

4. 出生后第一次喂水或奶时，患儿吸吮一两口后即开始咳嗽，随即奶汁或水从口腔鼻孔溢出，同时伴有呼吸困难、面色发绀，甚至引起窒息。这是由于食物迅速充满食管上段盲袋后反流入气管、支气管的结果。如迅速从口腔、咽部吸出液体以及患儿咳嗽将呼吸道排净后，情况又趋于正常。以后每次试行喂奶均将发生同样的症状。

5.很快出现严重的呼吸困难。其原因有：①由于食管上段盲端容量仅几毫升，患儿不能吞咽所分泌之唾液而导致反流入气管，或Ⅱ、Ⅳ型患儿唾液通过瘘管进入气管，发生呼吸道梗阻、肺不张和吸入性肺炎。②Ⅲ型、Ⅳ型患儿由于存在远端气管食管瘘，高酸度的胃液反流进入气管、支气管树，引起严重的化学性肺炎。③Ⅲ型、Ⅳ型患儿气体通过远端瘘管进入胃肠道，造成腹胀，导致膈肌抬高。由于膈肌是新生儿的主要呼吸肌，而膈肌抬高使患儿的呼吸功能严重受损。远端瘘越大，腹胀越重，呼吸也越困难。如并发有远端先天性肠梗阻（如十二指肠闭锁或肛门闭锁），近端肠胀气更明显，呼吸困难更加严重。

（五）并发畸形

本病并发先天性畸形率为50%～70%（表3-4-1），畸形的大小、轻重不同。最常见的是心脏畸形，可占30%，以动脉导管未闭、房间隔缺损和室间隔缺损最常见。胃肠道畸形占12%，最多见为肛门闭锁，而十二指肠闭锁、环状胰腺、幽门狭窄的发生率也越来越高。因而对肛门闭锁的患儿要仔细检查是否存在食管闭锁，反之亦然。

表3-4-1 先天性食管闭锁和气管-食管瘘并发畸形率

| 部 位 | 百分比（%） |
| --- | --- |
| 心血管系统 | 35% |
| 胃肠道 | 15% |
| 神经系统 | 5% |
| 泌尿生殖系统 | 5% |
| 骨骼四肢 | 2% |
| VACTERL综合征 | 25% |
| 总 计 | 50%～70% |

注：VACTERL综合征为椎骨、肛门、心脏、气管、食管、肾和肢体的多发畸形。

1962年Vaterston等根据婴儿出生时体重，并发畸形和肺炎提出了一个预后分级，颇具临床意义（表3-4-2）。

表3-4-2 Vaterston预后分级

| 分级 | 出生体重(g) | 肺炎 | 并发畸形 |
| --- | --- | --- | --- |
| Ⅰ级 | >2500 | 无 | 无 |
| Ⅱ级 | 1800～2500 | 无 | 无 |
| | 或>2500 | 中度 | 有,中度 |
| Ⅲ级 | <1800 | 无 | 无 |
| | 或>1800 | 重度 | 有,重度 |

自1962年以来，随着新生儿监护水平的提高，特别是对早产、低体重儿护理水平的不断提高，致使严重早产低体重并不成为死亡的主要原因。因此1993年Montreal儿童医院考虑到新生儿监护和外科手术技术的不断进展，根据并发畸形的严重程度和肺部情况设计了新的预后分级标准（表3-4-3）。Teich等认为Montreal分级法能更准确地估计预后。

表 3-4-3　Montreal 预后分级

| 分级 | 呼吸机 | 并发畸形 |
| --- | --- | --- |
| Ⅰ级 | 不需 | 无，或小的严重的畸形 |
|  | 或需 | 无或有小的畸形 |
| Ⅱ级 | 需 | 有严重的畸形 |
|  | 或不需 | 有危及生命的畸形 |

小的畸形包括：动脉导管未闭、四肢畸形、面部畸形、单侧肾发育不良、椎骨畸形、血管畸形、单脐动脉、右位心/右位主动脉弓、胸廓畸形、颅骨畸形、脊柱侧弯、肠旋转不良、气管软化、子宫（阴道）畸形、环形胰腺、尿道下裂、隐睾、唇（腭）裂、梅克尔憩室、脐疝、后鼻孔闭锁等。

严重畸形包括：房间隔缺损、室间隔缺损、肛门闭锁、Vaterl 综合征、十二指肠闭锁、21-三体、肾积水、脑积水、法洛四联症、幽门狭窄、直肠阴道瘘、肺发育不良、小头畸形、骶骨发育不良等。

危及生命的畸形包括：双侧肾发育不全、脑发育不良、18-三体等。

（六）诊断

1. 患儿母亲常有羊水过多史，因此产前 B 超有羊水过多时如发现小胃泡或无胃泡应怀疑食管闭锁的可能。Stringer 等报告在产前 B 超有小胃或无胃泡的 87 例胎儿，15 例确诊为食管闭锁（17%），如结合羊水过多及小胃或无胃泡时诊断的准确率为 56%。

2. 临床诊断应在出生后 1~2 天作出，凡是在第一次喂食时发生呕吐、气哽、咳嗽、发绀等症状，应立即想到食管闭锁（EA）的可能。由鼻孔或口腔插入一细的鼻管，如插入 10cm 左右受阻，继续插入鼻管可从口腔内翻出。插管后立即摄正侧位 X 线片，多可确诊。可由胃管注入 60% 泛影葡胺 0.5~1ml 造影，可显示食管盲端的位置及有无近端气管-食管瘘。由于存在吸入的危险，一些医生喜欢向胃管注入空气显示近端，但这有可能遗漏近端的气管-食管瘘。X 线片应包括腹部，以鉴别类型。Ⅰ型胃肠内无气体；Ⅱ型食管上段盲端有造影剂流入气管内，胃肠内无气体；Ⅲ型食管上段为盲端，胃肠充气；第Ⅳ、Ⅴ型食管上段盲端有造影剂流入气管内，同时胃肠内充气。

（七）治疗

1. 术前处理　肺炎是术前最严重的问题，因此术前要防止进一步的吸入和胃酸反流，并治疗已存在的肺炎。其措施包括：①将患儿置于头高位，近端食管盲端置吸引管持续吸引。②静脉应用广谱抗生素。③注意保暖：可将患儿置暖箱内。④给予氧气吸入并使用超声雾化器。如有严重呼吸困难应用呼吸机人工通气。⑤术前给予维生素 K 及维生素 C。

2. 手术　手术目的是尽可能一次矫正畸形。手术方式包括气管食管瘘的分离和食管两端的一期吻合。手术时患儿取左侧卧位，右侧向上。采用右胸后外侧经第 4 肋间切口进入胸膜外，如存在右侧主动脉弓则选左胸切口。向后分离胸膜，暴露奇静脉；将其结扎切断。远端食管多位于奇静脉下方，找到后分离、切断气管瘘，瘘的气管端可结扎或间断缝合修补。远端食管分离不宜过度广泛，以免造成缺血坏死。近端食管可在由鼻或口插入的细胃管指示下找到。由于食管盲端和气管紧密相贴，在分离时必须特别仔细，以免损伤气管，并注意近端食管和气管有无瘘的可能。近端食管充分游离，以使食管两端吻合无张力，应采用单层间断缝合吻合法。

如分离后两端吻合张力仍很大,吻合困难时,可作近端食管环行肌切开(Livaditis法),延长食管1～1.5cm。必要时可作双环行肌切开,甚至作远端食管的环行肌切开。在吻合口有很大张力时可采用Haight双层吻合法,将鼻胃管通过吻合口下至胃内,此管可作为胃减压及以后的喂养管。据Moriarty报告,术后第一天由胃管喂养,可降低吻合口瘘、狭窄或胃食管反流的发生率。胸膜外手术的优点是对呼吸功能影响小,如发生吻合口瘘多可自愈。

对有严重的呼吸窘迫的早产儿,以及并发严重畸形的患儿往往不能一期手术,可采用分期手术。先行胃造瘘,近端食管持续吸引1～2个月。一旦肺炎消失,严重的畸形得以矫治后,可行胸膜外的瘘分离和食管吻合术,其效果与一期修补法相同。

对于食管两端距离甚远,不能一期吻合,特别是I型闭锁的患儿,可采用延期手术方法。先行胃造瘘喂养,喂养有两个目的:①保证营养。②扩大胃。术后患儿头高位,每日用水银探条扩张延长食管近端或近远两端1～2次,共3～6周,这样可延长食管2～4cm。一些医生认为,食管的延长是由于食管生长快于胸腔生长,使食管端距离变小,而与探条扩张无关。一旦食管造影确认食管已延长,可经右胸膜外行食管端端吻合和气管瘘分离术。如经上述扩张食管后吻合仍有困难时,传统方法是颈部食管造瘘和气管瘘结扎,在6个月至1年后再行胃管或结肠、空肠代食管术。最近John等报告了胃造瘘术后喂养,扩大胃后再行胃管上翻与近段食管吻合法治疗I型食管闭锁。

### 附:单纯气管-食管瘘(第V型)

单纯气管-食管瘘(第V型)占所有患儿的2%～6%,其临床表现与其他型不同,患儿往往在新生儿期无症状,但通常在生后几个月中表现为喂养时出现窒息和咳嗽。这一症状往往被认为是胃食管反流或对奶的不耐受。因此当患儿有上述症状时要想到本病的可能是很重要的。气管支气管树的不断感染通常可导致肺炎,慢性肺炎将严重影响患儿的营养发育。

(一)诊断

通常用稀钡行食管造影可作出诊断。将Foley管插至远端食管并将气囊充盈可增加食管造影诊断的阳性率。在作X线诊断时要除外钡剂误吸入气管、支气管造成假阳性的可能,因此需显示瘘管而不只是气管、支气管和肺。

如食管造影不能作出诊断,则需在全麻下行支气管镜和食管镜检查,如仍不能看到瘘管,可将稀释的亚甲蓝注入支气管镜和气管插管内,通过食管镜见到蓝染可证实瘘的存在。

(二)治疗

除有肺炎外,一旦作出诊断则应行瘘修补术。术前24小时应用抗生素。

所有的瘘管位于气管颈段和胸段连接处,略向头侧连接于食管,形成"N"形而不是"H"形。患儿麻醉后,通过支气管镜将Fogarty I号管插入气管并通过瘘管插入食管,然后气囊充气固定,这样便于术时寻找瘘管。

经胸修补瘘管较困难,因而应经颈部修补,经颈右侧切口可避免损伤胸导管。在锁骨上一指处作横切口,从胸骨上凹外侧经胸锁乳突肌表面约2.5～3cm处,将胸锁乳突肌拉向侧方。辨认并分离甲状腺中静脉,食管位于静脉下方。食管内插管有助于确定食管,分离食管时注意勿损伤喉返神经,特别是右侧喉返神经。通过触及Fogarty管找到瘘管,将瘘管分离、切断,瘘的两端用4-0或5-0不吸收线缝合。

## 二、食管憩室

食管憩室为后天获得性疾病,儿童罕见。按发病原因可分为推出性和牵出性两大类。推出性憩室的形成机制是由于食管腔内压力增高,致使部分食管壁黏膜和黏膜下层组织穿越肌层而膨出食管壁外,因此可列为假性憩室,常见于咽部食管和膈上食管。牵出性憩室的形成机制是由于外力的作用,将部分食管壁的全层向外牵拉,因此属于真性憩室。

(一)咽食管憩室

咽部食管后壁在斜行的咽下缩肌纤维与横行的环咽肌纤维之间,缺少肌纤维,并成解剖学上弱点。在正常情况下,食物到达咽部时,咽下缩肌收缩,环咽肌即松弛,使食物顺利地下行至食管。如肌功能不协调,咽下缩肌收缩时,环咽肌未能及时松弛,则咽部内压增高,部分食管壁的黏膜和黏膜下层即从肌纤维之间薄弱部膨出,形成憩室。起初,憩室位于食管后壁,憩室增大后则呈袋状,并伸入颈部的一侧,多数病例伸入左侧颈部。

1. 临床表现　早期憩室很小时,可无症状或仅有咽部异物感。憩室逐渐长大后,可压迫食管产生不同程度的吞咽困难,呼气带腐臭味,咽下时出声大,自发性反流,反流物的特点是新鲜的、未经消化的、无苦味酸味、不混有胃及十二指肠分泌液的食物。严重吞咽困难时,可出现消瘦、脱水。入眠时反流的食物可溢入呼吸道导致吸入性肺炎和肺脓肿。并发憩室炎者可出现咽部疼痛和少量呕血。憩室巨大长入颈部时,可在患侧颈部呈现柔软包块,压迫憩室时产生气过水声和嗳气,同时包块缩小或消失。

2. 诊断　体检一般无阳性征象。巨大的憩室在颈根部锁骨上区可查到囊性肿块,进食或吞咽时增大,按压时可引起嗳气且肿块缩小。

X线食管钡剂造影检查是最可靠的诊断方法。在透视下见到钡剂进入并潴留在憩室内,按压憩室时钡剂可溢流入食管。憩室内潴留食物和气体时X线平片可显示边缘光滑的憩室影内有液气平面。通过正位、侧位和斜位X线摄片,可以了解憩室的部位、形态和大小。

食管镜检查时诊断虽有一定帮助,但有产生憩室穿破的危险。

3. 治疗　咽食管憩室的治疗方法是施行手术切除憩室。诊断明确后应争取早期手术,晚期病例由于并发憩室炎以及邻近的食管和肌组织脆弱致使手术操作的难度增大,术后并发症的发生率增多。手术前纠正营养不良和治疗吸入性肺炎。按憩室囊偏向的同侧颈部,沿胸锁乳突肌前缘作斜行切口或在胸锁乳突肌中部作横向弯曲切口,将该肌及颈动脉鞘向外侧牵引,将甲状腺、喉部及带状肌向内侧牵引。然后钝性分离憩室囊袋,显露憩室与食管交接处的肌肉组织,在憩室根部切除囊袋。术前经鼻放置较粗的胃管可防止过度牵拉憩室,致部分食管壁被切除,缝合后造成食管腔狭窄。间断缝合食管切口的黏膜,再缝合邻近的咽部和食管壁肌层。有环咽肌肥厚的病例,宜同时作肌切开术。术毕在食管缝合处放置引流条,48小时后即可拔除。

(二)真性食管憩室

牵出性食管憩室属真性食管憩室,一般位于食管中段,在气管分叉的部位。形成憩室的原因是由于气管隆突下淋巴结结核或其他炎症,与中段食管前壁产生粘连,淋巴结炎症愈后,形成的瘢痕组织收缩,将食管壁全层向外牵拉而形成憩室。常见于青壮年患者,一般憩室体积小,内口大,呈锥状。因憩室不下垂,无食物潴留,因此绝大多数患者临床上无症状,仅在作上消化道 X 线检查时偶然发现,少数病例可感胸骨下疼痛。食管中段牵出性憩室,一般不需手术治疗,但应向患者解释病情,解除不必要的忧虑和精神负担。少数因并发憩室炎、憩室内有食物潴留或呈现明显症状者,则可考虑施行手术治疗。经右侧或左侧胸部切口,显露憩室,分离周围粘连后,食管壁即可自行收缩恢复正常形态,无需作憩室切除术。

### 三、食管狭窄

(一)先天性食管狭窄

此病较少见。狭窄常是单一的,也有多个的。狭窄部位常在食管中段。这种狭窄在出生时已存在,当婴儿进固体食物时出现呕吐,吞咽困难。食管钡剂造影多在食管中段或中、下段出现 1～10cm 长的狭窄区。狭窄上方的食管轻度扩张,但不如后天性狭窄明显。狭窄末端突然膨大而成正常管腔。扩张疗法效果良好,个别狭窄段长而程度严重者,则可行食管狭窄切除,食管与食管或食管与胃吻合术。

(二)后天性食管狭窄

常见的后天性食管狭窄是由于儿童误服碱性、酸性化学品或其他腐蚀性物品引起食管化学性灼伤而致的食管瘢痕性狭窄。此外,先天性食管闭锁和气管-食管瘘患儿行食管吻合术后亦可产生狭窄。

1. 病理　吞服碱性化学品后食管组织产生液化性坏死,并可穿透食管壁深层组织,严重者可造成食管穿孔。酸性化学品造成食管组织的损坏程度较轻,但强酸亦可引起广泛损害。胃黏膜对酸性化学品较敏感,胃组织受到的损害也往往较食管更为严重,因此,酸性化学品引起食管灼伤者,应密切注意腹部情况。

食管化学性灼伤引起的损害可分 3 级:①Ⅰ度灼伤:病变仅限于黏膜,造成充血、水肿及上皮脱落,修复后可不形成瘢痕,食管腔不发生狭窄。②Ⅱ度灼伤:损伤范围较深,黏膜层形成溃疡,愈合后形成瘢痕,引起管腔狭窄。③Ⅲ度灼伤:病变累及食管壁全层,甚至食管周围组织,并可导致食管穿孔。

2. 临床表现　食管化学性灼伤后,咽、胸骨后,有时上腹部立即呈现烧灼痛。患儿常有烦躁、恶心、呕吐、流涎和低热。患儿拒绝进食,轻者数日后症状逐渐消退并能进流质食物。灼伤后 2～3 周开始出现由于瘢痕狭窄产生的吞咽困难。患儿常有消瘦、脱水等征象。重者可即刻出现中毒性休克。并发食管穿孔或胃穿孔的病例则呈现急性纵隔感染和腹腔感染的症状。如同时有化学品吸入喉部,则患儿因喉部水肿出现呼吸困难。

3. 诊断　根据吞服碱性或酸性化学品,食管手术史,诊断多无困难。X 线食管钡剂造影可显示狭窄的部位、程度和范围。化学品灼伤引起的食管狭窄一般呈现边缘不规则、管腔大小不均匀的长段狭窄。食管手术后引起的狭窄多呈现为局限的环状狭窄。食管镜检查可观察病变情况,但灼伤程度严重者,早期作食管镜检查有引起食管穿孔的危险。灼伤 2～3 周后进行此检查有助于了解狭窄的部位、程度以及狭窄上方食管的情况。

4. 治疗　灼伤 1～2 小时内,可适当冲洗以中和毒物。如系酸性化学品可用稀的碱性溶液中和,如稀释的肥皂水、氧化镁和石灰水等。若系碱性化学品灼伤,则用稀醋酸或柠檬汁中和。若误服煤酚皂和苯酚时,不仅烧伤食管,且可抑制中枢神经,应用稀酒精洗胃,至煤酚皂和石炭酸气味消失为止。误吞高锰酸钾时,用维生素 C 溶液冲洗中和,中和后可灌入少量牛奶、鸡蛋清和橄榄油,以保护创面。因患儿多不能进食,应进行输液,纠正脱水及酸中毒,维持电解质平衡,帮助毒素排出。咽部有唾液潴留者随时吸引,以免吸入。如有喉头水肿及呼吸困难者则行气管切开术。使用抗生素控制感染。应用适量的肾上腺皮质激素以减少食管肉芽及瘢痕的形成,一般约需40天,据报告可不发生食管狭窄。定期观察患儿,进行早期扩张。食管灼伤急性期过后患儿饮食如常即可出院。一旦出现吃固体食物慢或引起呕吐,应立即去医院复查。一般伤后10天每周作食管钡剂造影,如果出现食管狭窄,在灼伤后3周左右,即进行食管扩张术,效果较好。食管瘢痕狭窄的治疗因狭窄程度而异,一般对环形狭窄或狭窄程度较轻者,施行食管经口扩张术,不需胃造瘘术。狭窄段长而较重者,多作胃造瘘术,行循环扩张。开始时每周2~3次,如无不良反应,可隔日1次,反应大者改为每周2次。扩张探条由小到大,待扩张至正常号,再扩2~3次,即改为每周1次。以后2周1次,1个月1次,3个月1次,间隔时间长短视病情而定,直至停止扩张后食管不再狭窄为止。如狭窄长而曲折或食管已闭锁者,应行外科手术,如食管胃吻合或结肠代食管等。

## 四、小儿胃食管反流

胃食管反流(gastroesophageal reflux,GER)是婴幼儿呕吐的主要原因。90%的小婴儿胃食管反流,可随着其下食管括约肌(lower esophageal sphincter,LES)的逐渐发育成熟,症状可自然消失,为生理性GER。但若抗反流屏障(antireflux barrier)存在问题,则GER症状持续,为病理性GER。

长期以来,食管裂孔疝是胃食管反流的同义词。但食管裂孔疝只占胃食管反流中的一部分,因食管裂孔疝一词仅提示有食管及贲门区的解剖位置及结构上的异常,而无抗反流屏障功能不全的含义。如贲门弛缓症(chalasia)有明显的GER症状,但不存在食管裂孔疝。此外由于幽门的运动障碍或胃排空延迟(DGE),以及中枢神经系统的损害等均可引起胃食管反流,而并不存在食管裂孔疝。

在正常生理情况下,短暂的胃液流入食管,很快应被清除,少有临床意义。但当发生频繁的反酸并超过通常的量或不能为患者所耐受时,可引起胃肠道的改变或呼吸道的症状,就成了病理性胃食管反流。

### (一)病理生理

近20年来,由于检测手段的进展及诊断技术的提高,对婴幼儿GER的认识突飞猛进,在胃食管反流概念上也有很大的进展。在20世纪30年代中期首次认识到症状的产生来自胃酸作用于食管黏膜上,直至40~50年代认为引起病理性反流的原因是机械性的,最多发于食管裂孔疝。但与成人胃食管反流者相比,许多有胃食管反流症状的患儿,大多不存在食管裂孔疝。到了20世纪60年代逐渐认识到,下食管括约肌的松弛或软弱无力是婴幼儿及儿童胃食管反流的主要因素,而食管裂孔疝仅是少数情况。

在人类抗胃食管反流的功能来自3个方面:①食管功能像一个向胃方向推进的泵,将食管内的食物等向胃内推。②胃像一个贮水池,接受从食管送来的内容物。③下食管括约肌像一个单向的活瓣,是主要的抗反流屏障。

在人类食管远端实际上并无解剖学上的括约肌,下食管括约肌是靠3种主要的结构起着括约肌作用的。包括:

1. 下食管高压带区　下食管包含内层环肌纤维和外层纵肌纤维。环肌延伸至胃底,其增厚部分与食管下段测压时的高压带区相一致。当环肌收缩时,食管腔可变窄,胃食管角也可收紧。

2. 胃食管角(His角)　正常情况下,食管下端与胃连接处的胃底、大弯区存在锐性的胃食管角(His角)。在有胃食管反流的患儿,丧失了这个锐角,而在胃食管连接部成为一个倒转的漏斗形(图3-4-1)。

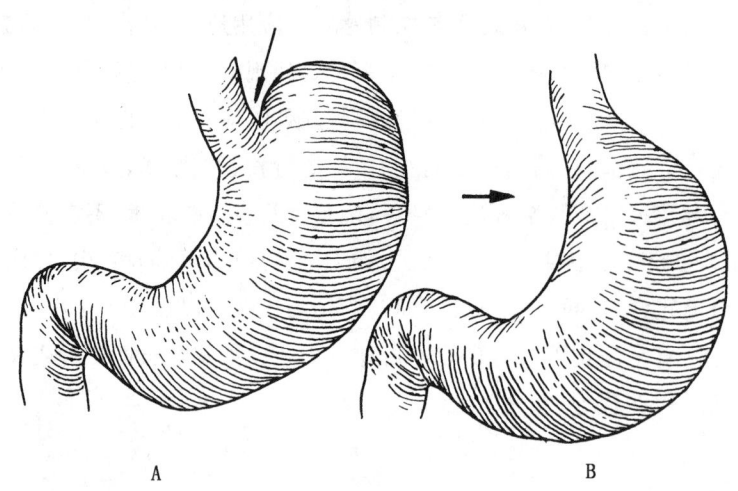

图 3-4-1　胃食管角（His 角）

A.正常情况下胃食管角呈一锐角　B.有 GER 症状的患儿胃食管角消失,呈一倒转的漏斗形

3.膈裂孔及膈食管膜　膈裂孔由膈肌右脚左右束之间的开口所形成。膈食管膜由腹内筋膜与胸内筋膜会合处的纤维所形成,进入食管肌层,插入食管黏膜下的结缔组织中,固定食管下段紧贴膈裂孔肌纤维,并维持食管腹腔段的长度（约 3cm）。膈食管膜附着点较正常低者,腹腔内食管段大部或全部消失,此时整个食管段处在低于大气压的胸内,负压促使食管腔扩张,引起 GER。按照 Laplace 定律使远端食管扩张开所需力量,大于使胃扩张开的力量,因而在同样腹压下腹腔食管段一般处于闭合状态。膈裂孔起"弹簧夹效应"。

上述三者的联合因素构成了下食管括约肌的动力功能。而食管推进泵的作用,即食管的清除功能与食管的蠕动、唾液的分泌以及重力作用等有关。

胃的贮水池作用与腹腔压力、胃内压力、胃分泌状况以及胃的排空状况有关,后者还与幽门运动状况有关。

在儿童 GER 多数不伴发食管裂孔疝,有食管裂孔疝者有的也不发生 GER。食管裂孔疝分两型:①滑动性裂孔疝:其特点为贲门通过食管裂孔而进入纵隔,丧失了腹腔食管段,常并发 GER。②食管旁疝:或称滚动性疝。胃食管连结部固定在腹腔正常位置上,但由于腹内筋膜层有缺损,胃底的一部分通过缺损经膈裂孔进入纵隔。此型一般不发生 GER,而常并发消化性溃疡、穿孔或出血倾向。

食管的动力性障碍已随着先天性食管闭锁手术成功率的增加而发生。现在已经知道有 30%～80%的先天性食管闭锁手术修复成功后发生了胃食管反流的症状。而有神经系统损害的患儿,是发生胃食管反流的高危因素,尤其是那些需鼻胃管喂养或需胃造瘘喂养的患儿。贲门失弛缓症（achalasia of cardia）行食管下端肌层切开术后,很多患儿将引发 GER,所以主张在行肌层切开术后应同时加作胃底折叠术。此外,引起腹内压力增高的某些疾病,也可引起胃食管反流。

（二）临床表现

由于频繁的呕吐,患儿热量吸收不足,发育营养欠佳或发育迟缓。呕吐易发生于患儿平卧或睡眠时,反流物易被吸入,患儿可反复发作吸入性肺炎。

酸性反流物进入食管中、上段时,可刺激产生迷走神经反射,引起喉痉挛或（和）支气管痉挛,发生哮喘。在婴儿可引起梗阻性窒息、缺氧或反复发作喘鸣,甚至发生婴儿猝死综合征（sudden infant death syndrome,

SIDS）。早产婴 GER 有高发病率的呼吸窘迫综合征（respiratory distress syndrome，RDS）。

在儿童的胃食管反流，由于胃酸反复进入食管，可出现食管炎。慢性炎症可侵及食管各层，产生胸骨后烧灼痛，婴儿则表现不安和啼哭。反流性食管炎发生溃疡和出血时，可呕吐咖啡色物或排黑粪，若进一步发展导致食管下段狭窄，引起吞咽困难和吞咽疼痛。慢性反流性食管炎偶尔也引起短食管。除非是胃酸反流得以纠正，炎性食管狭窄罕有以重复的食管扩张而改进的。

反流性食管炎的食管狭窄可并发 Barretts 食管。Dahms 对 103 例胃食管反流患儿作食管黏膜活检，发现 13 例并有 Barretts 食管，发生率为 13%。所谓 Barretts 食管，是指食管下端黏膜以柱状上皮为衬里的一种病理状态。发生于 Barretts 食管的狭窄，其特点是高位、远离食管胃连接处，狭窄大多呈浅短性。由于其有恶变可能，应长期追踪，内镜活检。

（三）诊断

临床有 GER 症状的患儿，需做各项检测以确定诊断，以使患儿得到及时的治疗。目前对 GER 的检测方法有下述几项：

1. 食管钡剂造影　在各种用于判断小儿胃食管反流的方法中，食管钡剂造影是常用而有价值的检查方法。造影可显示胃食管连接处的解剖结构异常，如食管裂孔疝的存在及其类型、食管下段的狭窄及其严重程度、食管动力的改变，以及曾经因食管闭锁接受过修复手术后的现实动力状况等。钡剂反流进入食管部位的高度及频率都有参考价值。同时造影还可排除如幽门、十二指肠狭窄等其他机械梗阻性因素，若能在动态下连续录像，对诊断将更有价值。

2. 24 小时食管 pH 监测　由于胃内酸性物质反流进入食管，使食管内环境酸化而导致 pH 值的下降。正常食管 pH 值在 5.5～7.0 之间，若 pH 值降至 4.0 之下，即表明有酸性反流存在。检测由置入食管下段下食管括约肌水平以上 3cm 之 pH 电极连接与 24 小时 pH 自动记录仪来完成。酸性胃食管反流的评估为：

(1) 酸性反流指数　即食管下端 pH 值<4 的时间占总监测时间的百分比值。

(2) 24 小时酸性反流发生的总次数。

(3) 24 小时反流时间持续超过 5 分钟。

(4) 反流持续最长时间的分钟数。

既往食管 pH 监测被视为诊断婴幼儿胃食管反流的"金标准"。但近年来发现酸性反流不是胃食管反流的惟一类型，碱性胃食管反流及混合性胃食管反流的存在，来自十二指肠胃反流（duodenogastric reflux，DGE），给单一食管 pH 监测在诊断胃食管反流的敏感性及特殊性带来了问题。因正常食管的 pH 值在 5.5～7.0 之间已如上述，对混合性反流难以区别，而对食管 pH 值>7 来判定为碱性反流者，因其判定指标与正常指标太接近而已无重要意义。为此已有应用胃、食管双 pH24 小时动态监测的研究，即用两个电极分别放置于食管下段及胃底区取得不同的 pH 值数据，来分析判断其他因素对 pH 值的干扰，以提高诊断率。

3. 放射性核素食管扫描（gastroesophageal scintigraphy，GES）　胃食管放射性核素扫描是诊断小儿胃食管反流较敏感的方法之一，并能了解胃排空与 GER 之间的关系。一般应用混合于液体或半固体食物中含 $^{99m}$Tc 的硫胶体让患儿食入，也可应用混合在 5% 葡萄糖液中标记于植酸钠的硫化 $^{99m}$Tc 胶体 18.5MBq，以胃管注入或奶瓶饮入。标记于植酸钠的 $^{99m}$Tc 不为胃肠道所吸收，其在食管、胃肠内的放射性变化，反映了胃肠内容物在不同部位量的实际变化。然后以单光子发射型计算机断层扫描机（SPECT）对患儿胸腹的放射性变化信息进行连续采集。其诊断的具体价值为：

(1)动态地反映了胃食管反流情况,并记录了反流次数  反流频率被认为是反映 GER 严重程度的量化指标。如 Blumhagen 等提出 30 分钟内反流 1~2 次为一级,3~4 次为二级,5 次以上为三级,二级以上临床意义较大。而一般认为在最初 5 分钟内的反流常由于摄入刺激的影响,其意义不大。

(2)运算出反流指数  反流指数越高表明胃内容反流入食管的量越大。

(3)肺吸入征象  若在肺内发现有示踪剂,表明反流的胃内容物达食管上端而被误吸入气道,是 GES 独特的征象。但该征象只有阳性意义,阴性结果仍不能排除有误吸情况。此外,还应注意放射性核素污染造成的假象。

(4)胃排空及排空曲线  是 GES 对 GER 研究的重要贡献。GES 测定胃排空符合生理状态,测定准确,对诊断胃排空延迟有特殊价值。而胃排空延迟是 GER 的原因之一,一般婴幼儿 60 分钟胃排空率为 50% 左右,若 90 分钟时胃内还检出示踪物 50%~70% 或以上,说明有胃排空延迟,是幽门成形术的一个重要指征。临床上行幽门成形术后,再次经 GES 检测,胃排空延迟已不复存在。

总之,胃食管放射性核素扫描具有无创伤、简便、符合生理状态等特点,能动态观测、定量分析,并可同时观察胃排空功能,提供更多的信息以供综合分析,诊断率高是近代发展起来的一种较先进的检查方法。

4. 食管镜检  对有 GER 的患儿,若有不能解释的呕血、吞咽困难或吞咽疼痛,纤维食管镜检有助于确定食管炎的存在。在镜下食管炎可分为 4 级:①Ⅰ级:黏膜红斑。②Ⅱ级:黏膜变脆。③Ⅲ级:溃疡形成。④Ⅳ级:食管狭窄。同时可取标本作活体组织检查,特别对食管下段黏膜以柱状上皮为衬里的 Barretts 食管病变的诊断,颇有价值。

5. 下食管压力测定  下食管压力测定是对下食管括约肌对胃液反流阻抗力量的定量检测方法。由于下食管括约肌是不对称的,对年长儿实施测压时,导管至少应包含 4 个压力换能器或者液体灌注测孔,以确定导管周围的位置。导管放入胃后慢慢回抽,每 0.5~1.0cm 记录一次压力,以测定下食管括约肌的长度、静息压力以及腹内食管段的长度。在婴幼儿若下食管括约肌压力低于 1.33kPa(10mmHg)被认为是下食管括约肌功能不全而导致 GER。当下食管括约肌压力超过 2kPa(15mmHg)时认为是正常情况。而间歇的功能不全则可由其他因素引起,如胃排空延迟、腹内压力增高等检测必须在患儿安静的情况下进行。下食管括约肌压力测定还可进行手术前后压力及下食管括约肌长度的对比,以从客观数据来进一步核实手术的疗效。

6. 食管动力监测  应用连接于多频道记录仪的连续灌注五腔导管能够较确切地记录到食管的蠕动性收缩。这种监测现在已能在不卧床的情况下实施 24 小时动力监测来评估食管的生理性或食管动力障碍等情况。

7. B 超检查  超声波检查对婴儿是一种较准确的无创伤性检查方法。具体方法是将探头放于上腹部剑突下,通过各层结构而获得一个正中矢状切面,然后将探头移至正中线右侧约 2cm,将波束角度稍靠中线,以保证主动脉仍在这个断面上,这样便容易显示出贲门。体位采用仰卧位。检查结果可在荧光屏显示,也可进行录像。

诊断胃食管反流的阳性标准是,发现有半段食管充盈,且在食管下段有液体的来回运动。

B 超检查无需用介质对照,可在进食后进行检查。一般常在门诊作最初的筛选性检查,也可作为术后对比检查,是一种方便、安全而可靠的检查方法。但应注意约有 15% 的病例出现假阳性结果。

进行诊断时,应采用上述一些综合性的检查方法和指标,可以拍摄相片,而避免以单一指标作出片面的结论。

(四)治疗

1.非手术治疗　主要分为体位治疗、饮食治疗及药物治疗。

(1)体位治疗　置患儿于半坐卧(60°)或上身抬高30°的俯卧位,有利于食管对反流物的清除,并有效地减少反流。在睡眠前2个小时应避免再进食。体位治疗对3个月龄内的婴儿是很有帮助的。

(2)饮食治疗　少吃多餐。奶食等应较浓稠,尽量减少吞入气体。进食时尽量使患儿平静,进食后立位情况下轻拍患儿背部使其打嗝以减少胃膨胀而反流。添加各类食物、增加食物浓度及热量对生长迟缓的患儿有所帮助。由于油脂性食物在胃内停留时间长,因而应给患儿低脂性的食物。

(3)药物治疗　给予的药物包括:①刺激唾液分泌的药物(如氯贝胆碱)、抑制胃酸分泌的药物(如奥美拉唑、雷尼替丁)以及抗酸药物,这类药物主要在于直接或间接的冲洗、中和、减少胃酸的作用。②增加食管蠕动,增加下食管括约肌压力,同时也给予促进胃排空的药物(如甲氧氯普胺、西沙必利等)。③细胞保护剂(如藻酸双酯钠、硫糖铝)产生泡沫状保护屏障,以保护食管免受酸的侵蚀。

2.手术治疗

(1)手术治疗的指征　①非手术治疗无效。②有解剖上的异常,如食管裂孔疝。③有较重的反流性食管炎或已有食管狭窄。④反流物吸入而致反复的呼吸道感染。⑤经充分内科治疗仍有生长发育迟缓者。

(2)术式选择的原则　经过数十年的观察,至20世纪90年代中期,在诸多术式中已基本肯定了Nissen胃底折叠术的疗效。证明有胃排空延迟者应作幽门成形术。有食管裂孔疝存在者,先应使其完全性的解剖复位。选择手术时应主要参考下食管括约肌测压及放射性核素胃排空检查的结果。

1)下食管括约肌压力降低,但胃排空检查正常者,行Nissen胃底折叠术。

2)下食管括约肌压力降低,同时存在胃排空延迟者,行Nissen胃底折叠术加幽门成形术。

3)严重胃排空延迟,但下食管压力正常者,行幽门成形术。但是否还需作胃底折叠术,待观察效果以后再定。

对有胃食管反流,综合检查结果后的治疗方针见图3-4-2。

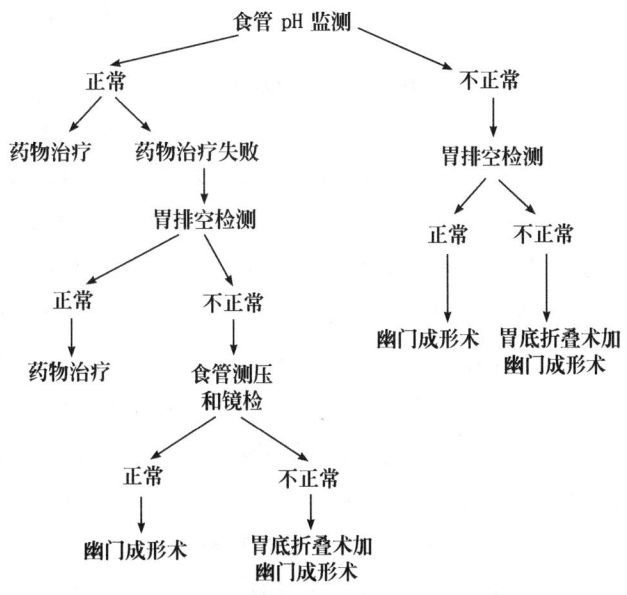

图3-4-2　胃食管反流综合检查结果后的治疗方针

(3) 胃底折叠术　Nissen 所描述的经改良的胃底折叠术至今仍是对小儿胃食管反流用得最广泛的抗反流手术。其技术主要是将胃底包裹胃食管连接部 360°,以纠正胃食管间形成的一个倒转的漏斗效应,并建立起一个乳头状瓣膜的结构,在未特别增加下食管括约肌压力的情况下,达到了抗反流的目的(图 3-4-3)。

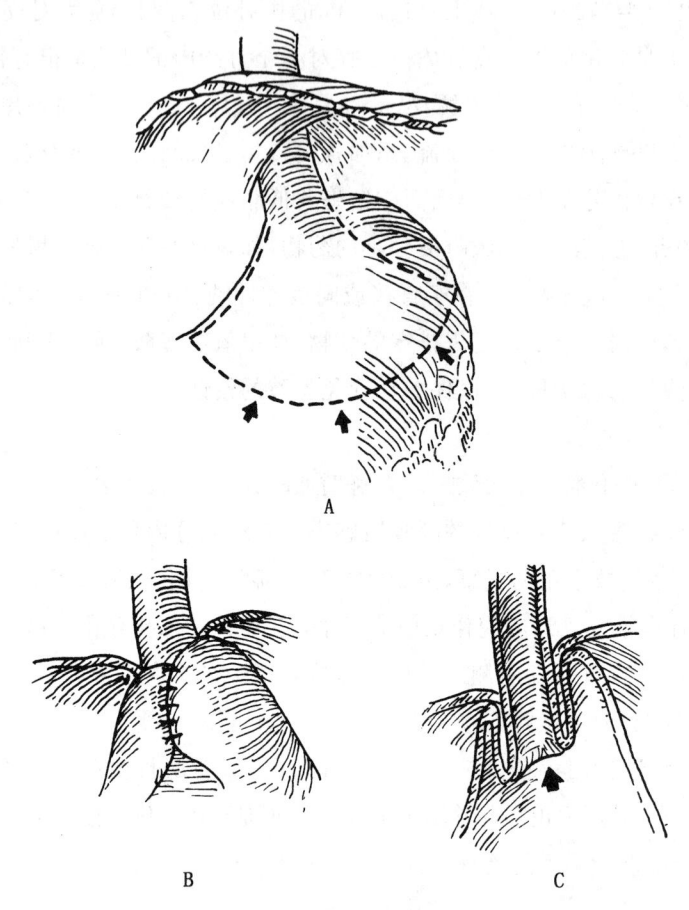

图 3-4-3　胃底折叠术

A. 倒转的漏斗效应　B. Nissen 胃底折叠术完成后　C. 在完成 360°包裹后,建立了类似乳头状的瓣膜结构

改良的 Nissen 胃底折叠术可经腹或经左胸施行,但绝大多数是经腹进行。经胸进行者仅用于有较严重食管狭窄、严重的短食管、肝脏极度增大、严重脊柱畸形或复杂的再次手术的患儿。

为了使胃底折叠术获得良好的效果,减少手术并发症,所以对操作技术有严格的要求:①纠正食管下段和贲门区的解剖及结构异常。②腹内食管段应有充分的长度,为此必须充分地游离食管下段。若食管长度存在张力或有短食管时,应选用延长食管的 Collis-Nissen 法为宜。③食管裂孔疝有疝囊者应切除。适度地修复食管裂孔的孔隙,使有一定的"弹簧夹效应",但不可过紧而压迫食管。④包裹食管下段的胃底组织应充分,使包裹不致太紧。包裹完成后应维持比较松的状态,如在包裹之下可通过较粗的导管或张开的血管钳。因包裹后抗反流的效果主要来自纠正胃食管角变钝而形成的倒转漏斗形的效应,而非主要加强下食管括约肌压力。包裹的长度为 2~4cm,视患儿大小而定。⑤将包裹的上缘胃壁缝合固定于裂孔区的膈肌上。⑥有胃排空延迟者应加作幽门成形术。纵形切开跨过幽门窦及幽门,横形缝合,但注意不切开黏膜而是予以扩大分开。长度视情况而定,一般为 2~3.5cm。必要时加作一管式胃造瘘,部位在包裹之下 3~4cm 的胃前壁。

### 五、食管裂孔疝

食管裂孔疝有先天性和后天性之分。小儿多为先天性。部分病例伴有胃食管反流。在临床上由于裂孔疝的类型不同,裂孔大小不一,所表现的症状也不一样,轻者症状很不典型,极易误诊。治疗有保守和手术两种方法,依具体病情而定。

(一)病因病理

在胚胎时期,当胃向尾端迁移至腹腔过程延迟时便造成食管裂孔被异常扩大,食管周围肌肉、韧带等组织发育薄弱,右膈肌脚两束肌纤维以及对贲门起固定作用的膈食管韧带、膈胃韧带均变得松弛,因此贲门和胃底便易经扩大的食管裂孔处疝入后纵隔。当腹内压增高或降低时,贲门和胃底即随之上下滑动,并可产生胃内容反流至食管,继而食管受胃液酸性物的腐蚀,便会造成食管充血、水肿、炎变、溃疡、出血,直至形成瘢痕性食管狭窄。

(二)分类

先天性食管裂孔疝依其解剖学关系,临床可分为4类。分述于下:

1.滑动型食管裂孔疝  贲门和胃底可随腹内压的增高和降低于胸内后纵隔及腹腔内自由上下滑动,当滑动疝入胸内便易引起呕吐。此型临床多见,常伴胃食管反流(图3-4-4A)。

2.食管旁裂孔疝  贲门和胃连接部的解剖位置正常,但兼有腹内筋膜层的缺损。胃体之一部分或全部经食管下端的右前位或左腹侧甚至后侧,通过缺损由食管旁疝入后纵隔。此时由于贲门位置固定不变,很易发生胃器官轴扭转,严重者可导致梗阻、绞窄、出血、穿孔。此型多无胃食管反流(图3-4-4B)。

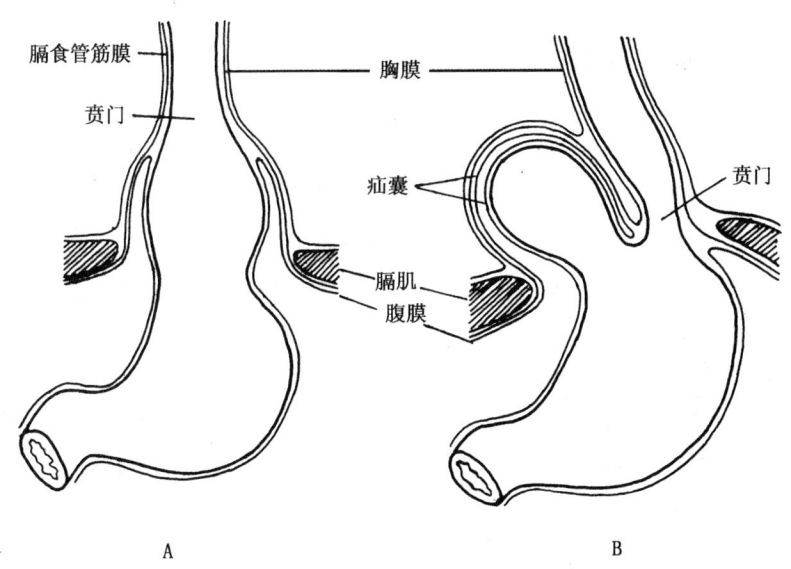

**图3-4-4  食管裂孔疝示意图**

A.滑动型食管裂孔疝  B.食管旁裂孔疝

3.混合型食管裂孔疝  亦称多器官型食管裂孔疝。它兼有上述两种类型的特征,临床少见。

**4.短食管胸胃** 一般有两种情况,一是先天性食管发育短;二是由于后天性食管胸段粘连、迂曲等原因使贲门和胃连接部均位于横膈的上方,有时一小部分胃在膈上(图 3-4-5)。临床极为少见。往往由 X 线钡餐造影报告短食管胸胃,实际上术中所见并非如此。

(三)临床表现

一般轻者无明显症状,大儿童在饭后有饱胀感、嗳气或打嗝。伴有胃食管反流者易出现反酸和呕吐。日久则产生反流性食管炎,呕吐咖啡样物,此时可有胸骨后灼痛。严重者食管出现溃疡、出血,继而发生食管瘢痕狭窄和吞咽困难(图 3-4-6)。

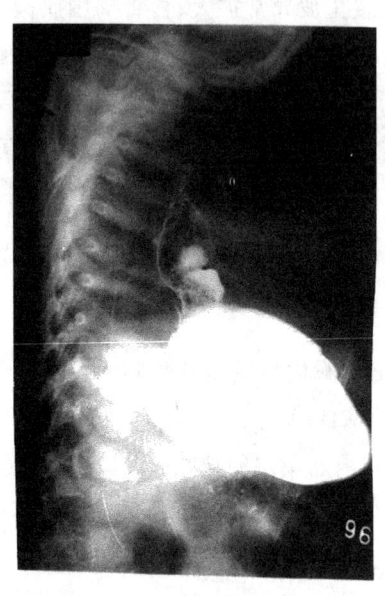

图 3-4-5 滑动型食管裂孔疝,胃黏膜疝入膈上

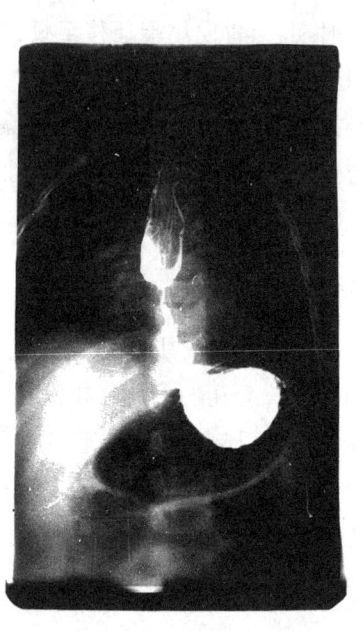

图 3-4-6 食管裂孔疝,反流致食管狭窄

(四)诊断

除临床症状外,X 线钡餐造影是主要的诊断依据。钡餐时动态观察十分必要,尤其是滑动型食管裂孔疝,轻者难以查出而导致误诊。此外,有无胃食管反流亦应仔细观察。其他辅助检查有:

1.食管镜检查 可在直观下了解是否有反流性食管炎的存在。轻者可见食管黏膜充血、水肿,重者则见有溃疡或瘢痕狭窄形成。对手术有重要指导意义。

2.放射性核素胃排空检查 临床一般用含有 $^{99m}Tc$ 的硫胶体让患儿食入进行扫描,以了解有无胃排空延迟,并同时对胃排空与胃食管反流的关系也进行观察,因为胃排空延迟是产生胃食管反流的因素之一。正常情况下,婴幼儿在 1 小时内约排出一半(50%)。如胃排空明显延迟,则在行食管裂孔疝手术时加作幽门成形术。

3.为了在手术前了解食管裂孔疝是否同时伴有反流,还可进行下列几项检查:

(1)24 小时食管 pH 值监测 正常 pH 值在 5.5~7.0 之间。若测出 pH 值在 4 以下即表明食管内有酸性反流物存在。

(2)食管下端压力测定 即了解下食管括约肌的抗反流能力。一般压力大于 2kPa(15mmHg)被视为正常。

(3)B超检查 该项检查为无创伤检查,临床有一定价值。通过食管下端各层组织结构检测出下端食管内有无反流液体的充盈活动。

综合以上检查,获得客观资料,将不难判断出食管裂孔疝的类型和是否伴有胃食管反流的存在,对决定治疗则十分重要。

(五)治疗

1.治疗原则

(1)必须使贲门解剖复位 即将贲门拉到膈下。一般小儿腹腔食管段应在3cm左右为宜。

(2)建立抗反流屏障 在修复裂孔的同时施行胃底折叠手术以缩小His角。做到使食管下端的内压和腹内压基本平衡,这样贲门关闭才满意,不致产生反流。

(3)对有明显胃排空延迟者应加作幽门成形术。

2.手术方法 有多种,但应用最广泛、效果较肯定的有Nissen术和Belsey术。兹介绍于下:

(1)Nissen胃底折叠术 可经腹或经胸入路,这要看术者操作的熟练程度。多数普外医师均经腹行胃底折叠术。但有下列情况时宜经胸手术:①有明显的食管炎症、食管狭窄。②短食管胸胃。③肝大且腹腔曾有过肠粘连或手术史。这样经腹手术很难施行。

Nissen经腹胃底折叠术的技术要点是:①将胃向上包绕食管胃连接部360°,可起到单向活瓣防反流作用。②入腹后先切断三角韧带,将肝牵向右侧以显露裂孔。③游离贲门及食管下端,并以纱带牵至膈下,便于行胃底折叠手术。④食管两侧迷走神经干与胃底上提包绕食管时如有困难需断扎几支胃短动脉,使其松弛,形成His角。⑤一般使用肛管作支架(术中由麻醉师经口插入)以防过度包绕造成食管下端狭窄。⑥包绕缝合360°,随后将食管裂孔缩缝,防止滑动型疝复发(图3-4-7)。

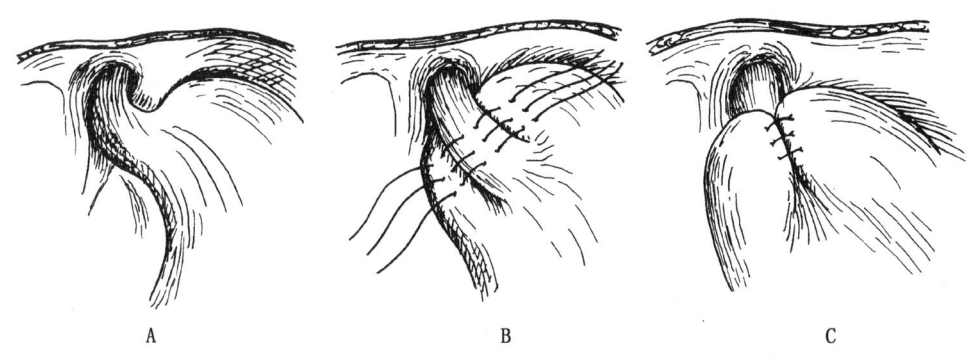

图3-4-7 Nissen手术:在术中胃底像衣领样包绕下食管括约肌

经胸入路手术基本操作过程与经腹相同。只是需采用左胸第7肋后外侧切口,切断下肺韧带将肺拉向头侧。较易游离下端食管及裂孔处组织,切开膈肌,用寸带将食管下端拉至膈下,然后游离胃底并包绕食管下端360°。如果包绕完毕置于膈下困难,可留在膈上一小部分(形成膈上小胃囊),四周与膈肌缝合固定。

(2)Belsey改良术 在小儿多采用经胸入路,其要点为:①经第7肋入胸,游离食管下端、裂孔处结缔组织、贲门及胃底。②将食管背侧膈肌脚缝缩1~2针以缩小裂孔。③胃底折叠包绕食管胃连接部240°,以利恢复胃食管的His角。④第二层包绕缝线连同膈肌一起与食管固定,最后使食管下端形成高压区(图3-4-8)。

贺延儒在临床实践中结合小儿特点及以往术后随访效果对本术式作了如下改良:①胃底折叠包绕下段

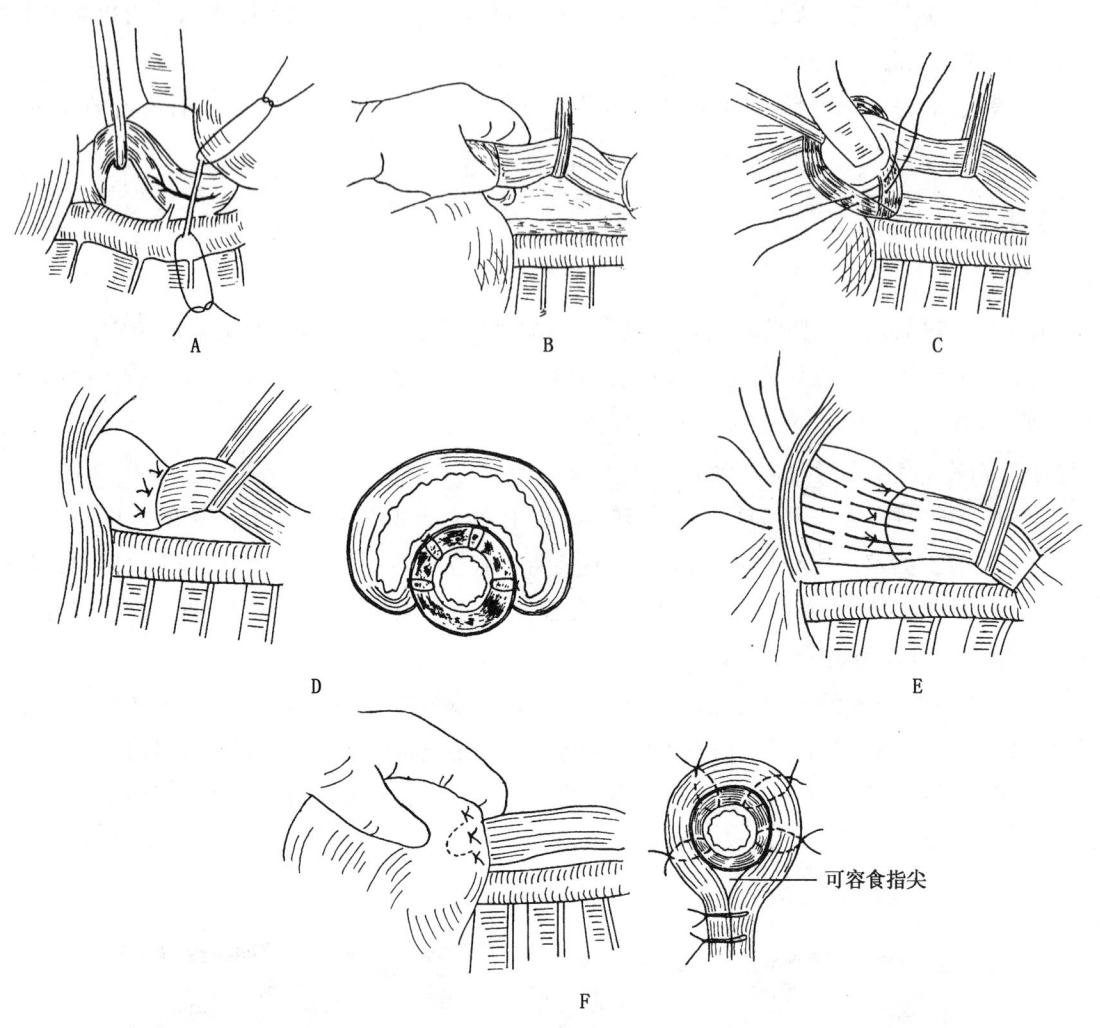

图 3-4-8 Belsey 改良手术

A.游离食管,避开迷走神经;提起食管,结扎食管动脉  B.显露贲门后,清除周围纤维组织  C.右膈肌脚缝合 1~2 针(暂不打结),待胃底包绕食管两层后打结,缩紧裂孔  D.提胃底包绕食管,第一层缝线向上包绕 1.5cm,包绕食管 240°,约缝 4~5 针

E.第二层缝线将胃底、膈肌一起与食管缝合且与第一层缝线交叉开,注意:食管为纵行肌,故要横穿针缝合,以免缝线撕脱

F.胃底折叠包绕缝合完毕,以右手食指探查食管后间隙,使右膈肌脚的 2 针打结后,可容食指尖为度

食管应大于原 Belsey 所规定的 240°(在 270°以上)。②为避免术后食管因包绕过紧造成狭窄,在术中从患儿口腔插入相应粗细的肛管作支架,连同缩紧裂孔时在膈肌脚缝合 1~2 针不可过紧(可容指尖),便能保证食管下端不发生狭窄。③第二层包绕食管的缝线只作胃底与食管壁的缝合,而后再将膈肌环键边缘与食管作第三层缝合。这样便减少了胃底、膈肌一起与食管缝合的张力,避免食管壁被撕裂的危险。经 20 余例术后随访,效果满意,既无反流也无食管狭窄发生。

抗反流修复法首先由瑞士的 Nissen(1961)和英国的 Belsey(1967)以及美国的 Hill(1967,经腹胃底折叠 180°)所创导,每一种方法都包括重建腹内段食管、缩小 His 角,以防其复发和反流。国内对食管裂孔疝的治疗方法多样,效果不一。究其效果不理想的原因有:①诊断不确切:裂孔疝类型不清楚,有无反流不明确,有无胃排空延迟没作检测,匆忙手术。②手术设计不合理:胃底折叠术包绕缝合过紧或过松,或者术后缝线滑脱导致复发。多数学者报道,如果手术治疗得当疗效应达 90%。

3. 保守治疗　患有先天性食管裂孔疝的患儿，并非都需手术治疗。对无明显临床症状的轻型患儿，尤其是婴幼儿，应先行保守治疗以观疗效。保守治疗主要有：

(1) 体位治疗　上身抬高呈斜坡俯卧位。这样有利于食物下行和防止反流。

(2) 饮食治疗　少量多餐喂养。吃奶不可过量、过急，以减少吞气。进食后保持安静，不要马上入睡。应做到睡前2小时不得进食。一般吃奶后抱起患儿轻拍后背使胃内气体排出。

(3) 药物治疗　对呕吐或有胃食管反流的小儿应选用些助消化、止吐、抗酸和促进胃肠蠕动的药物进行治疗。

对诊断明确、临床症状严重、保守治疗无效的患儿应及时采取手术治疗，避免食管并发症的发生。

## 第五节　纵隔肿瘤及囊肿

### 一、概述

胸纵隔内包含着多种器官和组织，故可发生不同类型的肿瘤，有原发的，有转移的，也有在先天发育过程中残留的胚胎组织形成的肿瘤及囊肿。器官和组织所在的解剖位置决定了各类肿瘤特有的好发部位，这无疑对临床诊断有重要意义。

小儿纵隔肿瘤和囊肿可发生于任何年龄，一般良性居多，且临床症状轻微。恶性肿瘤较少，但生长迅速，易对相邻器官造成侵袭、转移或引发感染、破溃、出血等，症状体征较突出。

近20年来，随着小儿胸外科的发展，诊断技术越来越先进，纵隔肿瘤多能得以较早发现和治疗，治愈率也有了明显提高。国内各大医院均有这方面的报道（表3-5-1）。

表3-5-1　国内小儿纵隔肿瘤与囊肿报道情况统计

| | 五组* | | 北京儿童医院 | |
|---|---|---|---|---|
| | 例数 | % | 例数 | % |
| 神经源性肿瘤 | 40 | 30.3 | 135 | 38.1 |
| 食管囊肿 | 34 | 25.8 | 92 | 26.0 |
| 畸胎类瘤 | 17 | 12.9 | 49 | 13.8 |
| 淋巴管瘤 | 7 | 5.3 | 40 | 11.3 |
| 淋巴肉瘤 | 6 | 4.6 | 9 | 2.5 |
| 胸腺瘤及增生 | 12 | 9 | 8 | 2.3 |
| 支气管囊肿 | 6 | 4.6 | 12 | 3.4 |
| 脂肪瘤 | 0 | — | 6 | 1.7 |
| 其他 | 10 | 7.5 | 3 | 0.9 |
| 合计 | 132 | 100 | 354 | 100.0 |

续表

| | 五组* | | 北京儿童医院 | |
| --- | --- | --- | --- | --- |
| | 例数 | % | 例数 | % |
| （其中恶性者） | 38 | 27.1 | 52 | 14.7 |

\* 上海 33 例　中华小儿外科杂志　1982,3(1):8
　天津 20 例　中华小儿外科杂志　1982,3(2):107
　成都 22 例　中华小儿外科杂志　1989,10(1):26
　杭州 31 例　中华小儿外科杂志　1989,10(1):29
　太原 26 例　中华胸心血管外科杂志　1995,5:304

北京儿童医院从 1957 年 5 月至 1996 年 5 月共收治小儿纵隔肿瘤和囊肿 354 例,年龄由生后 5 天至 14 岁。其中男 210 例,女 144 例。354 例中良性、恶性实体肿瘤占绝大多数。计良性肿瘤 296 例(占 83.6%),恶性肿瘤 58 例(占 16.4%),良性与恶性之比为 5:1。从发病率看,实体性肿瘤中,神经源性肿瘤为第一位；囊性肿瘤中以肠源性囊肿最多。其次是淋巴管瘤和畸胎瘤。少见的病种还有胸腺瘤、支气管囊肿、脂肪瘤、淋巴肉瘤、横纹肌肉瘤、甲状腺癌等。一般 3 岁以下小儿绝大多数系良性肿瘤；3 岁以上多见为实体肿瘤,且恶性者较多。

小儿各类纵隔肿瘤的治愈率,目前尚无精确统计,公认恶性淋巴瘤均预后不良。神经母细胞瘤发病在 1 岁以内者,如能完整切除,术后辅以化疗和放疗,2 年以上不复发者,则可望获愈。

小儿纵隔肿瘤,临床并非少见。由于近些年来小儿常作健康普查,使得就诊患儿明显增多。故为提高治愈率,做到早发现、早治疗,定期进行小儿胸部 X 线普查是十分必要的。

（一）纵隔解剖

纵隔介于两肺之间,其范围上为胸廓上口,下达横膈,两侧为纵隔胸膜,前为胸骨,后为脊柱。通常划分纵隔区域是以胸骨角至第 4 胸椎下缘的水平线为界,分上纵隔和下纵隔两部分。而下纵隔又以气管分叉(或者以心包)为中心又分为前、中、后纵隔(图 3-5-1)。

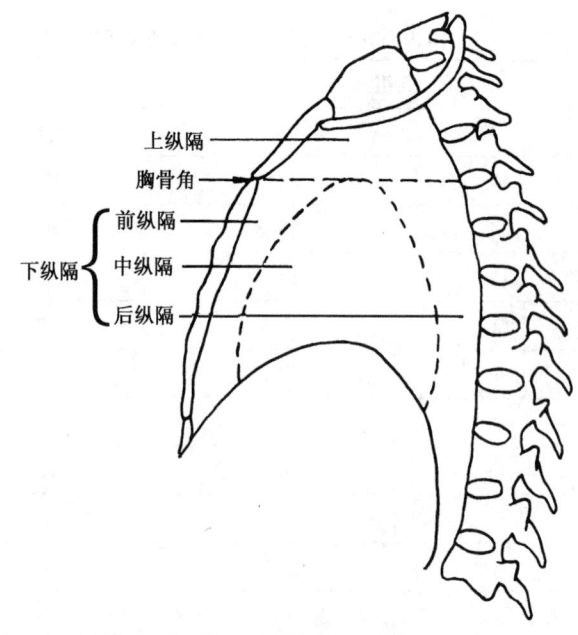

图 3-5-1　纵隔的分区

1. 上纵隔 由前向后依次为胸腺、左右无名静脉、上腔静脉、主动脉和肺动脉等。胸腺紧贴在胸骨柄之后,所占体积最大。

2. 前纵隔 为胸骨与心包之间的间隙,其间主要含有胸腺及淋巴组织。为临床使用方便,X线报告常把胸腺划归位于前上纵隔。该区域可发生胸腺瘤、囊状水瘤、畸胎瘤、淋巴肉瘤、支气管囊肿、脂肪瘤及血管瘤等。

3. 中纵隔 有肺门淋巴组织及心包。该区域可见有心包囊肿、支气管囊肿、恶性淋巴瘤等。

4. 后纵隔 为心包与脊柱之间的间隙。内有气管、支气管、食管、胸导管、主动脉、奇静脉、迷走和交感神经干以及淋巴结等。其上与颈部相通连。故癌肿之淋巴转移、炎症、纵隔气肿之蔓延均可经此波及颈部。该区域最多见的肿瘤是神经源性肿瘤,次之为肠源性肿瘤。

(二)纵隔肿瘤的临床表现

良性纵隔肿瘤生长缓慢,一般无临床症状或很轻微,不为患儿家长察觉,往往因其他疾病行X线检查时才被发现。而恶性纵隔肿瘤因其生长迅速,对纵隔器官产生压迫或较早出现转移,故临床症状表现明显。常见的有:

1. 呼吸道压迫症状 当肿瘤压迫气管、支气管或侵犯肺组织时,临床可出现咳嗽、喘鸣、气促、发憋,大儿童则伴有胸闷或胸痛。如肿瘤感染,突然增大,也可招致肺炎、肺不张的发生。此时X线下往往显示对侧代偿性肺气肿。临床有时可见到患先天食管囊肿的小婴儿出现急性的窒息或呼吸衰竭症状。颈-纵隔型淋巴管瘤亦可发生上述情况。当肺组织受累严重时可有咯血。

2. 上腔静脉受压症状 巨大的纵隔肿瘤将会压迫上腔静脉、无名静脉,导致血液回流障碍,可见颈胸浅静脉怒张,面部浮肿、发灰,口唇发绀。

3. 其他伴随症状 一些纵隔肿瘤常与颈部肿块同时存在。如囊状水瘤,亦可为恶性肿瘤如胸腺瘤、淋巴肉瘤、神经母细胞瘤等直接浸润或行淋巴转移。恶性肿瘤可致患儿消耗过大,产生贫血貌、肋骨破坏、胸腔积液和远处器官(肺、骨骼等)的转移。如肿瘤侵入椎管还可产生脊髓压迫症状,重者则引起下肢截瘫。

一般查体可见患侧胸部饱满、隆起,肋间隙增宽,叩诊呈实音,听诊呼吸音减弱。总之,临床症状的轻重,和肿瘤的性质、部位、大小有着直接的关系。

(三)纵隔肿瘤的诊断

纵隔肿瘤的诊断除病史、临床症状和体征外,X线摄片、超声检查、CT及MRI等,都有重要参考价值,而定性需根据病理检查结果。

1. X线摄片 一定要摄胸部正位、侧位片,以显示肿物所在纵隔的精确部位,肿物的大小、形态、致密度、有无钙化、骨骼影等。神经源性肿瘤、肠源性囊肿均位于后纵隔。胸腺瘤、畸胎瘤(多有钙化影)多位于前纵隔。良性肿瘤增大可伴肋骨受压变细。恶性肿瘤则有肋骨破坏、血性胸水及淋巴转移征象,有时远处还有转移病灶。如胸片不清楚可摄体层片,或抽出胸水再摄片,多能清晰看见。纵隔受压严重时可出现气管移位及纵隔疝等。X线钡餐检查对了解肿瘤与食管的关系有一定帮助。

2. B超和CT、MRI检查 对肿瘤的定性(囊性、实体性)、部位、大小、形态均有较大参考意义。

3. 气管、食管镜检查 当怀疑有管腔内占位病变时,此项检查有较大意义。

4. 穿刺或手术取活体组织送病理检查 无论是实体性或囊性肿瘤均可进行,尤其是怀疑恶性肿瘤时。用粗针头穿刺抽出瘤组织作病理检查,对诊断和治疗均有指导意义。当囊性肿瘤有继发感染和内出血时,肿物会突然增大,产生呼吸道压迫症状。

5.尿香草扁桃酸测定  患有神经母细胞瘤时,尿内儿茶酚胺明显增加,测定尿中香草扁桃酸(VMA)可协助诊断。

(四)纵隔肿瘤的鉴别诊断

纵隔肿瘤应与下列疾病鉴别：

1.小儿胸腺增生性肥大  小儿胸腺瘤、胸腺囊肿临床很少见。绝大多数是属于正常范围内的胸腺增生性肥大。婴幼儿的胸腺约长5cm、宽3～4cm、厚1cm，质软，呈分叶状，于2岁时最发达。2岁以后胸腺随年龄增大逐渐退化，而被脂肪和结缔组织替代。个别小儿退化较晚且过于增生肥大，形态多变，X线下酷似肿瘤，很易误诊。如成年人胸腺仍未退化，应视为病态。胸腺肥大有时伴有淋巴结肿大，称胸腺淋巴体质(status thymicolymphaticus)。胸腺肥大在胸部X线透视下可见吸气时变小，呼气时增大；内服激素2周后往往有缩小改变。

2.胸椎结核伴椎旁寒性脓肿  该病在X线片上颇似后纵隔肿瘤，但多伴有结核感染的其他症状，如低热、盗汗、肺内结核灶、OT试验阳性等。高电压摄片可见椎体有结核破坏改变，有的小儿有明显的结核接触史。故仔细询问病史和查体多可鉴别。

3.胸主动脉瘤  X线下可见紧贴心缘有一小半圆或椭圆形阴影。一般临床难以听到血管杂音，也看不清搏动。想到此病应进一步行超声或造影检查鉴别之。

4.实质脏器疝入胸腔  先天性膈疝时，肝、脾、肾均可疝入胸腔。食管裂孔疝、胸骨后疝以及充满食物之胃疝入胸腔或纵隔时很易误诊。必要时可作钡剂和静脉肾盂造影确诊。

5.纵隔淋巴结核  有时纵隔淋巴结核团块较大，压迫气管产生呼吸困难。当难以除外肿瘤时，为解除压迫，改善缺氧症状，可开胸行探查手术。

6.纵隔感染  尤其是慢性纵隔淋巴结炎久治不愈时，易形成包裹性脓肿，颇似纵隔肿瘤。临床应结合全身感染灶，警惕纵隔脓肿之存在。

7.胸段腹侧脊膜膨出  本病罕见。膨出肿物的大小往往和椎板裂隙的程度有关。X线摄片可看到椎体之改变。为明确诊断，可行椎管造影助诊。如患儿无症状，膨出肿物又小，可先观察，不必急于手术。

(五)纵隔肿瘤的治疗原则

纵隔肿瘤一旦确诊应尽早手术切除，除非患儿病情危重或并发其他严重疾病不能耐受手术。公认小婴儿神经母细胞瘤早期治疗预后较好。如肿瘤过大，患儿体弱，术前可进行短时化疗，待肿瘤缩小再切除，术后继续做化疗和放疗。有的肿瘤或囊肿确诊困难，也应早做探查手术，以免贻误治疗机会。经验证明，只有淋巴瘤及已有广泛转移的恶性肿瘤才不宜手术。

关于纵隔手术的入路，应根据肿瘤的部位、范围、大小、病情等具体情况而定。由于小儿纵隔狭小，组织娇嫩，手术应力求轻柔、仔细，尽量减少意外损伤。当肿瘤包绕大血管、神经时，不可过于强求彻底切除，因血管壁受肿瘤浸润变得脆弱，极易破溃造成大出血，甚至导致死亡。喉返神经、交感神经、胸导管的损伤临床屡见不鲜，术者对直观下难以定性的巨大肿瘤，术中可送快速冷冻病理检查，以利参考。

## 二、神经源性肿瘤

肿瘤多位于后纵隔，多为良性，源发于椎旁交感神经节链的不同部位。临床最多见的是神经节细胞瘤和神经母细胞瘤。

(一)病理分类

1. 良性肿瘤

(1)神经节细胞瘤　发自交感神经节,亦可与交感干相连。肿瘤质硬,包膜完整,紧贴附于椎旁,极少数有恶性倾向。

(2)神经鞘瘤　是由神经鞘的施万(Schwann)细胞发生而来。肿瘤坚硬,包膜完整。

(3)神经纤维瘤　来自脊神经各部组织,内含大量神经纤维,可单发于纵隔,也可全身多发(神经纤维瘤病)。该肿瘤可跨越椎间孔成哑铃状生长,若沿脊神经根入椎管则对脊髓产生压迫症状,重者发生截瘫。

2. 恶性肿瘤　以神经母细胞瘤为代表,从临床上和病理上看有两个特点:

(1)恶性程度偏低者,质地较硬,包膜完整,较少发生转移,极少数甚至可演变为良性。

(2)恶性程度偏高者,肿块大,增长快,质地软,可发生中心坏死,切面呈烂鱼肉样。常有较早转移,临床症状重。

(二)诊断

除临床多见的压迫症状外,X线摄片多显示后纵隔脊柱旁沟有一致密度较高、边界清晰的圆形或椭圆形阴影。肿瘤大时可压迫周围组织,使椎间孔变大,肋间隙增宽,肋骨变细、变薄。如肋骨和椎体有破坏,或出现血性胸水,则为恶性表现。有时瘤体内显示有密集粟粒状钙化点,是出血机化所致。其他辅助检查如CT、B超、测定尿中VMA等均对诊断有帮助。

(三)治疗

多采用患侧后外侧切口入胸。术中应注意:①避免过分牵拉,造成脊髓损伤和脑脊液外流,一旦发生应及时修补,以防成瘘和感染。②对延伸到椎管内的肿瘤亦应咬除该处椎板,力求一并切除干净,以防复发。③防止发生交感神经、喉返神经以及胸导管的损伤。④恶性肿瘤术后均应配合化疗和放疗。

## 三、先天性食管囊肿

食管囊肿又称食管重复畸形。本病多见于婴幼儿时期。北京儿童医院在354例手术切除的纵隔肿瘤中经病理检查证实为食管囊肿者92例,约占1/4。肿瘤均位于后纵隔。

由于小儿临床症状复杂,病情变化大,易延误诊治而造成不良后果。

(一)胚胎与病理

在胚胎发育过程中,上消化道从实性期进化到空泡阶段,未能与正常消化道融合、贯通,而最后在胸部形成单囊或多囊,且与食管密切相连。

囊肿内膜多为异位胃黏膜,有时可见少量胰腺组织。胃黏膜分泌胃酸,常致消化性溃疡、出血。囊壁中层为平滑肌,外层是浆膜层。囊肿亦可和食管共壁,不易分开,无浆膜。

(二)临床表现

主要取决于囊肿大小、有无内出血和感染,以及对相邻脏器(气管、食管、肺)的压迫或腐蚀程度而表现不同的症状。发病可急可缓,一般常以下列症状就诊:

1. 呼吸道梗阻症状　气管受压狭窄可出现呼吸急促、喘憋、口周青紫。如肺部有感染,则缺氧更明显,严重者可突发窒息。囊肿巨大时,可致纵隔移位、心脏受压,心肺功能障碍可同时出现。如诊治及时,行囊肿紧急穿刺抽液减压,病情可立即缓解,以争得手术时机,否则,很易导致死亡。

2.咯血、便血、贫血　大囊肿常与肺有粘连,酸性囊液腐蚀囊壁破溃入肺,便引起肺组织破坏、血管渗血而表现为咯血。便血的来源有二:①小儿不会吐,由气管咯出的血经咽部咽下入肠道。②管腔型食管囊肿的内出血可直接由肠道排出。以上这些因素导致长时间的慢性失血,势必造成贫血。

3.吞咽困难或呕吐　随着囊肿对食管的压迫加重,可使患儿发生进行性吞咽困难,甚至呕吐。钡剂检查很易确诊。

4.体征　患侧胸廓饱满,肋间隙增宽,主气管移位,叩诊呈浊音,听诊可有呼吸音减低。肺部感染时,可闻及湿啰音。

5.辅助检查

(1)X线　显示胸腔内致密度均匀的肿物影,边界清楚。肿物巨大时占满整个胸腔,很难与肺内肿瘤区分。钡餐检查可见食管踪迹。部分病例X线片上显示有椎体畸形(椎管裂、半椎体多见),对诊断意义很大。

(2)B超和CT检查　对鉴别肿物性质(囊性或实性)有重要参考价值。

(3)囊液检查　正常囊液浅黄、清亮、稍黏、pH偏酸。当有陈旧性内出血时,呈暗紫色或褐色。

(三)诊断与鉴别诊断

本病主要依据临床症状、体征、X线检查等综合分析作出诊断。其中合并脊椎畸形者约占60%,对诊断帮助很大。根据囊肿形态及病理特点,临床分以下几种类型:

1.单一囊肿型　多见。形态不一,但整体结构为一大囊。

2.多发囊肿型　纵隔脊柱前缘或两旁有多个孤立的囊肿。有的亦可发生在前纵隔。

3.管腔型　位于胸部的食管囊肿下段呈一细管道,穿过膈肌入腹腔与肠道交通。

4.胸、腹多段重复型　除胸部有食管囊肿外,腹腔肠管亦可间隔发生多段重复畸形。

5.憩室型　极少见。

本病临床上需与脓胸、肺内肿瘤、支气管囊肿、其他纵隔肿瘤(如神经源性肿瘤等)鉴别。

(四)治疗

原则上确诊后应及时手术切除。但术前、术中应注意下述几种情况:

1.凡手术前有严重呼吸困难或吞咽困难者,应先行囊肿穿刺抽液减压,待一般情况改善后再手术。

2.术中发现囊肿与腹腔相通时,应先探明情况(用橡皮导尿管),如为盲端,争取一并切除。如与肠管相通(可注入亚甲蓝溶液证实),切除有困难者,亦可先切除胸部囊肿,延期切除腹腔重复段。

3.术中要警惕多发囊肿的存在。因囊肿互相挤压,往往外边囊肿切除后,原相邻受压的另一囊肿壁尚处于瘪缩状态,不易察觉,以致造成术后又有囊肿出现。必要时,可在术中对可疑肿物穿刺造影,术中摄片,以免漏诊。

4.术中注意囊液性质,以鉴别内向性脊膜膨出症。

5.预防胸段乳糜管的损伤。术终清理创面后如发现有无色透明渗液时,应仔细寻找乳糜管,予以缝扎,以防止术后发生乳糜胸。

## 四、畸胎类瘤

纵隔内畸胎瘤包括皮样囊肿,统称畸胎类瘤。畸胎瘤可发生于任何年龄和任何部位,但纵隔的畸胎类瘤以前纵隔最多见。它原系胚胎期鳃裂的一部分组织,随膈肌下降入纵隔而形成肿瘤。

临床上对仅含外胚层组织(皮肤、毛发、皮脂腺)者称皮样囊肿;而含有3个胚层组织(包括中胚层的骨、牙齿、肌肉和内胚层的消化道、支气管、胰腺等)者则称畸胎瘤。

畸胎类瘤多为良性肿瘤,病理上囊实性间杂者为多,肿瘤内细胞基本都分化成熟。未分化成熟的也可随小儿成长逐渐发展成熟。少数畸胎瘤可恶变,中心液化坏死,呈皮脂样物,外观灰黄色,包膜一般完整。纵隔内畸胎类瘤巨大时对气管和纵隔内器官产生压迫症状,恶变时可穿破包膜向四周浸润,如侵犯肺、支气管又可继发感染引起咳嗽、发热等肺部症状。有报道,成人多有咳出毛发、皮脂样物者,对诊断有决定性意义,但在小儿罕见。

X线摄片如显示肿瘤内有不规则钙化点或牙齿、骨骼影,则可明确诊断。但良、恶性仍需依据病理检查结果。

在460例小儿纵隔肿瘤中,畸胎类瘤66例(占11%),属第三位,其中发生恶变的有4例。本病恶变后发展迅速,故一旦确定诊断应及时手术切除,而且力求切除完整、彻底、不留囊壁,否则易复发,再次手术难度甚大。

### 五、淋巴管瘤

淋巴管瘤又称囊状水瘤,系小儿常见的良性肿瘤。按发病部位分为颈型、颈纵隔型和纵隔型。临床以颈型和颈纵隔型最多见,病理上可为单房或多房结构。

北京儿童医院在收住院治疗的900例淋巴管瘤中颈纵隔型及纵隔型淋巴管瘤有36例(占4%),其中颈纵隔型巨大淋巴管瘤15例。

本病诊断不难。颈纵隔型淋巴管瘤多见于婴幼儿,常以颈部囊肿就诊。每当患儿哭闹或吸气时肿物变大,安静或立位时肿物缩小,说明肿物与纵隔连通。若在X线透视下观察有上述变化,则对诊断有决定性意义。X线片可显示纵隔增宽。穿刺抽液或造影可进一步了解囊液性质、单房还是多房以及与颈、纵隔之间是否相通。B超、CT检查对诊断也有帮助。

淋巴管瘤虽是良性肿瘤,但瘤体过大或继发感染、有内出血时,对生命仍构成一定威胁。婴幼儿主要见于气管严重受压而发生呼吸困难,甚至急性呼吸衰竭、窒息,抢救不及时可造成死亡。

近些年来,北京儿童医院对有极度呼吸困难、不能耐受大手术的危重患儿采用了颈部肿瘤局部切开减压、囊壁外翻缝合内引流术,必要时辅以气管切开,经抢救脱险后,待患儿病情稳定后再择期施行肿瘤切除术。

手术入路需根据肿瘤部位、大小、患儿年龄及耐受能力而定。可Ⅰ期或分期完成肿瘤切除。本病术后易复发,故要求手术彻底、干净、不留囊壁。对可疑处务必用碘酒涂擦,不遗留后患。如作颈胸联合切口,切口大,锁骨上窝神经、血管多,操作不慎,易招致血管断缩大出血,应高度警惕。其他如胸导管、喉返神经、交感神经干等损伤亦应尽量防止发生。

### 六、支气管囊肿

支气管囊肿发源于胚胎期前肠残留组织。囊肿好发于主支气管的隆突附近,一般多为单房,不与支气管相通。囊肿内衬以纤毛柱状上皮,包膜光滑完整。囊壁很薄,内含灰白色黏液。

由于囊肿位于气管和食管之间,故较小时临床无症状,较大时则压迫气管、食管产生症状。因囊肿紧贴气管壁,故可使气管移位,甚者伴有通气梗阻征。若囊肿发生感染或破溃入支气管即可引起肺部感染而表现为发热、咳嗽。

X线检查可见主支气管或隆突附近有一圆形或椭圆形较淡的阴影,通常比食管囊肿偏上偏中,靠近心脏缘,并往往与心影重叠,有时阴影比心影还浅淡。临床多误诊为食管囊肿。若在前纵隔则易误诊为胸腺囊肿。

北京儿童医院收治的12例支气管囊肿患儿,术前获确诊者仅6例,其余6例中有2例与食管囊肿同时存在,1例与隔离肺并存,其他3例均因囊肿小,临床无症状,术前未察觉,术中才发现。

本病确诊后亦应手术治疗,以免引起后患。

### 七、胸腺瘤与胸腺囊肿

胸腺瘤临床分为:①上皮细胞型:主要为网状上皮细胞。②淋巴细胞型:以淋巴细胞为主。③混合型:兼有上述两种细胞。一般胸腺瘤以良性居多,恶性较少。胸腺囊肿临床很少见。在460例小儿纵隔肿瘤中有16例胸腺瘤,其中7例为恶性。4例正常胸腺增生性肥大者,其中1例并发纯红细胞再生障碍性贫血,胸腺切除后红细胞恢复正常,贫血得到纠正。

胸腺瘤一般呈分叶或结节状生长,可向临近组织伸展,恶性者多有纵隔淋巴转移,术后亦易复发。

胸腺瘤(或囊肿)的诊断,主要需与正常胸腺增生性肥大作鉴别。正常胸腺虽有肥大,形态多变,但透视下可见吸气时变小,呼气时增大,内服激素1~2周后可有缩小改变。切不可盲目手术。

据文献报道,胸腺瘤合并重症肌无力约占25%~30%,而重症肌无力患者约有8%~20%合并有胸腺瘤。但临床公认为切除胸腺只对不伴有胸腺瘤的重症肌无力者效果满意。因此,至今为止对重症肌无力与胸腺瘤的内在关系仍不十分清楚。

胸腺瘤(或囊肿)确诊后应行手术切除。病理证实恶性者,应配合放射治疗。

### 八、脂肪瘤

脂肪瘤可发生在纵隔任何部位,临床十分少见。脂肪瘤虽系良性肿瘤,但瘤体巨大亦可产生压迫症状。因病程发展缓慢,就诊时多为年长儿童,且健康状况良好。

北京儿童医院收治6例纵隔脂肪瘤患儿皆为5岁以上,瘤体位于前纵隔者3例,中纵隔1例,后纵隔2例。

脂肪瘤易与囊性肿瘤混淆而误诊。脂肪瘤的X线特点是肿瘤阴影浅淡,比心脏阴影还淡,密度一致,呈圆形或椭圆形,边界尚清楚。超声波检查近乎囊性。CT值呈负值。

肿物形态外观包膜菲膜、内为多个分叶状柔软的团块。切面为黄色透亮的脂肪组织。病理检查亦为正常脂肪组织,并无杂质。

## 第六节 呼吸道先天性疾病

### 一、肺不发育与肺发育不全

新生儿肺不发育临床极为罕见,北京儿童医院在8000例尸检中仅有10例。单侧的肺发育不全略为常见。

(一)病因病理

胚胎时期,由于肺芽初期发育的停顿而导致肺不发育,可为一叶或两叶的缺如,多见于右上叶和右中叶。如果肺芽在发育过程中某段停顿,即产生不同程度的肺发育不全。病理上前者为一侧的肺缺如,后者为一侧的肺支气管或肺实质发育不成熟。

(二)诊断

因支气管与肺的发育障碍,使患侧的胸壁也发育不良。当有单侧肺存在时,尚可供氧以维持生命,但气管和心脏均有移位,出生后即表现为气促或有不同程度的呼吸困难和发绀。

如为一侧肺不发育,X线则显示患侧一片致密,心影和纵隔移向患侧。健侧肺则有代偿性肺气肿。肺纹理及肺血管影也较粗。若为一侧肺发育不全,X线则可见少量含气的肺组织,类似肺不张。

肺发育不全常合并肺动脉缺如、患侧膈疝、骨骼或泌尿系统的畸形。

(三)治疗

应根据患儿的畸形及合并症全面考虑。对影响生命的重症及时处理,如患侧肺并发感染、症状严重应以手术切除为宜。

### 二、新生儿呼吸窘迫综合征的胸部外科急症

临床上新生儿呼吸窘迫综合征多见于内科疾患。如新生儿肺透明膜病,由于细支气管透明膜形成,降低了肺泡通气量,肺泡透明膜因堵塞又使气体交换遭到破坏导致肺不张,因此临床表现为极度呼吸困难。

在胸外科,新生儿呼吸窘迫综合征见于出生后肺未扩张,称原发肺不张。也可见于胸部创伤引起的窒息和"肺休克"。另外,中枢神经系统畸形或产伤导致的呼吸中枢功能障碍也可造成急性呼吸窘迫。

在临床实践中还常见到下列先天性疾患引起的新生儿呼吸窘迫综合征,应予以高度重视。现分述如下:

(1)先天性膈疝 主要指先天性后外侧胸腹裂孔疝。本症由于膈肌有先天发育缺损,腹腔脏器(实质性或胃肠等)疝入胸腔,使肺受到严重挤压导致发育受限或从胎儿时期就未发育。所以出生后就表现为呼吸困难、发绀,有时伴有呕吐。B超和钡餐检查,结合临床体检便可获得确诊。治疗主要行患侧开胸手术,妥善按顺序还纳疝入胸腔的脏器回到腹腔。如发现有先天性胃肠道畸形(如肠闭锁、肠旋转不良等)则立刻解决。术中仔细检查肺的发育情况,并充分给氧使其扩张。然后修补膈肌裂孔。术后充分给氧,必要时持续使用呼吸机。常规禁食、胃肠减压、雾化吸痰、静脉营养、抗感染、保持水及电解质平衡,争取早日喂奶。

(2)先天性张力性肺大疱和肺气肿 亦属先天性细支气管和肺泡发育缺陷,使肺组织积气,张力逐渐增大,多个肺泡破裂形成大疱。由于是一个肺叶或全肺叶病变,使患儿肺内积气难以交换而出现呼吸窘迫。X线片可见巨大囊状透亮区和过度含气的肺组织。被压迫的肺组织其肺纹理有聚拢征象或呈多个长团块影。本病应紧急行开胸手术治疗。急救时亦可先行胸腔穿刺放气,或置入细管减压,待病情稳定后再手术切除。

(3)新生儿自发性气胸 多因支气管或肺组织本身有先天发育缺陷,当肺大疱和肺气肿时如积气过多,张力过大,则易导致自发性张力性气胸。亦可因生后呼吸道梗阻或突然窒息、憋气致肺泡破裂而发生气胸。X线片上亦呈现胸腔大量积气,肺组织受压,在肺门处呈现圆形或半圆形团块阴影。治疗应及时行胸腔闭式引流,直至肺复张。如有胸膜支气管瘘,经久不愈时,要开胸缝补,并防止感染的发生。

## 三、肺动静脉瘘

肺动静脉瘘为先天性肺血管发育异常,临床极为少见。北京儿童医院30年来仅收治4例。1例右肺中叶及下叶肺动静脉瘘,确诊后行肺中下叶切除治愈。另3例中2例为双侧肺多发肺动静脉瘘,1例为两肺多发肺动脉狭窄,均未能手术治疗,分别生活至4～5岁时死亡。

(一)病因病理

本病为胚胎时期中胚叶血管发育不全所致。表现为血管壁肌层发育不良,缺乏弹性纤维,受肺动脉压力影响促使病变血管扩张迂曲,常见为动静脉(其一支是动脉、两支是静脉)之间不存在毛细血管床,是直接相交通的,有的形成海绵状血管瘤。

本病常有家族遗传倾向并常伴有Rendu-Osler-Weber综合征(多发动静脉瘘、支气管扩张、右下肺缺如、先天性心脏病等畸形)。肺动静脉瘘可单发和多发,呈弥漫性生长,瘘的囊腔壁类似静脉壁结构。多数患儿因动脉血氧饱和度下降,低氧血症而致红细胞增多症。

(二)诊断

由于患儿低氧血症,表现为皮肤和口唇发绀、杵状指,活动后呼吸急促,有时还可见黏膜出血倾向。X线表现为肺纹理粗重,局部或散在团块阴影,类似棉花团样。CT扫描也有助于诊断。肺动脉造影可清楚地显示动-静脉瘘的部位、大小、数目及血管迂曲、扩张的情况。严重患者听诊可闻及血管收缩期杂音,其特征为随呼吸而变化,吸气时增强,呼气时减弱。

(三)治疗

肺动静脉瘘的治疗需根据病变范围和症状的轻重而定。肺切除是常用的治疗手段,操作时应先结扎动脉,避免出血过多引起患儿休克。如发现异常血管所致瘘时,要尽量妥善结扎异常血管。无法切除和结扎时可作动脉瘤内缝闭术。

## 四、先天性肺囊肿

先天性肺囊肿是小儿肺畸形疾患中的多发病,它在小儿肺肿瘤发病率中也占第一位。根据北京儿童医院1964～1994年资料统计,凡属于先天性肺畸形、肺实体肿瘤、肺重症感染及创伤而行肺切除的218例病例中,先天性肺畸形疾病就有172例(占78.9%),其中先天性肺囊肿138例,几乎占先天性肺畸形疾病的80%以上。肺囊肿的分类各家命名不一。这里主要指先天性支气管肺囊肿。临床可见单发和多发。

### (一)病因病理

本病的形成与胚胎肺发育出现障碍有关。从胚胎第4周开始,由原肠发出肺芽,分为左侧2支、右侧3支,成为肺叶的基础。各支又继续分叉,发展成支气管树,其远端最后变成肺泡。如果在此发育过程中有一部分肺芽和支气管树脱离,则可形成盲管,而盲管内分泌物逐渐增多,淤滞无法排出时,即发生膨胀,成为含有黏液的囊肿。这种囊肿可发生在一个肺叶,也可发生在多个肺叶,可以单发,也可以多发,甚至可形成蜂窝状的多囊肺。囊肿若和支气管相通时可表现为气囊肿或气液囊肿。肺囊肿的壁与支气管的壁结构相同,内衬以纤毛柱状上皮,囊壁外层是纤维结缔组织,有时还具有平滑肌、黏液腺和软骨组织。由于肺囊肿无呼吸功能,外观没有褐色或炭末样色素沉着,术中较易辨认。

### (二)临床表现

症状出现的早晚,与肺囊肿的大小、数目多少、有无感染有关。较小的、无感染的囊肿常无任何症状,偶可出现上呼吸道感染,经抗感染治疗也很快好转,易被家长忽视。往往在体检摄胸部X线片时发现。大的肺囊肿很易反复继发感染,并对邻近组织和脏器造成压迫,引起一系列肺部症状,如咳嗽、呼吸困难、咳痰、发热、胸痛、肺炎等。有的小儿一侧胸腔被巨大的肺囊肿所占满,导致纵隔疝和对侧肺气肿。甚至有的肺囊肿因张力过大而破裂形成张力性气胸。此时应紧急处理,否则会危及生命安全。

### (三)诊断与鉴别诊断

肺囊肿的诊断除根据病史及临床表现的特点外,主要依靠X线检查。由于肺囊肿的类型不同,在X线片上表现也不同。总的来讲X线常出现以下3种形态:①肿瘤型:显示密度均匀的致密球形或卵圆形阴影。囊腔内充满液体,与支气管不通。②空洞型:囊肿与支气管相交通。一般无感染时囊内只含气体,有感染存在时则出现气液面。③多囊型:在一个肺叶或全肺有多个大小不等的囊性病变,可有小液面出现,形如蜂窝状。由于感染轻重不一,X线片上可呈环状重叠的紊乱结构。单发囊肿的囊壁较厚,X线呈粗线圈样,较易诊断。鉴于肺囊肿的变化多端,要求在临床治疗过程中必须进行X线连续动态观察。

本病极易误诊为肺隔离症、肺肿瘤、肺大疱、肺脓肿、包裹性脓胸、膈疝等。其鉴别要点:①本病多有反复肺部感染病史,但无论病史长短,其病变始终表现在肺的某一固定部位。②对易混淆之病种需作针对性检查以除外之。

临床最难鉴别的病种是肺隔离症。肺隔离症是一部分胚胎肺组织与正常肺组织在发育过程中是隔离开的,它的血供直接来自主动脉的分支。该部肺组织亦呈肺囊肿改变。肺隔离症若存于正常肺叶之内称肺内型,若与正常肺叶隔开则称肺外型。肺隔离症多发生在下肺,以左下肺多见,其囊腔与支气管不通。手术切除时在分离下肺韧带与膈肌、胸膜面的粘连时必须仔细寻找异常动脉,并要稳妥断扎。异常动脉的破裂或断缩致大出血死亡者文献多有报道。

CT肺断层片对肺囊肿的诊断也有帮助。

### (四)治疗

本病确诊后应尽早行外科治疗,根据囊肿大小作相应的肺叶切除。对小的、单发的或靠近肺叶边缘者可采取肺段切除或囊肿摘除术。如合并感染应于术前积极控制感染。肺囊肿病变本身,以及反复发作的感染时时都在威胁着患儿的健康和生命,而感染又会加大手术的难度。

而今手术和麻醉已非难题,小儿肺组织弹性好,代偿力强,术后肺功能恢复快,故年龄小并非手术禁忌。

临床实践证明,手术的年龄越小预后越好。因此早日手术实为最佳选择。

### 五、乳糜胸

乳糜胸是胸导管由于多种原因受到损害导致乳糜液漏入胸腔内,不仅可对胸腔脏器造成压迫,而且乳糜液的大量丢失还会引起全身营养障碍、水及电解质紊乱、免疫功能低下,严重者甚至可导致小儿急性呼吸循环衰竭。故一旦确诊,应按急症对待,以免延误治疗时机。

(一)病因病理

乳糜胸发病原因较多,临床上根据病因从实用角度出发大体分为3类:

1. 自发性乳糜胸　多见于婴幼儿,系因先天性淋巴系统发育异常所致。
2. 创伤性乳糜胸　可因各种闭合或开放性颈、胸部创伤引起。如车祸、撞击、挤压、坠落、锐器伤等使胸导管遭受破裂。
3. 医源性乳糜胸　主要是心胸手术或其他医源性损伤(如穿刺等)造成胸导管破裂。多见于先天性心脏病、食管和纵隔肿瘤术后。临床也偶见于感染(结核)及恶性肿瘤侵袭所致的乳糜胸。

北京儿童医院30余年来收治小儿乳糜胸24例,属自发性乳糜胸10例,其中2例合并乳糜腹,1例合并乳糜心包;创伤性乳糜胸5例;医源性乳糜胸7例;脊椎、肋骨淋巴瘤和胸壁结核致乳糜胸者各1例。

乳糜液在胸腔内积聚,可造成肺受压萎陷、纵隔移位、呼吸循环障碍。大量蛋白、脂肪的损失使患儿很快出现营养缺乏,表现为消瘦、水和电解质平衡失调以及机体免疫功能下降。另外,由于乳糜液本身有一定的抑菌性和抗腐败性,所以很少见到患儿因多次胸穿、胸腔引流术及结扎术招致感染的。

乳糜液无味,呈乳白色,有时呈粉红色,随病因不同而有变化。空腹禁食时呈清水样。比重1.012,呈碱性,其中淋巴细胞、胆固醇、甘油三酯等脂肪含量均高于血浆。

(二)诊断

1. 症状　可因致病原因不同而有不同的症状。一般少量的乳糜液对患儿并无明显刺激性。时间久了,只发现孩子瘦弱,体重不增。当胸导管破损严重,漏入胸腔的乳糜量增多时才会出现不同程度的呼吸困难和明显的营养障碍。

自发性乳糜胸多见于小儿,可因剧咳、躯干过度背伸、打闹、跌倒而引起,尤其是胸导管走行异常者更易产生撕裂。但在无外伤的情况下,病情往往被掩盖而延误治疗。手术后乳糜胸多在术后2~3天进食后于胸腔引流中发现,最初胸腔引流液常带血性,几日后才转为乳白色。

2. 体征　患侧胸壁饱满,叩诊呈浊音,呼吸幅度降低,呼吸音弱或消失。
3. X线检查　可显示胸腔积液阴影。当合并乳糜心包时可见心影增大、纵隔增宽。患侧肺和纵隔向健侧移位。病程久者,可形成包裹性乳糜液,X线检查颇似肿瘤阴影,应认真予以鉴别。
4. 实验室检查　抽出的胸腔乳糜液放置24小时,可出现3层不同的表现,上层呈胶胨样,中层呈乳状,下层为细胞沉淀层。乳糜液加入乙醚后可使脂肪溶解变清,经苏丹Ⅲ染色后在显微镜下脂肪球呈橘红色或猩红色。

凡具有以上特征者均可确诊为本病。

(三)治疗

可根据发病原因、就诊早晚、病情轻重、有无并发症等分清主次进行妥善治疗。

1. 保守治疗 病程初期多是边检查,边诊断,边治疗,并观察病情发展。一般不禁食,给低脂或无脂饮食。静脉高营养,给高蛋白、高碳水化合物。也可给中链脂肪酸甘油三酯,因它可以直接入血(不经胸导管),有利于胸导管瘘口的愈合。也有人在胸腔引流(或多次胸穿抽液)的同时向胸腔注入高渗葡萄糖、激素、纤维蛋白凝胶、平阳霉素等,均收到一定效果。

保守治疗期间,支持疗法相当重要。要避免水、电解质的紊乱,必要时还要输血和血浆。对于小儿,如保守治疗1~2周无效,则说明胸导管损伤严重,日引流量持续在100ml以上者应准备开胸手术,结扎胸导管。

2. 手术治疗 公认手术结扎胸导管比较简单、成功率高,尤其对创伤性和术后乳糜胸更易奏效。北京儿童医院的24例乳糜胸患儿中有16例都是最后行胸导管结扎术治愈的。但手术前应对胸导管的正常解剖部位和变异有较清楚的了解。杨春林根据150例标本研究,将胸导管分为5型:

(1)正常型 分为起始部、胸、颈3段。通常起始于第1~2腰椎平面腹膜后乳糜池,由此穿过膈肌主动脉裂孔,沿脊柱右前方上行于奇静脉与胸主动脉之间。然后自第4~5胸椎平面逐渐从主动脉弓及食管后方越过中线至脊柱的左前方,紧贴在食管筋膜的后面。故食管中段手术易伤及此段胸导管。在后上纵隔内胸导管沿食管、左喉返神经的左侧、锁骨下动脉右侧、左迷走神经及左颈总动脉的后方继续上行,经胸廓上口至颈根部,最后又经锁骨下动脉的后方向下,形成一弓形,注入左静脉角。临床可见到右侧乳糜胸是胸导管下段损伤引起,而上段损伤时则易发生左侧乳糜胸。该型占84.7%。

(2)双干型 系两干自乳糜池发出,沿主动脉两侧上行,在胸部不同平面汇成一干后进入左或右静脉角,占10.7%。

(3)分叉型 以单干开始,沿主动脉右侧上行,在第4~6胸椎平面分为两支后分别注入左、右静脉角。

(4)左位型和右位型 两者都是以单支沿一侧走行始终。

临床以前三型多见,后两型很少见。

胸导管结扎术一般需根据患侧部位,由患侧进胸,但也有人主张不管哪一侧乳糜胸,均由右侧进胸。如是双侧乳糜胸经右侧入路为宜。可从右侧第7肋入胸,在膈上主动脉裂孔上约2cm处于主动脉右后与脊柱右前缘间(奇静脉与主动脉之间)寻找胸导管结扎之。若为左侧乳糜胸可由左胸第5肋间入路,胸导管多位于主动脉上方和锁骨下动脉前方。小儿胸导管纤细,难找到,此时可由椎体的一侧向对侧交叉缝扎两排椎前软组织。这种对胸导管走行部位不同平面的盲扎术,往往可收到良效。

关于胸导管瘘口的辨认,虽有多种方法,但对于小儿实用价值较少。下面方法供参考:①术前2~3小时口服牛奶、黄油使乳糜增加,有助于在瘘口处见到乳糜液的流出。②术前服用苏丹黑B染色的高脂饮食,亦便于找到瘘口。③术中首先吸净胸腔乳糜液,生理盐水冲洗干净,仔细寻找瘘口则较易找到。实在找不到瘘口,除盲扎术外,还可施行胸膜闭锁术。即制造胸膜粗糙面(洒滑石粉、局部软组织注入平阳霉素、四环素、曲安奈德等)以促使胸膜粘连,消灭胸膜腔。一般术后仍需胸腔引流几日,待无乳糜液流出时方可拔除引流管,并摄X线胸片了解患侧胸腔情况,肺是否复张。

## 第七节 肺感染性疾病

### 一、肺炎与脓胸

化脓性胸膜炎是胸膜急性感染并有胸膜腔积脓,故又称脓胸,在婴幼儿最多见。

## （一）病因病理

肺内感染灶中的病原菌，直接或经淋巴管侵袭胸膜而传染。从肺炎发展的最多，由肺脓肿或支气管扩张引起的也多。少数是由邻近脏器或组织受感染蔓延或穿透而来，如纵隔炎、膈下脓肿、肝脓肿等。胸部创伤、手术或穿刺等操作直接污染也可引起肺部感染。

链球菌或肺炎球菌肺炎未经适当治疗易并发脓胸，但目前我国已少见。革兰阴性杆菌引起的少见。抗生素广泛应用后，耐药的金黄色葡萄球菌肺炎所致的脓胸占主要地位，混合菌种感染也很多见。

胸膜感染后出现急性炎症，渗出大量浆液，化脓性细菌在其中繁殖并杀伤大量中性粒细胞，使渗液成为脓性。葡萄球菌的凝固酶促使更多的纤维素从渗液中释出，凝结并沉积在胸膜表面，脓液的黏稠度因而增加，胸膜间也很易产生黏性，往往较早形成包裹性或多房性脓胸。各种化脓性细菌所形成的脓液性质不尽相同，链球菌的脓液较稀薄，少粘连；肺炎球菌的脓液较稠厚，含纤维素较多，粘连也多。

葡萄球菌肺炎和脓胸在婴儿特别多见。其肺炎的特点是肺组织广泛出血性坏死和多发性小脓肿。胸膜表面常有一层较厚的脓性纤维渗出物，易发展成脓胸。胸膜下的小脓肿破溃后即成为脓胸或脓气胸。

化脓性胸膜炎的发展范围较广，可以在一侧或双侧，也有局限在胸壁内侧、纵隔旁、肺叶间或底叶下，甚至同时有数个包裹性脓胸。脓胸存在较久，可能向胸壁溃破形成自溃性脓胸，或溃向肺组织，产生支气管胸膜瘘或脓气胸。胸膜炎症如迁延后，壁层和脏器胸膜增厚，其表面的炎性渗出物如机化成纤维板，肺叶的扩张就有困难，膈肌的活动受阻，胸壁向内塌陷，脊柱凸向对侧，成为慢性脓胸。如果脓胸的感染层自行消退，小儿胸膜上的纤维板半年内可被完全吸收，肺叶可自行扩张，胸壁和脊柱畸形能自行矫正，并不留下后遗症。

## （二）临床表现

脓胸大多在肺炎早期即发生，其最初症状就是肺炎症状。有的患儿肺炎虽经治疗，但用药尚嫌不足，肺炎症状虽一度好转，不久出现脓胸症状，如持续高热不退。婴儿发生脓胸时，显示中等度的呼吸困难。较大患儿则出现较明显的中毒症状和重度呼吸困难，咳嗽、胸痛也较明显。张力性脓气胸发生时，突然出现呼吸急促、鼻翼扇动、发绀、烦躁、持续性咳嗽，甚至休克。白细胞计数一般都增加至$(15\sim40)\times10^9/L$，有毒性颗粒。脓胸患儿中毒症状严重的，较早就出现营养不良和贫血，全身反应低下。

早期胸腔积液量多者，气管向对侧移位，患侧胸壁的肋间隙饱满，呼吸运动减弱，语颤消失。胸壁可叩出大片浊音，心浊音界明显移向对侧。呼吸音减弱，有时可闻及湿啰音，是邻近肺叶肺炎的体征。有脓气胸时，胸上部叩诊为鼓音。脓胸病程超过2周以上就出现胸廓塌陷，肋间隙变窄，胸段脊柱凸向对侧，并偶有杵状指（趾）。当脓胸感染完全控制后，这些畸形能逐渐恢复。

新生儿脓胸的临床表现更缺少特征性，有呼吸困难、口唇发绀时应仔细检查胸部，如叩诊出现浊音，表示肺有实变或胸腔积液，需进一步行X线检查。新生儿对炎症的局限能力很差，易并发败血症、气胸、胸壁感染，甚至呼吸衰竭。

胸腔内积留脓液除可向肺实质溃破而并发支气管胸膜瘘及张力性脓气胸外，局部并发症尚可有化脓性心包炎、肺脓肿、穿透膈肌引起的腹膜炎，或溃向胸壁引起肋骨骨髓炎。脓毒性并发症有化脓性脑膜炎、关节炎和骨髓炎等。

## （三）诊断与鉴别诊断

根据严重的中毒症状，呼吸困难，气管和心浊音界向对侧移位，患侧叩得大片浊音，且呼吸音明显降低，大致可拟诊为脓胸。如对有呼吸症状的患儿，都能认真进行叩诊、听诊检查，并经常行胸部X线检查，随访肺部炎症演变,就可较早地发现胸腔有积液。积液的X线征象是胸部大片均匀昏暗影,肺纹多被遮没,且纵隔明显地被推向对侧。脓气胸病例中可见气液平面。边缘清楚的片状阴影,可能为包裹性脓胸。肺叶间积脓时,侧位X线片显示叶间梭状阴影。X线检查脓胸时,还应明确积脓的部位,提供治疗时参考。立位行胸部透视时,将身体从后前位转至侧位,可以此判断脓液积留在胸腔上部或下部、前侧、后侧、内侧或旁侧。

脓胸的确诊必须根据胸腔穿刺抽得脓液。从所得脓液的外观,可初步推测病原菌的类别。如黄色脓液多为葡萄球菌,绿色有臭味脓液为厌氧菌。胸腔脓液均应作细菌培养和药物敏感试验,从细菌学鉴定为选用抗生素做准备。

脓胸常需与以下病症鉴别:

1. 未消散的肺炎　叩诊为浊音而非实音,听诊有啰音,心脏不移位。可用X线检查鉴别。
2. 结核性胸膜炎　多见于3岁以上的小儿。婴儿时期脓胸较结核性胸膜炎为多见。可根据病史、血象及穿刺液鉴别。
3. 心包积液　大量心包积液的特征常与左侧脓胸相似,需根据心脏的叩诊、听诊及X线检查以鉴别。
4. 结缔组织病合并胸膜炎　有时很像败血症伴发脓胸。胸水外观似渗出液或稀薄脓液,白细胞主要为多形核中性粒细胞,用肾上腺皮质激素治疗后很快吸收。

(四)治疗

脓胸治疗要求在下列三方面都取得肯定的结果才能奏效。

1. 排除脓液　主要有两种方式:

(1)胸腔穿刺抽脓　脓胸早期的脓液较稀薄,穿刺比较容易,是较常用的治疗方式。每次穿刺前均应作胸部X线透视定位,并在胸壁标出合适的穿刺点(选积液阴影区的中心)。以较粗针头紧贴肋上缘刺入胸膜腔,抽得脓液后将针头转向与肺叶表面平行方向,尽量将脓液抽尽。较黏稠脓液可用生理盐水冲洗后再抽吸。抽脓后随即再胸透复查,如仍有较多脓液剩留,应当日再穿刺抽脓。关于抽脓后向胸腔内注入抗生素问题,目前认为在全身应用抗生素的情况下,并无更多好处。至于胸内注入溶解纤维蛋白类药物,在婴幼儿常引起严重的全身反应,临床多不采用。穿刺排脓后的次日,应再行胸部X线透视复查,观察脓液增长情况。增长较快的应每日1次将脓抽尽,否则可隔日1次,直至中毒症状消失,积脓已甚少为止。

穿刺抽脓时,如出现频繁咳嗽、呼吸困难或有休克症状,应立即停止操作,给予相应处理。如每天穿刺抽脓,3～4日后中毒症状仍未减轻,积脓减少也不多,表示效果并不满意,应改变排脓方式。

(2)胸腔闭式引流　不论气体或液体都能很快随呼吸运动从引流管排出,尤其适宜于脓气胸的治疗。当证实胸膜内有脓后,目前倾向于立即封闭式引流,但必须善于使用和管理引流管才能获得预期效果。

胸腔闭式引流前亦需胸部X线透视定位,并在准备做引流处穿刺,证实脓液很容易被抽出时,再做引流。脓液较多的病例常在腋中线第6～7肋间做引流。局部麻醉后,切开皮层,以止血钳穿透肋间肌放入引流管。导管内径应选用较粗大的,其远端连接水封瓶或行连续吸引。包裹性脓胸范围较小,所以定位应更确切。已局限的脓胸,病程不会太短,因患儿多卧床,脓液多坠积在胸腔后侧,可在其他部位(如背部)安放引流管,仰卧时易受压,影响其通畅度,应特别加以维护。多房性脓胸应放置多根引流管分别引流。

闭式引流后,引流管如能保持通畅,早期脓胸在1～2日内脓液将被完全排空,肺叶全部扩张;脓气胸亦能较快地排尽气体和液体。1周左右即可拔管。

有些脓胸病例,经引流后基本已不再留脓液,但因病程较长,脓性纤维蛋白渗出物已形成较厚的脓腔壁,妨碍肺叶扩张及闭合空腔。如继续引流,因引流管对胸膜腔的刺激,有少量脓性分泌液继续从引流管排出。拔管后腔内液体并不增多,脓腔厚壁以后将自行消失。有的脓腔引流已2～3周以上,每日排脓仍多,可能是脓腔内尚存在感染源,应作以下处理:①脓腔中积留有大量纤维凝块,可以从引流管的创口用吸引器吸出,或用长弯钳钳出。如取出有困难,可切除一段肋骨,扩大创口,直视下清除,再开放引流。②较大的支气管胸膜瘘引流3周以上仍有大量逸气,全身情况则因积极支持已明显好转,可施手术将胸膜脏层纤维板大部剥除,并将有瘘的支气管结扎或行部分肺切除。

2. 控制感染　脓胸因有广泛的感染,需要全身使用抗生素控制,应根据药物敏感试验选用。婴儿葡萄球菌脓胸应从静脉滴入抗青霉素酶的青霉素,如青霉素仍属敏感也可采用。青霉素对葡萄球菌和链球菌一般均有效。革兰阴性杆菌可用氨苄西林。多种抗生素联合应用并无益处。由于葡萄球菌的感染过程消退时间较长,系统给药应持续3～4周。为了防止脓胸复发,在体温正常后应再给药2～3周。

3. 改善全身情况　急性化脓性胸膜炎时,蛋白质渗出耗损量很大,葡萄球菌感染对组织有广泛坏死性破坏作用,其内、外毒素和酶又对人体产生多方面有害影响,所以患儿常很快出现营养不良,全身抵抗力低下,贫血明显,是导致病死率高的因素之一。治疗时应注意加强营养,必要时配合静脉补液并积极进行多次输血,才能使其他治疗获得良好结果。

对各种并发症,应同时行针对性的治疗。

## 二、支气管扩张

（一）病因病理

小儿支气管扩张的原因是肺部感染。在过去特别复杂的感染是百日咳和麻疹,也有肺结核。这些肺部感染性病变,导致支气管的阻塞,或实质性的损伤。支气管扩张有时也可继发于遗传或先天性发育紊乱,或吸入外来的异物。儿童发生囊性纤维化也不少见,应给予长时间预防性广谱抗生素治疗。因为支气管扩张发生较多,而且未能控制出血,在治疗中肺切除的病例也不少。

儿童的支气管扩张的病因很多。波士顿儿童医院于1940～1976年将收集的308例分成4类,在4类中再分为17种(表3-7-1)。收入资料很丰富,分类细致,有利于分类治疗。

表 3-7-1　儿童支气管扩张病因

| 分　类 | 病　例　数 | 百分比(%) |
|---|---|---|
| 一、支气管扩张继发于感染 | 145 | 47 |
| 　1. 继发于肺炎 | 71 | |
| 　2. 合并非特异性感染 | 28 | |
| 　3. 继发于百日咳 | 22 | |
| 　4. 并发气胸 | 16 | |
| 　5. 慢性支气管炎并发肺结核病 | 4 | |
| 　6. 继发麻疹后肺部感染 | 3 | |
| 　7. 继发猩红热后肺部感染 | 1 | |
| 二、支气管扩张继发于囊性纤维化 | 85 | 27 |
| 三、遗传或先天性支气管扩张 | 42 | 14 |
| 　1. 肺解剖异常 | 15 | |

续表

| 分 类 | 病 例 数 | 百分比(%) |
|---|---|---|
| 2.Kartagener 三联征 | 9 | |
| 3.先天性无 γ-球蛋白血症 | 5 | |
| 4.免疫缺乏者 | 5 | |
| 5.心血管异常 | 4 | |
| 6.先天性支气管扩张 | 3 | |
| 7.肺血管异常 | 1 | |
| 四、支气管扩张继发吸入性肺部感染 | 36 | 12 |
| 1.外来异物吸收 | 23 | |
| 2.血液 | 8 | |
| 3.液体喂养 | 5 | |
| 全部病例合计 | 308 | 100 |

(二)临床表现

1.症状 最多最普通的症状是咳嗽。在干燥的环境中,支气管的通道受温度的改变或各种各样的刺激而发生阵发性的咳嗽。在潮湿的环境中,咳嗽可产生痰液。此外,支气管扩张还可发生反复发作的呼吸道感染。普通痰液浓厚而黏稠,呈黄绿色且量多。咳嗽常由改变位置而引起,如果打断患儿的玩耍或在他们睡眠时叫醒,都要引起咳嗽。咯血常常在伴有某些疾病时发生,有时甚至是窒息性出血。阵发性咳嗽将引起年幼小儿呕吐。很多患儿伴有呼吸困难,是由于支气管痉挛所致。

2.X 线检查 X 线前后平片和胸部侧位片一般不能诊断支气管扩张。大多数病例在肺门向下或向外方向有清晰节段的扩张不全表现。大多数 X 线改变在下肺叶的范围。

(三)治疗

1.非手术治疗 非手术治疗可较大地改善患儿症状,避免感染向双侧肺部扩散,但应长期应用有效的抗生素。对于有些抵抗力较强的患儿,尤其是支气管扩张病变较局限,且有良好肺功能者,选择对细菌敏感的抗生素作术前准备,则有利于进行胸内肺切除术。

选择好抗生素后,应能掌握使用方法。氨苄西林(每日 50mg/kg)一般用于术前和手术后。

2.肺切除术

(1)手术指征 包括长期持续阵发性咳嗽,痰液量多,伴有咯血、发热,支气管造影有支气管扩张的证据,多为 5~15 岁之间有局限性不可逆转的肺组织病变的儿童。

(2)术前准备 ①所有患儿应行每分钟 25ml/kg 的姿势引流,15 分钟 1 次,每日 3 次。②10%乙酰半胱氨酸(痰易净)溶液 1~4ml,每日 4 次作为气雾剂使用。在手术前教患儿做呼吸运动锻炼,使出所有呼吸肌的气力,取得患儿的理解与合作。

(3)肺切除的范围 必须切除全部有病变的肺组织。婴儿和儿童肺代偿能力较强均可以承受肺切除。肺切除在婴儿和幼年儿童可用再生来作补偿。临床上,明显可见到 4 岁时就出现肺再生现象,甚至还有大小支气管。肺切除的范围应根据手术前支气管造影的结果而定。

(4)手术步骤 左下叶切除术和舌叶切除：

1)患儿取侧卧位,作第7肋间隙切口(图3-7-1A)。

2)小儿有单侧病变可行节段切除术,但仍应慎重选择。左下肺叶的6号上节段与上肺叶的1、2、3号3个节段不是同一肺叶的,因此下肺叶的6号上节段不能卷入(图3-7-1B)。

3)显示肺门部位的整体排列,在肺门,肺动脉的多条分支、肺静脉和节段支气管等按习惯分开顺序排列。分界线在左上肺叶背侧段的过度膨胀与萎缩的纤维舌叶界线画出(图3-7-1C)。

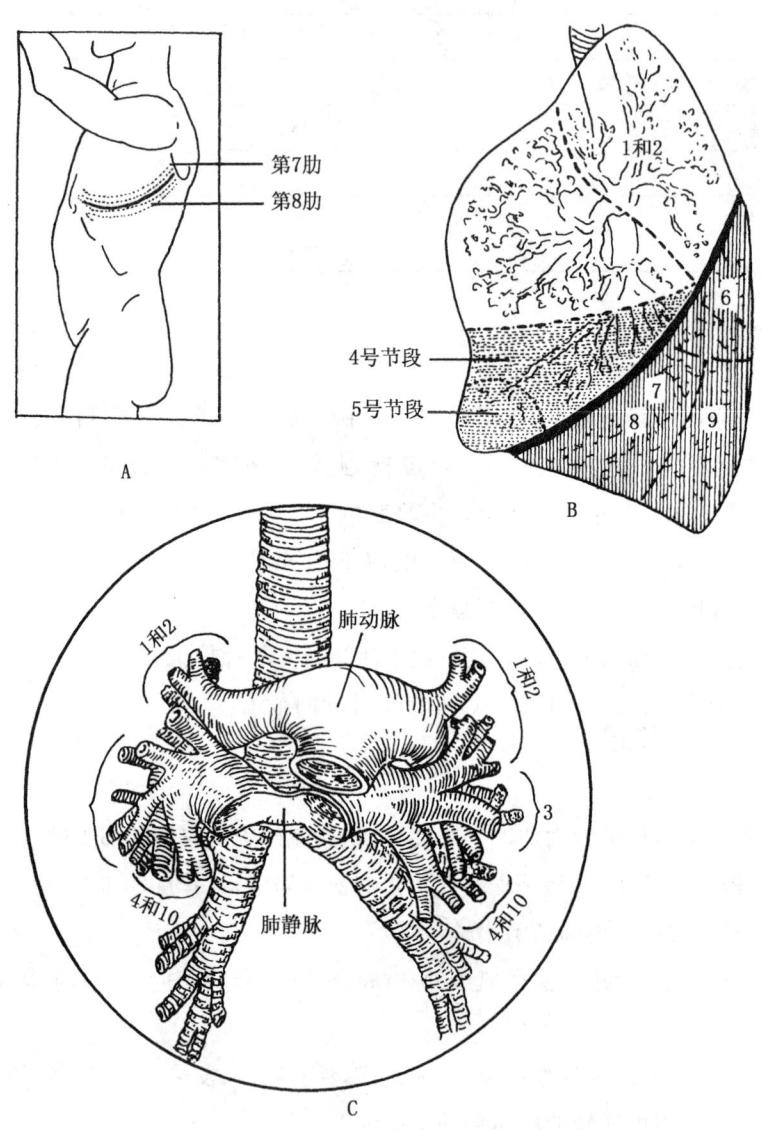

图3-7-1 肺下叶及舌叶切除术(一)

A.患儿侧卧位时第7肋间隙作切口,全长的旁侧胸壁切开在小儿极少见
B.节段要切除是一侧的疾病,左下肺的下肺叶不能卷入 C.有关肺门结构

4)分界线画出后,萎缩舌4号很易与前节段3号识别。舌叶切除前先将左下肺叶切除(图3-7-2A)。

5)在舌叶切除术后已进入下肺叶切除阶段。下肺叶能够不受拘束因肺韧带已分离。向上或向中间拉容易分隔,支气管血管的供应亦可分辨清楚(图3-7-2B)。

6)继续切去左下肺叶,上肺叶节段 4 和 5 行节段性切除,还应完全取掉舌叶(图 3-7-2C)。

7)支气管的残端用缝线缝合封闭(图 3-7-2D)。

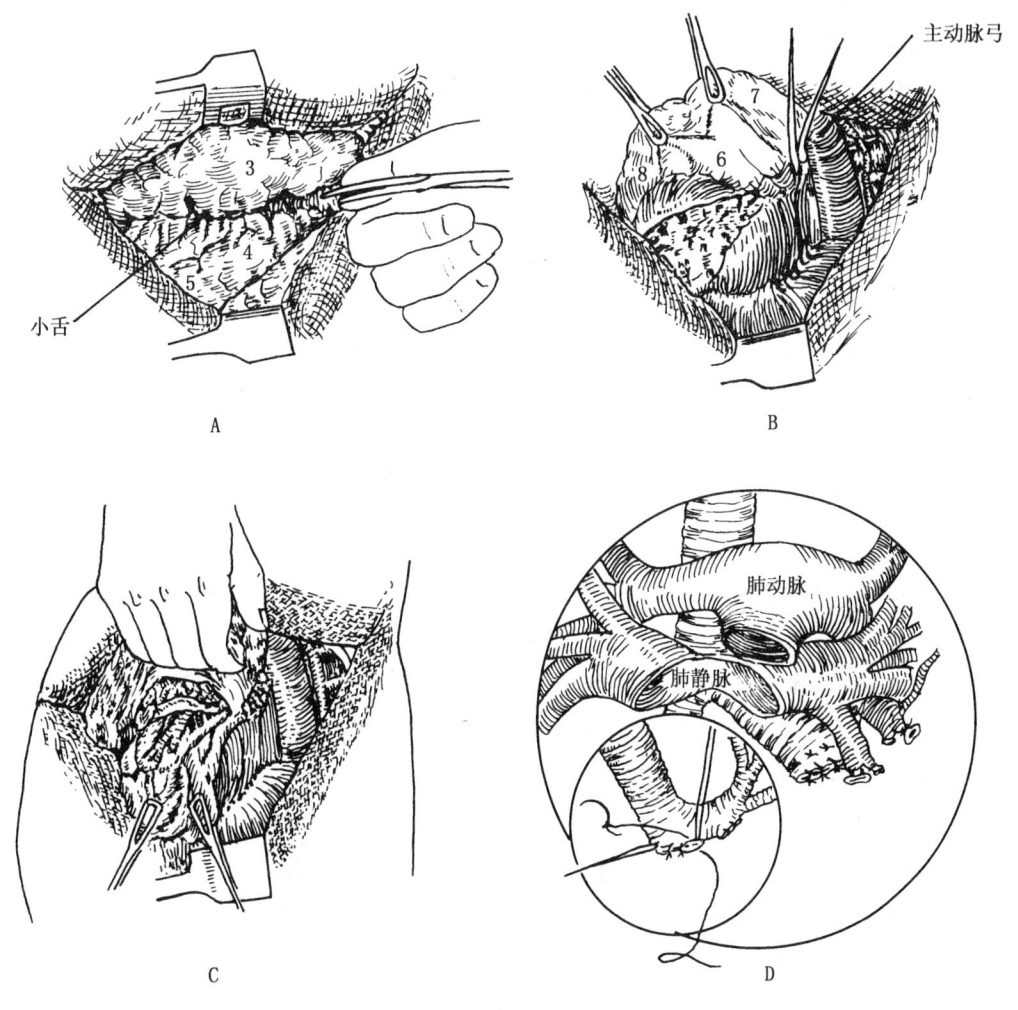

**图 3-7-2 肺下叶及舌叶切除术(二)**

A.萎陷小舌 4,与前节段 3 有区别　B.舌叶切除后,下肺叶能不受拘束,肺韧带已分割

C.继续切去左下肺叶,上肺叶节段 4 和 5 行节段性切除　D.支气管的残端用缝线封闭

(5)术后处理　小儿肺切除后依靠仔细观察尽力保护好全部遗留的肺叶和节段。术终通过肋间胸腔放置持续吸引导管,连接负压水封瓶并每日更换水封瓶,记录引流量和颜色。必须鼓励患儿咳嗽,应尽快恢复和进行呼吸锻炼。气管造口术一般很少使用,除非是在囊肿纤维化的患儿。在上述患儿也只能在肺切除术前 5 天施行。抗生素在手术后使用 1 周时间。

(四)预后

Cooley 等指出因支气管扩张而行肺切除术在儿童有 1% 的死亡率,但长期随访结果是失望和错综复杂的。如此的经验,不能为同道同意。另一意见是相信手术应该在任何年龄进行,肺叶切除术亦可以在 1 岁以下施行并有令人满意的低死亡率。在 1953、1961 年的杂志上都刊登了上述消息。

肺节段性切除术已在有双侧疾病的年轻成人身上成功地进行。在年幼儿童,他们时常极力主张肺小舌切除。Overholt 和 Langer 曾报道了 100 例节段肺切除术，在他们之中，有 85% 是多数节段中来，60% 是肺小舌卷入，45% 是右中叶卷入。

外科治疗支气管扩张在波士顿儿童医院，最早是在 1934 年，以后是在 1945～1977 年和 1966～1977 年间。肺切除术已对 10 个患儿施行，死亡率是 40%。这说明高难度的有双侧病变的肺切除均在同一时期施行。外科的切除术是一种挽救生命的手段。小儿对侧肺的疾病基本健康，目前暂未行处理。3 个病例施行了肺叶切除术，发现小儿有囊性纤维化和晚期疾病肺功能不全。

Jaubout 等报道了 97 例患有支气管扩张而作了肺切除术，结果均无死亡。Foster 等报道有 55 例儿童肺切除术，仅 1 例死亡。这一组包括 11 例有肺结核。Sealy 等报道 104 例切除术在 1945～1964 年期间仅 1 例死亡。有 70 例患儿有地方性疾病，术后呼吸系统症状完全解除。有相当数量的患儿，患多数的节段性疾病，而在肺切除术后 80% 患儿有很大的进展。Bourie 和 Lichter 在 10 年内调查支气管扩张在新西兰(1952～1962)有 159 例患儿行手术，其中 91 例行单侧的切除和 68 例行双侧的切除术。那里还有 157 例切除术中仅 1 例死亡。复杂的并发症发生在 93 例患儿；39 例失败，3 例是气胸，2 例有支气管-胸膜瘘，6 例脓胸和 4 例浆液渗漏。满意的结果显示：55% 分类属优，42% 属良好。Clark 调查 116 例苏格兰小儿支气管扩张有 2 例死亡，无复杂情况干扰者有 89 例，发生气胸有 4 例，无菌胸膜积液 5 例，脓胸 1 例和支气管-胸膜瘘 1 例。重复支气管造影结果：46 例无变化，27 例疾病恶化已不能行切除，有 6 例患儿支气管扩张面积有发展。上述研究反驳了 Churchill 和 Belsey 的观点。认为充满两肺范围的病变者应作支气管镜检明确诊断并行药物冲洗治疗。

我国北京儿童医院胸外科近 20 余年来曾收治儿童支气管扩张并发感染 30 余例，病史主要是慢性反复发作的肺部感染史，症状以阵发性咳嗽、脓痰为主。内科久治不愈，经 CT 和支气管造影(临床用 36% 泛影葡胺或欧乃派克 omni-paque 350mg)确诊，对肺内(多为一侧肺 1～2 叶)有局限性支气管扩张病变者均行肺叶切除。术中力求彻底干净的切除，以免后遗残余感染和继发支扩的产生。通过 10 年以上随访，效果满意，无一例复发。对个别有两肺弥漫性支气管扩张或有先天性支气管发育畸形继发感染的病例，实无手术指征者应行正规的中西医治疗。必要时还需配合支气管镜检，既可了解病因又可注药冲洗，对缓解症状十分有益。

由于小儿肺组织弹性好，代偿力强，术后恢复快，另一方面，顽固的重症感染迟早都在威胁着小儿的生命，晚期手术会增加难度和危险，所以早期手术应视为最佳选择。我们必须改变过去那种惧怕小儿难以耐受手术的观念。临床实践证明小儿(包括婴幼儿)对手术的耐受力比成人还好。

适当抗感染治疗肺部感染，防止支气管扩张的发展和发生。较轻病例有可能发展，或复发。虽然严重的病例也能够持续医疗控制多年，但是维持病状不复发也相当困难，患者在肺感染复发时常失去治疗信心，由此逐渐丧失肺的免疫和抵抗力。反复发作症状严重复杂的患者，常发生在生后第二和第三个 10 年，那时的支气管 X 线表现和慢性损害将更为严重。当肺部病变逐渐好转时，肺切除也会逐渐减少，手术的危险性也将会显著地降低。

### 三、肺结核

婴幼儿很易得病，肺结核也不例外。我国从事儿科工作的人，30 多年来推广了卡介苗接种及应用抗结核药物治疗，对控制肺结核的流行有很大好处，但在人口众多地区仍应注意。

(一)原发性肺结核

原发性肺结核为结核菌初次侵入人体后发生的原发感染，是小儿肺结核的主要类型。包括：①原发综合征(primary syndrome 和支气管淋巴结结核(tuberculosis of bronchial lymphnodes):两者无明显区别,前者是肺部原发灶和局部肿大淋巴结同时存在,后者以胸腔内肿大淋巴结为主,而肺部原发灶或因范围极小或因已经吸收致 X 线检查无法查出,而被忽视。②干酪性肺炎。③渗出性胸膜炎:在儿童原发结核发展过程中常见,基本属于原发性肺结核范畴。

1.原发综合征和支气管淋巴结结核　　两者在临床上难以区分,只是在 X 线检查时有不同表现。肺感染病灶的结核菌由淋巴管引流到局部淋巴结。气管旁淋巴结和支气管淋巴结彼此间有淋巴管相连接,如发生结核炎变,不仅与肺部病灶同侧的淋巴结肿大,且对侧的也能受染。有时一处淋巴结病变已钙化而另一处的病变仍活动。胸腔内淋巴结结核的痊愈过程一般较肺部初染病灶为长,临床痊愈后有时可能因身体抵抗力减弱而重趋活动。因此,支气管淋巴结结核远较原发综合征为多见。

(1)症状　　轻者可无症状,在 X 线检查下才被发现。稍重者以结核中毒症状为主,起病慢,有不规则低热、食欲不振、消瘦、盗汗、疲乏等,较大儿童多见。重者急性发病,症似流感、肺炎或伤寒,见于婴幼儿。高热达 38～40℃,持续 2～3 周,以后为低热,可持续很久。一般情况较好,与发热不相符。常伴结核中毒症状。高度过敏状态的小儿可出现结节性红斑和疱疹性结膜炎。如支气管淋巴结高度肿大,可出现压迫症状,支气管交叉处淋巴结肿大可出现类似百日咳的痉挛性双音咳嗽;压迫支气管或支气管穿孔时可引起哮喘、呼气或吸气困难甚至窒息;压迫喉返神经可致声音嘶哑;压迫静脉可致胸部一侧或双侧静脉怒张。

(2)体格检查　　全身浅表淋巴结中度肿大。肺部无阳性体征。原发灶范围较大时,叩诊有浊音,听诊呼吸音减低或有管状音。

(3)X 线检查　　原发综合征肺内有典型的哑铃状双极阴影。支气管淋巴结肿大,边缘模糊不清,是浸润型支气管淋巴结结核的表现。当淋巴结高度肿大,边缘锐利时称肿瘤型支气管淋巴结结核,病变多见于右侧。

(4)实验室检查　　患儿结核菌素试验多呈强阳性,红细胞沉降率增快。约 10% 的小儿用洗胃法可找到结核杆菌。这些均有助于诊断。

(5)鉴别诊断　　原发性肺结核病程一般都呈良性经过。发病 3～6 个月后病灶开始吸收或硬结,可在 2 年内吸收痊愈和钙化。但在人体内外环境不利条件下,要注意病灶的演变。

2.干酪性肺炎　　干酪性肺炎是小儿原发性肺结核中最严重的类型之一。在小儿抵抗力下降时,结核菌的过敏反应增强,带有大量结核菌的干酪样物质进入肺组织即成为干酪性肺炎。支气管淋巴结干酪样物质溃破入支气管,原发灶液化、崩溃、扩散,干酪样物质也可进入支气管内。继发性肺结核浸润病变呈现干酪样坏死即成为干酪性肺炎,此情况少见。肺内新鲜的血行播散型结核病变可迅速融合、溶解,变成小叶性干酪性肺炎,多见于较大儿童。

(1)症状　　发病较缓,有长期低热和慢性中毒症状。多有咳嗽、咳痰,甚至咯血。大叶性干酪性肺炎多见于婴幼儿,起病较急,有高热和严重中毒症状。

(2)X 线检查　　X 线摄片在大叶性干酪性肺炎可见大片浓密阴影,内有透亮区。在小叶性干酪性肺炎可见两肺散在密度不均之团块状阴影,内有蜂窝状透亮区或大小不等之无壁空洞。

(3)实验室检查　　血常规显示中性多形核粒细胞高度增多及核左移,红细胞沉降率加速,痰及胃液中可找到大量结核杆菌。

(4)鉴别诊断　　应与大叶性肺炎、支气管肺炎或肺脓肿相鉴别。

(5)预后　　本型病程严重,预后不佳。但如能及时积极进行抗结核治疗,多数病例可吸收好转,以后广泛钙化而治愈。部分患儿可转变为慢性纤维空洞型肺结核。少数就诊过晚者很快死亡。

3.结核性胸膜炎  初染病灶紧贴胸膜,容易引起胸膜反应。小儿对结核杆菌高度过敏,原发性结核常并发结核性胸膜炎,以渗出性胸膜炎为最多见。此外,又有叶间胸膜炎、纵隔胸膜炎、包裹性积液和肺底积液等。北京儿童医院105例分析,3岁以下儿童占87.6%。

(1)症状  多发生在原发感染前半年,开始为38～40℃高热,1～2周后降为低热,有胸痛、疲乏、咳嗽、气促等。积液增多后胸痛消失。

(2)体检  患侧呼吸运动受限,气管和心脏向对侧移位。叩诊呈实音,听诊呼吸音减低。

(3)X线检查  中等量积液有弧形上缘的致密阴影。

(4)胸腔穿刺检查  胸水多为草黄色渗出液,3%的患儿呈淡红色血性胸水,液体内能找到结核杆菌,但阳性率不高。应与婴幼儿的细菌性或病毒性肺炎发生的胸膜炎鉴别。

(二)继发性肺结核

继发性肺结核又称成人型肺结核,是已感染过结核病的儿童,在原发病变已静止甚至痊愈一个时期后,又发生的活动性肺结核。其发病有两种可能:①陈旧的原发灶内结核杆菌又趋向活动,引起病灶复燃,称内源性复发。②原发感染已治愈后再次由外界感染结核杆菌而发病,称外源性重染。继发性肺结核多见于12岁以上年长儿童和少年,主要类型为浸润型肺结核。

儿童浸润型肺结核因肺内病变范围、进展和恶化程度不同,因此症状、体征和X线表现可有很大差别。其临床经过大致与成人相同。但由于少年儿童生理解剖及生物免疫上的特点,其浸润型肺结核易呈进行性,有播散倾向。病变多为两侧性,尤以女青年为甚,青年女性的患病率与死亡率均较男性为高。

(1)症状  浸润型肺结核起病可较缓,除结核中毒症状外可有发热、胸痛、咳嗽、咳痰、咯血等。有起病急骤者,颇似流感和肺炎。

(2)肺部检查  在病变范围较大时可叩出浊音,听诊局部呼吸音粗糙、减低,有支气管肺泡音,有时可听到中小水泡音。

(3)X线检查  显示出圆形、片状或团状阴影,一般多位于肺的上部。与原发性肺结核不同,肺门淋巴结不肿大,浸润性病灶容易液化发生空洞,继而可在一侧或两肺的中下部发生广泛的支气管播散性病变。圆形密度较高的病灶直径超过1.5cm称结核球。

(4)诊断  根据临床症状和X线表现,约半数以上患者可在痰中找到结核菌。

(5)鉴别诊断  浸润型肺结核的浸润性病灶需与各种肺炎和肺部真菌病相鉴别。空洞型病变应与肺脓肿、动静脉瘘及肺部各种良性、恶性肿瘤相区别。

(6)预后  如能早期发现和治疗,病灶多可吸收或纤维硬结。如人体抵抗力低下或延误治疗,病变进展恶化可演变成干酪性肺炎。如病程呈慢性迁延,空洞不闭合且反复出现新的播散病灶,以后有广泛的纤维性病变使纵隔移位,逐渐发展为慢性纤维空洞型肺结核,在儿童中少见。浸润型肺结核患者多排菌,故应隔离并积极治疗。治疗原则同成人肺结核。

(三)肺结核的治疗

1.抗结核药治疗

(1)异烟肼(isoniazide,INH)  杀菌力强,对巨噬细胞内、外的结核杆菌均有杀灭作用,用量小,毒性低,口服方便,价廉,可长期服用,为治疗结核病的首选药物。抗结核疗效与血中高峰浓度有关,但与持续浓度关系不大,故可将一日总量,按 10~20mg/kg 计算,一次顿服,疗程为 1~2 年。单独应用时可出现耐药性,故最好与其他抗结核药物如链霉素、利福平等联合应用。一般剂量毒性极少,剂量过大可致神经系统兴奋,如失眠、不安、肌肉抽搐、周围神经炎等,亦能引起黄疸、肝功能障碍。

(2)利福平(rifampicin,RFP)　能进入结核病灶、空洞、胸水、脑脊液及腹水,对细胞内、外的结核菌都有杀灭作用,为耐药菌感染短程疗法的主要药物,与异烟肼联合应用效果较优。剂量为每日10~15mg/kg,清晨一次口服,疗程为 6~12 个月。不良反应主要为肝功能损害及肾功能减退,有时可见白细胞及血小板减少、溶血性贫血、皮疹,偶见中枢神经系统障碍。

(3)链霉素(streptomycin,SM)　对细胞内、外的结核菌均有抑制作用,高浓度时有杀菌作用。但在酸性环境中不能发挥此作用,不易进入巨噬细胞及通过血-脑脊液屏障,单独应用易产生耐药性,故常与INH、REP 或对氨基水杨酸(PAS)等联合应用。剂量是每日 20~30mg/kg,肌内注射,每日不超过 0.75g,1~2 个月后改为隔日 1 次。疗程按病情而定,一般为 2~3 个月。链霉素毒性主要是对第Ⅷ对脑神经损害,如耳聋、眩晕、听力减退,此外尚可有肾损害等。

(4)吡嗪酰胺(pyrazinamide,PZA)　是作用较强的杀菌药,在酸性环境下(如细胞内)易发挥作用,尤其是对巨噬细胞内的结核菌有特殊的杀灭能力,且可渗入脑脊液。单独应用易产生耐药性。剂量为每日 20~30mg/kg,分 3~4 次口服,疗程 3~6 个月。不良反应主要为肝脏损害,尚可有关节痛及高尿酸血症。

(5)乙硫异烟胺(ethionamide,1314-TH)　是 INH 的衍生物,口服吸收好,能渗透到脑脊液,剂量为每日 10~20mg/kg,分 3 次口服,疗程 6~9 个月。不良反应为胃肠道反应,如恶心、呕吐及肝脏损害,偶有精神改变及周围神经炎。

(6)乙胺丁醇(ethambutol,EB)　为抑菌药物,常与其他药物联合应用。无脑膜炎时不易渗入脑脊液。剂量为每日 15~25mg/kg,分 2 次口服,疗程 6~12 个月。毒性反应为视神经损伤,有视神经炎、视力障碍、色盲等,停药后可恢复正常。治疗期间应定期检查视力和视野。

(7)其他药物　对氨基水杨酸钠、卡那霉素、氨硫脲等对结核菌的治疗也有效,但有不同的不良反应,待以后再探索。

2.外科治疗　原发性肺结核是自限性疾病,因此初期的感染,必须由医师指导观察与随访 2 年。随访早期要注意幼年结核菌素阴性者与其他结核病接触后,转换成结核菌素阳性。结核菌素阳性后,要注意结核病的演变。到 2 年左右,可能进入继发性肺结核。继发性肺结核的病变将更复杂。手术要作肺段、肺叶切除或一侧肺切除,有时作胸腔内淋巴结摘除术和胸膜剥脱术。适应证大致如下:①空洞型肺结核经化学治疗空洞不闭合。②干酪性病灶或结核球经内科治疗缺乏疗效者。③肺门淋巴结肿大,发生广泛的干酪性坏死或液化,经化学治疗无效,或伴有持久性支气管狭窄及肺不张者,可行胸腔内淋巴结摘除术。④肺组织纤维化或钙化灶有反复咯血者。⑤肿大淋巴结引起肺不张后发展为支气管扩张者。

### 四、球孢子菌病

球孢子菌病(coccidioidomycosis)是由厌酸球孢子菌所引起的地方性真菌传染病。主要流行区在南美洲、北美洲,是美国西北部的一种地方病,我国极少见到此病,即使见到,也多是曾经旅居在流行区的患者。在流行区内,4 岁以下的小儿发病者最多,自出生后 1 个月开始到 15 个月的婴儿受感染者约占 17%~77%。多在秋季流行。

### (一)病因

球孢子菌分布在土壤,狐、兔的洞穴内以及啮齿动物和狗、牛、羊等体内,其传染性很大。多数自呼吸道传入,但少数也可经破损的皮肤进入人体。厚膜孢子进入人体组织后即变为圆形,外披双层折光包膜,内含孢子体。此圆形菌体虽能侵犯组织但无传染性。

### (二)临床表现

1. 原发性球孢子菌病  此型患者约60%无症状而自愈。其发病急缓不一。急者初起感全身不适、寒战发热、夜间盗汗、食欲不振,偶有喉痛、持续性咳嗽、胸痛。有时发生大量胸水而致呼吸困难。偶见咯血者,但一般不严重。其他如关节炎、疱疹性结膜炎及皮疹亦不少见。有时在起病的第1～2日周身发生微小斑丘疹,颇似麻疹或猩红热。结节性红斑及多形性红斑多发生在病后3～21天。体征多不显著,偶有叩诊浊音,听诊有湿啰音和摩擦音。X线检查可见肺部广泛实变区。

2. 进行性球孢子菌病  又称球孢子菌性肉芽肿,比较少见。患者多为男性,潜伏期1个月左右。脑膜炎是此型中最严重的,症状似结核性脑膜炎。有时皮肤上发生乳头状疣,皮下组织及骨骼内可发生寒性脓肿。肺部的粟粒样病变及腹膜炎等也酷似结核,甚至在病理上也难以区别。在两性霉素B应用之前,此病的死亡率高达50%,脑膜炎患儿则全部死亡。

### (三)诊断

患儿红细胞沉降率增快,嗜酸性粒细胞增多,碱性磷酸酶增高,血中免疫球蛋白IgM增加。由于本病无特异性临床表现,确诊需结合下列检查。

1. 直接镜检和真菌培养  取病变活组织、痰液、胃液作直接涂片及培养,涂片不易找到病原菌,而培养易见真菌生长。

2. 球孢子菌素皮肤试验  以0.1ml球孢子菌素的不同稀释度(1:1000,1:100,1:10)作皮内注射。如患儿系结节性红斑型,反应较敏感,可用稀释度1:100或1:10注射后48小时观察。局部红肿大于5mm即为阳性,说明已受感染。阴性不能除外本病,因播散型及陈旧空洞型常可出现阴性反应。此试验与北美芽生菌病(blastomycosis)和组织胞浆菌病(histoplasmosis)有交叉反应,后两者均是由不同真菌引起的以侵犯肺及皮肤为主的慢性肉芽肿性疾病,真菌培养可助鉴别诊断。

3. 补体结合试验  患儿血液及脑脊液作补体结合试验可助诊断。

4. 胸部X线检查  可见肺门淋巴结肿大、肺野实变阴影、空洞形成。

### (四)治疗

原发性球孢子菌病只需对症治疗,数周内可痊愈。重症或播散型患者用两性霉素B静脉注射,脑膜炎患者可作椎管内注射。皮肤有结节性红斑者可试用水杨酸钠。骨骼、关节和软组织损害者可以手术切除。肺部空洞如有进行性扩大或向胸腔溃破或伴有继发感染时,除两性霉素B及适当抗生素外,可作手术治疗。

两性霉素B毒性较重,近有应用抗真菌新药伊曲康唑治疗深部真菌有效,可适当应用观察。

## 第八节 肺肿瘤

小儿肺肿瘤很少见。1989年韩茂棠等报告106例小儿肺切除中,属肺原发性肿瘤者仅6例(5.5%);1997年贺延儒报告小儿肺切除218例中,属肺实体肿瘤仅18例(8.3%);谷兴琳报告近15年来共作肺切除手术96例,其中肺肿瘤只有5例(5.2%),而且均为炎性假瘤。收集17年来《中华小儿外科杂志》报道的小儿肺肿瘤也只有14例。小儿肺肿瘤的治疗原则与成人一样,强调早期诊断、早期治疗,以期降低病死率。

### 一、错构瘤

肺错构瘤是肺良性肿瘤中最常见的一种,据资料统计占肺良性肿瘤的13.4%~40%,排第三位。其发病原因至今尚不十分清楚,可能与胚胎发育异常有关。有人认为在胚胎期如组成支气管的组织倒转或脱落并被正常肺组织包绕而形成错构瘤,另有人认为与正常组织增生、炎症有关。

(一)病理

肿瘤多为球形,有完整的包膜,质地硬。组织结构以软骨组织和纤维组织为主,伴有腺体、脂肪等组织。瘤体可发生钙化,多位于中心部,呈类似"爆米花"样。根据肿瘤侵蚀的位置可分为支气管内型与肺内型,而大多数为肺内型。有人报道35例中,支气管内型仅3例。

(二)临床表现

错构瘤小儿极少见,而多见于20~60岁的成年人。男多于女,很少有临床症状。支气管内型有时有咳嗽、咳痰、咯血、发热等症状。如果肿瘤阻塞支气管可引起肺炎、肺不张等症状。

(三)诊断

由于临床症状少,又无特异性,常延误诊断或误诊为肺炎、肺结核、肺癌等。X线胸片常表现为圆形块影,密度较高,边缘清楚,有时可见较浅而大的分叶,约10%~20%有钙化影,易与畸胎瘤混淆。CT与支气管镜检查有助于鉴别诊断和确诊。

(四)治疗

肺错构瘤虽为良性,但有恶变之可能,应尽早作手术切除。

### 二、支气管平滑肌瘤

支气管平滑肌瘤属肺部良性肿瘤,临床很少见,约占肺良性肿瘤的2%~3%。国内仅有数例报道,小儿病例尚未见报道。肿瘤起源于支气管及细支气管平滑肌,病因不明。

(一)病理

肿瘤自支气管黏膜下肌层组织向管腔内生长,为椭圆形结节,表面光滑,有完整包膜,底部有短蒂连于支气管壁,切面呈灰白色。镜检见肿瘤表面为正常黏膜上皮,上皮与肿瘤之间有玻璃样变的基底膜。肿瘤细胞由分化良好、交错排列的细胞束所组成。细胞形状为卵圆形或长梭形。肿瘤周围支气管组织正常。有人把肿瘤在肺实质内者称中心型,把生长在气管、支气管者称周围型。

(二)临床表现

早期瘤体较小,一般无症状。随着肿瘤不断增长,使支气管部分乃至完全阻塞,引起肺不张。此时患者出现咳嗽、咯血、呼吸困难,合并肺部感染时还会咳脓痰。肺部可闻及哮鸣音及啰音。

(三)诊断

仅根据临床症状无法诊断。摄 X 线胸片可见肺部有致密圆形或椭圆形肿块,肿瘤完全阻塞支气管可见肺不张影。CT 检查可见肿瘤向支气管腔内突出。支气管镜检查可见支气管内有圆形肿块,表面光滑。取组织活检可明确诊断。

(四)治疗

一经确诊可根据情况作肿瘤摘除、肺楔形切除或肺叶切除术。

### 三、支气管腺瘤

支气管腺瘤为起源于支气管黏膜黏液腺的一种真性上皮肿瘤。肿瘤包括良性和恶性两种,前者称腺瘤,后者称腺癌。腺瘤多见于成年女性,小儿极少见。

(一)病理

腺瘤大多发生于大的支气管。肿瘤边缘清楚,表面光滑,包膜完整,与平滑肌瘤类似。镜检呈典型腺瘤结构,局部黏膜内的黏液腺增多,腺内为单层上皮,可见小乳头形成。腺腔内有丰富黏液,无局部浸润或淋巴转移。

(二)临床表现

位于肺周围的腺瘤常无症状。发生于较大支气管者,可有刺激性咳嗽。支气管阻塞可引起肺不张,致肺部反复感染,发生肺炎甚至肺脓肿,患者可出现咳脓痰、咯血、发热等症状。

(三)诊断

患者多有较长时间的咳嗽、咳脓痰、反复呼吸道感染史。X 线检查可见肺内圆形致密阴影,有时可见肺不张影。本病易与支气管平滑肌瘤相混淆。支气管检查、取活组织病检可确诊。

(四)治疗

手术切除可以根治,不会复发,预后良好。

### 四、肺癌

肺癌是最常见的肺部恶性肿瘤,近年来发病率有明显上升趋势。但小儿罕见,《中华小儿外科杂志》17 年来仅报道过2例。

(一)病因

真正的病因尚不能肯定,但与环境污染及吸烟密切相关。此外,某些职业病、肺部慢性炎症刺激及病毒感染也有一定关系。

(二)病理

大多起源于支气管黏膜上皮,亦有起源于支气管腺体和肺泡上皮的。生长在段以上的支气管、位于肺门附近的肺癌称中央型肺癌,约占70%。生长在段支气管及其分支以下者称周围型肺癌,约占30%。生长在其他位置极少。根据组织学检查可分为鳞状上皮癌和未分化小细胞癌及腺癌。

(三)临床表现

周围型肺癌早期多无症状,中央型出现症状较早。主要症状为刺激性咳嗽,常无痰或有少量白色黏液痰。肿瘤增大压迫支气管可有哮鸣音、远端肺不张。反复呼吸道感染。肿瘤侵犯血管可引起咯血。此外,还会引起胸腔积液、胸痛等。

(四)诊断

无症状者不易做到早期诊断,不少患者是在体检中发现的。一般对40岁以上,并有吸烟习惯者,如有慢性咳嗽、痰中带血、消瘦、胸痛等症状,即应提高警惕,作进一步检查,以期早期诊断。X线检查、痰液脱落细胞学检查、支气管镜检查及CT检查可以帮助确诊。

(五)治疗

一经确诊应立即作手术切除,并辅以放疗、化疗、免疫治疗及中医中药等,以期提高疗效。

## 五、肺转移性肿瘤

肺转移性肿瘤最常见,约占多器官转移瘤的20%~30%。转移途径一是经淋巴道,如消化道及乳腺肿瘤等。二是经血道,如肾、甲状腺、绒毛膜上皮癌及骨肉瘤等。三是邻近器官直接侵犯到肺,如纵隔、食管肿瘤。文献报道约有80%以上的肺转移瘤来自乳腺、骨骼、泌尿和消化系统。

(一)临床表现

转移性肺肿瘤多无症状,常常在原发瘤治疗后复查中发现。如肺部病变广泛,肿瘤压迫支气管产生肺不张,患者会出现干咳、痰中带血、胸痛、呼吸困难等症状。X线检查最常见的中下叶肺内有孤立性或多发性结节状病灶。

(二)诊断

根据原发癌的典型症状和呼吸道症状,结合X线、CT检查、痰液细胞病理检查及支气管镜检查诊断可以确立。

### (三)治疗

原发癌得到控制,无其他器官转移,肺转移癌为单一性,全身情况较好者,可手术切除。如转移灶多,原发癌在治疗过程中,患者全身情况欠佳,宜采用化疗、放疗等综合治疗。

## 第九节 动脉畸形

### 一、动脉导管未闭

1938年,Gross和Hubbard成功地结扎了第一例未闭的动脉导管,开创了现代心脏外科的新纪元。Potts在1947年成功地设计出多排齿血管阻断钳,使得切断动脉导管更为安全。吴英恺于1944年成功地结扎动脉导管奠定了我国心脏外科的基础。

#### (一)病理生理

动脉导管在胎儿期是正常结构。它起自左第6主动脉弓,并将主肺动脉与降主动脉相连接。导管的长度可以有差异。对于足月儿,动脉导管外径与降主动脉相同。导管壁主要为平滑肌,呈螺旋形排列,内膜厚并含有大量粘蛋白物质。

在胎儿期,通过动脉导管将大量右心室血流由高阻力的肺循环输送至降主动脉。出生后,导管由于平滑肌层的收缩及内膜增厚向内壁突起而闭合。这种正常的功能性闭合通常发生在足月儿生后24小时内。生后3周,由于导管内膜下逐渐纤维化使动脉导管永久性闭合而形成动脉韧带。另外,动脉导管闭合的部分原因是由于生后开始呼吸。体循环中血氧上升而使导管收缩,并可能与孕周有关。胎儿内及胎盘产生的前列腺素下降亦在导管闭合中起着重要作用。血管内活性物质的释放也会对导管的闭合产生一定的刺激。早产儿导管闭合延迟可能由于对血氧上升的反应降低及对前列腺素敏感度提高而引起的。动脉导管未闭也常见于宫内感染风疹病毒的婴儿,这是由于风疹病毒可以影响导管内弹性纤维的生成而保持导管的开放。

#### (二)自然病程

动脉导管未闭的发生率约为每200个活产婴儿中出现1例,并多见于女婴。若动脉导管细,几乎不会引起血流动力学改变,尤其在刚出生后,肺血管阻力暂时上升时更不易引起变化。然而,粗大的动脉导管,会产生大量的体肺分流,从而使肺血增加、左心房扩大及左心室容量增加,最终导致部分患者充血性心力衰竭。也有一些患者可能出现肺动脉高压。其最初是由于大量分流引起肺小血管梗阻性改变,最终出现右向左分流,并出现发绀。以前动脉导管未闭最常见的并发症为感染性心内膜炎,如今已非常罕见。婴儿出生3个月以后,动脉导管自行闭合亦有可能,但很少见。尽管患此畸形的患者可以很少,甚至没有症状而存活很长时间,但其预期寿命将会缩短,约40%在45岁以前死亡。

#### (三)临床表现

患者症状的出现取决于导管的直径及肺血管阻力的大小。细小动脉导管通常无症状;粗大动脉导管可能有乏力、呼吸困难及明显的心力衰竭表现。查体位于胸骨左缘上部有典型的机器样连续性杂音,有时伴有震颤,通常还有心尖部舒张期杂音及肺动脉区第一心音增强。杂音的性质有时可能产生变化,如在充血性心力衰竭患者只出现收缩期杂音,而在肺动脉高压患者杂音可能消失。在婴儿会产生水冲脉。听诊时与主肺动脉窗、冠状动静脉瘘、Valsalva窦瘤破裂相类似。

(四)临床检查

1. X线检查  细小动脉导管未闭患者,X线胸片表现可能是正常的。然而在有大量左向右分流的患者,可出现左心房、左心室、主肺动脉段增大及肺血管增多的征象。

2. 心电图检查  当动脉导管细小时表现正常,但是动脉导管粗大时可表现为左心房、左心室肥厚。

3. 超声心动图检查  在早产儿由于左心房与主动脉之比大于1.2,提示左心房扩大及动脉导管未闭存在。多普勒超声心动图可提供一种无创性诊断方法。

4. 心导管检查  大多数患者右心压力正常,而肺动脉血氧逐渐升高。当肺血管阻力升高时,肺动脉压力也升高。在吸氧或使用肺血管扩张药物如妥拉唑林时,肺动脉压力下降,这可以排除肺血管固有病变。一旦肺动脉压力大于主动脉压力时则可出现右向左分流,并且体循环氧饱和度下降。

5. 心血管造影检查  在侧位片可以清楚地看到动脉导管,而且在肺动脉端常常变窄。

(五)外科治疗

1. 适应证与禁忌证  一旦明确诊断,不论症状轻重,选择切断缝合法是所有患儿的手术指征。这是由于手术死亡率非常低(<1%),并且可以防止充血性心力衰竭及动脉瘤、感染性心内膜炎的产生。严重肺动脉高压并出现发绀是手术的禁忌证。而对于无发绀肺动脉高压患儿仍可考虑手术治疗,尽管手术危险性较大,但可以通过使用药物如妥拉唑林或吸氧来降低肺血管压力及阻力后实施手术治疗。

2. 手术方法  切断缝合法优于单纯结扎法。因为前者可以避免术后再通和假性动脉瘤的形成。单纯结扎通常在早产儿使用,这样可以缩短手术时间,减轻手术创伤。对于导管直径小于1.0cm的患儿,使用金属夹钳闭法亦不失为一种简便、安全的手术方法。

3. 手术步骤  手术区的显露一般采取右侧卧位,左后外侧第4肋间切口。纵形切开覆盖于降主动脉的纵隔胸膜,保护左迷走神经及喉返神经不受损伤。通过钝分离及锐分离充分游离动脉导管,避免损伤导管后壁而发生致命出血。多排齿血管钳小心钳闭导管的肺动脉端及主动脉端,血管钳之间尽量留出距离,并避免损伤较脆的血管壁。导管两断端分别用5-0双头针单丝线或poly propylene线连续来回缝合断端。一般先缝合肺动脉端,肺动脉残端在缝合后去掉血管钳很少有出血。主动脉残端针眼会有少量出血,可以通过加压止血,很少需要再缝合。间断缝合纵隔胸膜,关胸前常规在左侧胸腔放置引流管。

4. 特殊情况的处理

(1)在肺动脉高压患儿伴有肺血管阻力升高(Rp/ks<0.75),并只有少量左向右分流。术中在切断动脉导管之前,测量动脉导管后压力来分析血流动力学改变非常必要。若钳闭动脉导管,出现肺动脉压力升高和(或)主动脉压力下降,或外周氧饱和度下降时,手术则应放弃。

(2)伴有其他心脏畸形的患儿在心内矫正的同时处理动脉导管相对要容易些。一般选择在切开心包体外循环开始之前结扎动脉导管。

(3)对于早产儿的动脉导管未闭,若伴有呼吸衰竭或心力衰竭,应早期外科结扎动脉导管。

### (六)预后

大多数动脉导管未闭的手术疗效是非常满意的,目前手术死亡率已低于1%。国内有报道500例无死亡。手术并发症如出血、喉返神经损伤及乳糜胸发生率已非常低。然而,术前有明显肺血管阻力升高,尤其是2岁以后手术的患儿远期效果很少满意。

早产儿手术死亡率亦非常低,死因常常是继发于肺部合并症。

## 二、血管环

生后主动脉及其分支仍然残留胎儿时期的完整或不完整的环形结构,并对气管和食管产生不同程度的压迫,称为血管环。

### (一)病理解剖及分型

1. 双主动脉弓　由于胚胎早期,背主动脉右侧第8节间段未能正常吸收退化,而造成永存双主动脉弓畸形。

升主动脉离开心包后,分为两弓,分别发出颈总动脉和锁骨下动脉(均无无名动脉)。一支弓向左前走行到气管之前,一支弓向后走行绕到食管之后,两弓在后纵隔处会合形成单一的降主动脉。动脉导管几乎均在左侧。因而,形成了一个完整包绕了气管和食管的血管环。

在双主动脉弓,一般双弓不等大,但降主动脉通常在大弓的对侧。也就是说,当降主动脉位于脊柱左侧时,大多数患者右弓较大。这也是最常见的双主动脉弓形式。少见病例降主动脉位于脊柱右侧,左弓较大。另外,较小的弓可能有狭窄或闭锁。

双主动脉弓常合并先天性心血管畸形,如法洛四联症、大动脉转位等。

2. 右位主动脉弓　常见以下两种类型:

(1)镜面右位主动脉弓　与正常相反,胚胎时期背主动脉左侧第8节间段退化吸收而右侧存留,致主动脉弓及其分支呈正常形态的镜面影像。头臂分支自左至右依次为无名动脉、右颈总动脉和右锁骨下动脉。左侧动脉导管可能连接左肺动脉与无名动脉,或连接左肺动脉与降主动脉上端,后者可形成血管环,但较少见。

镜面右位主动脉弓几乎都合并先天性心血管畸形,尤多见于法洛四联症、共干等。

(2)伴有迷走的左锁骨下动脉　由于左侧第4弓的不正常退化致右位主动脉弓伴迷走的左锁骨下动脉。主动脉弓的第一个分支是左颈总动脉,依次为右颈总动脉和右锁骨下动脉,而左锁骨下动脉作为主动脉的第4个分支起源于降主动脉。此支迷走的左锁骨下动脉向左后,斜向上绕行至食管后方。因而,右位主动脉弓、迷走的左锁骨下动脉、左侧动脉导管、前侧的升主动脉和肺动脉可形成完整的血管环。部分病例迷走的锁骨下动脉在根部呈球形膨大致食管后明显切迹(Kommerell憩室)。与双主动脉弓相比,此种血管环多数较松弛,且很少合并先天性畸形。

3. 左位主动脉弓　当伴有不正常的头臂血管走行时可引起压迫症状。

(1)伴有迷走右锁骨下动脉　由于胚胎时期右侧第4弓不正常的退化所致,是主动脉血管畸形中最常见的类型。发生率约占一般人群的0.5%。

右锁骨下动脉作为主动脉弓的最后一个分支,起源于降主动脉,向右后,斜向上绕行到食管后方。该动脉可单独存在或合并其他心脏畸形,常见于法洛四联症。少数产生压迫症状。

(2)伴有无名动脉异常 无名动脉的起源较正常偏左,甚至到气管的左侧,可产生气管压迫症状。

(3)伴有左颈总动脉异常 颈总动脉的起源较正常偏右,因而产生气管压迫症状。

4.颈部主动脉弓 是不常见的畸形。其发生可能与胚胎期第2~3原始主动脉弓的不正常持续存在或与主动脉弓未能降入胸腔有关。

升主动脉多数在右侧,弓的高度通常在锁骨之上,于第5~7颈椎水平。可伴多变的头臂分支走行。合并先天性心脏畸形不常见。

5.左肺动脉不正常起源 其形成与原始第6主动脉弓近端的异常永存或退化有关。

左肺动脉起源于正常位置右肺动脉的后上壁,弯曲向左后,向下走行,穿行于气管和食管之间,在气管和左主支气管之后进入左肺门。左肺门位置通常较正常低。与主动脉弓畸形产生的血管环不同,不正常的左肺动脉不是完全地环绕了气管和食管,因而常将此病命名为血管悬韧带。约半数患者合并先天性心血管畸形,如左上腔静脉、房间隔缺损、动脉导管未闭、室间隔缺损、法洛四联症等。除此之外,不少患者合并完全的软骨环、气管软化以及不正常的肺叶和气管开口。

(二)诊断

1.临床表现 主动脉弓和肺动脉的不正常可以产生致命的症状或可能无症状。临床上有症状的血管环相对少见。值得注意的是,可能有部分婴儿急、慢性气道梗阻症状是由于血管压迫所致,但临床忽略了心血管疾病的诊断。

(1)症状 通常于生后6个月内出现,包括呼吸困难、喘鸣、反复呼吸道感染及喂养困难等。可有随体位变化突然发作的呼吸暂停伴发绀(反射性呼吸停止)的症状,甚至导致死亡。症状严重程度和呼吸困难发作的年龄对诊断有帮助。很早出现严重症状者,可能为双主动脉弓所致;较晚出现相对轻一些症状者则可能为其他血管不正常引起。较大婴儿或儿童可有吞咽困难表现。

(2)体格检查 在无合并先天性心血管畸形的患儿,虽表现严重呼吸系统症状,但体检无心血管病阳性体征发现。当合并先天性心血管畸形时,体检可发现相应体征。当左位主动脉弓伴主动脉缩窄及迷走右锁骨下动脉时,迷走右锁骨下动脉常起自缩窄远端。临床出现双下肢及右上肢脉搏动微弱或不能触及。另外,有颈部搏动块伴震颤,加压于包块时,股动脉搏动消失是颈部主动脉弓的特定体征。

2.检查

(1)胸部X线平片 显示主动脉弓形态异常、气管偏移或受压、继发于主支气管梗阻的一侧或双侧肺气肿或不张,提示应作进一步的检查。

(2)食管钡剂检查 是非常重要的无创检查手段。同时采用连续摄片记录正侧位食管钡剂,可明确显示有搏动性特征的受压部位。正位双侧食管压迹,且右侧压迹较深并高于左侧时是典型的双主动脉弓表现。正位见到从右到左的斜向上行的血管影,侧位或左前斜位可见食管后压迹时,常提示右位主动脉弓伴迷走左锁骨下动脉。而正位见异常的从左到右的斜向上行的血管影,侧位或左前斜位可见食管后压迹时,常提示左位主动脉弓伴迷走右锁骨下动脉。当有不正常的左肺动脉起源时,正位显示食管右移,在气管隆突之后,可见斜的血管影。而侧位食管前压迹则为本病的特征性表现。

左心室或升主动脉正侧位或左右斜位电影造影或数字减影检查,应能提供更确切的大血管解剖畸形诊断,并对可能合并的先天性心脏畸形作进一步评价。

### (三)治疗

1.手术指征　因血管环产生明显气管和食管梗阻症状的患儿均应采用手术治疗,而对无症状或症状轻微者可不考虑手术治疗。

2.手术方法

(1)双主动脉弓　占需手术治疗的血管环中的第一位。手术进路应取决于大弓在哪一侧。对常见大弓在右侧的患儿,为切除较小的或闭锁的左弓,采用左胸第4肋间切口。手术的重要步骤包括切断动脉导管或动脉韧带,充分游离左弓。于左弓的左锁骨下动脉起源之后和降主动脉之前上两把血管钳,在两钳之间切断左弓。用4-0或5-0 poly propyleue缝线双排缝合两断端。彻底分离气管和食管,切除两者之间的所有纤维束缚。游离降主动脉,必要时将主动脉外膜缝至肋骨骨膜以保持它远离食管。术中应注意避免损伤左侧喉返神经。

(2)右位主动脉弓合并血管压迫　占需手术治疗的血管环中的第二位。采用左侧第4肋间切口进胸,切断动脉导管或动脉韧带常能解除压迫症状。但对那些伴有迷走左锁骨下动脉根部球形膨大,造成明显食管后压迫的患儿,应取右侧进胸,切断迷走左锁骨下动脉解除压迫并再植,以避免出现远期的锁骨下动脉窃血综合征。术中应注意分离所有食管受压的部分和切除所有的纤维束缚。

(3)左位主动脉弓伴血管压迫　对罕见的左位主动脉弓伴右侧动脉导管,采用右侧进胸,切断动脉导管或动脉韧带常可解除症状。对伴有迷走右锁骨下动脉引起压迫症状者,应经左侧进胸,切断迷走的右锁骨下动脉并再植。对因无名动脉或左颈总动脉起源异常引起明显压迫症状者,可通过胸骨正中切口将异位动脉再植。

(4)颈部主动脉弓　一般只需切断动脉导管或动脉韧带即可减轻症状。

(5)左肺动脉起源异常　经左侧第4肋间切口进胸,切断纵隔胸膜,切断动脉导管或动脉韧带。充分游离左肺动脉到达气管分叉处或更远,以得到足够长度的左肺动脉。在尽可能靠近右肺动脉端的左肺动脉处,上两把血管钳并在两钳间将其切断。随后,缝合右肺动脉端切口并移去该侧血管钳。在左膈神经前方作垂直口,切开心包,暴露主肺动脉,上侧壁钳,切开主肺动脉。再从膈神经后的心包切口游离出左肺动脉,重新修剪左肺动脉残端呈斜面,以增加吻合口直径。然后将左肺动脉与主肺动脉作端侧吻合。术中应注意:①血管钳勿压迫气道。②不要因牵拉左肺动脉时产生过紧的张力而影响右肺动脉的血流。③注意调整主肺动脉切口的位置,应使左肺动脉达到主肺动脉无扭曲和张力。

### (四)预后

早期诊断,尽早手术治疗,避免术中对气管的损伤和加强术后监护,是提高手术成功的重要因素。无合并先天性心脏病畸形者,手术死亡率很低,远期疗效满意。

有严重呼吸道梗阻的迷走左肺动脉的小婴儿的早期外科手术常因合并先天性心血管畸形而复杂化,又因不少患儿并存原发的或继发的气管狭窄和气管软化,致手术死亡率高达40%~50%。因而有人介绍,对此类患儿,手术前应行气管或支气管镜检查,术后延长气管插管时间。拔管之后,如有需要可采用鼻塞正压通气,加强呼吸道湿化。仔细吸痰,保持呼吸道通畅并避免黏膜损伤或可提高成活率。

## 三、主动脉弓中断

主动脉弓中断是指因主动脉弓的某个部位缺如或闭锁而引起主动脉弓和降主动脉间的血流中断,是一种少见的先天性心脏病。本病约占婴儿严重先天性心脏病的1%,自然成活时间较短。如不治疗,约80%的患儿死于生后1个月内。

(一)病理生理

主动脉弓中断根据中断远、近端有无解剖结构上的联系可分为:①主动脉弓离断或缺如:主动脉弓与降主动脉间失去延续性、完全分离。②主动脉闭锁:主动脉弓与降主动脉之间虽残存纤维性联系,但内腔不通。临床上根据中断部位不同将此病又分为以下3种类型:

1. A型　中断位于左锁骨下动脉起源部远端(图3-9-1A)。
2. B型　中断位于左锁骨下动脉与左颈总动脉之间(图3-9-1B)。
3. C型　中断位于左颈总动脉与无名动脉之间(图3-9-1C)。

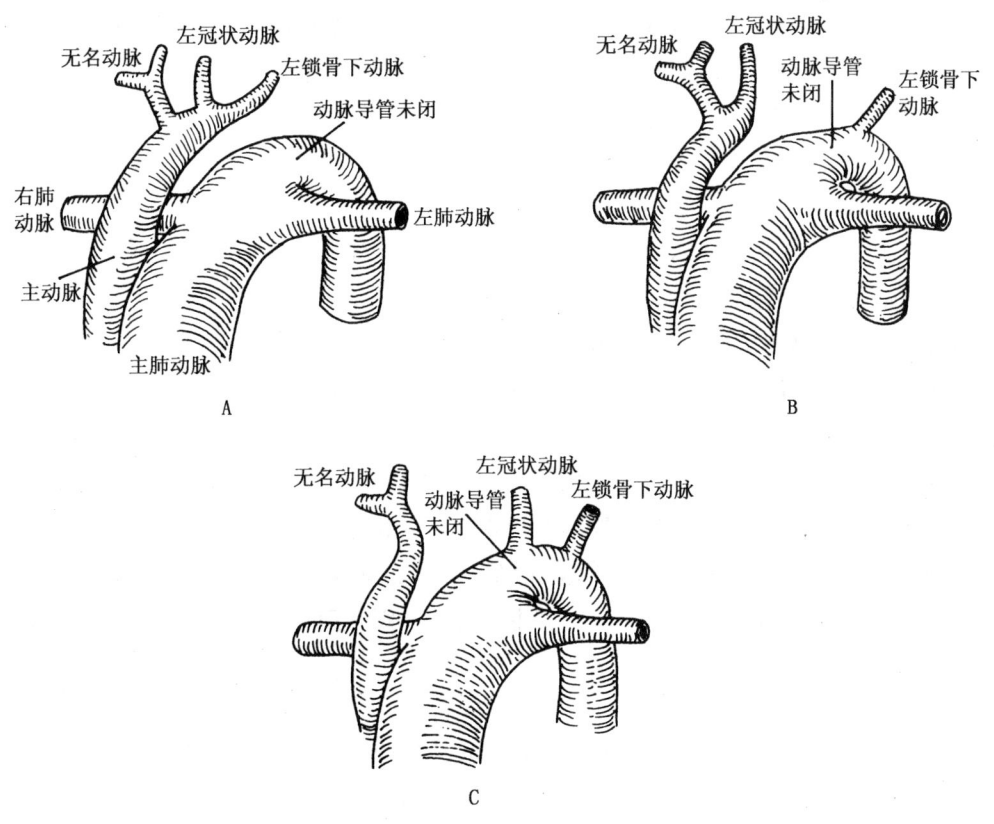

图3-9-1　主动脉弓中断的类型
A.A型　B.B型　C.C型

其中B型最常见,C型少见。主动脉弓中断常合并其他畸形,几乎都存在使血流进入降主动脉的未闭动脉导管和室间隔缺损,并常伴有左心流出道狭窄、梗阻,升主动脉发育不良及主动脉瓣、二尖瓣的异常或其他心内畸形。

根据本病畸形特点,血流动力学变化为主动脉弓中断近端部位的血流来自左心室,而远端血流则通过未闭的动脉导管由右心室供给。因此在临床上可以产生差异性发绀,差异部位可因中断类型而不同。如A型上半身血流来自左心室,下半身血流则由右心室经未闭动脉导管供给;B型左上肢与双下肢均接受右心室血供。

肺血管阻力的变化以及合并畸形也直接影响着病理过程。患儿出生时肺循环阻力低,则大量血流经室间隔缺损分流到右心室,使肺血增加而引起充血性心力衰竭。若同时合并动脉导管狭小或左心流出道狭窄则更增加经室间隔缺损的左向右分流,易导致难治性心衰。随着肺血管阻力的增高,经室间隔缺损至肺部的血流可减少,心力衰竭可相对减轻。若肺血管的改变继续加重,阻力持续增高致肺动脉高压时,常可引起右心衰竭。

(二)临床表现

患儿除有一般先天性心脏病患儿的表现,如呼吸急促、易烦躁、哭闹、多汗、喂养困难、生长发育缓慢外,还常表现为生后早期出现心力衰竭症状,如合并心内外畸形时则症状更加明显。差异性发绀常因中断部位不同可表现在双上肢和双下肢、左上肢和双下肢以及双下肢等。因此,临床检查时需要仔细查体,以免遗漏四肢脉搏、血压不等,如中断近端脉搏强于远端,远端有时可消失,血压高于远端。主动脉弓中断本身杂音不明显,但合并其他畸形时则出现明显杂音,如并发室间隔缺损,可在胸骨左缘闻及收缩期杂音,伴有肺动脉高压时,肺动脉瓣区第二音响亮或亢进。

(三)检查

1. X线检查　肺血增加,心影增大,常以右心为著。继发有肺血管病变阻力增高时,X线平片可有肺动脉高压表现,如肺动脉段膨隆,侧支循环显著,肋骨切迹。

2. 心电图检查　正常或为左、右心室增大、肥厚。

3. 心脏彩超检查　可明确观察到主动脉弓中断部位及合并心内外畸形。

4. 心导管检查及造影　可确诊主动脉弓中断的部位、严重程度及是否合并其他畸形。心导管检查可经肺动脉从未闭的动脉导管进入降主动脉,而导管从股动脉、降主动脉不能进入主动脉及左心室。降主动脉及股动脉血氧饱和度较升主动脉明显降低,如合并肺血管改变,测压时肺血管压力可有变化。右心及肺动脉造影可见造影剂经肺动脉通过未闭的动脉导管进入降主动脉。左心室造影在主动脉弓的部位显示有血管内腔闭锁的盲端,而远端降主动脉不显影。左右心室及升主动脉造影则有助于发现有无合并心内其他畸形。

(四)诊　断

患儿出生后不久就出现严重的心力衰竭并伴有差异性发绀,上肢的脉搏、血压强于下肢或下肢脉搏消失,应怀疑有主动脉弓中断的存在。心脏超声及心导管、心血管造影检查对主动脉弓中断的确切诊断具有重要的价值。

(五)治　疗

1. 非手术治疗　由于畸形特点,除一般对症处理外,尤应注意中断部位远端的血供主要依赖于动脉导管,出生后动脉导管逐渐闭合,以致下肢股动脉搏动逐渐减弱或消失。因此,应尽早使用前列腺素持续静滴,以维持动脉导管的开放状态,保证股动脉的血供,为手术赢得时机是非常重要的。

## 2.手术治疗

(1)手术原则 通过人工方法重建主动脉弓与降主动脉间的联系,恢复中断远端的血液供应。

(2)切口选择

1)正中切口一期矫正术:适用于主动脉弓中断同时合并有心内畸形的患者。采用此切口有助于一期根治,但缺点是中断部位较深、显露比较困难、手术操作难度大。

2)左胸后外侧切口:可以根治各型主动脉弓中断,同时闭合动脉导管,手术部位显露较好。对小婴儿、肺血量较多、合并反复心力衰竭者可以先行主肺动脉环缩术,控制病情,为二期手术创造机会。

(3)手术方式

1)动脉端-端直接吻合术:适用于中断距离较短的各型主动脉弓中断(图3-9-2)。

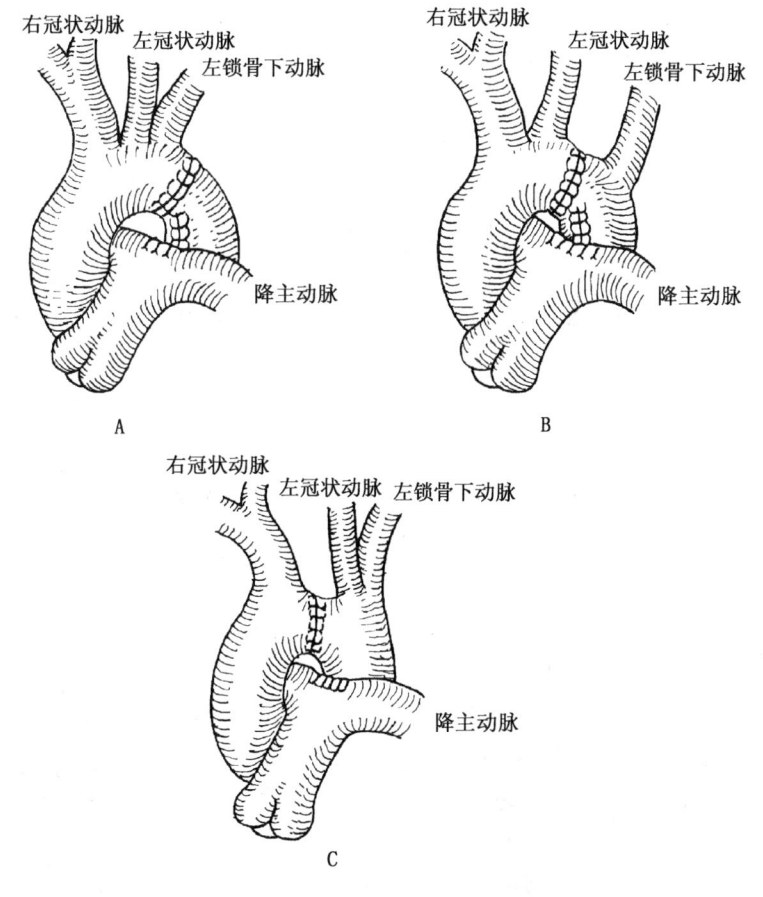

图 3-9-2 动脉端-端直接吻合术

A.A型 B.B型 C.C型

2)动脉翻转重建主动脉弓:①A型:如左锁骨下动脉直径适宜时可以将左锁骨下动脉转下与中断远端降主动脉吻合;或降主动脉上移与左锁骨下动脉基底部吻合。由于此术式可以减少降主动脉的游离,使手术操作更为便利(图3-9-3)。②B型:左锁骨下动脉直径适合可以切断转上与左颈总动脉基底部吻合重建主动脉弓(图3-9-4)。③C型:利用左颈总动脉与中断远端主动脉吻合(图3-9-5)。

3)人工血管转流术:可运用于各型主动脉弓中断。但对于婴幼儿来讲应避免使用人工血管,因为婴幼儿血管还处于生长发育阶段,采用此手术方式,随着患儿年龄的增长常需要再次手术来增加主动脉口径。因此在考虑此术式时应慎重。各型主动脉弓中断人工血管转流方法有 3 型(图 3-9-6)。

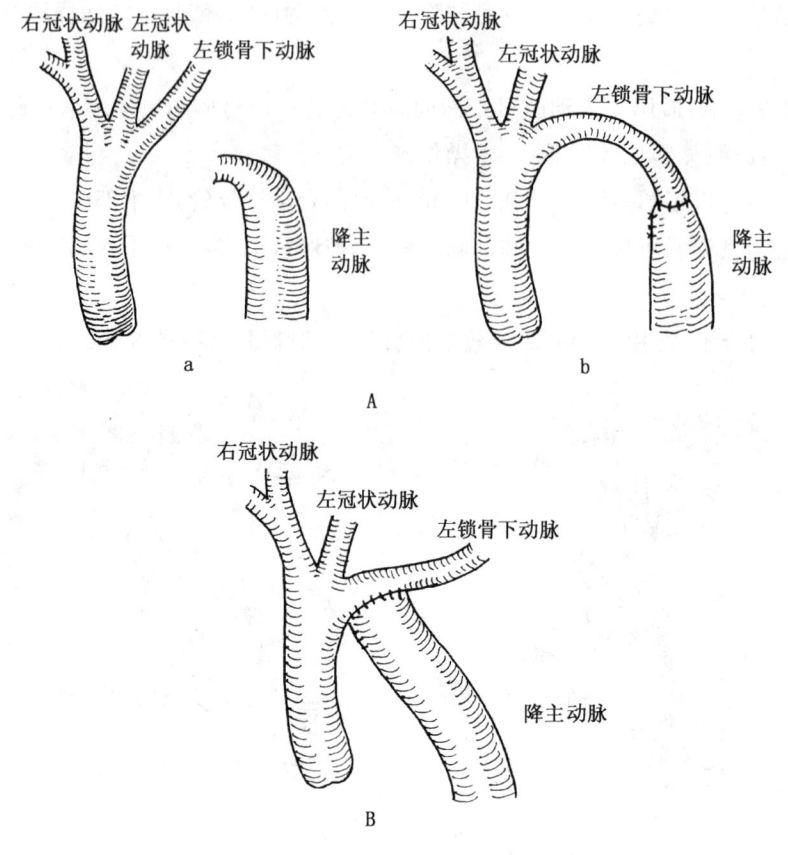

图 3-9-3 动脉翻动重建主动脉术 A 型

A. A 型之一　B. A 型之二

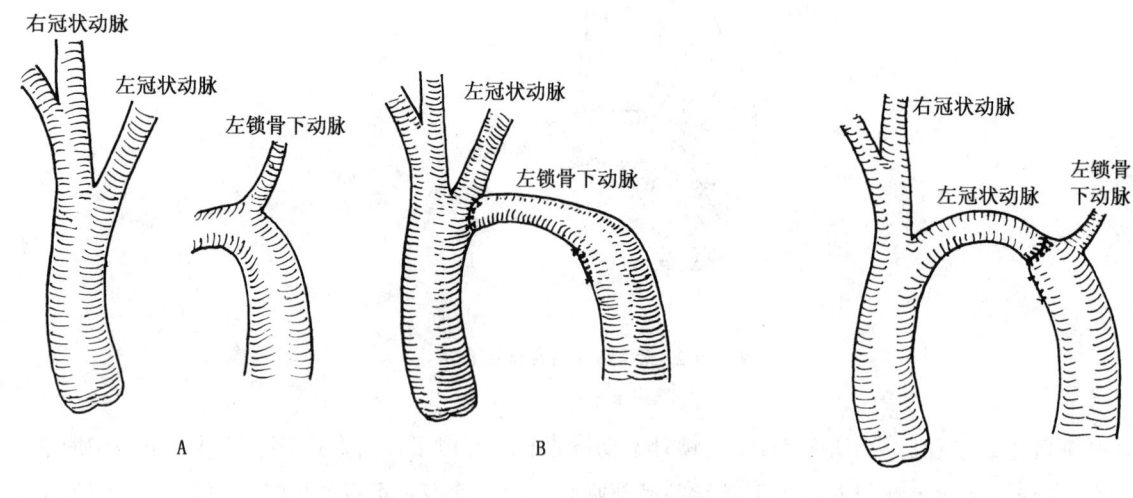

图 3-9-4 重建主动脉术 B 型　　　　图 3-9-5 重建主动脉术 C 型

不同手术方式的应用使得对主动脉弓中断外科治疗结果的评价有一定困难。方法的不同部分取决于解剖类型,部分是由于外科医生选择不同的手术进路。无论采用何种方法都应注意在术中采用中度降低温度至 32～33℃,以便保护脑和脊髓。无论选择动脉间直接吻合还是颈动脉转下或锁骨下动脉转上,都应保证新的

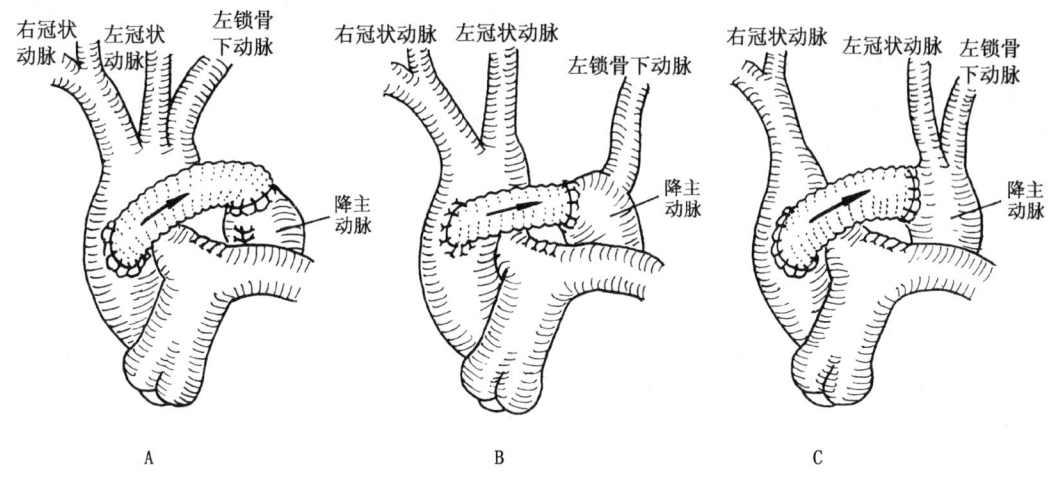

图 3-9-6 人工血管转流术
A. A 型　B. B 型　C. C 型

主动脉弓口径足够大，尽量避免吻合口狭窄。若吻合后口径不够大，建议选用能生长的心包片来加宽。

## 四、主-肺动脉瘘

主-肺动脉瘘即为主动脉-肺动脉间隔缺损，亦称为主-肺动脉窗。它是由于胚胎期动脉干前端的主动脉囊发育障碍，主动脉与肺动脉间隔分隔不完全，在升主动脉与主肺动脉根部相当于半月瓣上方遗留缺损所形成的异常连接。该病是 Elliotson 首先在 1830 年描述的，Perelman 及 Putscher 在 1949 年作了 13 例患者的回顾性报道。

主-肺动脉瘘是一种罕见的心脏畸形，在 1000 例心脏畸形中，约有 10 例。多伦多儿童医院 23 年中有 0.2% 的先天性心脏病患儿是主-肺动脉瘘。阜外医院临床报道占先天性心脏病的 0.03%。

（一）病理分型

Richardson 将这种畸形分为 3 种主要类型：

1. Ⅰ型　是典型的主动脉-肺动脉间隔缺损，缺损位于升主动脉近端后壁（恰在 Valsalva 窦以上）与主、肺动脉之间。Ⅰ型也是常见型，约占一半以上。

2. Ⅱ型　缺损位于主动脉远端的后壁与右肺动脉起始部之间。

3. Ⅲ型　实际上是右肺动脉异常。起自于升主动脉后侧壁。

无合并畸形的主-肺动脉瘘约占一半以上，其余的有合并动脉导管未闭、主动脉弓中断、室间隔缺损、法洛四联症。伴有室间隔缺损的肺动脉瓣闭锁、主动脉闭锁及右冠状动脉起自肺动脉。

（二）临床表现

主-肺动脉瘘的血流动力学改变与动脉导管未闭相类似，并与缺损大小有关。小的缺损只伴有少量左向右分流，极少甚至没有生理学异常，所以没有症状。常见的主-肺动脉瘘一般都较大，并有大量的左向右分流，从而引起充血性心力衰竭、肺动脉高压及早期出现肺血管改变。较大缺损，尤其是伴有其他心脏畸形时，一般症状出现早,可能没有发绀,但是常有喂养困难、发育迟缓及反复呼吸道感染。一般有水冲脉、心界扩大。在肺动脉瓣区出现一个较响的、粗糙的收缩期杂音,最常见于左第3～4肋间,通常还伴有收缩期震颤。在小的缺损以及肺动脉压力正常或轻度升高时,才出现连续性杂音。舒张末期杂音几乎都会出现。当肺动脉阻力明显升高时,会出现发绀以及短的收缩期杂音、响的肺动脉喷射性杂音及单心音。

(三)诊断与鉴别诊断

主-肺动脉瘘在临床上必须与动脉导管未闭、Valsalva窦瘤破裂、冠状动静脉瘘、肺动静脉瘘及伴有主动脉发育不良的室间隔缺损相鉴别。

肺血流增加及中度肺血管阻力增高的患者,X线胸片表现为心脏扩大和肺充血。心电图通常表现为左心室或双心室肥厚。二维超声心动图可以提供有效的诊断依据。心导管检查在主动脉、肺动脉水平有左向右分流存在,并提示分流量大小、肺动脉压力及阻力和合并畸形。心血管造影检查在主动脉根部注射造影剂可诊断出缺损大小及类型。罕见的小缺损患者最易误诊为动脉导管未闭,在未做导管及造影检查的情况下,行左侧开胸术。

(四)手术治疗

第一例成功结扎主-肺动脉瘘在1952年由Gross完成。继而Scott和Sabiston在1953年完成了切断缝合术。随着体外循环的发展,可以通过肺动脉、升主动脉或直接通过缺损间隙更安全地修补缺损。

所有主-肺动脉瘘患者均为外科手术治疗的适应证。对于罕见的小缺损可以选择在婴儿期后进行,这时使用结扎术可能成功。然而,这种方法不能用来处理中度以上的缺损,因为可能出现致命的术中出血和术后复发。切断缝合术也可能出现致命的出血,因为主-肺动脉瘘的壁和主、肺动脉连接部通常膨大且较薄,压力升高时易撕裂。过去Ⅰ型缺损施行双侧肺动脉环缩术,Ⅱ型缺损施行单侧右肺动脉环缩术,目前已废除。大缺损伴有严重充血性心力衰竭或有肺血管阻力升高的患儿,应该立即手术,不得延误。应用体外循环,通过主动脉用涤纶布片修补缺损是目前常用的手术方法。这是因为可以最好地显露瘘口及左冠状动脉开口,同时可以减少术中出血及术后复发的可能。主动脉插管应尽量靠近主动脉弓部,以免主动脉插管妨碍手术。当体外循环开始后,肺动脉应暂时阻断以避免肺损伤及灌注压下降。用停搏液保护心肌。应该清楚地显露右冠状动脉开口并避免损伤。Ⅱ型主-肺动脉瘘的修补是通过主动脉内补法修补,同时将右肺动脉与主肺动脉重新连接。

(五)预后

预后通常与缺损大小有关。小缺损患者可存活很长时间;缺损大于10mm的患者,通常在20岁之前死亡。未经治疗的患儿,常因心力衰竭在2岁以前死亡。

现在术后早期死亡率报道在13%至21%之间,早期或晚期死亡原因与修补方法、术前肺阻力大小以及是否有心内合并畸形有关。通过主动脉内补法可以极大地提高成活率,并能永久性闭合缺损。婴儿有中到大的缺损应早期修补,因为已经证明2岁后肺阻塞性疾病的发生率明显增高。

## 五、左冠状动脉起源于肺动脉

左冠状动脉起源于肺动脉是指整个左冠状动脉或冠状动脉左前降支或冠状动脉回旋支异常起源主肺动

脉近端或右肺动脉近端。异常起源的左冠状动脉及其分支类型正常，右冠状动脉起自主动脉并且分支类型正常，右冠状动脉的侧支循环供应左冠状动脉，而左冠状动脉的血液逆行进入肺动脉。因此严格地说，左冠状动脉异常起自肺动脉也是冠状动静脉瘘的一种。偶尔可见左、右冠状动脉通过一根血管起自肺动脉。

左冠状动脉起源于肺动脉的发病率为0.24%。常见为一种单独存在的畸形，然而也可伴随有室间隔缺损（VSD）、心内膜垫缺损（ECD）、法洛四联症（F4）和共干。它是婴儿冠状动脉系统中常见的畸形。

（一）病理解剖及病理生理

异常的左冠状动脉多直接起自主肺动脉左瓣窦或后瓣窦上，很少起自右瓣窦，也可起自左、右肺动脉。左冠状动脉长度不等，但通常在起始部5～6mm处分出左前降支和回旋支。左、右冠状动脉之间有侧支吻合。仅回旋支异常起自肺动脉的不常见，而仅左前降支起自肺动脉的就更少见。

因左冠状动脉血逆流造成心肌局部缺血，可产生弥漫性左心室纤维化。纤维化在心内膜最明显，在纤维化部位可有局部钙化。通常可出现不同程度的继发性心内膜弹性纤维增生症、左心室肥厚并扩大、二尖瓣关闭不全。二尖瓣关闭不全可由以下原因所致：①弥漫性纤维化时乳头肌的钙化，造成乳头肌功能障碍。②心内膜弹性纤维增生症使腱索融合、缩短而累及二尖瓣。③乳头肌位置异常导致二尖瓣关闭不全。④左心室弥漫性纤维化，可产生左心室及二尖瓣环扩大而导致二尖瓣关闭不全。

在出生后因肺动脉压力及肺阻力高，左冠状动脉内血液顺流而不产生逆流，所以新生儿早期可没有症状。但出生2周后肺动脉压力及肺阻力逐渐下降，左冠状动脉血产生逆流，如果左、右冠状动脉之间没有足够的侧支循环，就会出现症状。

（二）临床表现与诊断

新生儿可在生后1周出现症状，但多数在2个月以后出现喂养困难、体重不增及充血性心力衰竭的症状和体征，如呼吸急促，口周苍白、发绀，多汗，心动过速等。在婴幼儿期可有阵发性的哭闹、苍白、多汗、烦躁不安，考虑为心肌局部缺血所致。在充血性心力衰竭时可听到奔马律、二尖瓣关闭不全的杂音及全肺湿啰音。患儿常有肝大。心电图胸导联常有Q波及ST段抬高（提示有前侧支梗阻），并伴有左心室肥厚。X线胸片显示心脏扩大及肺水肿。

如在婴儿期未出现严重症状，临床症状常常到20岁以后才出现。一些患者可无症状或仅有乏力、呼吸困难或心悸，大约有一半患者有心绞痛。

安静时心电图表现为ST-T改变及明显的前侧支陈旧性心肌梗死表现，运动时心电图为反应性心肌局部缺血。X线胸片可正常或表现为心影扩大。心脏B超探到左冠状动脉起自肺动脉可明确诊断。血管造影有时不能明确诊断。

左冠状动脉异常起自肺动脉在婴幼儿期很难与心肌病及心内膜弹性纤维增生症鉴别，放射性核素[201]铊检查有助于与心肌病的鉴别。

（三）手术治疗

1.手术指征　在婴儿期左冠状动脉异常起自肺动脉（通常病情严重）是急诊手术的指征。危重患儿往往选择简单的结扎术，以后再考虑作选择性旁路移植以避免远期突然死亡的危险性。如1岁以内的患儿左心功能及一般情况好，可推迟到1岁以后再作手术。

2. 手术技术

(1)建立两个冠状动脉系统

1)直接再植法:在低温体外循环下进行。注意心肌灌注时,经主动脉根部灌注,并在阻断肺动脉后经主肺动脉再灌注,也可切开肺动脉直接往左冠状动脉开口处灌注。作肺动脉横切口,确定左冠状动脉起自肺动脉后侧或右侧位后,横断肺动脉,围绕冠状动脉开口周围带肺动脉壁切下。小心将左冠状动脉游离一小段,在主动脉根部后壁打孔,小心避免伤及瓣叶。吻合冠状动脉开口到主动脉口,肺动脉端端吻合。

2)肺动脉内通道:左冠状动脉起自肺动脉左侧时可选择此手术。在体外循环下进行。注意心肌灌注时用手压住肺动脉、左冠状动脉开口处。肺动脉作横切口,观察左冠状动脉的起始部位。在与肺动脉接触的主动脉壁上作一个5~6mm的圆口,直接对着的肺动脉处也作一个圆口,用5-0的丝线直接缝合,建立一个主、肺动脉窗。在邻近窗处切一条带状肺动脉前壁,将这个肺动脉片缝至后壁到左冠状动脉开口处,肺动脉前壁用心包膜补口。为避免肺动脉通道引起右心室排血受阻,可用一块自体心包膜或一段游离的锁骨下动脉连接窗与左冠状动脉开口处。

3)冠状动脉旁路移植:用大隐静脉或游离一段锁骨下动脉移植,可结扎左冠状动脉后行端侧吻合或切断左冠状动脉做端端吻合。因静脉会阻塞,故应尽量避免用静脉。如乳内动脉合适,为最理想的选择。

(2)结扎左冠状动脉 此手术在非体外循环下进行。采用第4肋间左前侧切口,从上部游离胸腺后,在膈神经前打开心包,将心尖向上牵引,可见到异常的左冠状动脉,用一根3-0丝线靠近肺动脉端结扎,松松关闭心包。

如左冠状动脉与主肺动脉后壁连接,可在常温体外循环下进行。用单根静脉插管,不用阻断主动脉,肺动脉横切开,用带垫片线加固反复褥式缝合左冠状动脉起始部。

3. 手术结果 婴儿手术早期死亡率高,随着冠状动脉再植手术技术的不断提高,死亡率会有所下降,婴儿以外年龄的小儿,手术死亡率接近零。冠状动脉旁路移植远期有阻塞的可能,应尽量避免用旁路移植。

## 六、先天性冠状动静脉瘘

先天性冠状动静脉瘘是指冠状动脉与任何一个心腔、冠状静脉窦或其分支静脉、上腔静脉、肺动脉、靠近心脏的肺静脉之间的交通。发生在先天性肺动脉或主动脉闭锁的与冠状动脉连接的瘘除外(因它们的血流是从心室到主动脉的)。

先天性冠状动静脉瘘发生率很低,占先天性心脏病的0.2%~0.4%。大多数为单独发生,但也可合并其他先天性或继发性畸形。

(一)相关解剖

先天性冠状动静脉瘘可发生在冠状动脉的不同部位,右冠状动脉及其分支发生率为50%~55%,左冠状动脉发生者占35%,左、右冠状动脉同时发生者占5%。90%以上的瘘开口于右心腔或与其连接的血管(最常见的是右心室,其次是右心房)。真正的冠状动静脉瘘(瘘连接冠状静脉窦及其分支或腔静脉)是很少见的。

当瘘为单个时,开口很少大于2~5mm,并常见有纤维边缘,偶尔可见几个开口或局部呈血管瘤样网状结构的血管。有时可见瘘的冠状动脉扩张、伸长,也有的扭曲,其变化程度与通过瘘的分流量呈正比关系。通常冠状动脉扩张是均匀的,但也可在瘘的双侧发生动脉瘤,也有在沿冠状动脉走行的某处发生动脉瘤的。很少见有整个冠状动脉上产生一个巨大的动脉瘤,这种巨大的动脉瘤易发生在右主冠状动脉进入左心室后壁或右心室。虽然这种动脉瘤逐渐扩大,但很少破裂。冠状静脉窦也可扩张成为动脉瘤,并常是动脉瘤破裂的部位。

(二)病理生理

当冠状动静脉瘘进入循环的右侧时(右心),产生一个快速的主动脉收缩期及舒张期的反流和左向右的分流,$Q_p/Q_s$很少大于1.8,动脉压差很少变宽。当瘘进入左心房时,收缩期及舒张期主动脉有明显的反流。当瘘进入左心室时,产生舒张期明显的反流(收缩期时主动脉关闭),左心室容量负荷增加。由于舒张期反流量一般较少,故左心室大小一般正常,但可存在左心室肥厚。

(三)临床表现与诊断

在儿童期及青少年多数患者是无症状的,仅表现出连续性杂音、心脏轻度扩大和肺充血。20岁以下的患者80%无症状,而20岁以上的患者只有40%无症状。

1. 症状　最常见的症状是呼吸困难及乏力,考虑为左向右分流所致。心绞痛不常见。一部分患者(外科手术患者的12%～15%)发生充血性心力衰竭,尤其是年龄大的患者更常见,考虑与长期的左向右分流有关。有文献报道与冠状静脉窦连接的瘘更常见充血性心力衰竭,心房颤动也常见,尤其是在瘘与右心房连接时。本病细菌性心内膜炎发生率为5%,它可加速症状的出现及早期死亡。

2. 体征　通常在心前区可听到一个连续性杂音。当瘘进入左心室时,只能听到舒张期杂音,但也可有收缩期成分。当瘘的位置偏前时(进入右心房或右心室),偶可触及收缩期震颤,当分流量及主动脉舒张期反流量大时,可有脉压增宽及水冲脉。

3. 检查　心电图大致正常,也可有右心室肥厚或左心室肥厚。胸片正常或心影轻度扩大和肺血增多。当充血性心力衰竭时,心影明显扩大。B超可查出明显扩大的冠状动脉并可作出诊断。心导管血管造影和选择性冠状动脉造影可明确诊断,并可算出左向右分流量及测量出右心压力。

(四)手术治疗

1. 手术指征　因先天性冠状动静脉瘘自然闭合率很低,有些瘘可逐渐增大,并可产生细菌性心内膜炎,加上手术安全有效,所以除非分流量很小($Q_p/Q_s<1.3$),一般确诊后就应手术。

2. 手术方法　手术时作胸骨正中切口。当冠状动脉扩张、扭曲时,为防止大出血或瘘难以观察,如在左房室沟内或分布在回旋支或右冠状动脉远端,或瘘在冠状动脉走行中有动脉瘤需要切除时,都需要在体外循环下进行,步骤同一般心脏手术。在心肌灌注时注意用手堵住瘘。

(1)结扎或动脉外切缝合法　打开心包,如瘘在冠状动脉的终末端,在非体外循环情况下,直接在冠状动脉进入瘘处结扎。打结前检查有无震颤,观察心电图有无改变。当瘘的位置不清楚时,需要连续缝合所有有关的血管及血管下壁。

如瘘在侧面,从瘘附近的冠状动脉外的下面,用带垫片线水平褥式缝合数针以闭合瘘口。

(2)心脏内修补片　当瘘进入心房或肺动脉时,在体外循环下进行,在体外循环前用线做标记。打开心腔,从里面用带垫片褥式反复缝合,再灌注冷停搏液检查是否漏。

(3)经冠状动脉腔内闭合　当瘘进入心室内时,在体外循环下打开冠状动脉,连续缝合关瘘。再用6-0丝线缝合冠状动脉切口。

当有动脉瘤时,如动脉瘤扩张并延续到瘘以外的部位时,必须剪去扩张血管的边缘,再重新建一个正常大小的冠状动脉。当动脉瘤在冠状动脉分支末端时,可完全切除动脉瘤,将残端缝合。如动脉瘤占据瘘之前的冠状动脉的大部分,全部切除动脉瘤后用静脉或用内乳动脉作冠状动脉旁路移植,如果血管太细就难以做到。

3.手术结果　在没有巨大动脉瘤的冠状动静脉瘘的手术死亡率接近零。术后并发症少,早期少数患者有复发。当存在巨大动脉瘤时,术后近期心肌局部缺血及心律紊乱的危险性增加,可引起死亡,远期效果很好。

### 七、右心室双出口

典型的右心室双出口的概念是:①主动脉和肺动脉均发自右心室,两组半月瓣在同一水平。②两组半月瓣下均有肌性圆锥结构,主动脉瓣与二尖瓣之间无纤维连续。③室间隔缺损是左心室惟一的出口。

对于这一概念,有些学者有不同的观点。主要有两点分歧:①主动脉瓣与二尖瓣之间是否存在纤维连续并不重要,其原因是这种解剖结构在手术中不容易判定,而有无此纤维连续并不影响手术方法的选择。②主动脉50%以上起自右心室即可称为右心室双出口。这样一来,严重的法洛四联症及合并室间隔缺损的大动脉转位都无法和右心室双出口相鉴别或无需鉴别,因为其本质是相同的。

(一)相关解剖

主动脉与肺动脉并列,主动脉在肺动脉右侧,根部明显偏前。两组半月瓣位于同一水平,半月瓣下均有肌性圆锥结构。在常见的房室不一致的患者中,主动脉可以位于肺动脉左侧。肺动脉瓣环、瓣口及肺动脉干可以有或无狭窄。室间隔缺损的位置变化较多,Lev将其分为4种类型:①位于主动脉瓣下,为最常见的位置。②位于肺动脉瓣下。③位于主动脉瓣和肺动脉瓣下方,称之为双关型。④远离主动脉瓣和肺动脉瓣,称之为无关型。

由此产生右心室双出口分为3种类型:①艾森曼格型:右心室双出口合并主动脉瓣下室间隔缺损,无肺动脉狭窄。②法洛四联症型:右心室双出口合并肺动脉狭窄。③Taussig-Bing型:右心室双出口合并肺动脉瓣下室间隔缺损。

右心室双出口多为心房心室连接一致,而心房心室连接不一致的较罕见。根据Van Praagh的表示方法,心房心室连接一致的称为S.D.O型右心室双出口。

(二)病理生理

不同的右心室双出口的类型病理生理变化不同。艾森曼格型右心室双出口,血氧含量很高的左心室血流通过大的主动脉瓣下室间隔缺损直接进入主动脉(特别是当主动脉瓣下圆锥很短或是没有此圆锥结构时),体静脉血大部分进入肺动脉。在小婴儿,由于肺血流增加出现充血性心力衰竭而无青紫。临床上需要和单纯的大室间隔缺损相鉴别。

Taussig-Bing型右心室双出口,血氧含量很高的左心室血流通过肺动脉瓣下的室间隔缺损直接进入肺动脉,体静脉血流大部分进入主动脉,肺动脉血氧含量高于主动脉血氧含量。这种情况类似于合并室间隔缺损的大动脉转位,患儿出现充血性心力衰竭和中度青紫。

合并肺动脉狭窄的右心室双出口,临床上出现逐渐加重的青紫,其病理生理变化与法洛四联症相同,因而也称为法洛四联症型右心室双出口。

(三)自然病史

右心室双出口的自然病史根据其类型分别类似于单纯的大室间隔缺损、大动脉转位以及法洛四联症。同时根据其是否合并有其他心腔畸形,如主动脉缩窄、动脉导管未闭、肺动脉瓣闭锁、左心发育不良等而有不同的自然病史。

(四)诊断

由于右心室双出口分型多,临床表现差异大,因而无典型体征。心电图和 X 线亦无特征性的改变。

二维心脏超声、右心导管及心血管造影在诊断中起决定作用。通过以上检查可以了解到两根大动脉间的位置关系、室间隔缺损的大小和部位、与两大动脉开口之间的关系、肺动脉是否存在狭窄、房室连接是否一致、肺动脉压力及阻力、冠状动脉走行以及是否合并其他心脏畸形等。

(五)手术治疗

1. 手术适应证

(1)艾森曼格型  由于大量左向右分流,很快产生肺动脉高压、心力衰竭,因而手术可在任何年龄施行,而且应尽早手术。

(2)Taussig-Bing 型  亦应在出生后 3~6 个月内手术。

(3)右心室双出口合并肺动脉狭窄或室间隔缺损位置远离两大动脉开口者  由于手术中需作外通道及内通道,婴幼儿心腔小,作心内通道死亡率高达 50%,而 1 岁以下的婴儿作带瓣外通道死亡率也很高,可以考虑先作体-肺分流术或肺动脉环扎术,待到 2~3 岁时再行根治手术。

2. 手术方法  手术矫正的方法取决于室间隔缺损的大小及位置、与两大动脉开口间的关系、肺动脉是否合并狭窄、两大动脉位置关系及冠状动脉的分布等因素。

手术常规在胸骨正中切口,低温体外循环下实行,小婴儿可采用深低温停循环。手术需采用内外通道方法者,术前应备好相应的修补材料,如人工带瓣管道或同种异体血管。

(1)室间隔缺损的修补  右心室双出口的室间隔缺损与单纯的室间隔缺损修补不同,主要在于右心室双出口的室间隔缺损是左心室至主动脉的惟一通道,因而修补后左心室流出道应够大。为达到此目的有两种办法:①室间隔缺损不够大时(小于主动脉瓣直径),应扩大室间隔缺损。一般在缺损的左上缘切开并切除一部分心肌,此处无传导组织存在,较为安全。②补片采用 1/2~2/3 周长的 Dacron 血管片,其直径大于主动脉直径的 20%,修补后血管片自然隆起,形成左心室流出道。

室间隔缺损位于肺动脉瓣下,即 Taussig-Bing 型,补片会横跨肺动脉开口的下方。而远离两大动脉开口的室间隔缺损,常需用一较长的血管片在右心室腔内作一内通道。此两种类型的室间隔缺损修补时较困难,首先要剪裁适当长度的血管片,测量室间隔缺损下缘到主动脉开口上缘的长度,宽度要达到主动脉开口的 1/2 左右。将血管片轻轻拉开,按测量的长度剪好,内通道在保证左心室流出道宽度时避免占据过多的右心室腔。与此同时,切除室间隔异常肥大的肌束,将补片盖于修补处后,可根据情况再进行修剪。用带垫片的双头针在补片四周间断固定几针后再行连续缝合,以免补片发生扭曲。为避免主动脉根部狭窄,在主动脉根部处补片缝在右心室前壁上。修补过程中可用与患者主动脉直径相同的探条进行测量,对补片及缝针进行调整。

修补过程中要注意勿损伤传导系统,危险区都是在缺损接近三尖瓣环的部位。此部位缝合时要非常仔细,一部分缝线可缝在三尖瓣环上。

(2)右心流出道的扩大　右心室双出口合并有肺动脉瓣下、瓣环狭窄及肺动脉狭窄的患者,常需在修补室间隔缺损后,用补片加宽右心室流出道。其方法类似于法洛四联症,在此不另详述。

肺动脉瓣下的室间隔缺损或远离两大动脉开口的室间隔缺损,在修补室间隔缺损后,新建的左心室流出道占据了一部分右心室腔,造成右心室流出道梗阻。无论是否合并肺动脉狭窄,均需扩大右心室流出道。有些人强调应采用带瓣的人工管道作外通道,而有些人采用单纯补片加宽右心流出道亦取得了很好的临床效果。但是,远离两大动脉开口的室间隔缺损,由于内通道长,占据了较多的右心室腔,右心流出道多采用外通道扩大。目前用同种异体的主动脉较多,效果亦较为理想。

另外需注意的是,右心室切口要根据冠状动脉的分布采用纵切口或横切口,以避免损伤冠状动脉及其分支。

3.术后并发症　作内通道的患儿,有发生室间隔缺损残余分流、传导阻滞及远期发生左心室流出道梗阻等并发症。

4.术后结果　右心室双出口手术死亡率较高,据国外文献综合报道,死亡率为20%～30%。室间隔缺损的位置是影响存活率的主要因素。室间隔缺损位于主动脉瓣下者死亡率远低于位于肺动脉瓣下及远离两大动脉开口者。前者仅为10%左右,而后者可高达50%。法洛四联症型右心室双出口患儿的存活率也高于肺血多的患儿。

近年来对Taussig-Bing型右心室双出口,采用动脉调转术治疗收到较好的临床效果,国外一组报道其死亡率仅为5%。

## 第十节　肺静脉异位连接

### 一、概述

肺静脉异位连接(anomalous pulmonary venous connection)或称肺静脉异位引流(回流),是指全部或部分肺静脉不直接与左心房连接,而是直接引流入右心房或通过冠状静脉窦或上、下腔静脉回流入右心房。可分为完全性和部分性肺静脉异位连接两类。它常与房间隔缺损同时存在或合并其他心血管畸形。

(一)胚胎学

在胚胎早期,肺静脉与左心房尚无连接。在胚胎第3周,肺静脉开始发育,肺静脉丛与体循环静脉相互交通。肺的始基由前肠萌发,其血管为前肠的内脏血管丛,引流入主要静脉,如脐静脉和卵黄静脉。原始心房的左后壁向外突起形成肺总静脉,继而与肺静脉丛汇合的4个肺静脉逐渐连接沟通,最终开口于左心房,并与体静脉的交通连续萎缩闭合。胚胎发育异常时,如肺总静脉与肺静脉丛汇合的肺静脉不连接或部分连接,或肺总静脉过早闭塞,以致造成肺静脉与左心房不连接。因此肺静脉与体静脉仍存在原始连接,全部或部分肺静脉血即经此残存的交通支回流入右心房或体静脉系统,即为一种肺静脉异位连接的复杂的先天性心脏病。

(二) 病理生理

由于肺静脉异位连接,体静脉和肺静脉的血流均回到右心房,右心房内动、静脉混合血的大部分血是经过三尖瓣到右心室至肺动脉,而一部分血可经房间隔缺损或卵圆孔到左心房至左心室,此路是左心和体循环的惟一血流。部分性肺静脉异位连接时血流量较小,形成左向右分流,类似房间隔缺损,预后较好,多数可活到成年。完全性肺静脉异位连接时,全部肺静脉的血液均流入右心房,此时患儿只有靠同时并存的房间隔缺损才能生存。房间隔缺损的大小对血流动力学的关系重大,大的房间隔缺损约占进入右心房总血量的1/4～1/3分流入左心房,如为未闭的卵圆孔则分流小,仅有1/10～1/6分流入左心房,造成体循环灌注量不足,此时右心房压力上升,似可增加右向左分流量,以弥补左心房血的不足,临床出现发绀、动脉血氧饱和度降低,其降低程度主要决定于肺循环和体循环之比。肺循环血流量多者,远超过体循环血流量,则血氧饱和度降低不明显;如异位引流的肺静脉入口有梗阻时,肺静脉的回流血减少,则血氧饱和度下降,发绀明显。凡有肺动脉高压、肺静脉回流梗阻者,往往在婴幼儿期出现心力衰竭、低氧血症而夭折。

## 二、完全性肺静脉异位连接

完全性肺静脉异位连接(total anomalous pulmonary venous connection)的特征是左右肺静脉全部不与左心房连接,而是直接或间接与右心房连接,约占先天性心血管畸形的1.5%～2.0%。

(一) 解剖分型

Darling 根据肺静脉连接部位,将完全性肺静脉异位连接分为4型:

1. 心上型 占40%～55%,最为常见。肺静脉在左心房后上方汇合成共同肺静脉干,经垂直静脉引流至左无名静脉、上腔静脉或奇静脉。其中约3/4引流至左无名静脉、上腔静脉入右心房。一般垂直静脉在左肺动脉和左支气管之前通过,若在左肺动脉和左支气管之间通过或经肺门后通过则可造成肺静脉梗阻(图3-10-1A)。

2. 心内型 占25%～30%。全部肺静脉直接引流入右心房或经肺静脉总干引流至冠状静脉窦,因流量大以致窦腔明显扩大(图3-10-1B)。

3. 心下型 占12%～20%。全部肺静脉在心脏后方汇合后,经垂直静脉下行,通过膈肌食管裂孔进入肝门静脉、肝静脉或静脉导管与下腔静脉相连接。此型常伴有肺静脉梗阻,发生部位常在穿过膈肌处(图3-10-1C)。

4. 混合型 占3%～7%。全部肺静脉通过多种通道进入右心房,即为Ⅰ～Ⅲ型的混合(图3-10-1D)。

(二) 临床表现

1. 症状体征 根据异位连接的肺静脉血流量的多少、伴有房间隔缺损的大小、有无肺静脉梗阻与肺动脉高压,以及有无并存其他心脏畸形等情况而异。

(1) 无肺静脉回流梗阻、房间隔缺损大、肺动脉高压出现较迟、病情发展较缓的患儿虽无明显症状,但生长发育较慢,逐渐出现喂养困难、体重不增,常有呼吸道感染及心功能不全。体检有心率加快、进行性呼吸急促、发绀、心浊音界扩大、肝大、颈静脉怒张等。听诊在肺动脉瓣区听到收缩期吹风样喷射性杂音,三尖瓣区有相对关闭不全的舒张期隆隆样杂音,第二心音肺动脉瓣成分亢进,常有固定分裂。

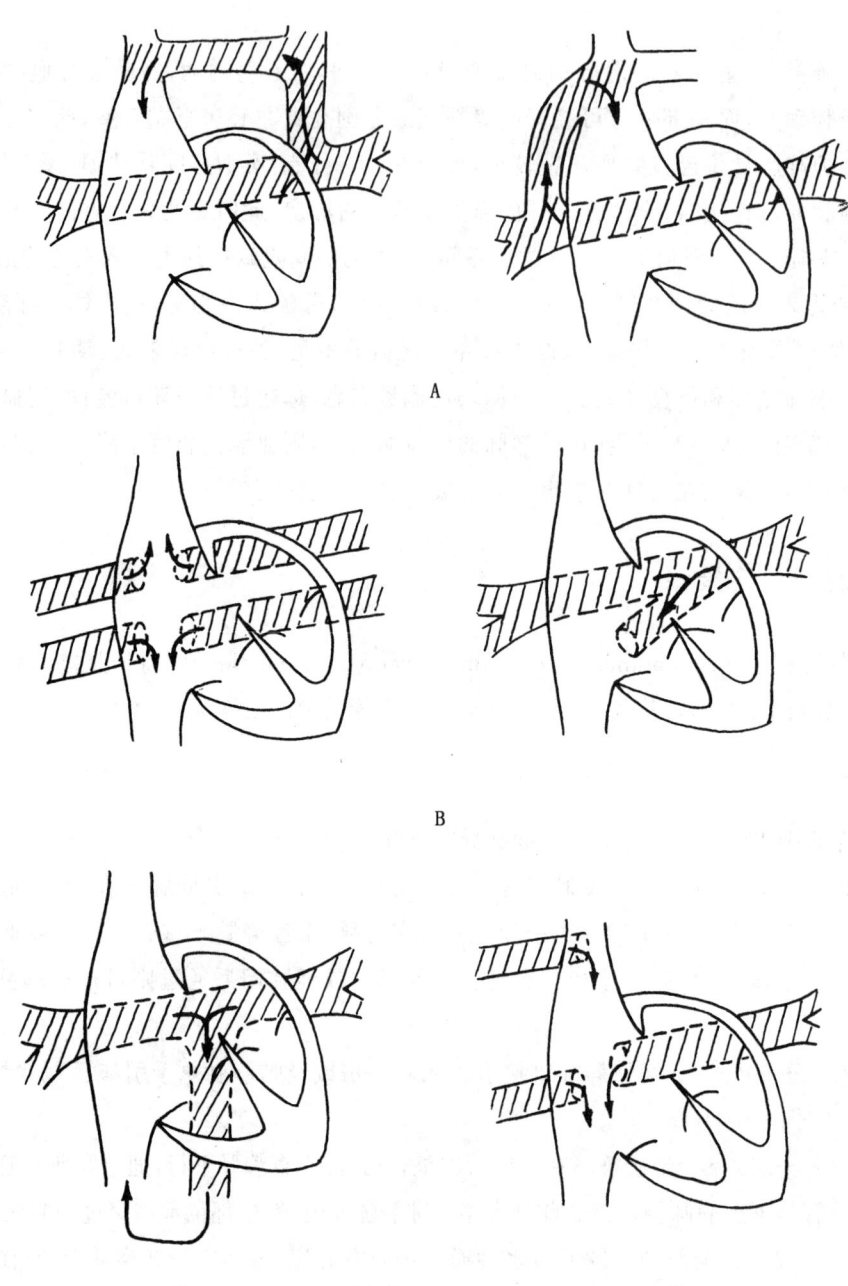

**图 3-10-1　完全性肺静脉异位连接解剖分型**
A.心上型　B.心内型　C.心下型　D.混合型

(2)有肺静脉回流梗阻、房间隔缺损小者,常有肺静脉淤血、肺水肿,肺动脉高压出现较早,病情严重,在新生儿期即出现发绀、呼吸急促及心力衰竭。体检心脏不大,可无明显杂音。但有肺部啰音、肝大、颈静脉怒张、浮肿,常被误诊为支气管肺炎、呼吸窘迫综合征。

2.X线胸片检查　无肺静脉回流梗阻者,肺血管影增多,肺总干凸出,右心房、右心室肥大。有肺静脉梗阻者心影不大,有肺淤血。心上型可见扩大的左垂直静脉、无名静脉及上腔静脉,故上纵隔阴影宽,呈"8"字形心影或"雪人征",是左上腔静脉、右上腔静脉及无名静脉扩张所致。

3. 心电图检查 电轴右偏,右心房、右心室增大,类似房间隔缺损,有时可见不完全右束支传导阻滞、心肌损害。

4. 超声心动图检查 二维超声对诊断有意义。左心房内不显示肺静脉口,可探测全部4根肺静脉进入右心房。仔细寻找肺静脉的总汇,发现与左心房完全分开,有时可见异常扩大的冠状静脉窦为心内型的特征。注射声学造影剂后可见右心房、左心房显影,但在右心房的肺静脉总汇不显影。采用多普勒彩超可见异常连接的血流动力学,如异常肺静脉干和合并心脏血管畸形即可确诊。

5. 右心导管及心血管造影检查 各段静脉的血氧值可以提示异位连接的部位。由肺部来的氧合血汇入右心房,其特征为右心房、右心室、左心房、左心室、主动脉及肺动脉6处的血氧饱和度几乎不相上下,而周围血氧含量降低。在肺静脉梗阻时,氧合血回心量少,异位连接部位的血氧增加不如无肺静脉梗阻者明显。右心室、肺动脉压力升高,如左心房压力不高而肺动脉楔压很高,提示肺静脉回流有梗阻。导管有时可进入异位连接的肺静脉回路,该处血氧含量高。肺动脉造影可显示肺静脉干的行径和异常回流部位、肺静脉梗阻部位情况以及合并的心脏血管畸形。

(三)预后

本病的自然预后不佳,不及时手术治疗者大多在生后3个月内死亡,约75%~80%死于1岁以内。

(四)手术治疗

1. 手术适应证 手术是治疗完全性肺静脉异位连接的惟一措施。治疗原则为早期诊断早期治疗。凡伴有肺动脉梗阻,有肺淤血、间质水肿者,在任何年龄均应及时手术。若因房间隔缺损小,伴心力衰竭时可施行右心导管检查作球囊导管撕拉、房间隔缺损扩大术(Rashkind术,BAS术)。没有肺静脉梗阻及肺动脉高压者可延期至1岁左右手术。

2. 术前准备 完全性肺静脉异位连接的治疗效果取决于年龄、畸形连接部位、有无肺静脉梗阻和肺动脉高压,以及房间隔缺损的大小。婴幼儿期施行根治手术的死亡率仍较高,因此充分有效的术前准备极为重要。

(1)球囊导管撕拉、房间隔缺损扩大术(Rashkind术,BAS术) 在右心导管检查时发现房间隔缺损太小,可用Rashkind法将球囊导管送入左心房后,充满气囊(水囊)拉向右心房,以期扩大卵圆孔或房间隔缺损,达到右心房、右心室压力下降,肺淤血减轻,体循环流量增加,促使左心发育,改善症状,为根治术争取了时间,创造了条件(图3-10-2)。

(2)球囊扩张术 心上型完全性肺静脉异位连接若有静脉梗阻发生,常见肺静脉总干流入垂直静脉处及垂直静脉流入无名静脉处;心下型静脉梗阻常见部位在膈肌通过处,可用球囊导管送入该狭窄处行球囊扩张,使狭窄解除或改善,促使右心室压力降低,体循环血供改善,血压上升,症状改善,为根治术创造条件。

(3)前列腺素$E_1$疗法 在新生儿期发病的重症完全性肺静脉异位连接,可应用前列腺素$E_1$,初始剂量$0.05\sim0.1\mu g/kg$,病情好转后减为$0.01\sim0.02\mu g/kg$,促使动脉导管继续开放,可使肺淤血改善,增加体循环血流量,提高血压及血氧饱和度,改善发绀及全身状态,争取手术。

3. 手术方法 患儿仰卧位,气管插管吸入麻醉。常规施行胸骨正中切口,劈开胸骨,纵形切开心包,升主动脉及上、下腔静脉插管建立体外循环。一般儿童低温(28℃)、婴幼儿深低温(18~20℃)停循环准备。阻断

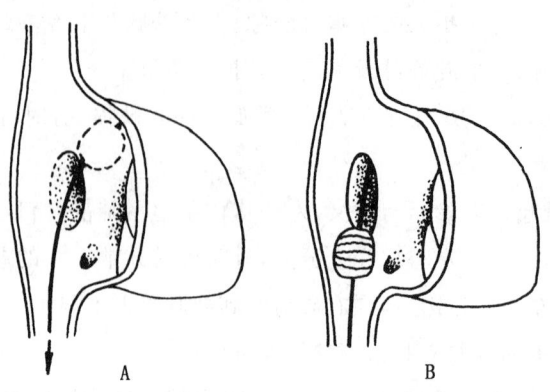

图 3-10-2 Rashkind 术
A.球囊导管送入左心房　B.拉出球囊扩大房缺

升主动脉后,在主动脉根部置"Y"形插管,注入 4℃ 心脏停跳液(10ml/kg),阻断上、下腔静脉。游离垂直静脉,但在肺动脉总干切开前,不能结扎垂直静脉,否则会引起不可逆性肺损害,因此可在房间沟右肺静脉部位穿刺或作小切口,插入多孔导管入肺静脉总干作吸引,达到肺静脉减压,同时可作为肺静脉总干与左心房吻合口的导向标记(图 3-10-3A)。

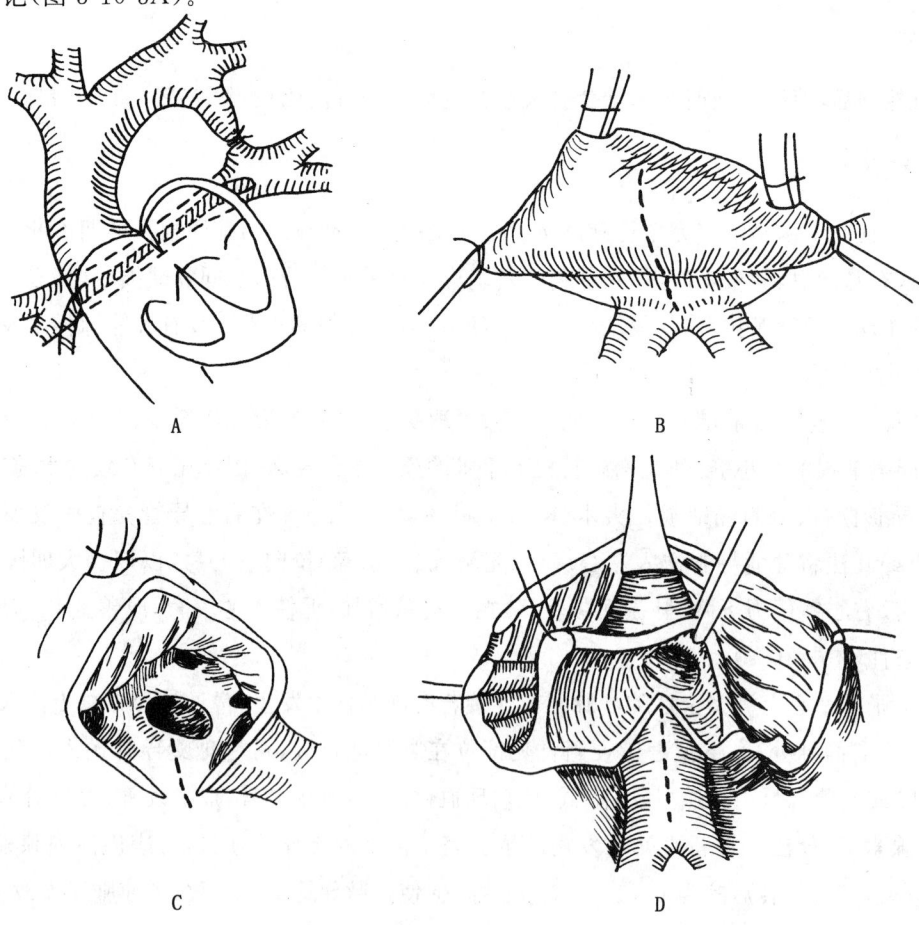

图 3-10-3　心上型手术(一)
A.肺静脉总干插入导管　B.心房切口　C.切开房间隔及左心房后壁　D.肺总静脉切口

(1)心上型 手术要点:①肺静脉总干与左心房吻合口要足够大(2~3cm),不然吻合口狭窄可致肺高压而致肺水肿,影响疗效。②结扎垂直静脉使肺静脉口与体静脉间通道阻断,在完成手术前结扎。③补片修补房间隔缺损时尽量将间隔向右心房侧移位缝合,以扩大左心房的容积,降低左心房压力有利于肺静脉回血。

1)右侧径路:经左心房内与肺静脉总干吻合术,一般以此径路为首选。①从房间沟开始横行切开右心房及房间隔,经房间隔缺损后缘延伸至左心房后壁,直至左心耳基底部。如切口不够大可在左心耳尖部置一结扎线作为牵引,将切口向左心耳稍加延长。左心房后壁切口长度一般在2~3cm。②肺静脉总干就位于切口下,以早先插入的多孔导管为引导作一平行切口,将肺总静脉前壁切口向左右两侧切至右肺静脉分叉处,以便与左心房吻合。③用4-0或5-0无创双头针线从左心房后壁切口上缘与肺静脉总干切口相对应的边缘作连续缝合,另一针线由左向右将两个切口的下缘作连续缝合,完成左心房后壁与肺静脉总干的吻合术。④房间隔成形术可采用自体心包片或涤纶片作心房间隔,分隔左、右心房,用4-0或5-0无创缝线连续将补片缝在偏右心房腔一侧,以达到扩大左心房容量的目的。在闭合缺口最后一针打结前,吹肺排出左心气体。⑤主动脉根部"Y"形插管一头连接负压吸引,作持续排气,开放主动脉钳,行循环心脏复跳,缝合右心房切口,开放上、下腔静脉阻断带,在心跳及循环平稳情况下,结扎垂直静脉(图3-10-3B~D,图3-10-4)。

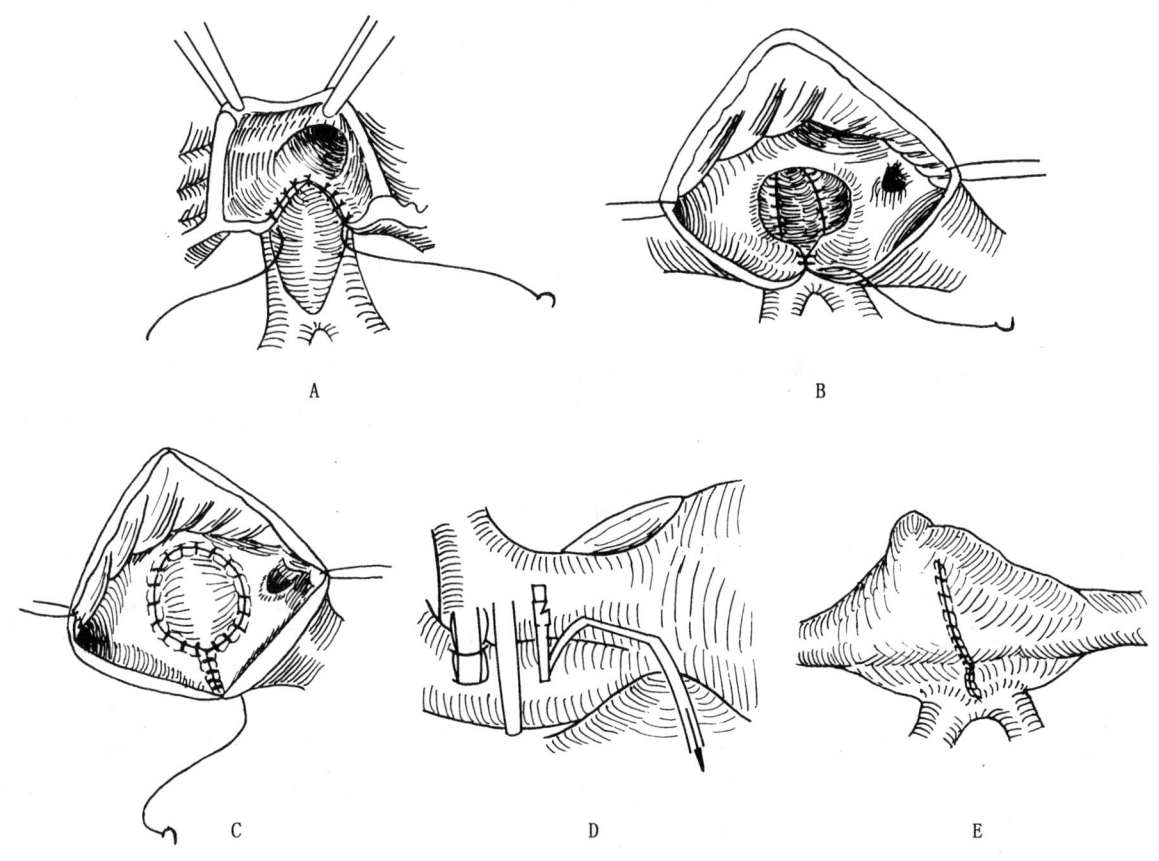

图3-10-4 心上型手术(二)

A.左心房与肺总静脉吻合 B.吻合完成 C.心包片修补房间隔缺损 D.主动脉根部"Y"形插管,持续排气 E.缝合右心房切口

2)心后径路:心房外左心房与肺静脉总干吻合术。操作比较简单,但因吻合口限制,一旦发生吻合口出血难以处理。①将心尖翻起,切开心包后壁,显露肺静脉总干。以早先插入的多孔导管为指引作横切口,左心房

后壁相应作平行切口,从左心耳根部开始向右延伸到房间隔附近。②用 4-0 或 5-0 无创缝线将左心房切口下缘与肺静脉总干切口上缘作连续缝合,完成两者切口的吻合。在闭合前加压吹肺彻底排气。③切开右心房作房间隔缺损修补术(图 3-10-5)。

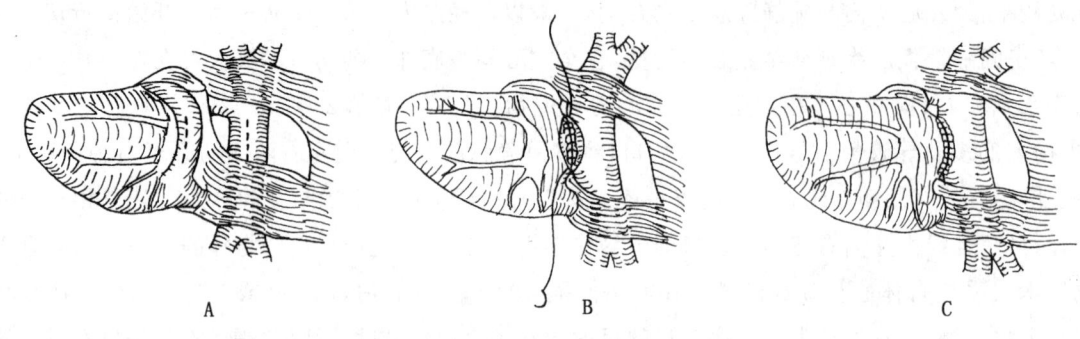

图 3-10-5　心后路径
A.左心房后壁及肺总静脉切口　B.左心房与肺总静脉吻合　C.吻合完成

(2)心内型　最为常见的是肺静脉连接到冠状静脉窦,少见的是连接到右心房后壁者。手术要点为:①切除冠状静脉窦与房间隔之间的房间隔组织,形成一个共同缺口。②冠状静脉窦的左心房侧壁切开,以扩大冠状静脉窦,使其与左心房有足够的交通。③再以一大心包片或涤纶补片将肺静脉血通过扩大的心房通道隔向左心房。

1)切开右心房,可以明确肺静脉异位连接部位是冠状静脉窦还是右心房。如连接冠状静脉窦时则窦口明显扩大,异位引流到冠状静脉窦的肺静脉有时汇合为 1 支总干,有的分为 2~4 支分别开口于窦内。

2)切除冠状窦和房间隔缺损或卵圆孔之间的心房间隔组织和扩大的冠状窦壁,扩大冠状静脉窦与左心房之间交通(图 3-10-6A~D)。

3)用心包片或涤纶片将全部肺静脉和冠状窦隔向左心房,用 4-0 或 5-0 无创缝线作连续缝合,注意当缝到冠状窦前底部时,要距离前边缘 5mm,以免损伤房室结,引起传导阻滞。虽将冠状静脉窦混合血导致右向左分流,但无临床意义。

4)肺静脉引流至右心房后壁时,需确认冠状静脉窦开口及房间隔缺损。切除房间隔缺损(卵圆孔未闭)与肺静脉开口之间的房间隔组织,扩大两房间的通道,再补一大片引导肺静脉血流入左心房(图 3-10-6E、F)。

(3)心下型　因其常伴肺静脉狭窄及梗阻,早期即可出现肺高压。若婴幼儿出现症状,病情危重,手术效果不理想。手术要点为:①将下行的垂直静脉结扎。②使肺静脉总干与左心房吻合口径够大。③闭合房间通道。

1)肺静脉总干与左心房之间常有一段距离,故需充分游离下行的垂直静脉以减少吻合口的张力。作左心房及肺静脉切口,肺静脉切口从左肺上静脉开口处开始,延伸至下行垂直静脉膨大处,建立足够大的吻合口。

2)用 4-0 或 5-0 无创针线连续缝合施行左心房与肺静脉吻合术。

3)切开右心房修补房间隔缺损(图 3-10-7)。

(4)混合型　是上述 3 种类型的混合体。常见是左上肺静脉连接到左上腔静脉及无名静脉,另 3 支以心内型连接较多。

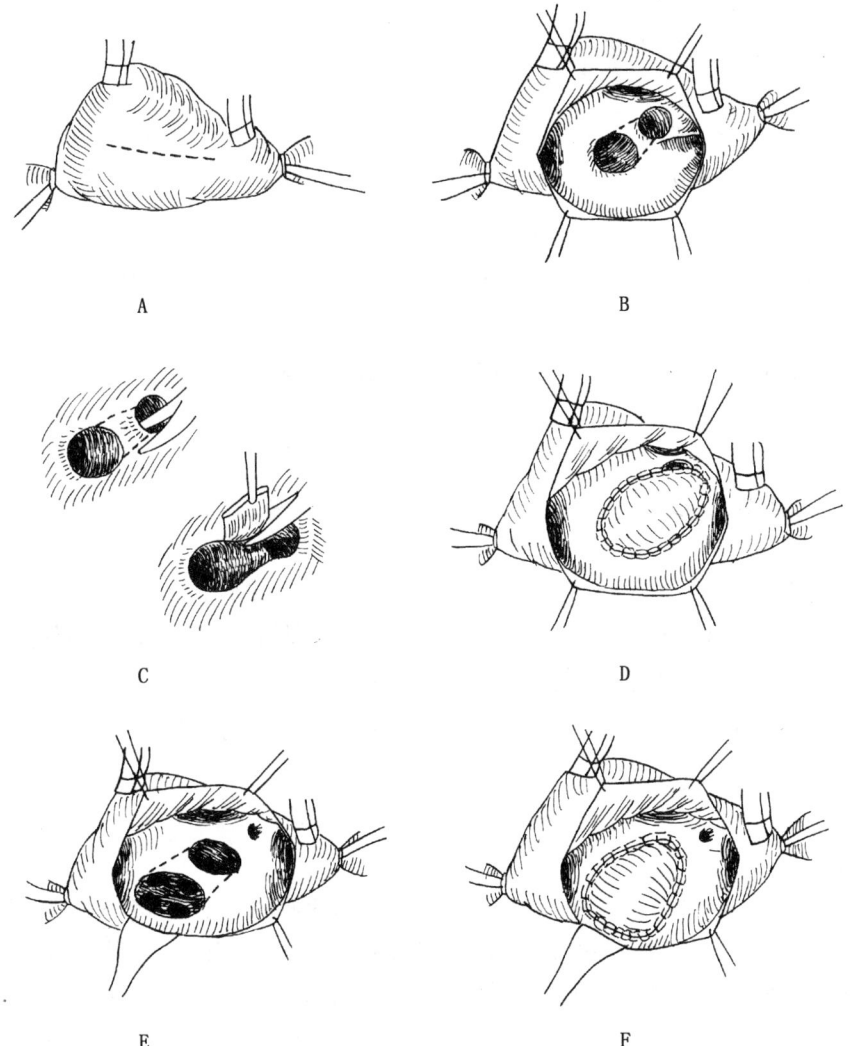

**图3-10-6 心内型手术**

A.右心房切口　B.剪除冠状静脉窦与房缺之间的房间隔组织　C.剪除房间隔组织
D.心包片修补房间隔缺损　E.显露肺静脉开口　F.心包片修补完成

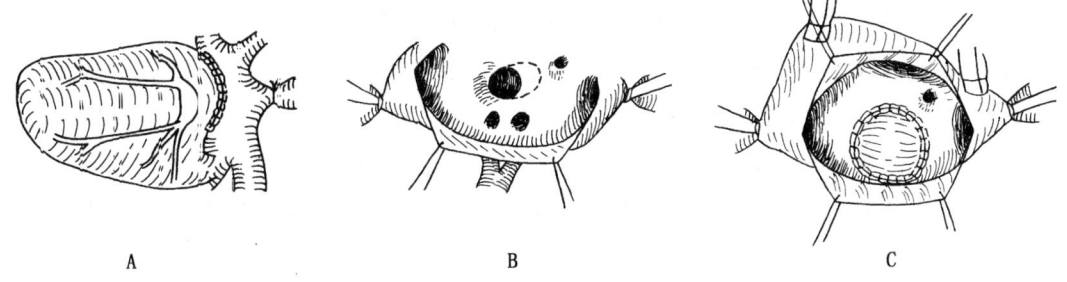

**图3-10-7 心下型手术**

A.左心房与肺总静脉吻合　B.剪除部分房间隔　C.心包片修补完成

1)左上肺静脉切断与左心耳吻合。
2)切开右心房,以心内型手术方法矫治。

4.并发症

(1)急性肺水肿　由于本病一般均存在左心发育不全,尽管手术注意肺静脉总干与左心房的大小,扩大左心房的容积以及术中垂直静脉减压等措施,但因病变所限,术后左心房容量仍不能适应明显增加的改变,以致肺循环压力增高,产生急性肺水肿及左心衰竭。

(2)吻合口漏血　一旦心脏复跳后发现吻合口出血,止血困难。关键在于视野清楚的情况下缝合时,确保每针缝合严密满意。

(3)房室结传导阻滞　在心内型缝补房间隔缺损时要距离冠状窦前基底部边缘约5mm,以免房室结损伤。

## 三、部分性肺静脉异位连接

一支或数支肺静脉直接与右心房、腔静脉连接称为部分性肺静脉异位连接(partial anomalous pulmonary venous connection)。可单独存在,但多数合并房间隔缺损。房间隔缺损中约9%~15%伴部分性肺静脉异位连接,本病多见于右侧,右与左的发生率之比约2:1。

上海医科大学附属儿科医院手术治疗335例房间隔缺损中,伴部分性肺静脉异位连接44例(12.7%)。绝大多数病例是在手术时发现的。

(一)临床表现

单独一支肺静脉异位连接不伴有房间隔缺损,临床上可无任何症状。伴有房间隔缺损的部分肺静脉异位连接时,可因左向右分流出现肺充血症状,如反复呼吸道感染、活动后呼吸急促、肺动脉瓣区收缩期喷射性杂音及第二心音分裂。分流量大者,在三尖瓣区有舒张期杂音。X线、心电图及超声检查与房间隔缺损相似。心导管检查由右心房、腔静脉插入肺静脉可确诊,但在临床上常免查,因手术中均能发现而同时矫治。

(二)手术治疗

1.手术适应证

(1)部分性肺静脉异位连接分流量较大,临床有症状者,须手术治疗。

(2)部分性肺静脉异位连接右心房伴房间隔缺损者,应早期手术。

(3)拟诊部分性肺静脉异位连接下腔静脉者,需作右心导管及选择性肺动脉、腹主动脉造影证实。

2.手术方法　部分性肺静脉异位连接的解剖类型较多,术前往往无法确诊。熟悉各种异位变异对手术操作极为重要,可避免发生医源性差错。根据儿科医院42例部分性肺静脉异位连接分析,常见类型为:

(1)右肺静脉连接右心房　最为多见。1~2支右肺静脉开口于右心房后壁近房间沟处,常伴继发孔房间隔缺损,偶有原发孔房间隔缺损。

体外循环下切开右心房,切除部分房间隔扩大房间隔缺损(若房间隔缺损够大,则免)。用自体心包或涤纶片覆盖在右肺静脉开口的右侧及房间隔缺损处。修补缝合后,将异位连接的肺静脉血导向左心房。

(2)右肺静脉连接上腔静脉　常见右肺上、中叶静脉与上腔静脉和右心房的连接处异位连接,而左下肺静脉与左心房正常连接,常伴上腔型房间隔缺损,又称静脉窦型房间隔缺损。此型不多见。

建立体外循环时,上腔静脉插管需在右肺静脉连接上腔静脉远端作荷包缝合,插入呈直角导管(若从右心房内插管,阻断上腔静脉后,异位连接的肺静脉开口被掩盖)。切开右心房并扩展到上腔静脉前壁,显露房间隔缺损及异常肺静脉开口,如房间隔缺损小或位置较低,则将房间隔缺损间隔隔向头侧,剪除一片,使缺损与右肺静脉开口靠近,用自体心包或涤纶片覆盖在缺损处及右肺静脉开口的右侧缝合(图3-10-8)。

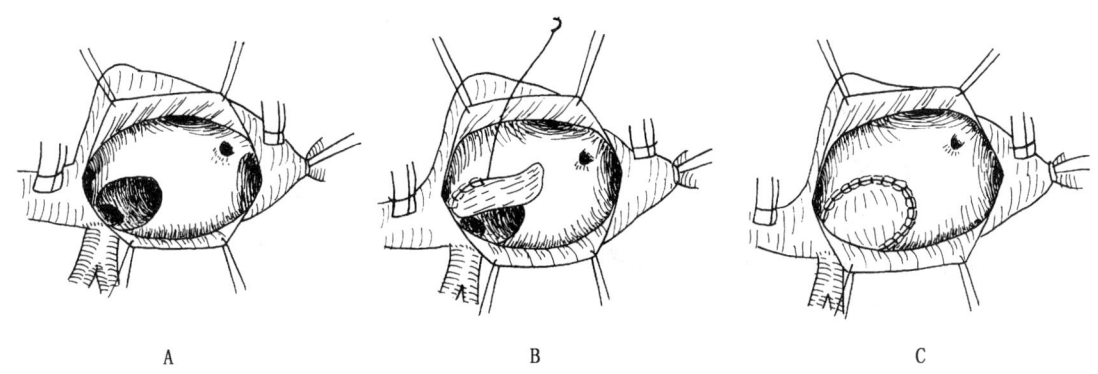

**图 3-10-8　上腔型房间隔缺损手术**

A.显露右肺静脉开口及上腔型房间隔缺损　B.心包片修补房间隔缺损　C.修补完成

(3)右肺静脉与下腔静脉异位连接　最早于1836年由Chassinant报道。右肺上、中叶肺动脉正常,肺下叶由腹主动脉或胸主动脉经肺下韧带入肺,右肺静脉总干或中、下叶(1～2条)静脉连接到下腔静脉,连接部位可在横膈的上下。右肺门因有肺静脉的干道下行,在X线胸片上显示"弯刀样",故又名弯刀综合征(scimitar syndrome),即叶内型隔离肺伴肺静脉异位连接。本综合征有多种畸形:①主动脉供血右肺。②右肺静脉异位连接下腔静脉。③心脏偏右位。④右肺发育不全。⑤右肺动脉缺如或发育不良。⑥气管、支气管发育不良。⑦伴心内畸形如房间隔缺损及室间隔缺损、动脉导管未闭、法洛四联症等。本型少见。

建立体外循环待用。在心包外侧可见右肺静脉总干,解剖到与下腔静脉连接部位,开始体外循环切开右心房,将异常静脉用两把止血钳闭合后切断,结扎远端开口。近端移植在右心房后侧壁上,靠近房间隔缺损剪除一块间隔扩大房间隔缺损,用自体心包或涤纶片缝盖在移植的异常静脉及房间隔缺损,缝合,使右肺静脉血流被引向左心房。儿科医院有1例将右肺静脉移植于左心房,房间隔缺损较小直接缝合(图3-10-9)。

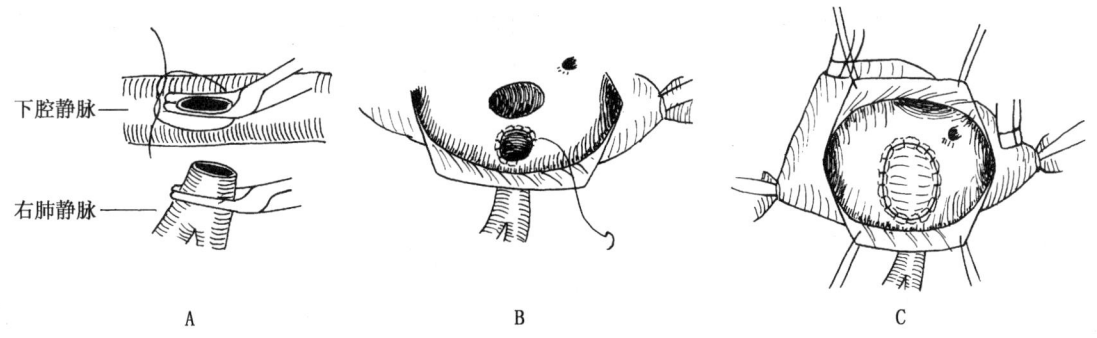

**图 3-10-9　房间隔缺损直接缝合术**

A.切断右肺静脉与下腔静脉连接　B.右肺静脉移植入左心房　C.心包片修补完成

(4)左肺静脉与冠状静脉窦或右心房异位连接　1支左肺静脉异位连接临床无血流动力学意义。全部左肺静脉异位连接冠状静脉窦或右心房,手术方法类似心内型完全性肺静脉异位连接。体外循环下,扩大房间隔缺损,与异位静脉开口相通,用自体心包或涤纶片覆盖其上缝合。

(5)左肺静脉与无名静脉异位连接 左肺静脉(左肺上叶或上、下叶)通过垂直静脉与无名静脉连接,回流入上腔静脉进入右心房。在体外循环下,解剖出异常连接的左肺静脉,从无名静脉端切断,结扎或缝闭无名静脉侧残端,将肺静脉远心端与左心耳作移植吻合,使肺静脉血引流入左心房(图3-10-10)。

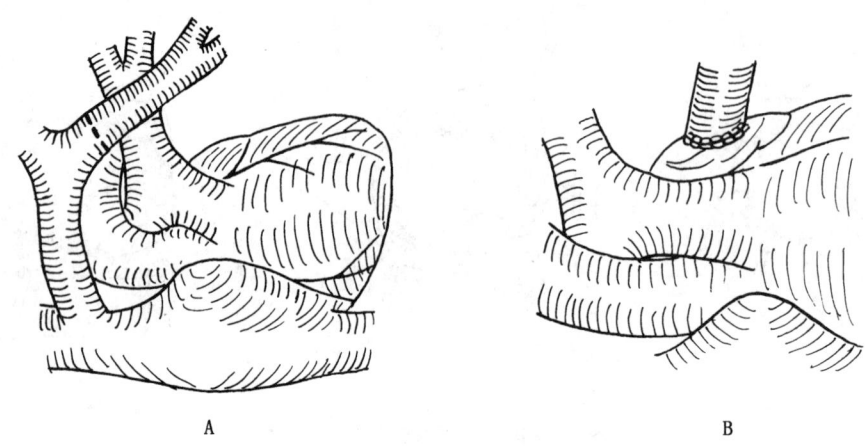

图 3-10-10　肺静脉远端与左心耳吻合术

A.左肺静脉与无名静脉连接处切断　B.左肺静脉与左心耳吻合

## 第十一节　心脏畸形

### 一、完全型大动脉转位

两根大动脉位置与连接异常称之为大动脉转位。当主动脉和肺动脉分别与一个心室相连,即主动脉与解剖右心室相连,肺动脉与解剖左心室相连为完全型大动脉转位。右心室双出口、左心室双出口等,可称之为部分型大动脉转位。完全型大动脉转位是新生儿期最常见的发绀型先天性心脏病。1799年Baillie最早描述了此症。

(一)病理解剖

大动脉转位是由于胚胎时期圆锥动脉干旋转吸收异常所造成的心脏畸形。主动脉位置前移,位于肺动脉的右或左前方,与解剖右心室相连。肺动脉在主动脉后方与解剖左心室相连。主动脉瓣口平面高于肺动脉瓣口。主动脉瓣下有肌性圆锥,使主动脉与二尖瓣之间无纤维连续。与此同时,心房心室的位置亦可以发生变异。心房心室正常连接时为房室一致,而右心房与左心室,左心房与右心室连接则为房室不一致,加之两根大动脉位置的变异就会组成多种复杂类型。在这些类型中归纳起来可分为两大类型(表3-11-1):

1.房室连接正常,两大动脉连接颠倒　称为完全型大动脉转位。其中最常见的是心房正位,心室瓣在右侧,主动脉位于肺动脉右前方,即SDD型。

表 3-11-1 完全型大动脉转位两分型的对比表

| | 房室一致 | | | 房室不一致 | |
|---|---|---|---|---|---|
| 心房位 | 正 | 反 | 心房位 | 正 | 反 |
| 心室位 | 右 | 左 | 心室位 | 右 | 左 |
| 完全型大动脉转位 | RA LA / RV LV  A  P  (SDD) | LA RA / LV RV  P  A  (ILL) | 矫正型大动脉转位 | RA LA / LV RV  P  A  (SLL) | LA RA / RV LV  A  P  (IDD) |

2.**房室连接异常,两大动脉连接颠倒** 称为矫正型大动脉转位。即右心房→左心室→肺动脉,左心房→右心室→主动脉。常见的合并畸形有卵圆孔未闭、室间隔缺损等。

(二)病理生理

完全型大动脉转位形成两个独立的循环,体静脉血液回流至右心房室,又射入主动脉;肺静脉血液回流至左心房室,又射入肺动脉;两个循环之间若无交通则患儿不能生存。最常见的交通部位是房间隔缺损(或卵圆孔未闭)、动脉导管未闭及室间隔缺损。通过两个循环之间的分流使血液达到混合。血液混合量越多,临床发绀越轻,存活的可能性越大。但肺循环血流量增加得过多,亦可导致心力衰竭发生。一旦交通处闭合(如动脉导管突然闭合),患儿会因严重缺氧而死亡。

(三)自然病史

完全型大动脉转位自然预后极差。由于缺氧、酸中毒及心力衰竭,生后死亡率极高。据Liebman报告,28.7%的患儿在1周内死亡,51.6%在1个月内死亡,89.3%在1岁以内死亡。然而气囊房隔撕开术等姑息性手术及矫正手术可以使存活率明显提高。

(四)诊断

1.**临床表现** 生后即有严重发绀、气促,心前区无明显杂音,但可以听到单一的响亮的第二心音,即靠近胸壁的主动脉瓣关闭音。若合并室间隔缺损(VSD)或动脉导管未闭(PDA)、肺动脉瓣狭窄(PS)等,可以听到相应的杂音。伴有大VSD者可出现心力衰竭及肺动脉高压。

2.**检查**

(1)X线检查 肺血增多,伴有肺动脉狭窄者肺血增多不明显或减少。由于主动脉、肺动脉为前后位,故正位片上纵隔变窄,侧位片上纵隔增宽,心影呈"蛋形"。

(2)心电图检查 新生儿期无特殊表现。生后数天出现右心室肥厚。婴儿期电轴右偏,右心室肥大。当有肺血流量增多时,电轴可以正常或右偏,双侧心室肥大。

(3)超声心动图检查 二维超声可见主动脉位于右前,起自右心室;肺动脉位于左后,起自左心室。同时可以确定房室关系是否一致及有无合并畸形,特别是房间隔交通口的大小及PDA的粗细。

(4)右心导管及造影 导管可以从右心室直接进入主动脉。右心室压力高于左心室压力，肺动脉血氧饱和度高于主动脉血氧饱和度。造影可以见到主动脉起自右心室，肺动脉起自左心室，并观察到主动脉与肺动脉排列关系及冠状动脉的走行情况。

(五)治疗

Blalock 和 Hanlon 在 1948 年首先采用闭式房间隔切开术治疗完全型大动脉转位。Lillehei 和 Varco 在 1953 年采用下腔静脉与左心房吻合，右肺静脉与右心房吻合治疗完全型大动脉转位。最有意义的是 1966 年 Rashkind 和 miller 采用非手术的气囊房间隔撕开术治疗完全型大动脉转位。1954 年 Albert 首先介绍了心房内分割法根治完全型大动脉转位。随后在 1960 年 Senning 术式被成功地采用。由于术后死亡率高，1963 年又采用 Mustard 术式根治完全型大动脉转位。由于它安全、简单，作为根治的主要方法之一被保留。直到 1975 年 Jatene 等报告了采用动脉调转术治疗完全型大动脉转位，目前已被广泛采用。随着经验和手术技术的提高，手术成功率越来越高，特别是在新生儿期实施这种手术方法获得了很好的临床效果。

1.手术适应证 由于完全型大动脉转位自然死亡率极高，因而在新生儿期一旦明确诊断即应进行手术治疗。为增加心内分流，使血液有更多的混合，缓解缺氧，应立即实施气囊房间隔撕开术，同时行造影检查。在合并 PDA 的患儿若准备实施根治手术，应静滴前列腺素 E，以保持动脉导管的开放。同时避免吸氧，在很多情况下，由于吸氧促使 PDA 闭合，致使患儿突然死亡。在患儿存活下来后，根据病变及合并畸形的情况选择适当的手术方式。

2.手术方法

(1)姑息性手术 目前最常用的方法是球囊房间隔撕开术。具体方法如下：

经右股静脉将气囊导管送入右心房，穿过卵圆孔进入左心房。注入 1.5～3.0ml 造影剂使球囊膨起，向外拉导管，球囊过房间隔时遇有阻力，强行通过房间隔使房间隔撕裂，重复几次后，卵圆孔被扩大，房内血液得到更多的混合。术后血氧饱和度可升到 70%～80%。临床发绀减轻，肺血增多。

在较大的婴儿(3 个月以上)，可以采用手术的方法将房间隔部分切除，可获得同样的手术效果，只是腔静脉阻断的时间要很短。

(2)根治手术 根治手术主要有两种。一种是心房内转流手术，即 Mustard 术和 Senning 术。在心房内将腔静脉血隔入左心房，经左心室进入肺动脉。将肺静脉血流导入右心房，经右心室进入主动脉。

心房内转流术的方法目前仍然被外科医生所采用。特别是 Bron 在 1977 年对原先的 Senning 术进行了改进。其优点是尽量利用自体组织，使重建的体静脉及肺静脉通道随身体增长而增长，并尽可能保留了心房的功能，使很多医生对 Senning 术又发生了兴趣。相反，Mustard 术采用没有活性的补片，远期随访都有不同程度的体静脉和肺静脉的梗阻。

然而不论是 Senning 术或是 Mustard 术都是功能矫正术。矫正后右心室及三尖瓣将长期担负体循环的负荷，术后远期出现三尖瓣关闭不全及心功能减退，同时还可能出现心律失常等并发症。因此又出现了另外一种解剖矫正手术，即动脉调转手术。将两根大动脉调转恢复其正常连接，即主动脉与左心室相连，肺动脉与右心室相连，从而达到解剖矫正的目的。动脉调转手术解决了心房内转流术所出现的弊端。特别是在 20 世纪 80 年代以后，Lecomp 对动脉调转手术进行了改良，将肺动脉分叉置于调转后的升主动脉前方，避免了另接一段管道，使调转手术更趋于完善。近些年国外多次报道对 2 个月以内的小婴儿以及生后 2 周之内的新生儿施行动脉调转手术获得巨大成功，手术死亡率低于 3%。国内北京阜外医院、上海新华医院以及北京儿童医院也在新生儿期实施了完全型大动脉转位动脉调转手术,数量虽然不多也取得了宝贵的经验。

3. 动脉调转的处理　理想的动脉调转手术应在生后 2 周内,左心室发生退化之前进行。

(1)胸骨正中切口,充分游离升主动脉至头臂动脉起点以上,主肺动脉及左右肺动脉亦充分游离。游离动脉导管。主动脉插管尽量靠近升主动脉远端。上、下腔静脉分别插管。

(2)常规中度低温体外循环。在移植冠状动脉开口及吻合升主动脉时可采用深低温停循环。

(3)建立体外循环后,动脉导管两端用 2 根 0 号丝线结扎后于中间切断,主动脉端用 5 根 0 号 prolene 线缝扎一道。因动脉导管管壁非常脆嫩,结扎时用力要适当。如合并室间隔缺损,经右心房切口修补室间隔缺损处。

(4)为避免冠状动脉开口移植后冠状动脉发生扭曲,在主肺动脉根部相应被移植的位置用缝线作出标记。

(5)确定两根大动脉横断的切口水平,使吻合时没有张力。升主动脉一般在冠状动脉开口膨起处上方约 2~3mm 处切开,在管壁内看清冠状动脉开口后横断之。主肺动脉在冠状动脉移植处标记线上 2mm 处作横行切断。

(6)将冠状动脉开口连同周围的主动脉壁呈"D"形袖状切下。开口周围的主动脉壁最好能保留 1~1.5mm 边缘,以便能有足够的缝合边缘。然后沿冠状动脉开口游离冠状动脉约 5~8mm。

(7)在主肺动脉近端相应的瓣窦内剪成两个可向中线折动的活瓣。将两个冠状动脉开口缝于活瓣之缺损内。

(8)将升主动脉远端置于肺动脉分叉之后,与移植后冠状动脉的原主肺动脉近心端作端端吻合。

(9)排气,开放升主动脉。心脏复跳后观察冠状动脉充盈情况。

(10)用自体心包片修补原主动脉近心端冠状动脉开口之 D 形缺损。

(11)主肺动脉远心端与原主动脉近心端作端端吻合。

(12)放置左心房及肺动脉测压管。右心房、右心室表面放置临时起搏导线。用多巴胺每分钟 5~10μg/kg 维持,相应迅速地停止心肺转流。在左心房压进行性上升时注意冠状动脉有无扭曲。

4. 术后处理　动脉血氧饱和度在早期通常较低,但 12 小时内可得以改善。左心房平均压最好低于 1.33kPa(10mmHg)。静脉内用酚苄明,每小时一次 0.3~0.5mg/kg。持续静滴硝酸甘油、多巴胺至少用至停呼吸机后 1~3 天。

5. 手术结果　动脉调转手术较心房内矫治手术在技术上更具有挑战性。掌握这一技术所需时间较长,风险较大。手术最关键的部分是冠状动脉的移植,术后的处理也十分关键。手术后成功率在有经验的单位可以达到 95% 以上。

## 二、先天性肺动脉闭锁

### (一)发病率及病因学

室间隔完整的肺动脉闭锁较为罕见,其发病率约占先天性心脏病总发病率的 1%。此类畸形的命名基于其右心室与肺动脉之间无任何交通,与新生儿期严重肺动脉狭窄及婴儿期单纯肺动脉狭窄属同一类畸形,本症为这组畸形中最为严重的类型,因常伴有右心室形态学异常及冠状动脉异常,使其较为复杂。将室间隔完整的肺动脉闭锁归属于肺动脉狭窄类畸形的观点,是基于前者的中间类型与后者的严重类型,在解剖形态学及治疗方法上有着共同之处。而另有观点认为,室间隔完整的肺动脉闭锁为不同于肺动脉狭窄的一类畸形,因前者常有严重的右心室形态学、心肌及冠状动脉的异常,且治疗方法亦有不同之处。

一般认为室间隔完整的肺动脉闭锁是在胚胎发育相对较晚的时期,心脏主要的形态结构发育过程中形成的异常病变。胚胎发育中导致肺动脉闭锁之损伤发生时间的差异致使肺动脉瓣环、右心室及冠状动脉的形态学病变程度有所不同。胚胎发育中肺动脉闭锁发生时间较早时,则肺动脉瓣完全未发育,右心室极小。右心室与肺动脉发生较晚时,则肺动脉3个窦部及3个瓣叶发育可能较好,右心室大小正常,亦无冠状动脉异常。造成肺动脉闭锁损伤性因素的确切原因仅是理论上的推测,常见的致病因素是炎症及感染。导致肺动脉闭锁的其他可能因素是血流动力学的原因。三尖瓣、卵圆孔及动脉导管在胚胎发育早期的轻微改变可能增加了左心室负荷,继而增加导管中左向右的流率,同时使右心室不能产生通向肺动脉收缩压力,致使肺动脉瓣不能开放,最终导致肺动脉在发育过程中融合。

(二)相关解剖

室间隔完整的肺动脉闭锁多单独发病。患儿内脏正位,心房与心室之间、心室与动脉之间连接正常,心脏解剖形态改变明显。左右分支肺动脉连接正常,肺内分支发育正常。左右分支肺动脉通过动脉导管连接于体循环系统。主肺动脉与左右分支肺动脉连接正常。从主肺动脉与左右分支肺动脉连接处开始至肺动脉瓣膜处逐渐转为细小直至闭锁。主肺动脉与肺动脉瓣瓣膜的发育变化很大:主肺动脉可为长段的肌性闭锁,肺动脉瓣膜仅为一细小的纤维微凹;或主肺动脉具有发育良好的结合部及窦部,相应肺动脉瓣膜的3个瓣叶发育相对较好。大多数病例伴有心房内的分流,或为继发孔型房间隔缺损或卵圆孔未闭。几乎所有病例均有不同程度的三尖瓣异常,其病变程度可为瓣环扩大的三尖瓣下移畸形至非常狭窄的三尖瓣,三尖瓣瓣膜组织发育及功能不良,大部分病例有不同程度的关闭不全,近1/4的病例有严重反流。右心室腔形态异常,约90%的病例有右心室肥厚或发育不良。伴有严重三尖瓣反流及三尖瓣下移畸形者,少有扩大或扩张的右心室。半数以上的病例右心室腔明显减少。右心室腔的大小与三尖瓣环的大小密切相关。以往将右心室形态学改变分为3种类型:①右心室腔仅发育形成右心室流入道部分。②右心室腔发育形成右心室流入道及流出道部分。③右心室腔发育形成右心室流入道、窦部及流出道部分。近年来对这一分类方法的正确性提出了疑问。现认为即使最小的右心室腔也由3部分组成,只是肥厚的肌肉使右心室失去了肌小梁或流出道部分的心腔。这种观点或许更具有实际意义,如右心室具有3部分结构,即使心腔很小,如能使肥厚的肌肉吸收退化,心室腔扩大,则可能使右心室功能恢复正常。

室间隔完整的肺动脉闭锁常合并冠状动脉及心肌的异常,约半数病例表现为冠状动脉至右心室的瘘道,其出现与否与三尖瓣直径及右心室腔过小有关。冠状动脉至右心室腔的瘘道病变程度较轻时,右心室血流供应的心肌区域相对较小,大部分的心肌接受正常冠状动脉的血流供应;瘘道的病变较为严重时,心肌的血液全部由右心室通过瘘道供应而无主动脉至冠状动脉的正常血流供应;常见的为中等程度的瘘道病变,表现为右心室通过瘘道供一些重要区域心肌血液,伴有冠状动脉近端狭窄,导致从主动脉至冠状动脉的顺向血流供应受到了限制。冠状动脉狭窄的特征为主动脉内膜及肌层发育不良,可从单纯内膜及中层的增厚至主动脉壁的完全纤维化。一般认为主动脉至冠状动脉的顺向血流之间的冲击性湍流为这种病变的原因。

(三)病理生理

室间隔完整的肺动脉闭锁患儿出生后即有生理异常的表现。闭锁的肺动脉瓣膜使得肺动脉血流完全依靠开放的动脉导管。动脉导管的闭合可导致严重的低氧血症,因此出生后数小时至数日内静脉注射前列腺素$E_1$作为急救措施是极为重要的。在动脉导管持续开放状态下,左心室结构可维持相对正常的功能,患儿通常可获得正常的心排血量。体循环静脉回流血液大部分通过卵圆孔或房间隔缺损进入左心房使氧合血与非氧合血得以混合,因此也导致左心室容量负荷明显增加,左心室除维持至体外循环的心排血量外,同时也要通过动脉导管维持至肺动脉的血流。左心室容量负荷增加的程度取决于动脉导管直径及肺循环血管阻力与体循环血管阻力之间的比率。

肺内血流量直接影响体循环血氧饱和度的降低程度,常为轻至中度低氧血症,血氧饱和度在70%~90%之间。主动脉血液经动脉导管分流入肺循环致使体循环主动脉血压表现为脉压轻微增宽。因右心室发育不良,心室腔很小的病例,其右心室压力等于或高于体循环动脉压。三尖瓣严重反流右心室代偿性扩张的病例,可表现为右心室的压力降低。

伴有右心室至冠状动脉瘘道的病例,冠状动脉血流的病理生理改变是很重要的问题。大多重症病例,冠状动脉血流完全依赖于右心室,在相当于体循环收缩压或高于体循环收缩压及相对较低的舒张压状态下供应未氧合的血液,失去了主动脉至冠状动脉的顺向血流供应。这些改变明显地影响了冠状动脉的功能。正常状态下,心肌主要在舒张期获得血液供应,并可获得近于最高氧浓度的血氧供应。在冠状动脉完全依靠右心室供血的病例,缓解右心室流出道梗阻,球囊导管扩大三尖瓣以及严重的脱水均可降低右心室收缩压,从而影响冠状动脉的供血,引起不同程度的心肌缺血。

大多数病例伴有一定程度的三尖瓣关闭不全,常为中至重度,其程度与右心室腔大小关系密切,并与右心室压力成反比。三尖瓣反流的病因部分为病理性,继发于右心室流出道梗阻,部分为形态结构改变,约1/3的病例三尖瓣瓣膜增厚及腱索之间存在狭窄。

室间隔完整的肺动脉闭锁患儿若不经治疗,大部分随着动脉导管的闭合于出生后数周至数月内死亡。

(四)临床表现与诊断

中度发绀伴收缩期导管血流杂音的新生儿可作出发绀型先天性心脏病的明确诊断。心电图表现为缺乏见于正常新生儿期的右心室高电压。如无严重的三尖瓣反流及右心房和右心室的扩大,胸部X线片可表现为心影大小正常,肺血管则视动脉导管开放的程度而不同。超声心动图可确定右心室流出道血流的缺如与否及测定心房水平右向左分流及动脉导管的开放状态,也可证实是否有冠状动脉瘘,并从三尖瓣反流情况粗略评估右心室的压力情况,有助于作出明确而细致的诊断。室间隔完整的肺动脉闭锁患儿大都需要心导管检查及心血管造影以探明冠状动脉的解剖变化,尤其是主要的狭窄部位及瘘道的情况,可经主动脉根部及右心室腔注入造影剂达到这一目的。

本症应注意同重度肺动脉狭窄及严重三尖瓣下移畸形的鉴别诊断。新生儿期病例一经明确诊断应立即施行手术治疗。

(五)治疗

关于新生儿期室间隔完整的肺动脉闭锁较为合适的治疗方案,目前尚无统一意见。新生儿期治疗的明确目的,首先为降低死亡率,其次为促进右心室的发育以期建立双心室循环,第三则为尽量减少新生儿期后的手术需要。大多数室间隔完整的肺动脉闭锁病例的右心室很小,以致早期手术后右心室不能完全支持循环功能。一些研究证实,若新生儿期手术选择得当,随着时间的推移,右心室及三尖瓣可以继续发育。为促进右心室的发育,需要解除肺动脉瓣环的梗阻,在婴儿早期建立经肺动脉瓣的前向血流以便右心室充分发育。如右心室高压缓解得较晚可能影响右心室的发育以致丧失建立双心室循环的机会。

许多病例在出生时右心室的功能潜力是不清楚的,右心室特殊的形态可能影响外科医生决定个体病例是否能够建立双心室循环,以至影响选择先期手术方案,而先期手术方案的选择可直接影响最终预后。

美国先天性心脏病外科医师学会的研究提示,单纯体循环至肺循环分流术的存活率与其他先期手术的存活率相同,无论三尖瓣及右心室的病变如何,若仅以存活率为标准,单一简单的分流术对所有室间隔完整的肺动脉闭锁的病例为最合适的选择。但单纯分流术不能促进右心室及三尖瓣的进一步发育,并可能造成不可逆的右心室发育不良而最终只能建立单心室循环系统。因此,可供选择的手术治疗方案有3个:①右心室流出道梗阻缓解术。②体循环至肺循环分流术。③体循环至肺循环分流术辅以右心室分流梗阻缓解术。

1. 术前准备　出生后短时间内作出诊断的患儿,其动脉导管尚未闭合,静脉持续滴注前列腺素 $E_1$ 保持动脉导管开放常可稳定术前的病情。即使如此,仍有约 1/3 的患儿需机械辅助呼吸及静脉注射加强心肌力的药物支持。诊断延误时,患儿表现为因动脉导管收缩导致的严重发绀。这类患儿需积极地急救,包括持续静脉给予前列腺素 $E_1$ 及增强心肌收缩力的药物、间断静脉注射碳酸氢钠、机械辅助呼吸等支持治疗。随着病情的稳定,动脉血氧饱和度可达 90% 以上,提示肺内血流较为充分。机械辅助呼吸时应随时调节通气量及吸入氧浓度,预防水肿及酸中毒。

2. 手术方法

(1) 缓解右心室流出道梗阻　经胸骨正中切口,分离及部分切除胸腺。切开或取部分心包用戊二醛处理备用。升主动脉插管及右心耳单根静脉回流插管供体外循环转流。用含钙的常温血液预充,体温降至 32℃,尽可能维持心脏跳动。建立体外循环时分离结扎动脉导管。于肺动脉瓣上方主肺动脉作纵行切口切开肺动脉,探查肺动脉瓣。肺动脉瓣环正常的病例,用剪刀剪开三尖瓣连接处组织,用血管钳扩大肺动脉瓣开口。使用单织可吸收缝线缝合肺动脉切口。肺动脉瓣膜及瓣环发育不良的病例,肺动脉的切口延长跨过瓣环经过右心室流出道的肌肉直至开放右心室腔。用一块椭圆形戊二醛处理的自体心包修补扩大右心室流出道。扩大后的右心室流出道直径应略小于正常的右心室流出道(体重 3~4kg 的正常新生儿右心室流出道直径约为 6~8cm)。体外循环复温至正常,如需要,可再行体肺循环分流术。

(2) 体循环至肺循环分流术　联合施行右心室流出道扩大术时,则可在体外循环下施行体肺循环分流术,单纯分流术则不需要体外循环转流术。无论是否施行联合术式,均采用胸骨正中切口,切除部分胸腺。游离暴露无名动脉,在无名静脉上方,游离无名动脉,显露颈动脉及右锁骨下动脉,右锁骨下动脉向远端游离 1~1.5cm。于升主动脉与上腔静脉之间分离右肺动脉。单纯分流术者经静脉注射肝素 1mg/kg。动脉侧壁钳部分钳闭右肺动脉,用直径 3.5~4mm 的聚四氟乙烯人造血管与肺动脉作端侧吻合,使用 7-0 的 Gore-Tex 缝线连续缝合吻合口。将人造血管裁剪成合适的长度并将其游离端剪为斜形端口,与右锁骨下动脉作端侧吻合。开放置于右肺动脉的血管侧壁钳,建立体-肺循环间的分流。单纯分流术的病例,分流建立后应仔细监测血氧饱和度及血流动力学变化,当证实有足够的分流血流时结扎动脉导管。与右心室流出道扩大术联合的分流术,分流建立后停体外循环。

3. 术后处理　与术前处理相似。如需要,继续以机械辅助呼吸,静脉注射强心肌力的药物维持心功能等。

## 三、法洛四联症

法洛四联症(tetralogy of Fallot,TOF)是常见的先天性心脏病之一,在发绀型先天性心脏病中约占

70%。1888年法国医生Etienne Fallot第一次详细、清楚地描写了此症,并指出了此症的4个病理解剖特征,即:右心流出道狭窄、室间隔缺损、主动脉骑跨和右心室肥厚,于是,此病被称为法洛四联症。

(一)相关解剖

法洛四联症胚胎学变化的机制各家学者有不同的看法。Van Praagh认为是肺动脉下圆锥发育不全,而大多数学者认为是圆锥动脉干正常旋转运动不充分。不论胚胎学的确切原因是什么,法洛四联症的病理解剖变化都是一致的。

1.右心流出道狭窄　右心流出道狭窄的严重程度和变化很多,包括肺动脉狭窄,肺动脉瓣环及瓣口狭窄,右心室漏斗部狭窄等,可以是单纯的局限性狭窄,也可以是多部位的联合狭窄。

约有2/3的患儿肺动脉瓣为二瓣畸形,瓣膜有不同程度的增厚,瓣交界融合而致瓣口狭窄。严重者瓣口可以小至2~3mm,甚至完全闭锁,称之为"假性共干"。肺动脉瓣口狭窄者常合并肺动脉瓣环发育不良,形成肺动脉瓣环狭窄;而肺动脉瓣环狭窄者常合并主动脉不同程度的狭窄。约有15%~20%的患儿左、右肺动脉一侧或双侧起始部狭窄,远端肺动脉分支不同程度的弥漫性发育不良也经常存在。Keith及其同事报告有82%的患儿存在有远端肺动脉分支发育不良,约有3%的患儿可以合并左肺动脉缺如,另外约有3%的患儿合并有肺动脉瓣缺如,同时有主肺动脉瘤样扩张。

圆锥动脉干的异常和隔壁束肌肉肥厚程度的变化使右心室漏斗部的狭窄变化较多,由此各种各样的分型方法亦较多。由于漏斗部狭窄与手术矫正的关系非常重要,从临床实用的角度常常将其分为3型:①Ⅰ型:漏斗部低位狭窄,狭窄较局限,在漏斗部入口处形成一纤维肌肉环,在狭窄环口与肺动脉瓣口之间形成一心室腔,称为"第三心室"。肺动脉瓣环发育良好。②Ⅱ型:漏斗部弥漫性狭窄。漏斗部呈管形狭窄,无"第三心室"。肺动脉瓣环、瓣及肺动脉均有狭窄。③Ⅲ型:漏斗部发育不良或未发育。漏斗部短小,肺动脉瓣口可闭锁形成假性共同动脉干,肺动脉血供来自动脉导管或侧支循环。

2.室间隔缺损　典型四联症室间隔缺损通常为单发的巨大嵴下膜周部缺损,均位于主动脉瓣下相当于正常心脏右心室漏斗部壁束的位置。漏斗部间隔严重发育不良或缺如,缺损可位于肺动脉瓣下。

3.主动脉骑跨　圆锥间隔向前向右移位,主动脉骑跨于左右心室之上。骑跨程度不同,严重者主动脉大部分起自右心室,类似右心室双出口,但主动脉与二尖瓣仍保持纤维连续。

4.右心室肥厚　右心室流出道狭窄导致右心室负担过重,右心室肥厚随着年龄的增长会逐渐加重。

(二)病理生理

血流动力学的变化取决于右心室流出道狭窄的程度。右心室流出道狭窄严重,肺循环血流量明显减少,右心室压力增高,通过室间隔缺损产生右向左分流,临床上出现发绀。右心流出道狭窄轻,右心室压力低于左心室压力,安静时可出现左向右分流,临床上无明显发绀,或是活动后才出现发绀。6个月以下的小婴儿,常因动脉导管保持开放,肺血流增加,发绀可以不明显。

(三)自然病史

法洛四联症的患儿,如果不经手术治疗,70%可以活到6个月,50%活到2岁,40%活到5岁,20%活到10岁。患儿常死于严重的缺氧发作、肺和脑栓塞、细菌性心内膜炎等,充血性心力衰竭在儿童期很少见。

（四）诊断

1.临床表现　出生6个月以后，由于动脉导管关闭发绀逐渐明显。常有缺氧发作，甚至发生昏厥。往往伴有杵状指（趾）。80%患儿有活动后蹲踞、生长发育迟缓。胸骨左缘第2~4肋间可闻及收缩期喷射性杂音，部分伴有震颤，肺动脉瓣区第二心音减弱。右心流出道狭窄严重者可听不到杂音，有时可听到侧支循环的连续性杂音。

2.临床检查

（1）血常规　血红蛋白升高，为170~200g/L，红细胞$(5.0~8.0)×10^{12}/L$，血细胞比容为0.53~0.80，血小板降低，凝血酶原时间延长。

（2）X线　肺血减少，心腰凹陷，心尖上翘，后前位片心影呈"靴状心"。

（3）心电图　电轴右偏，右心室肥厚。

（4）超声心动图　主动脉骑跨，其前壁与室间隔连续中断。右心流出道狭窄，嵴下型室间隔缺损。

（5）右心导管检查及造影　右心室压力明显增高，股动脉血氧饱和度明显降低。造影可显示右心流出道狭窄的部位及程度，升主动脉骑跨、室间隔缺损部位和大小。左心房、室发育较正常小，并可显示肺动脉分支发育的好坏、侧支循环血管粗细及冠状动脉有无异常。

（五）治疗

法洛四联症是一种严重的心脏畸形，只有通过手术的矫治患儿才能获得根治的机会。Blalock和Taussig在1945年采用锁骨下动脉与肺动脉吻合，Potts和Smith在1946年采用降主动脉与左肺动脉吻合，Waterston在1962年采用升主动脉与右肺动脉吻合等治疗法洛四联症。这些增加肺血流的手术称为姑息性手术，可以减轻患儿的病情。直到1954年Lillehei第一次进行了根治手术获得成功。

1.手术适应证　法洛四联症是以右心流出道梗阻病变为主的心脏畸形。随着年龄的增长将产生进行性心肌损害及继发病变加重。因此，凡确诊法洛四联症的患儿均应及时地进行手术治疗。近年来由于手术技术、麻醉、体外循环、术后监护技术的提高，肺动脉发育及左心发育不良并不是实施根治手术的绝对禁忌。国内外一些设备条件好的医院在新生儿期及小婴儿期实施一期根治手术已取得较好的治疗效果。手术死亡率并不比分期手术死亡率明显增高。但肺动脉分支及左心发育严重不良的患儿仍应考虑做体-肺分流的姑息性手术。

2.姑息性手术　姑息性手术的目的在于使肺部血流增加，改善发绀等症状，扩大肺血管床，促使肺动脉及左心的发育，为根治手术创造条件。姑息手术方法很多，目前仍较广泛采用的是锁骨下动脉与肺动脉吻合术。

新生儿及小婴儿多采用右锁骨下动脉与右肺动脉吻合，其优点是锁骨下动脉不致因牵拉扭曲成角而影响血流。大儿童可以采用左锁骨下动脉与左肺动脉的吻合。近些年人工修补材料发展很快，用Gore-tex人造血管分别与锁骨下动脉与肺动脉吻合也很方便。新生儿期用3mm内径血管，1岁左右用5mm内径血管。在二期根治手术时，体外循环一建立，即应闭合此分流，以免引起灌注肺的发生。

3.根治手术　平卧位，胸骨正中切口。偏右纵行切开心包膜，以保留心包作修补材料。中度低温体外循环，婴幼儿及新生儿可采用深低温停循环。多采用右心室流出道切口，流出道局限狭窄及小婴儿亦可采用右心房切口。

(1)右心室流出道疏通　右心室流出道切开前应注意有无异常右冠状动脉及其分支横越过流出道表面。如有异常走行的冠状动脉，可将其游离，在其下方作切口。切口不宜过大，以避免影响右心室功能。如有肺动脉瓣环、瓣口及肺动脉狭窄，切口可向上延长跨过肺动脉瓣环达到主肺动脉或左肺动脉开口处。跨环时切口最好在肺动脉瓣的连接处，使肺动脉瓣保持完整，减少术后肺动脉瓣反流。

将肥厚隔壁束肌肉切除，切除时注意勿损伤主动脉瓣、调节束及前乳头肌。切除不宜过多，以免影响右心室收缩功能。肥大肌束切除后应能很好地显露室间隔缺损。室间隔缺损仍显露不好时，有可能是由于壁束切除得不够。

右心室漏斗部狭窄解除后，处理肺动脉瓣狭窄。沿瓣交界切开、扩大瓣口。少数患儿瓣发育很差，呈短而厚，无肺动脉瓣功能，可将其剪掉，以免术后仍造成流出道梗阻。

(2)室间隔缺损修补　法洛四联症室间隔缺损较大，均需补片修补。由于室上嵴的前移，对术者来说室间隔缺损呈"垂直位"，而单纯的室间隔缺损常为"水平位"，因而显露更为困难。修补的关键在于要有充分的显露。补片采用涤纶片或自体心包，间断褥式缝合或连续缝合各有其优缺点，可根据术者的经验和习惯选择。不论是间断还是连续缝合，第一针常缝在室间隔缺损后下缘，三尖瓣隔瓣前瓣连接处，垫片多放在右心房侧。以此针作牵引更容易显露室间隔缺损后下缘。顺时针进行缝合，危险区或是超越缝合或是直接浅缝在室间隔缺损的边缘（几乎是仅仅缝在内膜上），以避免损伤传导束。缝针应与主动脉瓣环稍有距离，即避免损伤主动脉瓣又使左心室流出道移大。补片打结后，可以用探针沿缺损四周检查有无遗漏或打结时肌肉拉豁。另一检查有无残余分流的方法是，心脏复跳后，修补右心室流出道时，经右心室切口观察有无红色血流自缺损边缘喷出。在北京儿童医院心外科的经验中，用这两种方法都曾经发现有残余分流存在，并及时地进行了修补。

(3)右心流出道成形　在右心室流出道疏通后，根据狭窄的程度，仍需补片加宽右心室流出道。婴幼儿四联症多需跨环补片，同时加宽肺动脉及肺动脉瓣环。常用的修补材料有自体心包、中心包、自体心包外衬涤纶补片、Gore-Tex 补片等。补片不需要过宽，肺动脉瓣环加宽的宽度可以参考相应年龄小儿肺动瓣环的正常值。

北京儿童医院心外科采用两片法实施跨环补片，即用自体心包加宽主肺动脉，用 Gore-Tex 补片加宽右心室流出道，将两补片在肺动脉瓣环处连接形成一新的肺动脉瓣环。其优点是补片更接近所修补处的组织特性，肺动脉瓣环加宽的宽度更易掌握。经术后观察，患儿心功能的恢复更为理想。

为防止或减轻术后肺动脉瓣反流，是否在跨环补片时用自体心包或中心包作一单瓣，始终存有争论。加单瓣有助于患儿早期心功能恢复，但远期单瓣产生纤维化有可能造成新的右心流出道梗阻。由于法洛四联症患儿术后肺动脉压不高，不加单瓣也不会产生严重的肺动脉瓣反流，对心功能影响不大。为减少升主动脉阻断时间，右心流出道成形应在升主动脉开放后进行。

4.术后并发症

(1)低心排综合征　由于法洛四联症患儿都有不同程度的发育不良，术后早期易出现心排血量减少，同时手术阻断了异常的右向左分流，因而应保持足够的体循环血流量。手术中心肌保护不好，畸形纠正得不满意，如室间隔缺损残余分流、右心室与肺动脉仍存在明显压差、右心室压与左心室压之比大于 0.5、手术时间过长等等都是造成术后低心排的因素。所以熟练而有经验的手术，满意地矫正心脏畸形是十分关键的。

(2)灌注肺综合征　术后肺血流量明显增加，加之肺侧支循环易出现灌注肺。术中左心引流不畅，术后输液过多过快亦会造成灌注肺发生。术后应充分给氧，适当延长呼吸机辅助时间，并给予清蛋白、血浆等胶体以提高血浆渗透压。

(3) 渗血出血　法洛四联症患儿都存在不同程度的凝血机制障碍,且体外循环时间一般较长,术后易出现渗血出血情况。体外循环预充液中应加入抑肽酶等保护血小板药物。手术结束时应仔细止血,术后及时输入新鲜血。严密观察引流量,当每小时引流量超过 10ml/kg 时应及早开胸止血。

(4) 传导阻滞　由于手术技术的提高,完全性房室传导阻滞已不常发生。但由于间接的损伤,复跳时仍有不同程度的房室传导阻滞发生。手术结束时,心表面放临时起搏导线、起搏器起搏,一般 2 周内可以恢复窦性心律。在北京儿童医院的病例中曾遇到过术后 1 个月才恢复窦性心律的患儿。

5. 治疗结果　随着手术技术、麻醉、体外循环、术后监护等技术和设备条件的提高,法洛四联症根治手术早期死亡率已明显下降。据北京阜外医院报道,5 岁以下四联症根治手术 360 例,死亡率为 1.11%。手术年龄亦逐渐降低,北京儿童医院心外科近几年开展了 1 岁以下四联症根治术亦取得了满意的结果。世界先进国家近几年开展了新生儿期的四联症根治术,死亡率并无明显增高。它使外科医生认识到早期实施根治术可以防止继发性心肺血管病理改变。但在 6 个月以下的小婴儿实施根治手术对手术技术、麻醉、体外循环及术后处理等都提出了更高的要求。在阜外医院的经验中,提出了营养发育不良低体重的小婴儿和低色素小细胞贫血是法洛四联症根治手术重要的危险因素。

6. 术后处理　常规呼吸机辅助呼吸,定期查血气,调整呼吸机。严格掌握停呼吸机指征,心功能稳定是停呼吸机的关键。

连续动脉测压,小婴儿应有左心房压和中心静脉压监测,以调整血容量。严格记录出入量。北京儿童医院采用持续静滴利尿剂的方法,将呋塞米(速尿)100mg 加入 100ml 液体中,使 1ml 液体中含有 1mg 呋塞米,用微量泵每小时注入 1～5ml。此方法使患儿尿液持续稳定地排出,较之间断给药效果更好。

常规使用正性肌力药物,如多巴胺、多巴酚丁胺等,根据病情需要还可以给予肾上腺素、异丙肾上腺素等。对末梢循环差的患儿,在血容量充足的情况下可以用硝普钠。一般这些药物在术后使用 5～7 日,逐渐减量。在停用前加口服地高辛及利尿剂。

## 四、主动脉缩窄

主动脉缩窄也是一种较常见的先天性心血管畸形,国外报告其发病率约占先天性心脏病的 5%～8%,国内统计约为 3%。男性明显多于女性。

自无名动脉到第一对肋间动脉之间的主动脉管腔局限狭窄,造成血流动力学障碍,称之为主动脉缩窄。常见的缩窄部位是主动脉峡部,该处管腔有隔膜样结构,使管腔进一步缩小。而主动脉弓部弥漫的长段缩窄,腔内无隔膜样结构,则称为主动脉弓部发育不良或管性缩窄。后者常合并位于动脉导管近端的局限主动脉缩窄及心内畸形致病情复杂严重。

(一) 相关解剖

主动脉缩窄处局部血管壁中层变形,内膜增厚,呈膜样或嵴样自主动脉后侧壁突入血管管腔,致管腔进一步狭小,甚至仅为几毫米的小孔。主动脉外壁表面缩窄凹陷的程度可能很轻,常与主动脉腔内的缩窄程度不一致。最常见的缩窄部位是在主动脉峡部,恰在动脉导管开口的对侧或在动脉导管开口之近、远端,故又称为主动脉峡部缩窄。少见的发生在左颈总动脉与左锁骨下动脉之间,又称主动脉弓部缩窄。动脉导管可能开放或闭合,侧支循环多数较充分。

主动脉弓发育不良的病变常较广泛,主动脉横弓呈管状发育不良,管腔变细或短小。局限的主动脉缩窄多发生在动脉导管的近端,动脉导管开放,侧支循环往往不多。

局限的主动脉缩窄较少合并心内畸形,最常见的是主动脉瓣二瓣畸形及二尖瓣畸形。伴有主动脉弓发育不良者,几乎都合并严重的心内畸形,包括室间隔缺损、房室通道畸形、大动脉转位(Tassig-Bing型)和共干等。

(二)病理生理

主要的病理生理改变是左心室后负荷增加、左心室肥厚、缩窄近端动脉压升高、缩窄远端血流灌注减少、下肢动脉压低,继而来自锁骨下动脉、内乳动脉、肋间动脉等的侧支循环形成。合并主动脉弓发育不良者,局限的主动脉缩窄经常位于动脉导管之前,此时右心室压力相当于体动脉压力,降主动脉的血流灌注是通过动脉导管的右向左分流,因而,往往有下肢发绀。同时合并室间隔缺损等畸形,心内左向右分流显著增多,婴儿期很早出现心力衰竭及肺动脉高压。

(三)自然病史

未经治疗的主动脉缩窄者一般生命缩短,平均死亡年龄是32～40岁。死亡原因包括主动脉瘤破裂、心内膜炎、充血性心力衰竭、脑血管意外、主动脉关闭不全等。很早出现充血性心力衰竭的小婴儿,如不经治疗几乎全部死亡。

(四)诊断

临床见到的儿童时期的主动脉缩窄,大多数无症状或有头痛、下肢无力、足冷等。体检发现上肢脉有力、下肢脉低弱或不能触及;上下肢血压不等,下肢血压低于上肢2.7kPa(20mmHg)以上为本病特征性表现,同时伴有双上肢血压不一致。右上肢血压明显高于左上肢时,常提示主动脉缩窄在左锁骨下动脉之近端或缩窄累及了左锁骨下动脉的起源。而左上肢血压高于右上肢时,常提示右锁骨下动脉异常起源于主动脉缩窄的远端。左锁骨下区可闻及收缩晚期杂音和(或)合并畸形杂音。心电图正常或左心室肥厚伴ST-T改变。X线胸片显示心影正常或左心室增大,上纵隔胸左缘可见"3字征",钡剂检查可见"反3字征"。肋骨切迹为本病的诊断特征,但8岁以下儿童罕见。二维超声心动图探查胸骨上窝显示主动脉缩窄。多普勒超声于缩窄远端可探及异常的高速血流。心导管检查及心血管造影可进一步明确合并畸形及侧支循环状况。

严重的主动脉缩窄或同时伴有主动脉弓发育不良及心内畸形时,常于新生儿或婴儿早期即发病。临床表现为严重的充血性心力衰竭,出现肺啰音、呼吸困难、浮肿、肝大等。下肢脉可能较上肢弱,但也可能因循环衰竭而呈四肢脉均弱,同时,应有的心杂音也减弱,可有差异性发绀。心电图多见右心室肥厚。X线胸片显示心影增大、肺血增多或同时有肺淤血表现。二维超声心动图可明确诊断,并可见左心室功能明显减低。心导管及心血管造影对危重的主动脉缩窄婴儿可能增加生命危险。

(五)治疗

1.药物治疗 婴儿主动脉缩窄出现严重充血性心力衰竭、休克时需用药物治疗,在改善全身情况后接受手术治疗。前列腺素$E_1$的持续静注可使动脉导管扩张,因而通过动脉导管灌注缩窄远端,使血流增多,肾血流量增加,并缓解心脏负荷。还可配合多巴胺、肾上腺素、地高辛、利尿剂、纠正酸中毒以及机械通气辅助呼吸等治疗。

2.手术治疗

(1)手术适应证　无症状的主动脉缩窄,手术治疗的适宜年龄是3～6岁。

婴儿主动脉缩窄伴严重充血性心力衰竭者,经用药物治疗、全身情况改善后行手术治疗。如药物治疗不能控制病情者,应急症手术。对合并的心内畸形不适宜一期根治时,可考虑于主动脉缩窄修复术中,同时行肺动脉环扎术。

鉴于小婴儿主动脉修复术后较高的再窄发生率,有作者提出,对有轻度心力衰竭表现,经药物治疗病情控制成功的小婴儿,可考虑将手术推迟。

(2)手术方法　左胸后外侧切口,经第4肋间进胸。于降主动脉上方打开纵隔胸膜,延伸至左锁骨下动脉以上,游离和结扎上肋间静脉。于胸膜切口前缘缝牵引线,暴露手术野。充分游离主动脉近、远端,注意勿损伤迷走神经。对新生儿,必须仔细辨认近端的横弓,以除外横弓的发育不良和中断。术前曾静滴前列腺素 $E_1$ 的患儿,动脉导管可明显扩张,因为其壁薄,很脆,应留在最后分离。在大儿童,肋间动脉可呈瘤样扩张,注意避免损伤及出血。几种主动脉缩窄修复法分别介绍如下:

1)切除和端端吻合术:首先由 Grafoord 和 Nylin 于1945年报告。适用于典型的局限主动脉缩窄。主动脉的游离范围要大,包括近、远端和左锁骨下动脉,以达到最宽的和无张力的吻合口。结扎和切断动脉导管或动脉韧带。先试阻断缩窄近端并测量近、远端血压。如远端血压低于6.7kPa(50mmHg时),常提示侧支循环不充分。为避免术后发生截瘫,主动脉阻断期间可行股动静脉或左心房-降主动脉或升主动脉-降主动脉的转流,使降主动脉得到较好的灌注。如远端血压满意,即可开始阻断主动脉,近端阻断钳应置放在左锁骨下动脉的起始部,远端阻断钳置放在缩窄水平以下。充分切除缩窄段,近端腔应足够大。远端腔较细时,可做斜形切开,以利吻合。然后,持两把阻断钳将两断端轻轻牵拉靠近。用4-0或5-0无创单针可吸收线先连续缝合后壁,对拢两断端后,间断缝合前壁。缝合完成后,先松开远端阻断钳,无出血,再缓慢放开近端钳,以防止血压突然降低。术中注意保护侧支循环,尽量不阻断左锁骨下动脉。

本术法因去除了所有不正常的缩窄组织,不牺牲左锁骨下动脉,不使用人工合成材料,不造成紊乱血流等优点,一直为多数医生所采用。但术中游离面过大,后壁吻合口出血时难以控制及术后较高的再窄发生率是其缺点。

2)主动脉补片成形术:主动脉缩窄处及邻近组织游离后,结扎、切断动脉导管或动脉韧带。缩窄近、远端放阻断钳。于缩窄处纵形切开主动脉,仔细切除内膜处所有凸起部分,修剪适宜大小的 Gore-Tex 补片,与主动脉壁缝合以扩大缩窄段管腔。术中注意缩窄处隔膜样组织切除不够彻底时,易发生再窄,但又不能切除过深易损伤血管壁。纵形切口的近、远端应超过缩窄部分。补片的最宽部分应在缩窄的水平,如有明显的峡部发育不良或小婴儿,近端的切口最好超过锁骨下动脉,以球形补片与主动脉壁缝合,可提供较大的管腔及适应生长的需要。

本法不需过多的游离、操作相对简单、术中出血易控制。但采用人工材料及术后可能形成动脉瘤为其缺点。

3)锁骨下动脉蒂片成形术:暴露主动脉缩窄区域如前所述。将锁骨下动脉完全游离。结扎锁骨下动脉远端并将其切断。游离椎动脉并于起始部结扎、切断,以避免出现窃血综合征。动脉导管或动脉韧带双道结扎,但不要切断。在左颈总动脉和左锁骨下动脉之间置近端主动脉阻断钳,缩窄水平以下置远端阻断钳。在缩窄远端的扩张部分切开主动脉,通过狭窄区向上作纵形切口,再沿已经横断的锁骨下动脉外缘向上切开锁骨下动脉。仔细切除缩窄处内膜突起部分。将锁骨下动脉蒂片翻转向下,蒂片的顶端和缩窄远端切口缘靠拢缝合,蒂片两边与主动脉纵切口的两侧边缘缝合。术中注意缩窄远端的切口应超过缩窄段,以防发生再窄。锁骨下动脉蒂片尾端一般不作修剪,以尽可能利用本身血管组织扩大缩窄的主动脉。

本法不采用人工材料,不必过多游离,缝线无张力,有较好的再生长可能,尤适用于伴有峡部发育不良者。

4)人造血管架桥术:一般取正中切口,根据缩窄部位的需要,将人造血管一端植入主动脉缩窄近端,另一端连接于降主动脉或腹主动脉。

使用人造血管架于狭窄部位的近、远端,形成旁路血流的指征是:①复杂或长段的主动脉缩窄,或缩窄累及了锁骨下动脉起始部。②瘢痕过多致游离困难。③没有足够的侧支循环,使主动脉阻断过分危险。④局部有感染。

本法不需过多游离,不必阻断主动脉。但长段的人工血管材料以及紊乱血流增加了血管内膜炎的危险。

(3)手术并发症

1)再窄:无论何种术式修补主动脉缩窄都有术后再窄的可能。其发生率各家报告不一,晚期再窄发生率可达9%~60%,尤以婴儿早期手术修复病例再窄发生率最高。因而,不少学者提出尽可能将手术年龄推迟到3岁,并推荐锁骨下动脉蒂片成形术,以及术中彻底切除缩窄组织、使用可吸收线等可能减少再窄的措施。当临床出现再窄时,局部瘢痕等因素使再手术变得困难。有学者提出人造血管架桥或锁骨下动脉蒂片成形术较适宜。而端端吻合术后再窄时,因血管壁形成纤维化,此时补片成形术或许是惟一的选择。

近年来,利用球囊导管扩张主动脉缓解再窄,已有不少成功的报告。

2)截瘫:是主动脉缩窄术后最严重的并发症。发生率为0.45%。尽可能保护侧支循环,对侧支循环不充分的病例,使用主动脉近、远端转流,不阻断主动脉或部分阻断、降温等措施以减少术后截瘫的发生。

3)肾衰竭:主要由主动脉灌注不良所致,亦可能危重患儿术前即已发生。必要时行透析处理。

4)动脉瘤:几乎所有的动脉瘤都发生在补片成形术后,或发生在术后晚期,致死率高。

5)主动脉缩窄术后综合征:可能与肠系膜血管炎有关。表现为腹痛、腹胀,极少数可引起肠壁溃疡、坏死、出血等,与术后高血压有关。可用胃肠减压等对症处理,必要时作外科手术。

6)反常性或反跳性高血压:为常见术后并发症。应予镇静,静脉使用硝普钠或口服卡托普利、普萘洛尔(心得安)等。

7)邻近组织的损伤:包括迷走神经、喉返神经、膈神经损伤,以及胸导管损伤造成乳糜胸等,术中仔细操作可避免损伤。

(4)手术结果

1)早期结果:婴儿期以后的主动脉缩窄手术死亡率仅为2%~3%。近年来伴充血性心力衰竭的婴儿手术死亡率已下降至3%~14%,死亡原因主要与合并畸形的严重程度有关。

2)晚期结果:尽管主动脉缩窄手术技术并不十分复杂,但长期随访的结果并不十分满意。Clarkson等(1983)观察仅2%的患儿可正常存活至术后25年。Olley报道,在他长期随访中,75%的患者有明确的并发症。

### 五、先天性心脏憩室

先天性心脏憩室由包括心内膜、心肌以及偶见于心包在内的任何一个心室的突起构成。该病首先由

O'Bryan 于 1837 年报道，但在实际临床工作中极其罕见。国外统计资料中的临床发生率为 0.05%，国内尚无统计报道。本病无年龄分布的差异。真性先天性心脏憩室应包括心室壁的全层，这可与纤维性憩室及先天性心内膜囊肿相鉴别。后两者属于假性憩室，其突起部分不含心室壁全层。

（一）胚胎学及相关解剖

1. 真性先天性心脏憩室  其起源尚不完全清楚，可能的原因是在胚胎第 4 周时，心脏壁可能通过横膈与形成卵黄囊的结构相连，然后随着胚胎的快速生长和伸展，心室壁也被牵拉长。心脏憩室是"中线畸形综合征"（midline-anomaly syndrome）最常见部分，可累及几个器官。这种畸形由 1 个指状的憩室构成，含有心室壁全层，并通常起源于心尖部。憩室向前下伸出，以管状形式向下延伸，穿过膈肌上的缺损，并在脐部附着于前腹壁。常合并有胸骨下端、横膈前部、伴腹直肌分离的腹壁中线缺损以及脐疝。憩室盲端一般是含有浆液的囊，与心包相连。憩室最常见部位发生于左心室尖部，单独发生于右心室或双心室者均少见。还有的心室憩室不同于心尖部的指状憩室，它们较大并在右心室或左心室的侧壁有一个宽阔的开口。

本病常合并的心内畸形，主要有室间隔缺损、三尖瓣闭锁、肺动脉狭窄、房间隔缺损，并且几乎都是右位心。

2. 假性心脏憩室  大多数理论认为，假性憩室是局部薄弱的心肌合并心内膜和内膜下组织的突出，或者是胚胎期内皮上皮间隙的异常发育所致。后者存在于正常发育初期的心肌全层，其病理解剖类型可有心室部位的环状纤维。一般认为系心脏搏动所致的先天性憩室，在非洲黑人中相对多见。在心尖部，假性憩室壁为透明纤维并通过大小不同的开口与心室相连。还有一种假性憩室合并有异位的肿瘤组织，是心内膜突出形成的囊肿，并与心室腔相连，在分类上是属于胚胎组织异位（错构瘤）还是畸胎瘤尚存争论。

（二）诊断与治疗

真性憩室一般不产生心脏症状，主要表现是在上腹部有 1 个搏动的包块，可通过脐疝突向下腹部。假性憩室可出现不同程度的胸痛、胸闷和气促症状。在术前有时不易诊断，尤其是后者。X 线胸片和超声心动图有助于诊断。

由于憩室可能发生破裂，尤其在假性憩室更非少见，所以原则上一经诊断，应积极手术切除，以免发生上述不良后果。本病的预后主要取决于所合并的心脏畸形类型。

# 第十二节  心脏纵隔闭合不全

## 一、房间隔缺损

房间隔缺损（atrial septal defect, ASD）通常是指继发孔房间隔缺损，是最常见的先天性心脏病之一。ASD 在先天性心脏病中约占 15%，男女之比约为 1:2。ASD 可单独存在，也可与其他心血管畸形合并存在。

（一）病因病理

文献报道，胚胎发育时，原始心房在发生、吸收、融合过程中出现异常，致使左、右两心房间残留未闭的房间孔。出生后,因左心房压力高于右心房,部分左心房内的血流经缺损而到右心房,产生房水平的左向右分流,这就是房间隔缺损的基本血流动力学的改变。分流量取决于缺损的大小及两房间的压力差。分流使右心负荷增加,肺循环血量增多。因肺循环能够容纳大量血液,保持正常的肺动脉压,故 ASD 患儿在早期多无明显的症状。此阶段 ASD 的检出常常是由于常规体检或因呼吸道感染听诊时发现心脏杂音。

随着肺血流量的增多和对肺小动脉的长期刺激,肺小动脉痉挛,内层及中层的肌层开始逐渐增生肥厚,出现不同程度的肺动脉高压。右心负荷进一步加重,继而出现临床症状。此期多在青春期后明显。

当肺动脉压力显著升高,右心负荷明显加重,右心房压等于或高于左心房压时,会出现两房间双向分流或右向左分流。患者症状将更加严重,出现发绀,甚至可能失去手术机会。

ASD 依其发生的部位,可分为 4 种类型。

1. 中央型  此型最多见,在 ASD 中约占 76%。缺损位于房间隔中部卵圆窝处,四周房间隔结构完整。

2. 下腔型  缺损位于房间隔后下方,下缘与下腔静脉相延续,后缘为左心房后壁。四周无完整的房间隔边缘。

3. 上腔型  又称静脉窦型。缺损位于房间隔后上方,上缘常与上腔静脉相延续。此型易合并右上肺静脉异位引流。

4. 混合型  兼有上述 2 种以上的巨大房间隔缺损。

(二)临床表现与检查

1. 临床表现  早期多数患儿症状不明显,仅表现为生长慢及反复呼吸道感染。至青春期后,由于病情发展,患者出现肺动脉高压,右心负荷进一步加重,症状逐渐明显。表现为易疲劳、活动后心慌气短、咳嗽,活动量明显受限。而到晚期,甚至可出现活动后昏厥、发绀、咯血等症状。

典型的患者,体检时在胸骨左缘第 2~3 肋间可闻及 2~3 级较柔和的收缩期喷射性杂音,伴肺动脉瓣区第二心音固定分裂或亢进。心前区多无震颤。也可能在肺动脉瓣区闻及肺动脉瓣关闭不全的舒张早期吹风样杂音,这是由于肺动脉高度扩张所致。晚期患者可出现发绀、杵状指(趾)、水肿、肝大等心力衰竭体征。

2. 检查

(1)心电图检查  电轴右偏,P 波高,多伴有不完全性右束支传导阻滞或右心室肥厚。但也有约 10% 的患者,电轴左偏,心电向量环逆钟向转位,有原发孔房间隔缺损的类似表现。

(2)X 线胸片检查  正位、左前斜位摄片可见右心增大,肺血增多,肺动脉段可突出。透视下可见肺门"舞蹈征"。

(3)超声心动图检查  显示右心房室内径增大,主肺动脉内径增宽,房间隔连续性中断。

(4)右心导管检查  ASD 患者一般不需行心导管检查。如诊断有疑问或合并其他心脏畸形、肺动脉高压,可行右心导管或心脏造影检查。检查时,房水平血氧含量高于腔静脉血氧含量 1.9ml%,肺动脉压力有不同程度升高,有时导管还可经缺损进入左心房和肺静脉。

(三)治疗

1. 手术指征  虽然有少部分小分流的 1 岁以内的 ASD 患儿可能自行闭合,但多数医生主张诊断明确即应早期手术,以免引起肺动脉高压和心内膜炎。手术年龄应在学龄前。巨大 ASD 早期即伴充血性心力衰竭者不受年龄限制。年龄大或合并二尖瓣、三尖瓣关闭不全者不是手术禁忌证。但肺动脉压力及阻力重度升高,平静时肺循环血流量比体循环血流量小于1.5,或出现右向左分流,应视为手术禁忌。此点的掌握应较室间隔缺损合并肺高压指征的掌握更为严格。

2.手术方法　手术矫治心脏畸形,术后辅以抗生素及强心、利尿剂。

手术采用浅低温(32～34℃)体外循环心内直视手术。切口多采用胸骨正中切口,也有为美观而行右第4肋间入路,特别是对年轻女性患者。后一种切口术野显露也很好。但如合并其他心脏畸形,还应选择胸骨正中切口。

心脏显露后应注意检查有无左上腔静脉及部分性肺静脉异位引流。切开右心房后注意冠状静脉窦开口的位置,并应经缺损处探查左心房内4个肺静脉开口及二尖瓣。上述心脏内外的检查,目的是排除肺静脉异位引流、三房心及原发孔房间隔缺损等畸形。

缺损小,可直接连续缝合。缺损大,应补片修补。如缺损为筛状,可将筛状面剪除,造成一个大的缺损,然后用补片修补。下腔型房间隔缺损修补时需注意勿将下腔静脉瓣当作缺损的下缘修补,而应将补片的下缘缝于左心房后壁上,以免造成下腔静脉血流部分或全部进入左心房而形成右至左分流。上腔型房间隔缺损常合并右上肺静脉异位引流,补片时应注意将肺静脉开口一并隔入左心房。但同时要注意勿使上腔静脉狭窄或梗阻,可用补片(自体心包或涤纶片)加宽上腔静脉。术中注意吸引器头勿刺激冠状静脉窦和三尖瓣之间的科赫(Koch)三角区,此为传导系统所在。修补将完毕时,停止吸引左心房内血液,使左心房内血平面抬高,打结前膨胀肺部,以利于气体从左心排出。心内操作完毕,复温、复跳后,注意输血、输液的速度。同时给予强心、利尿剂,避免发生急性左心衰竭。尤其缺损大的患者,左心发育一般均较差,如输液速度过快,易引起急性左心衰竭。

3.术后并发症及处理

(1)急性左心衰竭　此为患者ASD较大,左心发育差,术终输血、输液过快导致左心负荷过重,引起急性肺水肿。应提高吸氧浓度,减慢输液速度,给予强心剂、利尿剂、血管扩张剂、吗啡,并延长呼吸机辅助时间。

(2)残余分流　小的残余分流对血流动力学的改变不明显,可以不处理。大的残余分流则应再次修补。如出现有下腔静脉血流入左心房的失误,亦应再次手术。

(3)低心排量　表现为血压低、心率快、尿少等,为心功能差所致。应在术前、术后预防并积极控制心力衰竭,改善心肌功能,经1～2天调整多可纠正。

(4)心律失常　房间隔缺损术后容易出现各种心律失常,一般在经过纠正后可以消除。重者如出现完全性房室传导阻滞,可使用临时心脏起搏器。在经过复温、纠正酸碱及水电解质失衡后2周,如仍有完全性房室传导阻滞,可考虑安置永久性心脏起搏器。

4.预后　ASD手术疗效令人满意。近年文献报告,手术死亡率低于1%。术后患儿心功能(尤其在幼儿期)能完全恢复正常。年龄较大,伴心力衰竭及肺动脉高压的患儿死亡率较高。有人报道,从患儿寿命方面而言,幼儿期接受手术,寿命同正常人;青少年期手术,寿命可接近正常人;老年期手术者,寿命虽短于正常老人,但仍长于未作手术的老年ASD患者。

## 二、室间隔缺损

室间隔缺损(ventricular septal defect,VSD)是常见的先天性心脏病之一。在各种先天性心脏病中约占20%。VSD可单独存在,也可与其他心脏畸形合并存在。

(一)病因病理

胚胎时期室间隔的发育不全,形成异常交通。VSD的分型,各学者不尽相同。依据VSD位置及临床需要,将其分为三大类型及若干亚型,是较为方便的。

1.膜部缺损 该型最多见。

(1)单纯膜部缺损 此型缺损较小,局限于膜部间隔,四周为纤维组织及三尖瓣腱索和小梁。

(2)隔瓣下缺损 位于三尖瓣隔瓣下方,距主动脉瓣稍远,但距房室传导束较近。

(3)嵴下缺损 缺损较大,位于室上嵴下方,紧邻主动脉右叶。

2.漏斗部缺损 位于右心室流出道漏斗部。

(1)干下型 位于主肺动脉瓣下,其缺损上缘为肺动脉瓣环。部分病例因主动脉瓣下垂于缺损中而产生主动脉瓣关闭不全。

(2)嵴内型 位于室上嵴结构内,四周有完整的肌肉组织。

3.肌部缺损 少见。位于肌部间隔的小梁部和平滑部,可单发,也可多发,大小、形态不一,术中寻找不易。

VSD的血流动力学改变是在室水平产生的左向右分流。分流量的大小、方向取决于缺损的大小和两室间压差。由于左向右分流,引起左心室负荷增加,而且右心室负荷也增加并肥厚扩大,肺血管改变。病程的发展变化,导致病情加重。小分流很少造成血流动力学的明显变化,左心室负荷及肺血管所受影响不大,因此临床症状也很轻微。中、大量的分流致肺血流显著增多,引起肺小血管痉挛,肺阻力升高。部分肺小血管还会发生血管壁内、中层增厚的器质性改变。此时,左、右心室负荷均增多,右心室可肥厚扩大,右心室压力可明显增高,而使左向右分流减少。进一步的发展则右心室压力高于左心室,出现双向分流或右向左分流,临床上将会出现发绀和右心衰竭。但如果患者伴有继发性右心室流出道肌性肥厚狭窄,减少了左向右的分流,也可以不加重肺动脉高压。另外,严重的流出道狭窄本身也可引起发绀和右心衰竭。

(二)临床表现与检查

1.临床表现 小的VSD患者,因其分流量小,临床症状可不明显。典型的病例,因为肺血增多,容易反复发生呼吸道感染(包括肺炎),生长缓慢,甚至活动量受到不同程度的限制。伴严重肺动脉高压或流出道狭窄的患者可有发绀。

VSD患儿,其胸骨左缘第3~4肋间可闻及响亮而粗糙的全收缩期杂音,伴有心前区震颤,肺动脉瓣区第二心音可增强或亢进。分流量大的患儿,心尖部亦可听到较轻的舒张期隆隆样杂音。当肺动脉阻力明显升高,分流减少时,收缩期杂音可不明显,而肺动脉瓣区第二心音则明显亢进。此外,VSD的位置不同,杂音的位置也可不同,如干下型杂音位置较高,而肌部缺损杂音位置则较低。

2.检查

(1)心电图检查 轻症的患者心电图可大致正常。中、重症的患者心电图可提示左心室肥厚、双心室肥厚或右心室明显肥厚,并可有心房扩大。隔瓣下型的缺损有时还可有不完全右束支传导阻滞或心电轴左偏。

(2)X线胸片检查 轻症患者可基本正常或仅有肺纹理轻度增多,左心稍圆隆,心脏不扩大。分流大的患者有心脏扩大,以左或右心室扩大为主,或双心室均扩大,左心房也可轻度扩大。肺纹理明显增粗增多,肺动脉段突出。大分流合并重度肺动脉高压者,肺动脉段明显突出,肺门血管表现为"残根状",肺外带血管纤细,肺血减少。另外，膜部 VSD 可有右心房扩大，干下 VSD 则可能有升主动脉扩张。

(3) 超声心动图检查　超声心动图检查一般均可提示 VSD 的位置及缺损的大小。但对于缺损及分流量很小的患者，也可能无阳性提示，或仅提示左心负荷增大的表现。

(4) 心导管检查及左心室造影　心导管检查有助于病情的诊断和手术适应证的选择。左心室造影则不一定必须，但可用于鉴别诊断。临床上为避免其他心脏畸形的漏诊，有时心导管检查和左心室造影亦常同时进行。心导管检查时，右心室平均血氧含量高于右心房 1.0ml%，提示室水平有左向右分流。但对小的 VSD，分流量小或 VSD 虽大但伴严重肺动脉高压患者，右心室血氧含量则不一定能达到诊断标准，此时应作具体分析。

(三) 鉴别诊断

典型的 VSD 诊断并无困难。但当其症状不典型，如干下或隔瓣下型的缺损，应注意与轻症的肺动脉瓣狭窄(PS)、动脉导管未闭(PDA)、房间隔缺损(ASD)等鉴别。鉴别的主要手段是右心导管、左心室及升主动脉造影，超声心动图也具重要鉴别意义。

(四) 治疗

1. 手术治疗

(1) 适应证与禁忌证　临床无症状或症状逐渐减轻的小 VSD 患儿，因其有自己闭合的可能，所以可先不手术，可定期复查，一般每半年或一年检查 1 次，至 10 岁左右再决定。有症状的 VSD，不论分流量大小，均应及早手术。VSD 伴重度肺动脉高压的患者，应视具体情况争取手术。年龄小、胸片示肺血多提示仍有左向右分流的，经系统内科治疗后肺动脉压及肺阻力有所下降的，经吸氧后肺动脉压和肺阻力下降达 50kPa·s/L 以上者，均应争取早日手术。伴心力衰竭或患心内膜炎的患者，需经内科正规治疗控制以后 3 个月以上，才可手术。合并主动脉瓣关闭不全的应早手术。对一些大缺损的重症婴幼儿可先行姑息术，即环缩肺动脉，3 岁后再行根治术。

经检查和内科治疗，肺动脉压及肺阻力无变化的应视为手术禁忌。

(2) 手术方法　在低温(28～30℃)体外循环下行心内直视术。心肌保护包括自主动脉根部灌注冷停跳液及心脏表面敷以等渗盐水冰屑。

切口选择有右心房、主肺动脉干及右心室切口，这些切口各有优缺点和适应证。如右心房切口，优点是保护右心室功能、冠状动脉及分支，防止损伤传导束。但干下型 VSD 应选择主肺动脉干切口。右心室切口暴露好，适用于各型 VSD，包括肌部缺损。缺点是易损伤右心室功能及冠状动脉，传导束走行区显露不好。

小 VSD，周围有纤维环，可直接间断缝合。一般对膜部缺损直径小于 0.6cm 者，均可用此法。其余宜用补片修补，包括小的干下型缺损。补片时宜采用间断缝合，这样万一某根缝合线于术后断裂，可保证其余修补仍然牢固。

修补时应注意防止损伤。一是注意防止损伤传导系。在危险区可采用超越或转移针法，缝线位于右心室面，一定要浅缝，同时要牢靠。操作要轻巧，切忌粗暴，既不要损伤传导系也不遗留残余漏口。二是防止损伤主动脉瓣。术中要认真辨别清楚，必要时可边少量灌注冷停跳液边观察主动脉瓣叶，明确后再修补，否则可能造成主动脉瓣关闭不全。术中一旦发现主动脉瓣有损伤(包括缝线挂在主动脉瓣叶上)，要立即拆除缝线，重新修补。

2.术后并发症及处理

(1)完全性房室传导阻滞 原因是对传导系统的直接或间接损伤。包括机械损伤(如缝合时针、线的损伤)、组织水肿、血肿、低温、缺氧、酸中毒等。所以术中应充分注意心肌保护,对危险区不刺激,修补时避开危险区。复苏后如有传导阻滞,应充分给氧、纠正酸中毒、纠正水电解质失衡、复温、提高心率,否则应用起搏器。

(2)残余分流 原因多为术中操作失误、动作粗暴致心肌撕脱、补片过大有皱褶等。术后可闻及杂音和震颤,重者有心力衰竭。小的残余漏(经 B 超证实,或有杂音而无症状)可不必处理。症状明显有心力衰竭者,在术后1~3周内应再次手术。

(3)主动脉瓣关闭不全 有先天性主动脉瓣脱垂的原因,但多为术中损伤。表现为术终复苏困难、术后心脏扩大、脉压宽、心功能不全等。发现后多应尽早手术修复,少数患者可予药物治疗观察,择期手术。

(4)心肺功能不全 原因为术中心肌保护不良或合并上述并发症及术前即合并肺动脉高压的患者。因此术中一定要注意心肌保护及操作技巧,术后给予强心、利尿剂,并适当延长呼吸机辅助时间。

3.预后 VSD的手术治疗效果不论从近期还是从远期看,都是较好的,死亡率低于1%。患者术后经过一段时间的适应和体力活动训练,其活动量可接近正常人。但如伴有严重的肺动脉高压和肺血管的器质性病变,手术的危险性还是较高的。尤其在小婴儿和新生儿,死亡率可达5%~10%。但2岁内小儿,即便是伴有肺动脉高压和肺血管阻力升高,经手术治疗及术后恰当严格监护,肺压力和阻力多数逐渐下降并可接近正常。

### 三、房室间隔缺损

房室间隔缺损约占先天性心脏病发病率的4%,21-三体综合征的患儿中30%~40%病例合并本病。本病常合并其他心脏畸形,其致命问题为血流动力学的紊乱,若不经外科治疗,预后极差。即使经积极的内科治疗,因其充血性心力衰竭难以控制、喂养困难及发育迟缓常导致早期死亡。外科手术技术及围手术期处理技术的进展大大地提高了这类患儿的存活率,改善了他们的生活质量。

(一)相关解剖

房室间隔缺损累及房室间隔、膜部间隔、二尖瓣前瓣、三尖瓣的隔瓣及前瓣。正常状态下,这些瓣膜组织位于三尖瓣环之上的左右心房之间及二尖瓣环之下的左右心室之间。房室间隔大部分为肌性间隔,小部分为膜性间隔。二尖瓣前瓣及三尖瓣隔瓣构成房室间隔的边缘,房室结位于房室间隔区域内右心房部分的心内膜下,房室束在室间隔及膜部间隔之间穿越中央纤维体,房室间隔缺损累及的瓣膜可从单一的瓣膜裂隙到左右房室瓣为一组共瓣。缺损可以仅为房室间隔上部分的原发孔房间隔缺损、膜部室间隔缺损,直至房室间隔完全缺损,从而命名为部分型房室间隔缺损、中间过渡型房室间隔缺损,以及完全型房室间隔缺损。

1.部分型房室间隔缺损 它的二尖瓣与三尖瓣是独立分离的两组瓣结构,有4种基本的解剖病变:①原发孔房间隔缺损。②流入道型室间隔缺损。③二尖瓣前瓣膜的裂隙。④三尖瓣隔瓣与前瓣的交界裂隙异常宽大。这4种病变可任意组合,最常见的类型为原发孔房间隔缺损伴以一定程度的二尖瓣前瓣裂隙及二尖瓣反流。随着时间的推移,瓣膜逐渐增厚以及瓣膜变形可导致二尖瓣脱垂。

2.中间过渡型房室间隔缺损 类似于完全型房室间隔缺损,其前瓣与后瓣之间的相连瓣叶桥叶位于室间隔之上,使一组共瓣分为明显的二尖瓣口及三尖瓣口。

3.完全型房室间隔缺损　其特征为一巨大的间隔缺损,累及房间隔及室间隔,左右房室瓣为一组共瓣骑跨于双心室之上。房间隔缺损常大于室间隔缺损,多为原发孔型房间隔缺损。

房室瓣为一组共瓣时常带有 5 个瓣叶,即位于心室游离壁的 3 个侧叶及在心室隔之上的 2 个桥叶。室间隔缺损位于 2 个桥叶与靠近桥叶的腱索间隙之间。二尖瓣瓣环与三尖瓣瓣环之间的主动脉根部向右及前上方移位。合并房室间隔缺损的先天性心脏畸形常有:法洛四联症(10%)、动脉导管未闭(10%)、右心室双出口(1%~2%)、右心室流出道梗阻(10%)。

(二)生理病理

部分型房室间隔缺损合并房室瓣反流的病例,血流动力学类似于单纯房间隔缺损,右心室排血量明显增加。随着房室瓣关闭不全的加重,右向左分流量增加,左心室血流直接进入右心房。病程早期已有双心室排血量增加、心脏扩大及充血性心力衰竭。完全型房室间隔缺损的病例,大量的左向右分流导致右心室及肺动脉增高,可接近体循环血压,肺血管阻力在出生后数日内迅速升高。40%的部分型的房室间隔缺损及 60%完全型房室间隔缺损合并中至重度的房室瓣功能不全。

(三)诊　断

临床表现取决于左向右分流的部位及分流量、是否合并其他心脏畸形及其严重程度以及肺血管阻力。完全型房室间隔缺损常在出生后 1 年内被诊断,临床特征为充血性心力衰竭,患儿常有频繁的呼吸道感染、喂养困难、体重不增以及间断的发绀。

检查可见充血性心力衰竭的体征。心前区可扪及震颤,心脏听诊杂音变化很大。

胸部 X 线片表现为明显的心影扩大,为双心室扩大,肺血管影明显增加。心电图表现为双心室肥厚、P-R 间期延长及电轴左偏。超声心动图可检查瓣膜功能的异常及合并的心脏畸形。彩色多普勒可较为准确地测定房室间隔缺损的大小及部位,心导管检查及心室造影术可进一步确定临床及超声心动图的诊断,并可确定合并的心脏畸形、左向右分流量、房室瓣反流量以及肺血管的阻力。

(四)治疗

1.手术指征　部分型房室间隔缺损不合并严重的三尖瓣反流时,手术可在患儿 2~5 岁之间选择。合并明显的二尖瓣反流时则应尽早予以手术治疗。

完全型房室间隔缺损表现为严重充血性心力衰竭的婴儿,经内科治疗控制心力衰竭,年龄达 3~6 个月时施行根治术。无症状的患儿也应在 1 岁内予以手术治疗。若延误手术,可导致肺动脉高压及肺血管阻力增高的危险。肺血管阻力达 40kPa·s/L 时,为绝对的手术指征。新生儿期充血性心力衰竭内科治疗效果不佳,患儿体重不增时则应早期手术治疗。一期根治术后仍有充血性心力衰竭则应仔细检查是否有残余的室间隔缺损、残余的二尖瓣反流或二尖瓣狭窄。术后症状仍严重或血流动力学有残余的严重异常则应再手术治疗。

2.手术要点　手术处理原则包括闭合心房间隔缺损与心室间隔缺损,避免损伤房室结及房室束,保障两组无狭窄的房室瓣及其功能。

现在大多数作者推荐一期完全根治手术。但对合并其他心脏严重畸形而不能接受根治手术治疗的患儿则可先期施行肺动脉环扎术,待患儿状况好转后再施行根治术。

一期根治术的手术方法有单纯补片法及双补片法。在小婴儿,体外循环技术可采用深低温停循环的方法,也可采用持续体外循环转流的方法辅以4℃的心肌保护液。心肌保护液中应含有钙剂以有效地保护心肌。儿童期的病例则可采用中度低温体外循环转流术。

手术中仔细地探查心脏非常重要,包括确定双心室的大小、房间隔缺损及室间隔缺损的大小及类型、乳头肌的数量及位置、腱索结构的分布及其在心室间隔的附着点。用冷盐水轻轻地充盈心室使房室瓣膜漂浮至关闭的位置,仔细辨别瓣膜游离的对合线,用5-0涤纶线或滑线缝在瓣膜叶对合处,以标明共同房室瓣分割为二尖瓣、三尖瓣的位置。

用一片法或二片法修补完全型房室间隔缺损依手术医师习惯选用,目前较多的医师选用二片法。因此法允许术者有更多的灵活性,可避免明显改变房室瓣,也可避免靠近传导组织的缝合。

重建两组房室瓣时需反复用盐水充盈心室使重建的二尖瓣及三尖瓣闭合完全,同时也应注意检查重建的二尖瓣及三尖瓣瓣口及瓣环,不能狭窄。

3. 手术结果　近年来随着婴幼儿先天性心脏病外科治疗水平的不断提高,房室间隔缺损尤其是完全型房室间隔缺损矫治术效果得到明显改进,手术死亡率明显降低。因此对于新生儿及婴儿期房室间隔缺损应早诊治,以降低其自然死亡率。

### 四、单心室

单心室又称为共同心室、原始心室,是指室间隔完全缺如或发育极不完善,左右心室间存有巨大缺损。单心室中只有一个有功能的心室通过两个房室瓣口或共同房室瓣和同时接受左右心房的血液。右心室发育不良可致流出道的狭窄或梗阻,也可合并肺动脉狭窄。

(一)病理分型

根据 Van Prangh 分类法,将单心室分成4型:
1. A 型　典型单心室。主要由左心室结构形成,单纯左心室发育,无右心室窦部,约占78%。
2. B 型　由右心室结构形成。单纯右心室,无左心室窦部,约占5%。
3. C 型　左右心室结构均等,室间隔未发育或仅有残余室间隔组织,约占7%。
4. D 型　由原始的心室壁构成,左右心室窦部及室间隔均未发育,约占10%。

每一型按大动脉相互关系又各分为4个亚型:①Ⅰ型:大动脉关系正常。②Ⅱ型:D 转位。③Ⅲ型:C 转位。④Ⅳ型:反位(即正常的镜像)。

(二)发病率及自然病史

单心室是少见的先天性异常,其发病率占先天性心脏病的1.5%~3.0%,男女之比为2.4:1,单心室常合并其他畸形如大动脉转位、房间隔缺损、主动脉瓣下狭窄及肺动脉瓣狭窄等。

单心室作为一种严重的心脏畸形,在婴幼儿期极易发生充血性心力衰竭及肺部感染,常在早年死亡,如能生存至青春期或成年者,常死于肺动脉高压。

单心室的预后在很大程度上取决于合并畸形,如有肺动脉狭窄者预后似较好,如有左心室流出道严重梗阻,易发生低心排故预后不良。

(三)病理生理

单心室只有1个心腔,来自左、右心房的血液在此心腔中混合,再通过共同心室的收缩将血液射入大血管。病理生理改变主要取决于体、肺静脉血液在单心室腔内的混合程度,以及从单心室向主动脉和肺动脉的排血阻力。肺动脉狭窄严重者,血液在单心室腔内混合多,因肺循环血量减少早期可有发绀出现,随年龄增长和活动量增加逐渐加重,常伴有生长发育迟缓、杵状指(趾)、红细胞计数及血细胞比容增高,而无肺动脉狭窄者,血液在单心室腔内混合少,肺循环血量增多,发绀可不明显,但易早期发生充血性心力衰竭。

(四)临床表现

根据病理生理特点,患儿一般均有呼吸困难、喂养困难、生长发育迟缓、体重不增、易反复呼吸道感染患肺炎等。伴肺动脉狭窄的患儿发绀明显,哭闹时更显著,常伴杵状指(趾)。听诊时在胸骨左缘第2肋间可听到3~4级收缩期杂音。无肺动脉狭窄的患儿,心尖搏动弥散,心前区可闻及全收缩期杂音,常伴有心力衰竭的相应体征,如眼睑或下肢浮肿、颈静脉怒张、肝大、心率过速等。若有肺动脉高压,肺动脉瓣区第二心音常亢进。

(五)辅助检查

1. X线检查 无特征性表现。但可根据心脏外形的大小、肺血的多少,参考有无肺动脉狭窄及心力衰竭的存在。

2. 心电图检查 单心室室间隔发育极差或缺如,因此整个胸前导联波形从 $V_1 \sim V_6$ 均为大的 Rs 型,可存在 I~II 度房室传导阻滞。

3. 心脏彩超 通过此项无创检查可对单心室作出初步诊断,是一项很有价值的检查手段。其特点是在正常位置无室间隔或高位小室间隔。同时也可观察到心内其他结构如二尖瓣、三尖瓣发育情况,大血管位置是否正常,有无狭窄、闭锁及其程度,有无合并其他心脏畸形等。

4. 心导管检查及心血管造影 通过心导管在各心房及心室内的压力测定,血氧饱和度变化,注射造影剂可显示心脏内各房室及与大血管的关系,大血管位置是否正常,有无狭窄或梗阻,由此对单心室作出明确诊断。其特点是"右心室"内压力及血氧明显升高,注射造影剂后整个心室显示为无室间隔的左、右心室共腔。主、肺动脉可同时显影。

(六)诊断与鉴别诊断

单心室的临床症状、体征以及胸部X线片均不典型,主要通过心电图的胸前导联波形无大差别、心脏彩超室间隔缺如的特点,结合心导管及心血管造影检查可作出明确诊断。

临床单心室应注意与法洛四联症、右心室双出口、三尖瓣闭锁、完全性大动脉转位、永存动脉干、巨大型室间隔缺损相鉴别,一般通过心脏彩超及心血管造影检查不难作出鉴别。

(七)治疗

1. 药物治疗 注意精心喂养,预防呼吸道感染,减少哭闹避免缺氧。肺血多的患儿如有充血性心衰表现时可适当服用强心药物如地高辛,以改善心功能。

2. 外科治疗 手术选择主要有两类。一类为姑息性手术以改善症状为主,第二类为根治性手术。

(1)姑息性手术

1)肺动脉环缩术:适用于小婴儿、肺血多、反复发作的充血性心力衰竭、药物难以控制而又不适合作根治手术的患儿。

2)体肺动脉分流术:适合于年龄小、发绀严重、肺血较少的患儿。其目的在于通过体肺动脉间分流向肺内增加血流,以改善机体缺氧状态,减轻发绀。

(2)根治性手术

1)分隔术:是用补片将心室腔左、右分隔为相等两部分,使右心房血经三尖瓣到肺动脉,左心房血经二尖瓣、左心室流出道到主动脉,以达到解剖矫正。

2)改良Fantan术:该手术的适应证如下:①肺动脉平均压小于2.0kPa(15mmHg)。②肺血管阻力小于32kPa·s/L。③肺动脉直径/主动脉直径小于0.75,且末梢肺动脉发育正常。④年龄在4岁以下。⑤窦性心律。⑥右心房容积正常。⑦主要心室的排出功能达到正常的60%以上。⑧腔静脉回流正常。⑨无二尖瓣关闭不全。⑩作过体肺分流术者无肺动脉狭窄。

具体手术方法:闭合三尖瓣口。切断肺动脉,缝合近端。远端肺动脉直接或通过人工(同种异体)血管与右心耳吻合,使右心房血流不经三尖瓣及右心室直接经肺动脉远端达到肺内(图3-12-1)。

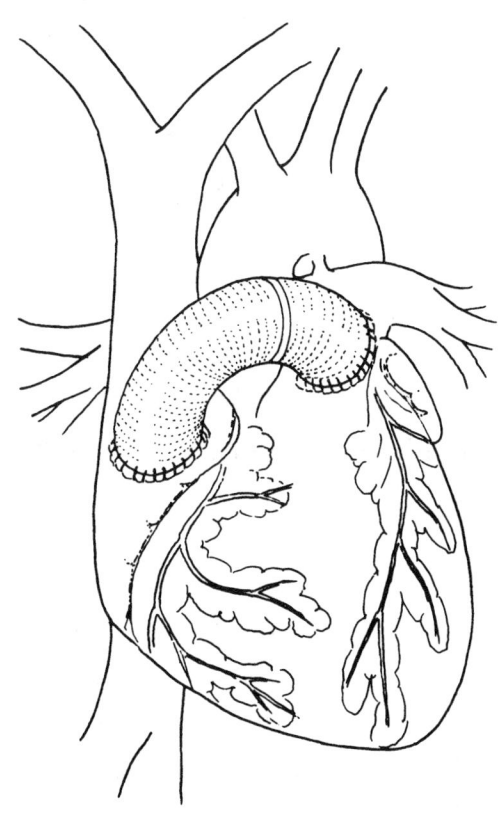

图3-12-1 改良Fantan手术

(3)手术并发症

1)低心排综合征:由于单心室畸形复杂;手术操作困难,时间延长;分隔术后心室腔过小,难以负担供应体循环的血量;并存畸形矫正不满意,这些因素均会影响心脏功能,引起术后低心排。

2)Ⅲ度房室传导阻滞:由于单心室常伴有传导系统走行异常,术中间接机械性损伤(吸引、钳夹)或缝线直接缝合、结扎传导束所致。因此术中操作应注意仔细、规范、动作轻柔。

3)残余漏:由于心腔内操作困难、显露不完全、缝线间距过大或缝合后肌肉撕脱所致。

### 五、三尖瓣下移畸形

三尖瓣下移畸形又称 Ebstein 畸形，是由 Ebstein 于 1866 年首次报告。该病较为少见，约占先天性心脏病的 0.5%~1%。

(一)解剖病理

三尖瓣叶从正常位置部分或全部下移至右心室体内壁，主要为隔瓣和后瓣下移并伴有瓣膜的增厚、粘连、穿孔及乳头肌和腱索的发育不全。三尖瓣前瓣位置可以正常，但瓣叶往往变大成帆状。下移的三尖瓣将右心室分为两部分，即房化右心室和功能右心室。房化右心室壁薄，其功能与右心房相同，功能右心室常增生肥厚。当右心室收缩时房化部位血液向心房逆流，使右心房压力升高，逐渐扩张。而功能右心室常发育不良，小于正常水平，收缩时部分血流返回右心房，使肺循环血量减少，如合并房间隔缺损，由于右心房压力升高可形成右向左分流而产生发绀。红细胞及血细胞比容升高，其程度取决于房间隔缺损的大小和三尖瓣关闭不全或狭窄的程度。

三尖瓣及右心的发育异常使心脏传导系统的走行常有异常，因此 Ebstein 畸形常合并有预激综合征，此外还常合并卵圆孔未闭、房间隔缺损、室间隔缺损及肺动脉狭窄等畸形。

(二)临床表现

患儿常有生长发育迟缓、喂养困难、呼吸困难等表现。且多数患儿生后即有发绀，发绀程度取决于房间隔缺损的大小和三尖瓣关闭不全或狭窄的程度，一般随年龄增长而加重。年长儿可有杵状指(趾)、活动量小于同龄儿童且活动后易气喘、疲劳、多汗。实验室检查有红细胞总数及血细胞比容升高。病情严重者常有颈静脉怒张及肝大、下肢水肿等心力衰竭表现。触诊时于胸骨左缘第 3~4 肋间扪及收缩期震颤。听诊有收缩期杂音和短促舒张期杂音。

(三)辅助检查

1. 胸部 X 线检查　表现为心脏外形明显增大，且以右心房增大明显，肺血正常或减少。
2. 心电图检查　表现为完全或不完全性右束支传导阻滞。少数患儿由于传导系统异常可合并预激综合征、Ⅰ度~Ⅱ度房室传导阻滞、阵发性心动过速或心房扑动、心房颤动等。
3. 心脏彩超　Ebstein 畸形通过对三尖瓣各瓣膜的形态、活动度的观察可以作出诊断。其特点为：三尖瓣隔瓣位置不正常，前瓣位置正常但增大或成帆状，活动受限，可阻碍血流，有时隔瓣与房间隔粘连。右心房明显扩大。由于下移瓣膜畸形可致三尖瓣关闭不全或狭窄。
4. 心导管检查及心血管造影　Ebstein 畸形常合并心脏传导系统异常。行心导管检查时易引发严重心律失常，甚至可致死亡。因此目前不主张作该检查，建议作选择性右心房造影有助于明确诊断。

(四)诊断及治疗

鉴于本病临床表现、X 线表现及心电图均不典型，因此本病主要通过心脏彩超，必要时行选择性右心房造影检查来明确诊断。

1. 治疗原则

(1)对无症状或仅有轻微症状,无进行性发绀、乏力的轻、中度 Ebstein 患儿无需手术治疗,采用内科保守对症处理,以控制症状为主。有心力衰竭表现的可服用强心药物,并限制剧烈活动。

(2)对发绀严重或有难以控制的心力衰竭,可选用三尖瓣成形术或三尖瓣置换术。由于患儿年龄小,处于生长发育期,因此在儿科目前多主张先作三尖瓣成形术以缓解病情,若效果不满意待患儿长成人后再考虑作三尖瓣置换术。

2.手术方式

(1)三尖瓣成形术　①直接缝合或补片修补房间隔缺损(图 3-12-2A)。②折叠房化室壁:在隔瓣及后瓣的基部与正常的房室环作间断褥式缝合,在于叠盖房化的右心室腔(图 3-12-2B)。③三尖瓣瓣环成形:在前瓣瓣环处通过两个带垫片的褥式缝合,紧缩缝线至正常瓣环上打结,使三尖瓣瓣环直径缩小,大的前瓣瓣叶能与两小瓣尖处于同一水平的功能位(图 3-12-2B、C)。

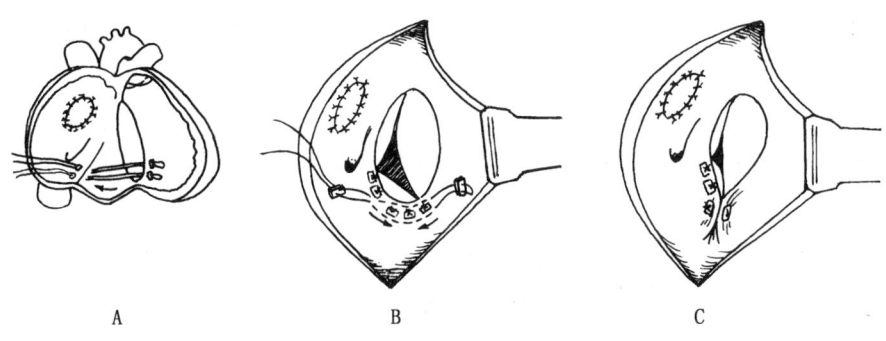

图 3-12-2　三尖瓣成形术

(2)三尖瓣瓣膜置换术　①直接缝合或补片修补房间隔缺损。②选择适宜的人工瓣膜或生物瓣膜。③切除畸形的三尖瓣瓣膜,并将隔瓣留边宽约 0.5～0.6cm,以隔瓣作为固定移植瓣的"基地"。④用带垫片的双头针间断在隔瓣并排作褥式缝合,缝线应置于冠状静脉窦及传导组织的上方(图 3-12-3A)。⑤缝线依次打结,将移植瓣固定于正常瓣环位置(图 3-12-3B)。⑥折叠房化的右心室部分(图 3-12-3C)。具体方法见三尖瓣瓣膜成形术。

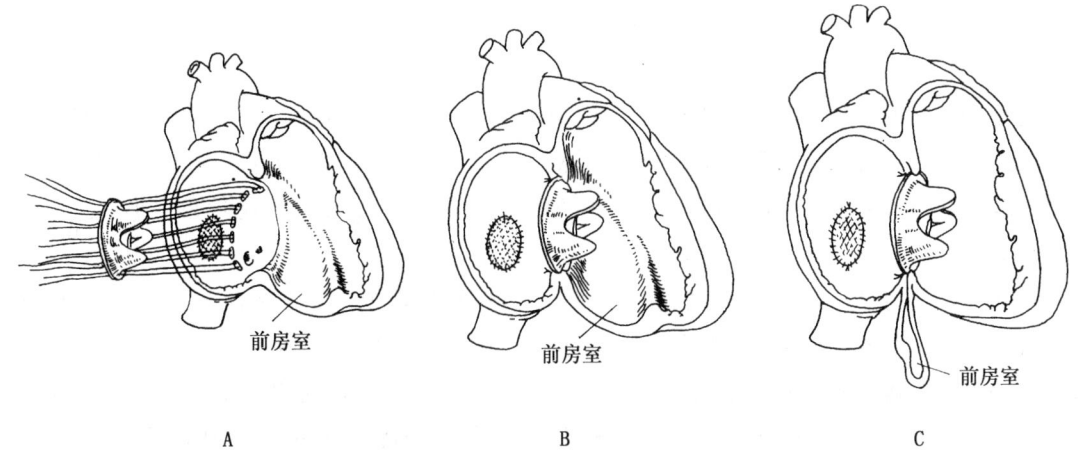

图 3-12-3　三尖瓣瓣膜置换术

## 六、三房心

三房心(cor triatriatum)是一种罕见的先天性心脏畸形,在所有的先天性心脏病中约占0.1%。三房心可分为左型和右型,左心房被分割者称为左型三房心(cor triatriatum sinistum);右心房被分割者称为右型三房心(cor triatriatum dextum)。右型三房心很罕见,仅占三房心的8%。本章所描述的三房心仅就左型三房心而言,简称三房心。

本病右心房基本正常,而左心房被一肌肉纤维隔膜分为副房和真左心房。副房(亦称近端腔)与肺静脉相连,真左心房(亦称远端腔)含有左心耳并与二尖瓣孔相连。3个心房之间可有不同类型的交通。

### (一)疾病发展及自然转归

在胚胎发育过程中,肺静脉共干与固有左心房连接异常,未能融合成一体,左心房被分隔为两个腔,形成三房心。

1868年Church首先报告了本病,1905年Burst第一次采用了三房心这个疾病名称,1954年Miller及其同事报告了通过心血管造影作出三房心的诊断,1956年Vineberg及其后不久Lewis报告了手术矫治三房心。

在国内的文献报道中,山东大学医学院心血管病研究所在1965年5月及1982年4月分别为2例三房心患者进行了矫治手术;1979~1986年第四军医大学南京医院心胸外科和广东省心血管研究所共同报道了14例三房心手术;北京阜外医院1983~1990年报道了22例三房心手术;上海胸科医院1988~1991年报道5例三房心手术;沈阳军区总医院心血管外科报道11例三房心手术;解放军总医院1986~1991年报道了7例三房心手术;上海新华医院于1985年、北京儿童医院于1991年都成功地各为1例三房心患者进行了手术矫治。

截止目前,国外文献报道约200余例,国内报道约70余例三房心手术。

三房心的自然转归主要取决于副房与真左心房之间交通孔的大小。如无交通孔或交通孔很小,生后不久即出现严重的症状,约75%在婴儿期死亡。如交通孔较大或合并ASD,在儿童期或至成年期才出现症状。三房心自然预后不佳,故一经确诊均应手术治疗。

### (二)病理解剖

副房亦称之为共同的肺静脉腔。由于压力较高房壁常较厚且腔较大,而真左心房由于压力较正常低,房壁常较薄,且腔较小,两者之间为一较厚的纤维肌肉隔膜。此隔膜可以是完整的,也可以有一个或多个孔。如果合并有ASD,在房水平存在左向右分流,右心房和右心室较正常扩大,而左心室较正常小。虽然副房压力较高,但肺静脉并无扩张。

在三房心患者中仅有20%房间隔是完整的,80%都合并有ASD或卵圆孔未闭。在合并有ASD或卵圆孔未闭的患儿中,ASD或卵圆孔未闭位于右心房和副房之间是最常见的,约占3/4;其余约1/4的患儿ASD或卵圆孔未闭位于右心房与真左心房之间,或右心房与副房及真左心房之间均存在ASD,称之为双孔ASD。

三房心常合并其他心脏畸形,如动脉导管未闭(PDA)、部分肺静脉异位引流(PAPVC)、左上腔静脉畸形、室间隔缺损(VSD)、法洛四联症(TOF)、房室管畸形(A-V Canal)、大动脉转位(TGA)、主动脉缩窄、冠状静脉开口异常等。

三房心虽然是罕见的先天性心脏畸形,但其病理解剖改变的类型很多,因而三房心有很多不同的分型方法。Gasnl 根据副房与真左心房有无交通而分型;Marin 根据副房与真左心房的交通形态而分型,如分成隔膜型、砂漏型、管道型等;Van Praagh 则根据是否有肺静脉异位引流而分型等。但是无论怎样分型都离不开三房心解剖改变的 3 个基本点:①左心房纤维肌肉隔膜是否完整,即副房与真左心房是否有交通。②房间隔是否完整,即是否合并 ASD 以及 ASD 的位置。③副房是否接受全部肺静脉血流。

结合三房心的基本解剖改变及临床实际,三房心可分为部分型和完全型两大类型。根据纤维肌肉隔膜是否完整及是否合并 ASD,在部分型中分为 Ⅰ 型、Ⅱ 型,在完全型中又分为 Ⅰ 型、Ⅱ 型、Ⅲ 型。

1. 部分型三房心　副房只接受部分肺静脉血流,其余肺静脉仍进入真左心房。

(1) Ⅰ 型　左心房肌肉纤维隔膜完整(副房与真左心房之间无交通)合并 ASD。

如果 ASD 位于右心房与副房之间(图 3-12-4A),临床上类似部分肺静脉异位引流,其表现为心房水平的左向右分流。如果在右心房与副房和真左心房之间都有交通即双孔 ASD(图 3-12-4B),心房水平出现双向分流,患者可以有发绀出现。

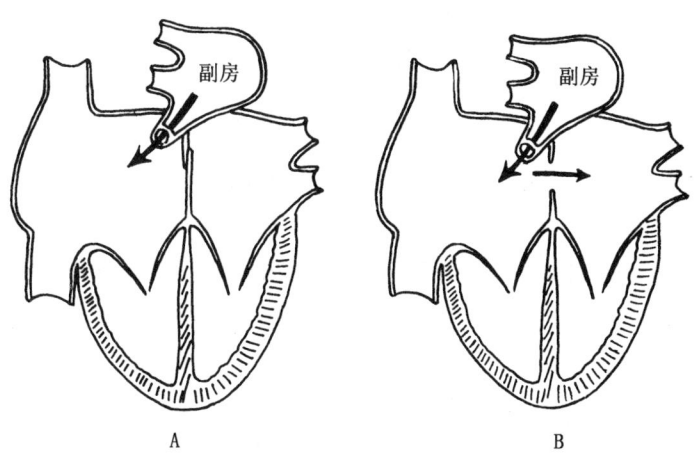

图 3-12-4　部分型三房心 Ⅰ 型

A. 左心房纤维肌肉隔膜完整,ASD 位于副房与真心房之间　B. 左心房纤维肌肉隔膜完整,ASD 为双孔型

(2) Ⅱ 型　左心房肌肉纤维隔膜不完整(副房与真左心房之间有交通),有或无 ASD(图 3-12-5)。

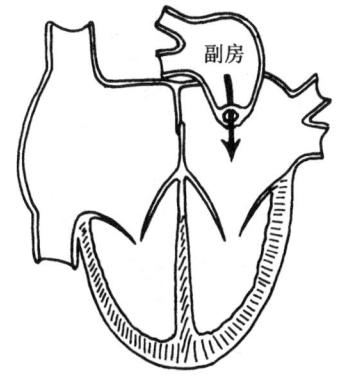

图 3-12-5　部分型三房心 Ⅱ 型

左心房肌肉纤维隔膜不完整,有或无 ASD

纤维肌肉隔膜上有一个或多个孔存在。临床上类似二尖瓣狭窄。症状出现的早晚和轻重程度取决于交通孔的大小。此型如合并 ASD，则与Ⅰ型类似。

2.完全型三房心　副房接受全部肺静脉血流。

(1)Ⅰ型　左心房肌肉纤维隔膜完整(副房与真左心房之间无交通)合并 ASD。

右心房与副房和真左心房之间均存在 ASD 即双孔 ASD(图 3-12-6)，临床上类似完全性异位引流(TAPVC)，在心房水平存在双向分流。患者表现有发绀。

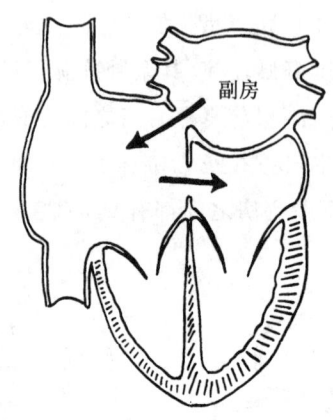

**图 3-12-6　完全型三房心Ⅰ型**

左心房肌肉纤维隔膜完整，ASD 为双孔型

(2)Ⅱ型　左心房肌肉纤维隔膜不完整(副房与真左心房之间有交通)合并 ASD 及肺静脉异位引流。

副房通过垂直静脉引流至左无名静脉。ASD 位于右心房与真左心房之间(图 3-12-7)，在心房水平存在右向左分流。患者表现有发绀。

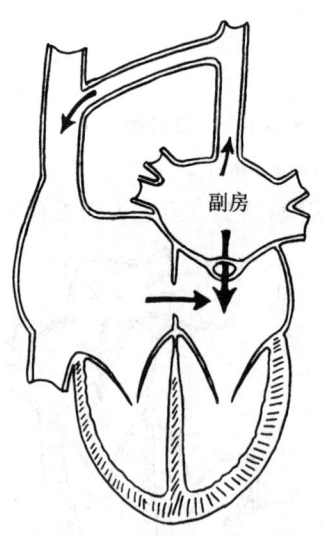

**图 3-12-7　完全型三房心Ⅱ型**

左心房肌肉纤维隔膜不完整，ASD 位于右心房与真左心房之间并有肺静脉异位引流

(3)Ⅲ型　左心房肌肉纤维隔膜不完整(副房与真左心房之间有交通)，有或无 ASD。

肌肉纤维隔膜上有一个或多个孔存在，房隔完整者临床上类似二尖瓣狭窄(图 3-12-8A)。如合并 ASD，

ASD 常为双孔型,即右心房与副房和真左心房之间均有交通(图 3-12-8B),在房水平存在双向分流。患者表现有发绀。

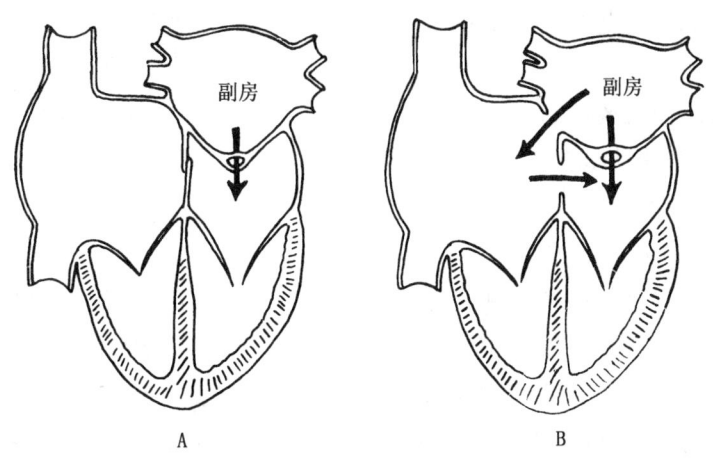

图 3-12-8 完全型三房心 Ⅲ 型
A.左心房肌肉纤维隔膜不完整,不合并 ASD  B.左心房肌肉纤维隔膜不完整,ASD 为双孔型

三房心的解剖分型是结合临床实际的基本分型,不可能包括所有三房心的解剖改变,如部分三房心亦可以合并部分的肺静脉异位引流等。

三房心病理生理变化主要取决于左心房纤维肌肉隔膜交通孔的大小,ASD 的大小、位置以及由此产生的一系列血流动力学的变化。典型的三房心由于肺静脉血自副房进入真左心房受阻而引起肺静脉压力升高,导致肺淤血、肺水肿,并逐渐产生肺动脉高压,最终导致右心衰竭。交通孔愈小,血流动力学的改变愈严重。当合并有 ASD 时,肺静脉梗阻得以减轻,如 ASD 位于右心房与副房之间,心房水平出现左向右分流,右心容量负荷增加,除肺淤血外又可出现肺充血的改变,临床上类似 ASD 合并 PAPVC。如 ASD 为双孔型(即右心房与副房和真左心房之间均有交通),或 ASD 位于右心房与真左心房之间,心房水平出现双向分流或右向左分流,临床上出现发绀。三房心如果合并有严重的心脏畸形时,其病理生理改变可以被掩盖,代之以其他严重心脏畸形的一系列病理生理变化。

(三)临床表现、诊断与鉴别诊断

1.临床表现　出现症状的时间主要与副房与真左心房之间交通孔的大小有关。如交通孔很小,特别是完全性三房心,患儿生后几周即出现发绀或哭闹后发绀、咳嗽、呼吸困难、心率快、脉细弱、生长发育迟缓等,随之可以发生严重的肺炎及充血性心力衰竭。交通孔大者,特别是部分型三房心,呼吸困难出现较迟,充血性心力衰竭可于儿童时期或青少年时期出现,少数患儿至成人时期仍无明显症状。

(1)症状体征　较早出现症状的婴儿可见营养不良、呼吸困难,因心力衰竭可出现外周青紫。伴有右向左分流的患儿有中心性青紫,肺底部可听到湿啰音,肝大。约半数患儿于心尖部有柔和的收缩期或舒张期杂音,肺动脉瓣区第二心音增强,常有窄的分裂。在心尖部听到连续性杂音时常提示副房与真左心房之间有非常高的压力差。

(2)心电图检查　显示电轴右偏,P 波增高,右心室肥厚。

(3)X 线胸片检查　有明显的肺静脉淤血表现,如合并肺静脉异位引流时可见肺动力性充血并存。心脏轻至中度增大,以右心扩大为主,左心房扩大征象不明显。

(4)超声心动图检查　对诊断三房心帮助很大。于左心室长轴及四腔心位可探及与左心房前壁平行的纤维带状回声,将左心房分为右上和左下两部分。但需与瓣上型二尖瓣狭窄相鉴别。

(5)右心导管及造影　右心室和肺动脉压力可中到重度升高。而肺小动脉嵌压升高是本病的特征,它常能提示副房与真左心房之间交通孔的大小。左心房两腔的压力数据是重要的诊断依据,但这种检测只有30%的成功机会。如果导管未能从右心房进入左心房,有时需经动脉插管逆行插入左心室,然后通过二尖瓣口将导管送入真左心房和副房,两腔压力差可达 2.7~3.4kPa(20~25mmHg)。在合并肺静脉异位引流的患儿,血氧含量明显升高,常提示该部位有异位肺静脉回流。

(6)选择性的主肺动脉造影　正位可见左心房内一个斜行的窄透光带将左心房分为密度较高和较低的两个腔。副房充盈时间延长,很少收缩。真左心房充盈晚,收缩力强。心房收缩时左心房内隔膜朝向二尖瓣。

2.诊断　当婴儿或儿童表现呼吸困难或明显的心力衰竭、生长发育迟缓、心尖部有柔和的收缩期和舒张期杂音、心电图右心室肥厚、X线胸片肺淤血或同时有肺充血、右心扩大时,应注意三房心的可能。B超对诊断帮助很大,国内文献的报道中绝大多数患儿术前心脏超声均发现左心房一条索样回声。心导管检查肺小动脉嵌压升高。如能测得左心房两腔的压力阶差,可为诊断和评价病情提供可靠依据。选择性肺动脉造影显示左心房内隔膜,并可同时发现有无肺静脉异位引流。

3.鉴别诊断

(1)先天性二尖瓣狭窄　先天性二尖瓣狭窄血流动力学改变与单纯的三房心类似,症状亦颇为相似,较难鉴别。但先天性二尖瓣狭窄常可听到收缩前期杂音和二尖瓣的开瓣音,心电图除右心室肥厚外有双峰P波,X线检查左心房明显扩大,超声所见瓣膜的改变可与三房心鉴别,造影显示出无隔膜存在的左心房影像。

(2)二尖瓣瓣上狭窄　二尖瓣瓣上狭窄是一种先天性的异常结构,发病率较三房心低。在胚胎发育过程中,心内膜垫组织过度生长,导致肌细胞组织不能充分伸展到垫的边缘而遗留一个瓣上的组织环,二尖瓣亦常有畸形。本症与三房心病理改变类似,均有肺静脉压力升高的全部特征,B超在鉴别诊断上起到关键的作用。二尖瓣瓣上狭窄的隔膜距二尖瓣环很近,有的甚至就附着在瓣环上。而三房心左心房隔膜与二尖瓣环有一定距离。

(3)左心房肿瘤　临床特征可与三房心相似。但心尖部杂音随体位改变而改变,可以有晕厥发作、栓塞史等,B超和心血管造影左心房内有充盈缺损。

(4)心内膜弹力纤维增生症和主动脉瓣狭窄　心内膜弹性纤维增生症和主动脉瓣狭窄心电图均有明显的左心室肥厚和ST-T改变,因而很易与三房心鉴别。

(5)左心发育不良综合征　左心发育不良综合征是一种少见的严重心脏畸形,偶然表现与三房心一致。但左心发育不良综合征症状出现更早,且多于生后最初几天死亡。

(6)先天性肺静脉狭窄　先天性肺静脉狭窄较罕见,狭窄常局限于一根或多根肺静脉与左心房连接处,其症状与三房心相似。分别作左、右肺动脉造影可显示出肺静脉的狭窄情况并与三房心相鉴别。

(四)治疗

1.手术适应证　三房心一经确诊即应在体外循环下行矫治手术,切除左心房内纤维肌肉隔膜并纠正其他心内合并畸形,解除肺静脉梗阻。国内文献报道,手术最小年龄者为1岁,最大年龄者为52岁,均取得满意的手术结果。但随着年龄的增长,病情会逐步发展,特别是副房与真左心房交通孔较小者,由于肺静脉梗阻而逐渐产生肺动脉高压和右心衰竭,故三房心在婴幼儿或儿童期手术效果更为理想。对于病情严重者,由于75%死于婴儿期,手术应争取在1岁以内实行。

2. 手术前准备　肺淤血、肺水肿易引起肺部的感染,如有肺部炎症,应积极抗感染治疗。对于有充血性心力衰竭表现的患儿应给予强心、利尿剂治疗。注意全身营养状况,特别是对于病情严重的小婴儿,术前应积极改善全身营养状况。

3. 手术方法　气管插管静脉复合麻醉,中度低温体外循环,胸骨正中切口。手术的关键在于左心房纤维肌肉隔膜的良好显露和彻底切除。

心房切口可选择房间沟后的左心房切口或右心房切口,亦有采用双房切口的径路。由于三房心多数合并ASD,经ASD完全可以清楚地显露左心房之隔膜(必要时可扩大ASD),同时还可以了解冠状静脉开口有无异常,故右心房切口多被采用,特别是婴幼儿宜采用右心房切口。

手术操作并不复杂,但需正确辨认心内结构。自右心耳插入上腔静脉管,自右心房下部近下腔静脉入口处插入下腔静脉插管,以便右心房切口够大。体外循环建立后,作右心房前壁纵切口,显露ASD或卵圆孔(无ASD可将房间隔切开,ASD较小可将ASD扩大)。如ASD位于右心房与副房之间,经ASD可见左心房内纤维肌肉隔膜而不能探查到二尖瓣瓣口。完全型三房心在副房内可见4个肺静脉开口。如ASD为双孔型,下方ASD与真左心房相通,经此ASD可探查到二尖瓣瓣口,但真左心房内无肺静脉开口(部分型三房心真左心房内有肺静脉开口)。将肌纤维隔膜自交通孔处向左右或前后两侧剪开达左心房壁(注意勿损伤左心房壁),沿隔膜基底部彻底剪除该隔膜(图3-12-9)。然后用5-0的prolene线将隔膜的残边连续缝合。注意冠状静脉开口有无异常,必要时自主动脉根部灌注心肌保护液,以了解冠状静脉窦开口的位置。有时冠状静脉窦开口在副房或分为几个开口,补片修补ASD尽量将冠状静脉窦开口或部分开口隔于右心房侧。对于纤维隔膜完整的常将纤维隔膜提起,在中心部切开一小口然后再向两侧剪开,以免损伤二尖瓣。

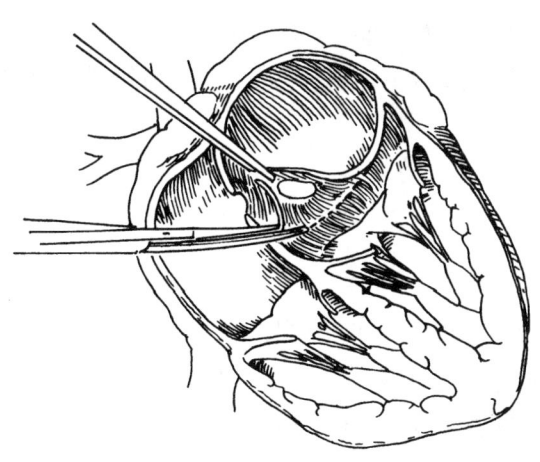

图3-12-9　沿左心房肌肉纤维隔膜底部剪除隔膜

完全型Ⅱ型三房心合并有肺静脉异位引流,在体外循环开始后闭合异常引流的通路,在其他类型患儿的手术中亦需注意有无部分肺静脉异位引流,特别是在隔膜切除后再次检查左心房内的肺静脉入口。

如患儿合并其他心内畸形,术中应一并纠正。

由于三房心较为罕见,术前有可能误诊为单纯的ASD,在国内外的文献中都有类似的报道。北京儿童医院的1例三房心术前诊断为单纯的ASD,术中经ASD未能探查到二尖瓣口而发现左心房内异常纤维肌肉隔膜。如果仅将 ASD 闭合,术后将产生严重后果,因此,在 ASD 的手术中,特别是术前疑有三房心者,在手术中应经 ASD 常规探查左心房内有无异常纤维肌肉隔膜存在以及左心房与二尖瓣瓣口的解剖关系。

4. 术后监护要点及术后并发症

(1) 术后监护要点　除常规的体外循环术后监护外,三房心患儿由于左心室都有不同程度的发育不良,术后易出现低心排综合征。国内外文献报道中都有三房心术后因发生严重低心排综合征并导致死亡的病例。术后循环系统的监测十分重要,它包括血压、左右心房压的持续监测。心率、末梢循环及尿量的情况也可间接反映心排血量的情况。如果用热稀释法更能直接了解心排血量的准确数据。如果发生低心排综合征,应调整血容量,并给予正性肌力药物,常用的有多巴胺、多巴酚丁胺 $1\sim10\mu g/(kg\cdot min)$、异丙肾上腺素 $0.01\sim0.16\mu g/(kg\cdot min)$ 或肾上腺素 $0.5\sim2.0\mu g/(kg\cdot min)$。

持续心电图监测观察有无心律失常的情况发生,特别是三房心合并原发孔 ASD 的患儿术后早期有可能出现心律失常。

对合并其他心脏畸形术中一并纠正的患儿,术后应有相应的监测要点。

(2) 术后并发症　三房心的手术操作并不复杂,隔膜周围亦无重要的解剖结构,术后出现并发症的情况不多,但是手术中因显露不清、隔膜切除不够彻底、遗留有残存的隔膜时,术后仍会有肺静脉回流梗阻的情况,在随访中有再次手术的可能。因而手术中应良好显露(必要时扩大 ASD),以使左心房内纤维肌肉隔膜得到彻底切除。

由于三房心左心室都有不同程度的发育不全,术后有可能出现低心排综合征,术后应严密监测循环系统,积极地给予正性肌力药物。

5. 手术结果　三房心手术将左心房内异常纤维肌肉隔膜彻底切除,立即恢复了正常的血流动力学,因而手术结果十分理想。

单纯的三房心无手术死亡率。重症三房心在婴儿期急诊手术或合并严重的心内畸形时国外文献报道死亡率为 $16\%\sim38\%$,死亡原因主要为严重的低心排综合征。

远期随访结果,效果十分满意,但有报道个别病例左心房纤维隔膜处出现再狭窄,需要再次手术。

## 第十三节　心脏肿瘤

心脏的肿瘤并不多见,小儿发生心脏肿瘤更为少见。

原发性心脏肿瘤大多数是良性的,而心脏恶性肿瘤可能为原发,也可能由肺或乳腺等的恶性肿瘤转移而来。一般转移性心脏肿瘤较原发性肿瘤更多见,文献报道前者为后者的 $20\sim40$ 倍,并且发生率有增高趋势。

### 一、原发性心脏肿瘤

据文献报道,原发性心脏肿瘤的尸检发现率为 $0.0017\%\sim0.03\%$。$30\sim40$ 岁是该病好发年龄,儿童罕见。小儿原发性心脏肿瘤中良性者约占 $80\%$。

(一) 分类

1. 良性心脏肿瘤　分为心包肿瘤、心肌肿瘤及心内膜肿瘤。良性心包肿瘤主要有畸胎瘤、纤维瘤、血管瘤、脂肪瘤及囊肿等。良性心肌瘤及心内膜瘤主要有横纹肌瘤、纤维瘤、错构瘤、血管瘤、畸胎瘤以及黏液瘤等。在成人，心脏黏液瘤约占心脏肿瘤的50%，但小儿常见者为横纹肌瘤和畸胎瘤，黏液瘤少见。

2.恶性肿瘤　原发性恶性心包肿瘤有间皮瘤和肉瘤。见于心肌和心内膜的恶性肿瘤主要有肉瘤、间皮瘤和淋巴瘤，其中心肌肉瘤为小儿较常见的原发性心脏恶性肿瘤。此外，还有一些十分罕见的肿瘤原发于心脏，如胸腺瘤、恶性神经鞘瘤、畸胎瘤、脂肪肉瘤、骨肉瘤和平滑肌肉瘤等。

(二) 临床表现

原发性心脏肿瘤早期无明显临床症状，加之十分少见，其表现常易与各种心脏病，如风湿性心脏病、心肌病、心肌炎、心包炎及先天性心脏病等相混淆，导致误诊。一般心脏肿瘤本身并无特殊症状，其症状、体征均来自肿瘤对心脏功能的影响。临床表现取决于肿瘤的部位、大小、形状、活动度、瘤蒂长短、肿瘤是否易于脱落以及其性质和导致的血流动力学改变等方面。心内梗死、心脏受压、心包缩窄以及心力衰竭或心律紊乱为较常见的症状。

(三) 诊断

心电图、X线检查及超声心动图和心脏造影检查有助于明确诊断。有学者曾将心脏肿瘤的临床表现归纳为以下特点：

1.血流阻塞症状　如充血性心力衰竭、晕厥、猝死及随体位变化产生的杂音。

2.栓塞症状　肺动脉栓塞、偏瘫、失语、昏迷。

3.全身反应　发热、贫血、消瘦、荨麻疹、红细胞沉降率快、血清蛋白异常。

4.心脏节律变化　各种心律失常及房室传导阻滞。

5.心包受累及心脏受压时产生的临床症状　心影扩大、心包积液，但常无心脏病的直接表现。

对于有上述症状体征的患者，有时要诊断心脏肿瘤仍较困难。出现下述情况时，应高度怀疑心脏肿瘤的可能性：①心脏血流排出受阻所致的心慌、气短、晕厥、心力衰竭等。②心脏杂音及心音随体位不同而有明显强弱变化，心尖部常可闻及舒张期杂音及收缩期吹风样杂音、第一心音亢进及肿瘤扑落音。③用药物难以控制的心力衰竭、亚急性心内膜炎、持续难以忍受的胸痛。④不明原因的肺动脉高压及栓塞。⑤X线心影有不规则局限隆起。⑥超声心动图心腔内有异常回声的光团随着房室瓣的关闭而改变。

超声心动图检查具有简便、安全、无创伤、重复性好的特点，对心脏肿瘤的诊断具有特殊价值，其检出率极高。对超声心动图检查尚不能确诊的病例，则可加作心脏造影检查。

小儿心脏肿瘤的主要表现是心力衰竭，但心力衰竭又是婴幼儿期很多先天性心脏病、心肌炎和心内膜弹性纤维增生症的共同症状，因而更易混淆。应引起注意，做超声心动图和必要的心脏造影检查，以防漏诊误诊。

(四) 治疗

心脏肿瘤的治疗原则是，一经确诊，尽早手术，尤其是良性肿瘤，手术危险小，预后良好，大多数均可治愈。国外学者报道良性肿瘤远期死亡率为2.6%，仅部分良性肿瘤由于发现较晚、范围较广泛或部位特殊而难以彻底切除。恶性肿瘤在得到确诊时常已非早期，而失去手术切除机会，手术危险性较大，并发症多。在术后给予化疗或放疗的情况下，大多也在术后半年左右死亡。但条件许可时仍可以手术治疗以缓解症状，延长生命。近期已有心脏恶性肿瘤切除后长期存活的报道。无论恶性肿瘤或良性肿瘤,手术切除时均应注意保护心脏的完整性和心肌功能以及房室瓣叶、腱索、瓣环、乳头肌等结构。若恶性心脏原发性肿瘤已累及瓣膜及瓣下装置等,亦应尽量切除,同时再行人工瓣膜置换术。

(五)常见心脏原发肿瘤

1. 心脏畸胎瘤  是最常见的心包良性肿瘤,可见于各种年龄组,但主要见于儿童及婴儿,有文献报道约1/4见于2岁以下婴幼儿。同其他部位畸胎瘤一样,也可以转变为恶性。症状的轻重取决于肿瘤的大小和对邻近组织压迫的程度。早期可于出生后数月内出现症状,应注意与先天性心脏病相鉴别。

心脏畸胎瘤的一般表现为:①心脏压塞征象。②发热。③咳嗽、呼吸困难和劳累后出现而休息后易消失的发绀或心力衰竭,但无心脏杂音。④偶有猝死。⑤心律失常。⑥X线胸片发现原因不明的心影增大、外形异常或膨出,但仔细观察可辨认出正常的心影移位。如发现心包内钙化影和(或)牙齿及骨样影是该病的特殊征象,可以确诊。

心包畸胎瘤通常生长在近主动脉根部的心肌部位,并有细长柄蒂相连。手术切除是惟一有效的治疗方法,而且操作较简单,切除容易,无需借助体外循环,效果也较满意。

2. 心肌横纹肌瘤  是婴幼儿及儿童时期最多见的原发性心脏良性肿瘤,约占原发性心脏良性肿瘤的20%。心肌横纹肌瘤以心室为多见,也可见于心脏其他部位。其特点是心肌有结节状肿瘤,常为多发性,约半数伴有结节性硬化症(智力迟钝、时发惊厥、面部有皮脂腺瘤)。过去曾认为横纹肌瘤是一种局限性的糖原累积症或是普肯耶(Purkinje)细胞或一般心肌细胞的错构瘤样变化。

小的横纹肌瘤可无任何症状,长大后侵入心脏可影响传导系统,或可出现心内血流阻塞,或因影响瓣口通畅而产生心脏杂音和(或)触觉震颤,或出现排血障碍、供血不足,甚至有排血中断征象。还可有各种心律失常,或发生猝死和充血性心力衰竭。当肿瘤长大到影响心肌收缩功能,和(或)突出心腔影响血流,进一步增加负荷,导致心脏不能代偿时,则会出现心力衰竭。心脏造影可见心腔充盈缺损影。

由于肿瘤常为多发性,并较深埋于心肌之中,手术切除困难,心肌受伤也较重,治疗效果欠佳。

3. 心肌心内膜肉瘤  为小儿较常见的原发性心脏恶性肿瘤,常发生于右心室壁内。纤维肉瘤及横纹肌肉瘤较多见于婴儿及儿童,而血管肉瘤则多见于成人。在心脏的原发性肿瘤中,肉瘤的发生率仅次于心脏黏液瘤。该病早期多无临床症状,但可迅速发生恶化。一旦出现症状获得确诊,常已是晚期。主要临床表现为顽固性心力衰竭、各种心律失常、血性心包积液、心脏压塞和腔静脉阻塞综合征等。

肉瘤可因迅速侵袭心包形成血性积液,或发生肺和骨骼转移。除个别较小和局限性的肉瘤可以成功切除外,一般难以用外科治疗。放射治疗和化学疗法的效果也不肯定。

4. 心脏黏液瘤(cardiac myxoma)  是一种真性肿瘤,多属良性,恶性者少见。该病为最常见的心脏原发性肿瘤,约占原发性心脏肿瘤的30%～50%。该病的发病年龄为2～64岁,以40岁左右多见,30岁以下者仅占22.2%,儿童就更为少见。心脏黏液瘤可发自心房或心室,其中以左心房黏液瘤发生较多。

近年来随着诊断水平的提高和治疗经验的积累,对该病的研究日益深入,认识也有了更新。现在认为心脏黏液瘤并非一种简单的良性肿瘤,而应将其分为散发、复杂及家族性,多发与再发均为多中心生长的概念。一般单纯或散发的心脏黏液瘤占绝大多数,且多为单发,并多生长在典型部位(左心房内房间隔卵圆窝对应部位),而且可常规择期手术一次性切除后即不再发生,心脏及身体各部位可完全或基本恢复正常。而复杂的心脏黏液瘤包括3个方面:黏液综合征、家族性黏液瘤、多中心发生的心脏黏液瘤。这三方面多有交叉重叠,病例多较年轻,生长部位多不典型,临床表现也多较复杂、凶猛。多发者据认为是同时在不同部位或不同心腔多发,再发者为先后在不同部位或不同心腔多发,与通常认为的原位复发是由于切除不彻底所致者有区别。现在还有研究发现,家族性心脏黏液瘤所有患者的细胞核中染色体均有异常(单倍体),表明其细胞内 DNA 含量不正常。而非家族性患者中有此改变者仅有 20%。黏液瘤综合征除了有心腔内黏液瘤外,还可有下述一种或数种病理表现:①皮肤黏液瘤。②黏液性乳腺纤维瘤。③皮肤斑点色素沉着。④引起库欣综合征(Cushing syndrome)的原发着色结节性肾上腺皮质疾病。⑤垂体腺瘤。⑥睾丸瘤,特别是巨细胞钙化性 Sertoli 细胞瘤。并有多中心发生与遗传倾向(35%)。

心脏黏液瘤常无典型的临床症状,极易误诊。有的可能以脑栓塞为首发或惟一症状,甚至在发生脑栓塞或多次脑栓塞后还被延误诊断。而有时又可被误诊为二尖瓣狭窄、缩窄性心包炎等。典型病例常有血流梗阻、血管栓塞和全身反应(发热、贫血、红细胞沉降率增快等)等多种表现。因此,遇到下列症状者应考虑本病之可能:①症状出现迟,病程短而进行性加重。②过去体健,一旦发病即呈危急状态。③体位改变可诱发症状或使之缓解。④心脏杂音可因体位改变而出现、增强、减弱或消失。⑤心脏听诊有肿瘤扑落音。⑥胸部 X 线平片显示肺血增多不明显、心影改变较小,但症状、体征较重,两者不成比例。⑦长期发热、红细胞沉降率增快、贫血、蛋白电泳改变等而又无风湿活动征象或感染征象,内科治疗难以生效时。⑧心力衰竭时间较长难以控制时。⑨窦性心率,无明显诱因而突发或反复发生动脉栓塞,尤其是无明确的高血压等心血管系统疾病而突然发生脑栓塞者。一般心脏左侧黏液瘤发生栓塞率为 45%~60%,右侧为 8%,左侧发生体循环栓塞,右侧发生肺塞栓,偶尔右侧脱落栓子通过未闭卵圆孔或房间隔缺损孔进入左心而发生体循环栓塞。

超声心动图检查无创伤、简便、安全、可靠、可多次重复,并能对肿瘤的大小、形态、附着部位、与房室瓣的关系提供详细可靠的资料,是诊断本病的有效辅助检查手段。心电图检查可发现心房颤动、心脏房室扩大、ST 段改变等。X 线检查可发现心脏扩大、肺淤血等。如果上述检查仍不能确诊,而做心脏造影则可发现随心动周期规律转移的充盈缺损。

心脏黏液瘤因质软而脆,活动度大,容易发生瘤体碎裂脱落引起栓塞,还随时可因瘤体阻塞瓣孔引起晕厥,甚至猝死。所以治疗原则是一经确诊,尽早手术。对于并发心力衰竭的重症患者,如果单独抗心衰治疗效果不佳,应在抗心衰同时争取施行急诊手术,切除黏液瘤,部分病例术后心力衰竭可望得到纠正,生命得以挽救。手术中应尽快建立体外循环转流,人工心肺机应通过 3 层过滤网,禁忌在术中用手指探查心腔,以避免造成瘤体碎裂而导致严重后果。由于本病有复发倾向,而且经病理检查发现大多数黏液瘤蒂部有瘤细胞浸润,因此手术应同时切除瘤蒂周围组织。有人提出至少需将距瘤蒂周围 0.5cm 以上的健康组织切除,这对防止复发非常重要。对瘤体巨大而粘连广泛的心腔内黏液瘤无法用常规切口切除者,可以先切下心脏,切除肿瘤,修补缺损区后,再将心脏复位作自体原位移植。需强调指出,在心腔黏液瘤手术中,一定要常规探查心腔内,这样可以防止漏诊多心腔多发性黏液瘤。切除完毕后注意常规用生理盐水冲洗心腔,清除残留的肿瘤碎块。

本病大多数可经外科手术治愈,据统计术后复发率为 1%~5%,而多心腔多发性黏液瘤的复发率较高。术后定期复查十分必要,超声心动图应作为主要检查项目。

## 二、转移性心脏肿瘤

文献报道转移性心脏肿瘤约为原发性心脏肿瘤的 20~40 倍,而且大多数是恶性肿瘤的晚期表现,常有多处转移灶而少见单纯性心脏转移者。心脏转移性恶性肿瘤的原发肿瘤多为肺癌、乳腺癌、黑色素瘤、白血病和淋巴瘤,但儿童少见,主要为白血病和淋巴瘤。通过胸腔内癌肿直接扩散主要侵犯心包,通过逆行淋巴管扩散的转移主要累及心外膜和心肌,通过血行转移心脏的常为多发病灶。

中晚期白血病发生心脏浸润可高达69.7%,而恶性淋巴瘤发生心脏转移者可达24%。

发生心脏转移的恶性肿瘤多属于晚期,常已出现恶病质,因此对大部分患者的治疗主要是全身支持,对症处理,减轻痛苦和延长生命,外科手术一般已难以进行。

## 附:心包炎

心包炎系由于感染或非感染性病因引起的心包炎症,临床常见为急性心包炎和慢性缩窄性心包炎。此外,还可有渗出性心包炎、隐匿性缩窄性心包炎、渗出性缩窄性心包炎等各种特殊类型的心包炎。

如果根据病因病原学分类,又可以将心包炎分为下述几种:①急性特发性(非特异性)心包炎。②感染性心包炎:包括细菌性、病毒性、结核性、真菌性、寄生虫性等。③邻近病变使心包受累:包括急性心肌梗死后综合征、心包切开术后综合征、夹层主动脉瘤、食管疾病、肿瘤、外伤、辐射性损伤、药物等。④与全身性疾病有关的心包炎:包括风湿热、类风湿关节炎、红斑狼疮、硬皮病、尿毒症、黏液性水肿等。

心包的炎症反应可表现为化脓、出血、纤维素性或浆液纤维素性渗出等。

### (一)急性心包炎

常见病因为细菌性、结核性和风湿性,但上述所列原因均可引起急性心包炎。小儿的急性心包炎则以细菌引起的化脓性心包炎最常见,病原菌则以葡萄球菌、肺炎球菌和链球菌为多见。此外,儿童期结核性心包炎也较常见。感染的途径可由肺炎、脓胸、败血症所致,也可由于外伤后直接侵入,偶见膈下脓肿或肝脓肿穿破膈肌进入心包腔内。

急性化脓性心包炎的主要临床表现为发热、咳嗽、胸痛、寒战、谵妄、惊厥等,有败血症时可出现休克。此时易与原发性感染性疾病相混淆,要注意鉴别诊断。此外,心包脏层无痛觉神经纤维,其壁层有膈神经的分支分布于心包的下部。因此某些类型的心包炎如尿毒症所致者可无痛感。一旦出现疼痛,心包炎疼痛的部位及性质可与急性心肌梗死相似,均可出现心前区疼痛,并可向肩部、颈部等处放射。不同之处在于其疼痛可呈尖刺状,深吸气和咳嗽时加重,坐位和前倾位时减轻。心包内的纤维蛋白样渗出物的摩擦和部分粘连可产生心包摩擦音,并可因体位改变发生强弱变化。心包摩擦还可产生震颤,这在尿毒症性心包炎时最常见。当心包腔大量积液时,心脏排血功能受障碍,临床上即出现心脏压塞症状,如干咳、端坐呼吸、脉搏细数、奇脉、颈静脉怒张、静脉压上升、血压下降、脉压缩小、心音减低、心界扩大、肝大、腹水和下肢浮肿。X线的典型表现为心影扩大呈"烧瓶状",T波低平或倒置,QRS波呈低电压。如果有心肌同工酶升高时,则提示心包炎伴有心肌炎。超声心动图及B超检查是诊断急性心包炎、心包积液的有效方法。超声心动图能够非创伤性地确诊心包炎和判定心包积液的量,还可以确定穿刺的部位及其深度。

如果心包积液是在缓慢过程中形成,使心包有时间代偿增大以适应心包容量的增加,这样即使心包积液量非常大,但心包内压可无明显增高。如果积液形成迅速则使心包内压增高明显,可导致心脏压塞。心脏压塞是一种特有的血流动力学异常,随着心包内压力增高,心排出量下降,心率及左右心房压力和周围血管阻力增加,到晚期可以突然发生血压下降。如果不能及时作出诊断和治疗,则可能引起死亡。多普勒超声心动图可显示心脏压塞时发生的血流动力学改变,特别是发现呼吸周期中瓣膜口血流和心室内径的明显变化,提示心包内有高压,这时即使没有心脏压塞的临床表现,心脏压塞也是存在的,早期处理可获较好效果。

急性心包炎的治疗,首先应针对病因,细菌性者应及早使用对病原菌敏感的抗生素,结核性或风湿性则作抗结核或抗风湿处理。同时应加强全身支持疗法,在此基础上作心包穿刺抽液或心包切开引流减压,并将抽出液作细菌培养,心包内注入抗生素,可解除心脏压塞。

由于心包穿刺过程中有许多不安全因素,以及引流效果常不佳,尤其是对较黏稠的化脓性心包炎,现在更倾向于手术治疗。外科手术切开心包,造口引流可较好地排除积液,并可取得心包组织作病理诊断标本,已成为治疗急性心包炎心包积液的主要方法。心包液除作细菌学检查外,尚可进行细胞学、酶学、蛋白质定性定量、糖定量、胆固醇定量、补体水平测定、狼疮细胞等检查。一般心包液黏稠者多为感染性,量较多者多为结核性或肿瘤性,非血性液体则可为红斑狼疮、特发性、类风湿等。

对于心包腔脓液黏稠成块,或将心包分隔成多个小腔的患者,因心包腔的解剖学位置和患者引流体位,即使行心包切开引流亦难达理想效果,仍将延长治愈时间,并可能转化成慢性缩窄性心包炎。此时应考虑行一期心包大部切除术。心包大部切除术可将严重化脓感染的心包尽可能切除,达到消灭无效腔,清除病灶组织,解除心脏压塞,避免遗留心包粘连形成缩窄的效果。此外,早期切除炎性心包,还可防止继发心肌炎、心肌退行性变,从而保护了心肌的功能。

无论是心包造口引流或是心包剥离切除术,围手术期的对症支持非常重要,尤其要注意纠正合并的水电解质失衡及低蛋白血症和贫血,这样才能安全度过急性心包炎的围手术期。

(二)缩窄性心包炎

慢性缩窄性心包炎多见于儿童和成人,病因一般不清楚,常见原因为结核、外伤、放射治疗、过敏性疾病、病毒感染、尿毒症、化脓性感染、肿瘤和心脏外科手术等。曾一度认为随着生活水平的提高,抗结核药物和激素联用的日益广泛,结核性缩窄性心包炎已极少见,但近年不少人报道的缩窄性心包炎病例中,结核性者仍达半数以上。部分病例的心包病理检查为纤维变性,但其仍系结核感染所致,只是经过较长时间病程及抗结核治疗以后,心包多变为瘢痕组织。目前结核的发病率在全球范围内又有上升趋势,因此对结核性心包炎仍需提高认识。

缩窄性心包炎由于其形成的速度或心包炎症病变所累及的心包范围的不同,其临床表现也不相同。典型的病理改变是心包纤维化、增厚、钙化,形成紧缩于心脏四周的硬壳,限制心脏舒张和收缩功能,影响静脉回流,产生静脉淤血和心排血量减少。

该病一般起病缓慢,或先有急性心包炎的病史,随后出现慢性心脏压塞症状,表现为发绀、端坐呼吸、颈静脉怒张、静脉压增高、动脉压降低、脉压变小、奇脉、肝脾大、浮肿、腹水、胸腔积液、心率快、心音远、心前区听到或触及心包的舒张期叩击音、心尖搏动微弱等。病程较长者尚可出现食欲不振、消瘦、乏力、低蛋白血症、电解质紊乱、红细胞沉降率增快、肝功能损害和慢性心力衰竭。某些患者在心包炎或外伤史的基础上,出现长期乏力、胸痛和呼吸困难,而又无心脏病证据时,应考虑是否为隐匿性心包炎。

心包钙化是较常见的征象,在普通X线胸片上即可见到。有时无其他症状或仅有轻度体征,如隐匿性心包炎也可发现此征象。除此之外,胸片尚可发现心影正常或略大、心缘毛糙不光滑。透视下可见心脏搏动减弱,常伴胸水。心电图检查可显示T波倒置和低电压,尚可有左心室肥厚或束支传导阻滞图形。心导管检查可表现为右心房平均压、肺动脉舒张压、肺毛细血管嵌压升高,有时左心房和左右心室的舒张末期压力几乎相等。超声心动图可以显示因心包缩窄导致的充盈异常,但它不是缩窄性心包炎的特殊征象,常需与其他相关疾病鉴别。一般仅有 1/3 左右的患者可由超声心动图发现有心包增厚。

慢性缩窄性心包炎要注意与肝硬化、慢性充血性心力衰竭、肾病综合征、心肌病、营养不良性水肿、结核性腹膜炎相鉴别。因该病起病缓慢、隐匿，急性期难以察觉。在一组 162 例缩窄性心包炎的报道中，术前误诊率达 41.9%，分别误诊为肝硬化、心肌炎、结核性腹膜炎和风湿性心脏病等。

缩窄性心包炎的一般治疗原则是经手术切除大部分增厚纤维化或钙化的心包膜，解除心脏压迫，改善静脉回流和心功能。病程早期粘连轻、心肌损害轻、操作容易，手术效果好，死亡率低。对心功能较好的病例，心包可切除上至主动脉根部，下至膈面，两侧达膈神经，心尖部应充分暴露。心肌收缩无力者切除范围不宜过大，以防术后低心排。切除顺序应先左心，后右心，切口深达肌层表面，不要剥破心肌和伤及其表面的血管。对于粘连较紧、难以剥除的纤维膜，可用刀作"井"字形划开解除束缚，效果也好。嵌入心肌无法剥除的钙化心包残留一小块无关大局，腔静脉入口处的缩窄环一定要切除或切开，如有破损出血应用心包片覆盖缝合止血。

由于患者一般长期处于虚弱状态，较长期服用强心剂等，术前支持治疗、补充维生素、纠正水电解质失衡非常重要。对结核性者还应正规抗结核治疗 2～4 周以上，术中术后适当使用利尿、强心剂及升压药等，有助于安全度过围手术期。还有人在术前作患者自身腹水的超滤回输治疗，这样既解除了大量腹水对肾血管的压迫，又使腹水中无效蛋白转化为有效蛋白，提高了血浆蛋白浓度，增加了尿量，降低了血肌酐，保持了电解质的正常。

除上述一般原则外，尚有一种急性特发性心包炎，可出现一过性心包缩窄，其演变过程为心包渗出、心包缩窄、恢复正常 3 个阶段。这一过程常为自限性的，经一段时间观察处理后可自行消退。对此类病例可在严格观察下作内科保守治疗。但如果有严重的静脉压升高并呈进行性加重时，仍应及时手术治疗。

（三）特殊类型心包炎

1. 真菌性心包炎  常由于长期大剂量使用抗生素及免疫抑制剂等引起，心包液的培养和心包活检可确诊。补体结合效剂增高也有助于诊断。可应用两性霉素 B、酮康唑等抗真菌药物治疗，有心包积液及心包缩窄时亦需外科治疗。

2. 风湿性心包炎  急性风湿热时发生，常合并心脏炎，易与心内膜炎相混，一般不发生心包缩窄。

3. 硬皮病性心包炎  一般无症状，超声心动图可发现心包积液。需靠皮肤、内脏等处的检查来确诊。

4. 尿毒症性心包炎  一般发生于尿毒症晚期，常有响亮的心包摩擦音及触及震颤。加强透析及支持治疗有效，尚可行皮质激素心包内注射治疗。对严重病例必要时也可外科治疗。

5. 心包切开术后综合征  外科手术使心包受累，也可以发生血性心包积液。一般可经内科治疗痊愈，极少需手术治疗。

6. 夹层动脉瘤  动脉夹层中血性液体渗入心包腔内，常可有剧烈胸痛，应注意诊治原发病。

7. 肿瘤性心包炎  肺和乳腺的恶性肿瘤、黑色素瘤、淋巴瘤和白血病是较常见原因，必要时亦可外科治疗。

8. 外伤性心包炎  外伤性心包出血可致心脏压塞。紧急情况下抽出 50～100ml 心包液即可以挽救生命。

9. 放射性心包炎  放疗数月或数年后可发生此病。皮质激素治疗可减少积液的产生。

10. 药源性心包炎  氢氯噻嗪和普鲁卡因可引起拟狼疮样损伤的心包炎，停药后可自愈。

11. 罕见心包积液  有胆固醇性心包炎，原因不明。乳糜性心包积液，可为外伤或胸腔手术引起，也可特发,一般不发生缩窄。

## 第十四节 小儿心肺异常的处理

### 一、胎儿、新生儿的心肺生理

小儿从胚胎形成到出生长大,要经过一个不断发育的过程,器官的组织结构和生理功能随着年龄的增长而发生变化。小儿外科工作者必须对小儿各个年龄阶段的特点有所认识,胎儿和新生儿的心肺生理解剖特点尤为重要,更应充分了解。这样,在处理新生儿外科疾病时,结合运用各个时期的特殊规律,才能进一步提高疗效。

(一)胎儿的心肺生理

1.胎儿循环的解剖特点

(1)两根脐动脉　含有来自胎儿含氧量较低的混合血,注入胎盘与母血进行交换。

(2)一根脐静脉　含有来自胎盘含氧量较高、营养较丰富的血液,经脐静脉送入胎体。

(3)静脉导管　为脐静脉的末支,直接进入下腔静脉。

(4)卵圆孔　在左右心房之间,胎儿期开放。

(5)动脉导管　在肺动脉和主动脉弓之间,胎儿期开放。

2.胎儿循环的生理特点　胎儿循环概括起来有两条主流。一是来自胎盘氧合程度较高、营养物质较丰富的血液到躯体上部的所谓"左路",即由 胎盘 ⇒ 静脉导管 ⇒ 下腔静脉→右心房(经卵圆孔)→左心房→左心室→ 升主动脉→头臂的血管。另一是来自上腔静脉氧合程度较低的血液至胎盘的所谓"右路",即由上腔静脉→右心房→右心室→肺动脉→动脉导管→降主动脉→脐动脉→胎盘。在左锁骨下动脉与动脉导管开口之间,其上为左路,其下为右路(图 3-14-1)。

在胎儿,肺泡内为液体所填塞,肺无呼吸作用,且肺血管阻力很高。近年来的研究认为,胎儿肺血管阻力很高的原因有:①肺动脉细支的管壁肌层很厚,管腔很小,内皮细胞和平滑肌细胞重叠排列,管腔常被交错排列的细胞所堵塞。②胎儿血氧分压很低,约 2.4~2.6kPa(18~20mmHg),肺血管在低氧条件下保持收缩状态。③胎肺能产生多种前列腺素。早期产生使血管收缩的前列腺素($PGF_2$)较多,而在将足月时开始产生能使血管舒张的前列腺素($PGI_2$,$PGE_1$)。近来的研究发现,胎肺在 12~18 周已能由花生四烯酸制造白三烯,它具有强大的肺血管收缩作用。基于以上原因,胎儿的肺血管阻力较高,到达右心室的血液约 2/3 经过动脉导管入降主动脉去脐动脉进入胎盘换氧,而只有 1/3 左右的血液进入肺循环回到左心房。

胎儿体内无纯动脉血,而只有动静脉混合血。各部位血液的氧含量不同,注入冠状动脉、头部与上肢的血液氧含量及养分较高(血氧饱和度约 65%),而注入肺及身体下部的血氧含量及养分较低(血氧饱和度约

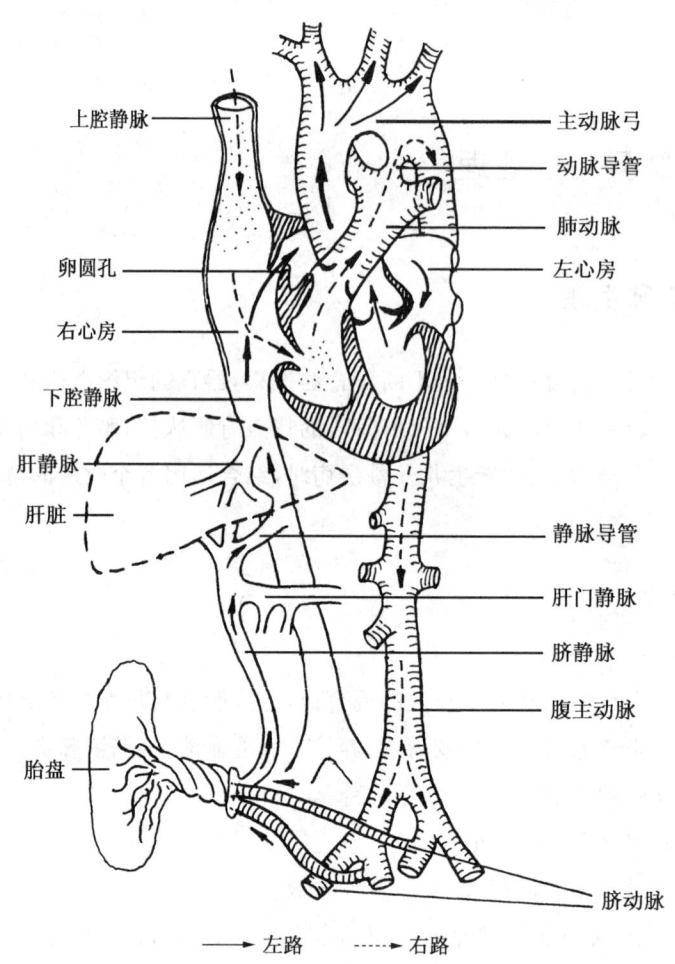

图 3-14-1 胎儿的血液循环途径

55%~60%)。

3.胎儿的呼吸生理特点 胎儿的肺泡内充满液体,无通气及换气功能。有人用特殊超声技术,发现在孕第11周即可观察到胎儿的胸壁运动。自孕第16周起,胎儿即有足够的呼吸运动,其强度能使羊水进出呼吸道,这具有使肺泡扩张及生长的作用。胎儿呼吸运动的次数约为30~70次/分,为阵发性而无规律的。一般孕期不足28周出生的婴儿,常因呼吸衰竭死亡。

胎儿肺泡上皮Ⅱ型细胞所产生的磷脂酰胆碱,具有表面活性,是胎儿出生后维持有效呼吸的必要物质,能防止在呼气时的肺泡萎陷。

(二)正常新生儿的心肺生理

1.新生儿的循环生理特点

(1)出生后循环途径的改变(图3-14-2)

1)胎儿在分娩时因产道的挤压,将原本充满肺泡内的液体约1/3挤出肺泡,其余迅速被血管和淋巴管所吸收,加上生后很快开始呼吸和啼哭,促使肺泡张开充气。另因胎盘循环切断,来自于胎盘的前列腺素大减,于是肺血管开放,阻力立即下降,肺动脉血畅流入肺进行气体交换。

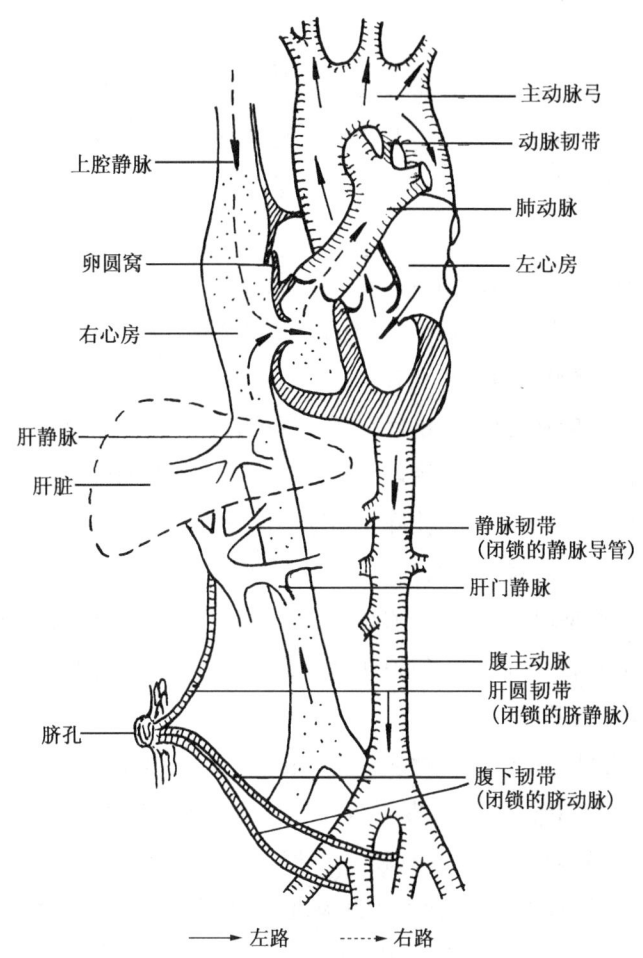

图 3-14-2　新生儿的血液循环途径

2）生后断脐使下腔静脉回右心房的血流大减，右心房的压力下降，而因肺血流量大增，回至左心房的血流明显增加，左心房的压力上升。这样，使原在胎儿期右心房压高于左心房压的情况发生逆转，变成左心房压高于右心房压，使卵圆孔帘膜向右关闭，将卵圆孔覆盖。

3）动脉导管关闭的机制未完全明了，可能与出生后氧分压的提高，以及体内前列腺素的减少有关。前列腺素能使动脉导管扩张和肺血管收缩，断脐后来自胎盘的前列腺素大减，另因前列腺素在肺内降解，肺循环增多后降解更快，这些对动脉导管均有关闭作用。

4）静脉导管是连接脐静脉与下腔静脉之间的一个短路，生后因脐静脉来源切断，静脉导管随即淤塞而关闭。偶有延迟关闭使肝门静脉血直接引入下腔静脉者，出现新生儿胆红素过高症。前列腺素 E 亦可使其暂时保持开放。

综上所述，胎儿生后由于条件的变化，使脐动脉、脐静脉、静脉导管、卵圆孔、动脉导管这些通道自然关闭，从此胎儿循环转变为成人循环途径。

（2）新生儿心脏和心率、血容量和血液分布特点　新生儿的心率较快，安静状态下一般为 110～140 次/分，哭闹时可达 180～190 次/分。新生儿心脏容积约 20～22ml，因心率快，故每分钟心排血量较大，但按体重矫正后每次心搏量大致与成人相同。若在手术刚结束时，心率暂时达 180～190 次/分，并不一定有特殊情况，但需严密观察,几小时后心率降到150~160次/分,可以认为是满意的。若心率越来越慢,可能是心跳停止的预兆。

新生儿的血容量约为体重的10%,约300ml。因此,一个新生儿若失血60ml,就占血容量的20%,相当于成人失血900ml。小儿由于总血容量少,所以少量出血或脱水即可引起休克。新生儿的血液分布在内脏和躯干较多,四肢较少,故新生儿的肝脾常可触及,而四肢易于发冷或青紫。

2. 新生儿的呼吸生理特点

(1)新生儿呼吸运动的建立 胎儿娩出后,正常情况下生后平均6秒钟开始第1次呼吸,大多数在20秒内建立呼吸运动,生后30~90秒钟内有规则呼吸。此后气体交换不再依靠胎盘,而是靠自己的呼吸系统。一般认为以下几种因素与新生儿呼吸运动的建立有关:

1)胸腔负压:胎儿经产道时胸廓受压,娩出后胸廓突然扩大,产生负压,有利于气体吸入。

2)缺氧:生后脐带停止供氧,血氧分压下降,二氧化碳分压上升,刺激呼吸中枢。

3)物理因素:外界冷空气刺激、脐带切断使降主动脉远端阻力增加、血压突然升高,都能刺激呼吸。

(2)新生儿呼吸系统的解剖生理特点 新生儿的鼻腔、咽喉狭小,气管、支气管亦狭窄,黏膜薄弱,管壁纤维组织及软骨均软弱,肺泡少而壁厚,故肺泡腔隙小。当新生儿发生呼吸道充血水肿或分泌物较多时,极易引起肺不张或肺气肿,甚至酿成窒息。所以精心的护理、加强呼吸道温湿化(尤其是吸氧的患儿)、及时吸引清除呼吸道分泌物及呕吐物是非常重要的。

新生儿的呼吸频率为每分钟40次左右,对缺氧的耐受力较强。但在严重缺氧时,不能增加呼吸深度,只能使呼吸频率更快,常达每分钟60~80次,故易导致呼吸衰竭。新生儿潮气量小,仅15~20ml,当呼吸功能受影响时肺泡有效换气量即显著减少,导致缺氧和二氧化碳蓄积。新生儿由于肋间肌发育不完善,呼吸主要靠膈的升降运动,完全是腹式呼吸。因此,当新生儿腹胀、腹痛或腹部包扎过紧时,就会严重影响呼吸功能。新生儿由于纵隔所占比例较成人的大,肺野较小,因此在受到腹胀、膈疝、肺炎、肺不张、气胸、胸腔积液等影响时,极易出现呼吸窘迫综合征。此外,新生儿肺部弹性组织较少,肺的顺应性远较成人为低,同样的压力对新生儿肺不易扩张。如有肺不张、肺淤血时,肺顺应性更低下,更难膨胀。当新生儿出现严重缺氧和二氧化碳蓄积,大多数认为氧分压($PO_2$)<5.32kPa(40mmHg),二氧化碳分压($PCO_2$)>8.7kPa(65mmHg);pH<7.25,表明必须进行辅助呼吸。在作正压辅助呼吸时,新生儿可用1.47~1.67kPa(15~17cm$H_2O$)的压力。

## 二、心肺异常的手术治疗

手术是治疗疾病的重要手段之一。通过手术解除患者的疾苦,挽救患者的生命,使机体恢复健康,获得好的生活质量,这就是我们手术的任务。外科医生如何圆满地完成手术任务,准确地掌握手术指征、选择正确的手术方法、熟练的手术技巧和周密的围手术期处理措施等,都是非常重要的条件。

先天性心血管系统畸形是很常见的疾病。根据北美和欧洲的调查资料表明,每125个出生婴儿中就约有1例各种类型的先天性心脏病(0.8‰)。基于这一发病率推算,仅美国每年就有3.2万例先天性心脏病患儿出生,而我国则约有12万例先天性心脏病患儿出生,这个数字是非常惊人的,由此可见我们的手术任务是多么繁重。关于心血管畸形的手术矫治,一般要求达到解剖和血流动力学两方面的彻底矫正,才能收到好的治疗效果。对心血管畸形手术,心脏病学家必须考虑以下几个最根本的问题。

(一) 为什么要手术

这是关系到患儿生与死的问题。很多心血管畸形如不及时手术治疗，就没有长期存活的希望。例如完全性大动脉错位，若不手术，大部分在生后数周内死亡。法洛四联症平均寿命也只有12岁左右。根据Kenneth的调查，先天性心脏病患儿如不手术，将有50%～60%在1年内自然死亡，其中30%在生后30天内死亡。由此可见患先天性心脏病选择手术治疗是惟一能挽救生命的方法。当然，近年来由于介入治疗的进步，使少部分先天性心脏病可以采用导管介入治疗而获得矫正，如单纯肺动脉瓣狭窄、动脉导管未闭、中小型房间隔缺损和某些室间隔缺损等。此外，由于麻醉、体外循环、心肌保护、手术技术及术后监护的不断进步，使心脏手术危险性大大减少，病死率明显下降。根据国内几家大的儿童医院资料分析，先天性心脏病手术成功率已达95%～98%，其中绝大多数都得到了解剖根治。所以患心血管先天性畸形，最明智的选择就是手术。

(二) 手术时间

从总体上讲，先天性心血管畸形的矫治手术不受年龄限制，从出生到任何年龄均可。但是具体患者还应具体对待，例如完全性大动脉错位无其他心内畸形，最好在生后2周内作解剖矫正根治术(Switch术)或行球囊扩张扩大卵圆孔或作房间隔造口术(Blalock-Hanlon术)以期过渡一段时间再择期作Senning或Mustard或Rastelli术。一些中小型房间隔缺损、室间隔缺损，如没有肺动脉高压，不必过早手术，可以延期至2～6岁时再手术，其中20%～30%小室间隔缺损还有自闭的可能。相反，左向右分流引起肺动脉高压者，要尽早手术，不受年龄限制，原则上以在2岁之前手术为宜。此外，还要根据医院的条件、医生的技术水平、麻醉、体外循环、术后监护、设备等总体水平来决定选择患者的手术年龄，不考虑自身条件单纯追求手术年龄越小越好，是错误的。婴幼儿，尤其是新生儿心脏手术技术要求是很高的，病死率也较高。上海新华医院徐志伟报道2085例小儿室间隔缺损，年龄小于6个月、体重低于6kg者手术病死率为35.7%和30%，而体重超过16kg者手术病死率低于1%。由此可见，权衡各方面情况选择最佳手术时机是提高手术成功率的关键之一。

(三) 患者能否接受手术

心脏病患者能否接受手术，要从三方面考虑，一是手术指征如何，二是患者的全身情况能否耐受手术，三是家属的态度如何。先天性心脏病一经确诊均有手术指征，只是在手术时间选择、手术方法选择上各异。例如室间隔完整的完全性大动脉错位、动脉导管未闭合并呼吸窘迫综合征、左向右分流合并重度肺动脉高压等，可以急诊或亚急诊在新生儿期或婴儿期接受手术，而多数先天性心脏病患儿则可接受择期手术。手术方法应根据病情不同采取一期根治、分期矫治、非解剖矫治、介入治疗、心脏移植或心肺移植等。少部分先天性心脏病终末期，心脏代偿功能不全或有心力衰竭，长期卧床，体质极差，经内科治疗无法改善，估计难以耐受手术，或某些特殊复杂畸形，例如左心发育不良综合征或同时合并其他器官严重畸形，其中有的尽管可以作心脏或心肺移植手术，但我国尚无条件开展，这时就要权衡手术的危险性和必要性，加以统一考虑。同时还必须向家属充分说明病情，根据家长对手术要求的迫切性和对病情的理解来进一步作出决定。一般来说，不论手术的危险性大小，都要取得家属的理解和同意才能实施。对于有一定手术指征，但又有太大危险的，例如首次手术修补不完善，遗留残余漏，或流出道狭窄解除不彻底，或手术有误造成瓣膜狭窄、关闭不全等需二次手术矫治，或者发绀型复杂畸形需二次根治术者，则应慎重考虑，尽可能消除或减少危险因素。如果有争议时，心内外科医生要仔细协商，共同决定手术的方法和时期。对少数手术反指征的患儿，更应慎重作出决定。例如,左向右分流肺动脉高压发展成右向左分流,即所谓艾森曼格综合征,或严重复杂畸形包括多瓣膜病变,手术无法彻底矫正等,必须根据多方面分析,慎重地作出不手术的决定。

(四)术前必须考虑的几个问题

1. 对每个患者都要争取做到准确的诊断,包括解剖、血流动力学、心功能三方面的诊断。

2. 术前,常规组织内科、外科、影像科、麻醉科、手术和监护室护士、监护专科医生、灌注师共同会诊讨论。

3. 针对不同病情作出相应的围手术期处理方案,例如改善心功能、手术尽量在心功能代偿期进行,有皮肤、口腔、呼吸道感染时要彻底控制等。

4. 根据不同畸形制订出最佳手术方案。

5. 心脏手术比较复杂,危险性大,术后并发症多,还有些意外情况术前难以预料,必须向家属讲清手术的必要性和危险性,让家属理解,有充分的思想准备,并在手术志愿书上签字。对危重患者、复杂畸形、手术难度太大或新开展的手术,还应报主管部门审批。

(五)术后处理原则

术后必须进监护室(ICU),监护室是手术后继续治疗的重要组成部分。太田喜义指出,成功的手术加上良好的监护构成左右患儿生命的支柱。由此可见,监护是减少并发症、降低死亡率的重要手段。应由有经验的医护人员对患者的生命体征,如呼吸、循环、出血,以及水与电解质、酸碱平衡、肾功能、营养、抗感染等,进行周密严格和认真细致的监测,预防早期并发症,一旦发现及时处理,使机体处于良好的稳定状态,以期安全地度过术后早期,促进患者顺利康复。

## 三、心肺异常的术后护理

近年来先天性心脏病的手术年龄和范围显著增大。随之而来的术后管理也越来越复杂,尤其是婴幼儿,更需细心护理。因此建立术后监护室(ICU),由经过专门训练的医护人员进行监护,已成为减少并发症、降低病死率的重要手段,也是心血管手术后继续治疗的重要组成部分。由于年龄、疾病和手术难易的不同,术后管理也不尽相同。一般来说,年龄越小,心脏畸形越复杂,监护的难度也越大。根据心血管外科手术的特点和要求,可将监护的重点内容概括为以下几方面。

(一)术后监护室的要求

术后监护室的位置最好设在靠近手术室,有温度湿度调控设备、空气净化装置,有中心供氧、吸引和高压空气系统,每张床都有生命监护仪(包括有创、无创测压,心电图,血氧饱和度,温度,心率,呼吸频率等项目),抢救用的气管插管、气管切开包、剖胸包、除颤仪及各种急救药品。最好再有血气分析仪、电解质测定仪、漂浮导管、计算机系统、球囊反搏或左心辅助泵。每个护士负责2～3个患者,根据床位数设1～3名专科医生进行管理。

(二)一般监护常规

接患者前应准备好床上用品及各种导管。检查好供氧、吸引、电路系统,使监护仪和呼吸机处于试验工作状态。调好室内温度和湿度。当患者被送入ICU时麻醉医生及手术医生必须向监护室医生护士交待手术方法、体外循环停机后呼吸和循环状况,以及术中有无异常情况,血管活性药、扩血管药应用情况,输血、输液情况等。接收患者时应仔细观察其是否已清醒,皮肤有无压伤或电灼伤,呼吸、心律、血压、四肢周围循环是否正常,如患者有严重发绀、心律失常、低心排、少尿时,应立即抢救。

患者进入ICU后,首先将呼吸机和监护仪连接好,再将输液管、导尿管、中心静脉压、胃管等连接好,进入工作状态。对于血管活性药、血管扩张药和强心药,必须根据剂量用输液微泵持续输入。根据病情调整体位,一般患者清醒前取平卧位,清醒后可取半卧位。改良Fontan手术后应将患者上半身抬高45°,下肢抬高30°以利于静脉回流入心脏。严密监测和记录体温、脉搏、呼吸、血压、中心静脉压、尿量、两肺呼吸音、心电图等。定时作血气分析、电解质、血常规、血细胞比容检查,常规摄床旁X线胸片。根据检查结果调节呼吸机、输液、输血、药物浓度和速度。

(三)循环管理

先天性心脏病手术由于缺血、缺氧和再灌注损伤,以及手术创伤等均可造成心肌损害,体外循环为可逆性休克,又可使机体内环境发生很大影响,所以术后循环系统首先受到抑制,为此必须对心功能进行严密监护。一般对循环的管理要求从手术台上即开始,外科医生和麻醉师必须共同努力维护患者良好的血流动力学。术毕常规称体重与术前对比,如体重增加在5%以内,血压平稳,预后乐观,如体重增加10%~20%,则预后不佳。

重症患者从手术室到ICU搬运中也是很危险的一关,到达ICU时患者多半有血压下降。因此搬运过程中要求有直流电的血压和心电监护仪进行监测。特别是在手术室使用过儿茶酚胺类药物时,搬运途中要暂停使用,以防止输入过量,为此要求使用有直流电的微量输液泵。患者进入ICU最初体位应平卧,待血流动力学稳定后改轻Fowler位(床头抬高40~45cm)。注意观察患者意识是否清醒、安静,肢端是否温暖,皮肤颜色、心率、血压、尿量是否满意。心电图、动脉压、中心静脉压、左心房压、肺动脉压等要持续进行监测。重症患者有条件最好对心脏指数、每分钟心排血量、每搏心输出量、射血分数等也进行监测。如果患者清醒、安静,肢端温暖,肤色红润,心率、血压正常,心排血指数>2.5L/$m^2$/min,尿量为每小时1~2ml/kg,说明循环功能良好。如果心排血指数<2.4L/$m^2$/min,收缩压低于10~12kPa(75~90mmHg),尿量要保持正常。否则中心静脉压或左心房压升高而血压下降、少尿或无尿说明有低心排量发生,此时应使用儿茶酚胺类药物、强心利尿剂,在补足血容量的情况下,适当应用血管扩张药以减轻心脏后负荷。可以用多巴胺1.5~5μg/(kg·min),异丙基肾上腺素0.02~0.08g/(kg·min),能维持血压在正常最低值,尿量达每小时1ml/kg以上,预后良好。如必须长时间使用多巴胺在20μg/(kg·min)以上,异丙基肾上腺素0.1μg/(kg·min)以上方能维持血压,说明病情危重,预后不良。大量使用多巴胺可引起末梢血管收缩,异丙基肾上腺素可引起心率加快、心律紊乱,因此儿茶酚胺要限量,如和钙剂或高渗葡萄糖联合应用能增强疗效。快速洋地黄制剂应在血清电解质正常24小时后开始使用,24小时达到饱和量。饱和后给钙剂有引起严重的心率减慢、心律不齐,甚至心室颤动之危险,尤其有肾功能不全时更应特别注意。术后早期心率加快常系低血钾所致,要随时检查电解质。血容量不足也可引起心率加快,但扩容后即能恢复。待血流动力学稳定,儿茶酚胺要逐渐减量,多巴胺和异丙基肾上腺素同时应用时,要逐个分别减量和停用。

(四)呼吸管理

呼吸循环相互影响,呼吸功能障碍,反过来可加重循环系统负担,导致恶性循环,因此加强呼吸道管理非常重要。

体外循环时间短(1小时以内),年龄大(4岁以上),可在手术室拔管。除此之外,原则上都要带口插管或鼻插管进入ICU,一律用呼吸机辅助呼吸。待患者清醒后,咳嗽反射恢复,有自主呼吸,测定血气正常,即可停机拔管。轻症患者大约用呼吸机过渡3~4小时即可,重症患者往往需用呼吸机12~24小时以上。一般在自主呼吸未恢复之前,要采用控制式呼吸,血流动力学稳定,自主呼吸恢复,意识清醒可改用同步间断指令性通气。每分钟通气量按体重×呼吸次数×13-15计算。吸气压1.96kPa(20cmH$_2$O)左右,呼吸比为1:2~1:1.5,吸入氧浓度开始为0.8,渐改为0.4~0.5,呼吸次数根据年龄而定。低氧、灌注肺、肺水肿、肺不张时可加用呼气末正压(PEEP),婴幼儿0.49kPa(5cmH$_2$O),PaO$_2$明显降低或左心房压力增高可增加到0.98kPa(10cmH$_2$O),但要注意对右心回流的影响,一般用0.49~0.69kPa(5~7cmH$_2$O)为宜。应用呼吸机满意时患者安静,与呼吸机同步,脉搏、血压、尿量满意,四肢温暖,吸气时胸壁抬高0.5~1cm,两肺呼吸音正常,无发绀和呼吸困难。定时做血气分析以调整呼吸机参数。患者出现与呼吸机对抗(不同步)时可给镇静剂和肌松剂。呼吸机报警要及时查找原因予以纠正。要经常拍背、按摩、吸痰,吸痰要轻柔,负压不能过高,以防发生气管黏膜损伤出血,痰液黏稠时应注水(蒸馏水),翻动体位吸痰,以保持呼吸道通畅。要防止通气不足引起低氧和呼吸性酸中毒,同时也要防止通气过度引起呼吸性碱中毒。气管插管要妥善固定,不能脱管,插管的深浅度要适当(插管前端应位于胸骨柄上缘)。患者入ICU常规摄胸片,还要经常听诊、叩诊,如发现有啰音、支气管音、呼吸音减弱或叩诊实音或鼓音,要随时再摄胸片检查。长时间应用呼吸机氧浓度不要超过0.5,拔管后要用肾上腺素、庆大霉素、地塞米松混合液间断喷雾以防止发生喉头水肿、杓状软骨脱位,引起声音嘶哑和饮水呛咳,还容易发生肺部感染,因此使用呼吸机时间不要太长。

脱机的原则是先循环后呼吸,即循环系统稳定,血流动力学指标正常,才可考虑停机拔管。停机步骤应是先逐渐降低PEEP到停用PEEP,氧流量降至0.4,血气正常,改用间歇指令性通气,逐次减少呼吸次数到停机,最后用T形管吸氧,过渡1~2小时,再查血气,如正常即可吸净痰液拔管。拔管后要严密观察患者的呼吸情况,反复查血气直至完全平稳。

(五)水与电解质平衡

体外循环手术由于血液稀释,术中、术后使用利尿剂大量排尿,加之术后心功能低下,因此必须严格掌握水与电解质平衡,以避免增加心脏负荷。术后2日内按每日40~50ml/kg输入,48小时后可根据尿量、引流量适当增加,原则上出量要大于入量。电解质比例一般可按1/5~1/4张配制(包括钾、钠),也有主张术后48小时内不补钠,以免增加水钠潴留,48小时后每日可补充氯化钠2~3g。如果有非血液稀释性真正的低钠血症,可按下列公式计算输给:(140mmol/L-患儿值)×0.6×体重(kg)=需补充的钠数(1gNa=17mmol);或(140mmol/L-患儿值)×4×体重(kg)=0.9%氯化钠ml数。尿量正常情况下,每100ml液体中可加入10%氯化钾2~3ml,使血清钾保持在4.0~5.0mmol。纠正低钾血症的公式为:(5mmol/L-患儿值)×0.6×体重(kg)=需补钾的毫摩尔数,10%氯化钾10ml=13.4mmol。术后3~4日内应每日查血清电解质,根据化验结果调整电解质平衡。此外,在血液稀释和利尿情况下常发生低镁血症,要常规每日静脉滴注硫酸镁1~2g,每输入1000ml ACD血要补葡萄糖酸钙1g。

(六)酸碱平衡

酸中毒对术后循环功能影响很大,严重酸中毒可直接影响儿茶酚胺药物的治疗效果,因此必须重视酸中毒的纠正。一般剩余碱(BE)-5mEq/L以上就应立刻纠正。补碱的计算公式为：①(27-$CO_2$P异常值mmol/L)×4×体重(kg)=1/6M乳酸钠溶液ml数。②(27-$CO_2$P异常值mmol/L)×0.5×体重(kg)=5%碳酸氢钠溶液毫升数。③剩余碱(BE)×0.3×体重(kg)=碳酸氢钠mmol数。5%碳酸氢钠1.7ml=1mmol。按以上公式所得剂量，一般在第一个8小时内先给一半，再根据生化结果来进一步调整。在无条件或未测定二氧化碳($CO_2$)结合力或pH值时常可用5%碳酸氢钠5ml/kg或11.2%乳酸钠3ml/kg，此剂量可提高$CO_2$结合力5mmol/L。必要时可重复一剂量。一般来说$PaO_2$为8kPa(60mmHg)，无进行性代谢性酸中毒，可以认为危险性不大。在患者脱离呼吸机时有可能发生代谢性碱中毒。轻度或中度低氯性碱中毒($CO_2$结合力在36.5mmol/L以下)，仅需输5%葡萄糖盐水或生理盐水30ml/kg，有低钾血症者同时补钾，不需用氯化铵。重症碱中毒pH>7.6，血氯<85mmol/L或$CO_2$结合力>37mmol/L时，可用2%氯化铵溶液(含氯375mmol)，但对肝功能不全者不宜应用。补氯计算公式为：(103-患儿氯值mmol/L)×0.3×体重(kg)=补氯的毫摩尔量。

呼吸性酸中毒或碱中毒首先要按病因处理。酸中毒时要解除呼吸道梗阻，改善换气功能，使$CO_2$排出。碱中毒时应减少$CO_2$呼出或用含5%$CO_2$的氧气吸入来治疗。

如果患者使用氨基酸溶液，因酸度较高，对婴幼儿的影响不可忽视，应考虑适当补给碳酸氢钠。

(七)出血与输血

体外循环凝血因子被破坏、术中止血不彻底、发绀型心脏病凝血机制异常等，常造成术后出血。因此术后要特别注意观察引流量和血液颜色。如果每小时少于200ml，多为弥漫性渗血，应查找原因进行处理，如加用鱼精蛋白、输新鲜血、用止血剂等保守治疗，多能控制出血。血液呈暗红色，多为右心系统活动性出血；血液呈鲜红色并随血压升高而涌出，多为小动脉等左心系统出血。10kg以下婴儿每小时出血在100ml以上，20～30kg小儿每小时出血在200ml以上，就应立即开胸止血。如果出血突然停止或减少，要考虑心脏压塞之可能，并作术前摄片检查。肉眼未见外出血而血细胞比容急剧下降要怀疑有内出血，如消化道出血、胸腔出血、颅内出血等。排除异常出血而血细胞比容偏低，应通过输血使血细胞比容保持在0.35以上。

(八)有创测压

桡动脉或股动脉插管测压，可直接反映体动脉平均压，对判断血流动力学，尤其在低心排时很有价值。一般要求维持在9kPa(67mmHg)以上。中心静脉压可反映血容量和右心功能情况。测压管前端应于右心房同一水平(相当于第4前肋水平线和腋中线的交叉点上)，即为"O"点，正常值为0.59～0.98kPa(6～10cm$H_2O$)。肺动脉压可反映右心功能和肺血管压力、阻力情况，正常值为2kPa(15mmHg)。左心房压是观察二尖瓣左心室功能及血容量的可靠方法。大于1.6kPa(12mmHg)反映左心功能低下，小于0.7kPa(5mmHg)说明左心血容量不足。对于有创测压要注意无菌操作，用淡肝素溶液输液泵持续输入保持导管通畅，防止脱管、发生血肿等。压力稳定后尽早拔除导管。

(九)少尿与肾功能不全

术后出现少尿或无尿常是严重低心排的表现，预后不良。一般术后第一天少尿，可用利尿剂改善。婴儿尿量要求达到每小时1ml/kg，最好每小时2ml/kg，说明肾功能尚好。若低于此数字，要给呋塞米每次0.5～1.0mg/kg或20%甘露醇每次2ml/kg，与氨茶碱合用利尿效果更好。重症患者在急性期一方面有全身浮肿，又有血容量不足，此时少尿原因很难判断。若用利尿剂血压明显下降，给利尿剂就要慎重，并要考虑到血容量不足,应予以补充。急性肾功能不全时,输入量受限制,患者血压又低,有全身浮肿、腹水、胸水、静脉回流障碍,形成恶性循环。此时最好作腹膜透析或动静脉超滤治疗,对水与电解质调节非常有效,又不会引起急剧的血流动力学变化。

(十)营养

心脏手术创伤大,加上失血、禁食等原因,常造成代谢紊乱、负氮平衡、水与电解质平衡失调、贫血和营养不良。这些变化可影响患者恢复,妨碍组织愈合,对病情的转归和预后都有直接影响,因此合理补充营养对心脏手术患者十分重要。

轻症患者拔管后数小时即可饮水,次日可吃流质,不必特别限制盐。重症患者使用呼吸机时间较长,术后3~4天如无腹胀,肠蠕动恢复即可鼻饲牛奶及其他营养品。对严重低心排的患者补给营养比较困难,可考虑给静脉高营养。小儿一般可通过周围静脉补给,每日每千克体重所需热量大致为(70~80cal),用脂肪乳和葡萄糖提供热源,用多种氨基酸溶液提供氮。按每日 0.2~0.4g 氮/kg 计算,氮与热量比例为每 1g:200~300cal。脂肪乳开始按每日 0.5g/kg 计算,1 日后可逐渐增加至 2g/kg,最大不可超过 4g/kg。脂肪乳和多种氨基酸溶液可用输液微泵缓慢均匀输入。另外,可在氨基酸溶液中加入微量元素和多种维生素。

(十一)感染

心血管手术使用异物机会较多,因此应常规使用广谱抗生素预防感染。长期应用机械呼吸易发生革兰阴性细菌感染,输液管路、监护线路、导尿管等都是感染的途径,特别是采用输血后残留微量血液是最好的细菌培养基,因此必须每日更换三路开关,注意无菌操作。此外,医护人员与患者之间的交叉感染也必须重视,重症患者应单间隔离。

### 四、控制性低血压

由于外科某些手术的需要,如大血管手术,血液循环异常丰富区域的手术,面部、肝或颅内血管瘤手术等,为了减少术中渗血,有利于手术操作,通常可采用一定的方法降低麻醉患者的血压,称为控制性低血压。

(一)控制性低血压的机制

正常血压的维持主要依赖于心排血量、周围血管总阻力、血容量和血液黏稠度等。而正常血管的压力随着动脉分支则逐渐下降,在毛细血管前平均压约为 4.3kPa(32mmHg)。如果周围血管阻力由于小动脉的扩张而消失,血流通过小动脉就可不发生显著的血压下降。所以只要平均动脉压大于 4.3kPa(32mmHg),则组织器官的血液灌流量仍然可保证,微循环功能不会受影响,组织也不会发生缺氧。据此,在扩张血管降低血管阻力时,尽管血压下降,组织的血液灌流量可维持在正常范围内。

根据流体力学原理,尽管血压有明显下降,只要血管内径扩大,就完全可以保证组织灌注量不变,这一理论为安全施行控制性低血压提供了科学依据。

(二)控制性低血压的实施方法

1946 年 Cardner 首先采用动脉放血降低血压,术终用动脉输血再回升血压的方法为一胸膜血管瘤患者手术,取得了减少出血的效果。此法对患者生理影响较大,且不易控制,现已不用。20 世纪 50 年代初,神经节阻滞剂和各种血管扩张药问世,为控制性低血压提供了极大可能性。至70年代初,相继出现了三磷腺苷、硝酸甘油、前列腺素E、钙通道阻滞剂等降低血压药物,取得了良好效果,并有较好的调节性和安全性。笔者所在医院多用硝普钠降压,但必须作心电图及有创或无创连续动脉压监测。该药使用方便,易于控制,比较安全。一般将硝普钠50mg加入10%葡萄糖液100ml内,用输液微泵控制剂量,从 $2\sim4\mu g/(kg\cdot min)$ 开始,根据降压的需要随时调节剂量,一停药血压便立即回升。硝普钠为血管平滑肌强有力松弛剂,扩张动、静脉,降压迅速,作用时间短暂,因此特别适合控制性低血压麻醉和外科手术的应用。

(三)控制性低血压的应用指征

凡某些渗血较多影响手术操作、大血管手术为了安全及一些特殊肿瘤切除等,原则上均可采用控制性低血压来配合手术完成。

1. 血管瘤手术 包括脑膜血管瘤、颅内动脉瘤、肝脏巨大血管瘤,以及鼻咽部手术、中耳和内耳手术及显微外科手术等。

2. 某些大血管手术 如主动脉缩窄、动脉导管结扎或切断、大动脉瘤切除,包括假性动脉瘤切除。

3. 嗜铬细胞瘤切除术 为防止高血压危象。

4. 眼内压很高的青光眼 为防止眼压过高危象。

5. 某些精细手术 如一些整形手术等,需要一个清洁干燥的手术野。

6. 某些手术后患者防止血压过高引起过多渗血、出血,出血性疾病保守治疗期间防止血压过高影响治疗效果,可将血压控制在正常范围最低值,不必降得太低。

7. 控制麻醉期间的过度血压升高 为防止左心衰竭、肺栓塞和肺水肿、脑出血等,降低颅内压,预防和减轻脑水肿。

(四)禁忌证

1. 麻醉医生缺乏对控制性低血压知识的了解,技术上不能掌握,设备不全。

2. 冠心病、严重高血压动脉硬化。

3. 循环功能不全,低血容量休克。

4. 肝肾功能障碍。

5. 慢性缺氧、缺血性周围血管疾病、有静脉炎或血栓史等。

(五)控制性低血压的安全界限

控制性低血压属非生理状态,因此使用中必须掌握好降压的安全标准。一般认为,平均动脉或收缩压允许降至平时血压的2/3。临床资料证明,当收缩压维持在8kPa(60mmHg)以上时,对于健全的器官不会造成缺血性损害。平均动脉压不应低于6.7kPa(50mmHg),如必须降至6.7kPa时,为安全起见持续时间最好不超过15~30分钟。临床上多采用肱动脉或桡动脉收缩压不低于8~9.3kPa(60~70mmHg)为安全界限。

(六)控制性低血压的常用药物

1. 咪芬(阿方那特) 该药为神经节阻滞药,其降压作用主要是与乙酰胆碱竞争交感神经节细胞内的N胆碱受体,从而阻滞神经冲动在交感神经节中的传导。神经节阻滞药有强大而迅速降压作用,在立位及坐位时尤为显著。在降压时心率常轻度增快。血压降低是由于总外周血管阻力和心排血量降低所引起的,而心排血量的降低则是由于静脉扩张,回心血量减少所致。由于动静脉扩张,减轻心脏前后负荷,因此对某些充血性心力衰竭患者可能产生有利作用。在降低心排血量时,对心肌收缩力一般无抑制作用,相反有正性肌力作用。本品特点是生效快,能立即降压,作用时间短,便于调节剂量。口服无效,一般采用静脉滴注给药,可配成0.2%浓度。开始滴入速度稍快,约1～4ml/min,滴入4分钟左右血压开始下降,当降到所需水平时,可用1ml/min维持,停药后数分钟血压即能恢复。总剂量成人限1000mg。缺点为血压波动较大,恒定低压较困难。此外,该药还有组胺释放作用,支气管哮喘及过敏者禁用。

2. 硝普钠　口服不吸收,静脉滴注4～6分钟血压可降至预期水平,停药后1～10分钟血压能恢复正常。长期应用可产生快速耐药性,突然停药会出现血压反跳现象。常用粉针剂每瓶为50mg,用前临时以5%～10%葡萄糖3～5ml溶解,再用500ml葡萄糖稀释,在避光输液瓶中通过输液微泵控制输注速度和剂量,一般按0.5～8μg/(kg·min)速度滴注,总量不超过5mg/kg。

硝普钠为血管平滑肌强有力松弛剂,其药理活性为亚硝基。由于小动脉扩张,使外周阻力下降而降压,同时也减轻了心脏后负荷。因静脉扩张,使回心血量减少,从而减少了右心室充盈压,减轻了前负荷。对心肌收缩力、心排血量无不良影响,并可使冠状动脉血流和肾血流增加。短期应用无严重副作用,但大量或长期使用,可使其代谢产物硫氰酸盐蓄积,致细胞缺氧,可出现恶心呕吐、肌颤或痉挛、神志不清、血压不能恢复、甲状腺功能减退等,用量超过4～12mg/kg可致死。长期用药需经常测血气及pH,如出现快速耐药现象、心动过速、代谢性酸中毒或静脉血氧分压增高等,均是氰化物中毒的信号,应立即停药,严重者可用50%硫代硫酸钠25ml或复合维生素B治疗。B族维生素缺乏、严重肾功能不全、营养不良、甲状腺功能低下者禁用。

3. 硝酸甘油　该药可直接松弛血管平滑肌,通过释放前列腺素E(PGE)而松弛血管平滑肌,使外周血管扩张而降低血压,因此可用于控制性低血压。常用0.01%溶液静脉滴注,开始速度为1μg/(kg·min),根据降压反应调节滴速。本品血压下降比硝普钠慢。此外,硝酸甘油还可解除冠状血管痉挛,增加缺血区供血,降低肺血管阻力,改善肺通气量,减轻心肌前后负荷,减少心肌耗氧量,对心肌起保护作用。所以可用于治疗冠心病、肺动脉高压、急性呼吸衰竭等。对颅内压高和肾功能不全患者慎用。

4. 三磷腺苷(ATP)和腺苷　ATP及其代谢产物腺苷是一种内源性血管扩张剂,特别对脑血流有一定调节作用。ATP扩张脑血管的作用比腺苷强100倍,用于控制性低血压,起效快,降压平稳,停药后血压很快恢复。但腺苷控制低血压比ATP更合适,腺苷在降压期间心排出量增加,心肌耗氧量降低,脑供血充足,肾血流量稍减少,但不会影响肾功能。一般用量为ATP20mg加入5%葡萄糖液20ml缓慢静脉注射。如果加用双嘧达莫(潘生丁),可增强降压效果,减少ATP的用量。三磷腺苷类特别适用于颅内动脉瘤钳闭术、动脉导管结扎术,对病态窦房结综合征、房室传导阻滞、急性心肌梗死、脑出血早期禁用。

5. 前列腺素E(PGE)　PGE有松弛血管平滑肌(引起血管扩张,血压下降)、抑制血小板黏附性、扩张支气管等作用,因此可用于控制性低血压,减轻心脏后负荷和支气管哮喘等。它经肺分解,故作用时间短,易于调节。静脉滴注速度为0.1～0.4μg/(kg·min)停药后血压恢复较慢。PGE的降压特点为兴奋交感神经,使心率增快,心排出量稍增加,肾血流量增加,促进肾排泄水、钠,扩张冠状血管。主要不良反应为刺激性较强,部分患者有呛咳、胸闷、头晕等反应,偶有过敏,一般10分钟后可消失。

6. 其他药物　尚有钙通道阻滞剂,如维拉帕米、硝苯地平、地尔硫卓、尼卡地平、拉贝洛尔等,用于控制性低血压。

(七) 注意事项

低压超过安全界限、持续时间过长、降压速度过快等,可引起肾功能障碍、脑损害、心力衰竭甚至心脏骤停、呼吸功能障碍等并发症,因此施术者必须注意掌握好适应证,注意术中监护和注意术中扩容,防止低血容量发生。用输液泵控制用药量,术后搬动体位要轻慢,加强循环、呼吸监护。

### 五、体外循环

体外循环是利用机械装置将机体的静脉血引流出来,通过人工肺进行氧合,再通过人工心将氧合血输送到动脉系统内,进行组织灌注,如此往复维持机体生命。利用人工心肺机进行的体外循环,亦称之为心肺转流。

(一)体外循环发展史

体外循环发展史可追溯到100多年以前。早在1812年Legallis就设想用体外循环来维持生命,提出了人工循环的概念。1828年Key利用静脉灌注法,使处于死亡中的肌肉恢复了应激性;1848年Leebell作了体外灌注肾脏的尝试;1848~1858年Brownsequrd认识到要用氧合血液灌注脏器,他们灌注离体动物的头能保持某些神经反射;1868年Ludig及Sehmidt制成可以维持恒压的灌注装置;1882年Schrodet使空气泡通过静脉血使之氧合,此即鼓泡式氧合器的开端;1916~1918年先后从动物的心和肝提取肝素;另外,还发现了ABO血型,因而推动了体外循环研究工作的进展。1950年Clark及Gollan等应用血液消泡剂,成功地研制出微泡鼓泡式氧合器。1953年Gibbon利用垂屏式氧合器和滚压式泵进行体外循环,为1例房间隔缺损患者成功地进行了心内直视修补。1956年美国、瑞典等国家相继在临床开展了心内直视手术,自此,体外循环便在世界各地广泛地开展。

我国于1956年由上海市胸科医院与上海医疗器械厂协作开始设计滚压式泵,并于1957年7月制成第一台国产人工心肺机。1958年6月西安第四军医大学应用进口心肺机在体外循环下为室间隔缺损患者进行心内直视修补术获得成功,同年7月上海市胸科医院用国产人工心肺机在体外循环下为1例先天性肺动脉瓣狭窄患者进行矫治术也获得成功,随后我国各大城市相继开展了体外循环心内直视手术。

随着科技的发展,体外循环临床应用的质量不断提高,范围不断扩大,人工心肺机性能不断改善,体外循环的应用方式也不断改变。目前常用的有:①完全心肺转流并与不同低温或常温相结合。另一种是与深低温结合的部分时间心肺转流,多用于婴幼儿先天性心脏病的心内直视手术。②左心转流:应用于主动脉及胸主动脉手术。③辅助循环及体外循环呼吸支持:用于急性心功能不全、肺功能不全或心肺功能不全的抢救。随着高分子化学工业和塑料工程技术的迅速发展,近年来又研制成功膜式氧合器和离心血泵。由于膜式氧合器的性能和设计不断改进,临床上也在广泛应用。离心血泵在许多国家不仅用来作为心脏辅助治疗,而且用于常规体外循环灌注。离心血泵具有创伤小、安全可靠、操作简便等特点。

(二)设备装置与应用

人工心肺机的基本装置是血泵氧合器及附件。

1.血泵(人工心) 是体外循环动力部分,可将动脉化的血液输送到机体内,向前呈单向流动,称之为动脉泵。亦可用它将静脉血吸出,称之为静脉泵。此外,还有冠状吸引泵、左心吸引泵及冠状动脉灌注泵等。大多数血泵运转原理是蠕动式的挤压作用于一根或多根管道。最常用的是滚柱式泵,能改变泵转动的速度。间断排空泵室并用活瓣引导血流方向的泵称搏动泵,搏动泵可改变泵速及改变搏动周期来控制输出量。一个理想的血泵所有部分都必须具有光滑惰性的表面,泵的机械性能应完全可靠,在泵血时应不损伤血液,且不污染血流。在影响损伤程度的诸因素中,最重要的是泵的输入端及输出端的压差,这种压差应最小,即应在正压时充盈而不产生真空,然后对其内的液体施加稳步升高的压力,直到足以能克服管道及患者周围血管造成的阻力。目前国内外普遍应用的是滚柱压式泵,其结构简单,操作方便。由于心内直视手术的复杂性,人工心肺机上的血泵数目已由原来的2个增加到4～5个,以适应全身灌注的高流量和左、右心吸吮,冠状动脉及头部动脉灌注的需要。这些泵头采取了组件式,在出现故障时可拆下更换,亦可在必要时单独使用。血泵是体外循环装置的主要部分之一,其主要作用是代替心室的排出功能和术中失血的回收或用于心脏停搏液的灌注。

2. 血液氧合器  氧合器是将其进入的静脉血中的二氧化碳排除,使氧分压升高而成为动脉血的一种人工装置。由于其模仿人体肺的换气功能,临床常用于心血管外科手术,在心肺循环阻断后暂时替代人体肺的功能。氧合器的种类和品种繁多;并随其材料和工艺水平的发展而不断地改进、完善。氧合器的性能和质量越来越好,应用的时限和范围也在逐步扩大,氧合器的改进促进了临床医疗工作的发展,而现代医学的发展又对氧合器提出了更高的要求。

(1)血液氧合器的基本要求

1)气体交换性能:能使血红蛋白为120g/L的静脉血的氧饱和度从65%上升至95%～100%,其最大的氧合量每分钟可达到6000～7000ml。能把氧分压维持在13.3～26.6kPa(100～200mmHg),同时能将二氧化碳分压维持在4.7～6.0kPa(35～45mmHg)。

2)预充量:预充量要小,产生血液涡流少,血细胞破坏少,能进行长时间的氧合与灌注。

3)结构:结构简单,便于安装消毒,能够达到氧合、热交换、去泡、过滤及储血相结合。

(2)血液氧合器的类型  氧合器按设计原理可分为3种类型,即血膜式、鼓泡式、膜式。

1)血膜式氧合器:是较早的一种氧合器,目前临床已不再使用。

2)鼓泡式氧合器:是通过发泡后再去泡而达到氧合目的的一种氧合器。在人肺内氧及二氧化碳的弥散是通过肺泡内膜及基底膜的分隔膜。而在鼓泡式氧合器中,通气是由进入此装置的很细小而弥散的气泡与静脉血的混合来完成的。在气泡和血的分界面,氧由气泡弥散入血内,而二氧化碳由血弥散入气泡内。氧合器的造型很多,其工作原理一般可分为氧合、消泡、过滤、贮血和变温5个部分。鼓泡式氧合器提供了一个大的气液面积,使之有高效的氧合,但有明显不足,易将气栓输给患者,对红细胞的破坏亦较其他氧合器明显,故其功能有赖于对气泡大小的精确控制、气流量速度的选择、抗泡沫剂的有效应用和过滤器的过滤作用。鼓泡式氧合系统配备贮血室,因此储存去泡后的血液和血液升降温用的热交换器,从而在心肺血液转流时能控制体温抑制全身的代谢率。

3)膜式氧合器:是目前比较近乎生理的一种氧合器,原理是仿生物肺肺泡气体弥散功能,即靠气体通过薄膜弥散到达血液,从而使血液提取氧和排出二氧化碳进行气体交换。血和气体各在膜的一侧,彼此不直接接触,血气间无直接界面,微栓少,对血液损伤小,有利于长时间灌注,为外科治疗复杂心脏病和抢救急性心肺功能衰竭,提供了较好的氧合器。膜式氧合器具有氧合性能好、对血液成分损伤小、蛋白变化轻微、预充量小、可用于婴幼儿心内复杂手术等特点。膜式氧合器从气体交换原理看,交换接近自然生物肺。它消灭了血气界面,减少了气栓危险,灌注6小时以上血液破坏仍很少,这确实为需长时间灌注和(或)长时间辅助循环的心内直视手术患者提供了一种比较良好的氧合器。

由于膜式氧合器结构较复杂,手术前准备工作时间较长,价格昂贵等,目前我国一般手术转流时间在2小时以内者,大多采用鼓泡式氧合器。从发展前景看,尤其在婴幼儿心血管外科,膜式氧合器必将取代鼓泡式氧合器。

## (三)小儿体外循环实施

小儿解剖及生理功能与成人差别较大。特别是新生儿,其心脏只相当于核桃大小,心肌柔嫩,极易损伤。在建立体外循环插管时,动、静脉插管很容易造成细小的主动脉排血不畅及腔静脉回流受阻。就代谢需要而言,小儿较成人需要更高的灌注流量。由于小儿血管系统弹性较成人好,对麻醉及扩张血管药物反应敏感性强,因此在体外循环期间灌注流量较成人大,但灌注压力一般偏低。小儿脏器发育不成熟,细胞膜稳定性差,体外循环可造成不同程度的血管外漏出,并引起组织水肿,此水肿与转流时间有关,小儿体外循环预冲液一般不主张全稀释。小儿体温调节机制不健全,体表面积比成人相对大,具有保温能力的皮下脂肪组织较成人少,体温易受环境温度的影响,其热量丢失及热量获得较成人迅速,所以小儿灌注复温过程中,保持血温与体温之间的温差小于10℃,不仅不影响复温速度,而且可促使周围与中心温差减小。小儿肺的结构特点是弹性组织发育差,血管丰富,毛细血管及淋巴间隙较成人宽,整个肺含血多而含气少,肺间质发育旺盛,肺泡数量较少且易被黏液堵塞,同时肺表面活性物质含量少,故易发生肺不张、肺气肿与肺后下部坠积淤血。因此长时间体外循环转流后,变性蛋白、破碎血小板聚积物以及溶血后产生的变性血红蛋白、免疫系统激活、微小栓子和肺内白细胞超化可导致肺损伤,进而产生呼吸功能不全。这种病理性损伤与心肺转流时间相关,时间越长,损伤越严重。因此小儿体外循环转流实施过程中各项措施要求较高,与成人转流灌注有很多不同特点。小儿体外循环的实施计划必须与临床具体病变相结合,常常因人而异。术前灌注师必须与外科医生进行讨论,以发现患儿的特殊性并做好准备,包括患儿的年龄、体重、身高、诊断、病理特点及实验室检查结果等。实施计划包括用什么型号的机器、氧合器、预充量、血液稀释度及温度的选择,心肌保护、体外循环的流量、灌注压力、血气分析、氧气和二氧化碳流量等各项指标监测,转流灌注的安全可靠性以及灌注过程中出现应急情况的处理。对一些新生儿或婴幼儿的复杂先天性心脏畸形疾病可选择性采用深低温停循环或深低温低流量转流的方法,为术者提供一个完全无血的手术野,同时又减少患儿的组织代谢,达到治疗目的。实施小儿体外循环灌注应掌握以下几点:

1.灌注技术 既要有熟练的操作技能,又要掌握有关的理论知识,要充分认识到患者从自身血液循环过渡到体外循环,各项生理指标变化极大,实际上患者是处在一种可逆性休克状态下进行心内直视手术。因此要求灌注师要从预充液配制、预充量的计算和血液稀释程度、心肌保护措施、灌注压力和灌注流量等一一掌握,同时要配合心脏复苏的处理。

(1)预充液配制及预充量的计算和血液稀释 预充液的配制采用林格液为主,另加入血白蛋白、血浆、低分子右旋糖酐、10%葡萄糖液、10%碳酸氢钠、10%氯化钾、20%甘露醇、地塞米松以及广谱抗生素等。预充量的计算根据患者体重、血细胞比容或血红蛋白和氧合器型号决定。血液稀释程度一般采用中度血液稀释法即血细胞比容稀释到20%~25%,或血红蛋白稀释至70~80g/L。

(2)灌注压与灌注量及灌注中各指标的分析 灌注压及灌注量是体外循环操作中的重要指标,常采用股动脉、桡动脉、颈内静脉或大隐静脉等作为压力监测部位。灌注流量为每平方米体表面积每分钟2.4~2.7L。临床监测温度常用食管温度和肛温,一般常用中低温即肛温25~30℃,在特殊病例中采用深低温时肛温要求在20℃以下。在灌注转流前并行,前并行或后并行过程中均测定血细胞比容,血气分析及电解质钾、钠、氯、钙等。每15分钟测定一次肝素化情况。灌注人员要随时根据监测结果调节用药,使患者的各项指标维持在正常或接近正常范围,这样患者的成活率就会大大提高。

(3)心肌保护和心脏复苏 心肌保护在心脏手术中极为重要,可直接影响到心脏复苏及术后心功能的恢复,乃至远期效果。心肌麻痹液配方尚无一致,一般晶体麻痹液采用500ml为单位,其中0.9%氯化钠350ml,10%葡萄糖135ml,5%碳酸氢钠12.5ml,10%氯化钾2.5ml。剂量按每次10~15ml/kg。采用主动脉根部灌注法,根据手术时间延长的情况每间隔30分钟追加一次心肌麻痹液,剂量为首次的1/2。目前有一些医院采用氧合稀释血心肌麻痹液取得一定效果。当心内直视手术结束,主动脉开放即为心脏复苏开始。要求患者温度达到33~35℃(肛温)以上,平均动脉压维持在8~10kPa,中心静脉压在0.98~1.57kPa(10~16cm$H_2O$)之间,血气分析基本正常。如此极易导致心脏自动复跳,心脏复苏成功,可维持一段时间后并行,逐渐减低灌注量停机。

2. 安全措施　体外循环是现代心血管外科的必备基础,人工心肺机的正常运转是保证心血管直视手术成功的必备条件。随着心血管外科范围的扩大,心内操作时间延长,人工心肺机的设备也在不断地改进和提高,心肺机的组件也增多、繁杂。如何保证体外循环灌注的安全可靠就显得特别重要。

(1) 灌注前准备　对每一例体外循环手术病例,都要认真对待,严格要求。在无菌条件下检查每一根管道有无破裂,每一个接头牢固程度是否可靠,氧合器安装位置是否合理。泵管的顺序有没有倒置。电源接触一定要安全可靠。

(2) 灌注中应急措施　为防止转流中泵管破裂,要求备用泵管放在随时可取的地方,可即时更换。为预防突发停电事故发生,因此每台心肺机均备有手摇柄2~4只,一旦停电,灌注人员应迅速以手摇柄转动动脉泵维持患者的灌注流量。对一些少见氧合器质量问题,如氧合不好,或氧合器渗血或裂变等应随时更换。同时相应降低血温,可减少患者组织代谢。总之,灌注人员要有高度责任心和严密的工作作风,杜绝和防止事故发生。

## 附一:肺动脉高压

肺动脉高压(PH)是指肺动脉压力超过正常的最高值,即肺动脉压力大于4/0.7kPa(30/5mmHg),平均压超过2.9kPa(22mmHg)。

(一) 肺循环的解剖生理特点

肺由两部分血液供应——肺动脉和支气管动脉。主动脉距右心室底部不到4cm即分为左、右肺动脉,入肺后沿支气管同时分支并行。由于组织学结构不同可分为3个部分:

1. 弹性组织段　与支气管并行,富于环行的弹性纤维,而肌组织较少。

2. 肌组织段　此段与毛细支气管、呼吸性毛细支气管及肺泡管并行,管壁具有较多的肌组织,但管壁甚薄,而管腔甚大,因此虽然管壁有舒缩功能,但阻力不大。

3. 肺小动脉段　此段自肺泡管而下入肺泡壁上的微血管网,管径约100μm,肺小动脉肌层大约在管径70μm处突然消失,仅留菲薄的内皮细胞层。

由此可见,在肺循环的管路上,无造成巨大阻力的小动脉段存在。支气管动脉由主动脉或肋间动脉发出,正常血流量仅占心排血量的1%~2%,它们供给除肺间质(肺泡间隔)外的所有肺组织。

肺泡壁上满布肺微血管,其管径较宽,且富有弹性,管壁外暴露于肺泡腔,不像体循环的毛细血管有组织挤压的阻力存在,所以肺微血管血流灌注甚为便捷。肺微血管的代偿力亦很强,即使一侧肺切除,也不会因血管床的减少,而使肺血管阻力明显增高。

由于肺循环途径较短,且处于负压的胸腔内,因此不需要复杂的血管运动调节。上述特点都是肺循环阻力小,血流运行快捷的原因。

正常肺动脉压力为 2~4/0.66~1.3kPa(15~30/5~10mmHg),平均 2kPa(15mmHg),而肺静脉或左心房的平均压为 0.8kPa(6mmHg)左右,两者压力差不足 1.3kPa(10mmHg),即能将右心室全部排血量由肺循环通过,而体循环则需 12kPa(90mmHg)以上的压差才能完成循环,可见体循环阻力要比肺循环的高 8~9 倍。所以肺循环在生理上有压力低、阻力小和流量大的特点。

(二)病因

肺动脉高压的基本原因包括:动力性(肺血流量增加)、被动性(左心房压力增高)、反应性(肺血管病变)、肺血管床减少、原发性及其他因素等。

1.动力性(肺血流量增加)　主要由左向右分流的先天性心脏病引起。常见的左向右分流先天性心脏病有:室间隔缺损、房间隔缺损、动脉导管未闭、肺静脉异位引流、单心室、单心房及房室管畸形等。其他心脏高输出状态如毒性甲状腺肿、维生素 $B_1$ 缺乏症、大的动静脉瘘及肝衰竭等。

根据欧姆定律压力＝流量×阻力,阻力不变,流量增加压力当然上升。由于肺循环有压力低、阻力小、流量大和肺微血管代偿力强等特点,所以只有当肺循环血流量超过正常的 3 倍以上时,才可产生肺动脉压力增高,称动力性肺动脉高压。

2.被动性(左心房压力增高)　造成被动性肺动脉高压的主要心脏病有:二尖瓣狭窄、左心房黏液瘤、左心房栓塞、三房心、先天性肺静脉狭窄、伴有左心室舒张压升高的左心衰竭、主动脉瓣狭窄或关闭不全、二尖瓣关闭不全、缺血性心脏病及心肌病等。所有这些疾病都可引起左心房压力升高,随后肺静脉和肺微血管压力也相继升高而发生扩张和淤血。当肺循环淤血量超过肺循环后备容量的限度时,肺动脉压力也就上升,日久又可引起肺血管收缩,更进一步加重了肺动脉高压,最终导致梗阻性病变。

3.肺及肺血管疾病　某些肺部疾病如肺纤维化、肺栓塞、肺气肿、先天性肺发育不全、先天性后外侧膈疝造成肺发育不全等,使肺微血管床减少而使肺循环阻力升高,引起肺动脉高压。此外,高原、肺泡通气不足等造成的缺氧,某些药物如 5-羟色胺、组胺类都会使肺血管发生收缩,引起血管收缩性肺动脉高压。

4.原发性肺动脉高压　无上述原因的肺动脉高压称原发性肺动脉高压。这可能是先天性的,即肺小动脉管壁保留胎儿期的厚度,在婴儿期其结构未能正常改变。有的为肺动脉分支狭窄,这些都将造成肺血管床阻塞,肺循环阻力升高而发生肺动脉高压。

(三)发病机制和病理生理

肺血流量增加、肺静脉淤血、肺血管床减少、低氧、血液黏滞度增高及某些药物等,都可引起肺动脉高压。一般认为左向右分流的先天性心脏病引起的肺动脉高压首先是肺动脉痉挛,此时是反应性肺动脉高压,应用血管扩张药如妥拉唑林或乙酰胆碱即可使肺动脉压明显下降。用药后压力不降多伴有不同程度的肺血管器质性病变。1996 年同济医科大学(现为华中科技大学医学院)附属协和医院周敬群对左向右分流的先天性心脏病肺循环血流动力学特点及其机制进行研究证明,正常肺动脉具有很大的主动性扩张的潜力,左向右分流的血液仅是压力传导的介质,分流量与肺动脉高压形成无关。肺血管痉挛才是肺动脉高压形成的根本原因。Euler 和 Lewis 都证明低氧可使肺小动脉和毛细血管前括约肌收缩而引起肺动脉高压。也有人对高原地区和平原地区的室间隔缺损病例进行对比分析,发现前者肺动脉高压比后者明显,说明缺氧在肺动脉高压的发生中有重要作用。在左向右分流先天性心脏病肺动脉高压患者中,术后若供氧不足或呼吸道有分泌物阻塞引起低氧时,就会发生肺动脉高压危象。相反,给予过度通气,充分供氧,使 $PCO_2$ 保持在 4kPa(30mmHg)左右,肺动脉压即可明显降低。关于缺氧会引起肺动脉高压的机制,一般认为是通过交感神经和体液升压因子而起作用的。渡边等人报告用抑制血管收缩因子的药物可抑制肺动脉压升高。也有人发现使用钙拮抗剂可使肺动脉压下降。这可能是钙拮抗剂阻断了缺氧时肺血管平滑肌细胞中钙离子增加促进肺血管收缩的作用。还有一些实验发现,当肺血管内皮细胞损伤后,正常使血管强烈舒张的乙酰胆碱(ACh)等舒血管因子却起收缩血管的作用。肺高压对肺血管内皮长期损伤释放大量的 ACh,其作用也十分重要。另外,肺血管内皮损伤使管壁的平滑肌细胞受血液成分的刺激和血小板的沉积凝聚,最终导致肺血管弹性下降、管壁增厚、管腔阻塞、肺血管床减少、阻力增加。

关于室间隔缺损和动脉导管未闭所引起的肺动脉高压,一般发生得最早、最重。这是因为左心室肺动脉间压差大、血流快,对肺血管的冲击力大,血管内皮损伤早而重,痉挛和病变也就早而重。相反,房间隔缺损由于压力差小、血流缓慢、右心室均匀流入肺动脉,冲击力小,血管内皮损伤相对小,因此肺动脉高压和肺血管病变也发生得晚。

左心房压高引起的淤血性肺动脉高压机制主要是肺静脉压增高,肺毛细血管压增高使液体渗出到肺实质、肺间质,使肺泡顺应性下降,导致肺水肿等。结果可使肺泡内氧分压降低,反射性地使肺小动脉痉挛收缩,产生肺动脉高压。

(四)肺血管的病理进程

随着肺动脉高压的发展,肺血管将出现一系列病理改变。国内外学者对此作了大量研究,提出了各自不同的分期法。Heath 等首先提出 6 期分类法:

1. Ⅰ期(胎儿型肺血管期)  正常胎儿期肺循环阻力略高于体循环压力,一般于出生后 6 周~3 个月内肺小动脉的中间肌层和弹性层完全退化,而大型室间隔缺损和粗大动脉导管则退化不完全,肺血管阻力下降不明显,右心室和肺动脉保持高压,即仍保留了胎儿期肺血管变化。

2. Ⅱ期(中层肥厚和内膜细胞增生期)  大的室间隔缺损可使小动脉中层肥厚,但内膜无变化。房间隔缺损则有最小肌肉动脉和小动脉内膜细胞增生和肺静脉内膜纤维化。室间隔缺损肺动脉高压,肺静脉压正常。

3. Ⅲ期(进行性血管纤维阻塞期)  中层肥厚,内膜纤维化,部分血管出现扩张。

4. Ⅳ期(进行性小动脉扩张期)  血管被内膜纤维化闭塞及纤维组织弹性组织增生,动脉内膜出现丛状改变等局部扩张。

5. Ⅴ期(血管慢性扩张期)  出现扩张病变及血管瘤样病变,小动脉呈含铁黄沉积改变。

6. Ⅵ期(坏死性动脉炎期)  小动脉呈坏死性炎症改变。

Ⅰ~Ⅱ期为可逆性病变,Ⅲ期为部分可逆,Ⅳ~Ⅵ期为不可逆。

国内阮英茚和丁文祥等提出 4 级分期法:①肺小动脉肌层肥厚,保持肺动脉高压,多见于婴儿期。②血管内皮细胞增生,使管腔狭窄,多见于 1 岁以后。③内皮细胞渐消失,代之玻璃变性的纤维组织。④血管内有血栓形成,使管腔狭窄渐闭塞,阻力增大。婴幼儿期Ⅰ~Ⅱ级为可逆的,因为管壁的器质性病变尚未巩固,而且还有管壁肌层痉挛的因素存在。Ⅲ~Ⅳ级一般认为是不可逆的。

(五)手术病例选择

对于先天性心脏病引起的肺动脉高压,应选择何时手术是个有争议的问题。目前许多医院仍以临床上有无发绀、心脏杂音程度、分流方向和肺循环压力及阻力大小而定。显然仅根据这些指标是不够全面的,而着重考虑肺血管损害程度来决定手术时机,则更为可靠。因为这类患儿肺血管改变的程度和范围并不一致,肺活检局部取材也不能反映全肺情况,故临床上较难掌握。患儿的心肺功能、血氧饱和度、安静时有无发绀、X线胸片肺血多少等,虽是重要线索,但也只能作为参考。至于有逆向分流者,Brummell强调于导管检查时用血管扩张药妥拉唑林1mg/kg注入肺动脉内,肺血管阻力下降者说明血管痉挛是肺血管阻力上升的因素之一,故可手术治疗。胡盛寿报道艾森曼格综合征亦有1/3患者可望手术缓解,所以目前仍无统一标准。但一般认为休息时有发绀、收缩期杂音短或消失、肺动脉第二音明显亢进、X线胸片肺动脉段突出、右肺动脉中心段明显扩张而远端细小、右心导管检查示右向左分流、全肺阻力大于10单位,肺-体循环阻力比值大于0.75,Pp/Ps>1而肺体循环血流量比值小于1.3,关闭室间隔缺损将会加速患者死亡。王恩远强调右心导管检查时肺动脉压差(Pps-D)更是重要的客观依据之一。$Rp/Rs<0.45$、$Qp/Qs>4$、$Pps-D>4kPa$,术后肺损害均轻;而$Rp/Rs>0.75$、$Qp/Qs<2$、$Pps-D<2kPa$者肺损害都重。肺动脉压差比肺血管阻力和肺血流量在计算对比上最为直观,误差最小,最能客观地反映肺血流动态及肺血管床情况。故肺动脉压差作为评价肺血管损害程度、储备能力及手术选择的直接依据是可信的。有些病例尽管临床情况欠佳,但心导管检查$Pps-D>4kPa$,$Qp/Qs>2$,术后及远期效果仍是乐观的。当前对大型室间隔缺损,主张在婴幼儿期及早手术是总的趋势。

## 附二:心脏骤停

由于某种原因,心脏突然停止跳动,使全身血液供应中断,这种紧急状态称心脏骤停或循环骤停。如不及时抢救,患者在短时间内即可因全身缺氧而死亡。因此要求医护人员能在15~30秒内作出心脏骤停的正确诊断,并分秒必争地进行复苏抢救。

(一)原 因

引起心脏骤停的原因很多,比较常见的原因有以下几方面:

1. 意外事件 如电击伤、溺水、雷击伤、新生儿蒙被缺氧窒息、意外天灾、交通事故、严重创伤、自杀等。

2. 麻醉意外 麻醉用药选择不当或用药过量、麻醉过深、椎管麻醉范围过广、麻醉操作失误(如气管插管滑脱或阻塞未及时发现)、严重缺氧、高二氧化碳血症,以及错将氩气、笑气误当氧气吸入等,均可造成心脏骤停。

3. 反射性心脏骤停 在缺氧及二氧化碳潴留的基础上,刺激迷走神经很容易引起反射性心脏骤停,如在颈胸区操作刺激传出迷走神经,暴力扩肛、内脏牵拉、刺激咽喉及气管隆突等刺激传入迷走神经,均可致循环骤停。

4. 手术因素 胸腔手术(特别是心脏手术)、腹腔或颅内大手术,手术时间过长或失血量过多,均易导致心脏骤停。

5. 疾病及物理因素 病毒性心肌炎、心肌病、严重心律失常、心内膜下弹性纤维增生症、各种原因的心力衰竭、某些严重的先天性心脏病、急性心脏压塞、超高热、膈疝或胸腔巨大肿瘤压迫心脏、麻醉下体位突然改变等,也可诱发心脏骤停。

6. 休克因素 如感染性休克、创伤性休克、心源性休克、多器官衰竭导致的休克及过敏性休克等,都可引起心脏骤停。

7.药物中毒及过敏 如锑剂、洋地黄、氯喹、奎尼丁及有机磷中毒等,青霉素及麻醉药过敏也可导致心脏骤停。

8.电解质紊乱 高钾、低钾、严重酸中毒等都可引起心脏骤停。

(二)诊断

心脏骤停的诊断并不困难,关键是必须迅速而果断。切忌为了确诊而几个人轮流听心音、摸脉搏、测血压,因此延误了最宝贵的抢救时机。一般抓住以下几个特征即可确诊:

1.突然意识丧失。

2.颈动脉、股动脉或桡动脉摸不到搏动,听诊心音消失。

3.呼吸停止,面色灰白或发绀,瞳孔散大,对光反应消失。

4.如果在手术中心脏骤停,可发现手术野创面突然血色变紫,创口不出血。

5.心电图监测可见是一条直线或心室颤动。

(三)治疗

心脏骤停的治疗实际上是指对心跳、呼吸骤停的急救而言。人体是一个对立统一体,我们的责任和目标是要争取达到完全复苏,并非仅仅是心跳复苏,而必须恢复患者的智力。人为复苏的成功在很大程度上取决于神经系统功能的恢复程度,所以近年来已把心脏复苏扩展为心肺脑复苏。关于对人脑所能耐受的循环停止的临界时限一直是4分钟左右。Stephenson分析了1200例复苏成功的病例,发现其中94％是在心脏停跳4分钟以内进行抢救的,仅有6％超过4分钟,但均有严重的神经系统后遗症,认为从统计学上可以肯定,4分钟的时限是正确的。然而国内亦有不少报道超过上述时限而获得完全复苏者,甚至心跳停止25分钟也有数例完全恢复的报告。事实说明脑缺氧超过4分钟确会产生严重后果,但不等于超过这个时限脑缺氧损害就不可救治。所以我们应当一方面分秒必争地缩短临床死亡时间,为完全复苏创造有利条件,另一方面对超过"临界时限"的患者,仍要千方百计、满怀信心地进行抢救。抢救原则是在心跳骤停4分钟内先开始心肺复苏,给予基础生命支持(basic life support,BLS),8分钟内给予强化心脏生命支持(advanced cardiac life support,ACLS)。

1.基础生命支持 一般包括3个程序,即开放气道(airway)、人工通气(breathing)、人工循环(circulation)。

(1)开放气道(airway) 首先清除口内异物,包括活动的牙齿,然后仰头,将下颌托起,使舌根抬高以保持呼吸道通畅。此即仰头抬颌法,对开放气道效果最佳。

(2)人工通气(breathing) 即建立人工呼吸。

1)口对口人工呼吸法:小儿一般采用口对口鼻吹气。健康人呼出气的氧浓度约为16％,二氧化碳浓度约为4％,深吸气可使氧浓度增至18％,二氧化碳降至2％,吹气是否有效,可目视患儿胸廓有否起伏而定,或以听诊器听其有否呼吸音为验证。吹入气量按每次6ml/kg左右为宜。每分钟吸入次数可按年龄而定,新生儿每分钟25～28次,儿童每分钟20～24次。吹气过多过快可使空气吹入胃部,如插入胃管比较安全。口对口人工呼吸仅是一种现场急救措施,待情况有改善应立即改气管插管建立人工呼吸。

2)人工呼吸法:最简单的方法可采用呼吸气囊进行加压人工呼吸,如需长期人工呼吸可采用机械通气法。不过在进行心脏挤压时,最好不用呼吸机,尤其不能用定压型呼吸机,否则必然造成换气不足。

(3)人工循环(circulation) 即恢复循环功能。确定心脏骤停时,应在最短时间内(不超过1分钟)进行心脏按压术。

1)胸外心脏按压:将患者置仰卧位于硬板床上。术者两手掌重叠,以掌根部置于胸骨上2/3和下1/3连接处(小儿略高),按压速度每分钟80~100次,按压深度2~3cm即可。对小婴儿或新生儿仅用2~3个手指加压即可,两手能合抱胸围的小儿可合抱后用两拇指按压。有效的按压必须保证心脑的最低血氧供应,收缩压应达到7~8kPa(50~60mmHg)。也可以颈动脉或股动脉有无搏动作为按压有效的指征。如有心电图监测,可出现按压机械波。关于心脏按压次数与吹气次数之比,如一人操作时,按压次数与吹气次数之比为15∶2,两人操作时为5∶1。Babbs提出腹部对搏术更能收到良好效果。一般的心肺复苏法对回心血量和搏出量基本达不到生理要求,腹腔静脉血"来回动荡"不能回流。腹部对搏即按压胸部抬起时,再压腹部(脐部),这样可以改善腹部静脉血向心流向,增加腹压的同时亦增加了回心血量。另一方面腹主动脉也受到压迫,增加了主动脉压力,有利于脑、冠状动脉的血流量增加。

2)胸内心脏按压:当胸外心脏按压无效时,可开胸做心脏按压。在无菌条件下,经左前第4~5肋间进胸,以右手4指伸入心底部,拇指放在心脏前面进行按压。如效果不佳或心包有积液时,可打开心包,以双手上下按压,要注意避免损伤心脏。

2. 进一步生命支持 又称后继复苏。4分钟内开始初期复苏,8分钟内开始后继复苏,存活率可达43%。后继复苏开始越早越好,其复苏内容包括机械呼吸、监护、用药、除颤等。

(1)建立机械呼吸 手法人工呼吸或口对口人工呼吸,耗费体力,不能持久,效果亦不确切,也不能防止胃内容物反流误吸,因此必须尽快气管插管,建立机械呼吸。

(2)用药 在心脏骤停复苏中,药物使用占重要地位。用药的目的在于提高心肌收缩力,改善冠状动脉供血,增进周围血管张力。但必须在心脏有充分供氧的基础上,才能收到良好效果。

1)肾上腺素:是心脏复苏的首选药物。它的良好作用可能是由于它具有兴奋α和β肾上腺素能受体作用的原因,在心脏按压时它可提高灌注压,直接兴奋心肌的高低节律点及传导系,加快心率,增加心肌收缩力。由于外周血管收缩作用,肾上腺素可升高灌注压,改善心脏按压时冠状动脉血流供应,使心室细颤转为粗颤,提高除颤成功率。给药途径可静脉、心内注射或气管内注入。1903年Crble等首次报告对心脏骤停的狗静脉注射肾上腺素使复苏成功。20世纪60年代Redding等对心脏骤停药理生理和治疗做了较多动物实验,认为肾上腺素可促进恢复自主循环,剂量1mg就有效,相当于0.1mg/kg。美国心脏协会为了统一心肺复苏步骤和方法,制订了正规"心脏生命支持指南",推荐肾上腺素的标准剂量为0.5~1.0mg静脉注射(成人),每5分钟可重复一次。近年来动物实验及临床应用证实,大剂量肾上腺素治疗心脏骤停可明显提高成活率。1989年Goetting等连续报告7例小儿心脏骤停应用大剂量肾上腺素的经验。患儿年龄28周~16岁,于心脏骤停15~24分钟,给予大剂量肾上腺素(0.2mg/kg)静脉注射,6例恢复稳定的自主心律。Ralstone等给予心脏骤停的狗0.01mg/kg,复苏成功率为40%,给予0.03mg/kg,成功率为80%,给予0.1mg/kg,成功率为90%。Paradis等对32例多次给1mg/kg肾上腺素仍无反应的患者,给大剂量(0.2mg/kg)后冠状动脉灌注压增加了1.55±1.32kPa(11.3±10.0mmHg),从而改善了恢复自主循环比率。Browz等给予实验动物大剂量肾上腺素(0.2mg/kg)使心肌血流量每分钟增加>50ml/100g,并使心肌氧供超过氧耗;同时使脑皮质血流量每分钟增加10ml/100g以上。谷兴琳曾应用大剂量肾上腺素抢救心脏骤停患者11例,7例获得复苏成功。另有学者研究表明,给肾上腺素0.2~2mg/kg之间,无显著统计学差异,因此认为肾上腺素最适宜的剂量为0.03~0.2mg/kg之间,再加大剂量效果并不增加。

关于大剂量应用肾上腺素的并发症问题，Holl 等报告用 285～1000μg/kg 可诱发肺水肿，有人报告静脉注射 30mg 肾上腺素也获存活。Callaham 最近对大剂量应用肾上腺素的危险性进行了详细研究，共观察 68 例，其中标准剂量(0.5～1.0mg/kg)35 例，大剂量组(0.2mg/kg)33 例，两组复苏后，血压升高及持续时间、心电图、肺水肿、CK 及 CK-MB、血糖、血钾和血中儿茶酚胺状态，无明显差异。这可能与心脏骤停时肾上腺素能受体向下调节，对儿茶酚胺的敏感性和药动学改变，以及血流缓慢使之分解有关。总之应用大剂量肾上腺素治疗心脏骤停是比较安全的。

2)三联针：即肾上腺素、异丙肾上腺素和阿托品各 1mg。混合后经心内或静脉注入，对心脏复苏有较好疗效。

3)碳酸氢钠：心脏骤停后，缺氧引起代谢性酸中毒，呼吸停止引起呼吸性酸中毒。在心脏按压过程中，低灌注状态使酸中毒进一步加重。酸中毒可使心室颤动阈值降低，心肌收缩力减弱，影响除颤心脏复跳成功。而且增加肺及肾血管阻力，使血氧离解曲线右移，减低血液携氧能力和内生肝素的抗凝作用，导致弥散性血管内凝血。因此在心肺复苏中应用碳酸氢钠纠正酸中毒极为重要。首用剂量可按每次 1mmol/kg 或 1～2ml/kg 静脉注射，以后可根据动脉血气决定用量。如不能测动脉血气，首次剂量后可按心跳停止每延长 10 分钟给 5％碳酸氢钠 0.5～1.0ml，但每次用药以不超过首次量的一半为宜。快速输入可能引起致死性高钠血症和高渗综合征，为此，一次静脉注射不应超过 75ml。此外，碳酸氢钠用药时机不当，用量过大，可能对机体有害，如释放二氧化碳自由扩散入心肌细胞和脑细胞，可抑制其功能，使儿茶酚胺类药物失活；高钠、高渗血症引起肺水肿等。故只有在除颤、心脏按压、建立人工通气和药物治疗后才用碳酸氢钠。

4)异丙肾上腺素：为一种 β 受体兴奋剂，具有增强心肌收缩力、加快心率、增加心排出量、兴奋心脏高位起搏点及加强心脏传导功能，但心肌耗氧量增加，易引起心律失常。该药适合于心肌松弛之心脏停搏、房室传导阻滞或阿斯综合征引起的心脏骤停。与肾上腺素联用可加强其效应。用量 1mg 加入 5％葡萄糖液内，根据血压、心率反应调节滴速。

5)钙剂：常用氯化钙或葡萄糖酸钙。钙剂可增加心肌收缩力和增强心室自律性，因此对心脏骤停、心肌无力、心脏扩大应用有益。但高浓度钙进入心肌细胞，可引起心肌坏死，对洋地黄化患者，有促使洋地黄中毒的危险。近年研究证明，在心肌缺血再灌注期间，大剂量钙离子聚集在细胞内，增加了 ATP 的消耗，并减少了线粒体产生 ATP。故有学者认为在各类型心脏停搏中，钙剂无多大益处。异丙肾上腺素或肾上腺素与氯化钙配伍用可加重钙对心肌的有害作用，故应避免并用。

6)利多卡因：用以治疗室性期前收缩、室性心动过速和心室颤动。首次静脉推注 1mg/kg，必要时 10～15 分钟后可重复用药一次，为稳定心律可按 30～50μg/(kg·min)作静脉滴注。

7)阿托品：复苏成功，心肌恢复节律性收缩后，有时心律缓慢，可静脉注射阿托品 0.4mg。

8)多巴胺和多巴酚丁胺：用于心脏复苏后提高血压和维持血压稳定。按 5～10μg/(kg·min)静脉滴注。

(3)除颤　发现心室颤动应立即除颤。电极板一端放在胸骨右缘第 3 肋外 1cm 处，另一极放在左乳线第 5 肋间外 2cm 处，极板与皮肤紧压后再放电（先涂好导电糊）。小儿首次量为每秒 2W/kg。如除颤后心电图呈直线时，可连用小剂量再除一次。

(4)监测　心脏复苏后应对患儿意识状态、呼吸、血压、脉搏、体温、瞳孔、皮色、出入量、心排出量、中心静脉压、心电图、肾功能、血气分析、电解质等进行连续监测。

(5)脑复苏　心脏骤停必将带来脑缺氧、脑损害，因此心脏复苏，实际上包括心肺脑复苏。根据近年来资料报告，心脏骤停后幸存者中约有 20％有持久性脑损害。原则上在心脏复苏成功，建立机械通气后，脑复苏越早开始越好。

1)低温:用冰帽敷头部,冰袋敷两腋下及股动脉,同时给予人工冬眠疗法,使肛温保持在34℃以下,藉以保护大脑,降低中枢神经系统的代谢。

2)脱水:在心脏复跳测得血压后立即静脉注射20%甘露醇(0.5~1.0g/kg)以降低颅内压,减轻脑水肿,以后根据尿量给利尿剂或甘露醇。

3)激素:皮质激素具有稳定膜、消除自由基、降低脑水肿作用,应常规使用。常用地塞米松每次1mg/kg,以后按每次0.2mg/kg,每6~8小时一次,一般不宜超过4~5日。

4)纠正酸中毒。

5)巴比妥类:动物实验证实,心脏骤停或大脑停止循环前或后给大量巴比妥类药可减轻脑损害,控制惊厥,促进脑功能恢复。近年研究认为,巴比妥类药通过减少脑代谢率,减轻脑水肿,减少缺血时游离脂肪酸和环磷酸腺苷的形成,减轻中枢神经系统损害。此外,它还能减少大脑氧耗、降低颅内压、恢复脑灌注压、增加缺血区血供,改善脑缺氧状态。对消除氧自由基和降温也有一定作用。临床常用硫喷妥钠,首量30mg/kg(硫喷妥钠1g加入250ml 5%葡萄糖溶液内静脉滴注)。也有人提出根据病情分为3种不同剂量:小剂量为使患者不动,抑制惊厥;中等量为降低大脑代谢,使脑电抑制或静止,度过危重期48小时以上;大剂量可能对所有细胞膜都有良好作用。但大剂量对循环抑制作用相当大,尤其对心脏病或伴低血容量患者,使用时应小心。

6)钙拮抗剂:细胞内钙离子浓度增高是导致细胞死亡的重要因素之一。应用钙拮抗剂能有效地改善脑缺血及缺氧后脑血流和神经功能。常用的新型钙通道阻滞剂有利多氟嗪(Lidoflazine)、尼莫地平(Nimodipine)等。后者可使脑缺血后血流量增加,对脑的代谢无直接作用,前者较后者更少引起低血压,更有助于早期神经功能恢复。给予利多氟嗪1mg/kg,并在8小时和11小时后重复给药一次,96小时后脑损害可明显改善。尼莫地平剂量1~10μg/kg,静脉注射或口服每次15~30μg/kg。

7)高压氧:在高压氧下,氧弥散能力较大气压下有明显升高。脑组织和脑脊液氧分压随之升高,有利于改善脑氧供。复苏后早期,脑组织仍处于低灌注状态,高压氧治疗效果最明显。

## 参 考 文 献

[1]唐伟椿,张鸿毅,陈博渊等.小儿纵膈肠源性囊肿26例.中华胸心血管外科杂志,1995,11(5):304

[2]贾杜岩.小儿原发性肺癌二例.中华小儿外科杂志,1995,16(3):153

[3]秦笃祥等.临床胸部肿瘤学.济南:山东科学技术出版社,1995.175~295,314~318

[4]李晓峰.小儿动脉导管未闭的手术治疗.中华小儿外科杂志,1993,14(2):77

[5]杨思源.小儿心脏病学.第二版.北京:人民卫生出版社,1994.252

[6]郭加强.心脏外科技术图谱.杭州:浙江科学技术出版社,1995

[7]陈张根,张善通,曹金红等.7例完全性肺静脉异位引流的诊断和外科治疗.上海医科大学学报,1994,21(3):233

[8]张卫,任书南,邱兆昆.三房心的临床分型与手术指征(附7例病例分析).中华胸心血管外科杂志,1993,9:140

[9]李伯君,李功宋,朱朗标等.三房心的诊断与治疗.中华胸心血管外科杂志,1994,10:15

[10]汪曾炜等.手术学全集:心血管外科卷.北京:人民军医出版社,1995.56~65

[11]王思远,管健.肺动脉压差与肺损害程度.中华胸心血管外科杂志,1995,11(4):202

[12]李佳春等.体外循环灌注学.北京:人民军医出版社,1993.189~384

[13]O'Toole SJ,et al. Pulmonary vascular abnormalities in congenital diaphragmatic hernia. Clin Perinatol,1996,23(4):

781

[14]Wilcox DT,et al. Pulmonary parenchymal abnormalities in congenital diaphragmatic hernia. Clin Perinatol,1996,23(4):771

[15]Vanamo K,et al. A 45-year perspecitve of congenital diaphragmatic hernia. Br J Surg,1996,83(12):1758

[16]Lally KP. Extracorporeal membrane oxygenation in patients with congenital diaphragmatic hernia. Semin. J Pediatr Surg,1996,5(4):249

[17]Ijsselstijn H,et al. Long-term pulmonary sequelae in children with congenital diaphragmatic hernia. Am J Respir Crit. Care Med,1997,155(1):174

[18]Vanderwall KJ,et al. Fetal endoscopic(Fetendo) tracheal clip. J Pediatr Surg,1996,31(8):1101

[19] Adolph V, et al. Repair of congenital diaphragmatic hernia after weaning from extracorporeal membrane oxygenation. J Pediatr Surg,1995,30(2):349

[20]Bealer JF,et al. The 'PLUG' odyssey:Adventures in experimental fetal occlusion. J Pediatr Surg,1995,30(2):364

[21]Schnitzer JJ,et al. High-frequency intratracheal pulmonary ventilation:Improved gas exchange at lower airway pressures. J Pediatr Surg,1997,32(2):203

[22]Bullard KM,et al. Tracheal ligation increases cell proliferation but decreasses surfactant protein in fetal murine lungs in vitro. J Pediatr Surg,1997,32(2):207

[23]Graf JL,et al. Fetal hydrops after in utero tracheal occlusion. J Pediatr Surg,1997,32(2):214

[24] Alejos JC, et al. Factors influencing survival in patients undergoing the bidirectional Glenn anastomosis, Am J Carodiol,1995,75:1048

# 第四章　腹部疾病

## 第一节　腹壁非疝疾病

### 一、脐炎

急性脐炎(omphalitis)为新生儿特有的疾病,是脐带脱落后脐带残端发生的炎症。当前因加强了新生儿脐带的护理及早期应用抗生素治疗,重症脐炎的发生率已很低。急性脐炎处理不当可变为慢性。如在脐带创口未愈的基础上使用消炎药粉、中药粉等异物刺激,可形成肉芽肿,导致数年不愈。

(一)病因及蔓延途径

1.病因

(1)产前脐带膜破裂和多次阴道检查,胎儿经过产道时引起感染。

(2)羊膜早期破裂、产程长,均可引起脐带损伤感染。

(3)新生儿出生后切断脐带时,或在脐带残端更换敷料时污染引起炎症。新生儿破伤风即因处理脐带时被污染引起。

引起脐炎的病原菌以金黄色葡萄球菌为主,其次为溶血性链球菌、大肠杆菌,亦可混有厌氧菌感染,如破伤风杆菌、梭状芽孢杆菌等。

2.脐部感染后的蔓延途径和并发症

(1)局部扩散　沿脐周软组织扩散,引起脐周皮肤红肿,最常见的为局部蜂窝织炎。如炎症向深层扩散侵入腹膜,可引起脐源性腹膜炎。

(2)经脐部血管扩散　脐静脉经过镰状韧带,通过静脉导管连接到肝门静脉(图4-1-1)。新生儿出生后脐静脉及导管均已萎缩,而解剖上尚未闭合。脐炎时细菌可通过脐部到门静脉或腔静脉,而引起门静脉炎、门静脉栓塞或败血症。炎症亦可沿解剖上未闭的两条脐动脉,经过下腹壁深层,穿过腹壁筋膜和腹膜进入盆底、髂内动脉、腹主动脉引起下腹壁感染、腹膜炎或败血症。

(3)经脐部淋巴系统扩散　新生儿时期脐部淋巴系统引流广泛,淋巴液向上流到上胸部,向下流向腹股沟部。严重的脐部感染向下可引起下腹壁感染,向上可引起上腹壁及下胸壁感染。

(二)临床表现

新生儿期免疫功能低下,脐炎发生后,若治疗不及时可迅速蔓延。炎症因轻重程度不同,可表现不同的临

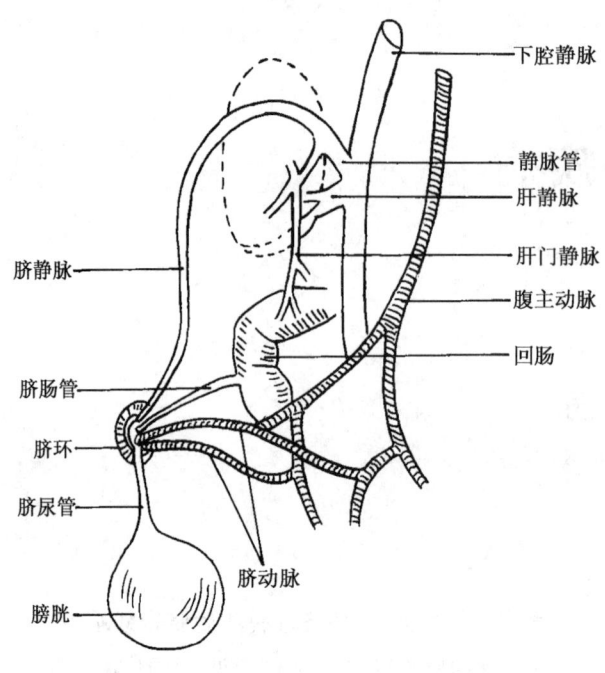

**图 4-1-1 胎儿期脐部解剖图**

床症状,从轻度红肿到广泛蜂窝织炎、脐部脓肿、脐周皮肤坏死脱落、腹膜炎,甚至败血症。

1. 轻度脐炎　发病率高。多无全身症状或轻微低热,脐部红肿,有少量浆液或脓性分泌物,局部轻压痛。

2. 脐周蜂窝织炎　轻重程度不同,严重时可蔓延至下胸部、腹股沟部。主要表现为脐周充血、水肿,压痛较明显。一些患儿脐周可发生脓肿,组织坏死脱落,形成溃疡。全身表现为发热、食欲差、呕吐,偶有腹胀。

3. 脐炎引起败血症　由于脐部细菌沿脐部解剖上未闭的静脉或动脉进入血循环引起。中毒症状明显,有高热、拒食、呕吐、腹胀、脱水、酸中毒等。如并发门静脉炎或门静脉栓塞后,随年龄的增长,门静脉压力逐渐增加,可继发食管下段静脉曲张,发生消化道大出血。

(三) 治疗

新生儿重症脐炎可引起败血症,治疗较困难,故应强调新生儿脐带的无菌处理,改善脐部的护理,预防脐炎的发生。对脐炎的患儿必须给予及时恰当的治疗。

1. 全身治疗　当脐炎伴有脐周蜂窝织炎、腹膜炎、败血症时,患儿中毒症状严重,除给予局部治疗外,应静脉输注 1~2 种有效的抗生素;维持水、电解质平衡,必要时输全血或血浆、肌内注射丙种球蛋白增强抵抗力;腹胀严重、呕吐不能进食者,应禁食,给予静脉营养,保证每日足够热量的供应。

2. 局部处理

(1) 单纯脐部炎症　脐部用 3% 硼酸水,或 0.1% 依沙吖啶湿敷,每天换药,清除脐部的分泌物。

(2) 脐部蜂窝织炎或脓肿形成　应行引流。如果有窦道形成,须扩大引流,扩创清除坏死边缘。

(3) 脐部肉芽肿　脐带延迟脱落或脐部炎症处理不及时,可产生脐部慢性炎症,局部出现一圆形小肿物,呈淡粉色或灰白色,伴有浆液性渗出,称"脐部肉芽肿"。除局部清洁治疗外,肉芽组织可用 10% 硝酸银、石炭酸烧灼,或用激光、电凝处理,以促进上皮细胞再生,逐渐愈合。如用以上方法治疗,长期不愈仍继续分泌黏液者,应考虑与卵黄管残余或脐尿管残余鉴别诊断。

## 二、脐部残余

（一）胚胎与解剖学

脐部残余（umbilical remnant）系指卵黄管（或脐肠管）胚胎发育畸形所造成的疾病。

正常人胚第2周时胚盘向腹侧卷折成圆柱形胚体。卵黄囊背侧胚体内胚层延长卷折成一头尾方向纵行管道即原肠，分为前肠、中肠、后肠3部分。前肠与后肠的末端分别以口咽膜和泄殖腔膜封闭。中肠与卵黄囊相通，随着卵黄囊的缩小，中肠逐渐延长。卵黄囊与中肠之间的部分为卵黄管（或脐肠管）。人胚第2周时卵黄囊壁上的胚胎中胚层细胞局部聚集成团，称为"血岛"。血岛是血管和原始造血细胞发生的原基，是随第3周胚胎的早期循环逐渐建立。在血液循环建立前，胎儿发育的营养通过卵黄管、卵黄囊提供。胎儿循环一般在第5～6周时完成，第6～7周时卵黄管即开始闭锁、退化，使中肠与卵黄囊分离，此时某些原因使其闭锁、退化失败，依其不同的部位而发生不同的疾病（图4-1-2）：

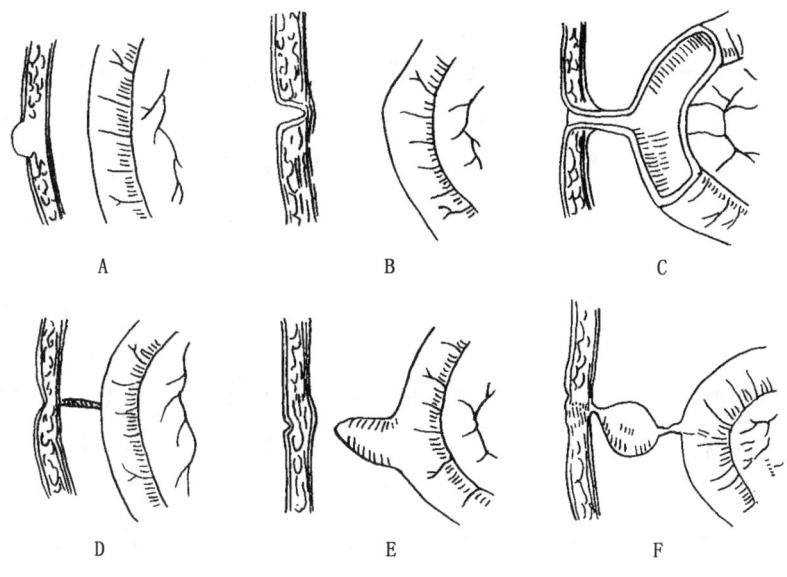

图4-1-2　卵黄管异常引起的疾病
A.脐茸　B.脐窦　C.脐肠瘘　D.脐肠索带　E.梅克尔憩室　F.卵黄管囊肿

1.卵黄管完全未闭　持续与中肠相通，产生脐肠瘘。
2.卵黄管部分闭锁　脐端未闭形成脐茸、脐窦，中间未闭形成卵黄管囊肿，肠端未闭形成梅克尔憩室。
3.卵黄管闭锁萎缩　形成纤维索带残留或脐肠索带。

（二）临床分类与治疗

1.脐肠瘘（patent omphalomesenteric duct）　是指卵黄管持续开放，连接在末端回肠和脐之间。发病率低，约占脐部残余疾病的2.5%～6%，男性为女性的5倍。临床出现症状多在生后1～2周，当脐带萎缩、脱落后，有肠液自脐部流出，有时伴有气体。脐肠瘘严重的患儿在哭闹腹压增高时，可有一段肠管套叠翻出，也有自脐部开口钻出蛔虫者。脐部检查可见一红色被覆肠黏膜的息肉样肿物脱出，中央凹陷。自此处插入一细管多无阻力,注入造影剂可进入小肠,即可确诊为脐肠瘘。

确诊后应手术治疗。①术前准备:脐肠瘘患儿,脐部经常受肠液的刺激,周围皮肤可发生湿疹样改变,或局部糜烂、溃疡形成,术前应使局部干燥,溃疡愈合。②手术切除全部脐肠管:作脐上或脐下弧形切口,暴露分离脐肠管至腹腔,找到与回肠连接处,作楔形切除,横行缝合回肠。若局部回肠因经常套叠、肥厚僵硬有炎症或脱垂肠管不能复位时,须行部分肠管切除再吻合术。

2. 脐茸(脐息肉)(umbilical polyp)　要与脐肉芽肿(umbilical glanuloma)鉴别。

脐肉芽肿系小儿生后几周、几个月或更长时间,脐部有一小圆形、樱桃红色肿物,大小为2～10mm不等,由肉芽组织构成,经常有分泌物或血性渗液,经数次10%硝酸银烧灼后可治愈。若肉芽肿较大,引起慢性炎症不易治愈者,应手术切除。

脐茸(脐息肉)症状与脐肉芽肿相似,为卵黄管脐端残留黏膜形成,故其表面被覆肠黏膜,无感染时分泌少量黏液,当摩擦受损后有血性分泌物,脐周常继发湿疹。局部用收敛药可暂时起作用,症状好转,但不久后仍会复发,故需手术切除。如脐茸有细蒂与脐相连,可在无菌操作下用丝线在皮肤黏膜连接处结扎,1周后被结扎的脐茸因缺血、坏死、干枯脱落而治愈,蒂粗者须切除缝扎。脐茸肿物中心顶端无凹陷或开口,此点可与脐窦鉴别。

3. 脐窦(omphalo mesentric duct sinus)　是卵黄管脐端开放、肠端闭合所形成的窦道。经常有黏液自脐部排出,如继发感染则可混有脓血。脐部皮肤因经常受分泌物的刺激,可发生充血红肿或湿疹样变。如渗出液引流不畅,可形成脓肿。一般在脐部可见一小的圆形红色突出,有黏膜被覆的小肿物,中央凹陷。自此凹陷处插入一探针或细导管,进入1～5cm即受阻。自导管注入造影剂行X线前后位或侧位摄片,显示造影剂与肠管不通,呈一盲管状,即可确诊。

脐窦的治疗:脐窦合并脐部感染时,应全身用抗生素,局部理疗、热敷。有脓肿形成则应行切开引流,待炎症消退后,必须手术切除窦道。一般作脐下弧形切口,仔细分离皮下组织筋膜层,暴露窦道。术前用一小探针或导管插入窦道内,可帮助术中识别,以便完整地切除窦道。术中如果怀疑或肯定窦道连接到回肠或肠系膜上,为了能得到很好的暴露,应将腹膜打开,先行处理其他畸形,然后逐层缝合切口。

4. 卵黄管囊肿(vitellointestinal cyst)　是因卵黄管两端(脐端和回肠端)闭合,在其中间部分保留原来之内腔。由于腔内黏膜的分泌物无出口,逐渐积聚使囊腔扩大而形成卵黄管囊肿,有时囊肿很大,可形成下腹部肿物,或因肿物与周围组织粘连,压迫肠襻而产生肠梗阻症状,偶尔囊内感染破溃引起下腹部炎症,反复发作可自脐部破溃,经久不愈。卵黄管囊肿是卵黄管畸形中最罕见的,手术切除是惟一的治疗方法。

术前可作腹部B超检查,显示下腹部囊性肿物。手术可行脐下或下腹横切口,逐层切开腹壁,暴露囊肿后完全切除,若有索带与回肠和脐部相连,均应一并切除,以防粘连性肠梗阻发生。囊肿偶因外伤破裂,需急诊手术。

5. 脐肠索带(omphalo mesenteric band)　是指卵黄管管腔退化闭锁,管壁组织持续存在,形成一实心纤维条索,从脐部连接到回肠、肠系膜或肝门之间,脐部偶合并脐茸或脐窦。脐肠索带可终身无症状,但其有潜在的危险,可使肠管扭转、压迫或嵌顿,形成完全性机械性肠梗阻,出现急性呕吐、腹胀、不排便等梗阻症状,在新生儿时期应与肠回转不良、先天性小肠闭锁等疾病鉴别诊断。如患儿有血便排出,表示有绞窄性肠梗阻,应急诊手术,解除梗阻,并同时矫正并发的脐部畸形。

## 三、腹壁肿瘤

发生在小儿身体其他部位的软组织肿瘤,均可发生在腹壁的任何部分。预后视肿瘤的性质、生长速度和治疗时的体积大小而定。一般说,腹壁肿瘤多属良性,恶性少见。

### (一)硬纤维瘤

小儿的硬纤维瘤多发生在腹壁,于腹直肌旁者较常见,一般都位于脐部以下。

1. 病因　目前尚不清楚,可能与损伤和内分泌有关。Dahn(1963)认为,强力的肌肉收缩是导致小儿的肌肉撕裂和血肿的主要原因,内分泌是次要原因。Geschicter 等认为,本病与激素有关,他发现患儿有较高的促性腺激素。有人认为小儿患该病是先天性因素造成的。还有人报道,腹壁硬纤维瘤发生于腹壁手术切口瘢痕上占 25%,显然与手术创伤有关。

病变起自腹壁肌肉、筋膜,常位于腹直肌前鞘或后鞘。Pearman(1942)报道 77 例,71.5% 在前腹壁,病变多位于腹直肌腱鞘、腹横肌或腹内斜肌,下腹部占 80%,腹壁其他部位亦有发生。

2. 病理　在腹壁原发部位常为单发性,呈圆形或椭圆形,无蒂的肿块,长大后常浸润腹股沟韧带、骨盆骨膜。如发生在腹壁深部者可浸润腹膜及腹内脏器,但很少向浅表穿过皮下而浸润皮肤。肿瘤肉眼观察表面呈白色,切面呈闪光的纤维束。镜下检查为大量成纤维细胞增生,起源于筋膜或腱膜,可向附近肌肉浸润,由梭形细胞(核染色深)代替正常的肌纤维,细胞之间有多量的胶原纤维。在多次切除、多次复发的硬纤维瘤病例,可转变为纤维肉瘤。

3. 临床表现　为生长缓慢逐渐长大的腹壁肿块,可有腹胀不适,不痛或偶有轻度疼痛。局部检查可见肿块表面平滑,边界不清楚,活动变小,常与腹股沟韧带或骨盆骨膜紧密粘连。肿瘤无包膜或包膜不完整,边界不清,向周围肌肉浸润,但不侵及皮下脂肪。

该瘤有浸润性生长的特点,术后复发率高达 25%~57%,为原位复发,从不发生远处转移。个别病例肿瘤可自行停止生长,甚至消失。

4. 治疗　临床确诊后,即应尽早行广泛切除术。为避免复发,应切除包括肿瘤周边 3cm 以上的浅面和深面的脂肪、肌肉及腱膜组织,受累的腹膜也一并切除。术后如有腹壁缺损,可根据其面积用附近组织(如阔筋膜)或人工合成材料修补整形。国外多数主张采用 Marler 网状织物做修补,或采用 Polyglactin 910 网织物做修补。

对不能切除的肿瘤,可试用放疗和化疗,然而一般只能获得暂时的姑息疗效,难以根治。

### (二)纤维瘤

纤维瘤(fibroma)是由纤维结缔组织构成,位于肌肉和皮下层。因所含成分不同而分为纤维肌瘤、纤维腺瘤、纤维脂肪瘤。如果肿瘤内毛细血管较多,可称为硬化性血管瘤。

1. 临床表现　肿瘤生长缓慢,界线清楚,有包膜,可活动。如有疼痛或出现恶性征象时,又称钙化纤维瘤,其中常有不规则钙化灶和软骨样组织,通常无包膜,质坚硬,呈结节状或弥漫状。

2. 治疗　手术切除肿瘤。有恶性倾向的肿瘤术后易复发。

### (三)血管瘤

参见第一章第七节小儿实体瘤与血管瘤的相关内容。

### (四) 淋巴管瘤

淋巴管瘤发病率仅次于血管瘤，是先天性淋巴系统的结构发育异常，属错构瘤。

**1. 病理分类**　根据淋巴管的扩张程度而定。

(1) 单纯性淋巴管瘤　是由小的扩张的淋巴管构成，侵及真皮和皮下层，表现为成群的厚壁小泡，小泡间有正常皮肤。

(2) 海绵状淋巴管瘤　淋巴管扩张成窦状，侵及皮肤、皮下层，并可侵入肌肉或肌间组织。大多数界限不清，呈弥漫性肿胀，质柔软，压之不缩小。

(3) 囊状淋巴管瘤　又称囊状水瘤。淋巴管扩张呈囊状，由多囊组成，囊间有分隔，亦可相交通。瘤体大，突出于皮肤表面，壁薄柔软，边界清楚，内含多量淋巴液。

**2. 临床表现**　腹壁淋巴管瘤除表现为局部逐渐增大的肿块外，多无症状。腹壁囊状淋巴管瘤多由腋下或腹股沟区延及腹壁，柔软，透光可呈阳性。常因外伤、挤压、穿刺而合并囊内出血的肿块，可迅速增大，张力增加，皮肤呈青蓝色并伴有疼痛，少数有低热。合并感染者有高热，局部皮肤有红肿及压痛。多房性者，感染难以控制，严重者可发生败血症。部分肿瘤在感染后，囊壁的内膜遭到破坏，失去分泌功能而发生纤维化。

**3. 治疗**　该瘤不会自然消退，应以手术为主，切除肿瘤是有效的疗法。海绵状及单纯性淋巴管瘤边界不清，切除后易复发，可作包括受侵皮肤及其周围组织在内的大块切除。肿瘤切除后的皮肤缺损如不能缝合，可行植皮术。大面积淋巴管瘤，一次切除有困难者可分期切除。合并感染的淋巴管瘤，如抗生素控制无效者，应先切开引流。术后可形成淋巴瘘，待感染控制后再手术切除。

### (五) 脂肪瘤

脂肪瘤位于皮下脂肪层，但也见于肌肉、肌间、腹膜后、肾周围及肠系膜等处，腹壁是好发部位，下腹较上腹多见。脂肪瘤由成熟的脂肪细胞组成，包膜完整，有许多纤维束隔与皮肤筋膜相粘连。

**1. 临床表现**　生长缓慢，多发或单发，局部隆起，多数呈半球形或扁平形，呈黄色，有薄的包膜，质地柔软，无痛，与皮下脂肪分界明显，甚少恶变。

另一类型为弥漫性生长，表现为皮下脂肪增厚，无包膜，与正常皮下脂肪无明显分界，与皮肤不易分离。

胎儿性脂肪瘤或称脂肪母细胞瘤，其组织形态与胚胎脂肪组织相似，有典型的小叶结构，边界不清，多位于颈、腋窝、胸壁，可延及腹壁，多发生于生后1年内。

**2. 治疗**　手术切除肿瘤是可靠的根治方法，若为脂肪母细胞瘤或弥漫性脂肪瘤，应彻底切除，以防复发。

### (六) 其他较少见的腹壁肿瘤

恶性肿瘤有横纹肌肉瘤、纤维肉瘤、淋巴肉瘤、平滑肌肉瘤、脂肪肉瘤、滑膜肉瘤、恶性末梢神经瘤等，多见于年长儿。

良性肿瘤有畸胎瘤及皮肤附属器肿瘤等。

治疗方法与发生在其他部位者相同，恶性者应彻底广泛切除。

## 第二节 腹股沟疝

腹股沟疝(inguinal hernia)为小儿常见的外科病,有斜疝和直疝两种。在小儿临床所见几乎均为斜疝,直疝极罕见。北京儿童医院近十年统计,平均每年收治斜疝1000~1100例,其中男孩占92.46%,女孩占7.54%,年龄分布0~3岁占55.2%,3~6岁占24.7%,6~14岁占20.1%,与文献统计结果近似。

腹股沟斜疝的发生可受早产、伴发其他疾病、护理条件的影响。一般统计新生儿(活产婴)发病率为1%~5%,男婴为女婴的8~12倍。低体重、早产婴发病率较高,统计资料报告男婴发病率为7%~30%,女婴为2%。伴发的先天性疾患有先天性髋脱位、睾丸下降不全、尿道上裂、尿道下裂、纤维囊性病、结缔组织病等,有阳性家族史者发病率较高。

小儿腹股沟斜疝以右侧多见。据统计,男孩右侧占60%,左侧30%,双侧10%,女孩双侧疝的发生率约占50%。

关于对侧疝的发生率可受性别、左右侧原发疝的发生年龄、手术年龄等的影响。统计资料表明,左侧斜疝伴发对侧疝的发生率较高,女孩比男孩高。生后头几个月鞘状突开放率达60%~90%,1岁后可下降到40%,如果1岁以内修补单侧疝,对侧疝的发生率可达40%~50%,1岁以后修补发生率可下降至20%,如果单侧疝为左侧,对侧疝的发生率为40%。儿童嵌顿疝的发生率为10%~15%,1岁以内的婴儿约为31%。

(一)胚胎及应用解剖

胚胎第5周时睾丸始基起源于中肾,位于腹膜后第2~3腰椎旁。第8周时睾丸形成,第12周中肾退化,此后睾丸随胚胎的发育逐渐下降,第28周时睾丸引带形成后,连接睾丸下极和阴囊之间,随引带的牵拉及腹腔内压力的传递,睾丸亦随之下降,穿过腹股沟管的内环口、外环口到阴囊,在内环口处随睾丸的下降腹膜向外突出形成一憩室样管状突起,称鞘状突。正常情况下鞘状突远端包绕睾丸形成睾丸固有鞘膜,随睾丸出外环口后,鞘状突亦被牵拉至阴囊内。当睾丸下降完全后,鞘状突均闭锁退化。如果鞘状突未完全闭合则可形成斜疝或鞘膜积液(图4-2-1,图4-2-2)。

女孩腹股沟管中含有圆韧带,自子宫至大阴唇,在相当于男性胎儿睾丸下降时,亦有一腹膜鞘状突,称Nuck管,沿圆韧带穿过腹股沟管降入大阴唇,闭合情况同男孩。

因年龄不同,鞘状突的厚薄亦有差异,新生儿时期极薄。

(二)病因病理

正常情况下,当睾丸下降完全后,腹膜鞘状突均闭锁退化,如鞘状突闭锁退化失败,即形成腹股沟部的疾病,如斜疝、鞘膜积液。斜疝的疝囊起自腹股沟管内口,位于腹壁下动脉的外侧,疝囊沿腹股沟管走行,从外口穿出,经腹股沟部再进入阴囊。因腹股沟管是斜行的,故称斜疝。

根据鞘状突闭锁退化的位置和程度不同,而发生不同类型的腹股沟疝。如鞘状突通过内环、外环、腹股沟直到阴囊全部开放,允许肠管或卵巢等疝入其中,即形成阴囊疝,若鞘状突近端闭锁成一纤细小管与远端未闭的鞘状突相通,腹腔内液体流入远端鞘状突内,即形成精索或睾丸鞘膜积液,女孩形成Nuck囊肿。

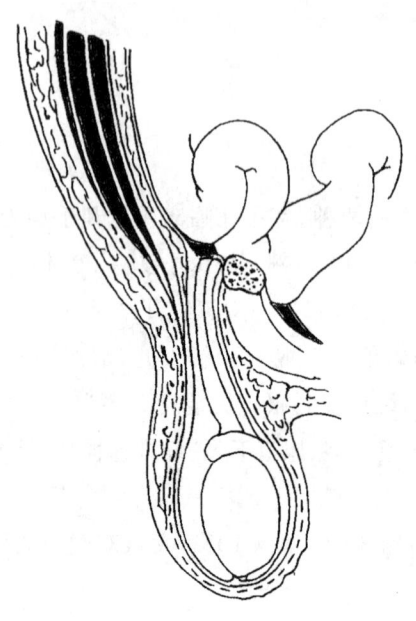
图 4-2-1　鞘状突已闭锁

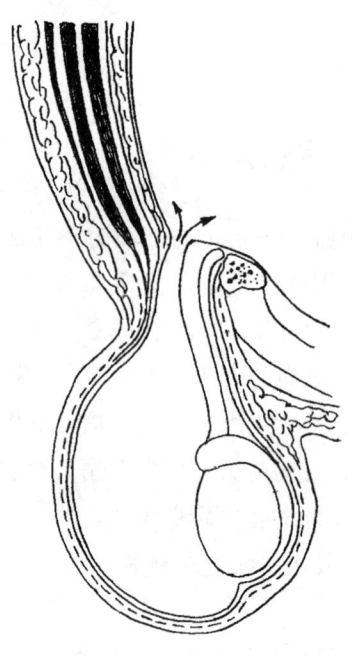
图 4-2-2　鞘状突未闭形成疝囊

有人报告80%～90%的新生儿出生时腹膜鞘状突尚未闭合，其关闭的时间和机制尚不明确，然出生后的新生儿斜疝的发生率并不高。因此认为鞘状突的存在只是发生腹股沟疝的基础，仍有其他诱发因素如腹腔内压力增加、腹水、早产婴腹壁肌肉薄弱等，促使腹股沟疝的出现。有时在腹膜透析或侧脑室腹腔引流后，可使以前无症状的患儿，产生腹股沟疝或鞘膜积液。

（三）临床表现

腹膜鞘状突可在内环和阴囊之间不同部位发生萎缩闭塞，如全部开放则形成完全性腹股沟斜疝（阴囊疝）（图4-2-3），近端开放远端闭锁形成腹股沟疝（精索疝）（图4-2-4），如沿其纵轴未完全闭锁形成一小细管，与腹腔相通，腹腔内液体可双向移动，即形成鞘膜积液。斜疝和鞘膜积液可引起不同的临床症状。

斜疝的患儿因腹股沟处经常出现可复性肿物而就诊，有的出生后不久即出现，有的在生后几个月出现，有的第一次出现即为嵌顿疝。但多数在1～2岁时腹股沟处出现一光滑囊性肿物，质软、有蒂，经外环口通向腹腔。当患儿站立、哭闹，导致腹腔内压力升高时肿物出现，平卧、安静时肿物缩小，最后入腹腔而消失，还纳过程中有"咕噜"声。肿物复位后自阴囊向上可触及增大松弛的外环口。患儿咳嗽、哭闹时局部有冲击感，手指拿开后，肿物又复出现。

体检时腹股沟处如无肿物，应仔细对比左右两侧，一般患侧组织较肥厚，精索较对侧粗，伴有捻丝绸样的感觉，阴囊疝患儿患侧阴囊松弛较大。

斜疝不嵌顿时多无自觉症状，有时有轻微腹痛。阴囊疝较大时可引起下坠感或走路时不适。如斜疝下降后不能还纳入腹腔，肿物张力逐渐增加，变硬，有触痛，不久即出现恶心、呕吐、腹胀，为斜疝嵌顿。因嵌顿内容为肠管，故临床上出现肠梗阻症状，开始无血供障碍。2岁以内小儿，外环口狭窄，好哭闹，易引起腹腔内压力增高，嵌顿疝发病率高，但其外环口组织富于弹性，无纤维缩窄环，腹肌力弱，血管弹性好，因此组织血供受阻后损伤程度较轻，肠管嵌顿后发生坏死所需时间较长。

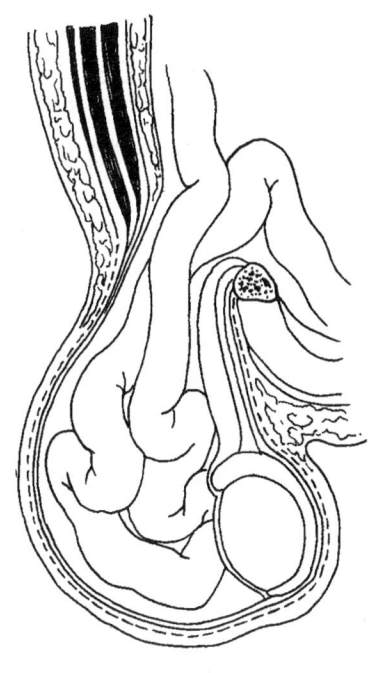

图 4-2-3 阴囊疝

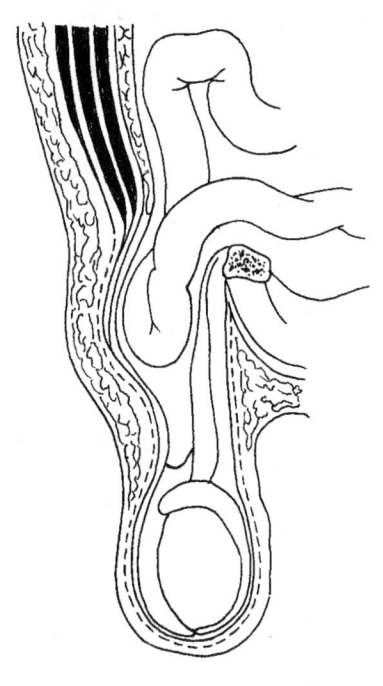

图 4-2-4 精索疝

(四)鉴别诊断

小儿斜疝需与腹股沟部或阴囊内肿物鉴别。

1. 鞘膜积液　又称鞘膜水囊肿。形成原因与斜疝不同之处是鞘状突未完全闭塞,形成一小细管与腹腔相通。根据腹膜鞘状突闭锁部位的不同,可形成4种不同类型:①睾丸精索鞘膜积液。②睾丸鞘膜积液。③精索鞘膜积液。④女孩的 Nuck 囊肿。主要临床症状为腹股沟或阴囊部位无痛性肿物,囊性,表面光滑。透光试验阳性。如鞘状突残余小管较粗时,平卧后肿物可缩小或张力减低,直立后又增大。睾丸鞘膜积液,睾丸包绕在液体中张力大时多不能触及。

2. 睾丸下降不全　腹股沟处可及实质性小肿物,轻压肿物时有下腹部胀痛感,患侧阴囊发育较小,且不能触及睾丸为睾丸下降不全。因常合并有鞘状突闭锁不全,故兼有斜疝或鞘膜积液体征。

3. 腹股沟淋巴结炎　淋巴结炎的肿物多位于外环口外侧,实性,边界清楚,同时伴有局部皮肤及软组织红肿、热、痛表现,外环口不大,无肿物触及,常在腹股沟淋巴结引流区域内见到感染病灶。既往腹股沟部无肿物复现的病史。

4. 直疝　小儿腹股沟直疝极少见,解剖上斜疝疝囊颈在腹壁下动脉的外侧进入腹股沟管内口,而直疝则在该动脉的内侧直接向外突出。压迫内环口可阻止斜疝下降,但直疝仍可出现。直疝疝囊颈较宽大,很少发生嵌顿。大多数直疝患儿有同侧斜疝修补的历史,可能在找疝囊时损伤了腹股沟管的后壁,造成腹横筋膜损伤薄弱,当腹压增大时,使腹膜及内脏突出造成。手术治疗主要是修补腹股沟管后壁,缝合腹横筋膜、联合肌腱到耻骨疏韧带(Cooper 韧带)上。

(五)治疗

小儿斜疝年龄超过6个月后自愈者较少,随着年龄的增长,活动量增加,斜疝经常下降,给患儿带来不适,并有嵌顿的危险,应即早手术治疗。

1. 嵌顿疝手法复位　斜疝嵌顿8～10小时以内,80%可以手法复位成功。手法复位成功后局部组织水肿肥厚,应休息2～3天,待水肿消退后再行手术治疗。但嵌顿疝发生时间的长短,不是手法复位的决定因素,尚应结合全身及局部情况,如嵌顿时间虽长,体温不高、腹胀不明显,局部肿物张力不大,阴囊无充血水肿,也可试行手法复位。复位时应使患儿安静,可给予镇静、解痉药。患儿处平卧位,臀部抬高,先按摩外环口处肿物,以减轻局部水肿,用左手拇指、食指固定肿物,右手握肿物下方,持续均匀加压,使疝内容逐渐缩小复位。不能用暴力,以防嵌顿肠管破裂。复位后1～2小时仍不能成功者,应准备手术治疗。

嵌顿疝发生后,被封闭在腹股沟管内的脏器,逐渐水肿,开始静脉淤血,淋巴引流不畅,组织水肿加重,局部血液循环内压力增加,当超过动脉压时,组织即发生缺血、坏死,血液循环发生障碍后腹股沟部肿物变硬,肿物上有压痛,皮肤充血水肿,不能再行手法复位,须作术前准备如降温、胃肠减压、纠正水和电解质失衡,争取及早手术治疗。新生儿嵌顿疝因外环口狭窄,血供早期即受阻,常合并睾丸坏死,且其疝囊菲薄,应早期手术,不作手法复位。

2. 腹股沟斜疝的手术治疗

(1)术前准备　小儿斜疝系选择性手术,应在健康状况良好的情况下进行,术前禁食6～8小时。嵌顿疝手法复位失败及绞窄疝合并肠坏死的患儿,应先纠正脱水,补充液体及电解质,应用抗生素控制感染以及胃肠减压等。

(2)麻醉　婴幼儿只作疝囊高位结扎,可选用基础麻醉加局部浸润麻醉。嵌顿疝、巨大疝、双侧疝、复发疝手术时间长,须用单次或连续硬膜外麻醉。

(3)手术途径　一般可选用3个途径行斜疝修补术:

1)经腹股沟管手术:是典型并且比较通用的手术方法。有以下两种:①切开腹股沟管,在管内分离疝囊,高位结扎疝囊并切断,再把腹股沟管紧缩修复,精索仍置原位。是其他疝手术的基础。②精索下加固法:切开腹股沟韧带,使精索直接从内环口出腹壁,腹外斜肌仍覆盖在外面。新生儿斜疝及滑疝等疝囊处理不满意时,用此法为宜。

2)经外环口行疝囊结扎:手术直接暴露外环口,小儿内环口与外环口间距离很短,自外环口处找到疝囊,轻拉分离疝囊多能高位结扎,若外环口较大,需缝合缩小至容纳食指尖,再缝合切口,目前国内多用此法(图4-2-5)。

3)腹腔内修补术:暴露腹外斜肌后,作类似麦氏切口下方的斜行切口,剪开腹内斜肌、腹横肌、腹膜,食指从腹腔内找到鞘状突出口,即疝囊颈,横断后自腹腔内连续缝合。此法对复发疝或术中找疝囊困难者可选用。

对双侧疝,可选用耻骨联合下正中横切口,皮下分别两侧操作。也可分别作左、右侧腹股沟横纹下小切口。

(4)技术难点

1)找外环:关键在于识别皮下组织的各个层次。不同年龄,组织形态差别很大,6个月～1岁的婴儿皮肤薄而有张力,皮下脂肪层很厚,筋膜薄而不明显,皮下脂肪颗粒大、白色透明,而筋膜下的脂肪颗粒细小色黄,此层下方即为白色闪亮之深筋膜。切开深筋膜后,向外侧钝性分离可见白亮坚硬的腹股沟韧带,沿此韧带向耻骨结节方向分离则可见到外环外脚及外环口。新生儿期以上结构更不清晰,应仔细分离。学龄儿童皮肤增厚,皮下脂肪减少,皮下浅筋膜与深筋膜较易辨认。寻找外环时可先拉紧睾丸,使精索有张力,摸到精索向耻骨结节上摸寻,精索突然消失处,即为外环口。

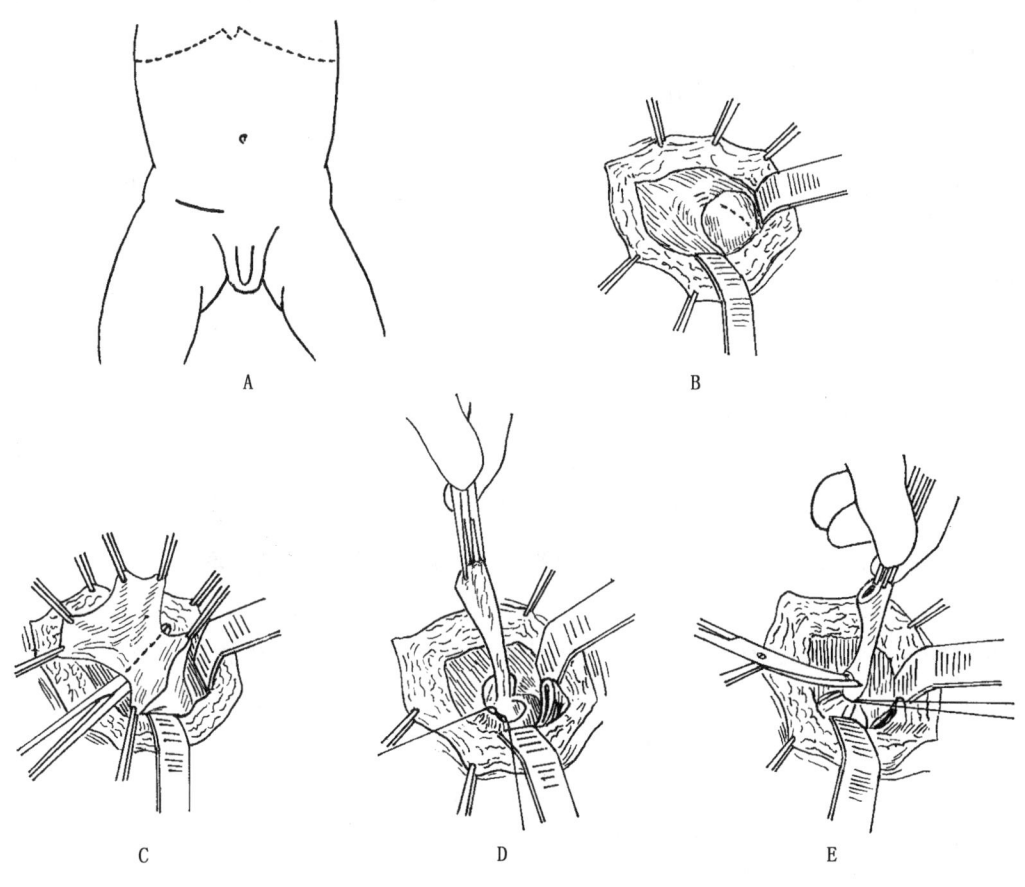

图 4-2-5 经外环口行斜疝疝囊结扎术

A. 外环口稍上方横切口　B. 暴露外环口,在精索前内方找疝囊,提起疝囊,分离疝囊周围组织,切开疝囊
C. 横断疝囊　D. 缝扎疝囊颈部　E. 切除近端多余疝囊

2)找疝囊:一般找到外环,看清外环内外脚的界限,切开提睾肌筋膜,在精索的前内侧即可找到疝囊。但当疝囊太小、位置高、滑疝以及复发疝或手术失误后,可使找疝囊发生困难,以下方法可参考:①腹股沟管探查:遇到找疝囊困难时,不可过多盲目分离,应立即沿腹外斜肌内面,显露腹股沟韧带重新寻找外环及内环,提出精索再找疝囊较安全可靠。②腹腔内探查:如外环处解剖关系已紊乱不清,可直接经腹腔找疝囊,以避免增加组织的损伤。

(5)术中失误　多由于局部解剖显露不清,盲目分离引起。

1)输精管损伤:手术中损伤输精管可能因:①血管钳钳夹输精管,造成输精管组织破坏栓塞不通。②手术时用电凝时过于接近输精管,造成热损伤。③贯穿横缝疝囊时误将输精管结扎。④旋转疝囊太紧,将输精管卷入其中。⑤分离疝囊过低,或疝囊瘢痕粘连过紧,均易造成输精管损伤。很多情况下输精管损伤甚至切断后不易发现,故其发生率无法统计,但根据术后组织学检查疝囊上有输精管,或疝修补后不育即可诊断。双侧输精管损伤肯定会引起不育。文献报告,单侧损伤后亦可造成不育,因为产生了抗精子抗体。

发现输精管切断后,可试行缝合术,用最细的可吸收线缝合其外层,管腔内插入一根头发为支架,其一端由管壁穿出(用针带出),至皮肤外用黏膏固定,1周后拔除。小儿输精管过细,有时需用手术显微镜吻合,但也很难成功。如果双侧损伤应行修补,修补时间可推迟。

2)精索血管损伤:多发生于嵌顿疝手术中,因疝囊及组织水肿易撕裂。早产儿血管细,分离牵拉疝囊时易受伤。电凝时不要靠近精索以免使血管栓塞。精索血管损伤后,远期可发生睾丸萎缩。

3)膀胱损伤:因未认清外环,或膀胱为滑疝的后侧壁,将膀胱壁误认为疝囊,作了膀胱壁部分切除并结扎。术后发生血尿或尿外渗,疝立即复发。应急诊再手术,修补膀胱及处理疝囊。

4)大血管损伤:分离至外环双脚之外,深分离可损伤腹壁下动脉、股动脉、股静脉,引起大量出血。必须立即压住出血处,扩大切口,从周围正常组织逐层分开筋膜及肌肉,暴露动静脉,暂时阻断供血,再探查出血处,根据血管损伤程度进行吻合、结扎或修补。

5)对侧疝的处理:术前必须肯定疝是左、右侧,与病历、术前检查、家长三方面核对。如对侧曾出现肿物,应征得家长同意,才能进行对侧疝同时修补。

6)皮神经损伤:疝切口缝合时偶将髂腹股沟神经或髂下腹神经结扎,患儿可立即发生疼痛,局部触痛敏感。若长期有症状,则应及时探查切口,切除瘢痕,常可解除疼痛。

(6)单侧疝对侧探查问题 单侧斜疝手术时,是否同时进行对侧探查,仍有争论。主张探查者认为可避免两次麻醉之苦,早期修补无症状的鞘状突可消除疝产生的基础,防止肠管、睾丸嵌顿的危险。反对者认为对侧无症状,手术有阴性探查的可能,且有损伤睾丸、输精管及切口感染的危险。Santulli曾作过对比观察,一组患儿行单侧疝修补,并作对侧探查,结果56%鞘状突未闭,另一组只作单侧疝修补,14年后不探查组有12%发生对侧斜疝。据国外资料统计,生后前几个月鞘状突未闭的发生率高达60%~90%,1岁以后下降到40%。如果在1岁以前行单侧疝修补,以后发生对侧疝达40%~50%,在1岁以后修补单侧斜疝,以后对侧疝的发生率为20%,且有症状的斜疝伴对侧鞘状突未闭达40%。故认为1岁以内均须作对侧探查,2岁以内男孩左斜疝作对侧探查。女孩腹股沟斜疝伴有对侧鞘状突未闭者达50%以上,故提倡均作对侧探查。然国内统计资料表明,有鞘状突未闭的患儿不一定发生腹股沟斜疝,如上海统计1000余例单侧疝修补不作对侧探查术的患儿,术后发生对侧腹股沟疝者仅15例,发生率为1.5%,因此大可不必作对侧探查。

(7)滑疝手术 部分位于腹膜外的器官(盲肠、乙状结肠、升结肠、降结肠、膀胱)经内环口向下滑出构成疝囊壁的一部分,称为滑疝,多见于小儿巨型斜疝。手术时应将内脏游离还纳入腹腔后修补疝囊,高位结扎疝囊并切除。因滑疝易复发,要加强腹股沟管后壁的修补,缩小腹股沟管内口、外口非常重要。

(8)斜疝术后并发症

1)阴囊水肿或血肿:术后第2天即可发生,多因疝囊大、手术时分离面广、止血不完善引起。手术时应仔细检查疝囊断端及精索的出血情况,严格结扎止血。阴囊水肿和小的血肿均可自然吸收,不需特殊处理,有时至术后2~3个月方吸收完全。如血肿进行性增大、疼痛,阴囊青紫、张力大,应立即打开切口,清除血肿,止血引流,缝合切口,全身应用抗生素,防止继发感染。

2)肠管损伤迟发坏死:肠管损伤可发生在嵌顿疝手术切开外环时,或盲肠滑疝切开疝囊时,应立即修补。为预防肠管损伤,在切开嵌顿疝的外环时,应先在外环口处放入一支撑物,如血管钳或带槽的探针,然后再切开外环,切开疝囊时应提起疝囊。有时嵌顿肠管复位时生机正常,但因局部肠系膜血管栓塞而发生还纳肠管的片状或节段坏死,患儿临床表现发热、腹胀、腹部压痛、血便,应开腹探查。

3)斜疝复发:患儿手术麻醉清醒后,腹内压增高,腹股沟肿物又复现为即刻复发,多为错将其他组织误为疝囊结扎,疝囊未作处理,应立即再手术。术后1~2周复发称近期复发。疝囊结扎过低,留有盲袋、疝囊颈结扎不牢、单线结扎线结脱落、结扎的疝囊因荷包缝合针距过大留有空隙、疝囊分离时撕裂未发现、疝外环口宽大未修补、滑疝误为一般斜疝以及切口感染等均可造成复发。复发后需再次修补。国内统计复发率为1%~

2.5%,嵌顿疝术后复发率较高。

4)睾丸高位固定:斜疝手术时游离疝囊,往往将睾丸提至切口外,术毕未复位或在重建外环时将精索缝在一起,造成精索缩短,睾丸移至阴囊上方,因此处理疝囊后,缝合切口前,应将睾丸置于阴囊底部,并用手适当牵拉睾丸1～2次,以使睾丸和精索恢复原位。如在术毕发现睾丸高位,应立即拆开切口将睾丸复位,如在围手术期以后发现,亦应择期手术。

5)睾丸萎缩:斜疝修补术时精索血管损伤、睾丸复位发生扭转、睾丸血供受压时间过长,远期均有发生患侧睾丸萎缩的危险,发生率约为2.6%～5%,嵌顿疝术后发生率较高。如嵌顿疝手术时发现睾丸缺血、发绀、针刺有蓝紫色血液流出,虽对其生机可疑,亦应将睾丸放回阴囊。小儿血管弹性好,大多数睾丸血供均能恢复,部分患儿发现患侧睾丸逐渐缩小变软,即睾丸萎缩。

3. 复发疝治疗　相对来讲复发疝不常见,从国内几个儿外科中心统计,其发生率约为2%～4%。发生原因多为腹内压增高、慢性肺部疾患、营养不良、结缔组织病,以及早产婴,也可因术中疝囊处理不满意,损伤了腹股沟管引起。手法复位失败的嵌顿疝手术中因组织水肿脆性增加,缝合后不易愈合,故术后易复发。一般复发疝应在第一次术后3～6个月再次手术。

4. 女孩斜疝治疗　在大阴唇内如出现不可复位的肿物,应注意有无卵巢扭转,须早期手术探查。术中要仔细观察性腺,如有异常应作活体组织检查,以除外睾丸女性化、卵睾畸形等,术后须进一步行染色体检查。女孩腹股沟斜疝约15%～20%为滑疝,卵巢或输卵管可作为疝囊的后壁,应仔细分离这些结构后,再作疝囊高位结扎术。

## 第三节　腹壁疝

### 一、先天性腹肌发育不良

腹肌分前腹壁肌和后腹壁肌,本文所涉及为前腹壁肌发育不良。早在1839年Frolich已报道,该症外观最显著的特征是皮肤极皱的大腹。该症患者往往同时存在泌尿生殖系统的先天畸形。1895年Parker始称腹肌发育不良、隐睾及先天性巨膀胱为三联畸形。1901年,Osler给先天性腹肌发育不良者很形象地命名为梅干腹综合征(prune belly syndrome,PBS)。不久PBS被广泛承认,1959年见诸文献。但对PBS含意的理解并不一致,有人认为PBS一词,只是指患先天性腹肌发育不良,同时存在隐睾及巨膀胱者。除此以外,包括一侧腹肌发育不良者、只有腹肌发育不良未伴其他畸形者、女性腹肌发育不良者等等,均只能称为假PBS。复习近十多年的文献,多数学者无协约地改变了认识,凡腹肌发育不良,不分性别及有无伴发泌尿生殖系畸形,均称之为梅干腹综合征。另外,曾有人称此症为Eagle-Barrett综合征,或腹壁缺乏综合征、水壶腹综合征等。

先天性腹肌发育不良甚罕见。1960～1994年间,山东省立医院仅收住院3例,其中2例新生儿及1例学龄儿(图4-3-1,图4-3-2)。文献中也多属个案或少数几例报道。20世纪90年代文献中病例增多,有几篇大宗报道20～40例不等,但多数是生后2周内的新生儿。Rabinowitz(1977)汇总过去的文献记载,共约200例。双胎的发病率为12.2/10万,为单胎者的4倍。母亲过分年轻,其新生儿PBS的发病率较高。

（一）病理及伴发畸形

先天性腹肌发育不良在腹部各部分常不均称，多为一侧较重，另一侧轻较，上腹部比下腹部轻。Randolph 为数例先天性腹肌发育不良者作肌电图，以了解各部位肌肉的功能，发现下腹两侧无肌肉反应，上腹及侧腹肌电较强。还有人认为，腹壁各肌肉发育不良的发生及严重程度有其规律性，按腹横肌、脐下腹直肌、腹内斜肌、腹外斜肌、脐上腹直肌顺序排列，排头者好发及程度较重。大体观察，轻度发育不良者，肌肉无明显异常，重者在肌筋膜间极少或不存在肌纤维，肌肉及皮肤的神经支配尚属正常。对严重病例，光镜下观察，虽然尚可找到肌肉纤维，但已断裂或破碎。电镜下肌原纤维节断裂，细胞内糖原颗粒聚成堆或弥漫分散，线粒体的边缘不规范，往往已溶解。

绝大多数先天性腹肌发育不良者，同时存在其他一个或多个系统的先天性异常。Rabinowitz 分析 17 例女性新生儿 PBS，只有 5 例单纯腹肌发育不良，未伴随其他先天性畸形。也许是畸形较轻而被漏诊。1990 及 1994 年的文献曾分别报道，34 及 35 岁的先天性腹肌发育不良的个例，既往无泌尿系统异常史，突发尿毒症、肾衰竭，当属此列。伴发先天性腹肌发育不良的先天性畸形，涉及多个系统。

1. 生殖系统畸形　男性患者最常伴发隐睾。Welch 报道的 42 例男性患者中，有 41 例隐睾，其中双侧 37 侧，单侧 4 例，伴发率为 97.9%。睾丸多停留在输尿管前，有的睾丸无引带。如果未及时做手术使睾丸降到阴囊底部，将导致生殖细胞发育障碍。也有报道 PBS 者的隐睾，恶变成精原细胞瘤。

阴茎畸形也是多样的。有的阴茎向腹侧、背侧或一侧弯曲，也有的阴茎海绵体缺如。1994 年文献记载，一例 14 天的男性新生儿 PBS 伴舟状巨尿道，阴茎巨大，形如纺锤。

此外，作新生儿 PBS 尸解，常发现前列腺发育异常。女性 PBS 可伴发双子宫、阴道中隔、阴道闭锁等。

2. 泌尿系统畸形　形式多样，伴发率高。PBS 者常存在肾发育不良、孤立肾、多囊肾、肾囊肿或肾积水等。Welch 的一组 43 例患者中，有 81 侧肾脏畸形，伴发率为 91%。肾衰竭是导致 PBS 患者死亡最常见的原因。肾实质发育不良、输尿管及远端尿路的病变都影响肾功能。

PBS 者输尿管的病变常为节段性扩张迂曲及蠕动不良，往往近端的病变比远端轻。组织学检查，可见下部输尿管的肌束几乎全被纤维组织代替，缺少细胞，也有正常肌肉呈跳跃式分布者。除远端外，正常的输尿管壁内无节细胞，输尿管膀胱连接部的结构往往不正常，但不一定有膀胱输尿管的反流。

PBS 者的膀胱容量增大，形态各式各样，多由于下尿路梗阻，继发多个膀胱憩室所致。在膀胱输尿管连接部附近，可存在原发性憩室，引起膀胱输尿管反流。膀胱内壁光滑，而整个膀胱壁厚薄不均。憩室壁很薄，有的只有黏膜，不包含膀胱壁的其他各层组织。膀胱三角变薄，面积异常伸展。膀胱颈常扩大，有的扩大可延续到尿道膜部。常见膀胱顶部的脐尿管憩室，并与脐部相连。脐尿管未闭，形成脐尿瘘者也不少见。

PBS 患者的尿道可能闭锁，也可能扩张。Reinberg(1993) 报道 34 例 PBS 中，尿道闭锁 6 例，3 男 3 女，女性伴发率相对较高。Kroovand(1982) 观察 19 例男性 PBS，其中 13 例尿道扩张，发生率高达 60% 以上。PBS 患者下垂部的尿道扩张时，其阴茎也粗大。前列腺部尿道扩大时，尿道部的纤维组织伸入并分开前列腺小叶。前列腺以下的尿道狭窄，可能是被周围的异常组织牵拉所致。

3. 呼吸系统畸形　肺发育不良是先天性腹肌发育不良者常伴发的畸形，是新生儿 PBS 生后 1 周内死亡的主要原因。此外，PBS 者呼吸交换量低。Kwig 等(1996) 报道其研究结果，观测 9 例 6～31 岁的 PBS 患者的呼吸，全部病例呼吸功能差，有效呼吸交换量较低下。其中 7 例有反正常呼吸运动，呼吸交换量明显减小，尤以呼气为著。另外，PBS 伴发肺隔离症及肺囊肿者，也有个例报道。

4. 肌肉骨骼系统畸形　PBS者较常伴发先天性截肢、髋关节发育不良、先天性马蹄足、脊柱侧弯、胸廓畸形等。也有个例报道伴有胸骨分叉者。

5. 其他伴发畸形　如肠系膜未固定、肠旋转不良、肛门闭锁、巨结肠、腹裂及脐膨出等,均有数例报道。少数伴有各种类型的先天性心脏病、腭裂等畸形。

（二）病因

迄今尚不明确。有3种推断:①遗传因素:此推断仅适用于个别病例。②继发于下尿路梗阻。因下尿路梗阻继发巨膀胱及腹部膨大,使腹肌发育不良,也妨碍睾丸下降。此推断不能解释全部病例,如只有腹肌发育不良,未伴发其他畸形者。③胚胎发育障碍:基于肌肉、骨骼、肾及输尿管均由中胚层衍化形成,当胚层发育异常,就可导致有关的系统发生畸形。该推断得到多数学者的承认。总之,PBS的病因尚需进一步探讨。

（三）临床表现

根据腹肌发育不良的程度和部位不同,临床表现有较大的差异。腹肌发育不良严重者,临床出现典型的"梅干腹"(图4-3-1),即腹部向前及向两侧膨出,脐向上移。皮肤较干,变薄,皱襞很多。透过腹壁,可见到肠蠕动。很易扪到或见到巨大的膀胱轮廓、扩张的输尿管、多囊或积水的肾。

局部腹壁肌肉发育不良者,该部或轻或重地膨隆,部分腹腔内脏突入其中,形成腹壁疝(图4-3-2)。表现覆盖的皮肤厚薄不均匀。透过薄的腹壁,也可见到包容的内脏形状。

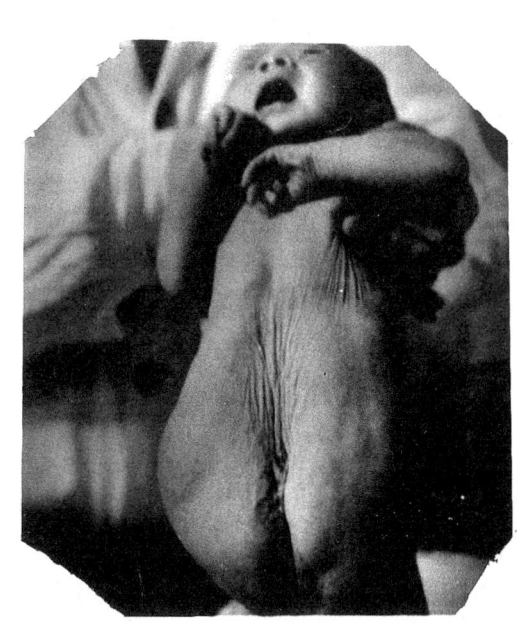

**图4-3-1　先天性腹肌发育不良**

男性新生儿,全腹膨隆,可见到腹腔内脏的轮廓

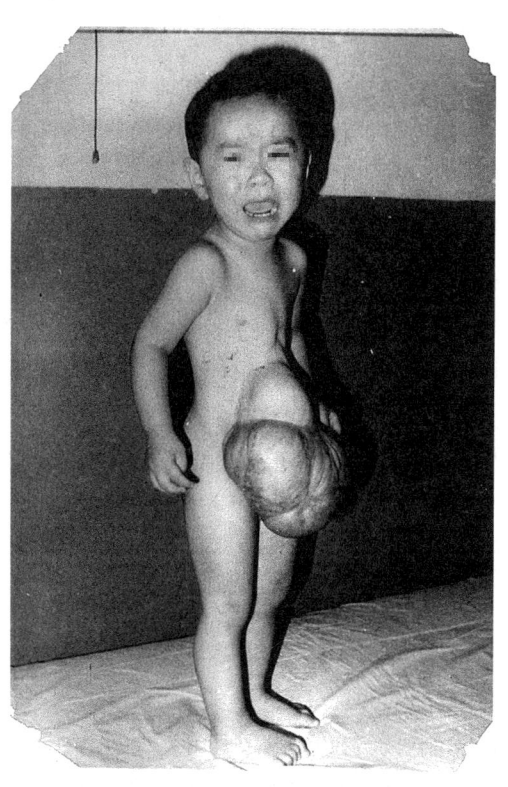

**图4-3-2　先天性中腹下部腹肌发育不良**

男性,8岁,先天性中腹下部腹肌发育不良,形成腹壁疝

腹壁肌肉发育不良轻者,畸形较轻微。外观体态接近正常。

伴发脐尿管未闭的患儿,从脐部持续溢出尿液,脐周皮肤常发生刺激疹。伴发其他系统的先天性畸形,应当有其特有的临床表现,本节不一一描述,可参阅本书有关章节。

(四)诊断

确诊先天腹壁肌发育不良者,只需依据典型的临床表现,很少被漏诊。重要的是及早发现肺功能不良及泌尿系统的畸形。

产前定期作B超检查,一般在妊娠20～30周时可发现尿路梗阻性病变和畸形。妊娠15～38周,抽吸子宫内液体作定量分析,含钠量低于130mmol/L,肌酐含量高于115μmol/L,可证明胎儿的肾功能正常。母体羊水少者,有时提示胎儿的肺发育不良。

出生后作仔细的体验,应列为常规。不难发现呼吸功能欠佳,也能看到其他畸形,如肛门闭锁、脐尿管未闭等。已初步诊断PBS者,应进一步检查。首选B超检查,可发现尿路畸形和隐睾的位置。必要时作静脉肾盂造影(IVP)及排尿性膀胱造影,可明确肾功能、尿路畸形的程度和部位。测定血肌酐及尿素氮,作肌酐清除试验,可了解肾功能。

(五)治疗

在治疗先天性腹肌发育不良的方案中,应首先重点治疗威胁生命的肺功能发育不良及肾功能不良,随后考虑先天性腹肌发育不良的修复。

1.呼吸功能不全的对症治疗　呼吸功能不全是生后第1周内死亡的主要原因,为肺发育不良及辅助呼吸动作的肌肉功能低下所致。无根治疗法,只有对症治疗:给氧、清除呼吸道内的分泌物,必要时用呼吸机辅助呼吸。多数病例只能延缓死亡,有少数发育不良的肺逐渐发育,肺功能逐渐改善。

2.保护肾功能　尽早解除尿路梗阻,积极防治泌尿系感染,是保护肾功能的首选疗法。应根据患儿的全身情况、尿路梗阻的部位及严重程度,采取不同的措施解除尿路梗阻。在患儿情况较差、梗阻较严重时,应作急症手术,在梗阻的近侧作肾、输尿管或膀胱造瘘术,以分流尿液到体外。待以后一般情况改善时,再手术根治梗阻。根治手术的方法很多,应根据病变的情况和术者的爱好来选择。此节不详述,可参阅本书泌尿系的有关章节。

肾功能不全者,出现无尿或少尿,即使是新生儿,也可长期作腹膜透析,以治疗尿毒症。肾衰竭者,可进行同种异体肾移植术。

3.轻度腹肌发育不良的治疗　体态尚可,劳动不受限制者,不需治疗,也可穿弹性腹带或内衣。局部腹肌发育不良已形成腹壁疝者,应作局部修补术。

4.严重腹肌发育不良的重建手术　有下列3类。因PBS较罕见,每类手术都只作数例,经验都不丰富。

(1)Ehrlich术　1986年报道6例。手术取腹正中切口,上起自胸骨剑突,下达耻骨联合。为了同时行隐睾下降术和(或)修整其他泌尿系畸形,可在切口的下端两侧分别作短的横切口。锐器向两侧游离皮肤及皮下组织,直到腹部外侧,接近腋中线。操作时不可损伤筋膜,仔细止血。切除脐。将两侧的筋膜缘尽量牵拉到对侧腰前方,置褥式缝合线(图4-3-3A)。用拉钩保护,将腹内器官纳入腹腔,避免被缝针损伤。拉紧缝线打结(图4-3-3B)。至此腹前壁已加固成两层重叠的腹肌筋膜(图4-3-3C)。切除多余的皮肤(图4-3-3D),置皮下橡皮条引流,缝合皮肤。

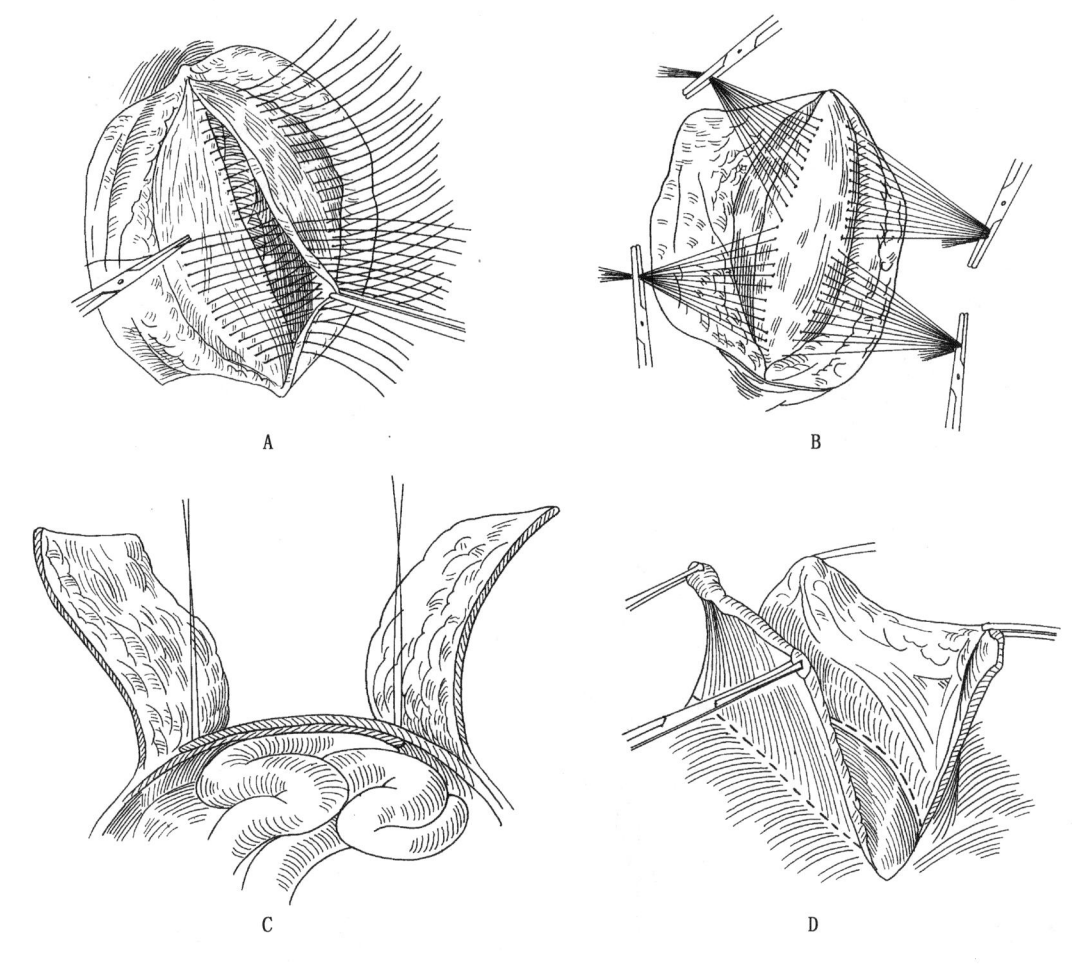

**图 4-3-3 Ehrlich 手术**

A.牵拉筋膜缘到对侧腰前方,置褥式缝合线　B.拉紧缝线,使两层筋膜紧贴
C.两层重叠的筋膜,加固腹壁　D.缝合筋膜后,切除多余的皮肤

全部病例术后无切口感染,无组织缺血坏死,腹部皮肤光滑。如切掉脐部,影响美观,对患者的心理是不良刺激,遂设计改良手术方法,保留脐。保留脐的手术与原始手术的区别是在切开皮肤时,围绕脐周作圆形切口,使脐及其基底的诸韧带附着在一侧肌筋膜缘上。作重叠缝合时,毫无困难地置脐于腹中线的原位。自1993年以来,山东济南人民医院共作改良的手术5例,术后无并发症。

(2)Mongort 术　手术步骤:①切除多余的皮肤。在腹中部作杏仁状切口,切口上端起自胸骨剑突,下端止于耻骨联合(图 4-3-4A)。如果患者的腹肌发育不良是不对称的,切口应偏移向较严重的一侧。保留脐,全层切除皮肤,露出肌筋膜层。②在腹部两侧作自上而下的直切口(图 4-3-4B)。在杏仁切口的两侧边缘,切开腹肌筋膜及腹膜(往往在筋膜层间见不到肌肉组织,分不清各层筋膜及腹膜),该切口不会损伤腹壁上、下动脉。腹正中自上至下保留一条筋膜片,也完整地保留了脐和与之相连的韧带。通过此切口,可同时进行必要的隐睾下降术和肾盂成形术。③关闭腹腔。将腹正中的筋膜片缝合固定在腹一侧的肌筋膜上(图 4-3-4C)。仔细止血后,牵拉两侧的肌筋膜边缘至腹正中肌筋膜片的前面,在腹中线边对边缝合。最后缝合皮肤。

此手术设计者自己(1991)报告9例,包括1女8男,随访时年龄最大者已19岁。后来 Thomas(1992)报

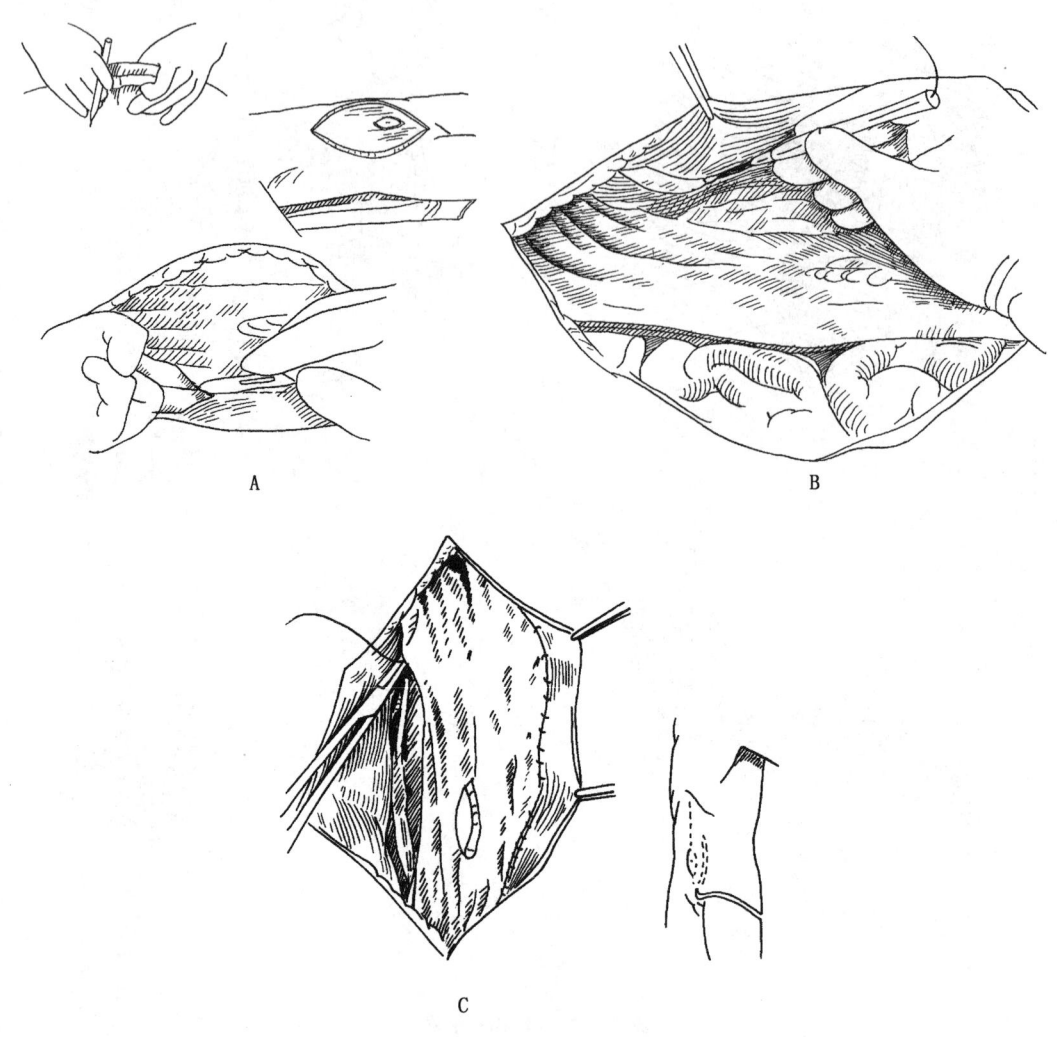

**图 4-3-4　Mongort 术**
A.作杏仁形皮肤切口,同时围绕脐作切口　B.两侧作直切口,切开筋膜,完整保留腹正中筋膜片
C.缝合固定正中肌筋膜片在腹侧肌筋膜上

告 8 例,患儿年龄为 4～12 岁。术后均无感染,无组织缺血性坏死。腹部外形正常。在两层肌筋膜间的腹膜未引起任何并发症。术后早期个别病例曾感到腹部紧迫、不舒服,随后也适应了。手术设计者认为,该法的优点是保留了较坚强的腹直肌及其筋膜鞘,保留了脐。

(3)Randolph 手术　术前作腹部肌肉的肌电图,以了解各部位肌肉的功能,并在下腹部功能较差的肌肉上缘,划出标记。

患儿仰卧,抬高下肢,只让头及胸背部接触手术台。广泛消毒皮肤,铺手术巾。作双重"U"形横切口(图 4-3-5),先作下面的切口,起自第 12 肋与脊柱间,斜向下外,沿髂嵴前部,经腹股沟,到耻骨联合。在对侧作同样的切口,两侧切口在耻骨联合会合。切开腹壁全层,打开腹腔。顺便完成睾丸下降术和(或)泌尿系畸形矫治术,随后作上面的横切口。该切口和下面的切口起自相同的地方。逐渐向下、向外、向前呈弧形,到达腹中线,与对侧上面的切口相联合,成为完整的"U"形。切口在腹中部的位置,既应考虑肌电图描记的腹肌功能,也应根据腹膨隆的程度来决定。切口太低术后腹外形改善不理想,太高可能过多地切除有功能的腹肌,也可能影响切口缝合的紧张度。经此切口,切除多余的全层腹壁。缝合腹壁切口时,在耻骨结节及髂嵴前部,应将肌肉与骨膜牢固缝合,形成新的肌肉附着点。缝合过程中需将各层腹筋膜及腹肌逐层严密对合,最后缝合皮下组织及皮肤。术后插胃管,作胃肠减压。

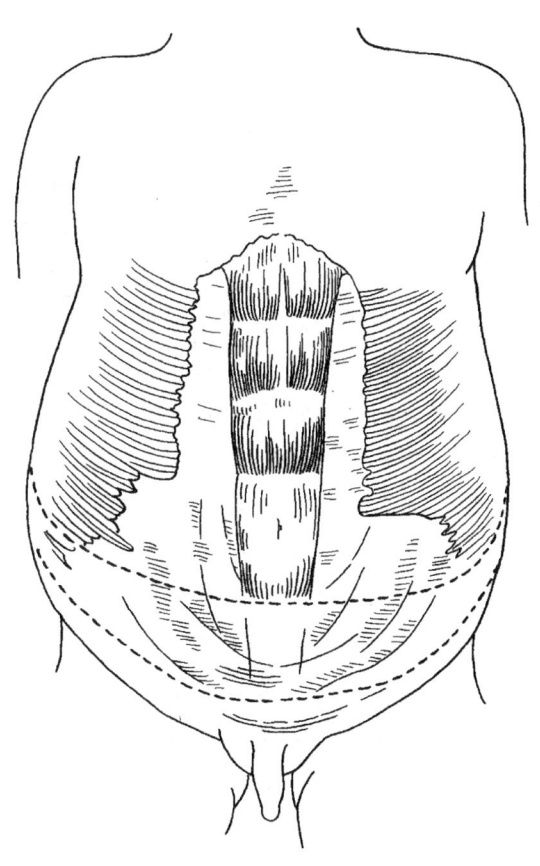

**图 4-3-5　Randolph 手术**

下腹部双重"U"形横切口

作者共作 8 例手术。认为该手术在肌电图指引下,保留了有功能的腹壁肌肉,设置的切口保护了支配肌肉的神经,可同时行隐睾和上尿路畸形手术。缺点有术后脐部下移,腰部仍膨隆,上腹部的皮肤皱襞仍较多等。

(六)预后

PBS 患者的死亡率较高。新生儿期死亡的原因多为肺发育不良或肾发育不良。在成长过程中,死亡的原因多为肾衰竭。

Druschel 观察 60 例新生儿患者,36 例死亡,死亡率为 60%。在生后第 1 周死亡者,多数因肺发育不良致死。Pillion 历时 20 年,追踪 14 例 PBS,4 例生后 1 个月内死亡,2 例死因是脓毒血症,另 2 例为肾衰竭。其余 10 例中,6 例年龄已过 10 岁 6 个月,肾功能正常。另外 4 例 8～17 岁,患慢性肾衰竭,其中 3 例是肾衰竭的晚期。1970～1987 年间 Reinberg 随访了 32 例 PBS 患儿,11 例因肾衰竭在新生儿期或小婴儿期死亡,尸解 9 例,6 例为肾脏弥漫性严重发育不良。较长存活的 10 例也患肾功能不良,作 13 例肾的组织学研究,9 个标本有区域性肾发育不良,占整个肾实质的 25%,主要是由于下尿路梗阻及肾盂肾炎,使肾组织受损伤,影响了肾功能。

以上的研究结果明确提示,肾功能与 PBS 预后关系极密切,早期发现及适时解除尿路梗阻,防治尿路感染,是争取 PBS 患儿长期存活的重要措施。

## 二、脐疝

脐疝(umbilical hernia)是最常见的一种脐部疾病。婴儿发病率较高,尤以早产儿、低体重儿好发。随着年龄的增长,发病率逐渐下降。也有人报道黑种人的发病率比白种人高。Blumberg(1980)观察南非儿童共 1865人,发现黑种人与白种人的发病率有显著差异,主要是在 1 岁以内的婴儿。1 岁以后两种人的差异逐渐缩小,3 岁以后的发病率两种人相似。

脐是腹腔最后闭合的部位,是胎儿的脐带所在处。脐静脉在脐的最上部,穿过腹壁,向内移行至镰状韧带下缘。出生后近脐部的一段脐静脉成为肝圆韧带。胎儿时的两支脐动脉位于腹横筋膜与腹膜间,在脐两侧偏下部进入脐带,出生后退化成纤维性索条,被称为脐外侧韧带。胎儿的脐尿管位于下腹部的中线、腹壁与腹膜间,出生后退化成为脐中韧带。出生时脐带被结扎剪断,断面瘢痕形成。以上诸韧带间被疏松结缔组织充填,成为腹壁最薄弱的部位。脐环包绕脐周,较坚韧,是由腹直肌前、后筋膜及腹横肌筋膜融合而成。初生时脐环较大,在成长过程中逐渐收缩,最终消失。脐环较大时,诸韧带间的空隙增大,腹腔内脏带着腹膜穿过韧带间的空隙,突出到脐环外,形成脐疝。婴儿,特别是早产儿、低体重儿、营养不良儿及大脑性痴呆症患儿,脐周围的组织发育欠佳或较松弛,脐环较大,脐环的收缩及闭合较迟缓,是这类小儿好发脐疝的解剖因素。

另有人作组织学研究,在胎儿期,脐动脉壁内的弹力纤维不断向周围延伸,加固了脐的下部,环绕着脐动脉及脐尿管,如同括约肌一样。在脐带脱落后,脐环闭锁,脐环的下部紧密闭锁。脐静脉的周围无此"括约肌"结构,使脐的上部比下部薄弱,故易在上部发生脐疝。

(一)临床表现

一般小儿无症状,均因亲属发现小儿脐部隆突而求医。在哭闹、排便及咳嗽等使腹内压增加时,脐部突出增大,安静入睡后,突出缩小或消失。手指伸入脐内,可清晰探明坚韧的脐环直径。疝内容物与覆盖其上的腹膜(疝囊)间无粘连。疝囊紧粘在脐部瘢痕性皮肤下方,可在疝内容物上移动。疝内多为松软的大网膜。在小儿少有巨大脐疝,较大的疝内可能有大网膜及少许小肠壁。也有个例报道,小儿脐疝发生不可还纳、嵌顿及外伤性破裂等,均未累及肠管。

(二)治疗

1.非手术治疗  随小儿年龄增大,脐周围的组织逐渐加固,脐环逐渐缩小、消失。多数小儿在生后 2 年内,脐环自然关闭。也有报道,有的延缓到 10 岁脐环才关闭。因此,绝大多数脐疝不需治疗而可自然痊愈。也可采用非手术疗法,促进脐环缩小。对于已有一定理解能力的儿童,可让其作仰卧起坐运动,增快腹壁肌肉发育,促进脐环关闭。对婴儿,可适当按摩腹直肌,也可置患儿于仰卧位,辅助患儿抬头收腹。也有人在还纳疝内容物后,用硬币或其他硬薄圆形板块压住脐部,再用小儿腹带包裹腹部,固定硬板,促使脐环边缘相互靠近,张力减小,有利于脐环缩小及消失。硬币或圆形薄板的直径需比脐环大 0.5~1.0cm,外面包 4~8 层棉纱布,以防硬圆板透气不良,刺激皮肤。纱布也增加了硬圆板与腹壁间的摩擦力,使硬板不易移动。过去曾用医用胶布固定硬圆板,因胶布刺激皮肤,引发水泡,渐被摒弃。

2.手术治疗 当代学者们的认识比较统一,对于2岁以下的患儿,只有脐环直径大于2cm以上,始可考虑手术治疗。一般脐疝经非手术治疗到2~3岁以后,脐环直径仍大于0.8cm者,才是手术治疗的相对适应证,可择期行手术治疗。只有个别嵌顿或不能还纳的脐疝需急诊手术。

文献中,最早报道外科手术治疗的是Celsus,他采用脐颈结扎法。1890年Nota第一个完成新生儿脐疝修补术,将疝内容还纳后,在皮下围绕疝环置缝线紧扎。他治疗244例患儿,仅1例复发。以上两法均未打开疝囊,盲目结扎疝颈,未被后来者采用。1893年Mayo(梅氏)设计的横行重叠法根治脐疝,1903年他报道了手术方法及其满意的手术效果。迄今已一个世纪,仍有人应用梅氏法治疗小儿巨大脐疝及成人的脐疝。20世纪以来,也有几种脐疝手术方法问世。这些手术均保留脐带瘢痕,精细修补疝口。这些手术方法的区别,仅是皮肤切口不同,均比梅氏手术操作简单,远期效果好,复发率低于1%,适用于儿童。

(1)儿童脐疝手术 在脐旁或脐下1cm作弧形切口(我国出版的小儿外科书上,均介绍脐下切口)。切开皮肤及皮下组织,牵拉脐部瘢痕,使其翻转,并保留之。确认疝囊,将其游离并切开。直视下还纳疝内容物后,用血管钳挤压疝颈,丝线结扎。切除多余的疝囊,也有人在切开疝囊后,作荷包缝合。清除脐环间的脂肪,用丝线作横行或竖行褥式缝合或间断交叉缝合,关闭脐环。将脐置原位,缝合皮肤。

(2)梅氏手术 在脐上、下各作一弧形切口,直达筋膜层。游离疝囊,将其切开。对于肥胖者,宜将手指伸入腹腔,在手指的引导下,扩大疝囊切口。在切断和结扎粘连在疝顶部的大网膜后,将疝内容物纳入腹腔。关闭腹腔。切除多余的疝囊。自脐环的两侧缘向外横行切开部分筋膜层,牵拉筋膜层的上、下叶,使之重叠,用丝线作两排褥式缝合。关闭皮肤切口。

## 第四节 腹部外伤

### 一、概述

腹部外伤是常见的小儿外科急症,主要危险是内出血和腹膜炎,如果涉及大血管,患儿可能立即死亡。

腹部外伤分为开放性外伤和闭合性外伤。按受伤的深浅与程度可分为腹壁伤、内脏伤和腹壁内脏混合伤,从医疗角度可分为医源性外伤和非医源性外伤。开放性外伤者腹壁有伤口,穿透腹膜时称穿通伤,于体表可见出、入口时称贯通伤,有入口无出口时称非贯通伤。

(一)病因病理

开放性腹部外伤多由锐物刺入引起,也可由电击、枪弹引起。开放的伤口未必在腹部,伤口小未必损伤小,伤口大未必损伤大,伤道的走行也未必是直线。

闭合性腹部外伤多由钝性暴力引起,主要有:①交通事故。②跌落碰撞。③打击腹部。④爆震、牵拉、挤压腹部。⑤运动的人体突然减速时,腹内移动性较大的脏器受惯性的作用依然运动,使其在腹腔内固定部位受损,如脾蒂、肾蒂、肠系膜根部、十二指肠空肠曲等,属剪切力致伤。受伤的程度常与外力强度、速度、及作用时间、方向、接触面积、着力部位、背部固定程度有关。作用时间长、接触面积小、背部很固定时腹部外伤程度重。另外,脏器的解剖、生理、病理状态,周围器官组织的特征,患儿的年龄、胖瘦、体重、体质、有无防御动作都影响外伤程度。空腔脏器萎陷状态时不易受伤,充盈状态和粘连固定状态时容易受伤。脏器出现新生物、先天或后天畸形、体积增大、质地脆弱时容易受伤。肋骨骨折时容易刺伤肝、脾、肾、膈,腰椎骨折容易造成胰、十二指肠外伤,骨盆骨折容易损伤膀胱、直肠、阴道、后尿道等。实质脏器外伤形态主要包括包膜下血肿、真性破裂、中央型破裂。空腔脏器外伤形态主要包括浆肌层淤血、浆肌层破裂、全层破裂穿孔、管状器官离断。

医源性腹部外伤有诊断伤、治疗伤、误伤、无法回避的损伤。诊断伤如内镜检查造成的脏器穿孔、脾撕裂伤,腹腔穿刺偶发的实质脏器出血或肠穿孔(当时抽空受损段肠襻,使成萎陷状态,一般无后遗症)。误伤如伤脾,伤胰,误扎或误断胆总管、输尿管、输精管,误切开胃、十二指肠、胆囊、结肠。无法回避的损伤如切除浸润性生长的肿瘤时发生的神经、血管、脏器的损伤。针刺治疗和护理也可发生损伤,如洗胃、洗肠发生的腐蚀伤,甚至新生儿试肛表都可能偶发直肠损伤。

(二)临床表现

有损伤史,但有时伤情欠准确或不详。

1.分类

(1)腹壁损伤 患儿一般情况好,皮肤有擦痕或皮下淤血,偶见肌肉断裂。腹部压痛局限于受伤部位或一侧腹部。个别患儿伤情较重,损伤累及腹膜,产生腹膜刺激征。但只要静止不动,疼痛会减轻并逐渐缓解。

(2)腹部挫伤 系钝性损害造成的腹膜、肠系膜及内脏损伤,但无明显破裂和大出血。患儿一般情况尚可,受伤部位有压痛、肌紧张及反跳痛,有时合并腹胀。腹腔穿刺无鲜血,经观察能逐渐好转。个别小儿因肠系膜血肿吸收慢,腹痛持续时间较长。

(3)空腔脏器穿孔 主要表现腹膜炎症状。

(4)实质脏器破裂 主要表现内出血和休克,病情急。

(5)混合性腹部外伤 腹壁和腹腔内脏器均有损伤,临床表现以腹腔内脏器为主,容易忽略腹壁伤。

2.症状体征

(1)全身情况

1)神志:患儿紧张、恐惧或躁动不安。重症时神志模糊,甚至昏迷。伤后立即昏迷且持续较长时间,应考虑合并脑外伤。

2)面色苍白、冷汗、口渴。

3)呼吸:浅、促。腹式呼吸受限或消失。伴胸部受伤时出现呼吸困难,甚至缺氧。

4)脉搏和血压:①早期因疼痛脉搏加快,血压正常或偏高,稍后恢复正常。②如有失血,随失血量的增加,脉搏再次加快,但变弱,可发生血压下降,甚至休克。③上消化道穿孔时,早期即因化学性腹膜炎出现脉搏加快,血压下降,甚至休克,经短时间治疗纠正后脉搏恢复正常。如感染加重,脉搏重新加快。④下消化道穿孔时,中性肠内容物刺激小,脉搏与血压变化较小。

(2)局部表现

1)伤口:①注意伤口大小、形状、深度,有无异物,创缘是否整齐,颜色新鲜与否,流出液体的颜色、混浊度。②采集流出液并检查其成分、生化改变、细菌污染情况。③如能见到内脏,注意仔细辨认。

2)腹痛:注意观察疼痛部位、性质、范围、严重程度。疼痛难忍的持续性腹痛说明腹内有严重损伤,早期主诉的最痛部位常是受伤部位。伴发肩痛说明同侧膈肌附近脏器受损出血或穿孔,伴发睾丸痛、阴茎异常勃起或右大腿痛,说明十二指肠腹膜后的损伤刺激睾丸神经、腰交感神经或腰神经,剧烈腰背痛说明肾或腹膜后血管破裂出血。然而,腹痛轻或无腹痛可出现在腹腔内小量出血,回肠、结肠小穿孔早期,腹腔内型膀胱破裂等。

3)消化道症状:①恶心、呕吐。早期因出血、消化道漏液刺激或低血压引起,晚期因胃肠麻痹或血肿压迫后肠梗阻引起。②伤后即呕血或数小时后出现柏油便提示上消化道损伤,但要排除口腔、鼻、呼吸道出血咽入胃内再呕出的假象。

4)腹膜刺激征:包括腹部压痛、肌紧张或肌抵抗、反跳痛,提示急性腹膜炎。血液、尿液诱发者轻,消化道漏液诱发者重。腹膜后损伤时以压痛明显,而肌紧张、反跳痛不明显。

5)肠鸣音与腹胀:腹内脏器损伤后,早期即出现肠鸣音减弱或消失,腹胀则出现较晚,它是肠麻痹的表现。在腹内大出血或消化道大量漏液时,腹胀出现早并进展快,肠鸣音随之逐渐减弱甚至消失。腹膜后损伤或伴有脊髓损伤时也常引起腹胀。

6)腹部浊音和移动性浊音:胃、结肠破裂时肝浊音界消失。固定性浊音区提示局部有血、血凝块、包裹性积液或局限性炎性包块。骨盆骨折引起的腹膜后血肿浊音区常在耻骨上及髂窝,并向上延伸。移动性浊音说明腹内有大量游离液体。

7)泌尿系统症状:血尿提示有泌尿系统损伤。下腹受伤后无尿,膀胱叩诊无实音,可能有膀胱破裂。

(三)实验室与影像学检查

1.实验室检查

(1)白细胞计数和分数　白细胞总数升高,中性粒细胞比例也升高。内出血时反应迅速,空腔脏器损伤则随感染加重而逐渐升高。

(2)红细胞、血红蛋白、血细胞比容　为动态观察病情的指标,随内出血量的增加逐渐下降。

(3)血、尿淀粉酶　伤后12~24小时升高提示有胰腺损伤,但不升高也不能排除诊断。

(4)尿常规　出现血尿说明有泌尿系统损伤。

2.影像学检查

(1)X线检查　为腹部外伤的常规检查。

1)胸腹部X线透视:优点是可看部分脏器的活动状况,如膈肌抬高、活动受限提示膈下有血肿、积液或积气。

2)X线平片检查:可摄胸部、腹部、骨盆的卧位、侧卧位片,病情允许还可摄立位平片,膈下有游离气体提示胃、肠穿孔。下胸肋骨骨折可伴有肝、脾、肾损伤。腰椎损伤可伴有胰腺、腹膜后大血管损伤。骨盆骨折可伴有尿道、阴道、膀胱、直肠损伤或腹膜外血肿。腹膜后积气提示十二指肠或升降结肠、直肠的腹膜后部分损伤。腰大肌影消失提示腹膜后血肿。腹腔内均匀一致的微密阴影、肠间隙增宽或小肠在中腹前部集中、下腹部微密提示有大量游离液体。腹壁受损时,腹脂线密度增高、增宽、边界模糊,严重时完全消失。双侧腹脂线消失提示大量腹腔积液。伤后早期出现皮下积气时,气体来自胸部及腹膜外胃肠道的损伤。

3)X线造影检查:①伤道造影:有污染伤道危险,必要时消毒伤口,插入导管,以油纱填塞导管四周(防止漏造影剂),适量碘水注射后,摄正侧位片,可明确伤道是否穿透了腹膜。②胆道:可行术中造影了解其完整性。③尿道逆行造影:可了解有无膀胱破裂及破裂部位、大小。④排泄性泌尿系统造影:有助于了解肾、输尿管、膀胱损伤情况,了解健肾功能。

(2)B超检查　也是腹部外伤的常规检查。诊断血肿、积液很准确,判断实质脏器完整性很有价值。

(3)CT检查 比X线、B超影像清晰,还能进行选择性腹腔动脉造影,很有诊断价值。

(4)腹腔镜检查 在人工气腹条件下进行腹腔镜检查、治疗技术已日趋成熟,通过电视系统,腹腔内情况可清楚地反映出来,必要时可行冲洗、活检、电凝止血、钳夹、器官切除、吸引、缝合,代替部分原本需开腹的手术治疗,很有发展前途。

(四)诊断

1. 小儿腹部外伤的特点

(1)小儿体重轻,同样高处坠下时,小儿受伤机会与程度均比成人少或轻。

(2)小儿皮下脂肪多,内脏组织柔韧,内脏固定相对游离,内脏患病机会少。遭受同样程度的伤力时,内脏破裂机会少。

(3)小儿腹壁薄,肌力差,对外来损害反应迟,故抗衡或减弱外来力量差,容易外伤。

(4)小儿内脏出血后,发生休克时间早。

(5)小儿外伤后自己叙述不清,常由别人代述病史,容易失真或遗漏。检查时常不会合作,故需仔细。

2. 诊断性操作

(1)腹腔穿刺

1)操作:局麻下,在左侧髂前上棘与脐连线的中、外1/3连接处垂直进针,缓慢进入腹腔(进腹腔的瞬间有阻力锐减的落空感觉)1cm,抽吸腹腔液。带弹簧的专用腹穿针进腹腔后立即弹出外套管,保护针头不戳伤腹内器官组织,同时发声,提示术者针头已进入腹腔,可以使用。

2)结果判定:①抽出不凝血即可诊断有内出血。②抽出凝固血为针头误入血管所致。③抽出肠液或胆汁,提示胃肠道或胆囊破裂,但需分析除外误入肠腔。④抽出物可送检作常规和细菌染色及培养。

(2)诊断性腹腔灌洗 是腹腔穿刺技术的延伸,为提高腹部外伤的早期确诊率而设计。由于小儿大网膜尚未发育,既往腹部手术率低,粘连机会少,操作成功率较高。

1)操作:①留置导尿管使膀胱空虚。②局麻下,粗套管针经脐下2～3cm处刺入腹腔,通过针芯置10～20cm塑料导管于腹腔内,尾部固定于腹壁。③未见流出血液者注入温盐水150～300ml,2～3分钟后收集反流液。

2)结果判定:①未注入盐水即流出血液者为内出血较重,须立即剖腹探查。②灌洗液血染者为冲洗阳性,也应立即探查。③灌洗液显微镜检查,有下列情况为阳性,仍有探查指征:红细胞计数大于$10\times10^{12}$/L(低于此值时很少为真实的内脏损伤,除非同时有白细胞或淀粉酶升高),白细胞计数大于$0.5\times10^9$/L,淀粉酶检测大于100IU/L(苏氏法)。

3)导管头一般置于小骨盆腔,观察病例可保留导管,间断取样,观察病情。

3. 诊断注意事项

(1)损伤的时相性差异 即病情随时间的推移在变化,初检阴性并不能排除损伤的客观存在。例如:①肠壁的挫折、缺血发展为坏死需一定时间,在此期间内临床表现不一样。②小的肠穿孔可因血块、粪块、脓块、肌肉痉挛收缩暂时封闭,临床表现不明显。随时间推移,掩盖因素消失,穿孔显现,肠内容物入腹腔,才出现典型的临床表现。③胰腺挫伤后早期无明显腹膜炎,随时间推移,自身消化可致胰腺横断。此时的表现就容不得继续观察了。④实质性脏器破裂早期腹穿可能抽不到血,待出血增多或血凝块脱落时,内出血的征象可能表明必须立即手术止血。

(2)临床假象　例如：①合并颅脑外伤、骨折或高位截瘫时容易忽视腹部损伤。②第6～7胸椎以上损伤合并交感神经阻滞综合征时，血压下降容易误为内出血。③胸部闭合性损伤通过神经反射出现上腹部压痛的肌紧张，易误为腹部外伤。④有腹膜刺激征的部位未必是器官损伤的部位，如肝破裂后可因右下腹积血出现右下腹膜刺激征。⑤非腹膜腔内器官损伤也可出现肌紧张，如脊柱骨折、腹膜后泌尿器官破裂、下腔静脉破裂、骨盆骨折等。⑥右侧卧位下出现的左膈下积气可能是结肠左曲积气，不是气腹征象。

(3)多发性器官损伤。

(4)留诊或住院观察患儿出现以下情况时应剖腹探查　①腹痛加重且范围扩大。②腹部出现固定压痛或腹肌紧张。③全身情况恶化，出现口渴、烦躁、脉速、体温上升。④进行性贫血，血压逐渐下降。⑤X线检查发现气腹。⑥腹腔穿刺抽出不凝血、肠液或胆汁。但有人主张腹腔穿刺抽出不凝血是严密观察病情的指征，当快速补充晶体溶液(大于40ml/kg)仍不能维持血压时，考虑活动性出血，需立即手术探查。

(五)治疗

腹部外伤往往是全身性多发外伤的一部分，治疗时要从整体考虑，分清轻重缓急，合理安排治疗顺序。

1.治疗顺序

(1)迅速解除呼吸道梗阻，保证气道通畅，进行心肺复苏。

(2)及时抢救休克，迅速控制外出血，做好术前准备。

(3)迅速处理对生命有威胁的颅脑伤、开放性气胸、张力性气胸。

(4)手术适应证明确者，应及早手术探查。对内出血的患儿要争分夺秒，在积极抗休克同时，迅速进行手术。对空腔脏器穿孔的患儿可先纠正休克再手术，但经积极抗休克治疗不见好转时，应边手术边继续抗休克。

2.治疗操作

(1)非手术治疗观察措施　腹壁损伤通常用非手术治疗，必要时做些局部处理(如冷敷、热敷、肌肉缝合等)，一般1周或稍长时间可痊愈。腹部挫伤和脏器破裂时，非手术治疗往往只是观察措施，大部分患儿最终还需要开腹手术。

非手术治疗和观察措施包括：①静卧。②禁食禁水。③胃肠减压。④输液和给予抗生素、止血剂。⑤慎用镇痛剂和安定剂。⑥定时监测生命指标。⑦重复进行腹腔穿刺。⑧定时复查血红蛋白、血细胞比容、白细胞计数。⑨复查B超或X线检查。⑩同时做好术前准备，必要时输血。

(2)手术治疗　腹腔脏器损伤的手术治疗重点是制止内出血、控制腹部感染、修复损伤的脏器。

1)手术切口：①尽量靠近受损器官，但尽量不通过伤口。②切口足够大，能迅速进入腹腔，做到显露清楚、操作方便。胸腹联合伤多分别在胸、腹部做切口。③切口容易延长。④诊断不明时用正中切口或旁正中切口。⑤切开腹膜时注意有无气体逸出，以及流出液性质，帮助判断损伤部位。

2)手术探查：注意有次序、有步骤，先止血、后修补，有重点、不遗漏，避免重复翻动。注意检查3个隐匿区：胸廓内腹腔、腹膜后间隙和盆腔。注意检查十二指肠和升、降结肠腹膜后部位的隐蔽伤。如有肠破裂，先控制裂口漏出，后吸净流出物，待全部探查清楚后再处理裂口。

3)脏器处理见表4-4-1。

表 4-4-1 腹部外伤手术治疗中的常用手术

| 受损器官或组织 | 常用的手术 |
|---|---|
| 腹壁 | 腹壁缺损修补术 |
| 膈肌 | 膈肌修补术 |
| 脾 | 脾切除术、脾部分切除术(可加脾动脉结扎)、脾缝合修补术 |
| 肝 | 肝修补术、肝动脉结扎术、肝部分切除术、血管及胆管结扎和填塞引流术 |
| 胰 | 胰缝合术、引流术、胰体尾切除术、胰尾切除术、胰管转流术、胰胃吻合术、胰空肠 Roux-Y 吻合术、胰断端双置 Roux-Y 吻合术、胰腺囊肿内引流术 |
| 胃 | 胃修补术 |
| 小肠 | 小肠修补术、肠切除肠吻合术 |
| 十二指肠 | 十二指肠修补术、十二指肠憩室化、Billroth Ⅱ 式 |
| 胆道 | 胆囊切除术、T 形管引流术 |
| 结肠、直肠 | 肠修补术、造瘘术、肠切除吻合术 |
| 腹膜后大血管 | 血管修补术、肾静脉水平下下腔静脉结扎术 |

4)腹腔处理：关腹前，应以大量温盐水冲洗腹腔，将积血、积脓或消化液冲洗干净，冲至清洗液清亮为止。如污染严重可先用 1‰ 浓度的碘附液浸泡腹腔 5~10 分钟，再用温盐水冲洗。如脓肿已包裹、局限，为防止感染扩散，可不冲洗，但尽可能吸净腹腔内脓液。

5)腹腔引流：一般均要放置引流管。特别是：①空腔脏器伤。②有渗血。③受伤时间长，修补处有感染或愈合不良的可能。④严重的肝、脾、胰损伤，腹膜后大血肿等。

3.门诊、急诊处理措施

(1)伤后短时间就诊者 只要情况允许，应作全身性快速体检，以便了解脑、胸、四肢情况。然后分别作如下处理：①一般情况好，致伤力较轻的患儿，腹部无明显压痛、肌紧张者，可对症治疗。②一般情况尚可，致伤力较重的患儿，或腹部有固定压痛者，除对症处理外，应留诊观察 4~6 小时或更久。③一般情况较差，但暂不怀疑有腹腔内损伤时，可输液观察 4~6 小时。④一般情况差，有脉快、面色苍白、血压下降，或有明显腹膜刺激征的患儿，或腹腔穿刺易抽得血液或血性腹水者，一律按危重儿处理。可酌情摄腹部 X 线片及查血红蛋白和血型后入院，也可直接入院或送入手术室。⑤以其他部位伤情为主的患儿，特别是汽车撞伤、坠楼等伤力较猛烈的患儿，应常规多次检查腹部。

观察患儿处置要点：①定时查体、查腹。②动态查血红蛋白、血细胞比容。③定时复查腹部 B 超、X 线。④必要时腹腔穿刺。⑤随时调整输液用药，必要时输血。

(2)受伤后数日(超过 48 小时)就诊者 腹部检查有阳性体征的患儿，若病情允许最好作以下检查：①腹部 X 线片：除外胃肠道迟发性穿孔，了解腹腔渗液和可能的异物。②尿常规及淀粉酶：除外泌尿系统损伤及胰腺损伤。③必要时作腹腔穿刺及 B 超检查：除外实质脏器小裂伤形成的被膜下血肿等。

(3)伤后 2 周就诊患儿 可能伴有低热、腹痛、腹部包块，注意除外膈下感染、假性胰腺囊肿、肠系膜血肿(可能有继发感染)及肝脓肿等。可作 X 线钡餐、B 超检查。无阳性结果时，可服"膈下逐瘀汤"加减。

## 二、腹壁挫伤

小儿腹壁挫伤与体表其他部位的挫伤一样,系指组织连续性受外伤而分离,并无解剖上完全中断。

### (一)病因病理

引起腹壁挫伤的常见原因为车祸、高处跌落撞击、重物挤压及踢打碰撞等,在外力直接打击作用下,造成腹壁软组织损伤。主要病理改变是局部组织的连续性被破坏,血液及淋巴液外渗,出现皮下出血、肿胀,较重者因深部组织的小血管破裂而形成血肿,甚至可有肌肉纤维断裂。

### (二)临床表现

腹壁挫伤是小儿腹部外伤中较轻的损伤,可出现疼痛、肿胀、皮下淤血等。疼痛是由于局部感觉神经末梢受到损伤或因血液、淋巴液渗出,腹部压力增高的刺激所致。当腹肌紧张、腹压增加时疼痛加重,屈身静卧时疼痛减轻。局部肿胀是因血液及淋巴液渗出,引起微循环障碍而形成。挫伤组织中不同程度的出血所导致的皮下淤血亦有下列情况:若仅限于皮肤本身小出血灶称为淤点;皮内及皮下出血则形成淤斑;出血量较多,渗布于各层组织间,并积聚局部而谓之血肿。如有血肿则局部肿胀更明显。广泛挫伤时,患儿可出现发热,一般无全身表现。

### (三)诊断

根据损伤部位的局部体征对单纯腹壁挫伤的诊断并不困难。但因小儿腹部肌肉组织较成人薄弱,难以抵抗外力打击,常造成腹腔内脏损伤。因此,对于腹部损伤,关键在于确定有无腹腔内脏损伤以及其他部位的合并损伤,应及时作出正确诊断,以免延误治疗造成严重后果。

### (四)治疗

腹壁挫伤主要采取保守治疗。让患儿卧床休息,先期局部冷敷以减少出血及渗出,48小时后可进行热敷,促进血肿吸收。亦可用按摩乳、喜疗妥等药物局部涂擦按摩,以减轻疼痛,促进肿胀消散吸收。血肿较大时可穿刺抽出积血并加压包扎。如仍有活动性出血,则血肿进行性增大,应尽早手术,清除血肿,结扎出血点。

挫伤较重者,为预防感染可适当应用抗生素治疗。

## 三、脾破裂

脾是腹腔内实质性脏器之一,因血供丰富,质地脆弱,即使受到轻度外力作用亦能造成破裂。在小儿腹部钝挫伤中,脾破裂是最多见的腹腔脏器损伤。

### (一)病因分类

根据脾破裂发生的原因不同分为3类:

1. 自发性脾破裂　患儿多因某些疾病造成脾病理性增大,如脾肿瘤、先天性溶血性贫血、疟疾、黑热病、白血病等。在无明显外伤史的情况下而发生脾破裂。临床极少见,症状不明显者易误诊。

2. **外伤性脾破裂** 为脾破裂的常见原因。又可分为:①闭合性脾破裂:多因车祸、挤压、摔跌伤等造成左季肋部或左腹部钝性挫伤所致。②开放性脾破裂:因锐器刺伤、枪弹贯通损伤而造成。常合并胸腹部多脏器损伤。

3. **医源性脾破裂** 是指手术操作或器械牵拉损伤所致。在施行腹腔内手术时,如脾周围粘连严重或操作不慎,撕裂脾造成损伤。亦有因行脾穿刺检查而导致破裂。该类损伤多能及时发现及时处理。

(二)病理分型

在病理解剖上,依据损伤的范围和程度,脾破裂可分为3种类型:

1. **中央破裂** 特点是破裂部位发生在脾实质内中央部分。若范围小,出血量较少,多无明显症状。如果损伤范围较大,常发生继发性出血,造成脾内压力增大,进而损伤脾被膜,发展成完全性破裂。

2. **被膜下破裂** 破裂范围局限于被膜下的脾实质。由于包膜无破裂,血液积聚于被膜下形成血肿。如血肿继续扩大,可突然转为真性破裂。个别患儿在伤后1~2周方发生真性破裂,应高度警惕。

3. **真性破裂** 此型最常见,即脾实质及被膜受到损伤,同时发生破裂。小的破裂出血缓慢,粉碎性破裂可迅速引起腹腔内大出血。

(三)临床表现

脾破裂并无特异性症状,当左上腹或左季肋部受伤后随即出现不同程度的腹痛。开始局限于左上腹,继而转为以左上腹为主的全腹疼痛,部分患儿因血液刺激膈肌而引起左肩部放射性疼痛(Kehr征)。如脾脏损伤严重,出血量较多,患儿在短时间可出现面色苍白、烦躁不安、口渴、心悸、呼吸困难等失血性休克表现,亦可出现恶心、呕吐症状。严重者神志不清、四肢厥冷、瞳孔散大,若抢救不及时,可造成死亡。

体格检查可见脉搏细弱而快,血压下降。腹部有压痛,多以左上腹为著。因腹腔内积血,可出现全腹压痛、腹肌紧张、反跳痛等弥漫性腹膜炎体征。腹部叩诊有移动性浊音,听诊多数肠鸣音减弱。

(四)诊断

从腹部损伤的部位及伤后临床表现,尤其是腹部叩诊存在移动性浊音时,应首先考虑有脾破裂可能,如行腹腔穿刺抽出不凝固的血液,诊断即可成立。对一些复合性损伤或自发性脾破裂的病例,有时诊断较为困难。此时应仔细观察病情变化,在不延误治疗的情况下,根据设备,可选用以下诊断方法进行检查确诊:

1. **实验室检查** 动态观察红细胞计数、血红蛋白、血细胞比容的变化,呈进行性下降。白细胞计数增高。尿液常规检查及血淀粉酶测定,对是否合并肾或胰腺损伤具有鉴别诊断意义。

2. **腹腔穿刺** 疑诊有脾破裂时,腹腔穿刺是一种常用的诊断方法,尤其是以自发性脾破裂进行腹腔穿刺抽液检查更为重要。

3. **B超检查** 根据B超图像特征,不仅能测出腹腔内积液的多少,而且可显示脾的大小、形态。

4. **X线检查** X线平片可见左膈肌升高,脾区阴影扩大,界限模糊不清。如伴有空腔脏器破裂,则膈下显示有游离气带。

5. **CT检查** 体层图像可观察到脾的断裂像及周围存在的液体像,诊断准确率较高。如合并腹腔内其他脏器损伤,可同时作出诊断。

6. **放射性核素检查** 用$^{99m}$Tc扫描,可了解脾的形态及损伤破裂部位。

7. 腹腔镜检查　此法适用于腹腔内复合伤或处于昏迷状态而诊断困难者。

8. 选择性脾动脉造影　可显示脾动脉分支的断裂部位、血肿挤压移位及血管缺如范围。

（五）治疗

20世纪50年代初期已有脾切除后发生暴发性感染的报道，随后通过临床资料统计证实，小儿脾切除后感染发生率比正常小儿高近60倍，死亡率超过半数。20世纪70年代大量的研究证明，脾除具有调节造血系统功能外，还对免疫系统起重要作用。它所产生的免疫物质IgM、备解素调理素、促吞噬素等均参与调节体液免疫和细胞免疫。脾切除后这些物质减少导致免疫功能失调，明显降低了机体对细菌感染的抵抗能力，尤其是婴幼儿更易发生暴发性感染。近20年来，脾在机体免疫方面的重要性越来越被重视，因此对脾破裂的处理原则，已由一旦确诊必行脾切除的传统治疗常规转变为尽可能保留脾的新观点。

1. 非手术治疗　近年来，国内外对脾破裂采取非手术治疗均有成功报道，并取得一定的经验。

（1）非手术治疗的指征

1）暴力较轻，局限于左上腹部，仅有轻度腹膜刺激征。

2）生命体征稳定，或虽有低血容量表现，但经输血及补液后病情很快稳定。

3）实验室检查血流动力学波动范围小，提示出血趋于停止。

4）B超或CT检查示非碎裂性损伤。

5）考虑为非病理性脾破裂。

（2）具体治疗方法

1）迅速建立输液通路，保证输血、输液速度。尽快补足失血量，维持有效血容量。

2）卧床休息至少1周以上，住院观察3~4周，待病情稳定方可出院。

3）禁食，胃肠减压。

4）应用抗生素、止血药，必要时可使用镇静剂。

5）定期B超检查，以了解脾损伤部位的转归状况。

应当指出，在非手术治疗过程中，必须严密观察病情变化及作好随时手术的准备，以免丧失抢救时机。

2. 手术治疗　脾破裂采取非手术治疗获得成功者仅占少数，多数仍需手术治疗。手术原则是尽量保留脾，但决不能只为保脾而危及生命。目前可供选择的手术方法如下几种：

（1）脾修补术　对一般脾实质裂伤，尤其是表浅或局限性深部裂伤，只要破裂创面及病情允许，都应争取作缝合修补术。清除创面的血凝块和无血供失活组织，采用褥式缝合裂口。对较大且深的裂口，可用明胶海绵或大网膜填塞后再缝合。亦有报道用可吸收线编织成网袋套在脾上，达到压迫止血的目的。

（2）脾部分切除术　多数脾动脉进入脾门后分为脾上叶及上叶2支主干，少数分为上、中、下3支。根据血管呈节段性分布的特点，当脾发生局限性粉碎性破裂而又无法作修补时，可选择性进行脾段、半脾、脾次全或不规则脾部分切除术。开腹探查确定不能保留的脾部分，阻断供应该区域的动脉分支，明确切除范围。切脾时常采用钝性分离脾实质，所有血管钳夹切断，予以结扎。脾被膜应尽量多保留，有利于保留脾缝合。所保留的脾必须血供良好，保留脾量最少不得低于25%。

（3）脾动脉结扎术　脾动脉是脾血液供应的主要来源。对脾损伤较广泛、脾蒂撕裂或性质不明者，应首先阻断脾动脉，可达到良好止血效果。如无下列情况即可游离结扎脾动脉或分别结扎其分支：①阻断脾动脉后，脾发生明显缺血表现。②在游离过程中，脾周围的侧支循环已完全被切断。③同时合并其他脏器严重损伤。

④患儿生命体征不稳定。

脾动脉结扎术常与单纯缝合修补术同时采用,以达到止血和保留脾的目的。

(4)全脾切除及保留副脾　脾破裂严重威胁患儿生命时,全脾切除仍属重要治疗手段。指征是:①脾蒂断裂,供血中断。②广泛性脾实质碎裂。③合并多脏器损伤危及生命者。④保脾手术失败者。⑤病理性脾破裂。

约15%～40%的人有副脾,多存在于脾门、脾蒂及大网膜等部位。研究证明,副脾可替代脾脏功能,故决定施行脾切除时,应注意查找有无副脾,如有,术中要避免损伤其血循环,达到保留目的。副脾被保留后可发生代偿性增大,提高替代脾功能的作用。

(5)自体脾移植　动物实验及临床报告证明,严重脾损伤被迫行全脾切除时,采用自体脾组织移植能改善和恢复机体的免疫功能。方法是选择无损伤的脾组织去除被膜,切成1cm×1cm×0.5cm大小的薄片,重量达自身脾重的20%为宜。为提高存活率,多数学者主张将脾片移植到大网膜内,再缝合固定于脾床。在成人,亦有报道将带血管蒂的自体部分脾与髂血管吻合获得移植成功。

### 四、胃肠道损伤

(一)胃损伤

1.胃外伤性损伤　胃的大部因受肋弓的保护,而且胃壁较厚,胃活动度大,一般钝挫伤时不易受损,除非穿透性损伤或手术、胃镜检查等医源性胃损伤;或胃内异物所致的胃损伤。在小儿胃外伤性损伤少见。

(1)病因病理　胃在外力作用下其致伤原因可有穿透性损伤,如枪弹伤、刀刃伤等锐器伤。钝挫伤,如重物打击、跌落、挤压、碾挫等。因饱食后胃内容量过多及压力过大或食后剧烈运动,可能发生胃破裂。

胃损伤后所出现的病理变化与损伤的程度有关。胃受钝挫伤时胃壁浆膜肌层发生破裂,以及黏膜损伤、黏膜下血管破裂出血,形成胃壁血肿。也可累及胃全层致胃穿孔,胃内容物流入腹腔发生腹膜炎。若得不到及时治疗,则由化学性刺激引起的腹膜炎转变为细菌性化脓性腹膜炎,可使腹膜腔严重感染,进而发生休克,或形成膈下脓疡、腹腔脓肿及盆腔脓肿。

(2)临床表现　胃损伤后的临床表现与损伤的轻重、致伤范围有关。轻则胃壁部分单纯挫伤或浆膜下血肿,可出现上腹疼痛、恶心、呕吐。体检可有上腹局限性压痛,或有轻度肌紧张。胃破裂或胃穿孔时,若穿孔小,穿孔处由胃黏膜自行堵塞,胃内容物流入腹腔少,所引起的腹膜炎较轻,也容易局限,病状出现较轻。若胃穿孔大,尤为饱食后,大量胃内容物流入腹腔,主要表现为剧烈的腹痛及呕吐,内含血液,出现弥漫性腹膜炎,以上腹部最为明显。体检有腹壁压痛,肌紧张,肠鸣音减弱或消失,肝浊音界可以消失,出现移动性浊音,进而发生休克。在合并腹腔其他脏器损伤时,其表现的症状体征更严重和复杂。

(3)诊断与鉴别诊断　有明显的上腹部外伤史,上腹部有腹膜刺激症状时,应考虑有胃损伤的可能。可作诊断性腹腔穿刺,抽出带血性胃液可证实诊断。亦可作X线腹部平片检查,如发现膈下游离气体或有时出现胃泡消失,则可诊断为胃破裂或穿孔。如腹腔穿刺有胆汁样液体或检查腹穿液有淀粉酶增高时,应与胆道、十二指肠、胰腺等脏器损伤相鉴别。也有胃损伤的同时合并上述器官损伤的可能。

(4)治疗　对轻度的胃损伤,如单纯胃壁挫伤则可在严密观察病情变化的同时作保守治疗,给予禁食、补液及抗生素。对明确诊断的胃破裂或穿孔,均应及时手术治疗。

手术切口宜采用上腹正中或右旁正中切口,有时采用上腹横切口。切开腹膜后应清除腹腔内积血、积液及食物残渣。出血时先止血,再仔细探查腹内脏器,检查胃及相邻器官的损伤情况。对疑有胃后壁损伤时,应切开胃结肠韧带,检查胃后壁有无穿孔。同时注意胃贲门部、胃底部,因其部位显露困难需仔细检查。

对小的胃穿孔、受伤时间短、腹腔污染轻者,可单纯缝合或两层缝合修补裂口。对钝挫伤引起的胃壁较大范围挫伤,应切除失活胃组织后行两层修补缝合。对幽门部较大的裂伤,缝合后易形成狭窄,可考虑作幽门成形或胃空肠吻合术。对胃破裂黏膜下血管出血时,应给予结扎止血。对较大或多处胃穿孔,可作胃部分切除术。小儿尽可能不作胃大部切除术。

胃穿孔或破裂术后一般腹腔内无须置引流物。术后禁食,持续胃肠减压,静脉补液及抗生素应用、待肛门自行排气后,可给少量流质饮食。此外,应注意腹腔感染、切口感染的发生,特别是膈下脓肿和盆腔脓肿。

2. 胃化学性损伤

(1)病因病理 随着工农业生产的发展,化学性物质的广泛应用,小儿时有误食化学性物质如强酸、强碱以及其他化学性腐蚀剂,故易发生胃化学性损伤。常见的化学性物质有氯化汞、煤酚皂、硫酸或某些农药等。

损伤主要发生于胃黏膜。损伤的程度取决于化学物的腐蚀性、浓度、强度、量,以及与黏膜接触的时间。

化学物质的刺激可引起胃蠕动增强,幽门括约肌反射性痉挛。由于胃内液体流动的方向,胃小弯和幽门区损伤常较严重。早期的病理改变主要是不同程度的炎性反应,如黏膜充血、水肿、糜烂、溃疡形成,进而引起黏膜脱落,肌层受损乃至穿孔。日后可致瘢痕愈合,产生幽门狭窄、幽门梗阻征象。

(2)临床表现 主要临床表现为急性起病,反复呕吐。腹痛以上腹部为甚,可有固定压痛。当出现腹肌紧张等腹膜炎体征时,则有发生胃穿孔的可能。

(3)诊断与鉴别诊断 主要是询问病史,有误服化学性物质,出现反复呕吐及腹痛症状,呕吐物及胃液检验有强酸、强碱等化学物质即可确诊。胃化学性损伤有时需与急性胃炎相鉴别,前者口腔黏膜、食管均有损伤,可出现黏膜糜烂。另外需与消化性溃疡相鉴别,后者有溃疡病史,并常有发作史。

(4)治疗 急性期应即刻饮用中和化学物质的解毒剂。强酸用碱剂,如碳酸盐。强碱用弱酸剂,如稀醋酸。氯化汞用蛋白、牛乳,食后短时间内可进行洗胃。但确定胃已穿孔则禁忌洗胃。在洗胃时避免造成胃穿孔而加剧损伤。还可应用止痛、解痉以及镇静药物治疗。数日内禁饮食,给予静脉输液支持疗法,必要时施行暂时性空肠造瘘,以维持患儿营养需要。与此同时对口腔、食管的损伤也作相应的治疗。

对化学性损伤造成的幽门瘢痕狭窄,引起严重梗阻者,施行手术切除瘢痕。可作幽门成形术或行胃十二指肠吻合术、胃空肠吻合术,以便使食物顺利通过肠道。

(二)十二指肠损伤

十二指肠由于解剖部位较深,其后近邻脊柱,大部分的十二指肠位于腹膜后,受伤的机会相对较其他胃肠道部分的小。十二指肠又与肝、胆、胰以及大血管毗邻,十二指肠损伤时可合并上述器官的损伤。十二指肠具有解剖和生理方面的特殊性,每日有大量十二指肠液通过,内含胆汁、胰液,所以损伤后的十二指肠对小儿可造成严重的后果,病变的处理有时较为复杂,若诊断与治疗不当则死亡率较高。

1. 病因病理 十二指肠损伤可分为穿透伤、钝挫伤和医源性损伤3种。国外以穿透伤居多,国内主要是钝挫伤。致伤原因多为挤压、跌落、锐器刺入等,近年来以交通事故致伤的较为多见。穿透性损伤可发生在十二指肠的任何部位。钝挫伤时由于暴力的作用将十二指肠挤向脊柱;或因暴力而致幽门和十二指肠空肠曲突然关闭,使之形成闭襻性肠段,发生破裂。受损部位多在十二指肠降部和水平部。损伤后的病理改变与十二指肠受损的程度、部位与性质有关。

(1)损伤程度 轻度损伤可使十二指肠黏膜充血、水肿,黏膜下或浆膜下血管破裂出血,形成十二指肠壁内血肿,以浆膜下血肿最为多见。患儿出现腹痛伴十二指肠梗阻的症状。钡餐检查显示典型的"弹簧环"阴影。

严重的损伤除引起上述病状外,亦可造成十二指肠壁肌层断裂、坏死、穿孔,甚至发生十二指肠完全断裂,十二指肠液流入腹腔,引起剧烈的腹膜刺激征,发生腹膜炎。

(2)损伤部位 十二指肠损伤发生在腹膜外部分时,十二指肠液可通过破裂或穿孔处,流入腹膜后间隙,引起感染。在受伤早期一般临床症状和体征常不明显,数日后才可出现症状和体征。

(3)合并伤 十二指肠损伤合并肝、胆、胰等脏器损伤时,可出现相应的病理变化,病情多垂危,处理十分棘手。由于腹膜炎重,肠液丢失及出血,往往使患儿发生休克。

2.临床表现 根据十二指肠损伤的程度、部位以及是否有复合伤,其临床表现有所不同。

(1)十二指肠壁血肿 出现恶心、呕吐胆汁性液等十二指肠梗阻的症状和体征。实验室检查可有白细胞升高。合并有胰腺损伤时,可出现血清淀粉酶升高。B超检查可发现十二指肠壁的血肿,或近段十二指肠腔扩大,胰腺水肿。X线造影检查可发现十二指肠管腔扭曲、变形,有不完全或完全性梗阻征象。

(2)腹膜内十二指肠损伤 其临床症状明显。主要是突然出现的上腹部剧烈疼痛,以右上腹为著,伴有恶心呕吐。随腹腔渗液的增多,腹膜炎加重,出现腹胀,停止排气排便。检查可见上腹或全腹压痛,肝浊音界下移,腹部出现移动性浊音,肠鸣音消失。

(3)腹膜外十二指肠损伤 与腹膜内十二指肠损伤有所不同,受伤早期临床症状不明显,无明显阳性体征。经过一段时间后开始出现右上腹或背部疼痛,并可出现恶心呕吐,呕吐物有时含血液。由于腹膜后睾丸神经和伴随精索动脉的交感神经在肠内渗出液的刺激下,有时可出现睾丸痛和阴茎勃起的症状。

十二指肠损伤查体时有右上腹部或背部压痛,有时出现皮下气肿。早期轻度腹胀,腹肌紧张不明显,随着病情加重,肠鸣音减弱或消失,出现低血压以及体温、脉搏和呼吸的异常变化。实验室检查血白细胞计数增高。诊断性腹腔穿刺,若抽得肠液、胆汁样液体、血液时,应考虑有十二指肠损伤的可能,但绝非是十二指肠损伤所特有的现象。反之,腹穿阴性也不可排除十二指肠损伤,必须严密观察,必要时反复穿刺。

腹部X线摄片检查,如发现右膈下以及右肾周围积气,腰大肌阴影模糊或消失有助于诊断。口服水溶性造影剂后,如见造影剂外漏就可确定诊断。

3.诊断与鉴别诊断 十二指肠损伤的术前诊断往往较为困难,多在手术时发现,因合并腹内多脏器损伤而漏诊者也较为多见。有如下情况时应考虑十二指肠损伤的可能。

(1)有明显的上腹部外伤史,起初病状不明显,经一段时间后出现由轻到重的上腹痛及呕吐,吐物内含血液。查体有右上腹或背部压痛,或有皮下气肿。

(2)腹腔穿刺有血性胆汁样液。

(3)X线检查发现右肾周围积气,腰大肌阴影模糊或消失。

(4)血清淀粉酶升高。

上述几点症状和体征,并非所有患儿均能出现,故对高度疑有十二指肠损伤时,应及时开腹,仔细探查,以免漏诊。

4.治疗 十二指肠损伤的治疗,主要以手术为主。有剖腹探查指征时,术前应纠正患儿的水、电解质紊乱,纠正休克及早期应用有效抗生素。

手术多采用腹直肌右旁正中切口,入腹腔后探查,如发现上腹部腹膜后血肿、胆汁染色或有捻发音时,切开后腹膜,仔细探查十二指肠降部、水平部及胰头部,甚至切开横结肠系膜及Treitz韧带,探查十二指肠水平部、升部及胰体尾部。

十二指肠损伤的治疗方法,主要决定于致伤后的时间、损伤的程度和有无合并胰腺、胆道等脏器的损伤。其处理方法如下:

(1)十二指肠壁内血肿 一般可采用非手术治疗,即持续胃肠减压、静脉输液、营养支持、应用抗生素及对症治疗。经上述治疗血肿多数可吸收。如非手术治疗1~2周血肿不吸收,或引起梗阻征象时,行手术清除血肿或做胃空肠吻合术。

(2)十二指肠裂口较小,致伤时间短,则行单纯修补缝合。多数可治愈。

(3)十二指肠损伤严重、缺损大、组织水肿,不能作一期修补时,多采用转流术。其转流方法有:①空肠十二指肠吻合:常用十二指肠损伤口与空肠作端侧或侧侧Roux-Y吻合术。②十二指肠憩室化:即修补十二指肠破口后,切除胃窦,切断迷走神经,胃空肠吻合,十二指肠残端和胆总管造瘘。其目的是旷置十二指肠,使胰液分泌减少,以利愈合。此法主要用于严重的十二指肠损伤伴有胰腺损伤时。近年国内报道,对胰、十二指肠严重损伤患儿行十二指肠憩室化合并远端胰腺切除或胰周引流术,术后无死亡。在小儿,十二指肠切除术和胰腺切除术因手术复杂,打击大,易引起死亡,应避免使用。

(4)对十二指肠损伤后时间较长的患儿,由于严重感染或形成脓肿,失去一期修补的时机,只能利用损伤口造瘘,应用支持、抗感染治疗使损伤口自愈。

总之,无论是选用何种手术方法,都必须有效地做好十二指肠减压。近年来主张三管减压,即持续胃肠减压、十二指肠内减压和空肠段造瘘及营养支持管。此外,十二指肠腹膜外的通畅引流也是十分重要的。

十二指肠损伤手术后最多见的并发症是十二指肠瘘、十二指肠狭窄、膈下脓肿及腹腔残余脓肿等。

### (三)小肠损伤

1. 病因病理 小肠损伤的原因主要有两种,一种是穿透性损伤,如枪弹伤、刀刃伤等;另一种为钝挫伤,如坠落、挤压等。除此之外,也有少数医源性损伤者。由于小肠在腹部分布广泛,移动度大,故穿透伤较为多见而钝挫伤较少见。小肠上端有屈氏韧带、下端有回盲端固定,外力作用下可形成高压闭襻性肠段,易造成上、下两处的肠壁裂伤。

小肠损伤后多引起肠壁及系膜裂伤,造成肠液流入腹腔或出血。损伤可单发或多发,其程度有完全性或不完全性。小肠壁损伤有浆膜、肌层破裂,裂伤穿孔或肠壁血肿。裂伤穿孔可致腹膜炎,造成腹腔感染。较大的肠壁血肿有时会延迟破裂而发生穿孔。

小肠系膜损伤有挫伤、血肿和裂伤,系膜血管断裂可致大出血,影响肠管血供,发生肠坏死及穿孔。

2. 临床表现 小肠损伤临床表现取决于损伤的程度、受伤时间和是否并发复合伤。主要症状和体征表现为腹腔炎性改变(即腹膜炎),出现持续性腹痛、恶心、呕吐,腹部压痛、腹肌紧张,反跳痛,以损伤部位最明显。早期肠鸣音减弱,晚期出现腹胀、肠鸣音消失或麻痹性肠梗阻。合并大出血时,可发生休克。腹腔穿刺可抽得血性消化液。X线检查少数病例可有膈下游离气体。

3. 诊断与鉴别诊断 小肠钝挫伤时,早期无明显症状和体征,不易确诊,必须严密观察。诊断应根据受伤史,结合腹部出现的症状体征以及腹腔穿刺结果、X线检查、血常规化验等全面分析判断,并与腹部其他脏器损伤相鉴别,如肝、脾破裂等。后者可作B超检查、CT等可排除。

4. 治疗 小肠损伤确诊后应立即手术。术前补液应用抗生素。切口选用腹直肌右旁正中切口,便于探查。入腹腔后应从屈氏韧带以下逐段检查,包括肠系膜的检查。对发现的肠穿孔暂轻轻夹住,待探查完毕后酌情处理。对系膜血管出血的处理,小血管作结扎止血,肠系膜动脉主干损伤,应修补或吻合。

小肠损伤的处理方法如下:

(1)单纯修补缝合术　适用于小的裂伤、受伤8小时以内、腹腔污染轻的病例。

(2)肠部分切除吻合术　用于较大肠段损伤,因此时作单纯缝合修补易导致肠腔狭窄。一段肠管内有多处穿孔,肠段血供障碍以及坏死,腹腔感染较轻时亦可行肠切除吻合术。

(3)小肠造瘘术　小肠损伤后时间长,腹腔重度感染,病情重,不能作一期修补或切除吻合术时,可行小肠造瘘术,病情稳定后再行二期手术关瘘。

上述方法可根据病情选择应用。一般多数作修补缝合或部分切除吻合可以治愈,术后清洁腹腔不放引流物。对广泛损伤要酌情处理,切忌大面积切除肠管而致短小肠综合征。对系膜血肿原则上手术清除并修补系膜。

(四)结肠、直肠损伤

结肠和直肠损伤的发生率仅次于小肠,由于解剖和生理的特殊性,在腹部损伤中是一复杂的难题。损伤后常因发生感染威胁患儿生命,随着外科技术的进步和抗生素的大量出现,死亡率比过去明显降低。

1.病因病理　结肠直肠损伤可为穿透性伤和钝挫伤。国外以前者占多数,国内以后者居多数,可达80%以上。另外,也有医源性损伤的发生。

结肠损伤可见浆膜下出血,肠壁水肿。损伤较重则发生结肠、直肠裂伤或穿孔,粪便溢入腹腔,发生粪性腹膜炎。严重的结肠完全断裂合并血供障碍时可致结肠部分坏死,由于结肠壁较薄,血供差,损伤后愈合比小肠差。结肠内粪便含多种细菌,感染性强,损伤后腹腔感染重。

直肠损伤发生在腹膜内的改变与结肠相同,发生在腹膜外的多合并骨盆骨折。结肠、直肠损伤时也应注意腹腔内、外其他脏器伤,如肝、脾或尿道损伤等。

2.临床表现　主要临床症状取决于结肠、直肠损伤的程度与部位,以及有无复合伤,多为腹痛、恶心、呕吐及血便。体征为腹部压痛、肌紧张、反跳痛及肠鸣音消失等腹膜炎表现。小的裂伤,粪便溢出少,早期症状较轻,难以诊断。较大的裂伤,症状出现早而且明显。腹膜后和腹膜外结肠、直肠损伤时,腹膜炎症状不明显。合并血管破裂者,则可出现失血表现。

腹部X线检查可见腹腔游离气体或腹膜后积气。若骨盆片有骨盆骨折时,提示结肠、直肠损伤之可能。诊断性腹腔穿刺也有助于诊断。

3.诊断与鉴别诊断　根据外伤史和患儿的症状体征,以及X线检查、诊断性腹腔穿刺,对腹膜炎体征及直肠出血者,一般可诊断。常规作肛门指检很重要,必要时作直肠镜和乙状结肠镜检查,可发现损伤部位和出血。腹膜外损伤有时诊断困难,要严密观察病情变化,以便作正确诊断。

4.治疗　结肠、直肠损伤的处理因其损伤的部位和程度不同而有所区别。临床上对结肠、直肠损伤的治疗原则为:①损伤时间在6小时以内者,腹腔无粪便污染或污染轻,则可作一期修补缝合或肠切除吻合术。②损伤时间超过6小时,裂口较大,腹腔粪便污染严重,则行破裂肠管外置和近端肠造瘘术。

根据以上所述,不同部位的结肠损伤,其处理方法有:

(1)发生在右半结肠的新鲜穿透伤或挫裂伤　裂口小可行一期修补缝合术,必要时另加盲肠置管减压。裂伤严重,感染轻者,行右半结肠部分切除或右半结肠切除、回肠横结肠吻合术。感染严重者肠切除后行回肠、横结肠造口术。

(2)发生在横结肠或左半结肠的损伤　根据损伤范围、时间及感染情况,选择行一期修补或切除吻合及肠外置造口术。一般认为,左半结肠损伤一期修补缝合术不能保证其愈合时,多主张行造口术。

(3)直肠损伤　发生在腹膜返折以上的处理同结肠。发生在返折以下的清除肠腔及伤口粪便后,可行修补加近端转流性造口,并置管充分引流直肠后间隙。

结肠、直肠损伤行手术时,必须反复冲洗腹腔,置有效通畅的引流,以免发生肠瘘及腹腔脓肿。近年随外科技术的进步和多种抗生素的应用,对结肠损伤的治疗由过去的肠外置、肠造瘘为主发展到一期修补或一期切除吻合为主。值得提出的是,对结肠损伤的一期手术,尤其是左半结肠损伤,要权衡病情及条件,谨慎处理。

总之,小儿胃肠道损伤临床比较少见,其发生率国外报道只占各类外伤的3%～5%,但死亡率较高,占各类外伤的25%～33%,应引起重视。

### 五、外伤性胰腺炎

胰腺是位于上腹部的腹膜外位器官,虽然组织脆弱,但前后有其他器官组织保护,腹部受到钝性打击时,较轻的打击不会损伤胰腺,中度的打击可造成胰腺的钝挫伤,严重打击时才会发生胰腺破裂,并往往与周围组织器官的损伤同时存在。

外伤性胰腺炎是外伤后发生的胰腺被自己产生的胰蛋白酶等消化、破坏时引起的疾病。

(一)病因病理

1.病因　胰腺结构的完整性,尤其是胰管结构的完整性受到损害是引起外伤性胰腺炎的直接原因。

(1)钝性挫伤　暴力来自椎体右方时,挤压胰头,来自椎体前方时胰体受挫,来自椎体左方时胰尾受伤。受伤的胰腺发生包膜、腺泡、胰管破裂,胰液外溢,加上血循环变化、感染因素,引起胰腺炎。

(2)手术操作　施行胰腺及其邻近器官的手术,如腹外伤大出血急救手术,胃、脾、胆道、十二指肠的手术均可能引起胰腺炎。主要原因有:①手术操作误伤胰腺,直接破坏了胰腺结构。②压迫剥离或缝合过深损伤了胰腺的血管供应,造成胰腺血循环障碍。③迷走神经受到刺激,引起胰液分泌增多,胰管膨胀。④十二指肠乳头水肿或阻塞(可由手术中探查、内镜插管等操作引起),胰管内压升高是胰管破坏的原因之一。

(3)细菌感染　腹部外伤后肠道抵抗力降低,肠道细菌繁殖,含有细菌的感染性胆汁逆流入胰管时,破坏了胰管上皮被覆的黏液屏障,继发了胰腺炎。

2.病理

(1)胰腺外伤后,少量胰蛋白酶因某种原因被激活,它又激活一系列其他酶,促进胰腺组织的坏死溶解。如弹性胰蛋白酶原被胰蛋白酶激活后,能溶解弹性组织,破坏血管壁和胰腺导管。

(2)胰液中的磷脂酶A被脱氧胆酸激活后,作用于细胞膜和线粒体膜的甘油磷脂,使之分解为脱脂酸卵磷脂,即溶血磷脂酰胆碱,后者破坏、溶解胰腺细胞膜和线粒体膜的脂蛋白,使细胞坏死。脂肪坏死也是同样道理。

(3)外伤性胰腺炎以急性胰腺炎发病时胰腺及其周围组织迅速被破坏、溶解,以慢性胰腺炎发病时则胰腺实质呈慢性渐进性坏死与纤维化,内、外分泌功能减退。临床上以急性水肿型胰腺炎和慢性胰腺炎多见。

1)急性水肿型(间质性)胰腺炎:胰腺肿大、变硬,间质充血、水肿,有中性粒细胞及单核细胞浸润,有时可见局限性脂肪坏死,但无出血。腹腔中可有少量渗出液。

2)急性出血型胰腺炎:胰腺广泛性坏死、出血,伴有轻微炎症反应。①肉眼观:胰腺肿大,质软,呈暗红色,光泽消失,分叶结构模糊。胰腺、大网膜和肠系膜有散在混浊的黄白色皂化斑或小块脂肪坏死灶。②镜下观:胰腺组织大片凝固性坏死,细胞结构模糊,间质小血管壁有坏死并出血。同时在坏死的胰腺组织周围有中性粒细胞和单核细胞浸润。

3)慢性胰腺炎:可独立发生,即当胰腺受到轻度外伤,且未伤到主胰管时,少量的胰液外漏引起胰腺坏死和自溶,周围组织发生广泛性的炎症反应和纤维化,渗出液积聚则形成假性胰腺囊肿。此外,慢性胰腺炎也可由急性胰腺炎转化而成。①肉眼观:胰腺呈结节状,质硬。切面上有间质内纤维组织增生,胰管扩张,管内偶见结石。有时可见胰腺实质坏死,坏死组织液化后被纤维组织包围形成的假性囊肿。②镜下观:胰腺小叶周围和腺泡间纤维组织增生或广泛纤维化,腺泡和胰岛组织萎缩、消失,间质有淋巴细胞、浆细胞浸润。

(二)临床表现

1. 急性胰腺炎　主要是上腹痛、恶心、呕吐。上腹有轻压痛,无肌紧张和反跳痛。一般7~10天治愈。发生急性出血型胰腺炎时有持续性腹剧痛、恶心、呕吐、腹胀、发热,系化学性腹膜炎毒血症引起。某些患儿可有四肢湿冷、心率快、血压下降等休克表现。腹部体征为全腹压痛、反跳痛、肌紧张,并以左上腹偏重,可有移动性浊音,肠鸣音减弱或消失,偶见脐周或侧腹部皮下大片淤斑。

2. 慢性胰腺炎　主要为内、外分泌减少和假性胰腺囊肿的压迫症状。包括:①腹痛:上腹痛牵涉左肩部,可能与胃肠和腹膜后神经丛受压有关。②胃肠道症状:常有恶心、呕吐或食欲不振、上腹饱满、腹泻或便秘。③左上腹包块:边缘光滑,囊性感,活动度差,有轻压痛。④其他:发热、黄疸、体重下降、幽门梗阻、血糖升高、囊腔感染后高热等中毒症状。囊肿破裂后可引起弥漫性腹膜炎,个别患儿发生囊内动脉瘤破裂时引起血性胰液,可发生反复呕血、鲜血便,甚至休克。

3. 主胰管损伤(手术后腹膜炎)　手术后发生剧烈腹痛、恶心、频吐、肠蠕动不恢复且腹胀加重,有腹膜刺激征,心率加快,体温在39℃以上,血压呈降低趋势,脉压差变小(小于4kPa)。

(三)实验室与影像学检查

1. 实验室检查

(1)胰腺功能测定

1)胰淀粉酶测定:小儿正常血清淀粉酶值为400~1500U/L(Somogyi法)。3000~5000U/L以上有诊断意义,发病24~48小时达高峰。尿淀粉酶升高较晚,如超过2500~3000U/L,持续时间较长,有诊断价值。

2)淀粉酶与肌酐清除率比值:正常情况下肾脏对淀粉酶和肌酐清除的速度相互平行,急性胰腺炎时肾脏增加对淀粉酶的廓清率,而肌酐清除率不变,其比值上升。正常淀粉酶与肌酐清除率比值为1.5%~5.5%,平均3%。此比值在其他急腹症一般不升高,故有鉴别诊断意义。

3)胰脂肪酶测定:用标准氢氧化钠溶液滴定脂肪酸得出活力单位。胰脂肪酶的正常值是20~150U/L。约80%急性胰腺炎患儿脂肪酶升高,虽无特异性,但脂肪酶增高时间持续较长,当尿淀粉酶已恢复正常时,本测定对急性胰腺炎仍有一定价值。近年来出现的快速脂肪酶试验也作为急性胰腺炎快速筛选试验。

4)胰蛋白酶测定:能直接反映胰腺病变情况。用放射免疫法测定免疫反应胰蛋白酶的正常值是138~406μg/L。急性胰腺炎时增至1000~4000μg/L。

5)胰泌素试验:是了解胰腺状态、测定胰腺外分泌功能的直接试验。

(2)电解质测定  急性胰腺炎时血钾、钠、钙均下降,血钙最低可至2mmol/L以下,原因是:①钙与降解出的脂肪酸形成钙皂。②胰岛A细胞受刺激后,胰高血糖素分泌增多,后者使甲状腺分泌降钙素,抑制了骨钙对血钙的补充。

(3)白细胞计数  急性胰腺炎时可超过$(10\sim20)\times10^9$/L,并有明显核左移。

(4)血细胞比容  正常值0.34~0.54。急性胰腺炎时呈双相变化:升高说明有血液浓缩,患儿脱水;降低说明腹膜后或腹腔内有出血。

(5)其他  患儿可有高血糖,空腹值可超过6.7mmol/L。乳酸脱氢酶(LDH)和天门冬酸氨基转移酶(AST)升高。血气分析可有代谢性酸中毒、低氧血症等变化。

2.影像学检查  对诊断假性胰腺囊肿意义很大。

(1)X线检查  急性胰腺炎时可见胰腺阴影增大及钙化、局限性肠麻痹、结肠阻断征、十二指肠扩张等。慢性胰腺炎时可见胰腺钙化、囊肿壁钙化。上消化道钡剂造影时可见胃肠道受囊肿压迫移位。逆行性胰管造影时可见胰管多发性狭窄(串珠样改变)和结石。

(2)B超和CT检查  急性胰腺炎时胰腺呈均匀性肿大,周围渗出呈液性暗区。慢性胰腺炎时可见胰腺钙化、结石,扩张的胰管和假性囊肿的部位、大小,与周围脏器的毗邻关系。

(四)诊断

依靠明确的腹部外伤史,凡遇上腹部闭合性损伤,都要考虑胰腺损伤的可能性。在伤后(包括手术后胰腺炎)24小时内很快出现胰腺炎的仅占42%。以下几点可帮助早期诊断:①进行性的肠麻痹。②全身中毒症状逐渐加重,如发热、心率快、脉压变小及白细胞增高。③72小时内血、尿淀粉酶增高者约占半数,而腹腔渗出液中淀粉酶则100%增高,因此,腹穿同手术一样是确诊的根据。上腹部手术后有不明原因的重度腹胀(肠麻痹)、高热、循环不良及不缓解的腹膜刺激征时应想到手术后胰腺炎,要及时测定血、尿、腹腔穿刺液的淀粉酶,甚至及早作手术探查。

因临床表现不典型或血、尿淀粉酶不升高或不能确诊的患儿,可用下述公式计算血浆清除率:

血浆清除率=尿淀粉酶/血淀粉酶×血肌酸酐/尿肌酸酐×100%

其中各数值为患儿测得值,正常值为1%~5%,急性胰腺炎时在7%~14%范围。

(五)治疗

急性外伤性胰腺炎的患儿均应住院治疗。由于本病容易迅速发展为急性出血性胰腺炎,有生命危险,故即使轻症病例亦应在作好手术准备的情况下进行非手术治疗。

1.非手术治疗

(1)加强观察  ①监测血压、脉搏、呼吸、体温、尿量等生命体征。②定期测定血糖、血淀粉酶、电解质、血清钙、血气及白细胞计数。③密切观察有无全身并发症发生,如休克、心、肾、肺功能改变。

(2)减少胰腺分泌  ①禁食,一般为1~3天。②胃肠减压,应用于腹胀或呕吐严重的患儿。③使用抗胆碱能药物,如阿托品、西咪替丁、雷尼替丁等通过抑制胃酸分泌,达到减少胰液分泌。④使用生长抑素抑制胰液分泌。⑤使用氟尿嘧啶或抑肽酶抑制胰酶合成。

(3)解痉止痛  ①针刺或电针阳陵泉、足三里、中脘穴。②使用阿托品、溴丙胺太林、哌替啶。③有人用静脉滴注普鲁卡因阻断局部神经,使胰周组织微循环扩张,促进胰腺及胰周组织代谢,并相对增加胰周组织的抗生素浓度。

(4) 输液治疗　全胃肠外营养(TPN)能有效地保证患儿生理需要和额外消耗(例如血钙消耗),其中高渗葡萄糖和氨基酸有抵制胰腺外分泌的作用,并对预防胰瘘和促进胰瘘愈合有特殊意义。

(5) 抗生素的应用　目的是预防胰腺出血坏死后的继发感染。一般使用庆大霉素或氨苄西林。

(6) 中医治疗　可用清胰汤,组分为:柴胡 4.5g,黄芩 9g,黄连 3g,白芍 9g,木香 3g,枳壳 6g,蒲公英 15g,大黄 6g,郁金 3g,延胡索粉 3g(冲),煎服。发热加生石膏 30g。

(7) 其他　用胰岛素控制高血糖。注意胃肠功能恢复。防止肠源性感染。

2. 手术治疗

参见第四章第六节胰腺疾病中的"六、小儿胰腺疾病的外科治疗"的相关内容。

### 六、肝破裂

肝的完整性受到破坏的现象称为肝破裂。肝位于上腹部,大部分受到肋骨和膈肌的保护,但肝脏体积大,质地脆,又容易受伤。在小儿腹部多脏器损伤中,肝破裂占有较大比例。肝脏内部结构复杂,在血管系统肝动脉、门静脉逐级分支,再逐级汇合成肝静脉,胆管系统逐级汇合成肝总管以及淋巴系统逐级汇合的纵横交错中,肝细胞嵌插排列成规则的肝小叶,非常精巧,一旦损坏难以复原,这是肝破裂后引起复杂病理生理过程的解剖学基础。小儿肝破裂以腹膜闭合性损伤最多,如挤压伤、交通事故伤(撞击伤、碾压伤)、钝器打击伤、跌伤等,高空坠落时反冲力的间接作用也可造成肝破裂。严重的肝破裂死亡率较高,主要死于难以控制的大出血及感染。感染系肝内胆管破裂,胆汁外溢,发生胆汁性腹膜炎,加上腹腔内积血和滞留坏死的肝组织引起。治疗重型肝破裂仍是严峻的问题。

(一) 病因病理

肝破裂的治疗效果与致伤方式、损伤类别和程度有密切关系。

1. 致伤方式

(1) 刺入伤　一般伤情轻,死亡率低。

(2) 贯通伤　伤情取决于伤道位置。

(3) 爆炸伤　组织破坏严重。

(4) 腹膜闭合性伤　挤压、钝性打击等引起。

(5) 自发性肝破裂　少见,如肝肿瘤增殖引起。

2. 病理分类(损伤类别)

(1) 真性肝破裂　肝包膜和实质都裂伤,单处或多处。

(2) 包膜下破裂血肿　肝实质裂伤但包膜完整。

(3) 中央型破裂　兼或无肝包膜裂伤。

3. 伤情分级(损伤程度)

(1) Ⅰ级　按年龄不同裂深小于 1~3cm,出血量少,有时出血自止。

(2) Ⅱ级　伤及肝动脉、门静脉、肝胆管的 2~3 级分支。

(3) Ⅲ级或中央区伤　伤及肝动脉、门静脉、肝总管或其 1 级分支。

(4)合并伤 腹膜腔开放,伤及肝后面的肝静脉、下腔静脉等。

伤情分级也可简单地分为轻、中、重3度。轻度肝破裂为表浅裂伤,中、重度为较深裂伤,如肝旁静脉伤、肝门血管伤、胆管伤等。持续大量的内出血是肝破裂患儿迅速死亡的主要原因。多脏器损伤也是影响肝破裂预后的重要因素,伤及脏器越多,伤情越重,治疗越困难,死亡率越高。常见的邻近器官损伤有右肾、十二指肠、胃、结肠肝曲、横膈、肋骨、肺等。全身其他器官的损伤常见脑损伤、四肢骨折、广泛的体表软组织损伤等。开放性腹部损伤可见腹壁伤口,闭合性损伤有时可见腹壁表皮擦伤、软组织挫伤及腹壁淤血等。

肝包膜下血肿的压迫可使其周围肝细胞坏死,血肿可继发感染形成脓肿,张力高的血肿可胀破包膜转为真性肝破裂。中央型肝破裂是肝实质深部破裂,形成大血肿时肝脏体积增大,张力增高,周围组织受压坏死。血肿穿入胆管表现为胆道出血,继发感染后形成肝脓肿,破入腹腔可引起内出血及腹膜炎。积血、脱落的坏死组织和胆汁继发细菌感染也可形成腹腔脓肿。

任何范围与程度的肝破裂都会引起肝功能的变化,严重广泛的损伤可发生肝功能衰竭。发生肝功能衰竭的时间以肝破裂后7~10天为高峰期,但也可在手术后早期发生。在恢复期,肝破裂部位可发生纤维化,也可形成囊肿。

(二)临床表现

肝破裂的临床表现因损伤类型和严重程度各异,包括内出血、胆汁外溢引起的症状体征、实验室检查的变化和肝破裂造成的影像学特征。

肝破裂后的症状体征有紧急性、危重性、多发性、时相性(各种症状体征可与时间的发展有关)、假象性(腹膜后血肿、较重的腹壁损伤、胸部损伤、合并血胸)等特点。

1.包膜下血肿 有右上腹胀痛、压痛、肝区叩击痛,有时可扪及有触痛的肝脏。有持续出血时血肿增大,张力增高,数小时或数日后破裂出现真性肝破裂表现。继发细菌感染时形成脓肿,出现寒战、高热、全身不适、右上腹痛加重、贫血、体重下降等。

2.真性肝破裂 中度损伤时症状体征较轻,重度损伤时常因大量出血而休克。患儿面色苍白、手足厥冷、出冷汗,脉搏细速,继而血压下降。如合并胆管断裂则发生比血液刺激更严重的胆汁性腹膜炎,有明显的弥漫性腹痛、腹部压痛、腹肌紧张、反跳痛等。有时出现胆汁刺激膈肌引起的呃逆和肩部牵涉痛。

3.中央型肝破裂 形成深部血肿,故症状体征不典型。如同时有肝内胆管裂伤,血液流入胆道进十二指肠,可有阵发性胆绞痛和上消化道出血(呕血或黑便)。

(三)实验室与影像学检查

1.实验室检查 血常规、尿常规、血气分析、血液生化、肝功能的检查都是必要的。红细胞、血红蛋白、血细胞比容的检查应动态监测,进行性贫血说明有活动性出血。

2.影像学检查 由于肝破裂的临床表现常有时相性,反复检查有一定临床意义。B超非常方便,危重患儿可在急症室检查,患儿又可以反复接受,故肝破裂患儿首选B超检查。在行肝B超检查时,除了大血管结构外,正常肝表现为中等强度的均匀一致的回声,在任一超声切面上,一般均可清楚地见到门静脉和肝静脉的影像。门静脉与肝静脉的影像特征是B超检查中肝分区定位的标志。B超检查的意义为:①检查肝表面的完整性,发现血肿,明确肝破裂的部位和程度。②确定膈下、腹腔内有无液体和血凝块。③估计出血量。④判断腹腔内其他脏器有无损伤,如脾、胰、肾等。X线检查能为肝破裂的诊断提供重要的证据,应该列为常规检查。有无血气胸,肋骨骨折,膈肌抬高,膈下积气及腹部 X 线的密度等可间接判断有无肝破裂,有无肝以外器官的损伤。有肝包膜下或肝内血肿时,肝阴影扩大,膈肌抬高。出现肝内积气或气液界面时表示有肝脓肿,但要注意与膈下脓肿、膈下积气,甚至胆肠内瘘相鉴别。

病情相对稳定情况下行 CT 检查,可以更准确地发现肝破裂的部位和范围、肝内血肿、肝实质损坏或缺血性改变、腹腔内出血及估计量,注射造影剂可以了解是否继续出血。选择性肝动脉造影和肝放射性核素($^{99m}$Tc)扫描对怀疑有肝包膜下或肝内血肿、诊断不明确的闭合性损伤、伤情不很紧急、患儿情况允许或晚期病例可以使用。前者在肝破裂时可见肝内动脉分支动脉瘤形成或造影剂外溢,后者在有血肿时显示放射性缺损(冷区),对肝切除术有参考价值。

(四)诊断与鉴别诊断

凡遇右上腹或右下胸部外伤并有腹膜刺激征的患儿均应想到肝破裂的可能。诊断肝破裂主要依靠临床表现和腹腔穿刺液的性状,一般 X 线检查是常规,B 超检查常被反复使用,而 CT、放射性核素检查多用于外伤后期或手术后患儿,选择性肝动脉造影很少甚至不再使用。在诊断困难时可以考虑腹腔灌洗检查。

腹部开放性损伤或右下胸穿透伤时,可根据伤道的途径、部位、方向来判断是否穿透腹膜或膈肌,是否伤及肝,要认真检查腹部体征,必要时可作伤道造影。

闭合性肝破裂的早期诊断有时较困难,尤其有其他脏器同时受伤,不得不迅速判断有无危及生命的情况,此时应依以下顺序进行诊断:①检查头面部,观察有无头颅损伤、呼吸困难、意识障碍等。如有呼吸困难立即应用鼻管或面罩吸氧,直至气管插管、人工呼吸机。如有颅脑损伤,立即进行有关检查和处理。②检查脉搏、心率、血压,如果患儿有休克,应快速输液纠正,病情相对平稳后进行必要的、可行的辅助检查。如果在 1~2 小时的快速输液输血后,不能纠正患儿休克,应边继续抢救休克边进行手术治疗。③检查是否合并胸部损伤,如有张力性气胸或严重血气胸,应立即行胸腔引流术。④在患儿呼吸及循环平稳的状态下,仔细检查肝和肝以外的器官有无损伤。闭合性肝破裂的常见情况是有右上腹或右下胸部挫伤,第 9~12 肋骨后段骨折,右上腹痛或波及全腹并随深呼吸加重,有时放射到右肩。检查时有腹部压痛、肌紧张、腹胀,但有肠鸣音,移动性浊音阳性。化验检查有贫血、血细胞比容下降、白细胞计数升高,血清 GPT、GOT 升高。对可疑肝破裂的患儿必须严密观察全身与腹部体征变化、脉率、血压、神志、周围循环变化,定时检测红细胞计数、血红蛋白、血细胞比容等。有时,发现肝破裂的线索是不能解释的低血压,例如肝静脉撕裂而肝实质受损轻微时局部器官组织受损症状很轻,内出血才是肝破裂的主要表现。又如患儿有严重的断肢、骨折,没有主诉的腹部症状,在治疗断肢、骨折时,甚至在麻醉下手术时发现因内出血引起的低血压,才注意到腹部损伤问题。⑤对确诊的肝破裂患儿,要根据临床表现和辅助检查结果判断损伤的严重程度,决定进一步的治疗方案。

自发性肝破裂多是病理性的,临床上要予以注意。曾有一 6 岁男孩平地跌跤,腹痛住院,手术中发现肝癌破裂。另一学龄儿童以急性阑尾炎手术,术中发现血腹,探查证实为肝肿瘤破溃。

腹腔穿刺是诊断腹内出血的简单、易行、灵敏、可靠,比较安全的检查操作,抽出不凝血可诊断有内出血,抽出胃肠液可确诊有胃肠道穿孔,抽出液含淀粉酶很高时可能有胰腺损伤。以下方法可提高腹腔穿刺阳性率:①多次进行。②腹部 4 个象限都进行。③用套管针穿刺,留置套管并转动患儿体位后抽吸。

腹腔灌洗是腹腔穿刺技术的延伸,更为灵敏,由于易误导不必要的开腹探查术,应慎重分析灌洗结果。

(五)治疗

影响肝破裂治疗效果的因素很多,除肝本身受伤的严重程度外,重要的因素还包括治疗方案的选择、治疗开始的早晚、有无合并伤、急救措施及第一线救治条件的质量等。多数闭合性肝破裂的患儿,虽病情较重,一般能及时送到医院治疗,严重肝破裂患儿应尽量到距事故地点较近的医院救治。

1.非手术治疗　肝破裂一般均采取手术治疗,但也有部分患儿可以不手术治愈。

(1)方法　①严密监测患儿的各种生命指标。②在外科监护病房(SICU)中观察48~72小时以上。③限制活动4~6周以上。④镇静止痛,输血输液,预防感染,肝动脉栓塞。

(2)指征　①腹膜刺激征轻微,不存在腹部空腔脏器损伤。②在病情发生变化时有立即中转手术的条件。③腹腔积血低于全身血量的10%,或虽不能确定积血量,但不需要输血,血流动力指标始终平稳。④伤后6~8小时内输液输血量未超过全身血量的40%,患儿血压维持在正常范围内,心率增加在30%以内。⑤伤情较轻。⑥伤后晚期才住院,生理状况稳定,无继续出血或腹腔内感染征。⑦部分中央型肝破裂患儿。

(3)肝动脉栓塞的指征　①符合非手术治疗指征,但血红蛋白有缓慢下降趋势。②患儿有严重的伴随疾病不能接受手术,肝破裂后血压、心率基本平稳。③肝破裂局限在一叶之内,不合并其他脏器损伤。

2.手术治疗

(1)手术指征　①肝破裂患儿有明显腹腔内出血、闭合性腹外伤、循环状况不稳定、腹腔内多量积血积液者。②怀疑同时有其他内脏损伤者。③大量快速输血输液后休克无明显改善,腹围越来越大者(可能有大血管损伤)。

(2)手术处理原则　主要是确切止血,去除无生机的肝组织,缝合伤口,彻底引流,防止继发出血及继发感染。止血是处理肝破裂的关键,直接影响肝破裂的病死率,必要时需切除部分肝组织,修补或结扎肝血管。色泽发暗、发绀的肝组织是日后坏死感染和出血的基础,要果断切除。结扎创面的胆管、防止胆瘘、缝合或修补创面也是手术中的重要操作。严重肝破裂时腹腔内有大量血液,大量回输入体内会引起凝血机制障碍。原则上不回输,但有人主张在血源确实困难时可以回输,此时需符合下述条件:①患儿为闭合性肝破裂,伤后不足6~8小时。②可同时有脾破裂,但不能同时有空腔脏器或肾脏损伤。③只限小胆管损伤,而且无胆道感染病史。④用量最多不能超过患儿循环血量的1/3。

(3)剖腹探查术

1)切口的选择:肝破裂的诊断很明确时采用肋缘下切口,不很明确时采用旁正中或经腹直肌切口,术中根据情况决定是否延长。

2)开腹后提出所有肠管,边抽吸腹腔内积血边注意出血源,凝血块集中的部位常是出血部位。如遇来源于肝脏的大量出血,可以用手压住十二指肠韧带,暂时阻断入肝血流。若仍在大量出血应考虑有肝旁静脉(肝静脉或下腔静脉)的损伤,此时应采用纱垫填塞止血,准备条件或立即开胸(改为胸腹联合切口),切开膈肌,才能显露出血部位。阻断肝上下腔静脉和肝下下腔静脉,检查出血点。禁忌在条件不具备、手术野暴露不良情况下移除纱垫,翻转肝脏,探查出血点,因为翻转肝脏可使肝旁静脉裂口张开突然大出血,导致心脏骤停甚至空气栓塞。

3)出血控制后,仔细探查肝破裂的部位、程度,注意有无合并大血管及胆管损伤。一般肝门部损伤可伤及肝静脉或肝后下腔静脉。

4)处理完肝出血后,应全面地探查腹腔内有无其他受损的器官,并做相应处理。需特别注意十二指肠的腹膜后部分、胃后壁、胰腺、肾等。临床上处理肝破裂(通常是左叶)时忽略了胰腺损伤的实例并不少见。

5)胆道出血:探查中发现肠道有大量积血时,应穿刺胆总管,如抽出鲜血时,应探查胆总管,明确出血部位并作相应处理,最后放置T形管引流。

6)肝十二指肠韧带内的血管阻断时间不能超过15~20分钟,以免肝脏缺氧时间太长。若条件允许,可用腹腔内降温延长阻断时间。

7)探查要迅速、准确。对隐匿或可疑的肝破裂要切开肝圆韧带、镰状韧带或三角韧带后探查,切忌牵拉或翻转肝脏。

(4)手术处理方法

1)真性肝破裂:①单纯缝合术:适于规则的线形肝损伤。②清创术:适于大而深的肝破裂。③肝动脉结扎术:单纯缝合和清创术后仍有出血、渗血时使用。对源于肝动脉的出血有效,结扎前应证实门静脉畅通。有肝功能损害者慎用。④肝叶切除术其死亡率高达40%~50%,非不可修复的大血管损伤涉及到肝叶不作此手术。一般行不规则肝切除术,适用于难以止血的较局限的严重碎裂性肝损伤。⑤填塞止血:为应急措施,在单纯缝合、肝动脉结扎、热盐水纱布垫压迫等止血均无效时使用。术后有继发感染、继发出血、压迫性肝坏死、形成胆瘘等危险。

2)肝包膜下血肿:多数因裂伤的肝组织继续出血,包膜的张力大,包膜的剥离面越来越大所致。手术时切开包膜,清除积血,结扎或缝合出血点,缝合裂口,放置引流。

3)中央型肝破裂:手术中借助肝穿刺抽吸证实。大的无效腔和积血应切开,清创,止血并引流。裂伤严重而结扎、缝合止血困难时,行大网膜填塞后缝合或部分肝切除术。

4)肝脏贯通伤:入口和出口常位于肝脏上面、后面或裸区。一般清创出口,并于出口、入口处放置引流物。若非线形损伤,可用导管吸引或冲洗伤道,清除血块、异物和碎落肝组织,入口、出口附近放置引流物。若伤道内有较大无效腔和活动性出血,应切开清创,止血和引流。

5)肝内异物:金属异物进入肝脏者,容易取出时则取,不易取出时可暂不取出,但出口、入口必须放置引流。

6)胆道损伤:肝门部肝外胆道或肝内主要胆管损伤时,要进行修复性缝合,并在胆总管内放T形管引流。不能结扎也不能修复的较大胆道损伤,可从损伤部位放支撑管或引流管到胆管内,行胆道外引流,以后再根据情况处理。

(5)并发症及其处理 早期并发症主要与伤情有关,晚期并发症与伤情、抢救状况、非手术和手术治疗措施有关。

1)早期并发症:主要有:①出血。②器官功能衰竭(如严重肝破裂后呼吸窘迫、呼吸衰竭、肾衰竭、神经系统功能障碍、骨骼肌肉运动功能障碍等)。③应激性溃疡出血。④腹膜炎等。

处理早期并发症要注意重点,要优先处理与生命攸关的疾患、能迅速扭转整个机体伤情的疾患,处理中尽量照顾到以后治疗与康复,不留后遗症。

2)晚期并发症:以感染为主,其他尚有创伤性胆道出血、胆瘘、肝坏死、肝包膜下或肝内血肿、多器官功能衰竭等。膈下胆汁性脓肿穿入胸腔时,可形成胆汁胸膜瘘及脓胸。

肝坏死、大块肝缺血、腹腔内残留的坏死组织常为腹腔内持续性感染的原因,肝脓肿、膈下脓肿、腹腔内残余感染常是腹腔内感染的表现形式,治疗上应将脓肿引流,有时需手术清创或切除坏死的肝组织。肝内血肿可行观察治疗,合并感染时也应引流。在影像仪器引导下,经皮肤穿刺置管是引流肝脓肿及肝周脓肿的好方法。

创伤性胆道出血的临床表现包括:①外伤史,儿童因胸廓软,肝脏容易受到挤压,故有时较轻的外伤常被忽略。②阵发性胆绞痛。③胆囊肿大或有轻度黄疸。④上消化道出血。⑤症状周期性发作,一般间隔1~2周。

轻度或手术台上的选择性肝动脉造影可显示出血部位,最常见的是肝内假性动脉瘤与肝内胆管沟通、肝动脉支胆管瘘,动脉造影可显示胆管系统。本病可用肝动脉栓塞治疗,也可手术清创结扎血管,必要时行部分性肝切除。

长期不愈的胆瘘应手术切除或与空肠行内引流术。

(6)术后引流  所有手术处理的肝破裂均要放置引流,即使轻症病例也有发生胆汁性腹膜炎或肝周积血的可能。引流管要有一定硬度,应放在膈下、肝下、受伤处、必要时切除第12肋骨,作低位引流,视病情放多条引流管。

(7)死亡原因

1)出血性休克。

2)凝血机制障碍:主要由肝功能衰竭和大量输血引起。

3)多器官功能衰竭:主要由严重创伤、大量输血、长时间休克、严重感染等诱发。

4)腹腔脓肿、胆瘘、败血症。

5)损伤后1~8周继发消化道出血。

6)肝动脉假性动脉瘤破裂出血。

7)肝功能损害后诱发的肝性脑病。

8)血液循环障碍继发广泛性肝坏死。

## 七、外伤性疝

任何脏器或组织离开了原来的部位,通过人体正常的或不正常的薄弱点或缺损、孔隙进入另一部位,即称为疝。外伤引起的疝称外伤性疝。本节只讨论腹部外伤性疝。

(一)外伤性腹壁疝

腹壁疝又称腹疝,即发生在腹前壁的腹外疝。外伤性腹壁疝中以切口疝最多。

1.病因

(1)局部因素  ①小儿腹壁肌肉发育尚不完善,腹部受伤时屈膝、屈髋等自我保护功能差,当腹部突然受钝器打击时,钝器与疼痛引起的腹压增高相对抗,由于小儿皮肤弹性好,故易产生皮下各层组织破裂,即刻出现腹壁疝。②手术切口选择不当,腹壁神经损伤过多,导致肌肉萎缩。或因手术操作粗暴、麻醉欠满意、肌肉损伤过多,导致腹壁薄弱,切口疝形成。③手术切口感染或内存血肿积液、切口愈合不良,出现切口疝。④腹膜层缝合不严,有网膜组织脱出,缝合组织时错位、腹壁大块缺损、用肠线缝合等。⑤术后腹胀、剧咳及腹水,引起腹压增高,使原本勉强愈合的薄弱部逐渐凸出,发生切口疝。

(2)全身因素  肥胖、营养不良、贫血、低蛋白血症、恶性肿瘤、氮质血症、长期使用激素等,影响创口愈合,形成切口疝。

2.病理  巨型腹壁疝可引起腹式反常呼吸,随呼吸运动,所存在的隐匿性肺通气功能不全,在疝修补后,可因腹内压力的剧增造成肺通气功能代偿不全。难复性巨型腹壁疝的疝囊类似"第二腹腔",在呼吸活动中疝囊颈的阀门作用使膈肌运动相对正常,但施行修补术后,疝内容物强行入腹,腹内压增高,膈肌运动受限,可发生术后急性通气困难。由于腹壁疝使腹腔内压降低,影响膈肌运动,下腔静脉血液滞留,内脏静脉淤血,可形成静脉血栓。

3.临床表现　直立或腹部用力时可见明显凸出的肿块,平卧时消失,扪之有囊性感。疝内容还纳后,可清楚地触及疝环。巨型疝可引起腹部不适、坠胀牵拉感,可伴有消化不良、腹部隐痛、慢性便秘等。疝内容有大网膜时,易与疝囊粘连,成为难复性疝、嵌顿疝、绞窄性疝等。由手术引起的切口疝最多见于腹部纵切口,且下腹部多于上腹部。

4.诊断　本病依靠腹壁受伤(或手术)史、腹壁皮下全层裂开、腹腔内脏脱出3个要素诊断。腹壁受伤后受力点突然出现外突性包块时要考虑本病。B超和X线检查有助诊断。包块部位的穿刺为禁忌。

5.治疗　手术是根治腹壁疝的惟一方法。不能耐受手术或有慢性咳嗽等腹外疝手术禁忌者,可用疝带行姑息治疗。

(1)手术原则　①切除原创伤瘢痕和疝囊。②直接缝合疝环时必须避免张力牵制。③必须分层或重叠缝合腹壁各层组织。④原有感染史的腹壁疝可能有隐匿感染灶,必须在发病1年以后手术。

(2)手术方法　①直接缝合疝环:适于中、小型切口疝。②腹壁成形术:适于巨型疝,用自体阔筋膜、自体真皮、高分子材料(如聚丙烯网)作为移植物填补缺损,缓解缝合张力的手术。③慢性根治术:也用于巨型疝。根治术前的慢性手术为气腹扩容术,通过慢性伸展腹壁,为根治术作准备,减少修补缝线的张力,减轻修补术后的腹内压力,预防术后通气困难。慢性根治术可用逐次截除硅胶网络中央部分的方法(缩帆法),将网络缝在筋膜和腹膜的边缘上,并覆盖无菌纱布。术后,见网络下有足够的膜片形成且网络已无张力时,用无菌术作网络中央的椭圆形挖除并作丝线间断缝合。以后每3~4天重新估计一次网络张力,酌情再"挖除"一次,直到网络下膜片变厚,网络开始与膜片分离时,拆除网络,对合缝合疝环。

(二)会阴切口疝

直肠或盆腔内脏器经腹会阴切除后,腹内脏器自缺损处经会阴部切口疝出,称会阴切口疝,也称骶疝或提肛肌疝。

疝囊小者多无症状。疝囊大者坐位时有阴部不适,有时疝囊部皮肤经常受压摩擦而发生溃疡,偶可发生肠管嵌顿、绞窄。

手术时切开疝囊,回纳内脏。疝囊颈要分离到盆底腹膜处,间断缝合盆底腹膜及邻近筋膜纤维组织。关闭盆腔后用自体筋膜或聚丙烯网修补盆底肌肉、筋膜缺损部位,也可用两侧臀大肌的肌筋膜向中线重叠以覆盖疝环。

(三)后天性腹内疝

腹内脏器或网膜经腹腔内手术或外伤后形成的孔道、裂隙转离原来的位置即为后天性腹内疝。后天性腹内疝有:①肠管之间或肠管腹壁之间形成的粘连索带间隙疝。②造瘘肠管和腹壁之间的间隙疝。③损伤后的肠系膜裂孔疝。④胃大部切除术后胃空肠吻合口后间隙疝等。

1.病因病理　粘连索带引起的间隙疝和肠系膜裂孔疝是因手术、外伤、炎症引起的粘连或裂孔引起的,造瘘肠管和腹壁间的间隙疝与胃空肠吻合后间隙疝是手术后客观上遗留的间隙引起的。它们共同的特点是都存在弹力性或松弛性很小的疝环。疝入的肠管受气体圈套机制支配时,经自身运动,可自行退回原位,临床上表现慢性间断性腹痛;不能自行复位时,疝入肠管发生膨胀,且自身运动使疝入的肠管更多,直至发生嵌闭、扭转、坏死。肠管迅速发生绞窄时,神经及血液供应完全受阻,绞窄以上的肠管扩张与肥厚常不明显,故检查时多无肠型、蠕动波及肠鸣音亢进的肠梗阻体征。

2. 临床表现　平时患儿无症状或有慢性肠梗阻症状,多有腹胀、恶心、隐痛等,可误诊为幽门梗阻、慢性胰腺炎、消化性溃疡等。X线钡剂检查时可见一团小肠固定盘绕在一部位,选择性肠系膜上动脉造影可帮助诊断肠系膜裂孔疝。急性发作时患儿常以急性肠梗阻并迅速发生肠绞窄为临床体征。X线检查为机械性肠梗阻。

3. 诊断　后天性腹内疝在术前很难诊断,只能在手术时确诊,有时术前根据手术、外伤的病史及X线检查的结果能有正确的估计。

4. 治疗　腹内疝均须手术治疗。疝内容复位后,剪除粘连带或缝闭所有的裂隙,防止复发。术中注意勿伤及重要的血管、导管,对已无生机的肠管要行肠切除术。

(四) 外伤性膈疝

腹内脏器和网膜因外伤造成膈肌裂孔进入胸腔称外伤性膈疝。小儿腹外伤中的膈疝发病率约占6%。早期确诊并治疗者很少死亡。陈旧性创伤性膈疝死亡率约为20%,致死原因与延误诊断有关。

1. 病因病理　外伤性膈疝可因胸、腹部的钝性损伤或穿透伤造成,有些患儿同时存在其他脏器的损伤。医源性膈疝少见。间接损伤(非穿透性外伤)造成的膈疝常见并发症是呼吸障碍和休克。穿透性膈破裂容易产生绞窄性肠梗阻的严重后果。

由于胸腹间存在压力差,膈肌破裂后多不能自行愈后。两腔间压力差增大时,腹内脏器即疝入胸腔,但也有过肺组织疝入腹腔的个别报道。文献中还有过一例肠管通过膈肌裂孔和肋间肌裂隙突出到胸壁皮下的报告。左、右侧膈疝的发生比约为9:1,可能与右膈下的肝、右肾比左膈下的胃、脾、左肝、左肾有更强的缓冲力有关。有人认为,膈肌易在左后侧叶胚胎融合点的潜在薄弱处易破裂。外伤性膈疝没有腹膜形成的真性疝囊,有时可见到机化的血液和腹膜渗出物形成的假性疝囊。

由于膈肌破裂,腹腔脏器进入胸腔,胸壁内压变成正压,肺部受压,气体交换障碍。严重时有纵隔移位,静脉回心血量不足,干扰循环,更甚时心脏压塞。因此,外伤性膈疝不仅有疝入脏器本身发生嵌闭绞窄的危险,还有引起全身呼吸、循环障碍的危险。

2. 临床表现

(1) 急性期　常见到与膈肌破裂并存的其他脏器损伤症状,如大出血、骨折、昏迷等。外伤性膈疝本身可有呼吸困难、发绀、低血压及左上腹、左下胸或左肩痛,但也可以无症状,因为小的裂孔尚未引起疝发生。此期间可能见到膈肌破裂时的创伤性窒息,如头、颈部皮肤变紫,双侧结膜出血等,其本身并无生命危险,患儿如果没有其他伴随损伤,90%以上能完全恢复。

(2) 间隔期或潜伏期　这是外伤性膈疝患儿腹部内容物疝入胸腔程度不同的适应时期。此期表现为:①裂孔如被网膜封闭,可无症状。②疝入脏器如无梗阻和血供障碍,患儿可有不明确的、非特异性的胸、腹部不适。间断发作的亚急性肠梗阻可带来胸骨后、上腹部、下腹部及左胸的不适,并在进食、仰卧或左侧卧位时疼痛加剧,呕吐、打嗝或排气时疼痛缓解。有的患儿因疝入的胃、小肠或结肠充血,可引起明显黑便。出现心肺功能症状时,可能误诊为肺炎、胸膜炎、肺不张或肺脓肿,作诊断性胸腔穿刺则可抽出胃酸或肠内容物。

(3) 梗阻或嵌闭期　这是外伤性膈疝的最后阶段。通常以严重的腹痛或胸痛开始,胃绞窄可发展为胃穿孔或胃胸膜瘘。大段肠管梗阻绞窄时腹胀体征可能不明显,梗阻和绞窄时的呼吸困难是由于:①大量脏器疝入胸腔和纵隔移位。②腹腔脏器绞窄伴发大量胸腔积液。③肠道穿孔引发了气胸。

3. 影像学检查 X线检查时的胸片体征：①膈肌升高模糊不清，弓形影像提示异常的膈肌升高。②膈肌水平以上出现气泡或致密影。③心脏、纵隔移位。④邻近弓形影像处有盘状肺不张。⑤受侵侧胸出现气液平面。⑥心脏扩大，并在心脏区见到含气的肠管影像。⑦患侧膈肌出现矛盾呼吸动作或运动减弱。⑧胃管插入，人工气腹，头低脚高位的钡餐造影均可进一步协助诊断。B超、CT与X线检查一样，对确诊很有帮助。

4. 诊断 比较复杂，容易漏诊。原因是：①体表的暴露性损伤和体内脏器的合并伤掩盖了膈肌破裂症状。②腹腔器官组织穿过膈肌裂孔疝入胸腔，未必在受伤的当时，甚至在数日、数年后，客观上造成诊断困难。曾有过剖腹探查术也漏诊了膈疝的报告。重要的是凡胸腹遭受过创伤的患儿均要想到膈疝的可能。在受伤与腹腔脏器疝入梗阻、绞窄之间可以是数小时至数年，85%的病例在受伤后3年内发生绞窄。最不易诊断的是外伤史较久远的患儿。胸部X线平片对膈肌疝的诊断常不能肯定，需用钡剂作对比检查。因外伤进行剖腹探查术时要仔细探查膈肌的完整性，以免漏诊。

5. 治疗 急性期的膈肌损伤无论大小必须修补，以防止膈疝发生。手术多选经腹入路，但不存在腹内其他脏器损伤的右侧膈疝和巨大的膈疝、慢性外伤性膈疝均以经胸入路更方便。疝入胸腔的腹腔脏器复位原则是：完全游离邻近结构，切除无生机的组织，恢复胃肠道的完整性，先放回小肠后放回胃。修补膈肌时每一针缝合要通过全层组织，包括胸膜和腹膜，并注意避免缝合膈神经分支。

(五) 外伤性腰疝

凡内脏自腰部的薄弱点突出者称为腰疝。腰部有4个薄弱区，即左、右上腰三角和左、右下腰三角。上腰三角较大，上界为第12肋骨和后下锯肌，内界为髂棘肌，外界为腹内斜肌上缘，底部为腹横肌腱膜。下腰三角较小，前界为腹外斜肌，下界为髂骨嵴，后界为背阔肌前缘。外伤性腰疝是直接外伤的结果，表现为可复性包块逐渐增大，无显著症状，很少梗阻、绞窄。治疗只能用手术。手术中将脏器复位，修复腹膜，游离附近筋膜作重叠缝合，缝合肌肉、皮下、皮肤。外伤性腰疝应与寒性脓肿、血肿、肾周围脓肿、脂肪瘤相鉴别。

## 第五节 肝与胆道疾病

### 一、小儿肝脏解剖生理

(一) 解剖特点

肝是由前肠内胚层和横膈中胚层演变而来，肝是人体内最大的实质性脏器。肝大部分位于右上腹部，隐匿在右侧膈下和季肋深面，其左外叶横过腹中线而达左上腹。小儿的肝脏相对较大，约占体重的1/20～1/16（成人肝占体重约1/36）。年龄越小，所占比例越大，尤以肝左叶为明显。正常婴幼儿的肝脏常在锁骨中线右肋缘下可触及，剑突下更易扪到。小儿肝呈粉红色，组织厚而脆嫩，血管丰富。

肝可分为肝实质和管道系统两部分。管道系统包括Glisson系统及肝静脉系统。前者包括门静脉、肝动脉分支和胆管支，三者被包括在结缔组织围绕的Glisson囊内，并于第1肝门处进入肝实质内。肝静脉的主干及属支位于Glisson系统的叶间裂或段间裂内，汇集肝的回心血流，经肝后上方的腔静脉窦（第2肝门处）

注入下腔静脉。在肝右叶后面约有4～8支细小肝短静脉直接与下腔静脉相通,此处亦称为第3肝门。其中右后侧肝短静脉较粗大,开口于下腔静脉右前壁,主要汇集右肝后叶的静脉血流。故在行右半肝切除时,必须确切结扎切断,避免撕裂后引起大出血。

通过对肝内管道系统分布规律的观察研究及对门静脉系统灌注腐蚀标本证实,在肝内可看到有若干平面缺少管道分布,这些平面是肝内分区的自然界线,称之为肝裂。全肝共有6条裂隙:①正中裂:将肝分为左右两半,起自胆囊窝中部向后上方止于下腔静脉左壁,呈一稍斜行的裂隙。②左叶间裂:将左半肝分为左内叶和左外叶。此裂在膈面以镰状韧带偏左为界,脏面以纵沟及静脉韧带为标志。③左段间裂:将左外叶分为上下两段。④右叶间裂:将右半肝分为右前及右后两叶。位于正中裂右侧,起自肝的右下缘,相当于胆囊切迹与肝外缘的外、中1/3连接处,斜向右后上方止于肝右静脉进入下腔静脉处。⑤右段间裂:将右后叶分为上、下两段。⑥背裂:将尾状叶分成左、右两段。

另外,临床上还常用以肝裂及肝静脉在肝内分布为基础的Couinaud分段法,将肝分为8段:相当于尾状叶为Ⅰ段,左外叶为Ⅱ、Ⅲ段,左内叶为Ⅳ段,右前叶为Ⅴ、Ⅷ段,右后叶为Ⅵ、Ⅶ段(图4-5-1,图4-5-2,图4-5-3)。

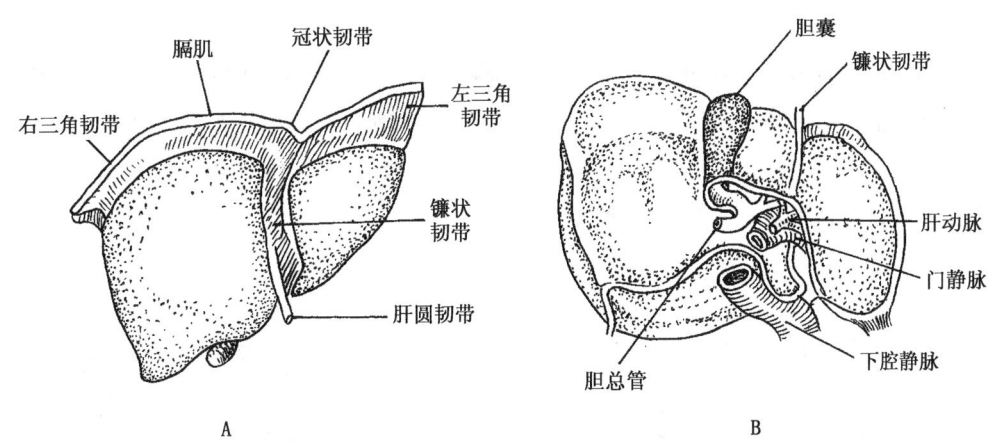

图 4-5-1 肝外观

A.膈面  B.脏面

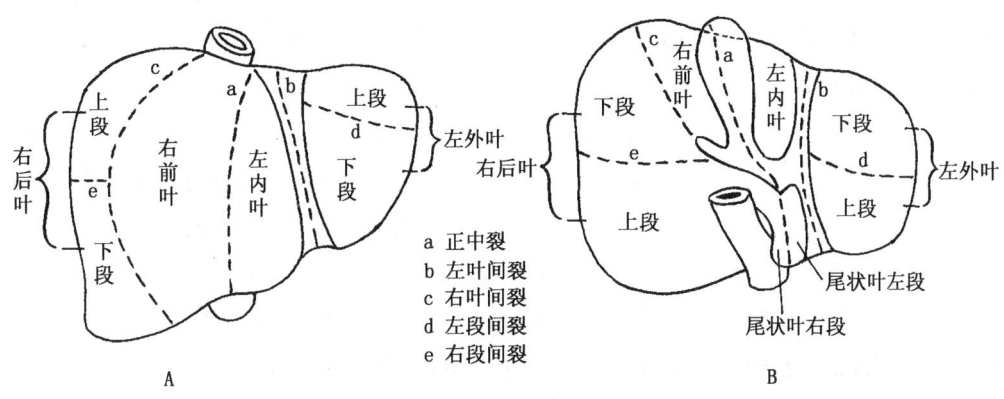

图 4-5-2 肝的分区

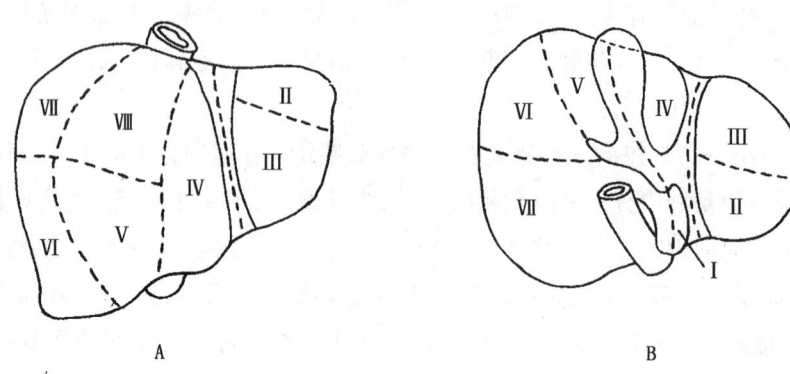

图 4-5-3　Couinaud 肝分段法

小儿肝脏血管丰富,肝细胞和肝小叶早期分化不全,容易充血,对感染及毒素的抵抗力低,反应敏感。肝内结缔组织发育较差,肝细胞再生能力强,肝硬化较少发生。肝的血液供应 25%～30%来自肝动脉,70%～75%来自门静脉,由于肝动脉压力大,其血液的含氧量高,所以它供给肝所需氧量的 40%～60%,而门静脉汇集来自肠道的血液,主要供给肝营养。

肝的显微结构表现为肝小叶,小叶中央是中央静脉,围绕该静脉为放射状排列的单层肝细胞索,肝细胞之间为肝窦。肝窦壁上附有库普弗(Kupffer)细胞,在单核-吞噬细胞系统参与吞噬活动。在电子显微镜下,肝细胞呈多角形。肝细胞核和细胞膜之间的细胞质内含有许多超微结构,如线粒体、内质网、溶酶体以及高尔基复合体等,这些结构都具有很复杂的生理功能。

(二) 生理

肝脏担负着人体重要而又复杂的生理功能,包括分泌、排泄胆汁,参与代谢过程,解毒,参与凝血及吞噬免疫作用等。

1. 分泌及排泄胆汁　在胚胎 2～3 个月时肝脏即开始分泌胆汁;出生后随年龄的增长,胆汁分泌量逐渐增多,并经胆管流入十二指肠。胆汁可增进肠蠕动,促进胰液、肠液的消化作用,尤其是帮助脂肪消化及促进脂溶性维生素(维生素 A、维生素 D、维生素 E、维生素 K 等)的吸收。

2. 代谢功能　从肠道吸收的营养物质经门静脉系统入肝,经过肝的处理转化成人体可利用的物质。

(1) 糖类的代谢　肝能将糖类、蛋白质和脂肪转化为糖原储存于肝内。当血糖过低或饥饿时,肝糖原又可转化为葡萄糖。小儿肝糖原的储存能力相对较差,易因饥饿发生低血糖症。

(2) 蛋白质代谢　肝脏参与蛋白质代谢的作用主要有:①合成作用:蛋白质经消化道分解为氨基酸后被吸收,肝将氨基酸重新合成为人体所需要的各种蛋白质。血浆中的清蛋白、纤维蛋白及凝血酶原等几乎都是在肝内合成的。如果肝脏受损,可发生低蛋白血症及凝血功能障碍。②脱氨作用:体内代谢产生的氨是对人体有毒的物质,肝能将大部分的氨合成为尿素,经肾排出。肝功能受损时,脱氨作用减弱,使血氨增高,是产生肝昏迷的原因之一。③转氨基作用:肝细胞内的转氨酶能将一种氨基酸转化为另一种氨基酸,以增加人体对不同食物的适应性。肝细胞受损时,转氨酶被释放入血液中,血中转氨酶升高。

(3) 脂肪代谢　人体脂肪包括真脂(中性脂肪)和类脂(包括磷脂及胆固醇)两大类。食物中的脂肪在消化道中经胆汁和胰腺分泌的脂肪酶作用,分解为脂肪酸和甘油,由肠壁吸收后合成为中性脂肪,储存于皮下、肠系膜等处。一部分脂肪酸合成为磷脂和胆固醇。磷脂进入脑、肝、肾的细胞。部分胆固醇进入血中,并保持一定的浓度。肝在脂肪代谢中起重要作用,并能维持体内各种脂质的恒定性,使之保持一定的浓度和比例。

(4) 维生素代谢　①维生素A:肝内胡萝卜素酶能将胡萝卜素转化为维生素A,并储存于肝内。②B族维生素:糖类在肝内分解时需维生素$B_1$作为辅酶。维生素$B_6$、维生素$B_{12}$可促进肝细胞再生。③维生素C:主要存在于肝内,亦可促进糖原合成,有利于肝细胞再生。④维生素K:在肝内参与制造凝血酶原。

(5) 激素代谢　肝对雌激素、神经垂体分泌的抗利尿激素具有灭活作用,肾上腺皮质醇和醛固酮的中间代谢大部分在肝内进行。肝硬化时上述激素的灭活作用减弱,体内雌激素增多引起蜘蛛痣、肝掌及男性乳房发育等现象;抗利尿激素和醛固酮的增多,促使体内水和钠的潴留,引起浮肿和腹水。

3. 解毒功能　机体代谢过程中产生的毒物或外来的毒物,在肝内主要通过分解、氧化和结合等方式转变成无毒物质。参与结合的物质主要有葡萄糖醛酸、甘氨酸等,它们与毒物结合后使其失去毒性或排出体外。肝的解毒作用有3种形式:①变质作用:使其失去原有毒物性质,变为无毒。②氧化作用:经氧化而成为无毒物。③结合作用:毒物与肝内的无机酸或有机酸结合后,失去毒性。

4. 凝血功能　肝是合成凝血物质(如纤维蛋白原、凝血酶原等)的主要场所,还产生凝血因子Ⅴ、Ⅶ、Ⅷ、Ⅸ、Ⅹ、Ⅺ、Ⅻ。此外,储存在肝内的维生素K对凝血酶原及部分凝血因子的合成是不可缺少的。

5. 吞噬或免疫作用　肝通过肝窦壁的库普弗细胞进行吞噬作用,将细菌、色素和其他碎屑从血液中除去。

6. 造血功能　肝内有铁、铜、维生素$B_{12}$、叶酸等造血因素,间接参与造血。

小儿肝细胞的再生能力比成人旺盛,小儿在肝广泛切除术后反应较轻。1岁以内的小儿在术后2周体重即开始迅速恢复,6周后体重可以达到或超过术前水平,体重增加的速度与正常儿无差别。术后肝再生率与体重增长率同步。术后8周肝脏即可恢复到术前体积,肝功能恢复亦较快。小儿肝切除后再生旺盛的原因,可能与小儿术后肝合成的高峰出现较早,线粒体功能良好有关。另外,肝对缺氧非常敏感,常温下阻断入肝血流超过一定时限,可引起不可逆性肝细胞缺氧坏死改变。因此,临床上一般认为常温下一次阻断入肝血流不应超过20分钟。

## 二、小儿胆道解剖与生理

(一) 解剖

胆道分为肝内胆道和肝外胆道两部分。肝内胆道包括肝内左、右肝管,肝叶胆管和肝段胆管。肝外胆道包括肝外左、右肝管,以及肝总管、胆囊、胆囊管和胆总管(图4-5-4)。

1. 肝内胆管　肝内胆管起自肝细胞直接相连的肝内毛细胆管,依次汇成区域胆管、肝段胆管、肝叶胆管和左、右肝管。左、右肝管的第一级分支位于肝实质外,应属于肝外胆管范围,但由于左、右肝管结合部位置的高低在个体间的差别较大。因此,一般将左、右肝管结合部以上称为肝内胆管系统,其行径与肝内门静脉和肝动脉分支基本一致,三者均包绕在一结缔组织鞘内(Glisson鞘)。左、右肝管为一级分支,左内叶、左外叶、右前叶和右后叶胆管为二级分支,各肝段胆管为三级分支。

新生儿期左侧肝管比右侧肝管长,常包埋在肝实质内,显露较困难。新生儿左肝管平均长度为0.8cm,右肝管为0.45cm。随年龄增长,其长度与管径均相应增大。肝管解剖变异较多,右侧尤甚。

2. 肝外胆管

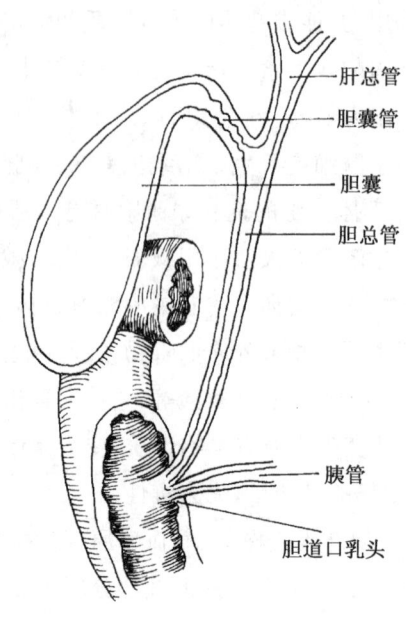

图 4-5-4　肝外胆道系统

（1）肝总管　左、右肝管在肝门稍下汇合成肝总管，沿肝十二指肠韧带右前缘下行，与胆囊管汇合。新生儿肝总管长约 1.5cm，儿童期约长 2.5～4.0cm，管径约为 0.3～0.4cm。肝管常有变异，常见的有副右肝管，单独从肝门右侧出肝，可开口于肝管、胆囊管或胆总管，易引起手术误伤。

（2）胆囊　位于肝脏下面右纵沟前部的胆囊窝（亦称胆囊床）内，相当于左、右肝交界中线前缘。胆囊上方为肝脏，下方为横结肠及十二指肠，左为胃幽门部，前靠前腹壁，以疏松结缔组织附着于胆囊窝内。小儿胆囊形态多呈长圆形，其底部体表投影相当于右锁骨中线与第 9 或第 10 肋软骨交叉点，在腹直肌外缘与肋缘的夹角内。新生儿胆囊细小呈圆锥状，约 1/4 有 Hartmann 袋，胆囊底露出肝缘。随着生长发育，胆囊结构逐渐完善，在儿童期长度为 4～7cm，容积为 20～40ml。胆囊分底、体、颈 3 部分，形态变异较多，手术时应予注意。

（3）胆囊管　自胆囊颈部延续向下而成，长约 1.5～3.0cm。小儿胆囊管多呈锐角与胆总管相接。靠近胆囊颈一段内壁则有螺旋状黏膜皱襞，称 Heister 瓣，有调节胆囊内胆汁进出的功能。胆囊管走向也常有变异，有的与肝总管平行一段后再汇入，有的迂曲走行变异，有的在高位汇入。当胆囊管远端狭窄时，偶见胆囊管被动性扩张，Hartmann 袋消失。

胆囊三角（Calot 三角）是胆囊管、肝总管和肝下缘构成的三角区，胆囊动脉和副右肝管在此区穿行，是胆道手术极易发生误伤的危险区域。新生儿期该三角内除胆囊动脉、局部淋巴结外，常有肝右动脉、肝门静脉右支及右肝管穿越其中，约 87% 的肝右动脉经肝总管的后面，13% 经肝总管的前面进入胆囊三角（图 4-5-5）。

（4）胆总管　在肝十二指肠韧带右侧缘内，肝固有动脉的右侧，肝门静脉的右前方下行到十二指肠上部后方，胰头部后的胆总管沟内，斜行入十二指肠水平部后内侧壁，与胰腺管汇合，扩大为胆胰管壶腹（胆道口壶腹），开口于十二指肠乳头。全长分为 4 段，即十二指肠上段、十二指肠后段、胰腺段及十二指肠肠壁内段。

新生儿胆总管平均长 1.9cm，直径 0.1～0.3cm。较大儿童胆总管全长可达 5～7cm，直径为 0.4～0.6cm。有时肉眼可见胆总管旁有小指头大小的淋巴结。当淋巴结肿大时，可挤压胆总管而引起胆道梗阻。新生儿胰胆合流管约长 2mm，儿童此共同通道不应超过 0.5cm。若在十二指肠壁外汇合，共同通道超过 2.0cm，则为胰胆管合流异常。约 80% 的人胆总管先与主胰管汇合，共同开口于十二指肠乳头；约 20% 的人，

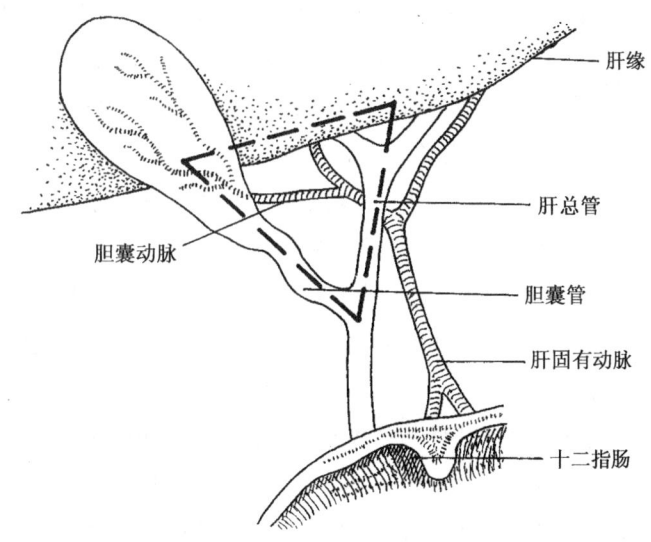

图 4-5-5 Calot 三角的构成(胆囊三角区)

则与主胰管分别进入十二指肠。胆总管进入十二指肠前扩大成壶腹,称胆道口壶腹。其外有胆道口括约肌环绕,它对控制胆总管开口和防止十二指肠液的反流起着重要作用。

3. 胆道的血管、神经

(1)血管  胆道系统的动脉来自腹主动脉的分支肝总动脉,后者在幽门的后方分为肝固有动脉和胃十二指肠动脉。肝固有动脉为终末动脉,是分布于肝的惟一动脉。胆总管壁的血液主要来自十二指肠后动脉及十二指肠上动脉后支的分支,并汇同来自肝固有动脉的细分支及胆囊动脉分支,在胆总管周围互相吻合,形成细小的动脉丛,自动脉丛分出细支,进入胆总管壁内。手术剥离胆总管壁时最好不超过 2.0cm,以免过多地损伤血管而致胆总管壁缺血、坏死、吻合口瘘或胆管狭窄。约 85% 的胆囊动脉源自肝右动脉,变异者可源自肝固有动脉、肝左动脉、胃十二指肠动脉。胆囊动脉行至胆囊左缘处分为深、浅两支,分别分布在胆囊的肝床面和游离面。了解胆囊动脉的走行变异,可防止手术中误伤血管。

(2)淋巴回流  肝门部淋巴结收集胆管上部的淋巴回流,最后注入胸导管。当小儿胆总管下部淋巴结感染肿大时,可压迫其下端,使胆道梗阻引起黄疸。先天性胆道畸形手术应尽量少分离肝门部,以免破坏淋巴回流,影响手术效果。

(3)神经  胆道系统分布着丰富的神经纤维,主要是来自腹腔神经丛的交感神经和由迷走神经分出的副交感神经纤维。来自脊髓神经的右膈神经的一部分亦分布于胆道,并与内脏神经相连系。副交感神经纤维使胆道肌收缩,括约肌松弛,而交感神经纤维作用相反。

胆总管分 3 层:①黏膜层:含杯状细胞和其他含黏液的细胞,使胆管具有分泌功能。②平滑肌和弹力纤维层:当受到刺激时肌纤维可痉挛性收缩引起绞痛。③浆膜层:由结缔组织构成,含神经纤维和血管分支。

胆囊亦分为 3 层:①黏膜层:由柱状上皮细胞组成,具有吸收作用,底部含有小管泡状腺体,具有分泌黏液作用。胆囊黏膜形成许多黏膜皱襞,增加黏膜浓缩胆汁的能力。②肌层:为内纵外环形,夹以弹力纤维。③外膜层:为较厚的纤维结缔组织,在游离面还覆以自肝表面延续的浆膜。

(二)胆道系统生理

胆道系统的主要生理功能是输送和调节胆汁流注十二指肠。

1. 胆汁的形成与作用　胆汁由肝细胞分泌，97%为水分，主要成分有胆汁酸盐、胆固醇、磷脂酰胆碱、胆色素、脂肪酸和无机盐等。比重为1.01，pH值6.0～8.8。在每个肝小叶中，胆汁流向和血液流向相反，即胆汁从肝小叶中央逐步流向外周，最后进入十二指肠；而血流则由微动脉、微静脉流向肝小叶中央。这种反向流动，有利于胆汁与血流间的物质交换、维持离子平衡和生成胆汁。

胆汁的作用有：①排泄肝的代谢产物。②激活和刺激胰脂肪酶分泌，乳化脂肪。③水解、吸收食物中的脂类，促使胆固醇和各种脂溶性维生素的吸收。④中和胃酸。⑤刺激肠蠕动，抑制肠道内病原体的生长繁殖等。

胆汁中的胆固醇溶解在胆汁酸和磷脂酰胆碱所组成的微胶粒中，从而使胆固醇在胆汁中保持相对高的浓度而又呈溶解状态。这种微胶粒胆固醇溶解能力与胆汁酸和磷脂酰胆碱的浓度比值有密切关系，如果比值增大，则胆固醇溶解能力降低，胆固醇析出。

2. 胆囊的生理　胆囊有贮存和浓缩肝胆汁、吸收水分、分泌黏液、排泄胆囊胆汁的功能。胆囊的容量虽然不大，但具有很强的浓缩功能，可以使胆汁浓缩6～10倍，它能贮存肝脏12小时分泌的胆汁，并使浓缩后的胆汁与血浆呈等渗。胆囊内的压力受胆囊壁的弹性和张力、胆汁的浓度和黏稠度、胆囊管的阻力及胆总管内压力等因素的影响。

新生儿胆囊的容量约为2～5ml，随着小儿生长发育，胆囊的容量逐渐增大，当食物通过和刺激十二指肠时，十二指肠黏膜释放缩胆囊素，使胆囊收缩，将贮存的胆汁排入十二指肠，帮助消化。每次胆囊收缩可排出胆囊胆汁的84%左右。胆囊分泌的黏液起保护黏膜作用。胆囊亦分泌少量钙质。先天性胆道闭锁患儿的"白胆汁"是一种黏液分泌物，不含胆汁成分。胆囊的收缩功能受激素和神经支配，并受药物的影响。胆囊内压一般是0.735～1.471kPa(75～150mmH$_2$O)，平均为0.862kPa(88mmH$_2$O)。

3. 胆管的生理　肝外胆管有分泌黏液的功能，黏液有保护胆管黏膜、防止胆汁侵蚀及滑润的作用，有利于胆汁在胆管内的流通。胆道平滑肌有一定收缩作用，具有排除异物的能力。胆道口括约肌对维持肝外胆管的正常压力起调节及控制作用。胆总管内压一般为0.784～1.569kPa(80～160mmH$_2$O)。影响胆总管内压的因素有肝胆汁分泌压、胆囊内压、胆道口括约肌功能、胆管壁的弹性及收缩力等。

胆总管梗阻时肝脏的改变与其梗阻的程度及时间成正比，晚期患儿表现为胆汁淤滞性肝硬化、肝脾大，并伴有门静脉高压及食管下段静脉曲张。单纯胆囊切除术后，胆总管可呈代偿性扩张，以取代一部分胆囊功能。

胆道系统的神经体液调节相当复杂。Meltzer认为，刺激交感神经可引起胆道口括约肌收缩和胆囊肌松弛，刺激迷走神经则引起胆道口括约肌松弛和胆囊收缩。

### 三、肝脏感染性疾病

（一）细菌性肝脓肿

细菌性肝脓肿系指肝因感染化脓性细菌所形成的脓肿，故亦称为化脓性肝脓肿。其最常见的菌种是大肠杆菌和葡萄球菌，其次为革兰阴性杆菌，有时为混合性感染，多继发于身体其他部位的感染病灶。

肝接受来自肝动脉和门静脉的双重供血，血供极为丰富，并有单核-吞噬细胞系统强大的吞噬作用，因而肝一般不易发生化脓性肝脓肿。但在小儿机体抵抗力较低，细菌毒力很强时，可引起肝脓肿并致肝功能损害。化脓性肝脓肿常发生在学龄前小儿，80%发生于肝右叶，12%发生于肝左叶，少有左右叶同时发病者。

1. 病因 细菌入侵肝的途径有：

(1) 门静脉系统 坏疽性阑尾炎、梅克尔(Meckel)憩室炎、肠炎、细菌性痢疾等，可引起门静脉炎，脱落的脓毒性栓子进入肝内，形成肝脓肿。新生儿脐炎也可通过脐静脉及门静脉引起肝的多发性小脓肿。近年来由于高科技诊疗手段的发展和抗生素的合理应用，由门静脉途径的感染已较少见。

(2) 肝动脉 全身任何部位化脓性病灶（如急性呼吸道感染，急性化脓性骨髓炎等）的细菌均可由肝动脉进入肝内。当小儿抵抗力下降时，细菌在肝内滞留繁殖，可引起多发性脓肿。

(3) 胆道系统 肠道蛔虫进入胆道带入大量细菌、胆管狭窄并发感染等，皆可在胆管炎基础上上行感染而形成肝脓肿。

(4) 肝外伤后继发感染 开放性肝损伤时易继发细菌感染，导致肝脓肿。若有肝内胆管损伤，则感染机会增加。

(5) 淋巴系统 肝的邻近器官或组织的炎症，如化脓性胆囊炎、膈下脓肿、肾周围脓肿等，病原菌可经淋巴系统侵袭肝脏，导致肝脓肿。

2. 病理 发生化脓性肝脓肿时，若细菌经血行入侵肝脏，则多为密集或分散分布的小脓肿，其中心出现肝细胞坏死区，区内有肝细胞碎片、白细胞残骸及细菌构成的脓性物质。坏死区的周围，肝细胞呈退行性变、急性炎性细胞浸润和纤维组织增生。多发密集的小脓肿经过治疗可被吸收，机化；也可融合成一个或数个较大脓肿。炎症急剧发展时，肝脓肿可穿破至胸腔或腹腔，引起急性脓胸和弥漫性腹膜炎。本病可导致许多严重的并发症，如败血症、中毒性休克、弥散性血管内凝血(DIC)、肝肾衰竭等。

3. 临床表现 肝脓肿通常继发于某种感染性先驱疾病、起病较急。主要表现为高热、寒战、持续性肝区钝痛和肝大，同时伴有盗汗、厌食、呕吐、消瘦等症状。严重者可发生贫血、黄疸及腹水。查体时，增大的肝有触痛和叩击痛。若脓肿在肝前比较表浅时，可伴有右上腹肌紧张。巨大的肝脓肿可使右季肋呈饱满状态，有时甚至可见局限性隆起。局部皮肤可呈凹陷性水肿。

4. 诊断 儿童细菌性肝脓肿临床并非少见。近年来由于抗生素的广泛应用，除发病率有所下降外，其临床表现亦常不典型，偶有延误诊治的病例。当有下述情况时应考虑到细菌性肝脓肿的可能：①在全身感染的基础上，近期出现肝区不适、疼痛者。②持续高热不退、右上腹肝区钝痛或合并有右胸腔反应性炎性渗出者。③患有胆道蛔虫病、胆道感染，或使用驱虫药后肝区出现疼痛、发热者。④开腹肠道手术后有门静脉感染表现者。⑤小儿平素健康，而后有不明原因发热，肝大压痛者。

在诊断过程中，除了解既往病史及临床表现外，尚须作如下检查：①实验室检查：外周血白细胞计数升高，可有核左移。②X线胸腹部透视：脓肿位于膈面或炎症波及肝顶部的肝脓肿，可见膈肌升高，膈肌运动减弱。或可表现右侧胸腔反应性炎性渗出液影像。肝区阴影增大。③B超检查：可分辨直径2cm以上的脓肿病灶，并明确其部位和大小，为首选的无创伤检查方法。④CT对确定脓肿的部位、大小有较大帮助，对直径0.5cm脓肿病灶亦可做出明确诊断。⑤放射性核素肝扫描：对较大脓肿的存在和定位有诊断价值。一般用胶体金$^{198}$能被单核-吞噬细胞系统的库普弗细胞(Kupffer细胞)吞噬的原理，能区分肝内囊肿和实质性的占位病变。

细菌性肝脓肿在诊断上应与阿米巴肝脓肿、肝囊肿、右膈下脓肿及右肾周围脓肿相鉴别。

5. 治疗 儿童细菌性肝脓肿的治疗，需结合小儿机体状态，肝脓肿的部位、数目、大小以及是否有并发症来综合考虑。患儿多有贫血、消耗性低蛋白血症，所以支持疗法甚为重要。一般可间断输入少量新鲜血液，纠正水、电解质及酸碱平衡失调及保肝治疗。

(1) 非手术治疗　儿童细菌性肝脓肿非手术治疗指征：①临床经过较轻、一般状态良好，肝大、压痛不明显者。②肝脓肿为单发，脓腔直径小于 2.0cm 者。③肝内多发小脓肿并波及左右肝叶者。应选择广谱抗生素如青霉素、氨苄西林和庆大霉素、头孢菌素类、甲硝唑等药物静脉滴注。然后根据细菌培养和抗生素敏感试验结果选用抗生素。抗生素治疗有效的指征是：①小儿一般状态好转、体温、脉搏逐渐恢复正常。②肝脏肿胀及腹痛减轻。③外周血象恢复正常，肝功能好转。④反复B超检查提示脓肿病灶缩小或消失。

(2) 手术治疗　儿童细菌性肝脓肿手术治疗指征：①肝脓肿脓腔直径在 5cm 以上者。②非手术治疗无效、脓腔互相融合增大、感染中毒症状严重者。③肝脓肿合并胆道感染，临床表现有梗阻性黄疸者。④脓肿急性破溃引起腹膜炎或脓胸者。主要用以下方法：

1) 经腹膜外途径引流或于病变与腹壁粘连部位入路的右肋缘下切口引流：这种引流可避免脓液流向腹腔致腹膜炎的可能。前者主要用于肝右叶后侧部位的脓肿。经右侧第 12 肋床，于腹膜外用手指钝性分离肾上极与肝之间的腹膜后间隙，直达脓肿部位。穿刺脓腔证实后行切开引流，放置带有侧孔的粗胶管 1～3 根引流，并可冲洗、吸引、造影。直至脓腔闭合后再去除引流管。

2) 经腹腔直接探查引流术：适用于多数病例，具有操作简便、暴露充分、可探查全肝及能做到任何部位都可以引流的优点。进入腹腔后，只要用盐水纱布妥善保护好腹腔，就无腹膜炎之忧。先取小切口吸净脓液后再扩展切口，将脓腔内壁用纱布擦拭，放入引流管及用抗生素溶液冲洗脓腔的硅胶管，亦可缝合部分脓腔壁。一般术后 2～6 周多可治愈。

3) B超引导下脓肿穿刺置管引流术：此法安全性高、方法简便，并可重复进行。置管后可用抗生素溶液冲洗脓腔，亦可用于造影检查。

4) 肝部分切除术：对下列肝脓肿可选用：①肝外伤破裂后肝脓肿并发胆道大出血，或继发于肝组织大片坏死脱落形成的巨大脓肿。②局限于左侧的胆源性肝脓肿，胆管狭窄梗阻、反复感染者。③慢性厚壁性肝脓肿。④巨大肝囊肿继发化脓性感染者。

(二) 阿米巴肝脓肿

阿米巴肝脓肿是肝感染了溶组织阿米巴所形成的脓肿，常继发于阿米巴痢疾。表现为长期不规则的发热、肝大、肝区疼痛及慢性消耗的症状。近年来由于对阿米巴开展了有效的防治，本病的发病率明显下降，尤其在小儿更为少见。

1. 病因　阿米巴肝脓肿是由溶组织阿米巴所引起的。有的是在患阿米巴痢疾感染期形成，有的发生于阿米巴痢疾之后数周或数月，甚至可长达数年后发病。小儿经口吞入阿米巴包囊污染的食物，经胃液消化作用，在肠内释放原虫并大量繁殖，侵犯结肠黏膜形成溃疡。阿米巴原虫侵入肠壁小静脉随门静脉进入肝脏后，大部分原虫被消灭，小部分在静脉分支内形成栓塞，引起肝组织溶解、退变、坏死，形成脓肿。

2. 病理　阿米巴肝脓肿约 85% 发生于肝右叶，15% 在肝左叶，这与阿米巴病好发于右半结肠有关，是因其静脉血主要经门静脉系统回流入肝右叶之故。阿米巴肝脓肿以单发为多见，脓肿多位于肝右叶的顶部，可穿破膈肌引起脓胸。偶有穿破右肺下叶支气管者，患儿可咳出大量"巧克力样"脓痰。肝左叶的脓肿可穿破至左侧胸腔、心包腔。靠近肝右叶后方裸区的脓肿可穿向腹膜后，在右腰部出现脓肿。肝表面的脓肿有时可穿破肠道，形成内瘘，脓液随粪便排出。阿米巴肝脓肿继发细菌感染时，患儿全身状况急剧恶化，出现严重的脓毒血症。脓液由无菌、乳白或深红的"巧克力样"变为混合感染时的黄绿色，有臭味。阿米巴原虫进入肝后，至少于患病后 4 周才能形成脓肿，约 60% 脓肿在半年内形成。

阿米巴肝脓肿多为单发,且脓腔体积较大。脓肿壁有3层:外层早期为炎性肝细胞,随后由纤维组织构成外膜,中间层为间质,内层中央为脓液,脓液内充满溶解坏死的肝细胞组织。典型阿米巴脓液为无菌、无臭、黏稠、果酱色,一般称为巧克力样脓液,在脓肿壁上常能查出阿米巴滋养体,而在脓液中却很难检出。

3. 临床表现　小儿阿米巴肝脓肿可发生于各年龄组,但以年长儿多见。发病前有阿米巴肠病史者约为32.5%～80%。

本病的发展过程比较缓慢,主要表现为发热,可呈持续性或间歇性低热,亦可达38～39℃,常为弛张热或间歇热。如继发细菌感染,体温可达40℃以上,伴有畏寒、多汗。患儿常有食欲下降、消瘦、贫血等,少数病例可出现低蛋白水肿及轻度黄疸。肝区有压痛和叩击痛。右肝脓肿较大且位置表浅时,可见肋间饱满,腹部偶可扪及囊性肿块。若脓肿位于肝顶部者,可出现咳嗽、呼吸困难、右胸腔积液。如果脓肿破溃进入胸腔,则出现脓胸。如脓肿溃入肺部,则咳嗽剧烈,可咳出"巧克力样"脓痰,增大的肝脏可有不同程度的缩小。肝脓肿破溃入腹腔可引起阿米巴腹膜炎。

4. 诊断　对具有阿米巴痢疾病史,出现长期不规则发热、食欲不振、慢性消耗体质、肝大、肝区压痛,或触及囊性包块者,应疑为阿米巴肝脓肿。下列检查可明确诊断:

(1) 反复检查新鲜粪便　粪便中检出阿米巴包囊或滋养体是确诊阿米巴肝脓肿的重要依据,检出阳性率为15%～45%。

(2) 乙状结肠镜检查　可见阿米巴肠病特征:结肠黏膜呈凸凹不平的溃疡病灶,或愈合后的瘢痕。从溃疡部位取材送检,可能查到溶组织阿米巴滋养体。

(3) B超检查　肝脏内可见不均匀的液性暗区,与周围肝组织分界清楚。如在超声定位下行肝脓肿穿刺,可抽出无菌、无臭的"巧克力样"脓液,有重要的诊断价值。

(4) 血清学检查　包括特殊补体结合试验、免疫荧光法等,以间接血凝法较灵敏,阳性率可达90%以上,对阿米巴肝脓肿的诊断有一定价值。

(5) 其他检查　血液检查有白细胞总数增加、红细胞沉降率加快等,肝功能亦可能有轻度改变。X线检查右肝脓肿可有右膈肌升高,膈运动减弱,肝影增大,可有胸腔积液。CT及放射性核素扫描检查可显示肝内囊性占位性病变。经上述检查,高度怀疑本病者,可试用抗阿米巴药物治疗,如治疗后临床症状及体征迅速改善,即可确诊。

5. 治疗　阿米巴肝脓肿一般病程较长,小儿多呈慢性消耗体征、贫血外观。应给予支持疗法,纠正贫血及低蛋白血症。同时给予抗生素预防细菌感染。最重要的是用抗阿米巴药物治疗和反复穿刺排脓,必要时采取手术治疗。

(1) 药物治疗　常用药物有甲硝唑、依米丁、氯喹。这3种药物对阿米巴原虫或滋养体均有较强的杀灭作用。

(2) 穿刺排脓　对脓腔较大、脓液较多或病情较重者应在抗阿米巴药物治疗基础上进行穿刺排脓。经数次排脓之后,脓腔缩小,脓液变稀薄且不易抽出,一般状态明显改善,体温恢复正常,B超检查脓腔已很小,可停止穿刺。

(3) 手术治疗　作脓肿切开引流。指征有:

1) 阿米巴肝脓肿,经内科抗阿米巴药物治疗无效,并穿刺排脓2～3次以上,脓腔未见变小,患儿状态未见改善者。

2) 单发、表浅、巨大的阿米巴肝脓肿。一般直径在10cm以上,穿刺排脓后脓腔未缩小者。

3)脓肿并发细菌感染,脓腔扩大,经抗阿米巴药物及抗生素治疗无好转,患儿状态继续恶化者。

4)阿米巴肝脓肿穿破进入胸、腹腔及邻近器官者。穿破胸腔并发脓胸,应行胸腔闭式引流。穿破肺组织形成肝支气管瘘,咳出大量脓痰时,应引流通畅,并保持呼吸道通畅;若出现急性呼吸道阻塞时,须行气管切开排脓。脓肿穿破肝内胆管,手术引流后残留经久不愈的胆瘘,适当时机需予以闭合胆瘘。

5)脓肿位于肝左外叶,有穿破心包之危险,穿刺抽脓又易误伤腹腔脏器者。

需指出的是,阿米巴肝脓肿的切开引流和细菌性肝脓肿有所区别。对于不伴有继发细菌感染的单纯阿米巴肝脓肿,应采用闭式引流,以防止继发性细菌感染。

(三)肝结核

小儿肝结核临床少见,多继发于肺结核或腹腔结核。肝结核因缺乏较典型的临床表现和特异的检查手段,术前很难作出明确诊断,常在剖腹探查和尸体解剖时被发现和证实。据尸解统计,在慢性肺结核死亡的病例中,肝结核的发病率为50%～80%,而在血行播散型肺结核中发病率可高达76%～100%。

1. 感染途径　本病常继发于体内其他脏器的结核病变,结核杆菌可通过肝动脉、门静脉播散到肝,并以前者为多见,亦可通过淋巴系统或邻近组织器官的结核病灶侵入肝内。

2. 病理　肝结核按发病部位可分:

(1)肝浆膜结核　又称结核性肝浆膜炎。在肝被膜上发生结核性结节或被膜广泛肥厚性改变,系结核性腹膜炎的一部分。

(2)肝实质结核　按病理改变又可分为:

1)粟粒型或小结节型:占绝大多数,为血行播散型肺结核的一部分。病变呈灰白色或黄色肝内散在的小结节。其病理特点为含有明显的多核巨细胞,外周有淋巴细胞浸润。

2)结核球型:呈孤立性或局限性结核结节,单发或多发,其中央有干酪样坏死,周围有朗格汉斯细胞及纤维组织包绕。有时中心干酪样变区域内有坏死液化,形成结核性脓肿。

3)肝内胆管结核即结核性胆管类型:临床很少见。为结核性脓肿破溃入胆管后播散到胆道,或为干酪样物质自肝内门脉系统破入肝内胆管所致。

此外,严重的肝外结核病,如肺结核可引起肝脏非特异性病变,如肝脂肪变性、淀粉样变、肝纤维化及肝硬化等。

3. 临床表现　肝结核临床表现仍为一般结核感染的常见表现。

(1)症状和体征　起病多较缓慢,有低热、畏寒、乏力、盗汗、食欲不振、腹胀、肝区疼痛等。肝大,在尚未形成脓肿时,触之肝表面光滑,有轻度触痛。肝表浅的巨大脓肿可触及较圆滑的囊性感肿物。少数病例肝表面有多数小结节或孤立的大结节,有轻度触痛,酷似肝癌。部分患儿因长期慢性消耗,体质虚弱,体重下降。少数伴有发热、寒战、黄疸,酷似败血症。此外,还有原发结核病灶的症状及体征。

(2)辅助检查　除查明肝外结核病灶、测定肝功能外,应作进一步检查:①B超检查:可判定肝内病变范围。若为脓肿性液性暗区,可在超声引导下行穿刺,结核性脓液为灰白色或白色黏稠状,无臭味,细菌培养阴性,动物接种呈阳性。②CT检查:亦可探明病变区域及病变程度,有助于诊断参考。③腹腔镜检查:肝表面有散在黄白色结核结节,可在直视下取组织活检。④肝组织活检:取病变组织进行病理检查,可证实其弥漫性或粟粒性病变。

4. 诊断　肝结核常无特殊症状和体征,临床上诊断比较困难。因此应详细了解病史,反复分析症状和体征,正确判明原发性结核病灶,结合实验室检查及辅助检查,加以综合分析,才能作出诊断。

多数病例通过肝穿刺活组织检查、腹腔镜检查或剖腹探查方能作出诊断。凡遇有原因不明的持续性发热,并有结核病史,肝大与肝触痛者,应警惕有肝结核的可能性。实验室检查有贫血、红细胞沉降率增快、白细胞计数不高、结核菌素试验阳性或查明肝外结核病灶时,更有助于诊断。确诊须依靠B超引导下的病灶穿刺涂片检查、腹腔镜下活组织检查及剖腹探查等。

5.治疗　肝结核治疗一般以内科治疗为主。与临床治疗血行播散型肺结核相同。可给予高蛋白、高热量饮食。对慢性消耗体质、贫血的患儿,给予支持疗法,以提高机体抵抗力。常用抗结核药物有异烟肼(雷米封)、乙胺丁醇、利福平等。治疗过程中应注意抗结核药物对肝功能的影响,治疗前后应测定肝功能。

如在肝表浅的较大脓肿可行穿刺排脓,注入抗结核药物。如病变局限于肝一段或一叶、全身无活动性结核病灶、肝功能良好者,可考虑行肝段或肝叶切除术。

### 四、肝脏先天性畸形

(一)分叶肝和异位肝组织畸形

1.分叶肝畸形　胚胎期肝的形成是由肝动脉、肝静脉、门静脉和胆管系统组成数个肝叶。正常情况下只有肝镰状韧带将肝分隔成清楚的肝分叶。胚胎期肝发育异常,有时可形成部分性分叶肝畸形,使肝脏的解剖学裂隙较为明显,位于裂隙内的脉管结构较容易显露和分离,但并不影响正常的肝脏功能,不需处理。

2.附加肝叶畸形　指有血管及胆管与正常肝组织相连的异位肝组织,多位于肝右叶,体积较小。若附加肝组织体积较大,可形成异常突起:位于肝脏膈面者,造成右膈肌局限性隆起;位于肝的脏面者,可向腹腔内突出,形成肝的腹部肿块。临床上有误为肝脏肿瘤而剖腹手术者。有时,可因压迫邻近脏器或附加肝叶血管蒂扭转,导致肝组织坏死而产生症状。

3.异位肝及迷走肝组织　指与肝脏本身无联系的异位肝组织。多见于胆囊壁,偶见于肝脏的韧带、脐部、胸腔内,常在手术或尸体解剖时发现。

4.Riedel肝叶　指在腹部可触及的肝右叶向下延伸出的舌状肝叶。其中有肝实质、胆管及血管与右肝相连接。偶呈蒂状突出,由增厚的腹膜所包裹,有胆管、血管蒂与肝相连接。胆囊可附着在Riedel叶下面。Riedel肝叶内可发生结石、感染、脓肿、蒂扭转及肿瘤等而出现临床症状。

肝畸形多无临床症状,仅表现为腹部包块。近年随着超声显像、CT、放射性核素扫描检查的广泛应用,常可发现无临床症状的肝脏包块,但鉴别诊断困难。仔细分析以上检查的影像,可获正确诊断。诊断困难者需剖腹探查方法可确诊。

(二)先天性肝纤维化

先天性肝纤维化(congenital hepatic fibrosis)是一种常染色体隐性遗传疾病,可能是由于胚胎发育早期,肝小管分化过程中组织形态及排列发生紊乱所致,临床上少见。

1.病理　肝门汇管有较多的迷走肝管,末端呈管状或囊状,其间伴有条索状纤维组织增生。肝脏增大、变形,为纤维组织分割,颜色多正常。肝小叶被大量宽阔致密的纤维组织包绕,纤维组织中有大量发育良好的小胆管,并扩张形成小囊肿,其中含有胆汁。

2. 临床表现  无特异性。出生时多不易发现,发病常在幼儿期和青少年期。主要表现为无黄疸的肝脾大、肝功能正常的门静脉高压症和门静脉高压所引起的并发症,如食管静脉曲张、消化道出血和脾功能亢进。在合并胆管炎或肝门部纤维化压迫时,可出现黄疸。

多数病例常合并其他先天性发育异常,半数可伴有多囊肾、髓样海绵肾。其他如先天性肝内胆管扩张、先天性肺纤维化、先天性胰腺纤维化及多指(趾)、脑发育不良、智力低下、运动失调、视力障碍等。

3. 诊断  出现以下情况应考虑本病的可能:①幼儿或青少年期发病。②肝脾大,质较坚硬,肝功能正常,碱性磷酸酶(AKP)常升高。③可有家族史,患儿或家族中可有多囊肾或海绵肾者。④有时出现门静脉高压的合并症状。

B超检查可见肝大,回声粗糙不均匀。门静脉扩张且变异。肾脏超声及肾盂静脉造影显示多囊肾。

4. 治疗和预后  无特殊治疗方法。改善预后可采取门静脉分流术。患儿常因门静脉高压症、消化道出血、合并胆管炎、继发肾衰竭而导致死亡。

(三)先天性肝囊肿

多认为发生在小儿的肝囊肿(congenital hepatic cyst)是先天性肝内胆管、淋巴管的发育障碍所致,也称先天性非寄生虫性肝囊肿。其病变包括先天性肝内胆管扩张、多囊性肝囊肿、孤立性肝囊肿等,有人将肝间质错构瘤也包括其中。女性发病率为男性的4倍。

1. 病理  先天性肝囊肿可为孤立性或多囊性,囊壁菲薄,囊内为淡黄色、浆液性液体。孤立性囊肿多位于肝右叶,囊壁内衬为胆道上皮,上皮细胞可萎缩或缺失。多囊性肝囊肿常伴发其他内脏的囊肿,最多见为肾囊肿或多囊肾,其他有伴发胰腺、卵巢囊肿者。

2. 临床表现  多数肝囊肿无特异症状。囊肿增大时,可表现为肝大,上腹部疼痛不适。腹痛多为钝痛,当囊内感染时,可出现剧痛。囊肿的压迫可致黄疸。肿大的肝脏表面呈囊性感体征。

3. 诊断  肝功能检查一般正常,超声和CT检查可作出特异性诊断。肝放射性核素扫描和血管造影对肝囊肿不作为首选检查方法。

4. 治疗  无症状的肝囊肿一般无须治疗。囊肿增大、巨大孤立性肝囊肿或继发感染时,应进行治疗。囊肿破裂者应急症手术治疗。有人用穿刺注射药物使囊肿闭合。孤立的囊肿可采用囊肿切除、肝切除等方法,达到完整摘除囊肿的目的。手术切除困难的囊肿,常选用去顶术或外引流术。与胆管相通的囊肿,可作囊肿、肠吻合术,行内引流。

## 五、肝脏肿瘤

原发性肝肿瘤占小儿肿瘤的0.5%~20%,为小儿肿瘤的第10位。其中约2/3为恶性肿瘤。肝母细胞瘤是小儿期最常见的肝脏恶性肿瘤,而良性肿瘤以肝脏血管瘤、错构瘤及血管内皮瘤多见。

(一)肝脏恶性肿瘤

1. 肝母细胞瘤(hepatoblastoma)  肝母细胞瘤是小儿最常见的肝脏恶性肿瘤,占原发性肝脏恶性肿瘤的62%。多数发生在3岁以内,其中1岁以内的婴儿占70%~75%。男性多于女性。

(1)病理  肝母细胞瘤是起源于上皮组织的一种肝脏肿瘤,多发生在肝右叶,呈单个大的团块状肿物,数个结节者较少见。约半数有假性包膜,质地中等,表面有怒张的血管。肿瘤较大者,中心常有坏死和出血。

1) 按瘤细胞形态学分类：有人将其分为以下类型：①上皮型：即由胚胎或未成熟的肝内皮细胞组成。②间质型：由间质组成。③混合型：由内皮、间质混合组成，瘤内可有钙质沉积。

2) 按细胞分化程度分类：可分为：①胎儿型（高分化型）。②胚胎型（低分化型）。③未分化型和混合型。

本病的预后与病理分型有关，常见的肝外转移为肺、脑及腹部淋巴结。某些独特的肝母细胞瘤可见黏液样特征、肉瘤样肉芽肿。免疫组织分析揭示，瘤细胞内有甲胎蛋白（AFP）、角蛋白、$\alpha_1$ 抗胰蛋白酶、HCG 存在。

(2) 临床表现　约 2/3 的病例发生在 3 岁以内。因早期症状不明显，使诊断困难。无症状的右上腹部肿块是最常见的就诊体征，此时，患儿一般状况良好。肿瘤可在短期内迅速增长，出现腹胀、厌食、贫血及发热等症状，但黄疸较少见。肿瘤多位于右肝，一般为单发、巨大、表面光滑、质地较硬，往往使肝脏增大。少数位于肝脏边缘的肿瘤，可有一定活动度。与腹膜后肿瘤不同之处在于其右侧肾区多较空虚。

因肿瘤细胞可合成促性腺激素（HCG），少数男性患儿可表现性早熟，如阴茎增大、出现阴毛等。有报道半数患儿尿中有胱硫醚排泄，在肝母细胞瘤切除后，胱硫醚尿症可消失，当肿瘤复发时又再出现。

(3) 诊断　3～5 岁以下的婴幼儿，出现肝内巨块性占位病变，AFP 值明显升高，临床可考虑为肝母细胞瘤。AFP 的消长与肿瘤预后明显相关。其他实验室检查对肝母细胞瘤诊断几无帮助。常规肝功能检查可正常或轻、中度异常，但血清胆固醇浓度升高者，提示预后不良。有性早熟者，血清和尿绒毛膜促性腺激素（HCG）水平均升高，血清促黄体生成素（LH）和睾酮也可升高。

B 超、CT 和放射性核素扫描检查等方法，对肝脏肿瘤和其他肿块有明显诊断价值。B 超检查显示为不均质、回声增强的孤立性肿块，偶有囊性区及点状或不规则的瘤内钙化，有时可发现多发性肝内肿物。CT 显示肝内肿物；增强扫描时肿物和正常肝组织衰减值均相应增高。CT 对肝区内坏死、钙化的显像率也较高。

放射性核素 $^{99m}$Tc 扫描，显示肝脏形态异常，肿瘤部位为大片放射性稀疏区。

肝血管造影在肝母细胞瘤中较少应用。

(4) 治疗

1) 手术治疗：手术完整切除肿瘤是重要的治疗手段。近十年来，手术切除率可达到 80%。对早期发现，肿瘤局限于肝的一段或一叶内，用扩大的肝叶切除术可完整切除者，称为可切除组。对首诊时肝脏肿瘤巨大或累及两侧肝叶者，称不可切除组。治疗和预后与临床分期有关。目前临床分期尚无统一的国际标准，多仍采用 CCSG 儿童肝肿瘤分期，分为 Ⅰ～Ⅳ 期（表 4-5-1）。

表 4-5-1　恶性肝脏肿瘤的临床分期

| 分　期 | 标　准 |
| --- | --- |
| Ⅰ 期 | 用楔形切除术完整切除肿瘤或用扩大的肝叶切除术作为初期治疗者 |
| Ⅱ$_A$ 期 | 经术前放化疗后可完整切除肿瘤 |
| Ⅱ$_B$ 期 | 残余肿瘤局限于一侧肝叶 |
| Ⅲ$_A$ 期 | 肿瘤累及两侧肝叶 |
| Ⅲ$_B$ 期 | 有区域淋巴结转移者 |
| Ⅳ 期 | 远处转移，与肝脏受累的程度无关 |

对不能切除组的病例，术前采取多种药物联合化疗，可使肝母细胞瘤体积缩小，达到延期或二期手术，使总体手术切除率提高。

手术可采用胸腹联合切口，充分暴露，防止因胸腔内负压增加使气体进入静脉，形成气栓。巨大肝肿瘤也可完全地显露膈上下腔静脉,腹部横切口也可达到较充分的暴露。严重病例可用深低温、心肺旁路和肝血流阻断技术完整地切除肿瘤。各种高科技的切割器械、止血技术,提高了肝切除术的安全性。有人用腹腔镜从肿瘤内部激光气化、吸除,再经腹腔镜肝动脉插管化疗,最后将巨大、不能切除的肝母细胞瘤切除。术中和术后各种监护系统的应用,使手术更加安全、稳定。

小儿肝的再生能力很强,一次切除肝的85%,1~3个月内,肝细胞组织有可能达到完全再生。10年无瘤生存的病例逐年增多。肝母细胞瘤也是肝移植的一个可选择的适应证。

2)化学治疗及免疫治疗:辅助性化疗已证实对肝母细胞瘤有效,术前化疗可增加肿瘤的完全切除率,已为临床广泛采用。有效的药物如阿霉素、顺铂、长春新碱、环磷酰胺、氟尿嘧啶等较多采用。联合化疗方案,术前使用可使肿瘤缩小率平均达75%。可用静脉给药,也可肝动脉插管给药。观察瘤体缩小率可用CT测量。同时,动态观察AFP降低率和化疗副作用,选择适当时机,进行手术切除。术后化疗多在术后4周开始,以给予足够的肝组织再生的时间。给药途径也可采取肝动脉插管注药或栓塞给药等方法。术后出现转移瘤,在联合化疗、手术及放疗后,有完全缓解和治愈的报道。

在联合化疗的同时,可辅以免疫治疗,以消灭残存的肿瘤细胞,提高机体免疫功能。

(5)预后  肝母细胞瘤切除术后,多数在2年内复发,所以术后2年可基本判断预后。术后测定AFP、B超检查和CT等方法监测,随访期以5年为妥。肿瘤完整切除后,辅加联合化疗等措施,2年无瘤存活率可达60%。肿瘤预后与临床分期和组织类型有关。但因肿瘤常有多中心性肝门广泛浸润,早期症状较少,发现时已为进展期,使本病的预后较差。

2. 肝细胞肝癌(hepatocelluar carcinoma,HCC)  肝细胞肝癌在小儿的发病率仅次于肝母细胞瘤,男孩多于女孩,多发生在5岁以上儿童。发病原因是多种的,与乙肝病毒(HVB)入侵有明显特异的联系。围生期感染HVB是小儿发生肝细胞癌的重要因素之一。某些遗传因素致α抗胰蛋白酶缺陷症的患儿发生肝细胞癌的危险性增加,与色素沉着症亦有关系。

(1)病理  癌细胞分化程度不同,仍存有肝细胞的特点。瘤实质呈肝细胞索样(梁状)结构,基质由含血的衬以单层内皮细胞的血窦组成,很少见假性被膜,瘤内出血坏死较多见。肿瘤多发生在肝右叶,趋于多中心,呈弥漫性、浸润性生长,常侵及门静脉、肝静脉分支。

Edmondson-steiner根据细胞分化程度,将肝细胞癌分为4级,目前仍普遍采用:

1)Ⅰ级:肿瘤细胞分化最好,癌细胞排列呈细梁状。

2)Ⅱ级:癌细胞仍类似肝细胞,但胞核较大、浓染。胞浆丰富呈嗜酸性,排列为与基本结构梁状有关的腺泡状或腺状。

3)Ⅲ级:癌细胞核及浓染较Ⅱ级更显著,瘤巨细胞多见。

4)Ⅳ级:癌细胞最少分化,核强浓染,缺少胞浆。在肝内生长似髓样,很少为梁状。细胞间缺乏连结。

(2)临床表现  早期可无症状。约1/3患儿表现为无痛性右上腹部肿块。随肿瘤发展出现腹痛、腹部肿块和腹胀。其他表现可有虚弱、乏力、消瘦、厌食等。黄疸少见。肿瘤破溃可表现为剧烈腹痛、急性出血性休克。小儿肝细胞癌多无肝硬化症状。肿大包块表面可为结节状,偶可在瘤体处闻及动脉杂音。晚期常有腹水、脾大、黄疸等体征。由于肝细胞癌可产生红细胞生成素样活性物质,偶尔可发生红细胞增多症。

(3)诊断  肝细胞癌的血清学标志为AFP。当AFP大于400μg/ml时,有高度特异诊断价值。AFP亦可作为预后的判断指标。

B超检查、肝放射性核素扫描、CT和MRI检查,有利于发现早期病例。

(4)治疗 肝切除术是治疗的重要手段。由于多数患儿因发现过晚,肿瘤已浸润性生长,其可能切除率不足30%。其他的方法可采取全身化疗、动脉内化疗、经导管肝动脉内栓塞、放射治疗及插入丝裂霉素等,但完全治愈者很少见。

3.纤维板层型肝癌(fibre lamellar carcinoma of liver) 纤维板层型肝癌多发生于无肝硬化的儿童和青少年,仅占肝细胞癌的1%～2%。手术切除有治愈的可能。

(1)病理 本病多发生在肝左叶,常为单发。瘤影清晰,边缘呈扇形,纤维间隔横贯瘤体。胶原纤维和成纤维细胞平行排列呈板层状。超微结构和免疫组化有其特殊表现。但很少有AFP升高。瘤内可有钙化灶。

(2)临床表现 腹痛、不适和体重减轻是常见的症状。2/3患儿可在腹部扪及包块。黄疸较少见。

(3)诊断 AFP升高者不到10%。其他有潜在诊断肿瘤的标志为血清维生素$B_{12}$结合力、维生素$B_{12}$浓度、神经紧张素等。瘤内钙化是本病的特点。超声和CT检查分别表现为瘤内高回声和低密度区。

(4)治疗及预后 因肿瘤生长较慢,不伴肝硬化,因此手术切除率高,多数病例可达到完全切除。巨大肿瘤行三叶切除也属必要。经成功治疗者可望获得长期存活。肿瘤复发多较晚且生长缓慢,再次切除复发灶和肝外转移灶,仍有存活的可能。晚期转移途径与肝细胞癌相似。

4.其他常见的肝脏恶性肿瘤 有肝及胆道横纹肌肉瘤、肝脂黏液肉瘤、肝恶性间叶细胞瘤、胆管细胞癌等。其发病多在学龄儿童,肿瘤早期症状无特异性,发现时多数已属晚期。其检查方法、治疗措施可参考肝母细胞瘤。

(二)肝脏良性肿瘤

肝脏的良性肿瘤分为肝细胞性、胆管细胞性、血管性、间叶性等。常见良性肿瘤有肝血管瘤、肝间叶错构瘤等。

1.肝血管瘤 是小儿肝的另一重要肿瘤。病理上有两种主要类型,即海绵状血管瘤及血管内皮瘤。后者有侵袭性生长及恶性变可能,称为Ⅱ型血管内皮瘤。女孩多于男孩。

(1)病理 肝血管瘤一般是单发,呈孤立性。也可见多发及巨大肝脏海绵状血管瘤者。表面为红色或紫色斑块,切面呈海绵状,衬以扁平内皮细胞的大小不等的血管腔。血管内皮瘤可呈多中心型,肿瘤边缘区由增生的、形态不规则的毛细血管样小血管构成,血管腔内衬以肥大的内皮细胞,纤维间质相对较少,中央区间质多而血管较少。肿瘤内常有血栓不规则梗死,甚至局灶性钙化。肝血管瘤均有增生、成熟、退化等几个阶段。

(2)临床表现 小的肝血管瘤可无临床症状。较大的血管瘤常表现为右上腹痛、腹围增大、肝大等,常有贫血和黄疸。皮肤,尤其肝区皮肤存在血管瘤,常提示肝脏内有血管瘤存在。

婴儿较大的孤立性肝血管瘤内,有多数小的动静脉瘘,可发生充血性心力衰竭。1996年Boon报道一组病例,其中10%为先天性动静脉畸形,也表现肝大、心力衰竭和贫血。肝大、皮肤血管瘤及充血性心力衰竭是肝血管瘤的三大症状。因凝血因子消耗,血小板减少,可出现血管瘤-血小板减少综合征(Kassabach-Merrill综合征)。偶有肿瘤破裂致急性内出血者。肝血管瘤的自然病程可分为增殖期、成熟期、退化期。在增殖期常危及生命,其死亡率可达30%～80%。

(3)诊断 B超检查最具特异性,一些无症状的血管瘤多由B超检查发现。CT、选择性肝动脉造影、$^{198}$Au、$^{131}$I玫瑰、$^{113}$In等肝血池扫描,各具特殊征象。MRI对肝血管瘤、动静脉畸形也有特殊的显像影。

(4)治疗 肝血管瘤与皮肤血管瘤一样,有自行退化自愈的可能,无症状者可以观察。增殖期肿瘤出现严重症状时,需及时治疗。局限性孤立性肿瘤可行切除手术治愈。对不能切除的肿瘤,可选择肝动脉分支结扎、肝动脉栓塞,以改善充血性心力衰竭,但效果受限。放射治疗有效,但考虑到对小儿及肝的并发症,多不作首选治疗。口服皮质激素治疗肝脏血管瘤已有 20 余年历史,有效率在 18%～70%之间。用泼尼松或泼尼龙每日每千克体重 2mg,口服,2 个月后逐渐停药。激素治疗失败者,可迅速减量,应用重组干扰素 α-2a,可能取得疗效。

其他肿瘤样血管病变,如肝脏紫癜,其特征是肝大、肝内呈紫色,瘤灶大小不等(1mm 至数厘米),衬或不衬以内皮的分散的血湖。其发病有两种学说,其一认为是后天获得性疾病,由细菌或结核杆菌以及肝脏毒性药物所致;其二认为是先天性血管瘤样畸形,患儿可表现肝大、门脉高压、肝功能衰竭或破裂出血。多数报道为尸体解剖发现。

2.肝间质错构瘤(mesenchymal hamartoma) 小儿肝间质错构瘤为少见的肝脏发育畸形所形成的肿瘤样肿块。多见于男孩。

(1)病理 肿瘤可发生在肝的任何部位,肿块带蒂或突出肝脏表面。大多数由多个大小不等的囊肿,伴有坚硬的实质性组织组成,直径可达 5～20cm,囊内可有澄清、黄色的液体。肿瘤实质由排列紊乱的原始间叶组织、胆管和肝细胞组成,间质呈囊性变,类似淋巴管瘤。

(2)临床表现 好发年龄在 2 岁以内,男性多见。一般无明显症状,多以右上腹部肿块就诊。少数患儿表现为腹痛、腹胀或生长发育不良,但全身情况多良好。

(3)诊断 术前很难确诊。一般表现为肝多层性或多囊性占位,超声或 CT 检查时尤为明显。

(4)治疗 肿瘤内潴留的黏液、淋巴液可使肿瘤迅速肿大。手术完整切除肿瘤是惟一有效的治疗方法。

## 六、小儿肝移植

自 1963 年美国 Starzl 为一先天性胆道闭锁患儿施行了世界上首例原位肝移植后,到 1983 年,国际健康学会在总结了来自 Pittsburgh、Cambridge、Hanover 及 Goningen 四大移植中心的结果后宣布,肝移植已经结束临床试用阶段,现已成为某些肝病晚期一种有效的常规手术治疗方法。目前,全球共有 196 个移植中心,施行肝移植超过 1000 例次的有 7 个,而以美国 Starzl 领导的 Pittsburgh 组最多。我国肝移植起步较晚,从 1977 年开始进行肝移植研究,截止到 1995 年,公开报道的共 71 例。

在所有肝移植病例中,小儿肝移植占相当的比重,而且随着环孢素、UW 液的应用,以及手术技术的改进,术后生存率明显提高。小儿肝移植患者术后 1 年成活率已从 20 世纪 70 年代的 30%提高到目前的 90%。

(一)适应证和禁忌证

1.适应证 原则上,一切肝病用所有疗法不能治愈,呈终末期肝病者,都是肝移植的适应证。包括:

(1)胆道梗阻性疾病

1)先天性胆道闭锁:小儿先天性胆道闭锁造成的进行性肝功能衰竭是小儿肝移植的主要适应证。肝门肠吻合术(Kasai 手术)治疗,本病约 30%可获胆汁引流,但术后部分患儿因反复胆管炎的发作致使肝功能进行性损害。对此,近年来多数学者在此基础上实施肝移植术获得成功。胆道闭锁的患儿行肝移植后 1 年生存率现已接近 90%。

2)其他肝外胆道梗阻性疾病:包括先天性硬化性胆管炎,外科手术或外伤引起的胆管狭窄致肝内胆汁淤积、肝功能严重受损者,应考虑行肝移植。

(2)代谢性疾病 小儿肝代谢性疾病是小儿肝移植适应证中处于第二位的疾病。一般这类患儿行肝移植后并发症较少,效果较好。而且既可行原位肝移植,也可行辅助性肝移植。

1)$\alpha_1$-抗胰蛋白酶缺乏症:是最常见的需行肝移植的代谢性疾病。由于大部分患儿最终都发展成肝硬化或门静脉高压症,2%~3%发生肝细胞癌,而且该酶缺乏还影响肺和肾的功能,所以,应施行肝移植。

2)酪氨酸血症:属常染色体隐性遗传疾病。患儿生后头几周出现暴发性肝衰竭和凝血障碍,或在出生后头几年生长缓慢,发生肝硬化、维生素 D 缺乏性佝偻病、肾小管功能障碍等,肝细胞癌发生率高达 37%,主张早期进行肝移植。

3)糖原累积病(Ⅰ、Ⅲ、Ⅳ型):用药物难于控制时,采用肝移植能纠正及调整体内的葡萄糖平衡状态。

4)核黄疸综合征(Crigle-Najjar syndrome)Ⅰ型:系先天性非溶血性黄疸。属常染色体隐性遗传疾病,患儿常因核黄疸于 1 岁以内死亡。肝移植术应在继发神经症状出现前施行。

5)原卟啉病:是一种常染色体显性遗传疾病,患儿肝内原卟啉增多引起门静脉炎和瘢痕形成,导致进行性胆汁淤滞性肝病,最终引起肝功能衰竭。肝移植应在黄疸出现后施行。

6)肝豆状核变性(Wilson 病):系常染色体隐性遗传的铜代谢缺陷病。由于肝、脑、肾等脏器内蓄积过多的铜,导致相应器官损害。当患儿用铜螯合剂和青霉胺治疗无效,出现急性肝衰竭时,需行肝移植。

7)其他:有鸟氨酸循环酶缺乏、海蓝组织细胞综合征、半乳糖血症、围生期血色病、高脂蛋白血症(Ⅱ型和Ⅳ型)等,当这些疾病引起肝衰竭时需行肝移植。

在某些酶缺乏疾病中,目前还有研究通过基因治疗和肝细胞移植的手段来治疗的报道。

(3)肝内胆汁淤积症

1)特发性新生儿肝炎:又称为新生儿肝炎综合征。多为病毒感染所致。当出现急、慢性进行性肝衰竭,非手术治疗无效时可行肝移植。

2)肝动脉发育不全综合征(Alagille syndrome):尽管该病患儿早期多无肝硬化,部分患儿可用药物或胆道手术缓解症状,但长期肝病反复发作引起肝功能不全者仍是肝移植的适应证。

3)家庭性肝内胆汁淤积症(Byler 病):该病患儿早期出现黄疸、瘙痒、肝大、生长缓慢,逐渐发展为肝硬化,药物治疗无效,患儿多于 10 岁前夭折。胆道引流可作为最初治疗,当出现进行性肝衰竭时需行肝移植。

(4)急、慢性重症肝炎

1)暴发性肝衰竭:可因病毒性肝炎或中毒、药物引起。在 20 世纪 80 年代以前,并不把该病作为肝移植的适应证。现今认为该类病内科治疗死亡率太高(60%~100%),主张肝移植,以挽救患者生命,移植后 1 年成活率可达 55%~70%,效果满意。

2)慢性活动性肝炎、肝硬化:可分为病毒性、自体免疫性、特发性等,还有一些原因不明的肝硬化、先天性肝纤维化、进行性肝功能损害,先天性肝内胆管扩张、重症囊性纤维化等均应在肝衰竭以前施行肝移植。

3)长期应用全胃肠外营养(TPN)治疗者:短肠综合征患儿长期应用 TPN 治疗,可引起胆汁淤积性肝硬化,可行肝、小肠联合移植。Pittsburgh 组已治疗 8 例,最长成活时间已达 30 个月。

(5)肿瘤 肝母细胞瘤、肝细胞肝癌、胆管血管内皮瘤、肝肉瘤和某些胆管肿瘤都曾作为肝移植的适应证。因手术后肿瘤复发率较高(60%),目前许多移植中心对此类患儿行肝移植的态度很谨慎。

2.禁忌证 由于经验的积累和外科技术的进步,许多在过去被列为肝移植的绝对禁忌证,现今都成为相对禁忌证。

(1)肝移植不能使小儿疾病好转康复 当患儿合并有身体其他器官的严重病变、严重先天性心肺疾病或多器官功能衰竭者。

(2)门静脉系统解剖异常　如门静脉系统完全栓塞或先天性门静脉缺如,可造成肝移植技术上的困难或不可能。虽然最近有人利用血管移植解决了这一问题,但多数学者仍持慎重态度。

(3)获得性免疫缺陷综合征(艾滋病)。

(4)肝移植后可能引起原发疾病再发者　如恶性程度较高的肝恶性肿瘤、胆管恶性肿瘤,以及乙型病毒性肝炎等。

(5)肝胆管以外不能控制的感染。

(二)肝移植方式

1.原位肝移植(orthotopic liver transplantation,OLT)　原位肝移植指切除受体的病肝,植入新肝(移植肝)于原解剖位置者。植入的肝脏需重建所有进出肝的血管和胆道。血管一般采用对端吻合术,胆道重建可作胆管对端吻合或行胆管空肠 Roux-Y 吻合(图 4-5-6)。

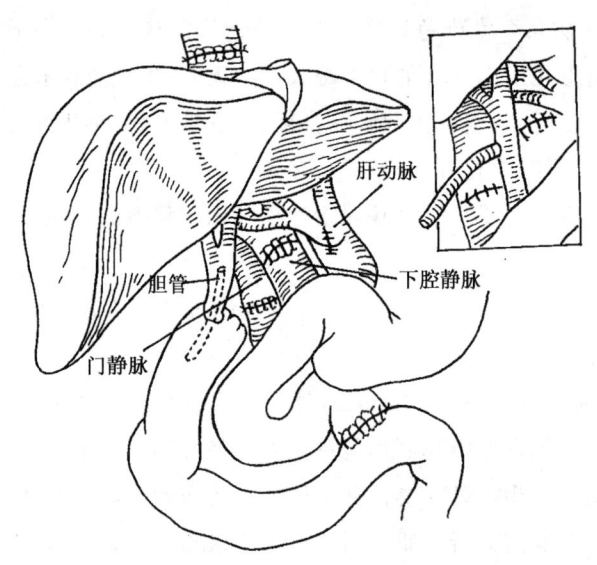

图 4-5-6　原位全肝移植示意图

端端吻合重建所有的血管,胆道行胆总管空肠 Roux-Y 吻合或胆道端端吻合

(1)原位全肝移植　要求供、受体肝脏比例合适。一般供体和受体体重之差在 20% 以内,供肝大小多能合适。

(2)减体积肝移植(reduce-size liver transplantation)　适用于肝体积过大难以植入小儿体内者。1984 年法国 Bismuth 和德国 Broelsh 首先报道,切除供肝的一部分,移植的部分肝均可带有与原位全肝移植时供肝一样的各类血管、门静脉一级分支、肝后下腔静脉全长、肝动脉主干(可带腹主动脉瓣)。胆道作 Roux-Y 胆肠吻合。如供肝为成人的肝左外叶,则仅带肝中静脉、肝左静脉共干,不带下腔静脉,此时作受体全肝切除需保留下腔静脉全长。

(3)劈裂式肝移植　是将一个成人供体肝分成两半,同时分别移植给两个小的不同受体。一个供肝可分割成左半肝、右半肝两部分,也可分割成右半肝、左外叶,分别予以移植。右半肝可带有与全肝移植时供肝一样的各类血管和胆管蒂,而左半肝则不含有下腔静脉,同时肝门静脉和肝动脉分支也较短。成人左半肝移植可给身体小于供体 1/3 的受体,左外叶肝可移植给身体小于供体 1/10 的受体。

(4)活体部分肝移植  供肝取自受体亲属肝脏的一部分,进行原位肝移植。该技术最先由巴西的 Raia 首先开展,1989 年澳大利亚的 Strong 最先获得成功。目前全世界许多移植中心都开展这一手术,而以日本开展的例数最多,并已列为常规手术。其优点为:①对供体和受体可进行充分准备,使供肝大小更合适,手术可择期进行。②供体多为受体的父母或亲属,组织相容性好,排斥反应轻,有利于长期存活。③供、受体同时手术,从供肝切取到植入时间短,供肝缺血时间短,减少了保护性损伤的发生。④缓解了供肝不足的矛盾,减少了患儿等待期的死亡率。缺点为:①供体是活体并且多为父母或亲属,有时难以接受。②活体供肝切取难度大,有一定并发症。③对患儿家庭经济和精神负担过重。现有的术式有肝左外叶移植术、肝左叶移植术、扩大肝左叶移植术、右肝叶移植术。切取供肝大小的标准是保证移植肝重量大于受体体重的 1%(图 4-5-7)。

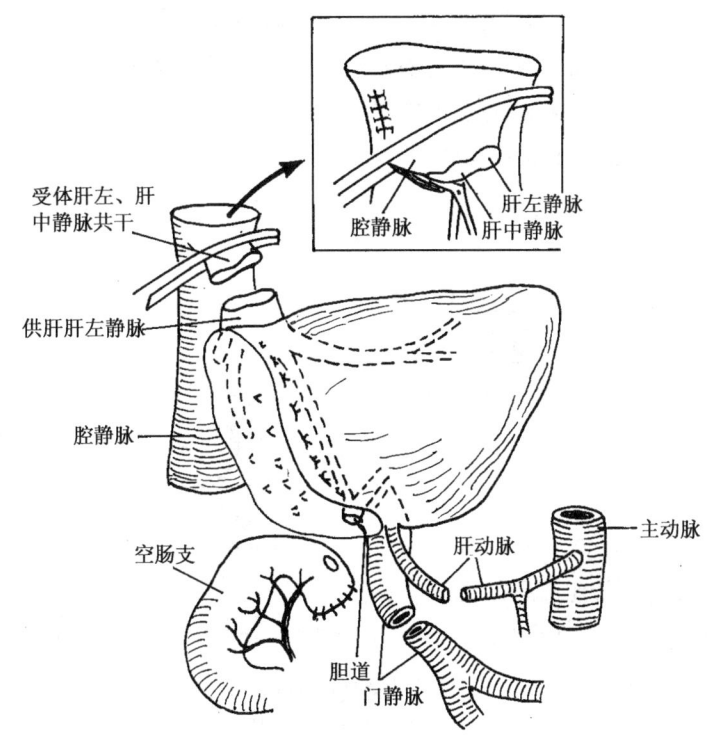

图 4-5-7  活体部分肝移植供肝植入示意图

2.异位肝移植(auxiliary liver transplantation,ALT)  异位肝移植又称辅助性肝移植。原肝予以保留,新肝移植于腹腔另一部位。移植部位有脾床、髂窝或盆腔。最初的肝移植是从研究异位肝移植开始的,由于异位肝长期得不到门静脉的营养,易萎缩,效果不佳,所以发展了原位肝移植。但异位肝移植也有优点:①原肝的功能不丧失,植入的新肝对原肝起辅助作用,尤其在纠正某些先天性酶缺乏疾病时更佳。②手术更容易,无切除原肝所面临的各种危险。解决异位肝营养问题的方法之一是让脾静脉的血流入移植肝。纽约 Meorial 医院的 1 例先天性胆道闭锁患儿行辅助性肝移植后生存期已超过 16 年。

(三)小儿肝移植术的实施

1.供肝的准备

(1)供肝的切取  对每一供体需根据其既往史、损伤机制、住院过程、实验室和血清学检查进行评价,确定供肝是否可用。一般情况下,要求供体总的生理状态基本接近正常。供体器官的热缺血尽量避免,一般热缺血时间不宜超过5分钟,要求迅速、无损伤地完成肝脏切取。

1)尸体全肝切取:①切口:采用腹部大十字切口,纵切口上到剑突(可劈开胸骨),下至耻骨联合,横切口至两侧腋前线。②原位肝低温灌洗术:快速剪开胃结肠韧带,于胰腺下缘显露肠系膜上静脉,切开后插入硅胶管超过脾静脉平面,扎紧,并用1~4℃灌洗液灌洗。同时,在肾动脉以下平面切开后腹膜,将主动脉切开,插入前端带气囊的导管。充盈气囊,用同样的灌注液注入。同时,切开肝下下腔静脉,插管放血。用粗针穿刺胆囊,抽空胆汁,并送细菌培养及药物敏感试验。切开胆囊底,置一蕈状导管扎紧,用同样灌洗液冲洗。③供肝的游离与切取:术者以左手食指伸入小网膜孔,摸清肝门静脉内硅胶管定位,分离胆总管,紧贴十二指肠上缘予以切断。插入8号导管,用同样灌洗液冲洗胆总管,将胆总管末端结扎。④沿右侧第8肋快速开胸,剪开右膈肌,显露肝脏。紧贴十二指肠及胃小弯切断结扎肝十二指肠韧带、肝胃韧带、胆总管。⑤显露肝动脉及其分支,直至腹腔动脉和腹主动脉。注意常见畸形即肝右动脉发自肠系膜上动脉,少数左肝动脉发自胃左动脉。切开十二指肠侧腹膜、切断结扎肝结肠韧带,显露肝下下腔静脉和腹主动脉。切断肝双侧三角韧带,沿冠状韧带边缘剪断膈肌,沿右心房边缘切断肝上下腔静脉,并向下分离其后壁至肝下下腔静脉,遂将整个肝游离,直达肾动、静脉平面,切之。⑥切断门静脉、肝动脉,也可分别在肠系膜上静脉和脾静脉处作切断,供肝即完全切取下来。

小儿肝动脉管径细,为方便吻合,在切取供肝时,可采取供肝腹腔动脉其至一段腹主动脉与受体肝动脉或腹主动脉吻合的办法,以减少狭窄、栓塞的发生。

切取的供肝在行肝移植前还要进行细致的修剪。

2)活体部分肝移植供肝的切取:术前根据受体的需要应用CT扫描确定要切取的供肝体积的大小。各移植中心的标准不尽一致,但一般采取成人供肝的左叶或左外叶就能满足小儿受体的需要。日本信州大学提出了受体标准肝体积的概念,即受体标准肝体积(ml)=706.2×体表面积($m^2$)+2.4,如果移植肝体积与标准肝体积之比在34%~48%之间,就能满足需要。

供肝的切取(图4-5-8)分为:①切取肝左外叶($S_2+S_3$带肝左静脉)。②切取肝左叶($S_2+S_3+$部分$S_4$带肝左静脉)。③切取肝扩大的左叶($S_2+S_3+S_4$带肝左静脉和肝中静脉)。④切取肝右叶($S_5+S_6+S_7+S_8$带肝

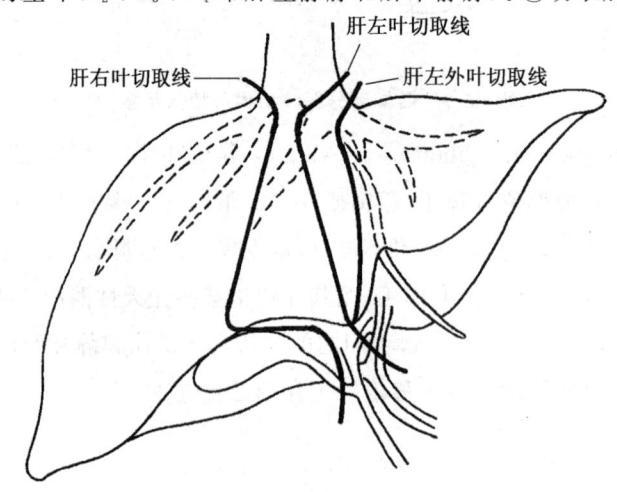

**图4-5-8　活体部分肝移植供肝切取线**

右静脉）。

供肝切取步骤：取双肋缘下加中部垂直向上至剑突的切口。术中应用超声多普勒确定肝内血管走向，根据切取的供肝大小决定切开线，按一般的切开方法切开肝实质，解剖出需要的血管及胆管分支，切取的整个过程中不阻断肝血管。最后切开血管进行灌注。术中需注意处理两侧的肝切面，仔细结扎血管及胆管小分支。不宜作褥式缝合，以免肝边缘坏死，可在切面上涂纤维胶。灌注液一般采用4℃的乳酸林格注射液200ml和4℃的UW液600ml。供者的处理同一般肝切除术。现在活体部分供肝切取技术已日渐完善，并发症较少发生在供体，是一项很有前途的小儿肝移植技术。

(2)供肝的保存　供肝必须是有生机的，所以一旦供肝被切取后，离断血液供应，就应加以保存、灌洗等，维持其生机状态直至移植于受体上。肝对热缺血的耐受时间是很短的，仅为10～15分钟。一般用单纯低温灌洗保存方法，即将血供已断的器官，用一种特制的冷溶液，在原位或离体状态下，以一定的高度借重力（或压力）快速滴注，灌注入动脉及门静脉系统内，使供肝迅速而又均匀地降温至10℃以下，然后将冷保存液灌入，并保存于2～4℃灌洗保存液内，直到移植。

肝移植的发展与保存液的改进是分不开的。1969年Collins创用仿细胞内液型保存液，是一种高钾、高镁、低钠、高渗溶液，其阳离子浓度和细胞内液相似，可避免细胞超微结构水肿。对肾保存效果好，对肝尚不理想，一般仅能保存8小时。1988年Belzer创造了一种新型保存液，即Wisconsin大学溶液（简称UW液），它能连续保存胰腺、肾脏达72小时，保存肝脏30小时，因而推动了肝移植的发展。UW液的组成成分如下（表4-5-2）。

表4-5-2　UW液组成成分

| 成　　分 | g/L | mmol/L |
| --- | --- | --- |
| 羟乙基淀粉 | 50 | 0 |
| 乳酸 | 35.83 | 100 |
| $KH_2PO_4$ | 3.4 | 25 |
| $MgSO_4 \cdot 7H_2O$ | 1.23 | 5 |
| 棉糖 | 17.83 | 30 |
| 腺苷 | 1.34 | 5 |
| 谷胱甘肽 | 0.92 | 3 |
| 别嘌醇 | 0.136 | 1 |

注：用NaOH=KOH调整pH=7.5，$Na^+$=20mmol/L，$K^+$=140mmol/L，渗透压320mOsm/L。

UW液不同于Collins液表现在以下几方面：①不含葡萄糖，而用乳糖盐作为非渗透阴离子来代替，并加用棉糖作为附加的渗透支持。②含羟乙基淀粉来阻止细胞间隙扩大。③有磷酸盐可预防酸中毒。④以谷胱甘肽、别嘌醇来对抗氧自由基。

2.受体的准备　为了确定患儿是否适合肝移植，必须对患儿进行仔细了解和检查，确定肝功能衰竭的程度和原因，选择肝移植的时机。

(1)患儿周身状态的评价

1)病史和体格检查：包括：①肝病的病因。②既往外科手术史。③有关的先天性疾病。④免疫治疗的记载。⑤饮食史。⑥药物治疗史。

2)营养方面的评价:包括:①身高、体重、头围。②测量肱三头肌皮肤皱褶厚度、臂中部周径。③清蛋白、转铁蛋白、前清蛋白、血清氨基酸分析。④测定维生素 A、维生素 D、维生素 E。⑤检测胆固醇、甘油三酯。

(2)患儿应做的相关检查

1)实验室检查:包括:①血红蛋白、血细胞比容、白细胞计数、血小板计数。②凝血酶原时间、部分凝血酶原激酶时间。③总胆红素(TB)、直接胆红素(DB)、间接胆红素(IB)、碱性磷酸酶(AKP)、天门冬氨酸氨基转移酶(AST)、丙氨酸氨基转移酶(ALT)、γ-谷氨酰转肽酶(GGT)。④蛋白电泳分析。⑤甲胎蛋白(AFP)。⑥尿常规。⑦血尿素氮(BUN)、肌酐(Cr)、内生肌酐清除率(CCr)。

2)影像学检查:包括:①胸部 X 线片。②腹部多普勒超声。③腹部磁共振血管造影。

3)感染性疾病的检查:①血、尿、咽部分泌物、大便、腹水中细菌、病毒、真菌、寄生虫培养。②肝炎筛选(甲型、乙型、丙型)。③血清学抗原、抗体检查(巨细胞病毒、EB 病毒、弓形虫病、单纯疱疹、水痘、带状疱疹)。④HIV 抗体。

4)免疫学检查:包括:①血型(ABO 血型系统)。②组织配型。③交叉配型。

(3)其他  包括:①内镜。②肝活组织检查(有指征时)。③社会工作咨询。④麻醉会诊。⑤牙科会诊。

通过以上检查及分析,了解肝脏的合成、排泄功能。并对患儿的肺、心、肾功能以及门静脉高压的程度,有无胃肠道出血和肝性脑病进行了解。肝移植后,不能使用活的病毒疫苗。术前对受体的门静脉系统要有充分的了解,注意血管畸形,以利术中处理。

对患儿有了充分的了解后,要消灭潜在感染,调整营养状态,评价移植前患儿的状态,等待移植。

3.受体手术  受体手术分为 3 部分:①受体肝切除。②无肝期。③供肝植入。

(1)原位肝移植手术步骤

1)受体肝切除:①患儿取仰卧位,作双肋缘下切口,开腹后探查整个肝脏和腹腔。②游离第一肝门:分别游离出胆总管、门静脉、肝固有动脉和肝总动脉,用细带分别标记之。切断肝和胃十二指肠间的所有韧带,剪开后腹膜,游离出宽大的下腔静脉周径,用纱布条围绕。③游离第二肝门:剪开镰状韧带,先左后右分别剪断两侧冠状韧带和三角韧带,直至肝上下腔静脉边缘。细心用手指伸到肝后下腔静脉深面,将肝连同该静脉从后腹膜游离。此时,除 4 根血管外,全肝已完全游离。④切除全肝:依次分别在靠近肝门处钳夹结扎肝固有动脉、肝门静脉、肝下下腔静脉,均予以切断。此时进入无肝期。

用手轻拉全肝,使肝上下腔静脉段充分显露,先以心耳钳尽量靠近膈肌处夹住该静脉横径,再以宽萨氏钳靠近肝实质处再夹一次,在萨氏钳和肝之间切断肝上下腔静脉,移去全肝。

2)供肝植入:①受体肝切除后,立即移入经过修剪的供肝。先吻合肝上下腔静脉,再吻合肝下下腔静脉,随之吻合门静脉。去除静脉夹,允许门静脉和下腔静脉血流入肝脏,再吻合肝动脉。重建胆道,一般行胆道空肠 Roux-Y 吻合术。②引流与关腹:分别在双侧膈下和右肝下放引流管,引出膈下气体和渗液,使肝粘连固定,同时能观察有无胆瘘和出血。逐层关腹。

(2)原位肝移植中的外科技术

1)静脉旁路:Pittsburgh 组首先采用,作用是在无肝期把肝门静脉和下腔静脉的血转流至上腔静脉。一般采用肝门静脉、髂静脉或股静脉的血经体外一转流泵转至腋静脉。可用于成年人或体重超过 15kg 的患儿,较小的患儿不宜使用。它的使用有助于手术技术的改进。缺点是有一些并发症如气栓、血栓、臂丛神经损伤、淋巴回流障碍导致水肿等。

2)血管吻合技术:小儿血管细,尤其肝动脉容易形成血栓,使手术失败。可以在切取尸体供肝时,带一段腹主动脉或腹腔动脉进行吻合,或应用纤维外科技术吻合。另外,还要注意血管解剖上的变异,并作相应处理,必要时应用血管移植物。

3)胆道重建技术:小儿胆道重建多采用胆管空肠 Roux-Y 吻合术,并放置 T 形管,于数周后拔除。现发现有些肝原发性无功能与胆道梗阻、胆管炎有关,而并非都是排斥反应引起。所以应注意预防胆道并发症的发生。

4)空气栓塞的预防:肝血管吻合时,用电解质溶液缓慢从肝门静脉灌入,当腔静脉吻合将完成时,让来自供肝血管内的气泡和高钾溶液溢出,然后再完成血管吻合。有人认为空气栓塞与神经系统损伤有关。

5)止血技术:可利用一切方法止血,如结扎、缝合结扎、电灼等,必要时需输注新鲜血浆、凝血酶原复合物。

6)背驮式原位肝移植(piggyback orthotopic liver transplantation,PBLT):为保留受体下腔静脉的原位肝移植技术。用于无静脉旁路时,利用受体肝左、中静脉的共干与供肝的下腔静脉近端吻合,远端给予缝合结扎。

4. 小儿肝移植术后的监护与管理

(1)生命体征和移植肝功能的监测

1)生命体征监测:肝移植手术完成后,患儿即被送入重症监护室(ICU),进行心、肺等重要脏器的护理。注意监测有无高血压、少尿和低钙血症,注意感染的预防和控制。患儿应在麻醉结束后几小时内恢复知觉。对出现的各种并发症作相应处理。少用或不用镇痛剂。

2)移植肝功能的监测:移植肝功能的评估在手术中即已开始,包括观察供肝的形态、色泽、质地等,肝外各吻合血管是否通畅,供肝缺血时间和肝组织学报告。移植肝恢复血流后正常的胆汁流量是肝功能良好的直接可靠依据。凝血酶原时间、血胆红素和转氨酶水平、血清乳酸水平常能反应移植肝的功能。另外,日本学者 Kazue Ozawa 提出的通过测量动脉血酮体水平监测肝功能即氧化还原理论很有实际意义。移植肝原发性无功能时需行再移植。

(2)免疫抑制剂的应用  肝移植术后不可避免地发生排斥反应,严重时导致移植肝无功能。所以,免疫抑制治疗非常重要。而环孢素的应用把肝移植后 1 年生存率从 30% 提高到 75%。

1)免疫抑制剂的分类:①抗细胞增殖药物:有硫唑嘌呤和环磷酰胺。②抗炎症药物:肾上腺皮质激素。③选择性抗 T 细胞药物:抗淋巴细胞制剂包括多克隆抗血清和正常克隆衍生物,抗 T 细胞药物包括环孢素(CSA)、他克莫司(FK506)和雷帕霉素。

2)环孢素(CSA)的作用机制及副作用:CSA 的作用机制是抑制淋巴因子合成,阻止胞浆激活蛋白的产生及阻止激活因子对细胞核的作用。常用剂量个体差异较大,一般可监测血中 CSA 水平,使之保持于 800~1200ng/ml。毒副作用有:①代谢障碍,出现高血糖、低镁血症、低胆固醇血症等。②神经系统毒性,可出现意识障碍、肢体感觉异常、烧灼感等。③皮肤出现角化过度、汗腺增生。④口腔牙龈增生。⑤加重已存在的疾病。⑥肝毒性,包括转氨酶(尤其是 ALT)增高、高胆红素血症等。⑦胆囊结石。⑧肾毒性包括肾小球滤过率下降,尿素、尿酸清除率下降,钠和钾潴留增加等。⑨对血管毒性,导致高血压、动脉病变、血凝集性增高。新型 CSA 制剂已在临床使用,毒副作用较少。

3)免疫抑制治疗方案:各移植中心所采用的方案有所差异,但目前多采用以 CSA 为主的联合用药方案。

美国 Pittsburgh 移植中心的用药模式为:CSA 合并应用小剂量肾上腺皮质激素。术前口服 CSA 17.5mg/kg 或静脉注射 5mg/kg,术后每 8 小时静脉注射 CSA2mg/kg,患儿能口服后,另加 17.5mg/kg 分 2

次口服。静脉给药量根据肾功能、血中 CSA 量决定。一般在术后 1 个月时为 10mg/(kg·d),6 个月时为 8mg/(kg·d)。移植肝血流恢复后静脉滴注 1.0g 甲泼尼龙。术后 1 日开始给可的松 200mg,每日递减 40mg,至第 6 日起维持于 20mg/(kg·d)。

他克莫司(FK506)于 1990 年应用于临床,其效力比 CSA 强 100 倍,而且副作用少,正成为 20 世纪 90 年代以来的主要免疫抑制剂。

(3)排斥反应的监测及对策　肝移植术后排斥反应的发生率为 40%～60%。临床表现为患者突感明显不适,出现畏寒、发热、肝区胀痛、黄疸等,血胆红素、转氨酶升高,胆汁排出量锐减。

如果怀疑出现急性排斥反应,应立即进行胆道造影、超声多普勒和肝穿活组织检查。急性排斥反应时肝活检的典型组织学表现为:门管区免疫活性细胞(大单核细胞、小淋巴细胞、浆细胞等)浸润与肝小叶中央及周围胆汁淤积。此外,尚可有间质水肿和小动脉管壁内皮细胞损伤、血管栓塞。

对于急性排斥反应的治疗多采用循环应用肾上腺皮质激素和特殊的 T 细胞毒制剂($OKT_3$)治疗。一般应用 7～14 日。其他与 $OKT_3$ 类似的药物还有抗淋巴细胞抗体(ALG)、抗胸腺细胞抗体(ATG)。一旦急性排斥反应被控制住,需继续应用原免疫抑制方案几周至几个月。

超急排斥反应在肝移植中不如肾移植多见。

(四)肝移植的并发症

1. 外科并发症

(1)出血　多因术中止血不彻底及移植肝早期尚未恢复正常功能或移植肝原发无功能所致。

(2)肝动脉栓塞　如果血栓形成于 24～36 小时以内,可手术取栓,多数效果满意。如未能早期诊断,则只能行再移植。有人发现,小儿对肝动脉栓塞的耐受性较强,甚至不出现肝衰竭。显微外科技术的应用可减少此并发症的发生。

(3)门静脉栓塞　较少见。急性门静脉栓塞可表现为上消化道出血和腹水增多。常合并肝动脉栓塞,需紧急行再移植。

(4)胆道并发症　包括胆漏、肝内胆管狭窄或吻合口狭窄。多伴有胆管炎的发生。发生率在全肝移植为 13.2%,部分肝移植为 4.3%。

(5)腹水　可能因移植破坏了淋巴管所致。

2. 与免疫抑制有关的并发症

(1)对全身的影响　由于免疫抑制,患儿对感染呈现高度易感性,可发生多器官感染。肿瘤的发生率也明显增高。

(2)对移植肝的影响　包括对移植肝的药物毒性作用、病毒(巨细胞病毒、EB 病毒等)感染致病毒性肝炎、细菌性肝脓肿等。

感染是肝移植术后致死的主要原因之一,抗生素的应用要在术前即开始,合理应用免疫抑制剂也是预防措施之一。

(五)预后

小儿肝移植的生存率与患儿的疾病、移植时的状态,以及患儿的年龄、体重等有关。一般胆汁淤滞性肝病移植效果好,1 年生存率达 85%～90%,而恶性肿瘤及乙型肝炎行肝移植后成活率尚不很高。

小儿肝移植1年生存率最高的年龄组在5~18岁之间(88%左右),小于5岁的年龄组生存率在78%左右。

## 七、先天性胆道发育异常

在胚胎肝胆的发育过程中,若某一部分发育停滞或紊乱,即可出现胆道畸形。胚胎胆道的发育过程比较复杂,因而胆道系统先天性发育异常类型也较多。可为单一的畸形,也可有数种变异同时存在,或伴有其他组织器官的畸形。因此,在临床诊治过程中必须辨认清楚,以免误诊或手术中造成误伤。

先天性胆道系统发育异常分类如下:

1. 肝管的变异  较常见的为副肝管,尤其是右侧副肝管。它可能开口于右肝管、肝总管、胆囊管,以及胆囊的颈、体、底各部,并常出现在胆囊动脉三角区及其附近,手术中需很仔细地辨认。极少见右肝管开口于胆囊,或左、右肝管均开口于胆囊的,如出现这种情况,在切除胆囊时,必然离断异常肝管,发现后只能行胆肠Roux-Y吻合术,以重建胆道。

2. 胆总管的异常  有重复胆总管及胆总管的变异等。

3. 胆囊管的变异  ①胆囊管缺如,称为无柄胆囊。②胆囊管在胆总管开口过高或过低。③约有20%的胆囊管不与总肝管汇合,而开口于左或右肝管。④胆囊管走行异常更为多见(图4-5-9)。

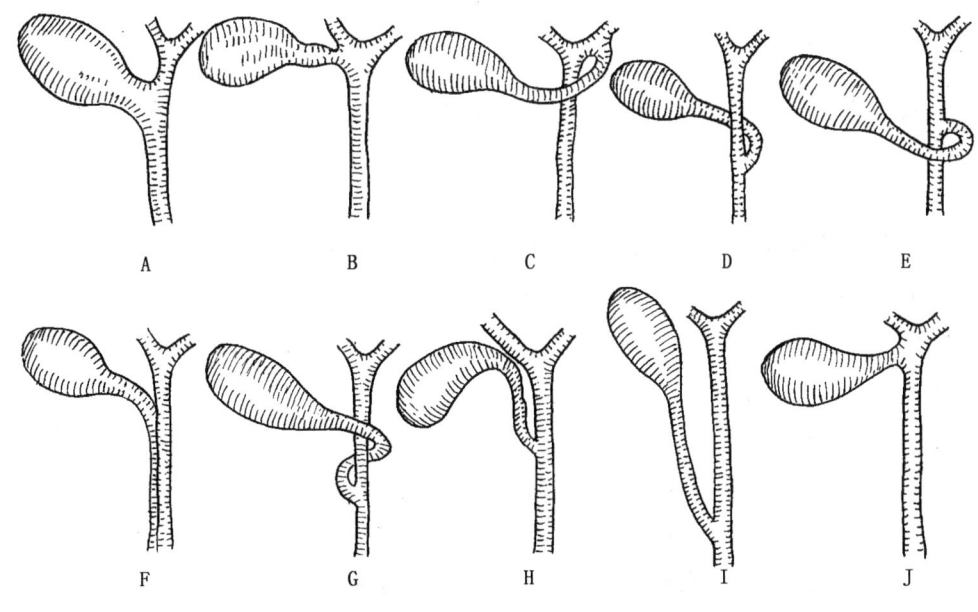

**图4-5-9  胆囊管的变异**

A.胆囊管缺如  B.胆囊管开口于右肝管  C.胆囊管开口于左肝管
D.胆囊管绕过胆总管后  E.胆囊管绕过胆总管前  F.胆囊管与胆总管并行  G.胆囊管环绕胆总管
H.胆囊管并行右肝管  I.胆囊管开口于胆总管远端  J.胆囊管开口于左右肝管分叉部

4. 胆囊变异  ①数目变异:如胆囊缺如、双胆囊及三胆囊等。②体积变异:如小胆囊及巨大胆囊。③形态变异:胆囊分隔呈分叶状、葫芦形胆囊或胆囊憩室。④位置变异:有肝内胆囊、肝左叶胆囊、悬垂或横位胆囊、游走胆囊等(图4-5-10)。

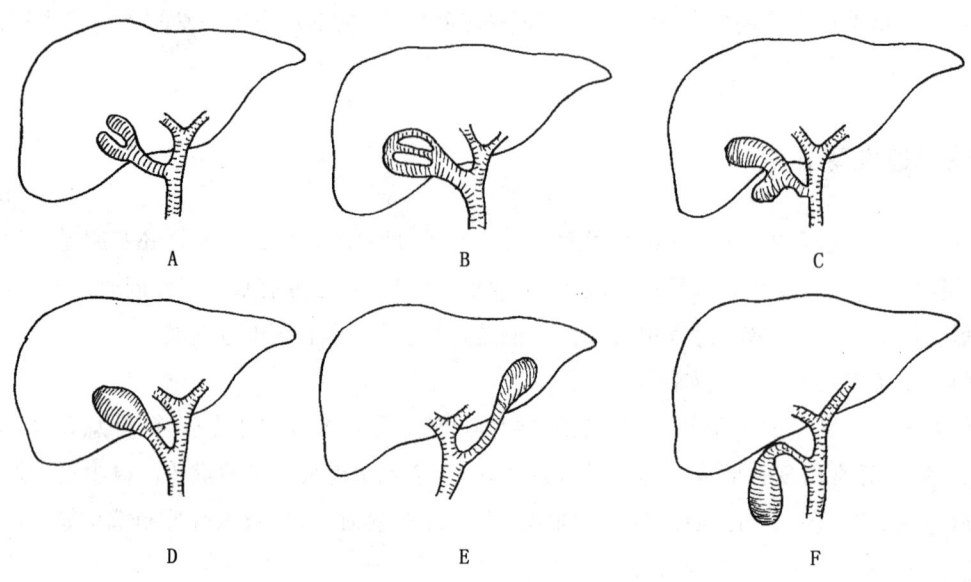

图 4-5-10 胆囊变异

A.双胆囊　B.双腔胆囊　C.胆囊憩室　D.肝内胆囊　E.左肝叶胆囊　F.悬垂胆囊

## 八、急性胆囊炎

小儿急性胆囊炎较少见,多数不伴有胆石,好发于学龄期儿童。

### (一)病因

1.胆道梗阻　各种原因所致的胆囊管狭窄或梗阻,如胆囊管迂曲、过长、过细,周围组织炎症致胆囊管粘连、狭窄。Heister瓣解剖异常、局部肿大的淋巴结或异常血管的压迫等,可引起胆囊管慢性梗阻、胆汁滞留、胆汁排空障碍。在此基础上易使胆管壁细胞发生细菌感染,或使胆囊管壁平滑肌持续性痉挛、水肿,导致胆汁排出不畅。长期的胆汁淤积和浓缩可损伤胆囊黏膜引发炎症。

2.细菌感染　大多数经胆道逆行性感染而侵入胆囊,致病菌主要为革兰阴性杆菌,如大肠杆菌、产气杆菌和绿脓杆菌等。少数则经血液循环或淋巴途径感染,致病菌有葡萄球菌、链球菌、伤寒和副伤寒杆菌等。小儿胆道感染常引起胆囊壁坏死、穿孔,导致严重的胆汁性腹膜炎。

3.胰胆管连接部异常及先天性胆管发育畸形　正常胰管内压高于胆管压力,当胰胆管连接部发育异常时,胰液可反流至胆总管及胆囊内,胰酶可引起胆囊黏膜的炎症反应,并继发细菌性胆囊炎。在手术时取胆囊内胆汁,测定淀粉酶含量可加以证实。而胆囊管先天性发育异常致梗阻者,亦可继发胆囊炎。

4.结石　结石阻塞胆囊颈部或胆囊管,可使胆囊膨胀、胆汁滞留,早期多属于慢性胆汁淤积引起的化学性炎症。胆囊内高浓度的胆盐可引起急性炎症。局部抵抗力降低,亦可继发化脓性感染。小儿胆囊结石少见。

### (二)病理

胆囊为一盲袋,在胆囊管梗阻后,胆囊黏膜的分泌增加,吸收功能降低,胆囊内压力逐渐增高,可影响胆囊壁的血供及淋巴循环,进而引起局灶性缺血性病变、胆囊黏膜糜烂及溃疡形成,重症者可致胆囊壁大片坏疸。根据病理改变的程度,胆囊炎可分为4型:①急性单纯性胆囊炎:多见于急性炎症早期,胆囊肿胀、充血及水肿,囊壁有不同程度的中性粒细胞浸润。小儿胆囊积液即属此型。②急性化脓性胆囊炎:细菌感染致胆汁混浊。胆囊增大,浆膜可被脓性渗出物覆盖,有明显急性炎症改变,显微镜下可见广泛的淤血及中性多核粒细胞浸润。③急性坏疽性胆囊炎:在急性感染的基础上,因痉挛、水肿、梗阻、淤胆等引起胆囊壁血供障碍,致部分或大部分囊壁发生溃疡、坏死。④胆囊穿孔:急性胆囊炎囊壁全层坏死改变者,或因囊内压力剧增,致使胆囊壁薄弱处发生穿孔,导致胆汁性腹膜炎。

(三)临床表现

1. 症状

(1)小儿胆囊炎症状多不典型,常以右上腹部或上腹部疼痛就诊,疼痛多呈持续性、阵发性加重。较大儿童有时诉右肩背部放射性痛。部分患儿腹痛呈间歇性发作。伴有胆囊结石者则疼痛较剧烈。

(2)发热、寒战　体温一般为38~39℃。病情发展可出现高热、寒战、抽搐,全身状态迅速恶化。

(3)消化系统症状　有食欲不振、右上腹饱胀拒按、恶心呕吐,不能耐受油腻饮食等。

2. 体格检查　患儿腹式呼吸减弱,右上腹肌紧张,胆囊区有明显压痛及反跳痛,Murphy征阳性,有时可扪及肿大的胆囊,并随呼吸上下移动。感染加重时,少数患儿出现黄疸,可能是胆囊的急性炎症波及胆管,使其充血、水肿而发生梗阻,或胆囊结石进入胆管致梗阻所致。胆囊穿孔者则有腹膜炎体征。

(四)实验室与影像学检查

1. 血常规　外周血白细胞计数增高,中性粒细胞增多并有核左移。炎症加重出现腹膜炎时,白细胞可高达$20 \times 10^9/L$以上,甚至出现中毒性颗粒。如炎症急剧、病情恶化,而白细胞计数不增高,则提示机体反应能力低下。

2. 肝功能　肝功能多属正常。黄疸的患儿则血清直接胆红素增高。

3. B超检查　准确率可高达95%以上。可显示胆囊体积增大、囊壁增厚呈"双边征"。胆囊内有结石存在时,可见絮状物,并有恒定的强回声光团,光团后面伴有声影,改变体位时,回声光团依重力方向而移动。B超还可检查出结石的大小、部位及肝外胆管的情况,这些都可为临床治疗的选择提供依据。

(五)诊断与鉴别诊断

小儿出现明显的右上腹部持续性疼痛、肌紧张、压痛,能触及肿大的胆囊底,或伴有高热、黄疸时,诊断多无困难。但小儿胆囊炎常缺乏典型的临床表现,且发病率低,加上婴幼儿不能确切表达自觉症状,常影响及时确诊。Ternberg(1975)报告74例小儿胆囊炎,术前仅24例确诊,其余均误诊为急性阑尾炎、肠套叠、腹膜炎及腹部包块等。近年由于B超的普及应用。术前的正确诊断率已明显提高。

鉴别诊断如下:

1. 急性阑尾炎　小儿盲肠位置相对较高,部分阑尾伸向右上腹部。高位阑尾炎时,可表现右上腹痛、肌紧张,易与急性胆囊炎相混淆。Holcomb(1980)报告了7例非结石性胆囊炎,其中3例误诊为阑尾炎。除临床表现外,B超检查有助于诊断。

2. 胆道蛔虫病　患儿常有呕虫或便虫史,表现为阵发性右上腹钻顶样剧痛,但腹部体征轻微,且在疼痛缓解期,患儿犹如"健康儿"。胆囊炎则表现为持续性右上腹痛,并有发热、黄疸等症状。然而胆道蛔虫亦可引起胆道感染,B超有助于鉴别。

3. 肝脓肿  患儿有高热、肝区疼痛、右上腹痛性包块、肝大及明显触痛等征象。B超可探及肝内液平面。X线检查有膈肌升高和活动受限。部分患儿可有反应性右侧胸膜炎或胸腔积液的表现。

4. 急性传染性肝炎  患儿有肝炎接触史,表现为腹部闷胀、食欲不振、乏力、低热及巩膜黄染,右季肋部可触及增大的肝脏边缘,并有轻度触痛。肝功能异常。腹部平坦柔软,无腹膜刺激征。B超有助鉴别诊断。

5. 黏膜皮肤淋巴结综合征(Kawasaki病)  1967年日本首次报道,1974年美国报告256例。全部患儿都有发热及腹痛症状,75%有呕吐,95%有右上腹压痛,55%发现右上腹包块。本病为非结石性急性胆囊积水,合并全身表浅淋巴结肿大、双眼结膜充血及上呼吸道感染。本病被认为是一种特殊类型的胆囊炎,好发于小儿,不需手术治疗。

(六)治疗

小儿非结石性胆囊炎,早期采用非手术疗法,大多数可获治愈。

1. 非手术治疗  ①一般治疗:卧床休息,进流食或半流食。②有恶心呕吐、腹胀者,应禁食或作短期的胃肠减压。③纠正水、电解质失衡,并给予全身支持疗法。④使用广谱有效的抗生素。⑤肌内注射维生素K。腹痛剧烈者可用解痉、镇静剂,亦可口服利胆药物。

2. 手术治疗  手术方法主要是胆囊切除术和胆囊造口术。病情允许又无禁忌证时,一般施行胆囊切除术。病情严重、高度危重者,可在局麻下行胆囊造口术,达到减压引流的目的,3个月后病情稳定时再行胆囊切除术。

胆囊切除术适应证为:①非手术治疗未能减轻症状或病情明显加重。②胆囊炎症加重,有坏死、穿孔可能者。③临床症状反复发作,并有先天性肝外胆管发育异常者。④胆囊内结石不能排出者。胆囊切除术的目的是消除原发感染病灶,解除梗阻及取石。方法有:

(1)经腹胆囊切除术  胆囊切除术分为顺行和逆行切除。前者先在胆囊管和肝总管连接处分离出胆囊管、胆囊动脉,术中注意其解剖变异,查明解剖关系,再分别切断、结扎,从肝床上切下胆囊。逆行切除法是由于胆囊管周围炎症粘连较重,无法顺利分离时,先从胆囊底部开始分离,自肝面剥下胆囊,最后再处理胆囊管和胆囊动脉。

(2)腹腔镜胆囊切除术  本术式具有腹壁创口小、腹腔内创伤反应轻、无感染、术后恢复快等优点,为目前广为开展的一项胆囊切除新技术。但在急性胆囊炎充血、水肿明显,周围解剖关系不清或继往有腹部手术史者应慎用。

小儿胆囊感染易波及肝外胆管,发展成化脓性胆管炎。因此,胆管减压、引流、取石是减少术后胆源性败血症的重要措施。因小儿肝外胆管口径细小,术后可因炎性粘连或瘢痕收缩致胆管狭窄、梗阻,所以,小儿胆总管探查引流应该高度慎行,一般认为,除非有胆总管扩张,否则不应探查胆总管。当有胆总管远端先天畸形狭窄时,同时可行胆肠吻合术。

## 九、小儿胆石症

小儿胆石症少见。多在学龄期发病,男女发病比例相近。Snyder报告1例生后6周婴儿,患胆总管结石和胆囊穿孔。另有报告1例女婴,生后3小时因巨大脐疝手术,术后13天死于肺炎等并发症,尸检发现胆囊内存有10块胆色素结石。Roger报告16岁以下患胆石症仅占胆管结石病例的0.10%~0.22%,国内有报道为0.30%~1.16%。

(一)病因病理

一般认为小儿胆石症的病因和成人胆石症有所不同。有以下几种学说:

1. 胎儿期发病学说　在母体妊娠末期的胎儿胆管内已存有结石,生后不久被发现,其病因不清楚。

2. 先天性胆道解剖异常　胆道或胆囊发育异常致先天性胆道狭窄,导致胆汁排空障碍,胆汁淤滞,胆色素、胆固醇沉积,形成结石。文献报道在先天性胆管扩张的病例,术中在胆囊内发现胆色素结石。

3. 继发于小儿溶血性疾病　溶血致胆汁代谢异常,胆盐、胆固醇和磷脂酰胆碱的比例失调,胆色素生成过量。当排泄障碍时,胆色素与钙质结合而沉积,促使结石形成。溶血性贫血患儿在X线检查或B超检查时,偶尔发现胆管内有结石,常是无症状小儿胆结石原因。Holcomb(1980)报告85例儿童胆石症,其中10例患有遗传性球形细胞增多症,1例为镰状细胞性贫血。

4. 胆道系统感染　胆道系统感染与胆结石形成互为因果,有时可在结石的核心查到细菌。胆道感染可改变胆汁的酸碱度,使胆管上皮脱落,胆汁淤滞,促使结石形成。国内有人报告,小儿胆结石与胆道蛔虫有密切关系,胆总管结石常继发于蛔虫引起的胆道感染,因肠道内的大肠杆菌可以产生β葡萄糖醛酸酶,能水解可溶性的结合性胆红素成为非结合性胆红素,后者与钙结合形成胆红素钙,进而沉淀积聚,形成胆色素结石。

5. 胆汁淤滞浓缩学说　有人认为,发热、脱水、输血可致胆汁淤滞及黏稠,易形成胆栓,进而促进结石形成。创伤及胆道手术后引起的胆管狭窄、胆管不全梗阻亦常形成结石。笔者遇到4例先天性胆总管囊肿患儿,术后发生胆肠吻合口狭窄,胆汁滞留,近端胆管扩张并有结石形成。

6. 激素平衡失调　激素减少可引起胆汁淤滞浓缩。Holcomb报告85例儿童胆石症中33%患儿体重超过正常。

7. 胆盐肠肝循环障碍　小儿胆石形成与胆盐肠肝循环障碍有关。排入消化道的胆盐有一部分随粪便排出,另一部分被肠道重吸收,经肝门静脉进入肝脏再形成胆盐,构成胆盐的肠肝循环。目前认为,95%的胆盐由末端回肠重吸收,当回肠病变致吸收功能障碍时,如回肠末端慢性炎症或回肠切除的患儿,可引起胆盐肠肝循环障碍,胆盐的含量减少,而胆固醇量相对增多,易促使胆汁中胆固醇析出形成结石。Pellerin(1976)报道小儿胆石症18例,其中4例曾接受过回肠切除手术。

(1)结石形成的机制　儿童以胆色素结石居多,胆固醇结石少见。胆汁中非结合性胆红素的含量增加,不能被水溶解,与钙结合形成胆红素钙,沉淀而形成结石。在结石形成过程中,寄生虫、异物、细菌、炎性细胞、脱落的上皮细胞、黏液及钙离子形成的复合物都可成为结石的核心,胆汁中的固体成分围绕着此核心缓慢地沉积。与此同时,糖蛋白的含量增加,使其沉积作用加强,加上金属离子(钙、镁等)的参与,形成难溶的结石。

(2)胆石的性质　小儿胆石症多为肝外胆管形成胆囊结石或胆总管结石,肝内胆管结石罕见。结石数目不等。结石形成时间短者,结石呈泥沙状,在无胆道梗阻情况下,利胆治疗后易排出;而时间较长者,结石大而较坚硬,不易自行排出,此多见于年长儿。

(3)胆石症患儿肝脏改变　由于先天性胆道发育异常、术后胆肠吻合口的狭窄或肝外胆管炎所致的不全梗阻,致使胆汁排泄不畅,多有肝内胆汁淤滞,肝大。病程较长者则形成肝纤维化,最后导致胆汁性肝硬化,或由于结石引起肝内化脓性感染,甚至败血症。

## (二)临床表现

新生儿胆石症的症状不清楚,全部病例均在尸检时发现,惟一可能的体征为黄疸,且常与生理性黄疸混淆。较大儿童的临床表现取决于结石的部位、大小,有无胆管梗阻及炎症病变的程度。无症状的胆囊结石可长期被忽略,结石嵌顿于胆囊管可引起胆囊积液。较大的胆管结石有临床症状。

1. 右上腹痛或胆绞痛  胆石在肝外胆管内移动,引起肝内外胆管梗阻时,刺激胆道括约肌及平滑肌痉挛、收缩,可出现右上腹痛或胆绞痛。疼痛的程度、部位因胆石位置不同和是否合并感染而异。年长儿往往在进食,尤其是进食油腻食物后出现腹痛发作,可能是胆囊强烈收缩所致。疼痛常位于右上腹部,合并胆囊炎或右侧肝内胆管结石者,可放至右肩及背部,然而典型的胆绞痛在小儿少见。急性发作时多有恶心呕吐。结石嵌顿于胆囊管可引起胆囊水肿、积液,临床上可触及无明显压痛的肿大胆囊。

2. 黄疸  提示有肝外胆管梗阻。黄疸较轻或呈中度黄疸,时有波动。有黄疸时尿色深黄,粪色变浅。

3. 寒战发热  为胆道结石并发感染的表现。胆囊结石合并急性胆囊炎时右上腹疼痛加重。胆管结石合并感染可引起肝区疼痛,严重感染者中毒症状明显,这是由于胆管内压升高,胆道感染逆行扩散,致病菌和毒素通过肝窦进入肝静脉内,再进入体循环而引起全身感染所致。

4. 消化系统症状  有腹胀、嗳气、厌油腻饮食等,小儿多瘦弱。

儿童原发性肝内胆管结石报告甚少,多为胆管手术或外伤所致肝外胆管狭窄、继发肝内胆管结石。结石多为脆而易碎的胆色素结石,呈泥沙样。手术引起的肝内胆管结石,多在术后 1~3 年出现症状,临床上可表现为 Charcot 三联征,即同时出现右上腹痛、黄疸及高热。

## (三)诊断

1. 病史及临床表现  由于小儿胆石症少见,一般很少考虑到本病,因而常被延误诊断。应询问小儿有无胆道蛔虫病、溶血性疾病及胆道手术史。右上腹痛及黄疸的存在提示肝外胆管梗阻及胆道结石的可能。

2. 生化检查  用以确定黄疸的性质及肝功改变程度,判断胆道有无梗阻。

3. X 线平片  小儿胆石症显影率不高,仅 10%~15% 的含钙结石可显影。有一组报道 142 例小儿胆石症,经 X 线平片明确诊断者仅 14 例。胆道结石有时易与右肾结石、右肾上腺钙化、肠系膜淋巴结钙化及肠石相混淆。

4. B 超检查  正确诊断率可达 95% 以上,能提示结石的部位、数量及胆管扩张的程度。

5. 经皮肝穿胆管造影(PTC)  胆道结石可有近端胆管扩张改变,PTC 可清晰显示结石的部位、大小及肝内外胆管的形态,诊断率高。

6. 十二指肠引流液检查  可引流出 3 个部位的胆汁,除能查到炎性细胞外,还可见胆红素钙盐、胆固醇结晶及虫卵等。

## (四)治疗

治疗方法因病情而异。胆囊内结石仅需行胆囊切除术。胆总管结石需切开取石,冲洗胆道并引流胆总管。对较小的胆总管泥沙结石,又无近端胆管扩张及远端胆管狭窄者,可采用利胆药物或中西医结合治疗,将结石排入肠道。有先天性胆道狭窄或结石直径超过 0.5cm 者,自行排入肠道的机会减少,结石直径超过 1.0cm 者很难自行排出,应手术取石,同时矫正胆管畸形或重建胆道。

有人指出,溶血性疾病患者易并发胆管结石,在行脾切除术时需常规探查胆囊,如发现胆囊结石可同时作胆囊切除术。由于小儿胆总管管径相对细小,损伤后易致狭窄,除非有胆总管扩张,一般不轻易作胆总管探查术。

胆总管切开取石适用于胆总管远端狭窄、近端扩张者,切开胆总管前须经穿刺证实。胆管内结石应在取石后尽可能彻底冲洗,必要时在术中行胆道镜检查或胆道造影,以便发现隐藏的结石和狭窄部位。有胆总管结石并扩张者,一般均须安置T形管引流。网膜孔附近放置烟卷引流,并于术后2~3日取出。T形管应于术后10~14日胆管造影后拔除,在拔出前2~3日可试验钳闭T形管,如无腹痛、发热即可拔出。此时患儿体温正常,黄疸消退,引流胆汁明显减少,颜色正常。

## 十、急性梗阻性化脓性胆管炎

急性梗阻性化脓性胆管炎是胆道感染疾病中的严重类型,亦称急性重症型胆管炎。本病以腹痛、寒战高热和黄疸三联征为典型临床表现。1877年Charcot首先描述报道本病。1955年Reynold提出,除Charcot三联征外,有时还伴有烦躁、谵妄等精神症状和休克表现,故称为Reynold五联征。

本病是在胆道急性梗阻的基础上,并发肝内、外胆管严重的急性化脓性感染。起病急骤,病情多危重,并发症多,常伴有中毒性休克。如果不及时有效地治疗,常导致死亡。

(一)病因

急性梗阻性化脓性胆管炎的主要病因是胆管急性梗阻及严重的胆道感染。

小儿常见的胆道梗阻因素为寄生虫、胆道系统的先天性或炎性狭窄、胆肠吻合术后吻合口梗阻狭窄及肠内容的反流,结石较少见。胆道内1~2条蛔虫不易引起梗阻,当胆道内蛔虫相互纠缠成团或绳索状,加上胆道口括约肌痉挛,就可以引起胆道部分或完全性梗阻。

引起本病的感染途径可为上行性、血源性或淋巴源性。致病菌多为肠道内大肠杆菌、变形杆菌、产气杆菌等革兰阴性杆菌,厌氧菌亦多见。此外,葡萄球菌、溶血性链球菌及肺炎双球菌也可引起,特别是同时伴有厌氧菌混合感染时,病情更加严重。

(二)病理

胆管梗阻及胆管急性化脓性炎症是本病基本的病理特点。

1.胆管的改变 由于胆道梗阻,梗阻近端胆管内压力增高,使近端胆管扩张。长期慢性炎症可致管壁增厚、黏膜水肿及溃疡形成。扩张的胆管腔内充满脓性胆汁。由于压力增高,手术切开时即可有脓性胆汁外溢,胆囊亦可肿大。镜下可见胆管及周围炎性细胞浸润。另外,由于急性胆道内压力升高,胆血屏障受到影响,细菌及内毒素随胆汁反流入血可致内毒素血症,进而引起中毒性休克。

2.肝脏的改变 肝脏因充血、胆汁淤积而明显增大,边缘较钝,周围有炎性纤维素渗出。镜下可见肝细胞肿胀、大小不一,胞浆疏松不均,常有核深染或双核,肝细胞索排列紊乱,肝窦扩张。肝内亦可见脓性病灶。Andrew(1970)报告17例患者,92%有肝内门静脉炎,67%有肝门静脉炎及白细胞浸润,42%肝内存在脓肿。炎症继续扩展可引起各种并发症,常见有胆汁性腹膜炎、胆肠管内瘘、败血症、肝脓肿、胰腺炎及胆道出血,晚期可伴发肝硬化腹水、门静脉高压症,亦可引起化脓性胸膜炎等。胆道感染还可引发肝细胞坏死、肝衰竭、弥散性血管内凝血(DIC)及多器官功能衰竭等。

### (三)临床表现

出现上腹痛、寒战高热、黄疸(Charcot 三联征),并在此基础上病情进一步发展,出现神志改变、低血压休克(Reynold 五联征),是急性梗阻性化脓性胆管炎的主要临床表现。

腹痛常在上腹部,呈钝痛及胀痛,随着病情的进展腹痛加剧。较大患儿可诉肩背部放射性疼痛,不能耐受。体温可持续在 38.5℃ 以上,最高可达 41.0℃,呈稽留热或弛张热,高热寒战反复发作。少数免疫功能低下者,体温不升,预示病情严重。黄疸持续加重,粪便色变浅,可呈白陶土色。晚期肝功能受损,黄疸除胆道梗阻原因外,亦有肝细胞损害因素。中毒症状明显时患儿表现神志淡漠、嗜睡、昏迷。部分患儿则表现烦躁、谵妄、手舞足蹈。Reynold 指出,精神错乱或昏迷是本病区别于其他胆道疾病的重要症状。

腹部检查:上腹或右上腹有肌紧张、压痛及反跳痛。在季肋下可触及增大的肝脏,边缘钝。有时可触及肿大的胆囊,提示胆总管远端梗阻。

### (四)实验室与影像学检查

1. 实验室检查  白细胞计数明显增高,可达 $20×10^9/L$ 以上。伴有核左移,个别呈类白血病样反应。尿胆红素阳性,有时尿中出现蛋白及颗粒管型。肝功能受损,表现为血清总胆红素与直接胆红素升高,丙氨酸氨基转移酶、碱性磷酸酶、乳酸脱氢酶增高。血生化检查呈代谢性酸中毒和不同程度的低钾血症。50% 以上的患儿胆汁细菌培养阳性,多为肠道大肠杆菌和副大肠杆菌。

2. 影像学检查

(1) B 超检查  可探及肝大的程度,亦可显示肝内外胆管扩张、胆囊增大,并可见其梗阻的原因如蛔虫、结石、狭窄、肿瘤等。

(2) CT 检查  对肝大,肝内占位病变及毗邻关系和肝内外胆管扩张影像显示清楚。

(3) 在病情允许及凝血机制正常的情况下,可行经皮肝穿胆管造影(PTC)或经皮肝穿胆管引流(PTCD)。

(4) 放射性核素胆管扫描  可用 $^{131}I$ 或 $^{99m}Tc$。根据扫描分布情况,判断胆管有无扩张及扩张程度,以及梗阻的部位。

(5) 口服胆道造影或静脉注射胆道造影  因受各种因素影响,故显影不佳,目前很少采用。

### (五)诊断

小儿急性梗阻性化脓性胆管炎多有反复发作的胆道感染病史。本病发病急骤,病情进展迅速。

本病诊断主要是在腹痛、寒战高热、黄疸 Charcot 三联征的基础上,又出现神经精神症状和休克。根据此典型症状及体征确诊多无困难。少数不典型病例,如体温不高、中毒症状不明显,则诊断遇有困难。应参考实验室及影像学检查所见,同时严密观察病情,综合分析,及时作出诊断。

有下列情况者应考虑有肝脓肿形成:①持续高热寒战,肝明显增大。肝区明显触痛及局部胸壁肿胀。②胆道蛔虫病合并胆道急性感染,抗生素治疗无好转,并有肝大、压痛明显及全身中毒症状严重,白细胞计数显著升高者。③肝大,局部叩击痛伴有右侧反应性胸膜炎或胸腔积液。④败血症患儿有肝大合并压痛者,当疑有肝脓肿时,应进行相应的影像学检查。

### (六)治疗

小儿急性梗阻性化脓性胆管炎是一种临床经过凶险的外科急腹症,严重威胁患儿生命。其治疗原则是及时有效地解除胆道梗阻,并积极控制感染,防治中毒性休克及保护肝肾功能。

1. 抢救休克 中毒性休克是导致本病死亡的主要原因。由于重症感染、内毒素血症、高胆红素血症导致组织细胞血液灌流不足、细胞缺氧及代谢性酸中毒,继而引起毛细血管扩张及通透性增加;使有效循环血量减少,全身重要器官供血不足。积极防治休克是提高患儿对手术的耐受力及减轻组织器官功能损害的重要措施。①有效地扩充血容量:对血压低的中毒性休克应及时补充新鲜血、血浆和补充液体。当较大儿童收缩压低于 10.6kPa(80mmHg)时,可使用升压药物,如多巴胺、去甲肾上腺素、间羟胺,提高血压,以维持重要器官的血液灌注。②纠正水、电解质平衡失调及代谢性酸中毒:根据血液生化检查结果及血象分析,给予相应的补充和纠正。纠正代谢性酸中毒应用 5%碳酸氢钠溶液,作用迅速,疗效好。病情危重者需留置导尿管、监测每小时尿量及比重。③应用肾上腺皮质激素:大剂量皮质激素静脉滴注可以起到消炎、抗毒、改善毛细血管通透性及稳定内环境的作用,亦可增强心肌收缩力,增加心排血量。④应用强心剂:本病为低排高阻型休克,为防止心力衰竭,宜早期使用强心剂,以增强心肌功能。常用药物为毒毛花苷 K 或毛花苷 C(西地兰)。⑤保护和改善重要器官功能:预防肾衰竭及脑水肿的发生。当尿量减少时,可采用大量呋噻米(速尿)或甘露醇,并根据尿量及中心静脉压来调节输液量及速度。用头部冰袋降温或全身物理降温,使患儿从烦躁转为安静,稳定循环功能,减少氧的消耗。还可采用能量合剂、维生素 K 及维生素 $B_2$。维持呼吸道通畅,给予吸氧,预防呼吸窘迫综合征及肺水肿的发生。预防肝功能衰竭及 DIC 的发生。

2. 抗感染措施 控制感染是治疗本病的主要环节之一。致病菌多为革兰阴性大肠杆菌,偶有混合感染的存在,故宜用大剂量广谱抗生素。如头孢菌素类、甲硝唑及氨基糖苷类药物的联合应用。

3. 全身支持疗法 在抗休克及控制感染的同时给予支持治疗,有利于改善全身状况及提高机体的抵抗力。少量多次输入新鲜血液、血浆、清蛋白可纠正贫血及低蛋白血症。对机体消耗、营养补充困难者,可给予全胃肠外营养(TPN),促进康复。有呕吐、腹胀者应作胃肠减压,并可从胃管注入中药及 33%硫酸镁溶液 10ml,每日 3 次,以解痉利胆。

4. 手术治疗 小儿急性梗阻性化脓性胆管炎治疗原则是解除胆道梗阻,引流胆道以控制感染。手术适应证为:①中毒性休克经短时间纠正无显著改善或病情反复者。②胆道穿孔或肝脓肿破裂,临床表现急性胆汁性腹膜炎者。③在治疗过程中并发肝脓肿、胰腺炎者。④非手术疗法不能解除的胆道梗阻,如不能排出的蛔虫团、胆道结石及胆道瘢痕狭窄者。

手术方式:小儿不宜用单纯胆囊造瘘,因胆囊炎性水肿或虫体堵塞,常达不到胆道充分引流的目的。一般主张切开扩张的胆总管,解除梗阻原因,放置 T 形管引流。有先天性胆总管狭窄或胆总管囊肿者,行病变部位切除、胆肠吻合术,使胆汁排泄通畅。

近年来,常采用经皮肝穿胆管引流(PTCD)和经内镜逆行插管胆管引流术。前者是在 B 超引导下,将引流管安放并留置于肝内胆管。其优点是任何部位和不同原因的梗阻均可施行,为需手术者创造了条件。缺点是无肝内胆管扩张者不易成功。另外,梗阻性黄疸患儿多有出血倾向,经皮肝穿刺易致腹腔内出血及胆汁性腹膜炎。经十二指肠镜逆行插管行胆管引流较为安全可靠,一般将引流管留置 2~3 周,待胆管减压,炎症控制后,即可进行根治性手术,但对高位胆管梗阻和胆管肿瘤不宜采用。当非手术胆管引流失败后,应不失时机地立即进行胆总管切开引流及病因治疗。

## 十一、原发性硬化性胆管炎

原发性硬化性胆管炎是一种罕见的胆道系统病变。主要是以肝内、外胆管慢性纤维性狭窄和闭塞为特征的综合征。进而导致胆汁淤滞、胆汁性肝硬化、门静脉高压症及进行性肝衰竭。

(一)病因

本病为法国学者 Delbet 于 1924 年首先描述,至今病因尚不清楚。一般认为与以下因素有关:

1. 细菌感染　国外文献报道原发性硬化性胆管炎常伴有溃疡性结肠炎。从而推测,结肠内的炎症和黏膜溃疡可使一些病原菌通过肠壁进入肝门静脉系统,再侵入胆管,引起慢性胆道炎症,使胆管纤维化,管腔变窄。

2. 病毒感染　部分病例表现体温无明显增高。胆管周围淋巴结肿大,白细胞计数不高,从而支持病毒感染的可能性,如乙型肝炎病毒等。

3. 自身免疫疾病　本病除多伴发溃疡性结肠炎和节段性小肠炎外,偶可伴发其他自身免疫性疾病,如硬化性甲状腺炎、后腹膜纤维化等。患儿血清中 IgM 高于正常,部分病例抗核抗体阳性。

有人认为,溃疡性结肠炎伴原发性硬化性胆管炎可能是一种有遗传倾向的自身免疫性疾病。文献中已有 5 个家族发生原发性硬化性胆管炎的报道。

(二)病理与分型

因胆管系统炎性纤维性增厚、狭窄,致使肝脏排胆受阻,肝脏增大,质硬,呈棕褐色。早期肝组织活检可见门静脉汇管区炎症反应、结缔组织增生、淋巴细胞和浆细胞浸润、小叶间胆管增殖。此后结缔组织伸入肝门静脉周围,导致纤维间隔形成,严重者引起胆汁淤滞性肝硬化。早期的纤维闭塞性胆管炎为最有代表性的改变,继而一段胆管被纤维结缔组织代替,有时小叶间和邻近间隔的胆管完全消失。此时肝门静脉周围及纤维间隔邻近的肝细胞变性,甚至小片状坏死。

受累的肝外胆管外径变化不明显,但管壁增厚、变硬,管腔变小。胆囊,甚至胰管也可能有慢性纤维化改变。

根据上述病变累及范围不同,本病可分为 3 型:即弥漫型、局限型和节段型(跳跃型)。以局限型较为多见。Whelton 将硬化性胆管炎分为原发性和继发性(胆道结石、手术创伤等)两类。

(三)临床表现

本病表现为慢性梗阻性黄疸,呈间歇性、进行性加重。右上腹及剑突下不适、疼痛。多数患儿有食欲减退、消瘦、恶心、呕吐及乏力,部分患儿表现发冷发热。黄疸严重者全身皮肤瘙痒,粪便色浅。

体检时患儿为贫血、黄疸外观,肝大、质硬,部分患儿可触及脾。54%～72%病例伴有炎性肠道疾病,常为慢性溃疡性结肠炎,其次为克罗恩病和腹膜后纤维化病变。

(四)诊断

1. 病史及体征　慢性梗阻性黄疸,呈间歇、进行性加重。无胆道外伤史及手术史,亦无肝胆系统占位性病变及先天性胆道发育异常史。此类患儿常合并炎性肠病、后腹膜纤维化、Reidels 甲状腺炎等自身免疫性疾病。

2. 血液生化检查　血清碱性磷酸酶升高,血清胆红素增高。90%的患儿有肝功能改变,75%的病例血浆铜蓝蛋白升高、IgM 上升,部分病例抗核杭体阳性。

3. 辅助检查

(1) B超检查 表现肝大,肝内结构紊乱。胆管壁增厚,管腔狭窄,狭窄段近端胆管扩张。晚期病例可有脾大、腹水。

(2) X线造影 内镜逆行性胰胆管造影(ERCP)和经皮肝穿胆管造影(PTC),对原发性硬化性胆管炎的诊断有肯定性价值。其影像特点为:病变部位胆管狭窄,其近端胆管扩张。病变累及肝内胆管时,其胆管分支减少并呈僵直。病变可表现为局限性、弥漫性或节段性改变。

(3) 肝活组织检查 病变胆管周围肝细胞变性、坏死,胆管炎,门静脉周围纤维化,管壁增厚、管腔狭窄或闭塞。镜下观察,胆管黏膜结构完整,无糜烂及溃疡形成。

(4) 放射性核素扫描 可用$^{131}$I,见24小时肝内放射性核素滞留,肠道内无放射性核素显现。

本病应与急性梗阻性化脓性胆管炎鉴别,后者是由于急性胆管炎、管壁溃疡的形成与修复、纤维瘢痕组织增生缩窄所致,是急性化脓性胆管炎病理改变的结果。临床表现有感染中毒症状,胆管压力增高及脓性胆汁。

(五) 治疗

本病倘若早期不及时给予治疗,可因反复发作的胆管炎,终将发生胆汁性肝硬化、门静脉高压症、上消化道出血及肝昏迷而致死亡。

1. 内科治疗 明确诊断后应尽早治疗。目前多数病例仅能采取对症治疗:①抗感染:应用有效的广谱抗生素,如头孢菌素类、甲硝唑等,以控制胆道感染。②利胆:应用羟甲香豆素(利胆素)、考来烯胺只能缓解临床症状,但不能改变疾病过程。③护肝。④肾上腺皮质激素和免疫抑制剂的应用。

2. 外科治疗 外科治疗的目的是达到胆汁有效引流和减轻肝脏进行性损害。外科治疗的指征是:内科治疗无效,梗阻性黄疸进行性加重及临床症状明显者。手术方法应依据病变类型而选择术式,对于胆管病变广泛者,仅能设法行胆管T形管引流,并通过导管滴入抗感染药物;对病变局限者,可显露狭窄部近端扩张的胆管,行胆肠吻合术,重建疏胆通路。

总之,因本病胆管病变多较广泛,胆管壁炎性增厚致管腔狭窄甚而闭塞,难以行胆管切开引流及胆肠吻合手术。对原发性硬化性胆管炎,迄今尚无理想的治疗,故预后较差。

## 十二、小儿胆道出血

小儿因各种原因造成肝内或肝外血管与胆道系统相通,血液经胆管流入胃肠道后,出现呕血和便血者称为胆道出血。胆道出血多较严重,病情发展较快。出血后的凝血块可阻塞胆管引起黄疸,并易导致难以控制的感染。

(一) 病因病理

1. 感染性胆道出血 包括急性梗阻性化脓性胆管炎、肝脓肿、肝内胆管炎症等。炎症可使胆管壁黏膜糜烂、溃疡,进而可腐蚀胆管壁的血管,使之破裂出血。汇管区小血管溃破与胆管穿通,则形成胆管血管瘘。由于门静脉分支管壁薄,常首先被侵犯,血液流入肠道,虽系小血管出血,但由于炎症病灶广泛,可汇集成大量出血。若侵蚀肝内肝动脉支出血,血液凝固、机化,可形成假性动脉瘤,突出于肝胆管腔内,可阻塞肝胆管。当瘤体破裂时,临床上可表现反复出血。

2. 创伤性胆道出血 小儿肝外伤,尤其是肝中央型破裂、肝实质深层的挫裂伤,或裂伤处虽经缝合修补,但未能有效地控制出血,或因血肿机化,坏死组织继发感染侵蚀血管再向邻近胆管穿破,均可导致胆道出血。在肝外伤时也应注意有否其周围组织的损伤,甚至腹腔器官创伤。

3.医源性胆道出血　近年来因各种创伤性诊疗技术的开展,偶有发生胆道出血的报道。如小儿肝穿刺活检、经皮肝穿胆管造影,以及因肝胆手术造成的损伤和术中止血不妥,亦可发生胆道出血。此类患儿术前多有肝功能减退及凝血机制障碍。

4.少见病因的胆道出血　小儿肝胆系统肿瘤、小儿胆道结石及血管发育异常致血管瘤等所致胆道出血罕见。

(二)临床表现

为原发肝胆系统疾病症状和消化道出血的共同表现。

1.右上腹或中上腹痛　因小儿胆石症少见,常缺乏典型的胆绞痛。较多的是胆道蛔虫病并发局部胆管壁坏死,侵蚀小血管,引起失血。病史多有上腹部"钻顶样"剧痛,患儿辗转不安及在疼痛间歇期恢复常态的特征。

创伤引起的胆道出血有明确的上腹部外伤史,并多伴有失血性休克。肝破裂致胆道出血多发生在损伤后1~2周。

2.上消化道出血　继剧烈腹痛后发生呕血或便血,出血后腹痛可暂时缓解。出血常有周期性,每隔数日重复发作,大量出血可出现失血性休克。小儿胆道出血为上消化道出血重要病因之一。

3.黄疸　多数患儿表现不同程度的皮肤和巩膜黄染,随胆道梗阻及肝脏炎症病变轻重而异。

4.感染所致的胆道出血　一般皆有胆道感染病史,有前驱症状,如高热、寒战、脱水等,严重者甚至导致败血症、休克。

5.体征　贫血外观,轻度黄疸,肝大、压痛,右上腹肌紧张等。

(三)诊断

依据病史及临床表现,诊断并不困难,重要的是确定出血部位及病因。可选用以下检查方法:

1.B超检查　常作为首选。可查明有无胆石和扩张的胆管,肝内病变部位及肝内占位病变的性质等。

2.X线钡餐透视　不能直接发现胆道出血,但可排除食管、胃及十二指肠溃疡及肿瘤所致的出血。

3.内镜检查　较大儿童可做内镜检查,以排除食管、胃及十二指肠溃疡、炎症及贲门黏膜撕裂症等所致的出血。若在十二指肠水平部见到鲜血,而其他部位黏膜正常,应作进一步检查。如只见到胆道口溢出鲜血,即可确诊为胆道出血。

4.选择性肝动脉造影　可显示肝内外占位病变,肝动脉分支走向,有否肝动脉与胆管或门静脉间瘘的形成,可准确提供出血部位,同时可行肝动脉栓塞治疗。

5.胆道镜检查　术中胆道镜检查及胆道冲洗,可了解胆道病变的性质。

6.CT检查　能准确显示肝内病变的部位、程度和性质(实质性或囊性),有助于治疗的选择。

(四)治疗

1.非手术治疗　有时处理不易。早期出血量较少时可采用非手术治疗,在消除梗阻、控制炎症后,出血可停止而治愈。具体方法有:

(1) 防治休克 输入新鲜血液，补充液体，维持正常血压，防治失血性休克。

(2) 止血药物 通常先用一般性止血药物，如维生素 $K_1$ 10mg 肌内注射，亦可静脉滴注。卡巴克络（安络血）10mg 肌内注射，每日 2 次。酚磺乙胺（止血敏）0.25～0.5g 肌内注射或静脉滴注。氨甲苯酸（止血芳酸）100mg 静脉滴注。近年来引进的立止血，又名蛇毒凝血酶，可直接作用于内、外源凝血系统形成凝血活酶，并可增加血小板的黏附力和凝聚力，从而促进凝血和止血。较大儿童剂量为每次 1kU，可肌内注射或静脉滴注，必要时可重复使用。

(3) 控制感染 用足量广谱抗生素。可依据细菌培养结果，选用敏感抗生素。

(4) 护肝及支持疗法 静脉滴注高热量液体、大量 B 族维生素和维生素 C、能量合剂及护肝药物。

(5) 中医治疗 选用相应的中草药以达到清热利胆、凉血止血的目的。

在非手术治疗过程中应严密观察患儿一般状态，监测血压、脉搏和呼吸。并动态监测血红蛋白、红细胞计数及血细胞比容等。当遇有以下情况时，应考虑手术治疗：①胆道系统病变较重，出血量逐渐增加者。②经非手术治疗未能有效控制出血，全身状态无明显改善者。③反复发作的胆道出血。

2. 手术治疗 手术治疗的目的是控制出血和处理引起出血的病灶。对肝内胆道出血的病例，由于病情危重不能施行病变肝段、肝叶切除者，可行肝动脉结扎或选择性肝动脉栓塞术控制出血。术前应明确出血部位，少数病例定位较困难，只能在术中探查定位。大儿童肝外胆道出血时，可切开胆总管探查，发现病变，表现为胆管壁糜烂或溃疡出血灶，而肝脏大小、形态及颜色正常，近肝门左、右肝管无血液溢出。胆囊出血时，胆囊体积增大，呈明显炎症浸润状，肉眼可见胆囊壁感染坏死病灶。肝内胆管出血时，肝脏体积多有增大，有炎症外观，如表面炎性纤维素渗出或肝脏局部隆起，触之有包块（血肿、脓肿）。应显露左、右肝管开口部位并放入导管，清除血块与积血后，观察血液来自哪侧，但是出血也可能是多发的。

小儿胆道出血以创伤性及感染性出血多见。手术方法取决于患儿全身状态，出血的部位、范围及病理改变程度。胆囊出血，而肝内、外胆管正常时，则行胆囊切除术。若肝外胆管出血，除处理局部出血外，可行该出血肝叶的肝动脉分支结扎及胆总管引流术。

(1) 肝动脉结扎术 一般结扎肝固有动脉或肝动脉分支，较结扎肝动脉为好，因为肝动脉结扎的部位越靠近肝脏，对肝内胆道出血的控制率越高。但肝动脉的变异较多，可高达45%，侧支循环亦较多。国内文献报道，肝动脉结扎治疗肝内胆管出血，有效率为80%～91%。此外，只结扎肝固有动脉不能控制胆管门静脉瘘的出血，亦不能控制异位肝动脉的出血，而结扎肝固有动脉尤其结扎肝动脉，又会加重肝脏缺血和缺氧，止血效果不理想。肝动脉结扎的适应证为：①肝内胆管出血，而患儿全身状态严重者。②对出血部位判断不清的肝内胆管出血者。③术中阻断肝固有动脉或其左右分支后，出血立即停止者。④不能切除的肝脏肿瘤所致的胆道出血。

(2) 肝切除术 依据病变范围可行肝段、肝叶或半肝切除术。对胆道出血病灶局限于肝脏一段或一叶者，或其他止血方法（肝动脉栓塞或肝动脉结扎）不能控制出血者可行肝切除术。但应注意，不能判明肝内出血病灶或两侧肝内胆管出血，切忌施行盲目的肝切除术。

(3) 选择性肝动脉栓塞术 是采用放射介入治疗方法，简单、安全、疗效满意。栓塞除了可达到立即可靠的止血外，尚可留置导管进行重复栓塞。使用栓塞物为明胶海绵颗粒和不锈钢圈等。但此疗法需要特殊设备和熟练的技术。

### 十三、婴儿自发性胆总管穿孔

婴儿自发性胆总管穿孔,又称先天性胆总管穿孔或婴儿胆汁腹。临床较少见,多发生于 1~3 个月的婴儿,2 岁以内发病者占 85%。

(一)病因

病因尚不明确,目前有以下几种解释:

1. 先天性胆道发育异常　在胚胎发育过程中,胆管壁存在解剖上的先天薄弱区,或胆总管远端、开口于十二指肠的部位有先天性狭窄,致使胆栓阻塞,引起胆总管内压力增高,致胆总管壁的薄弱部位穿孔。

部分学者认为,胰胆管连接部异常,压力较高的胰腋反流入压力较低的胆总管,使胆汁成分发生变化,促使胰酶激活,胆总管壁受损伤变薄弱,易引起反复发作的非化脓性胆管炎,终致胆总管壁穿孔。

2. 胆道系统感染　近年来,不少学者提出本病为围生期病毒感染所致,可能为疱疹型病毒或乙型肝炎病毒等感染。感染的结果,炎症使胆总管壁上皮细胞受损,管壁变薄弱,易受损伤穿孔,或发生炎性纤维变性,使胆总管腔狭窄,甚至闭锁,导致胆汁滞留,胆总管内压力增高,薄弱部位穿孔。

部分学者认为,肠道细菌经肠系膜静脉、门静脉丛影响胆总管的血供,尤其是胆管壁的部分小血管发生炎症性栓塞后,局部管壁供血不足,引起糜烂、溃疡、坏死甚至穿孔。

3. 肝外胆管汇合部薄弱　大多穿孔位于胆囊管、肝管及胆总管三管汇合部的胆总管壁上。该区发育薄弱,当胆总管内压增高时,即可穿破引起胆汁性腹膜炎。若穿孔很小,胆汁缓慢渗溢,则局部可形成假性囊肿。

(二)病理

1. 胆总管穿孔　约 80% 的婴儿自发性胆总管穿孔病例穿孔位于肝外胆管汇合部胆总管的一侧。穿孔较小,直径多在 0.5cm 左右。有些病例在手术中未发现胆总管穿孔部位,而腹腔内有大量胆汁性腹水,这可能是穿孔很小,或穿孔后胆总管内压力降低,穿孔处已自行闭合。但局部多有炎性浸润或水肿,晚期局部有纤维粘连。

2. 胆汁性腹膜炎　有 2 种形式:①口径较大的穿孔,胆汁迅速流入腹腔内,引起急性胆汁性腹膜炎,病情突然加重恶化,出现休克。②穿孔口径很小或胆汁缓慢渗漏,周围纤维组织包裹,形成假性囊肿。假性囊肿多位于肝下,临床易误诊为先天性胆总管囊肿。

3. 并发症　目前认为新生儿肝炎、胆道闭锁、先天性胆总管囊肿和胆道自发性穿孔,是同一病因的不同病理阶段。因而,本病可同时伴有胆总管狭窄、胆囊管闭锁及胆管囊性扩张等畸形。

(三)临床表现与诊断

本病临床少见,多见于新生儿及婴幼儿期。因不易获得确切的病史,诊断常较困难。

1. 胆汁性腹膜炎　在急性穿孔,胆汁外溢量多时,患儿全身状况迅速恶化,脉搏细弱,手足湿冷。胆汁性腹膜炎明显者,腹部高度膨隆,呼吸急促,腹式呼吸减弱,并可叩出移动浊音。

胆汁性腹膜炎可导致麻痹性肠梗阻,使腹胀进一步加重,常伴有呕吐,并有排便、排气停止等肠梗阻表现。小儿可表现为高热、脱水、酸中毒等。

2. 黄疸　偶见,表现为阻塞性黄疸,呈渐进性加重。粪便颜色变淡,尿色深黄,应与胆道闭锁鉴别。

3.腹腔假性囊肿 如胆总管穿孔较小并且胆管内压不高时,局部可形成胆汁性假性囊肿。此类患儿症状多不严重,仅有右上腹部局限性体征,如肝下区触痛,偶可触及囊性肿物。

4.辅助检查

(1)腹腔试验性穿刺 在腹部叩出移动性浊音,或疑有胆总管穿孔时,腹腔穿刺抽得胆汁,即可确定诊断。如对其胆汁进行淀粉酶测定,有助于探讨病因。

(2)B超检查 可判定有无胆汁性腹水或有无假性胆汁性囊肿的形成以及其存在的部位和体积大小。了解胆道系统走向及有否胆管扩张的存在。

(3)X线检查 有急性胆汁性腹膜炎时可见到麻痹性肠梗阻影像。若有假性囊肿形成,则见十二指肠和横结肠下移。手术中也可行胆管造影,以帮助确定胆总管穿孔的部位及胆汁假性囊肿的存在,并可全面了解胆道系统,包括胆总管远端有无发育异常。

(4)放射性核素扫描 近年来,国外采用注射 $^{131}I$ 后观察腹水、血清及粪便中 $^{131}I$ 的比例,作为早期诊断的客观依据。Lilly 观察到 $^{131}I$ 注射 24 小时后发现腹腔内有放射性物质。

(四)治疗

应早期手术。术前积极纠正患儿全身状况,初步估计胆总管有无发育畸形,以制定手术方案。

1.腹腔单纯引流 因穿孔部位有炎性渗出以及纤维粘连较重,部分病例穿孔可能已经闭合,或形成胆汁假性囊肿,可清除并引流,术中不应过多分离探查或试图寻找穿孔的部位。如果留置胆管造瘘管,则术后可通过造瘘管行胆管造影,经X线造影证实穿孔闭合后才可拔除胆囊造瘘管,一般效果良好。

2.少数病情严重者可考虑分两期手术 第一期手术以腹腔引流、控制感染为主。若胆总管扩张并有穿孔,可安放胆总管T形管及腹腔内胶管引流。T形管一端最好放入十二指肠内,以解除胆总管部分梗阻,有利于控制胆道感染。术后也可经T形管直接进行胆道造影,以了解胆总管及其远端有无病变及梗阻,为二期手术做准备。第二期手术一般在患儿全身状态好转后进行。于一期术后2~4周行胆道造影检查,确定肝外胆道有无病变。若肝外胆道正常,穿孔已闭合,则可拔除引流管。若造影显示胆总管扩张,且造影剂不能进入或很少进入十二指肠内,则表明胆总管远端有梗阻,应及早行内引流术。一般可选用胆总管十二指肠吻合术或胆总管空肠 Roux-Y 吻合术,后者对防止食物反流性感染的发生有一定作用。

近年来随着腹腔镜技术的开展及应用,经腹腔镜进行诊断和经皮置管引流可能是处理该类患儿最简单的方法。

### 十四、浓缩胆栓综合征

浓缩胆栓综合征是由某些原因引起新生儿胆汁浓缩黏稠,胆汁栓滞于胆管系统,胆汁排出不畅,临床表现为阻塞性黄疸等症状。

(一)病因病理

1.新生儿期溶血性疾病 新生儿发生溶血引起的高胆红素血症,一般均为非结合性胆红素升高,少数患儿有结合性胆红素明显增高。新生儿溶血的原因有:①母婴间血型不合(ABO血型或Rh血型不合)形成同族血型免疫反应而溶血。②先天性红细胞发育异常。③血红蛋白异常。④某些酶的缺乏,如葡萄糖-6磷酸脱氢酶缺乏。⑤自身免疫。

新生儿溶血伴胆汁淤积时，肝亦可发生改变。肝脏内出现广泛的髓外造血灶及大量多核巨细胞形成。肝细胞和库普弗细胞内有含铁血黄素沉着，胆管增殖。当胆管及毛细胆管内胆汁浓缩淤积时，可出现不同程度的门静脉纤维化，肝小叶中央区的细胞坏死，单核细胞可以有轻至重度的浸润，进展期病例可发展为肝硬化。

2.新生儿肝炎综合征　早期新生儿肝炎可发生原因不明的迁延性、梗阻性黄疸，或称为原因不明的浓缩胆栓综合征或新生儿肝细胞性胆汁淤积。临床上表现渐进性黄疸，一方面是炎症侵及胆管系统，使细小的胆管内膜充血肿胀，管腔趋于狭窄，致胆汁通路不畅；另一方面炎症致使胆汁黏稠、干结，有时可形成炎性丝状胆栓，使胆流缓慢，排泄不畅，淤积于小胆管中，严重者胆管趋于闭塞。炎症后期纤维组织增生，使胆道管腔逐渐缩小，最后可导致完全闭塞。引起的原因可能为：①病毒感染，包括肝炎病毒（尤其是乙型肝炎病毒）、巨细胞病毒、风疹病毒、带状疱疹病毒等。②遗传因素。③$\alpha_1$-抗胰蛋白酶缺乏症。④细胞间毛细胆管发育不全。⑤特发性周期性血红蛋白沉着症等。

（二）临床表现

除原发疾病的临床表现外，还有阻塞性黄疸症状。新生儿溶血性疾病及阻塞性肝炎，黄疸出现皆较早，且为持续性，黄疸程度随病情的延长而变化。患儿有贫血外观，粪便色泽变淡，重者为白陶土色，尿色深黄。因脂溶性维生素缺乏，小儿有出血倾向及骨质疏松等。腹部检查有肝脾大，病程长者肝功能受损。

新生儿溶血性疾病致胆汁浓缩及排胆障碍，血中非结合性胆红素增高，肝脏负荷加重。临床表现有贫血、黄疸、肝脾大、尿胆红素阴性、血中网织细胞增加、骨髓幼红细胞大量增加、周围血中出现有核红细胞等。感染性新生儿浓缩胆栓综合征与先天性胆道闭锁近似，有时临床很难鉴别。

（三）诊断与鉴别诊断

在鉴别诊断方面，浓缩胆栓综合征所致的新生儿阻塞性黄疸应与先天性胆道闭锁区别。除依据临床表现、病情经过及实验室生化检查外，有鉴别诊断意义的辅助检查如下：

1.测定十二指肠引流液中的胆红素含量　用带金属头的新生儿十二指肠引流管，经鼻腔（或口腔）插入胃内，抽尽胃内容物后置患儿于右侧卧位，臀部略垫高，注入清水20ml以刺激胃蠕动。在X线荧光屏下继续插管，使金属头进入十二指肠降部，抽出十二指肠液。在抽完第1管后（胆汁装入试管），从引流管注入33%硫酸镁2～5ml/kg，随后每隔15分钟抽取十二指肠液，分别装入甲、乙、丙管，检查pH值、白细胞和胆红素。在十二指肠液中含胆红素者，多为浓缩胆栓综合征，反之考虑先天性胆道闭锁。此法确诊率为90%。

2.B超检查　浓缩胆栓综合征的肝外胆管及胆囊为开放管腔图像，其测定值均在正常范围内。当进食后连续动态监测，新生儿胆囊在进食过程中增大，进食后有收缩。先天性胆道闭锁、胆囊瘪小或痕迹胆囊的患儿，胆囊不充盈，胆囊不随进食而发生改变，肝外胆管不显示或图像不清晰。

3.$^{131}$I排泄试验　正常$^{131}$I静脉注射后被肝脏多角细胞摄取，并通过胆汁排泄到肠道，不被肠道再吸收。目前常用的显影剂是$^{99m}$Tc标记的亚氨基乙酰乙酸及其衍生物，由于这类显影剂具有良好的显像特点及其对人体较低的辐射量，目前已取代了$^{131}$I排泄试验。测定其在粪便中的排泄量，浓缩胆栓综合征几乎全部都在10%以上，而先天性胆道闭锁则不足5%。

4.经皮肝穿刺胆管造影（PTC）　通过肝内外树枝状胆管显影或见到造影剂流入十二指肠，即可除外胆道闭锁。但在新生儿，穿刺成功率低，且有潜在的并发症，如腹腔内出血、胆汁外漏及感染等。

5.肝细胞活检　在新生儿肝炎时肝小叶的组织病理学变化比小叶间胆管更为明显。如局部肝细胞坏死，假性玫瑰花结形成及大量巨型细胞其胞浆呈囊腔样改变。1986年中国医科大学报道,胆道闭锁与新生儿肝炎病理组织学改变并无特征性变化,只是严重程度有区别。但汇管区面积、单位面积内的胆栓和小叶间的胆栓在两者有明显差异,有助于鉴别诊断。

6.腹腔镜检查　在麻醉下作人工气腹后,经腹壁小切口插入一微型镜,观察腹腔器官及组织。检查上腹部时,应安放胃管,排空胃内容,可观察肝脏颜色、大小及形态结构。如找不到胆囊或胆囊呈痕迹外观、瘪小、无胆汁充盈时,多可确诊为胆道闭锁。亦可用一细针穿刺胆管行造影检查,若造影显示肝外胆管开放,并有造影剂流注十二指肠者,即可排除先天性肝外胆道闭锁。

(四)治疗

轻者无须特殊治疗,多可自愈。重者首先采用内科治疗,即消炎、利胆、护肝,给予各种脂溶性维生素及中链三甘油酸盐改善营养。利胆可用口服羟甲香豆素等或用25%～30%硫酸镁5～10ml自十二指肠内注入。肾上腺皮质激素对其有一定疗效。内科治疗无效者应行胆道冲洗术。

胆道冲洗术:开腹后首先显露肝十二指肠韧带、胆囊及胆管部位。从胆囊底用细针穿刺胆囊或插入细硅胶管,吸出胆囊内容物。新生儿阻塞性肝炎胆囊存在,但一般较小,内有少量黄色黏稠胆汁。用等渗盐水稍加压注入,见胆囊腔胀满,肝外胆管轻度扩张,注入液体较顺畅流入十二指肠,可见十二指肠胀满,此时可从胃管中吸出冲洗液,有时可见丝状胆栓,从而证实三管汇合区以下部位胆管已被冲洗通畅。然后再轻轻按摩肝脏,意使肝内胆管内浓稠胆汁流入左、右肝管,经反复数次冲洗,证实胆路通畅后,拔出穿刺针,局部作荷包缝合后关腹。或在胆囊底留置细硅胶管,术后每日用药物冲洗2次,且可在拔管之前行胆道造影,可清晰显示肝内、外胆管的形态。术后继续用抗生素、激素及利胆药。此术效果良好,术后3～5日黄疸迅速减轻,继而逐渐消退,肝功能亦逐渐好转。

## 十五、小儿胆道肿瘤

小儿胆道肿瘤罕见,文献多系个例报告,且多为恶性肿瘤。小儿胆道肿瘤较常见的为胚胎型或葡萄状横纹肌肉瘤,可侵及胆囊、胆总管及肝管,其次为腺癌,偶可见平滑肌瘤。本病多因晚期就诊,常不能行根治切除,故预后不佳。

横纹肌肉瘤可发生于各年龄段的小儿,文献报道最小年龄为9个月,但以2～6岁相对较多。在确诊前2～3个月可出现恶心、食欲减退、腹部不适,如有发热,提示并发胆管炎。肿瘤生长阻塞胆管时,表现为梗阻性黄疸且进行性加重,尿色深黄,粪色变淡,继之出现肝大、腹部包块,患儿很快表现恶病质状态。

1.诊断　虽然小儿胆道肿瘤罕见,但遇有下述情况时,亦应想到胆道肿瘤的可能性:①小儿表现进行性全身黄疸,并有右上腹部疼痛、发热,酷似胆道感染,但药物治疗又无效者。②小儿进行性黄疸,并在右上腹、肝下可触及实质性肿块者。③B超检查有胆总管壁肥厚、近端胆管扩张、管腔不光滑并见占位性病变者。④CT、PTC提示病变部位胆管充盈缺损影像,并有近端胆管扩张者。

2.治疗　最好的治疗方法是手术切除。若肿瘤局限,应尽可能彻底切除已受累的肝外胆管和肝叶,随后酌情重建胆道,术后配合使用放疗及化疗。如治疗不彻底,肿瘤可经局部淋巴转移导致再发。长期存活率不足50%,从出现临床症状起平均生存仅6个月。

另外,文献报道先天性胆总管囊肿癌变率为3%～5%,且70%为腺癌。癌变的原因可能是由于长期淤胆、反复发作的胆管炎,使囊肿上皮细胞长期受到慢性炎症刺激而发生糜烂、溃疡、增生与修复,在上皮细胞化生基础上诱发癌变。肠内容物的反流也可能是促使其癌变的一个因素,另外,可能与胆汁代谢的异常,产生有致癌作用的物质有关。胆总管囊肿癌变多发生于后壁,特别是行单纯囊肿内引流术后。囊肿癌变者预后极差,发现癌变后平均生存时间约为 8.5 个月。

### 十六、梗阻性黄疸

黄疸是体内胆红素滞留,血清胆红素增高,而使皮肤、黏膜和巩膜黄染的一种临床征象。正常时血清总胆红素为 $4\sim17\mu mol/L$,其中 80% 为非结合胆红素或称间接胆红素,约为 $8\sim13\mu mol/L$,其余为结合胆红素或称直接胆红素,约为 $0\sim4\mu mol/L$。血清总胆红素超过 $17\mu mol/L$ 即为高胆红素血症,当其超过 $34\mu mol/L$ 时临床可见皮肤、黏膜、巩膜的黄染。小儿黄疸可为肝胆系统病变、溶血性疾病、代谢性疾病或全身严重感染性疾病的主要体征之一。梗阻性黄疸是由于肝内或肝外胆道的阻塞,引致胆汁的滞留不能排出,含结合胆红素的胆汁反流入血循环而引起的黄疸,需要外科手术治疗,因此亦称小儿外科性黄疸。

(一)病因

1. 先天性胆道系统发育异常 是新生儿或婴幼儿期梗阻性黄疸的主要原因,主要由胆道闭锁引起。胆道闭锁是肝内、外胆管呈膜状或条索状闭锁,为完全性梗阻性黄疸。黄疸严重,病变进展迅速,且梗阻时间越长,肝功能受损越严重,晚期可致不可逆性胆汁淤积性肝硬化。其次可由先天性胆道发育不全引起,胆道发育不全是肝内、外胆管管腔细小,胆汁引流不够通畅,出现胆汁淤滞性肝肿大及黄疸。黄疸可呈现间歇性或持续性,有时难与胆道闭锁相鉴别。

2. 先天性胆总管囊肿 是一种先天性胆道或胰胆管连接处发育异常,可能与病毒感染有关。黄疸可见于婴幼儿期、儿童乃至成人。间歇性黄疸伴腹痛、腹部肿块为其特点。据昆明医学院第一附属医院的统计,先天性胆道闭锁及先天性胆总管囊肿占小儿梗阻性黄疸的 86.5%,其次是炎症、结石,而肿瘤罕见。

3. 小儿胆囊炎、胆石症 本病在小儿较少见,好发于 6~14 岁的儿童。约半数患儿有轻度黄疸,并时有波动,多数黄疸患儿伴肝外胆管结石。据昆明医学院第一附属医院统计,在结石性胆囊炎患者中小儿结石性胆囊炎占 0.34%,在胆道结石患者中小儿胆道结石占 5.88%。

4. 浓缩胆栓综合征 系由某些原因,如新生儿溶血性疾病、新生儿肝炎综合征引起新生儿胆汁浓缩、黏稠,胆汁栓滞于胆管系统,胆汁排出不畅,表现出梗阻性黄疸等症状。

5. 原发性硬化性胆管炎 是肝内、外胆管均受到侵犯的慢性炎症,病理表现为进行性胆管系统纤维性变,导致胆管不同程度、不同部位的狭窄或闭锁。患儿表现为慢性梗阻性黄疸,呈间歇性、进行性加重。本病在小儿极为少见,预后差,多死于肝硬化、感染及出血。

(二)病理

在正常的生理状态下,血液中衰老的红细胞被单核-吞噬细胞系统破坏,释放出的血红蛋白转变为胆红素(非结合性胆红素)。胆红素经血液循环入肝,为肝脏摄取,与葡萄糖醛酸结合形成葡萄糖醛酸胆红素(结合性胆红素),随胆汁排入肠道。结肠内细菌将胆红素还原为尿胆原,大部分随粪便排出,因它在肠道内被氧化成尿胆素,使粪便呈棕黄色;小部分尿胆原经肠道再吸收,在肝内再形成葡萄糖醛酸胆红素后排入肠道,形成胆红素的肝肠循环;另外一部分被肠吸收的尿胆原,由肾脏随尿排出。血浆中的非结合胆红素因与血浆清蛋白结合,不能从肾排出。只有结合胆红素,可通过肾脏在尿中出现。

梗阻性黄疸由各种原因的胆道梗阻所致。当肝外胆管阻塞时,梗阻近端的胆管腔内压力增高,胆管扩张,可使肝内小胆管破裂,含结合胆红素的胆汁直接或由淋巴管反流入血循环,从而引起黄疸。当肝内胆管阻塞,小胆管和毛细胆管受到损伤,使其通透性改变,以致胆汁的水分外溢,胆汁浓缩黏稠,容易形成胆管内胆栓,加上胆汁外溢,引起小的胆管及其周围的炎性病变,胆流受阻,反流入血而形成黄疸。此外,肝细胞索肿胀、肝细胞坏死及再生结节等,也可成为胆管阻塞的原因。

临床黄疸常不是单一的原因所致。如肝外梗阻性黄疸,梗阻时间较长或并发胆管系统感染时,则黄疸的发生除梗阻外,还有肝细胞损害的因素。严重感染还可直接破坏红细胞而发生溶血,使黄疸的产生更加复杂化。又如在溶血性黄疸时,长期贫血、缺氧,加上红细胞破坏的产物和溶血因素的毒性作用,可引起继发性肝细胞损害。长期、反复溶血,胆汁中胆红素、脂类等含量增加,易沉淀而发生结石,如结石阻塞胆管,又产生梗阻性黄疸。新生儿溶血时,由于胆流缓慢及胆汁浓缩黏稠,又可继发浓缩胆栓综合征,表现为梗阻性黄疸。

(三)临床表现

1. 症状与体征

(1)年龄 新生儿和婴儿期的梗阻性黄疸以先天性胆道系统发育畸形为主,在较大儿童则为炎症、结石及寄生虫所致。

(2)黄疸的特点

1)黄疸的程度:黄疸因胆道阻塞程度和持续时间不同,色泽也不一样。一般由浅到深,如淡黄色、金黄色至黄绿色。胆道闭锁所致黄疸皆在生后1~2周出现,呈持续性加重。胆道发育不全患儿的黄疸呈慢性持续性,较为恒定。半数先天性胆总管囊肿患儿有黄疸史,黄疸为间歇性,一般较轻。肝外胆管受压及胆道手术后吻合口狭窄者,黄疸的程度因人而异。

2)黄疸伴有发热及腹痛:婴幼儿或儿童出现黄疸伴高热,右上腹有肌紧张及压痛时,应考虑到急性胆道系统感染、急性胆囊炎。在较大的儿童还应想到胆石病。黄疸婴儿突然发生急性腹膜炎时,应考虑胆总管自发性穿孔的可能。胆道手术后吻合口狭窄者,除表现黄疸及右上腹痛外,有接受手术的既往史。

3)黄疸伴有右上腹包块:先天性胆总管囊肿除表现黄疸外,80%~90%患儿可于右上腹触到囊性包块。胆总管下端狭窄或梗阻者,如炎症狭窄、结石、肿瘤等,除近端胆总管扩张外,多有胆囊肿大,有时可触及。急性胆囊炎,梗阻性结石性胆囊炎时胆囊肿大且有压痛。后天性梗阻性黄疸常同时有肿大的胆囊与增大的肝脏。

(3)肝、脾肿大 胆道闭锁患儿随日龄增长,肝脏逐渐增大,右季肋下可触及肿大的肝缘,质硬,边缘钝,病程晚期可触及增大的脾脏,并可出现凝血机制障碍及腹水。部分胆总管囊肿患儿可有轻度肝大,少数可并发门静脉高压症。胆汁淤滞性肝硬化表现为肝大,质硬、韧,表面不光滑。梗阻性黄疸多有充血性脾大,系肝硬化后门静脉高压的结果。

(4)粪便颜色 梗阻性黄疸时胆汁不能排入或仅少量排入肠腔,故粪便色淡或呈白陶土色。胆道闭锁患儿的粪便呈持续性灰白色。值得注意的是,重度梗阻性黄疸患儿的粪便呈淡黄色,这是由于血液中胆红素浓度过高,胆红素通过肠壁毛细血管渗透入肠腔,使肠内容物呈黄色所致。胆总管囊肿患儿在出现间歇性黄疸时,粪便可呈灰白色。炎症、结石及寄生虫所致的梗阻性黄疸,程度一般较轻,粪便多无色泽的改变,只有严重梗阻性胆管炎或由结石、寄生虫所致胆道完全梗阻,粪便始变淡呈陶土色。

(5)其他 脂溶性维生素缺乏患儿可有出血倾向、骨质疏松,亦可有皮肤瘙痒及脂肪泻。

(四)实验室与影像学检查

1.实验室检查

(1)血胆红素测定 患儿血清中胆红素含量在 34μmol/L 以上时可出现黄疸症状。梗阻性黄疸时以结合胆红素为主,且呈持续性增高,凡登白试验直接阳性。测定血清总胆红素量(TB)及1分钟胆红素量($1'B$),并计算 $1'B/TB$ 比值。溶血性黄疸<20%,肝细胞性黄疸时>40%,而在梗阻性黄疸时则>60%。

(2)尿中胆红素阳性,尿胆原阴性。

(3)血清碱性磷酸酶(ALP)测定 ALP 为膜结合酶,在肝细胞内与脂性膜紧密结合。胆道梗阻胆汁淤滞时,胆酸凭借其表面活性作用,将肝细胞内 ALP 从脂性膜上溶释下来,故在梗阻性黄疸时显著升高,常高于正常的2.5倍,升高的程度一般与黄疸相平行,即黄疸愈深,酶活力愈高。ALP 增高可先于黄疸出现,常超过14个布氏单位,或30个金-阿氏单位。

(4)γ-谷氨酰转肽酶(GGT)测定 GGT 是催化 γ-谷氨酰基转移给其他氨基酸或小分子肽的一种转移酶,当梗阻性黄疸造成胆汁淤滞时,血中 GGT 的活力可达正常值的10倍以上。血清 GGT 的测定在新生儿肝炎与新生儿梗阻性黄疸的鉴别诊断中有一定临床意义。

在匡中生等的报道中,正常新生儿组 GGT 值为 $6.90\pm3.20$U/L,新生儿肝炎组为 $66.25\pm36.83$U/L,新生儿胆道闭锁组为 $312.85\pm37.26$U/L,其他新生儿梗阻性黄疸组为 $289.82\pm27.33$U/L($P<0.01$)。结果表明,GGT 在大部分新生儿肝炎患儿呈持续性低水平或下降状态,而在新生儿梗阻性黄疸则呈持续高水平或迅速增高状态,当 GGT 大于 300U/L 时则更有鉴别诊断价值。

2.影像学或其他检查

(1)B 超检查 B 超具有无创伤、可重复、图像清晰、简便易行、不需要在麻醉下进行检查的优点,因此在小儿梗阻性黄疸的诊断与鉴别诊断中应列为首选检查方法。新生儿及婴儿期肝内外胆管发育细小,胆总管平均长度为 1.9cm,直径 1~3mm。新生儿胆囊较小,成圆锥形,含有胆汁。

B 超检查应观察胆管有否扩张和扩张的部位、形态及程度。肝内梗阻不引起胆囊扩张,胆总管下端梗阻可引起胆囊扩张。超声探测囊肿,呈均匀液性回声图像,结石多呈强回声光团。刘爱武等报道先天性胆道闭锁的 B 超表现为肝外形饱满,缺乏与肝门静脉并行的胆总管细条状暗带,多为并行的 1.0~1.5cm 的线状高回声,扫描不到正常形态胆囊,即小圆锥形液性暗区。多在胆囊床部位可见 0.5~2.0cm 左右的稍高回声区,中心无囊腔,称痕迹胆囊影像,偶有萎缩胆囊,但胆囊内胆汁透声不良。有的病例虽为肝外梗阻性黄疸,但均无肝内胆管扩张图像。而新生儿阻塞性肝炎的 B 超影像表现为肝脏稍大,肝组织回声较密集,可见较饱满的胆囊。胆囊壁多为双层结构,胆汁透声有时欠佳,大小在 1.0~2.5cm。与门静脉并行的肝外胆管壁回声增高,内径约 1~2mm,偶有胆总管中断、狭窄图像。先天性胆总管囊肿的 B 超影像特点为胆总管正常结构消失,于胆囊的后下方胆总管近端可见圆形或椭圆形,一般直径为 2~11cm 的与胆总管相通的囊性肿块,胆囊多稍增大,部分胆囊壁增厚,透声不佳,呈胆囊炎声像图。

(2)放射性核素检查 近十几年来,放射性核素显像技术飞速发展,它具有特异、灵敏、无创伤、简便、安全的优点,不仅可提供形态学信息,且可提供功能和代谢方面信息,在小儿梗阻性黄疸的诊断与鉴别诊断上有重要价值。原理系采用 $^{99m}Tc$ 标记亚氨基二醋酸类衍生物作为显像剂,该显像剂被肝细胞从血液中摄出,又排泄到毛细胆管,与胆汁一起经胆道排至肠道,故动态连续显像可显示胆道形态与功能。先天性胆道闭锁患儿无胆道排出放射性物质至肠道的征象,而新生儿肝炎综合征则有。在先天性胆总管囊肿,放射性核素显像能准确显示囊肿的部位及形态。吴华报道,本检查对先天性胆道闭锁敏感性达97%,特异性为82%,准确性为91%;对先天性胆总管囊肿敏感性和特异性均为100%。

(3)经皮经肝胆管穿刺造影(PTC) 可帮助鉴别内、外科性黄疸,确定胆管梗阻的部位及程度,影像直接、准确。当肝内胆管有扩张时,穿刺成功率接近100%,无扩张时为50%～60%。由于PTC是一种创伤性的检查方法,在小儿尤其是新生儿检查操作困难,不但需要麻醉配合,且危险性大,成功率低。在先天性胆道闭锁成功率不足50%,先天性胆总管囊肿行PTC易引致胆汁性腹膜炎,故小儿选用时需严格掌握指征。

(4)内镜逆行性胰胆管造影(ERCP) 是指在纤维十二指肠镜下从乳头开口插管造影,显示胰管、胆管和胆囊,可以区别肝内或肝外阻塞,阻塞的部位及形态。当高度怀疑为胆管扩张,且原因不明者,ERCP为有价值的检查方法。

1996年中国医科大学小儿外科对92例小儿施行ERCP检查96次,年龄最小为生后56天,最大为15岁,平均年龄为6岁。其中83例(90.2%)成功,获得胆管或胰管显影。发现胰胆管合流异常者59例。这对揭示先天性胆总管囊肿病因,鉴别新生儿肝炎综合征及先天性胆道闭锁有重要意义。但对小儿重症胆、胰感染和休克、腹膜炎、碘剂过敏,及小儿施行全麻下操作困难者,应列为禁忌。

(5)CT检查 因诊断效果好,无痛苦,无危险,现已广泛应用。随着CT装置的进步,特别是高速扫描器的出现,CT对小儿腹部疾患的诊断价值越来越大,肝、胆、胰、脾、肾及肾上腺、腹膜后组织都是CT检查的重要对象。CT对黄疸的鉴别诊断也有价值,为了解判断梗阻水平,将CT的胆管影像分为肝门段、胰上段、胰内段及壶腹区。当小儿有外科性梗阻性黄疸时,肝内胆管可呈现扩张。先天性胆总管囊肿可在肝门区上下方或胆囊的内后方出现比胆囊大的囊状结构,为均匀低密度区,壁薄而光滑。CT对胆石症结石的诊断和定位也有帮助及意义。

(6)腹腔镜检查 在腹腔镜下能观察肝的形态、大小及表面情况,了解肝外胆道走向、管径及有无畸形,有助于鉴别肝内或肝外胆道梗阻。如肝脏无明显肿大,色棕红或褐色,胆囊空虚者为肝内淤胆;若胆囊肿大或有病变则多为肝外梗阻。在鉴别有困难者,可利用腹腔镜在直视下行肝组织活检或胆道造影检查以明确诊断。Waldschmidt J等报告对136例新生儿及年长儿施行了腹腔镜的诊断与手术,在诊断方面包括了黄疸及胆汁淤积,手术上包括了胆囊切除术。章希圣等报告了对11例黄疸待查的新生儿进行了腹腔镜检查,最后确诊为胆道闭锁2例、新生儿肝炎3例,纠正了误诊,避免了不必要的手术。

(7)剖腹探查术 经上述各种方法检查后,少数病例仍不能确诊,而又高度怀疑其为外科梗阻性黄疸时,在患儿条件允许的情况下应行剖腹探查。

(五)诊断与鉴别诊断

诊断黄疸的最终目的是确定黄疸的类型,诊断原发疾病,但目前尚无单一方法能有效地达到这个目的,所以小儿梗阻性黄疸的诊断应从症状、体征、实验室检查、影像学检查或特殊检查等方面综合考虑。

梗阻性黄疸和肝细胞性黄疸在临床上多见,且出现的概率近似,其中有一部分不典型的病例诊断困难,经常误诊、误治,使应该手术治愈的未能及时手术,或对不该手术的采取了手术,从而使患儿蒙受了损失。小儿梗阻性黄疸鉴别诊断的中心内容是先天性胆道闭锁和新生儿肝炎的鉴别。先天性胆道闭锁与新生儿肝炎患儿的共同点是持续性梗阻性黄疸、灰白色大便、浓茶样尿、肝大质硬,有时伴有脾大。两者的鉴别目前尚无一种特异、可靠的检查方法。李桂生等报道用以下3种主要的检测手段,以利于早期诊断。

1. 血中胆红素动态观察　每周查1次,胆道闭锁患儿持续升高的幅度较大,以直接胆红素增高为主,多在171μmol/L以上,最高达410μmol/L;新生儿肝炎患儿相对较低,波动在85.5～153.9μmol/L之间。

2. 十二指肠引流　抽吸十二指肠液作胆红素测定。胆道闭锁患儿十二指肠液为白色,无胆红素;新生儿肝炎患儿十二指肠液为黄色,有胆红素。诊断符合率达90%。

3. γ-核素照相　采用 $^{99m}$Tc-EHIDA 静脉注射后,正常儿1小时后肠道内可见核素显影;新生儿肝炎患儿在不同病变阶段,核素检查可呈现肝外胆道完全阻塞、部分阻塞和无阻塞现象;而胆道闭锁患儿则全部表现为肝外完全性阻塞,观察24小时始终未见造影剂进入胆囊和肠道。

当新生儿肝炎与胆道闭锁无法鉴别时,应争取在10周以内行探查手术。

(六) 治疗

1. 手术治疗的原则　梗阻性黄疸是一个临床体征,由一些不同的因素或疾病所引起。其根本治疗是针对引起黄疸的因素或原发病,应消除梗阻的病因,重建、疏通或恢复胆路,改善肝脏淤胆状态。

2. 手术方法的选择

(1) 根治性手术　彻底切除病灶或矫正先天性畸形,建立正常的疏胆通路。例如先天性胆道闭锁在有条件时应行肝移植术。1963年Starzl首次成功施行了同种肝移植术,1982年后,免疫抑制剂环孢素(CSA)用于临床,使肝移植例数剧增,并公认肝移植是小儿或成人各种晚期肝病的有效疗法。据统计资料表明,自20世纪90年代以来全球为有肝移植适应证的各类患者共施行肝移植术4万余例。肝移植在小儿有新的突破,即活体供肝,移植。先天性胆道闭锁是小儿肝移植的主要对象,目前国际上早期成活率达70%以上,5年存活率为50%以上(美国Starzl)。国内如同济医科大学、中山医科大学(现为中山大学医学院)近年来也开展了此项工作,可望国内今后在小儿肝移植方面将取得较大的进展。此外,先天性胆总管囊肿可施行囊肿切除、肝总管-空肠Roux-Y吻合根治术,胆石症可行胆道取石引流术,胆道肿瘤可行病灶切除及重建胆道的根治手术。

(2) 姑息性手术　包括各种胆肠吻合术、捷径手术、置管支撑手术等。在施行胆肠吻合术时应注意有足够大的吻合口,保证胆汁能通畅排泄入肠道。尽量符合生理要求,并采用防反流手术措施,预防消化道内容物的反流。避免上行性胆道感染。例如先天性胆道闭锁施行Kasai肝门空肠Y式吻合术,不能耐受囊肿切除的先天性胆总管囊肿患儿施行囊肠吻合术,无法手术根治的胆道肿瘤患儿施行姑息性手术,以达到减轻症状,改善全身状态,缓解疾病进展的目的。

(3) 胆道引流术　可用于梗阻性黄疸的患儿以暂时减轻黄疸,使肝功能逐渐恢复,周身情况改善。亦可作为术前准备或姑息性治疗措施。

3. 症状治疗

(1) 补充维生素　长期完全性梗阻性黄疸,可因肠道缺乏结合的胆汁酸盐而出现脂溶性维生素A、维生素D、维生素K的缺乏,宜注射补充。

(2) 治疗瘙痒　对不完全性梗阻性黄疸而有严重瘙痒的病例,可口服离子交换树脂、考来烯胺,使胆汁酸盐与考来烯胺结合,经粪便排出,以减少胆汁酸的吸收。

(3) 改善肝功能　长期梗阻性黄疸,胆汁在肝内淤滞可致肝功能损害,应予护肝治疗及全身支持疗法。

## 十七、胆道闭锁

胆道闭锁是新生儿胆道疾病中常见而难治的外科疾病。1882年Thomson首先发现和描述此病。1916年

Holmes提供了82例胆道闭锁的大体类型图解,并预言16%患儿可用胆肠吻合得到救治。Holmes根据肝外胆道残留组织分为可矫治型和不可矫治型两大类。1928年ladd报告了第1例胆道闭锁应用胆肠吻合成功。1966年美国儿科学会外科部报告,1954～1964年胆道闭锁843例中有10%～20%为可矫治型,但长期存活者少于5%。与同期欧洲、加拿大和日本的临床结果相似。

1957年Kasai搜索日本文献88例。从1955年他开始了对胆道闭锁的长期研究,并创造了Kasai或肝门空肠吻合术,使不可矫治型胆道闭锁成为可治。开创了胆道闭锁治疗的新纪元,被世界各国采用。目前术后10年以上生存率达到30%左右。在这项手术的基础上使更多的患儿获得肝移植的可能。

胆道闭锁发生率大约1.5～2.5万个新生儿中有1例。东方国家较西方国家发病率高。女性较男性多见。

(一)病因

胆道闭锁的病因尚不清楚。究竟是先天性还是后天性原因致病尚无定论,目前有下列一些学说:

1.先天性胆道发育不良　以前认为胆道闭锁和肠闭锁一样均属先天性发育不良的结果。在胚胎第4周前肠尾侧出现一个芽突,称肝憩室。随着胎龄增长肝憩室的颅侧发育成肝和左、右肝管及肝总管;肝憩室的尾侧末端膨大,形成胆囊,其柄成为胆囊管。连接在肝总管、胆囊管和十二指肠间的蒂发育成胆总管。肝外胆管初期为内胚层细胞增殖所填塞,形成实体,继而出现空泡。空泡相互融合使胆管重现管腔并延长。若胆道未发生空泡化或空泡化不全,则形成不同类型的肝外胆道闭锁。

2.炎症学说　很多学者认为本病与炎症有关。如有不少的患儿在生后曾排出典型的胎便或正常粪便,但以后出现完全性梗阻性黄疸,经手术及病理证实为胆道闭锁,且在其肝外闭锁的胆管标本病理检查中发现有炎症病理改变。有的发现病变胆管为节段性改变,病变轻的部分仍可见管腔。这些都提示胆道闭锁是胆管形成后继发炎症改变的结果,有人认为符合硬化性胆管炎的发病过程。很多学者报告胆道闭锁与新生儿肝炎病理改变相似,均呈炎症改变。故认为胆道闭锁与新生儿肝炎为相同的病理过程,也可能是两者同时存在,胆道闭锁是这种炎症病变的结果。原发病最可能是乙型肝炎,它的抗原在血液中可持续存在数年。若为乙型肝炎病毒的携带者,可经胎盘传给胎儿,或在分娩过程中吸入母血而被感染。在病毒感染后肝可发生巨细胞变性,胆管上皮细胞受损,最终导致管腔闭塞。炎症也可使胆管周围纤维变性,使胆管进行性闭塞。除乙肝病毒外、风疹病毒、甲肝病毒、疱疹病毒亦可能为本病的致病原因。李桂生等运用聚合酶链反应技术进行巨细胞病毒(属疱疹病毒科)感染的基因诊断,对14例胆道闭锁患儿肝及肝门淋巴组织进行检查,结果发现8例阳性。说明巨细胞病毒感染可能是胆道闭锁的病因之一。

3.胰胆管异常合流　胰胆管异常合流是胰胆管汇合部不在十二指肠乳头而是在十二指肠壁外汇合部形态的先天性畸形。由于胰胆管在壁外汇合,在合流处与十二指肠间形成共管。其远端有壶腹括约肌围绕,对共管有括约作用。当括约肌收缩时可造成胆汁与胰液相互交流。由于胰管内压高于胆管,致使胰液进入胆管。被激活的胰酶可损害胆管。其后果与胆管扩张症的发生有密切关系。越来越多的人发现胆道闭锁的患儿同时存在胰胆管异常合流,也可能是胆道闭锁致病原因之一。

(二)病理与分型

胆道闭锁基本上可分为肝外、肝内两型。肝内型者可见到肝小管排列不整齐、狭窄或闭锁。肝外型者的肝外胆管任何部位均可发生狭窄、闭锁或缺如。胆囊纤维化,呈皱缩的条状物,其中可含有少量无色黏液,有的胆囊完全缺如,也有的发育良好,接近正常胆囊。

早在1916年,Holmes根据胆道闭锁病例肝外胆道可见的残留组织结构,以能否与肠管吻合把胆道闭锁分为可矫治型和不可矫治型两大类。1963年Gross按肝外胆管梗阻部位将胆道闭锁分为6个类型,其中Ⅰ、Ⅱ、Ⅲ型称为不可吻合型,约占80%～90%；Ⅳ、Ⅴ、Ⅵ型称为可吻合型,约占10%～20%(图4-5-11)。

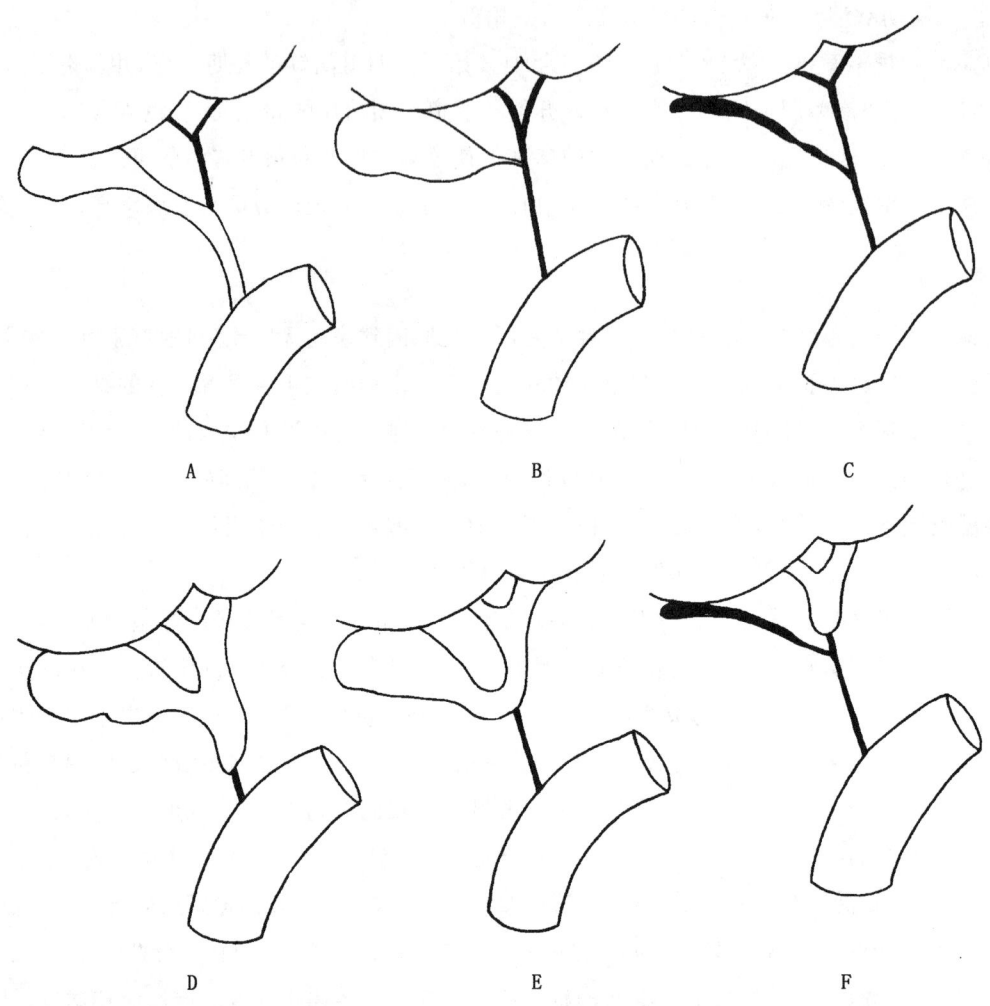

**图 4-5-11　Gross 分类**

A. Ⅰ型　B. Ⅱ型　C. Ⅲ型　D. Ⅳ型　E. Ⅴ型　F. Ⅵ型

1926年Kasai通过胆道闭锁患儿的病理检查和手术发现,肝外胆道闭锁的形态种类多,而肝内胆管变化比较单纯。因此按肝外胆管的不同部位闭锁形态进行分类。该分类已被日本小儿外科学会采用。该分类详尽地描述了胆管闭锁的各种形态,为选择术式提供了依据。其分类法如下：

1.按肝外胆道闭锁的部位分为3型　①Ⅰ型为胆总管闭锁型。②Ⅱ型为肝总管闭锁型。③Ⅲ型为肝门胆管闭锁型。每型中根据闭锁的范围及胆管发育情况又各有亚型(图4-5-12)。

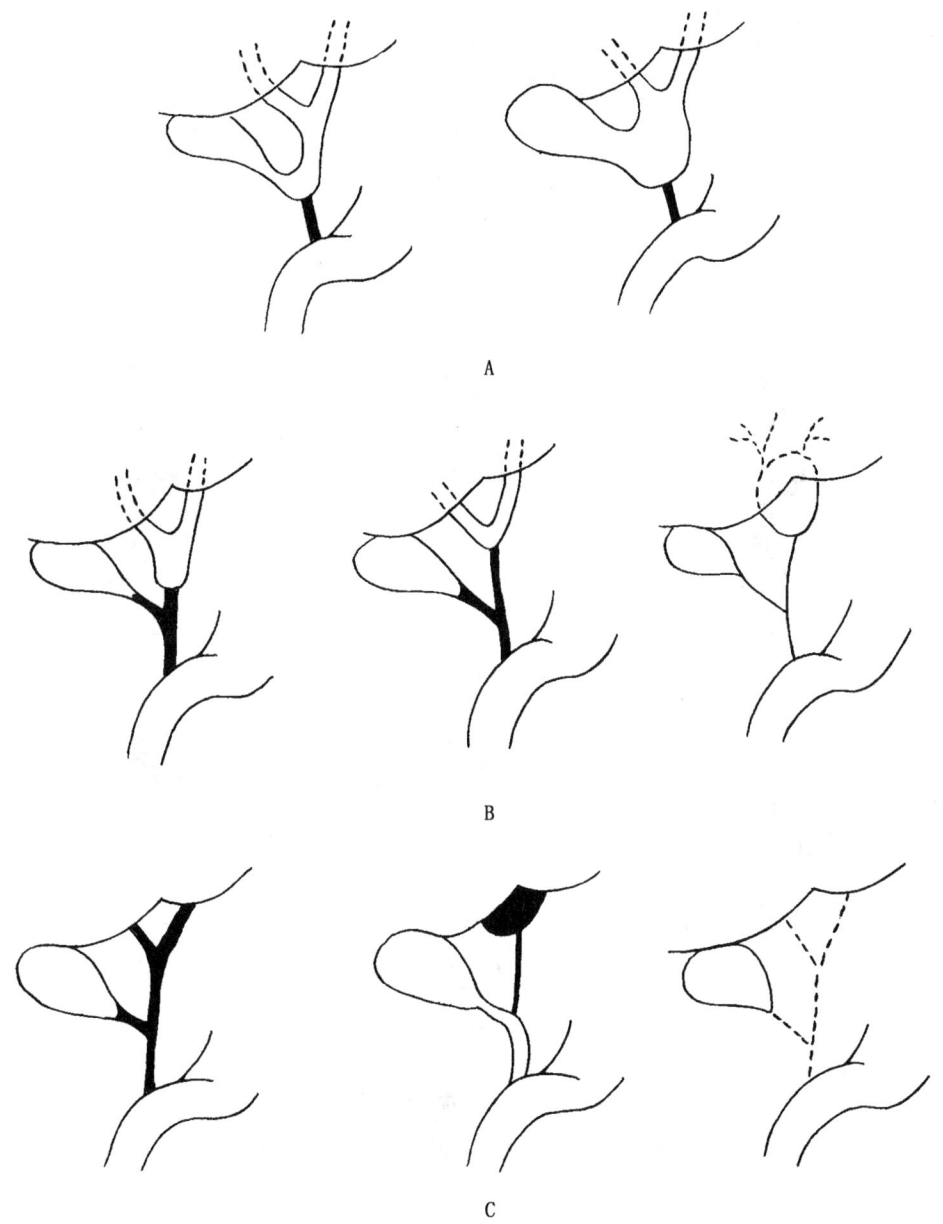

**图 4-5-12 Kasai 肝外胆道闭锁部位分类**
A. Ⅰ型,胆总管闭锁型　B. Ⅱ型,肝总管闭锁型　C. Ⅲ型,肝门胆管闭锁型

2.按胆管远端形态分为 3 个亚型　①胆总管未闭型。②胆总管纤维条索状闭锁型。③胆总管缺如型(图 4-5-13)。

3.按肝门部胆管形态分为 6 个亚型　①扩张肝管型(内径大于 1mm)。②肝管发育不良型(内径小于 1mm)。③胆湖型(无上皮内衬)。④纤维索状肝管型。⑤纤维组织块型。⑥肝管缺如型(图 4-5-14)。

胆道闭锁患儿的肝脏病理变化严重程度多与病期长短成正比。晚期病例有显著的胆汁性肝硬化。肝体积增大 1~2 倍,质硬,表面有结节,呈暗绿色。显微镜检查主要表现为肝内胆小管增生,管内多可见胆栓,肝门静脉区纤维化,肝细胞及毛细胆管内胆汁淤积,可见到一些巨细胞性变,但不如新生儿肝炎多。后者胆小管

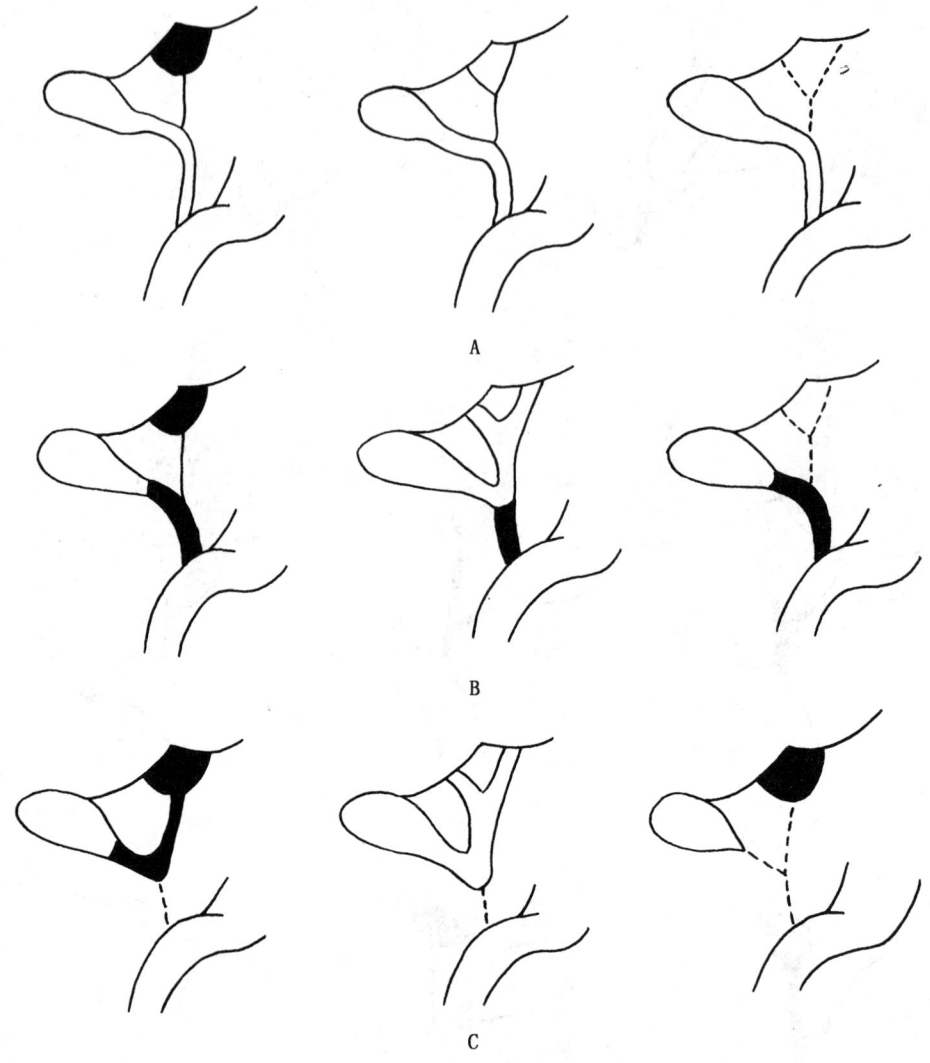

图 4-5-13 Kasai 胆管远端形态分类

A.胆总管未闭型　B.胆总管纤维索条状闭锁型　C.胆总管缺如型

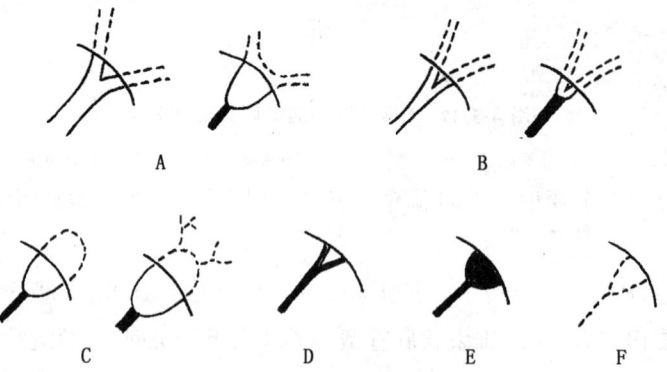

图 4-5-14 Kasai 肝门部胆管形态分类

A.扩张肝管型　B.肝管发育不良型　C.胆湖型　D.纤维索状肝管型　E.纤维组织块型　F.肝管缺如型

增生和胆栓也相对地少见得多。

闭锁的肝外胆管组织学检查多符合炎性病变，由少许细胞浸润的结缔组织构成。肝门部的纤维组织块中有微小开放的胆管，是Kasai式肝门肠吻合手术成功的病理基础。

### （三）临床表现

患儿多为足月产，生后1~2周内表现多无异常，往往在生理性黄疸消退后又出现巩膜、皮肤黄染。随着日龄增长黄疸持续性加深，尿色也随之加深，甚至呈浓茶色，可将白色尿布染成黄色。有的患儿生后粪便即成陶土色，但也有不少患儿生后有正常胎便及粪便，随着全身黄疸的加深粪便颜色逐渐变淡，最终呈陶土色。但病程较长者粪便又可变为淡黄色。这是由于血液中胆红素浓度过高，少量胆红素经过肠腺排入肠腔与大便相混之故。

随着黄疸加重，患儿腹部膨隆更加明显，肝脏也逐渐增大、变硬。一般3个月患儿的肝可增大平脐，同时出现脾增大。病情严重者可有腹壁静脉怒张、腹水、食管静脉曲张破裂出血等门静脉高压症表现。

患儿最初3个月内一般营养状况尚可，但随着年龄增加，病程进展，逐渐出现营养发育障碍。因胆管长期梗阻出现胆汁性肝硬化，肝功能受损而导致脂肪及脂溶性维生素吸收障碍，而有维生素A、维生素D、维生素K缺乏的表现（如眼干、皮肤弹性缺乏、佝偻病等），钙缺乏性抽搐及出血倾向等。有的患儿表现兴奋不安，可能与血中胆酸增加有关。若早期不治疗，多数患儿在1岁以内因肝功能衰竭死亡。

### （四）实验室与影像学检查

1. **血液生化检查** 胆道闭锁患儿血常规一般无明显变化，但病程长者往往有不同程度的贫血。粪、尿中尿胆素及粪胆原反应阴性。

由于胆道闭锁是完全梗阻性黄疸，血胆红素升高达60~390μmol/L，特别是直接胆红素升高显著。每周1次动态观察血胆红素，如不断增高对诊断本病更有意义。

肝功能检查虽然对诊断胆道闭锁无特异性，但可以反映肝脏的损害程度。病程越长，肝脏功能损害越严重。早期多有丙氨酸氨基转移酶、天门冬酸氨基转移酶升高。病程在2个月以上碱性磷酸酶升高，超过140U/L。丙氨酸氨基转移酶在500U/L以上，血清γ-谷氨酰转肽酶高于300U/L且呈持续高水平或迅速增高状态有诊断价值。

2. **十二指肠引流液分析** 安置十二指肠引流管，抽取十二指肠液进行胆红素及胆酸测定诊断胆道闭锁应用已久。河井荣将十二指肠引流液中黄疸指数在4单位以上，且Gmelin反应（＋）定为阳性，黄疸指数在4单位以下，Gmelin反应（－）者定为阴性。结果106例胆道闭锁患儿均为阴性。25例新生儿肝炎中14例为阳性。李桂生等应用十二指肠液测定胆红素诊断胆道闭锁符合率达90%。说明十二指肠液分析是经济、简便、诊断符合率高的诊断方法。

3. **放射性核素检查** 当静脉注射肝胆显像剂后，显像剂被多角细胞摄取，并迅速分泌到毛细血管，经肝管、胆囊和胆总管排入肠腔，在体外用γ-相机或扫描机进行动态显像扫描，即可获得肝、胆显像的系列图像，可以判断胆道的通畅情况。后来应用快速通过型肝胆显像剂，如$^{99m}$Tc-HIDA（$^{99m}$Tc-2,6二甲基乙酰替苯亚胺二醋酸）、$^{99m}$Tc-EHIDA（$^{99m}$Tc-2-6乙基乙酸替苯亚胺二醋酸）、$^{99m}$Tc-DISIDA〔$^{99m}$Tc-亚胺二醋酸（二异丙基氨甲酰甲基）〕等。这些肝胆显像剂具有节省时间、显像快、质量好、敏感性高、对肝脏放射性损害小等优点。正常人静脉注射显像剂后3~5分钟肝脏显影清晰；10~15分钟见到胆囊及肝内胆管影像；30分钟后肝及左、右肝管影像消失,胆囊及胆总管影像清晰。大部分放射性物质进入肠道,胆道闭锁患儿24小时内消化道未见放射性物质。新生儿肝炎患儿在80分钟内,最长3小时即可见消化道出现放射性物质,具有诊断和鉴别诊断意义。

4.肝胆B超检查　B超作为肝胆疾病的常规诊断方法,对胆道闭锁的诊断和鉴别诊断均有一定价值。刘爱武等检查胆道闭锁患儿总结其B超表现为肝外形饱满,无与门静脉并行的胆总管细条暗带,多为并行的1.0～1.5mm左右的线状高回声。扫描不到正常形态的胆囊,即小圆锥状液性暗区,多在胆囊床部位可见到0.5～2cm左右稍高回声区,中心无囊腔,称痕迹胆囊影像。偶有萎缩胆囊,胆囊内胆汁透声不良。无肝内胆管扩张影像。郑毓珊等用B超检查13例后经手术证实的胆道闭锁,并与新生儿肝炎19例及正常儿40例进行对比检查,术后采用哺乳前、中、后半小时观察胆囊动态体积变化及其收缩率的方法诊断胆道闭锁。他们发现有8例胆囊扫描不清,另5例虽可探及胆囊,但胆囊体积明显小于对照组,且哺乳前后胆囊体积无明显变化。因此结论为:①病理性黄疸患儿、哺乳前、中、后均未扫及胆囊者,可诊断为胆道闭锁。②哺乳前探及胆囊尚不能排除胆道闭锁。③哺乳前或哺乳中胆囊无明显变化,而哺乳后胆囊收缩功能差者应高度怀疑胆道闭锁,需进一步做有关检查。④胆囊收缩率达50%以上者,可排除胆道闭锁。⑤部分胆道闭锁和新生儿肝炎哺乳前可见胆总管管壁增厚,管壁不增厚不能除外胆道闭锁。⑥哺乳中或后,胆总管有扩张现象者,胆道闭锁可能性小。因此,B超检查对胆道闭锁的诊断和鉴别诊断有重要参考价值。

5.胆道造影检查　有助于本病及其类型的诊断。

(1)经皮肝穿胆道造影(PTC)　由于胆道闭锁,患儿肝内胆管不扩张,成功率低或仅有部分胆管显影。一般报告认为可供诊断的造影结果仅40%左右,且可发生出血等并发症,现少用。

(2)内镜胰胆道造影(ERCP)　ERCP用于胆、胰管疾病的检查越来越多,成功率不断提高。胆道闭锁造影可有以下发现:①仅胰管显影。②有时可发现胰胆管异常合流。③胆胰管均能显影,但胆管显影不全。④肝内胆管不显影,提示肝内型闭锁。

(3)经腹腔镜胆道造影　近年来腹腔镜外科发展迅速。应用腹腔镜检查可作为胆道闭锁的诊断手段。检查时如发现胆囊体积小、发育不良时应怀疑为胆道闭锁,可在直视下把穿刺针刺入胆囊或胆囊床下的肝实质,注入造影剂,在X线下观察有无正常肝内胆管,造影剂能否进入胆囊或十二指肠,可作为诊断胆道闭锁的依据。另外在胆道造影的同时还可以取肝活体组织,留作病理检查。

6.肝穿刺活体组织检查术　经皮肝穿刺活检术不仅可用于胆道闭锁的早期诊断,还可以用于术后随访观察。胆道闭锁的肝活检病理组织检查可见到肝细胞胆汁淤滞,汇管区小胆管增生,胆管出现不同程度的纤维化和管内胆栓,有的可见到多核巨细胞。

(五)诊断与鉴别诊断

1.诊断　胆道闭锁早期诊断十分重要,与治疗成败及预后有密切关系。小儿在生后1个月仍有黄疸存在时应想到胆道闭锁的可能。应进行多种检查,包括临床体征、实验室检查、B超、放射性核素检查等。如仍不能确诊,有条件者可行PTC、ERCP、肝穿刺活检或腹腔镜检查,然后对检查资料进行分析得出诊断意见。如不能进行特殊检查,也不能肯定诊断者应争取在患儿生后2个月左右行剖腹探查术。术中可作胆道造影,通过大体病理检查和术中造影诊断为胆道闭锁者,根据病变类型选择术式进行治疗。若待患儿3个月后再手术探查为时已晚,胆汁性肝硬化已形成,肝脏损害成为不可逆性,即便是手术治疗,也会因晚期并发症而预后不佳。

2.鉴别诊断

(1)新生儿肝炎 胆道闭锁早期与新生儿肝炎鉴别极为困难,是很多学者研究的重要课题。综合多项检查结果进行比较,多可作出鉴别(表4-5-3)。

表 4-5-3 胆道闭锁与新生儿肝炎鉴别表

| 项 目 | 胆道闭锁 | 新生儿肝炎 |
| --- | --- | --- |
| 性别 | 女性多 | 男性多 |
| 陶土色大便 | 开始早,持续时间长 | 间断性,持续时间短 |
| 肝大及质地 | 肝大明显(超过4cm),质硬 | 肝稍大,不硬 |
| 血胆红素动态观察 | 持续升高,幅度大,以直接胆红素为主 | 非持续升高,有波动,有逐渐下降趋势 |
| 十二指肠液中胆红素 | 阴性 | 阳性 |
| 放射性核素扫描 | 24小时肠道无放射性物质 | 3小时内放射性物质均可进入肠道 |
| B超检查 | 胆总管呈条索状,胆囊不显影或萎缩,或为痕迹胆囊 | 胆总管及胆囊接近正常,胆囊壁为双层,胆囊壁回声高 |
| 内镜胰胆管造影(ERCP) | 仅胰管显影或有胆胰管异常合流,胆管显影不全,肝内胆管不显影 | 肝内、外胆管均可正常显影 |

Kasai根据实验室检查结果评分法鉴别胆道闭锁与新生儿肝炎(表4-5-4)。

表 4-5-4 胆道闭锁与新生儿肝炎鉴别评分表

| 项目数值 | 评分 | 项目数值 | 评分 |
| --- | --- | --- | --- |
| α-球蛋白 | | 胆固醇(mmol/L) | |
| >10 | −3 | 7.8~9.1 | 1 |
| 10~19 | 1 | >9.1 | 2 |
| >19 | 3 | ALP(U/L) | |
| γ-球蛋白 | | 0~10 | −2 |
| >18 | −2 | 10~30 | 0 |
| 10~18 | 1 | 30~80 | 1 |
| 5~10 | 2 | >80 | 2 |
| <5 | 3 | AST(U/L) | |
| 总胆红素(μmol/L) | | >400 | −2 |
| <85.5 | −3 | ALT(U/L) | |
| 85.5~136.8 | −2 | >400 | −2 |
| 直接胆红素(μmol/L) | | 生后大便颜色 | |
| <85.5 | −2 | 灰白色 | 2 |
| 85.5~136.8 | 0 | 淡黄色 | 1 |
| >136.8 | 2 | 褐色 | −1 |
| TTT(u) | | 黄疸发生时间 | |
| 5~10 | 1 | 生后4周后 | −3 |

续表

| 项目数值 | 评分 | 项目数值 | 评分 |
|---|---|---|---|
| >10 | 3 | Schmidt 反应 | |
| ZnTT(u) | | (一)或(±) | 1 |
| 8～12 | 2 | (＋) | －1 |
| >12 | 3 | | |

注：评分结果：积分＋5分以上为胆道闭锁，0～4分为可疑，－1分以下者为新生儿肝炎。

(2) 胆总管囊肿　新生儿期胆总管囊肿多属囊肿型，早期可出现黄疸、陶土色大便。一般黄疸不重，且呈间歇性。有的右上腹可触及包块。B超检查可探及肝门区囊性液平反射。

(3) 胆汁黏稠症　本病原因不明。由于胆汁黏稠阻塞胆管于生后数天内出现黄疸。症状与体征与早期胆道闭锁相似，有时难以鉴别。但本病黄疸常为间歇性，大便非持续性陶土色。B超检查可见胆囊及胆管发育尚好。应用25％硫酸镁，每次5ml，每日2次口服，3～5日可使黏稠胆汁排出后症状缓解。有时疑诊为胆道闭锁而行剖腹探查，可见胆囊及肝外胆管正常。应用胆囊穿刺置管冲洗常可吸出黏稠胆汁。术后留管继续冲洗，症状解除痊愈。

(4) 胆总管外压迫所致梗阻性黄疸　新生儿期可造成胆总管外在性压迫者，以胆总管旁淋巴结肿大和环状胰腺较多，其他如肿瘤性压迫极少见。胆总管受压后出现不同程度的梗阻性黄疸，B超检查常可发现梗阻以上胆管扩张，并可见到原发病的图像，容易与胆道闭锁鉴别。

(六) 治疗

1957年以前对"不可吻合型"曾试行多种手术方式治疗，效果不理想。1957年Kasai提出用肝门空肠吻合术治疗不可吻合型胆道闭锁以来，使不少胆道闭锁患儿得到救治，改变了胆道闭锁的治疗状况。胆道闭锁应早期诊断、早期手术治疗。对应用各种检查仍不能确诊者，应在患儿生后2～3月内进行剖腹探查。3个月以上者，肝脏因淤胆发生了不可逆的改变可影响手术效果。Kasai等1989年总结了245例患儿手术结果证明，出生后60天内手术者89％术后有良好的胆汁排出，出生后90天后手术者仅41％术后有胆汁排出。两组手术后10年生存率分别为74％和19％，而出生后120天以上手术者10年生存率为0。1996年Karrer等通过长期随访胆道闭锁施行肝门肠吻合术后患儿也得到和Kasai相同的结果。因此，很多人主张对胆道闭锁患儿应视作急症或亚急症处理。

1. 术前准备　对胆道闭锁的患儿，术前除按一般腹部手术常规准备外，应积极改善全身营养状况，输入新鲜血液或血浆以提高血浆蛋白含量及纠正贫血。给以足够的维生素A、维生素C、维生素D，注射维生素K以增强其凝血机制，使凝血酶原时间达到正常范围。术前3日应用抗生素，以防感染的发生。

2. 手术方法　在全麻下采用右上腹肋缘下斜切口或偏右侧横贯上腹的横切口。进入腹腔后全面探查肝的病变情况，并切取少许肝活组织做病理检查以便进一步了解肝组织学改变，作为术后估计预后和进一步治疗的依据。检查胆囊的发育情况，在肝十二指肠韧带内寻找胆总管及肝管，了解其管径大小，是否有纤维化及变性。近肝端胆管特别是肝管有无扩张或囊性变等。同时注意肝动脉及其属支和肝门静脉有无解剖上的异常。然后可通过穿刺胆囊或肝门部扩张的肝管进行术中造影，了解病变胆管的全貌，判断属于哪种类型，决定采用的术式。一般Gross Ⅰ、Ⅱ、Ⅲ型和Kasai Ⅲ型应选用Kasai肝门空肠吻合术；Gross Ⅳ、Ⅴ、Ⅵ型和Kasai Ⅰ、Ⅱ型可行胆管肠吻合术。

(1) 胆管肠吻合术　经手术探查和术中造影证实肝外残留胆管或肝总管与肝内胆管相通，可选用不同形式的胆管肠吻合术。如 Gross Ⅳ 型、Kasai Ⅰ 型胆总管完全闭锁者可行胆总管十二指肠吻合术（图 4-5-15A）、胆总管空肠吻合术（图 4-5-15B），但应当同时切除胆囊，以防由于吻合口无正常括约肌功能而使肠内容物反流进入胆囊，滞留于胆囊成为慢性感染灶。

胆囊十二指肠吻合可用于 Gross Ⅴ 型和 Kasai Ⅰ 型胆总管全部闭锁者（图 4-5-15C），亦可用于 Gross Ⅳ 型和 Kasai Ⅰ 型胆总管远端部分闭锁者，但必须去除胆囊管与肝管汇合部以下未闭的胆总管，以防术后有盲囊形成。

肝管十二指肠吻合（图 4-5-15D）、肝管空肠吻合（图 4-5-15E）或肝管空肠间置十二指肠吻合（图 4-5-15F）适用于 Gross Ⅳ 型和 Kasai Ⅱ 型。

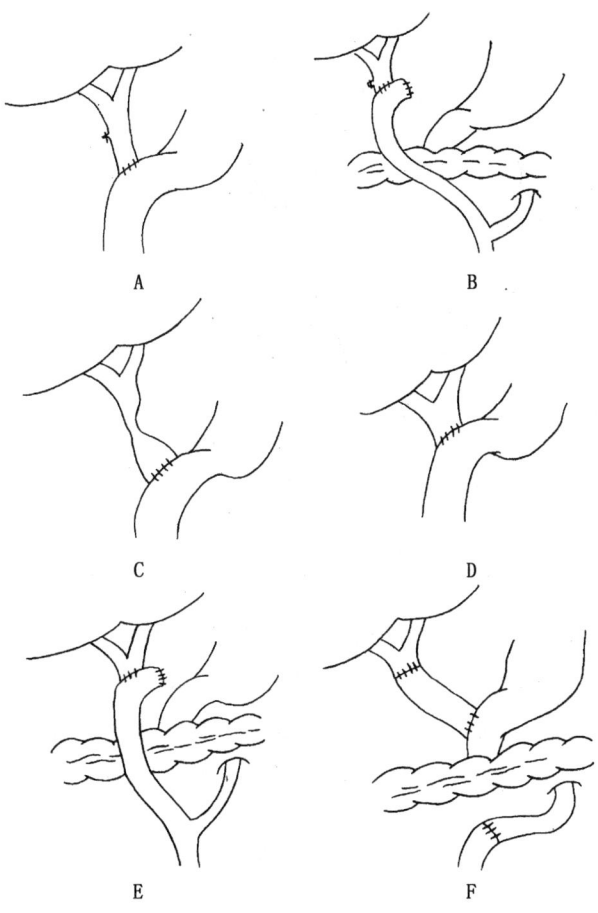

**图 4-5-15　胆管肠吻合术**

有些研究者提出在肝门部发现残留的囊肿样改变应确定是囊肿还是胆湖。前者囊壁有肌层及内衬上皮与肝内胆管相通，后者其囊壁缺乏肌层且无内衬上皮、与肝内胆管不相通或有发育不良的胆管，故认为是胆汁外渗的结果，与肠管吻合后多不能得到胆汁引流。对于肝门部囊肿，有人认为是并发胆管囊肿。因此应切除后再行胆肠吻合，以防发生癌变。

（2）肝门空肠 Y 形吻合术　肝门空肠 Y 形吻合术（Kasai Ⅰ 式）适用于 Gross Ⅰ、Ⅱ、Ⅲ 型及 Kasai Ⅲ 型患儿。此型患儿的胆管造影见肝管或肝外胆管均不显影，病变肝管呈纤维索状闭锁。确诊后即可开始手术。先切断肝三角韧带以暴露肝门，便于肝门部分离及吻合操作。再于肝蒂处置阻断带备用，以防解剖肝门部时损伤血管引起大出血。然后按以下步骤进行：

1）解剖肝门区：先自肝床游离发育不良的胆囊，循胆囊管寻找残留的肝管和胆总管的纤维条索。切断胆总管条索，沿肝管条索向肝门方向分离，该条索在肝门部多延续成三角形或扁圆形纤维团块。用深拉钩牵开肝脏方叶，可清楚地见到纤维块与肝门相连的边缘。提起纤维块，用静脉拉钩牵开肝门静脉分叉，可见纤维块后部与肝门静脉分叉间有 4～6 条细小静脉相连，应分别予以结扎切断，以防撕破出血（图 4-5-16）。

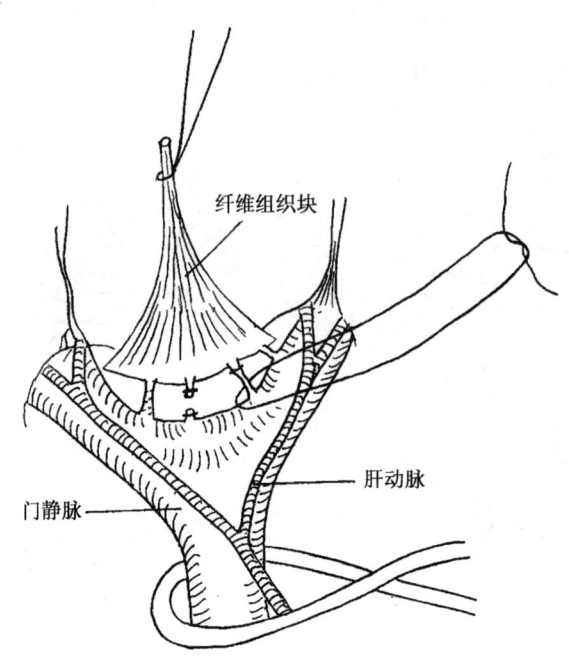

**图 4-5-16　结扎切断纤维块与门静脉间的小静脉**

2）切除纤维组织块：切除肝门部纤维组织块的部位对于术后排胆有重要关系。Kimura 等将横断纤维组织块的部位分为肝门上、肝门部和肝门下 3 个平面，分别进行组织学检查。结果证明，横断纤维组织块的部位在肝门上者，即超过肝表面深入肝实质者，可能将有功能的胆管结构完全切除故无胆汁排出；在肝门下端横断者亦不能得到排胆；在肝门部横断者多能获得排胆（图 4-5-17）。因此，横断肝门纤维组织块应在平肝表面

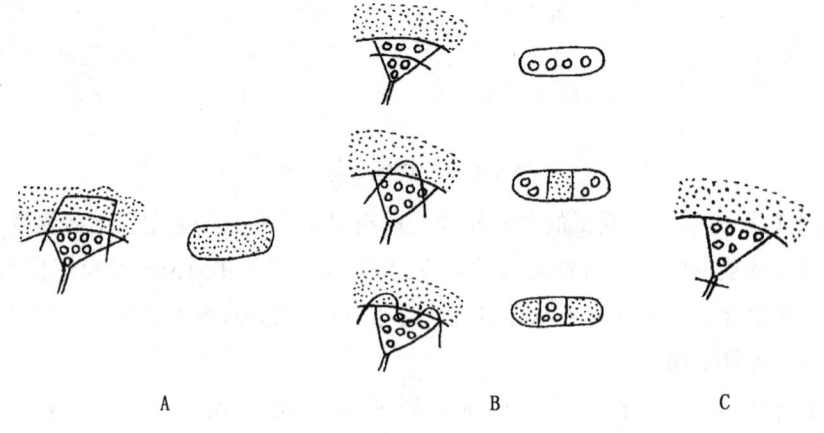

**图 4-5-17　纤维组织块横断部位**
A. 肝门上　B. 肝门部　C. 肝门下

的肝门部为佳。

Kasai 认为纤维组织块的横断面两侧应延伸到肝门静脉分支被肝组织包绕的部位,也就是在左、右肝动脉入肝的位置。Ueda 发现纤维组织块最满意的横断水平应达到左、右肝动脉第一主要分支的水平。因为纤维组织块两侧可能有残留的肝管,肝门部纤维组织块横断后局部可有出血,切不可用电凝止血,亦不能缝扎止血,以防扎闭残留胆管。可用热盐水纱布加压止血或用60℃温盐水冲洗,多能止血。止血后有时可见到细小开放的胆管,并有胆汁溢出,有时虽见不到胆管但用白色纱布压于局部片刻,取出纱布后可见纱布有点状黄染,亦证明有开放胆管。有人强调切除纤维组织块立即作冷冻切片检查,多可发现直径150~500μm 的多数细胆管。

3)肝门空肠 Y 形吻合:在距 Treitz 韧带 15~20cm 处切断空肠,远端封闭后通过横结肠系膜戳孔提至肝门部,在其肠系膜对侧肠壁作切口,其口径与肝门纤维组织块断面相等。先用细丝线做肠壁浆肌层与纤维组织块断面后缘下方肝包膜间断缝合(图 4-5-18A),再用细肠线行肠后壁全层与纤维组织块后切缘连续缝合(图 4-5-18B),同样完成前壁吻合。距肝门吻合口 30cm 处空肠肝支与空肠近端行侧端吻合,恢复肠管连续性(图 4-5-18C),吻合口下放置引流物引出腹壁,关腹。

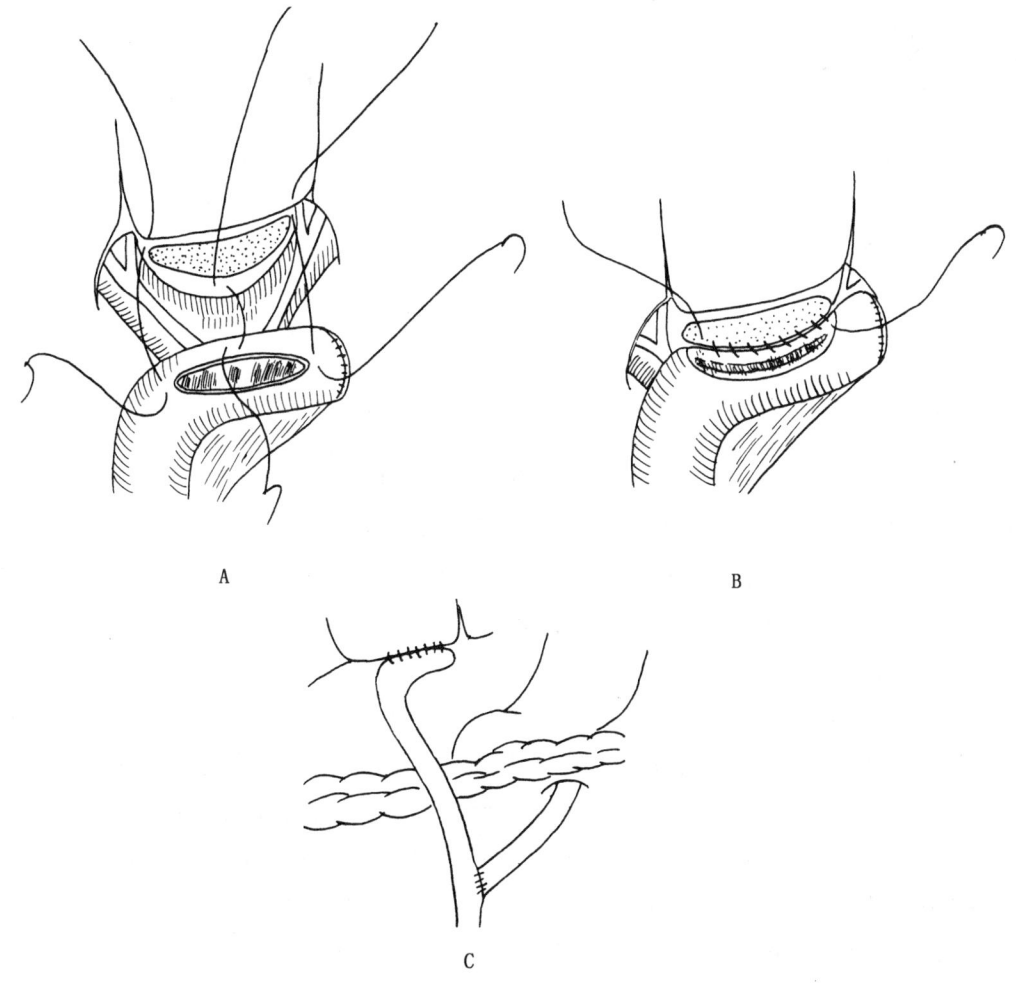

图 4-5-18 肝门空肠 Y 形吻合术

(3)肝门胆囊吻合术 适用于肝管闭锁,胆囊、胆囊管与胆总管通畅的 Gross Ⅰ型和 Kasai Ⅲ型患儿。其肝门部解剖、横断纤维组织块等操作同肝门空肠Y形吻合术。先将胆囊自肝床游离，注意保留胆囊动、静脉，将胆囊作顺时针方向旋转，使胆囊底部接近肝门。如胆囊过长可切除部分胆囊底部，并注意勿使胆囊管扭曲、打折。然后将胆囊底部断端与肝门纤维组织块断面行双层吻合，其法与肝门空肠Y形吻合相同（图4-5-19）。最后肝下放置腹腔引流管。此种手术操作简便、损伤小、术后成功率高，且因胆总管远端有括约肌功能，能防止术后上行性胆管炎的发生。有1例肝门胆囊吻合术患儿已存活14年，发育营养良好，术后无胆管炎发生。

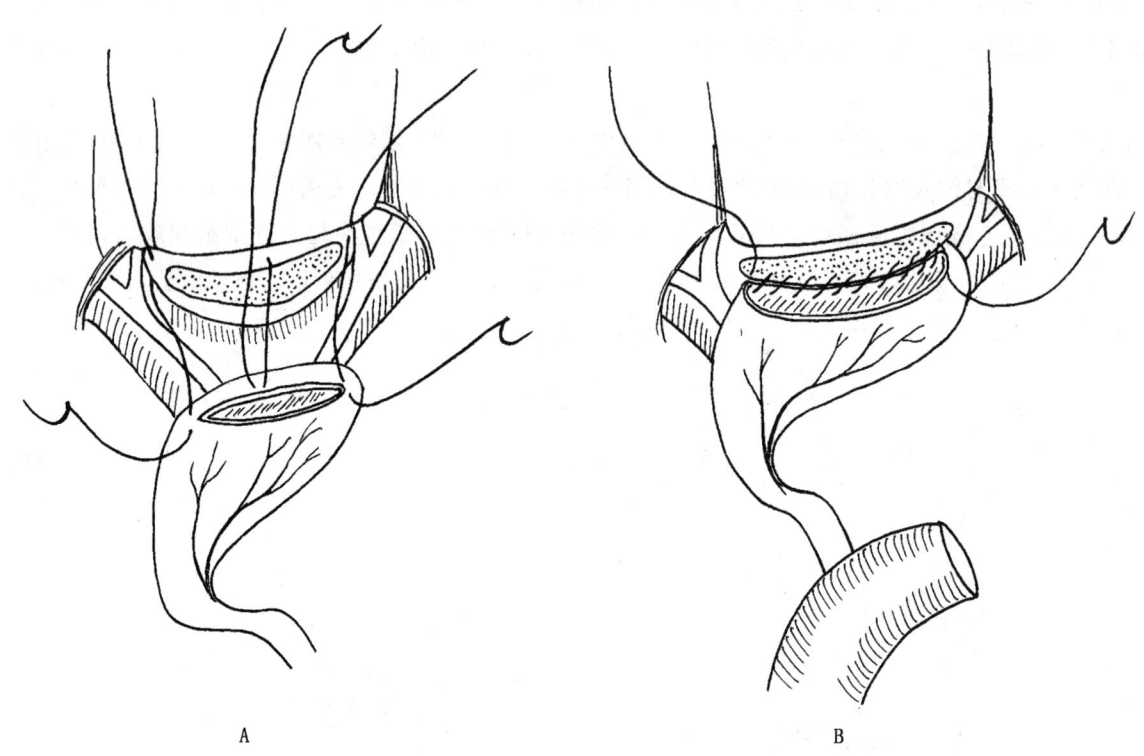

**图4-5-19　肝门胆囊吻合术**

Kasai手术的广泛应用已取得了显著成绩，术后排胆率已达到60%～90%。10年长期生存率已达25%～50%。手术后效果主要取决于以下因素：①手术时的年龄。②肝细胞组织学改变程度。③肝门部纤维组织结构中有显微镜下可证明的胆管存在。④外科医生的手术操作技巧和经验。⑤术后上升性胆管炎的发生率和是否合并门静脉高压症。

（4）预防术后上升性胆管炎的改良肝门肠吻合术　实践证明Kasai I式手术达到了使多数胆道闭锁患儿黄疸减轻或消退的目的。但有很多肝门肠吻合术后无黄疸患儿但不能长期成活，主要原因是术后发生上升性胆管炎，至少有1/3患儿因反复发作上升性胆管炎而死亡。因此，许多学者在Kasai肝门空肠Y形吻合术的基础上加以改良，其着眼点是使原Y形吻合的肝支部分或全部通过造瘘引流到体外，防止和减少肠内容物反流至肝内胆管，以防止术后胆管炎的发生。常见的改良术式有数种（图4-5-20）。

（5）肝移植术　胆道闭锁施行肝门肠吻合术能使90%以上患儿术后有胆汁排出，其中30%左右可获得长期生存，其余大多于术后不同时期死于并发症。这些患儿虽未长期生存，但都不同程度地延长了生命。自从1963年Starzl施行第1例胆道闭锁肝移植获得长期存活以来，美国胆道闭锁患儿行肝移植5年成活率已达64%。目前对胆道闭锁治疗，应用肝移植还是肝门肠吻合术仍有争论。但肝移植术手术难度大、供体来源

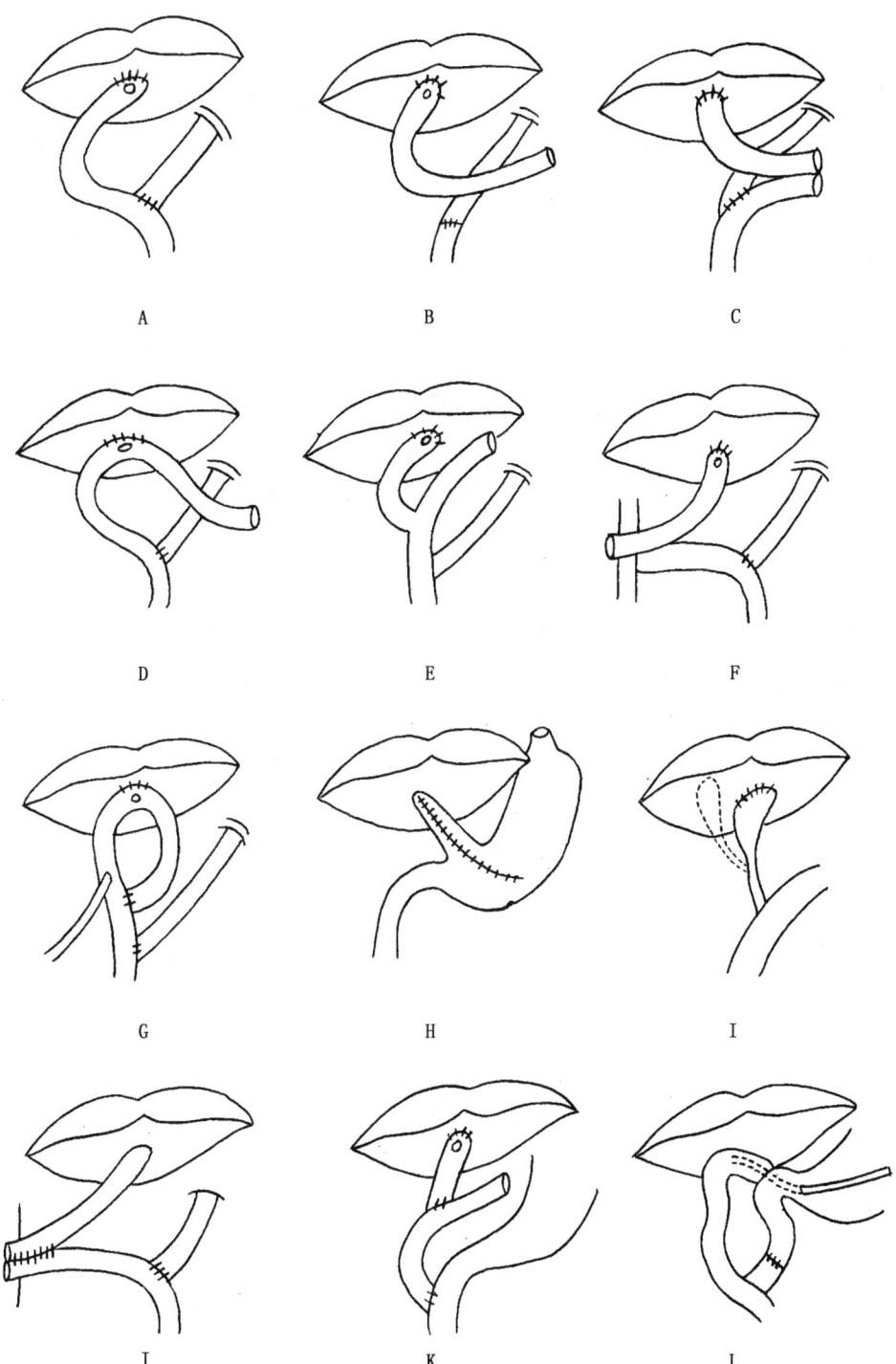

**图 4-5-20 肝门肠吻合术改良术式**

A. Kasai Ⅰ  B. Sawaguchi  C. Suyuga Ⅰ  D. Ueda  E. Kasai Ⅱ
F. Suyuga Ⅱ  G. Yura Ⅰ  H. Ikeda Ⅰ  I. Kasai-Gallbladder
J. Lilly  K. Kasai Ⅲ  L. Yura Ⅱ

困难和耗资大等问题在很多国家特别是发展中国家还不易解决,因此普遍开展肝移植术尚有困难。我们认为肝门肠吻合术仍是胆道闭锁的首选治疗方法，对那些术后因各种原因不能长期存活的患儿来说延长了生命，也就是为他们等待肝移植赢得了时间。如有条件对这些患儿进行肝移植术，则更多的胆道闭锁患儿将获得长期生存。1993年Beath等复习了其所在医院1987～1991年应用肝移植术治疗胆道闭锁39例的资料，其中20例肝门肠吻合术未成功，13例术后有排胆但有门静脉高压症发生，6例未行手术。在肝移植时37例有肝功能失代偿，有食管静脉曲张28例、腹水24例、肝性脑病17例、消化道出血2例。均行原位肝移植，包括全肝移植18例、减体肝移植30例。结果1岁以下成活率为79%，1岁以上成活率为65%，总成活率为72%。

(七)手术并发症的预防及处理

1. 术中血管损伤出血　Kasai手术的操作关键是解剖肝门部和切除肝门纤维组织块。肝门部纤维组织块位置较深，特别是肝脏因淤胆增大后，方叶增大常有碍肝门部的显露。该纤维组织块的后方和两侧为肝动脉及门静脉与其分支包围。有时纤维组织块周围有慢性炎性粘连，更增加了分离肝门部的困难。欲充分暴露纤维组织块，达到完全游离、准确横断、顺利吻合的目的，就必须将肝动脉、门静脉与其分离。特别是纤维组织块与门静脉间有4～6条小静脉，管壁菲薄，极易撕破造成出血。因此在肝门游离纤维组织块的过程中稍不注意即可造成血管损伤出血。故要求动作轻巧，仔细地进行每一步操作。有人主张应用放大镜解剖肝门，以减少损伤。一旦有血管损伤出血切不可盲目用止血钳夹，应先用手指压迫肝门出血部位，再勒紧放置在肝蒂的胶管阻断带以阻断肝门。在吸引器吸引下看清出血部位准确钳夹，缝扎止血。

2. 术后腹腔内出血　多发生在术后24小时之内。多由于术中血管损伤处理不当、结扎不牢、线结脱落造成，也可以是剥离面渗血、术中强力牵拉肝脏造成损伤未加处理的结果。表现为术后腹腔引流管有血液流出且不断增多，患儿血红蛋白下降及脉快、血压下降等失血表现。如出血不严重，应用止血药物可使血量减少而最终停止，但若观察1～2小时仍继续出血，全身情况恶化者应行急症剖腹探查。根据术中发现进行相应的处理。

3. 吻合口瘘　是一种术后严重并发症，多在术后3～7天发生。常由于吻合口缝合不严密、吻合口血液循环不良、吻合口有张力或吻合肠管扭曲排胆不畅等引起。发生吻合口瘘时，患儿表现为体温增高、腹胀，腹腔引流液中有胆汁或肠液流出。已拔除腹腔引流管者有腹胀、腹肌紧张、腹腔内积液体征。患儿有腹壁水肿，黄疸加重，腹腔穿刺可抽出含胆汁的液体。应行急症手术进行胆瘘修补，再用网膜填补覆盖，彻底清除腹腔积液后，重新放置腹腔引流，术后加强抗生素的应用及支持疗法。

4. 术后上升性胆管炎　上升性胆管炎是Kasai手术后常见而难治的并发症。大约有40%～60%患儿术后有不同程度的胆管炎发生，它是影响预后的主要因素，也是术后死亡的主要原因。

(1)原因

1)肠内容物反流：胆肠或肝门肠吻合后肠管内容物反流，肠内细菌上行造成肝内胆管感染而出现临床症状，很多作者认为肠内容物反流是造成上升性胆管炎的主要原因，故为了解决食物反流设计了很多改良术式。

2)肝门淋巴引流障碍：几乎整个肝的淋巴引流均经过肝门区，当胆道梗阻后，从肝门区到胸导管的淋巴管扩大，满载带有色素的淋巴从肝内胆管系统进入胸导管，最后流入血液循环。实验研究已证明，淋巴管引流系统的破坏是发生术后上升性胆管炎的重要原因。有人推荐在所有胆道闭锁手术时将大网膜填塞到肝门分离区，可以增加淋巴引流，减少胆管炎的发生。

3)阻塞性黄疸：阻塞性黄疸可引起血胆红素和胆酸升高，抑制多核粒细胞杀菌活性。长期阻塞性黄疸其肝脏吞噬功能低下，且由于胆酸和胆红素的增高可直接抑制库普弗细胞吞噬和降解来源于门静脉的细菌和内毒素的正常功能。

(2)临床表现　胆管炎可以发生在术后黄疸完全消退的患儿，也可以发生在术后有胆汁排泄，但血胆红素仍不正常的患儿。胆管炎发生在术后1个月以内者称早期胆管炎，1个月以后发生者称晚期胆管炎。前者症状重且多为持续性黄疸，常可造成死亡；后者症状较轻，但多次发作后可加重肝脏损害，晚期可造成门静脉高压症。

胆管炎发作时表现为体温升高、心动过速、无胆色大便、腹胀、皮肤黄疸加重、血胆红素升高、白细胞增加、血红细胞沉降率加快、血清AST大于ALT和LDH升高。有肝支外造瘘者排胆量减少，颜色变浅。

(3)治疗　急性发作期间应及时联合应用有效抗生素，包括头孢他啶、头孢曲松、头孢呋辛和甲硝唑等。待血培养和胆汁培养后再根据细菌对药物的敏感性调整抗生素。有人主张应用抗生素的同时应用肾上腺皮质激素，可以减少吻合口的炎症，促使胆流恢复，或肌内注射胰高血糖素，口服熊去氧胆酸等利胆药物。

经上述处理无效或反复发作的胆管炎，多因吻合部肉芽组织形成或肠黏膜移行阻塞胆管排胆之故，应考虑再次手术探查。

5.再手术问题　Kasai手术或其改良术式术后有部分患儿需再次手术。这类患儿包括：①第一次手术失败或在显微镜下没有看到肝门胆管结构者。②术后发生胆瘘者。③手术后发生不可控制的胆管炎或反复发作胆管炎。④肝门肠吻合或肝门胆囊吻合术后胆道梗阻或胆汁分泌不良者。对这些患儿应在充分术前准备下积极进行再次手术。除因吻合口瘘需进行修补外，其他原因再手术者应先解剖分离吻合口四周粘连，并离断吻合口，用镊子提起肝门部瘢痕，将门静脉仔仔细游离，注意勿损伤。切除肝门部瘢痕或肉芽组织，重新做肝门肠吻合术。Ohi应用此法为27例手术后患儿再次手术，治愈13例（48%）。Suruga等推荐用肝门吻合面搔刮术，此术虽简单但疗效不佳。

(八)胆道闭锁伴门静脉高压症的处理

胆道闭锁患儿几乎均有不同程度的门静脉高压。门静脉压的增高与患儿手术时年龄、肝硬化程度以及术后有无反复发作胆管炎有密切关系。Kasai在第一次行肝门肠吻合时测量门静脉压力，发现31例患儿中有68%门静脉压力大于1.96kPa，有16例患儿黄疸消失。在术后4个月到9年，行第二次手术时又测门静脉压，其中6例无间歇性上升性胆管炎发作者中，有5例门静脉压下降0.43~1.32kPa，而反复发作胆管炎的10例中有8例门静脉压依然大于1.96kPa，增加了0.696~1.47kPa。Saeki等在1967~1977年间应用Kasai手术治疗肝外胆道闭锁83例，31例术后无黄疸。从1972年开始定期对无黄疸患儿进行内镜检查，31例中28例行内镜检查，发现有12例（43%）可见食管静脉曲张，6例因食管静脉曲张破裂出血。发现手术时年龄小于70天者20%有食管静脉曲张，手术时年龄大于70天者50%有食管静脉曲张。Karrer于1996年报告，胆道闭锁术后存活10年以上者发生门静脉高压症的为20%~60%，有的高达2/3。Nio等报告，胆道闭锁行Kasai手术后生存20年以上的21例中有7例有食管静脉曲张。

对合并门静脉高压症食管静脉曲张者多数主张行手术治疗，根据患儿不同情况选用食管静脉曲张硬化剂注射、血管结扎术、分流术或断流术，目的是预防和治疗出血。

## 十八、胆管扩张症

胆管扩张可以发生在肝内、外胆管的任何部位，但以胆总管最多，称胆总管囊肿（choledochal cyst）、先天性胆总管囊肿(congenital choledochal cyst)或先天性胆总管扩张症(congenital choledochus dilatation, CCD)。1723年Vater描述了胆总管扩张病变。1852年Dauglas首先报告1例胆总管扩张患者,并推测可能是先天性畸形。1959年Alonso-Lej搜集96例CCD,将其分为3种类型。1958年Caroli描写一种少见的肝内胆管多发性节段性囊性扩张,后来命名为Caroli病。本病的发病率西方国家低于东方国家,约为10万～15万个新生儿中有1例,而中国、日本发病率远远高于西方国家。本病多发生在女性(男女比例约为1∶4～1∶5),并多在婴幼儿及少年期发病,成年期发病者仅占5%～10%。作者所在院共收治CCD159例,与同期住院总人数比为1∶2486,比Catalini报告的1∶36000高10倍以上。男女比例为1∶2,男性所占比例比一般文献报告高。3岁以下者占50%,成年期占5%。本病曾有家族病例报道。

(一)病因

多数学者认为本病病因与先天性胆胰管发育异常、胆管远端梗阻有关。概括如下:

1.先天性胆管发育缺陷　1852年Douglas推测其病因可能是先天性胆总管薄弱。1936年Ytsuyanagi提出在胚胎发育的"实心期"胆管上皮细胞过度增殖,后来管道形成胆总管囊肿。1973年Glenn认为这种病变是先天性的,是在原发性胆管薄弱的基础上发生胆管远端梗阻。

2.胆管远端梗阻　1959年Alonso-Lej认为胆总管囊肿的病因是胆总管壁的先天性薄弱和其远端梗阻的结果。1977年Spitz结扎新生羊羔的胆总管远端造成了胆总管的囊性扩张。而结扎成年羊的胆总管远端后仅有胆囊极度扩张而胆总管没有囊性扩张。故认为新生羊羔的胆管壁比成年羊薄弱之故。1985年宫野等应用结扎大鼠胆总管远端进行实验,结果成年鼠胆总管呈弥漫性扩张,而幼年鼠呈局限性胆总管扩张。1990年董倩等,结扎幼犬造成胆总管远端狭窄,出现了梭形胆总管扩张。1993年Schueizer等通过对46例CCD的临床、X线和解剖的发现,提出Oddi括约肌系统的病理性狭窄,使胆道内压增加造成特殊胚胎阶段的胆管扩张。Todani等还认为胆总管远端狭窄的长度决定了胆总管扩张的类型,即长的狭窄段可产生囊状扩张,短的狭窄段者可产生柱状扩张。

3.神经分布异常　1988年Kusunoki等发现胆总管囊肿远端狭窄段内神经丛和神经节细胞数原发性减少。1991年杨宏伟等通过检测正常婴儿、胎儿胆总管的神经分布与本病胆总管远端狭窄段神经分布进行比较,发现CCD患儿的狭窄段神经纤维束与神经节细胞数均较对照组明显减少。故认为囊肿末端神经分布减少是一种原发病变,支持先天性发育异常的说法。1995年Shimotake等研究了32例患儿的切除囊肿标本,发现囊壁有神经节变异。认为囊性扩张生前发生或生后不久发生,而梭形扩张是生后才开始的。

4.感染学说　有些人发现胆道闭锁、新生儿肝炎、胆总管囊肿患儿具有相似的肝脏病理改变。认为是病毒性感染所致,且多数为乙型肝炎病毒感染,此外还有巨细胞病毒、单纯性疱疹病毒及腺病毒等。

Chaudhary等曾报告2例成人在胆囊切除时行术中造影证明胆管正常,后来发生了胆总管扩张症。Schmid等也报告了同样的发现。因此认为胆总管扩张是后天性疾病。

5.先天性胰胆管合流异常　是指胰胆管汇合部位不在十二指肠乳头而在十二指肠壁外或汇合部的先天性畸形。由于胰胆管在壁外合流后形成共管,其远端有壶腹括约肌包绕,对共管有括约作用,可造成胆汁与胰液相互交流。由于胰管内压为0.294～0.49kPa(30～50mmH$_2$O),胆管内压为0.245～0.294kPa(25～30mmH$_2$O),致胰液多反流入胆管,造成胆管炎反复发作,胆管内膜破坏,纤维变性,管壁薄弱再加上胆管内压增加而形成胆管扩张。

1969年Babbiff提出胰胆管合流异常是本病的发病原因。1977年Komi首先成功地制作了胰胆管合流异常的动物模型,证实了胆管扩张与胰胆管合流异常的关系。董倩等通过幼犬的动物模型实验,结果表明单纯胆总管远端狭窄组与胰胆管合流异常动物组均可发生胆总管扩张,并证实有胰胆管合流异常并有胆管远端狭窄组在胆总管扩张程度及随时间扩张的趋势明显高于前两组。说明胰液反流入胆管损害管壁和胆管远端梗阻都起了重要作用。吕维富等动物实验结果表明,胰胆管合流异常动物模型可以诱发多种胆、胰疾病,包括胆管扩张、胰腺炎等。1992 年王慧贞等应用内镜逆行性胰胆管造影(ERCP)检查 29 例先天性胆总管囊肿,发现胰胆管合流异常者 26 例(89.6%),笔者所在医院应用术中胰胆管造影 34 例,发现胰胆管合流异常 27 例(79.4%)。Komi 等(1987)报道日本 47 个单位 645 例 CCD 中合并胰胆管合流异常者占 92.2%,笔者单位 70 例 CCD 中 100%合并胰胆管合流异常。

为了弄清胰胆管合流异常造成胰胆管损害的发病机制,Ohkawa(1980)等在胆总管扩张的实验犬的胆汁内作酶学分析,证明胰蛋白酶、弹性蛋白酶已被激活。激活的胰酶可导致胆管壁的破坏,是发生胆管扩张的病变基础。正常情况下在十二指肠内胰蛋白酶可被肠黏膜分泌的肠激酶(肠肽酶)所激活。胆盐能加速这种激活过程。有人认为是肠激酶随十二指肠液反流入胆管而激活胰酶。David(1984)主张肠激酶可能由十二指肠进入血流,通过肝功能受损害的肝脏进入胆管,而不能被肝脏全部破坏而激活胰蛋白酶。

综上所述,本病的发生可能是多种因素造成的。无论是先天性还是后天性原因引起的胆管本身病变是其发病的基础,胆管远端各种原因引起的梗阻导致胆管内压力增加,促进了胆管扩张的形成。尚有未明的发病机制有待进一步深入研究。

(二)分类

1.胆总管扩张症分类　1959 年 Alonso-Lej 将胆总管扩张分为 3 种类型。

Ⅰ型,扩张型:胆总管呈囊状或梭状扩张(图 4-5-21A)。此型最常见,约占全部病例的 85%～90%。其他胆管正常。有时肝总管也轻度扩张,有时胆囊管也扩张。

Ⅱ型,憩室型:胆总管壁的一部分向外扩张呈憩室状,与胆总管相连部呈蒂状,其余胆管正常(图 4-5-21B)。

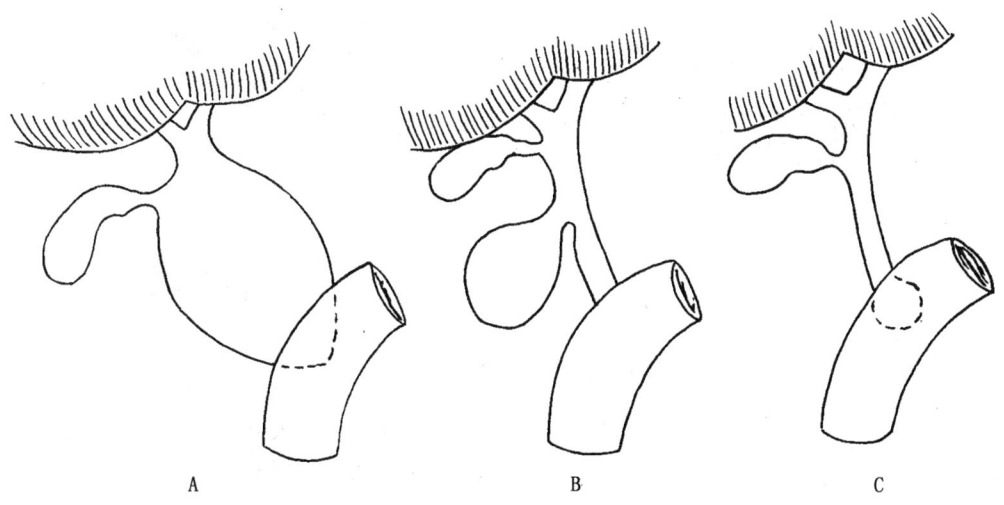

**图 4-5-21　Alonso-Lej 胆总管扩张症分类图**
A.Ⅰ型　B.Ⅱ型　C.Ⅲ型

Ⅲ型,脱垂型:胆总管远端囊肿脱垂或疝入十二指肠内或胰腺内(图 4-5-21C)。多数胆总管和主胰管分别进入囊肿。然后囊肿经过一个狭窄的开口通向十二指肠肠腔。肝内、外其他胆管正常。此型极为罕见。1993年 Schimpl 等报告文献中约有 50 例。

随着影像学的发展,对胆管扩张的形态有更深入的了解。1977 年 Todani 根据 Alonso-Lej 的分类提出了胆总管扩张症新的分类方法,现为多数临床医师应用。

(1)Ⅰ型　常见型(图 4-5-22A):①胆总管囊肿。②阶段性胆总管扩张。③弥漫性或柱状扩张。

(2)Ⅱ型　肝外胆管憩室型(图 4-5-22B)。

(3)Ⅲ型　胆总管远端脱垂型囊肿(图 4-5-22C)。

(4)Ⅳ型　①Ⅳ_A:肝内、外胆管多发性囊肿。②Ⅳ_B:仅肝外胆管多发性囊肿(图 4-5-22D)。

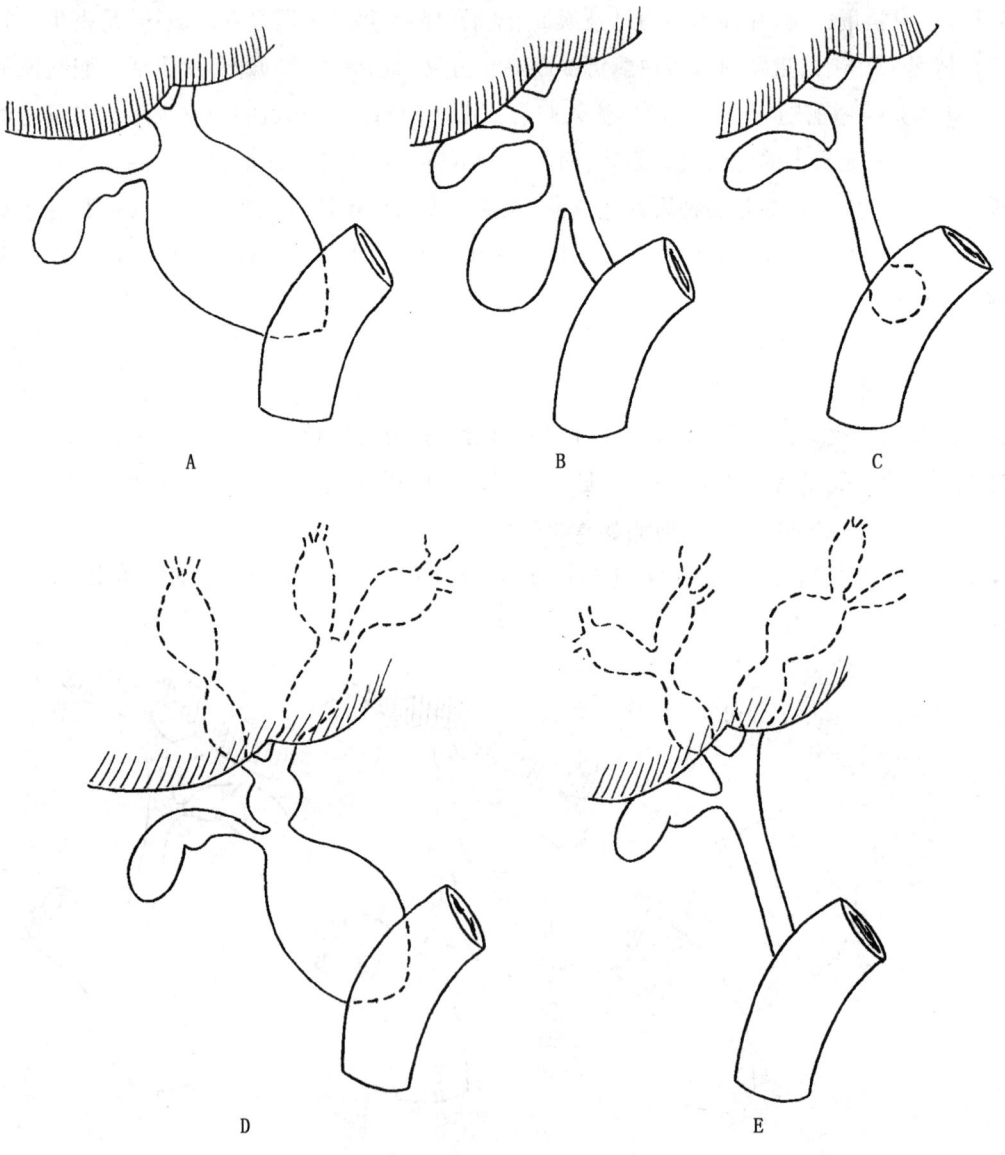

**图 4-5-22　Todani 胆总管扩张症分类图**
A.Ⅰ型　B.Ⅱ型　C.Ⅲ型　D.Ⅳ型　E.Ⅴ型

(5) V型 单发或多发肝内胆管囊肿(图4-5-22E)。

Todahi认为V型在年轻人中,与肝内结石有关,有些似乎属于没有肝纤维化的Carolis病的单纯类型。

2.胰胆管合流异常分类 近年来由于术中造影、术前ERCP的广泛应用,发现胆管扩张症合并胰胆管合流异常者比例越来越高,有的竟高达100%。因此引起了广大儿外科医师的重视,成为很多学者研究的课题,也为胆管扩张症的病因学研究增加了资料。

正常胰胆管合流在胚胎第6～7周时已接近十二指肠壁。胚胎第8周后胰胆管合流部移行于十二指肠壁,并随年龄增大其合流后的共管逐渐变短。最终胰胆管以"U"形(两管分别开口于十二指肠)或"V"形(两管分别开口于1个乳头)和"Y"形(共同壶腹)3种类型完成发育。李心元等测量27具2～60天的婴儿尸体,测得胰胆管合流后共管长度为0.2～0.4cm,胰胆管夹角为15°～25°。而成人共管长度为0.4～0.5cm,胰胆管夹角为5°～30°。故一般认为小儿胰胆管合流异常的诊断标准是:①胰胆管合流部位于十二指肠壁外,有一段长的共管大于5mm。②胰胆管合流部所形成的夹角大于30°。

1992年Komi提出了胰胆管合流异常分类法。

(1) I型 胆总管末端狭窄与胰管呈直角汇合(图4-5-23A)。① $I_a$:共管不扩张。② $I_b$:共管扩张。

(2) II型 胆管与胰管呈锐角汇合(图4-5-23B)。① $II_a$:共管不扩张。② $II_b$:共管扩张。

(3) III型 有开放的副胰管(图4-5-23C)。① $III_a$:胆管远端扩张。② $III_b$:主胰管缺如。③ $III_{c1}$:主胰管与副

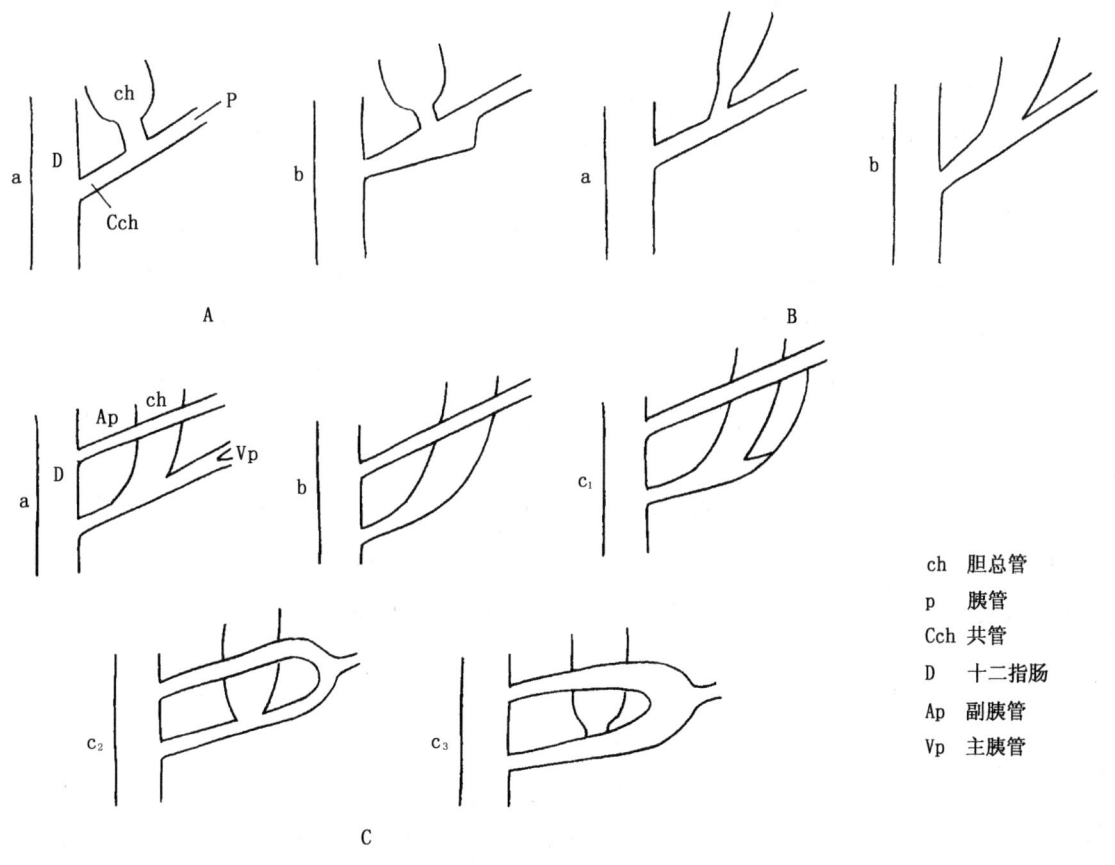

图4-5-23 Komi胰胆管合流异常分类图

A. I型 B. II型 C. III型

胰管间有微细交通。④$III_{c2}$：主、副胰管口径相同。⑤$III_{c3}$：全部或部分胰管扩张。

(三)病理

1. 扩张的胆管病理改变　CCD 的囊肿大小不等。肝内囊肿体积较小，胆总管囊肿体积较大，大者可容2000～3000ml 胆汁。扩张胆管壁的病变可因病程长短、类型及有无并发症而有所不同。通常见到的囊性扩张胆管壁增厚、结缔组织增生。大多数囊肿内壁已失去正常黏膜和上皮组织，有时可见到散在斑片状黏膜溃疡灶。反复发生胆管炎者囊肿中胆汁混浊，并可见黄绿色脓苔附着于囊壁，囊壁周围炎症改变也更加明显，个别病例囊壁内有钙化成分。囊肿远端形成一狭窄段，镜下观察狭窄段内神经丛分布及神经节细胞数多低于正常。管壁有局限性肌层增厚，且可见到上皮细胞化生。

扩张的胆管内可合并胆管结石。Komi(1984)报道 CCD 合并胆管结石者占 11.2%。结石成分为胆色素、胆固醇和混合型结石，但以胆色素和混合性结石为多。结石形成可能与胆汁淤积、细菌感染症、胆管上皮脱落以及胰液反流入胆管有关。

2. 肝脏病理改变　本病由于胆道慢性梗阻、胆汁淤滞和反复炎症发作造成肝损害。其损害程度与病程长短、囊肿大小、是否合并胆管炎等有关。光镜下观察，轻者汇管区有时有少量纤维组织增生和少量炎细胞浸润，无胆小管增生及肝细胞淤胆和坏死。肝损害严重者肝小叶间纤维组织增生，有中等量以上炎性细胞浸润，小胆管增生，胆管和肝细胞淤胆、变性坏死，甚至呈肝硬化表现。如早期进行治疗，解除胆管梗阻，多数肝脏病变是可逆的。

陈新英等通过 10 例胆总管囊肿患儿的肝脏电镜检查发现，有线粒体异常 8 例，包括线粒体消失、空泡形成、嵴减少、排列紊乱或模糊不清；内质网扩张，溶酶体增多并有残存体；毛细胆管扩张，其内微绒毛减少，以及肝细胞间有胶原纤维等改变。

3. 胰腺病理改变　可能合并急、慢性胰腺炎。合并急性胰腺炎者可有胰腺充血、水肿、变硬，严重者可见赤褐色或黑绿色坏死区，在坏死区边缘的肠系膜或大网膜上有许多灰白色皂化点，小网膜腔可有血性渗液。但多数为慢性胰腺炎，可有胰腺变硬、纤维化及白细胞浸润、胰管扩张及有蛋白栓等表现。在临床上有典型的胰腺炎表现者，而术中胰腺肉眼病理变化并不明显。Todani 曾报告 15 例 CCD 并发急性胰腺炎的临床表现，并伴有高淀粉酶血症者，仅有 1 例肉眼可见急性坏死性胰腺炎的病理改变，故取名为"假性胰腺炎"(pseudopancreatitis)。Stringel 称此种情况为"虚构胰腺炎"(ficfifious)。我们在术中观察了无肉眼可见胰腺炎改变的 25 例 CCD，均取胰腺活组织进行光镜检查，其中 9 例进行电镜检查。有 5 例光镜下可见胰腺内有炎性细胞浸润、纤维结缔组织增生等慢性胰腺炎的改变。此 5 例均有上腹绞痛史，且血、胆汁淀粉酶均增高，术中造影显示 4 例有胰胆管合流异常。9 例电镜检查中 6 例有胰胆管合流异常，并显示有胰腺腺泡间的淋巴细胞浸润、纤维组织增生，粗面内质网、线粒体、高尔基复合体的扩张增多等分泌旺盛的表现，与 Tasso 等观察到的慢性胰腺炎损害初期细胞器的变化雷同。因此我们认为"假性胰腺炎"和"虚构性胰腺炎"的说法不够妥当。

(四)临床表现

CCD 因扩张部位、形状、大小和年龄不同以及有无感染等导致临床表现不同。综合叙述于下：

1. 腹痛　多为阵发性上腹或右上腹钝痛或胀痛，有时为绞痛，发作时患儿辗转不安、哭闹不止，发作过后如正常儿。每日数次或间隔数日发作 1 次。此种情况多见于梭形胆总管扩张，且多为大年龄儿。如腹痛变为持续性且伴有发热、黄疸，即为胆管炎的表现。在病理中常多次反复发作，发作时出现乏力、厌食、呕吐等消化道症状。笔者所在医院病例有腹痛者占66.7%,其中3岁以下婴幼儿有腹痛占婴幼儿总数的48.1%,而3岁以上儿童组有腹痛者占85%。

2. 黄疸　CCD胆管远端多有不同程度的狭窄。当合并胆管炎时,狭窄的胆管远端黏膜水肿,使原已狭窄的管腔更为狭窄,甚至闭塞而出现梗阻性黄疸。因此,黄疸多是间断性出现,轻者仅巩膜轻度黄染,重者全身皮肤黄染、瘙痒,大便色淡或为陶土色。当炎症减轻后,排胆又复通畅,则黄疸减轻或消失。笔者所在医院病例有黄疸史者占50.3%。婴幼儿黄疸发生率高于较大儿童。

3. 肿块　在囊肿型CCD可触及右上腹肿块,位于肝缘下,表面光滑,有囊性感,可向下向左侧延伸。巨大囊肿者可占据右腹大部分,下界达右髂窝部,并超过中线。肠管被挤向腹部左下方。有的在囊肿上方触及胀大的胆囊。CCD体积小者或Ⅲ、Ⅴ型及大部分Ⅳ型多不能触及肿块。

4. 发热　发热是CCD的常见症状,常在腹痛加重、黄疸时出现,表现为弛张热型,有的可高达39～40℃。发热多由于囊内感染、复发性胆管炎或胰腺炎引起。

5. 脾大　脾大多发生于囊肿巨大、病程长、合并肝硬化的患儿。临床表现为门静脉高压症、脾大和食管静脉曲张出血等。

6. 营养及发育障碍　由于巨大囊肿的压迫、胆道梗阻排胆不畅、反复发作胆管炎及胰腺炎,以及肝功能损害等均可影响患儿的消化及吸收功能而发生营养障碍。急性发作者还可引起水、电解质紊乱,严重者可导致衰竭。长期未得到治疗者影响身体发育。

7. 三联征　表现为腹痛、黄疸和肿块。胆总管扩张症具有典型的三联征者仅占20%～30%。因此,不具三联征者不能排除本病。

8. 其他　CCD可影响肝、胆、胰等器官,如肝功能损害可引起凝血机制障碍、维生素K缺乏而发生出血倾向,如鼻出血、牙龈出血、皮下淤血及消化道出血等。反复发生胆管炎或并发胆管结石,则出现相应的症状。合并急性胰腺炎时可有腹痛加剧、发热及上腹压痛、反跳痛、腹肌紧张等腹膜炎症象。反复发作的慢性胰腺炎长期未经治疗可有胰腺纤维化、胰腺功能障碍、高血糖等表现。少数病例可因囊肿巨大、内压增加,而发生穿孔。患儿情况急剧恶化,腹部有弥漫性腹膜炎体征。

(五)实验室与影像学检查

1. 实验室检查　在诊断CCD中无特异性意义。但可反映患儿的全身状况和由于本病所造成的肝、胆、胰等器官的损害。①血液常规检查可以了解有无贫血、感染,有无脾功能亢进。②肝功能检查可以了解肝功能损害程度。血胆红素测定可以确定黄疸及其类型。③血、尿淀粉酶的增高提示合并胰腺炎。④血清电解质检查及尿素氮检查对急性病例可了解脱水性质及程度。

2. B超检查　CCD的典型B超表现为胆总管有局限性扩大的无回声区,多为圆形或梭形。囊状扩张的头侧端与肝内胆管相通。胆囊可能肿大,有时受压贴向前腹壁。肝内胆管扩张者可显示肝内胆管有局限性扩张的无回声区。B超除能显示胆管扩张的部位、大小、管壁厚度、囊内有无结石外,还可以检查肝实质有无纤维化及肝硬化、胰腺大小和是否有胰管扩张、门静脉直径和脾大小,双肾是否有多囊性改变等,因此B超检查是诊断CCD的首选方法。

1980年Deuebury等报告了1例产前B超检查诊断的CCD。Hourell等在妊娠第17、18、27周分别为一孕妇作B超检查没有发现胎儿有任何异常,但在31.5周时发现肝前有一囊肿,在36周时重复B超检查证实该囊肿与肝内胆管连接,肝内胆管有轻度扩张。很多学者也有同样发现,并认为这与胰酶进入胆管造成损伤所需要的时间相符,支持胰胆管合流异常的病因学说。

3.X线造影检查　X线腹部平片检查可见到含气胃肠道受压移位,囊壁有钙化者可见钙化影像,囊肿内合并阳性结石者可见结石影像,但均非特异性。对疑为本病者可选择应用X线造影法。

(1)上消化道钡剂造影法　胆总管囊肿体积较大者,后前位检查可见到十二指肠上部和降部向前、下、中线移位,侧位片见十二指肠向前移位;但囊肿小者、梭形扩张者或肝内胆管扩张者均无影像改变。Ⅲ型脱垂型囊肿可见到十二指肠内有突出肿物。

(2)胆管造影检查

1)静脉胆管造影:应用静脉推注或滴注胆影葡胺,待药物进入后15、30、60分钟分别摄片观察胆道显影情况。根据胆管扩张情况进行诊断。但小儿胆管多显示不清。故目前很少采用此法。

2)经皮肝穿刺胆管造影:此操作可在X线下或B超引导下进行。当穿刺针刺入胆管后向管内推注38%泛影葡胺,直至胆树满意显影,可进行诊断。但有时囊肿巨大造影剂被稀释显影不清。此外,PTC对肝内胆管不扩张者造影成功率低,且有并发出血和胆汁性腹膜炎之虞,故应慎重选择应用。

3)内镜逆行胰胆管造影(ERCP):应用小儿十二指肠纤维内镜经十二指肠乳头插入导管造影。可显示胰、胆管全貌,对胰胆管合流异常(图4-5-24)、分类和治疗方法的选择提供可靠的依据。黎明等对92例患儿行ERCP检查,其插管成功率为92.4%,造影率达90.2%。其中67例CCD中经ERCP证实有胰胆管合流异常者54例(80.6%)。小儿ERCP操作复杂需在全麻下进行,并有发生急性胆管炎和急性胰腺炎的可能。

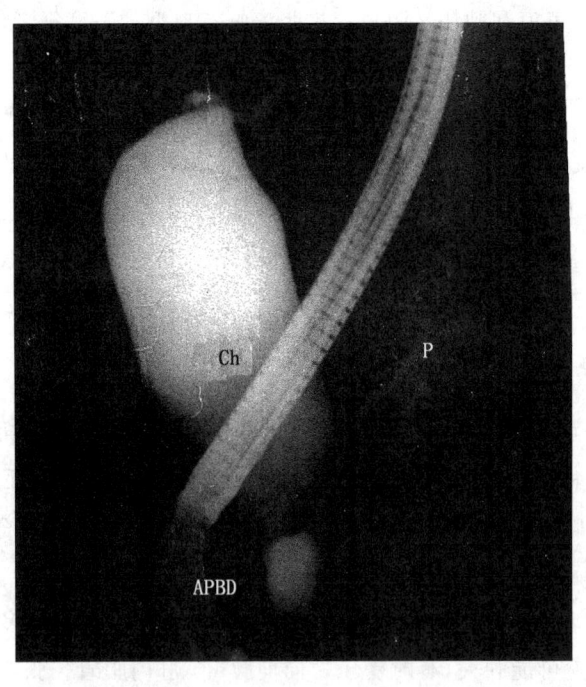

图4-5-24　内镜胰胆管造影显示胰胆管合流异常

4)术中胆管造影:开腹后施行,将穿刺套针刺入胆囊或扩张的胆总管后留置导管。先抽取部分胆汁留作细菌培养和淀粉酶检查,然后经导管注入38%泛影葡胺20～40ml,胰胆管可全部显影,观察肝内、外胆系及胰胆合流情况,此称术中全胰胆管造影(ITCP)(图4-5-25);如因囊肿巨大等原因,某些部位显示不清者,可根据需要分别作肝内、外胆管造影,称为术中选择性胰胆管造影(ISCP);还可将导管插入胆管远端,并在十

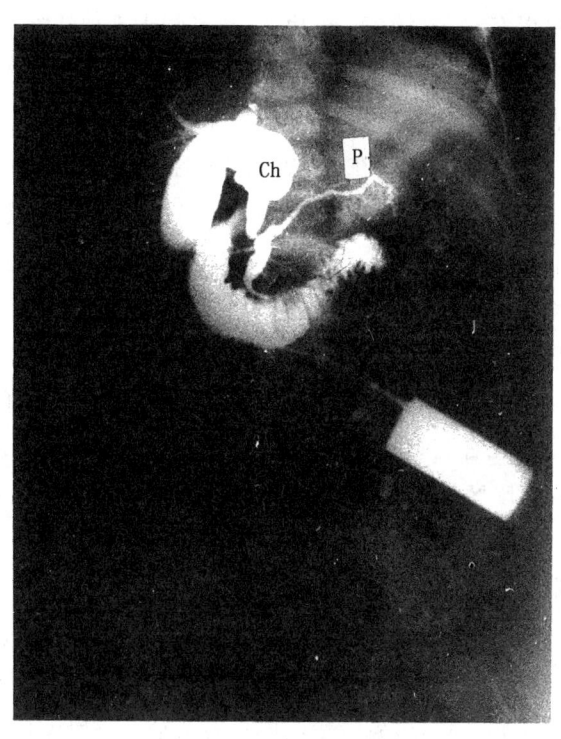

图 4-5-25 术中胆道造影显示胰胆管合流异常

二指肠后胰胆管进入十二指肠处放置小胶片,注入造影剂后局部摄片以显示胰胆合流情况,称为术中选择性接触胰胆管造影(ISCCP)。我们应用术中造影 38 例,均证实了诊断。其中除 4 例胆管远端显示不清外,34 例中有胰胆管合流异常者 27 例(79.4%)。术中造影与 ERCP 相比,它不需要购置昂贵的十二指肠镜,造影可靠,简便易行、患儿痛苦不大。但患儿与术者都暴露在 X 线下是其缺点。

4.CT 检查　CCD 表现为肝门部胆总管增粗的低密度区,壁光滑,肝内胆管近端可增粗,远端不扩张。$IV_A$ 及 V 型表现为肝内多发低密度囊肿与扩张胆管相通,也可伴有胆石。

5.放射性核素检查　放射性核素检查可以显示脏器的功能。$^{99m}$Tc-HIDA 为胆道快速通过型显像剂,正常人静脉注入 3~5 分钟后肝脏显影清晰;10~15 分钟后肝内胆管、胆囊显影;30 分钟后肝脏及左、右肝管影像消失,胆囊及胆总管影像清晰,且大部分放射性药物排入肠道。本法可以显示胆管扩张的部位、大小、形态,还可以根据放射性物质排入肠道情况判断胆道远端梗阻情况,并可进行动态观察。但本法多不作为诊断 CCD 的常规方法,可根据病情需要选择应用。

(六)诊断与鉴别诊断

1.诊断　具有典型的腹痛、右上腹囊性肿块、间歇性黄疸的"三联征"患儿,临床诊断不难。多数患儿具有不典型的临床症状,故必须运用其他检查方法。B 超应列为首选,其次为 CT 检查,多数病例可获得初步诊断,在此基础上适当选用 ERCP、PTC 或术中胰胆管造影可以显示肝内、外胆管的完整影像、胰胆合流情况和胆管扩张类型,为选择术式提供依据。

2.鉴别诊断

(1)胆道蛔虫病　梭形胆总管扩张多在儿童期发病,以右上腹间断性绞痛为主要症状,酷似胆道蛔虫病的临床表现。肝胆 B 超检查可作出鉴别。胆道蛔虫病可见到胆道内蛔虫影像。

(2)胆管结石 胆管结石可以有右上腹绞痛、黄疸、发热等临床表现。除偶可触及胀大胆囊外,右上腹触不到肿块。急性发作时可有右上腹压痛、反跳痛及肌紧张等。B超检查可见胆管内结石。如结石梗阻胆管,其近端胆管管径可增粗,但不呈囊样改变。

(3)先天性肝囊肿 孤立性肝囊肿多发生在肝右叶,多发性肝囊肿可散在发生于肝脏各叶,且常伴有肾囊肿。巨大囊肿体检可触及右上腹肿块或增大的肝脏,并出现上腹胀满不适或黄疸等。囊肿继发感染后有发热、腹痛等症状。孤立性肝囊肿应与囊性胆管扩张鉴别,多发性囊肿应与Ⅳ$_A$型及Ⅴ型胆管扩张鉴别。B超和CT检查有助于鉴别,肝囊肿均位于肝实质内与胆管不相连。鉴别困难者可行PTC造影检查。

(4)右肾积水 右侧腹囊性肿块与CCD常相混淆。肾积水一般无症状,肿物位置偏外侧,后腰三角多饱满。B超检查胆管正常,肾区囊性肿块而无正常肾脏。静脉肾盂造影可诊断肾积水。

(5)腹膜后囊性畸胎瘤 生长在右上腹膜后囊性畸胎瘤不易与CCD鉴别。前者肿块呈分叶状、软硬不一致,B超显示多房性,不均质,与液暗区相间而且囊肿不与胆管相通,腹部X线片可能有钙化组织。必要时用PTC或ERCP进行鉴别检查。

(6)肝棘球蚴囊肿 多以肝大、右上腹囊性肿块就诊,少数患儿可有黄疸、发热表现。此种患儿多有羊畜接触史,触诊有时有包囊震颤,外周血嗜酸性粒细胞计数增加。Casoni试验呈阳性。80%患儿补体结合试验阳性。B超、CT检查均有肝内双壁囊性肿块特征影像。

(7)肠系膜囊肿 多发生在小肠系膜,边界清楚,可左、右活动。一般无特殊症状。根据临床体征多可与胆总管囊肿鉴别。有怀疑者可作B超检查有助鉴别。

(8)胆囊积液 此病较少见,多因胆囊管有先天性或后天性原因引起的狭窄、梗阻形成所致。表现为右季肋部囊性肿块。有的有胀痛不适。B超和CT均可显示胆囊胀大而胆管正常,容易鉴别。

(七)治疗

本病一经确诊均应及时进行手术治疗。

1.手术治疗原则

(1)根治性切除扩张胆管,重建胆肠通路可作为首选手术。

(2)在急性发作期间或已有并发症发生,全身情况不良者,应先行支持疗法或减症手术。待全身情况好转后再考虑根治性手术。

2.手术种类

(1)外引流术 包括经皮肝穿刺引流术(PTCD)及囊肿内置管外引流术。

(2)囊肠内引流术 包括囊肿十二指肠吻合术及囊肿空肠Roux-Y吻合术。

(3)囊肿切除胆肠通路重建术 手术方式繁多,可归纳如下:

1)囊肿切除肝管肠吻合术:包括肝管十二指肠吻合术及肝管空肠Roux-en-Y吻合术。为了防止逆行性感染又有加防反流瓣手术。

2)囊肿切除胆道重建术:胆总管扩张部分切除后,在肝管和十二指肠间间置肠管以代替胆总管。包括空肠间置术及附加防反流瓣手术、回盲部间置术、阑尾间置术等。

(4)肝叶切除术 用于肝内局限性胆管扩张症。

(5)脱垂型胆管囊肿"去顶"手术。

3.各种手术操作要点及注意事项

(1)外引流术 用于极度营养不良、全身衰竭、肝功能不良、严重囊内感染应用抗生素无效、不能耐受根治性囊肿切除术者,或囊肿破裂形成弥漫性腹膜炎者。前者可在X线或B超引导下行PTCD引流,并经导管注入抗生素。施行囊内置管外引流术,术前应改善全身状况,纠正其水、电解质失衡。多选用右肋缘下小横切口,长约3~4cm,切开腹壁各层后即可见到囊肿壁。经穿刺抽出胆汁后,于囊壁作荷包缝合。在其中央戳穿囊壁,放入蘑菇头导管,收紧荷包缝合线,检查管周不漏胆汁即可。必要时再补加一荷包缝合,腹腔内不作探查。如为囊肿破裂发生弥漫性腹膜炎,则应采用右上腹直肌探查切口。证实为囊肿穿孔后,从穿孔处放入蘑菇头导管,外加荷包缝合以固定导管,由腹壁引出。同时吸净腹腔内积液,彻底冲洗腹腔后放入抗生素。盆腔放置引流管,自下腹引出,最后关腹。

术后要防止胆液丢失造成的水电解质失衡和影响食物的消化和吸收。应采取以下措施:①术后早期根据胆汁引流量和血电解质检查结果,补足丢失的体液量和电解质。②将引流出的胆液过滤后加抗生素鼻饲。③收集引流出的胆液,烘干后研成粉末装入胶囊或加糖口服。经此处理,患儿术后体重增加,全身营养状况改善。术后3~6个月顺利完成囊肿切除胆肠通路重建术。如患儿胆液引流量大,电解质平衡难以维持,经积极准备在术后2、3周分别行囊肿肠吻合术。因此,我们认为二次手术时间应根据患儿术后情况决定;选择术式应根据患儿恢复情况及对手术耐受程度而定。

(2)内引流术 将扩张的肝外胆管直接与肠管吻合,使胆汁直接经吻合口流入肠道,缓解临床症状。主要手术操作简便、损伤小、手术时间短。但由于扩张囊壁依然存留,虽体积缩小,但失去正常的胆管功能,合并的胰胆管合流异常仍然不断地有胰液反流至囊内,继续损害胆管。故术后胆汁滞留、胆管炎、胆结石以致胆管癌变均可发生。本术式只适用于全身情况差不能耐受根治术者,或医疗条件差不能完成囊肿切除术时选用囊肿内引流术。常用的有囊肿十二指肠吻合术及囊肿空肠Roux-Y吻合术。前者囊肿与十二指肠降段吻合,且接近胆肠的生理状态;后者需在十二指肠悬韧带下15~20cm处截断空肠,将其远端经横结肠前或横结肠后与囊肿吻合,然后将空肠近端与距肠吻合口30~40cm处空肠行端侧吻合,此法具有一定的防反流作用。此两种术式均应注意:①囊肿与肠的吻合口应尽量选在囊肿的低位,以利胆汁引流。②吻合口应够大,至少应达3~5cm,否则术后囊肿体积缩小而吻合口变窄,影响胆汁引流。③吻合口不应有张力,空肠囊肿吻合时空肠襻切勿发生扭曲和受压。

内引流术解决了囊肿的引流问题,但不能解决囊肿依然存在所引起的并发症和胰胆管异常合流存在所致的损害。如王燕霞等对囊肠吻合82例随访证明,近期效果良好,远期效果不佳。其随访5年内良可率为81.3%,10年内68.2%,12~15年为30%。远期随访死亡率为8.3%。2例胆管癌变,癌变率为3.3%。我们主张长期随访,如发现有并发症就行二次手术。我们有6例囊肠吻合术后患儿因反复发作右上腹痛、发热、黄疸再入院。经B超和PTC检查均有吻合口狭窄,其中3例胆管内有结石,均行囊肿切除胆肠通路重建术痊愈。二次手术中我们发现原来体积大的囊肿已缩小呈球状,囊壁增厚,内层粗糙,黏膜脱落附有脓苔、溃疡或结石形成。原来大的吻合口已狭窄至仅0.2~0.3cm。因此,只有进行根治术才能达到治愈目的。

(3)囊肿切除胆肠通路重建术 是目前治疗CCD的首选手术。1966年Saifo施行囊肿切除Roux-Y空肠内引流术。1970年Ishida等报告了19例一期囊肿切除术仅2例死亡。同年Kasai等报告了14例囊肿切除术和内引流术,有3例术后死亡。近年来由于医疗技术的进步,术后死亡率明显下降。

囊肿切除胆肠通路重建术要有良好的医疗条件,患儿全身情况好,作好充分的术前准备,才能取得成功。手术操作分两步:

1)囊肿切除术:切除全部扩张的胆总管,上断端为总肝管,下断端至胆总管进入胰头部胰胆合流部以上的胆管部分。开腹后先探查囊肿大小、范围及其与周围器官的关系。然后抽取囊肿液送细菌培养和淀粉酶检测,根据需要可行术中胆胰管造影。囊肿小者边界清楚,解剖移位不大,易于游离切除。但囊肿巨大者,其周围组织和器官被挤压移位,并由于反复囊内感染,囊壁增厚,囊周围有慢性炎症,质脆,易出血,游离囊肿多有困难。首先沿十二指肠降部外侧纵行切开后腹膜。沿囊肿壁向颅侧肝十二指肠韧带分离。一般肝十二指肠韧带内有多数细小血管,应分别予以钳夹、切断、结扎,注意勿损伤移位的肝动脉。沿囊壁用纱布拭子向十二指肠后作钝性分离,使囊肿远端尽可能多的暴露,再自囊肿下缘切开腹膜,沿囊壁向下分离,使部分囊壁外露。在已暴露囊壁远端横行切开囊肿,吸出胆汁后囊肿排空,后壁清晰可见。像游离疝囊后壁一样的做法,使囊肿后壁与周围组织分离,最终离断囊肿(图4-5-26)。离断胆总管囊肿最大的危险是损伤囊肿后方移位的门静脉,故离断囊肿时越靠近十二指肠侧越好,因为门静脉与胆总管之间越靠近十二指肠距离越大,在肝十二指肠韧带内两者并行且相贴。此外,在分离囊肿后壁时止血钳应紧贴囊壁以防损伤门静脉。如囊壁增厚周围有慢性炎症或曾行内引流术者二次手术时囊肿已缩小壁厚,四周粘连严重,可在增厚壁内注入生理盐水使组织扩张,后壁内、外层分离。在两层间分离,后壁部分外层可遗留原处,以保护门静脉不受损伤。然后向近端游离囊肿,自总肝管远端将囊肿近端与胆囊一并切除。囊肿远端游离至胰头胆管与胰管汇合部的胆管侧切断,残端结扎,注意勿损伤汇合部及胰管。后壁剥离面渗血可用细丝线包埋缝合止血。在检查无其他损伤及活动性出血后进行胆肠通路重建术。

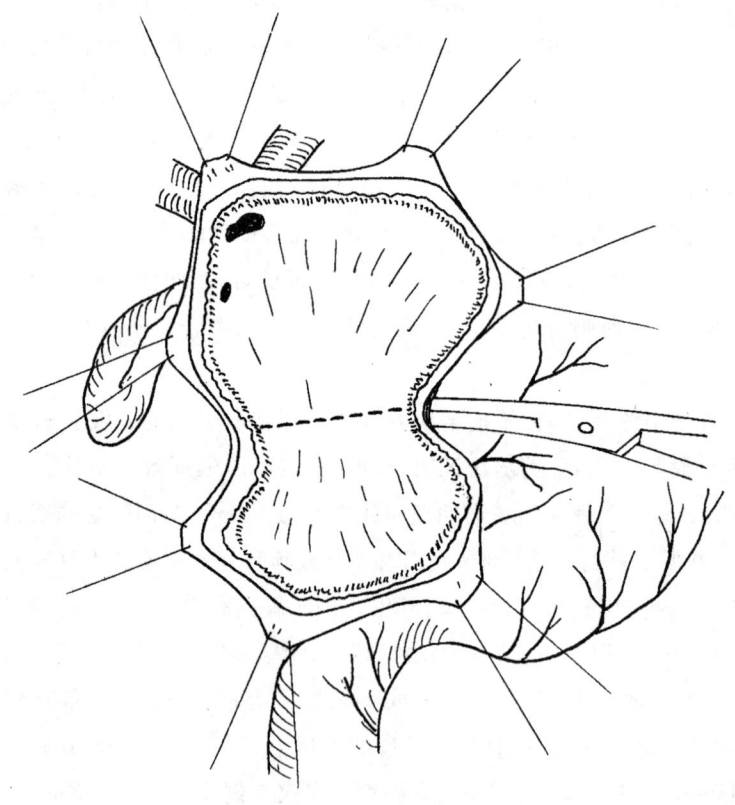

图 4-5-26 离断胆总管囊肿

2)胆肠通路重建术:有两种术式。

肝管肠吻合术:胆总管囊性扩张切除后留下的肝总管一般多较正常增粗,其切端与肠管吻合多无困难。

常用的吻合方式为肝管十二指肠吻合与肝管空肠 Roux-en-Y 吻合术。

肝管十二指肠吻合术：在巨大囊肿病例由于十二指肠被囊肿推向前、左侧，并被拉长，故肝管与十二指肠吻合无困难，亦无张力。若囊肿较小，十二指肠无移位及拉长者应剪开十二指肠右侧后腹膜，将十二指肠降部作适当游离后与肝管容易接近，便于吻合。其缺点为肝管肠吻合口无 Oddi 括约肌的抗反流作用，十二指肠内容物易反流入胆管，较长时间潴留在胆管内可招致感染和结石形成。为了防止十二指肠内容物反流入胆管，我们设计了胆总管囊肿切除肝管十二指肠吻合黏膜乳头成形术。通过动物实验证明具有良好的抗反流作用。随访最长者已 4 年，无胆管炎发生。此术的做法是在切除囊肿后行肝管十二指肠端侧吻合。在距肝管断端后壁 1cm 处与十二指肠侧壁浆肌层行间断缝合。距该缝线 0.5cm 的十二指肠壁纵行切开浆肌层，长度与肝管直径相等，潜行分离浆肌层与黏膜之间，使黏膜从切口膨出，宽约 1cm，然后在膨出的黏膜中央作纵行切口，口径与肝管直径相等，用 0-5 号肠线行肝管全层与黏膜切口间断内翻缝合一周。最后将十二指肠浆肌层与肝管外层缝合，形成一个由十二指肠黏膜包绕肝管壁全层的乳头，突入到十二指肠腔内（图 4-5-27）。

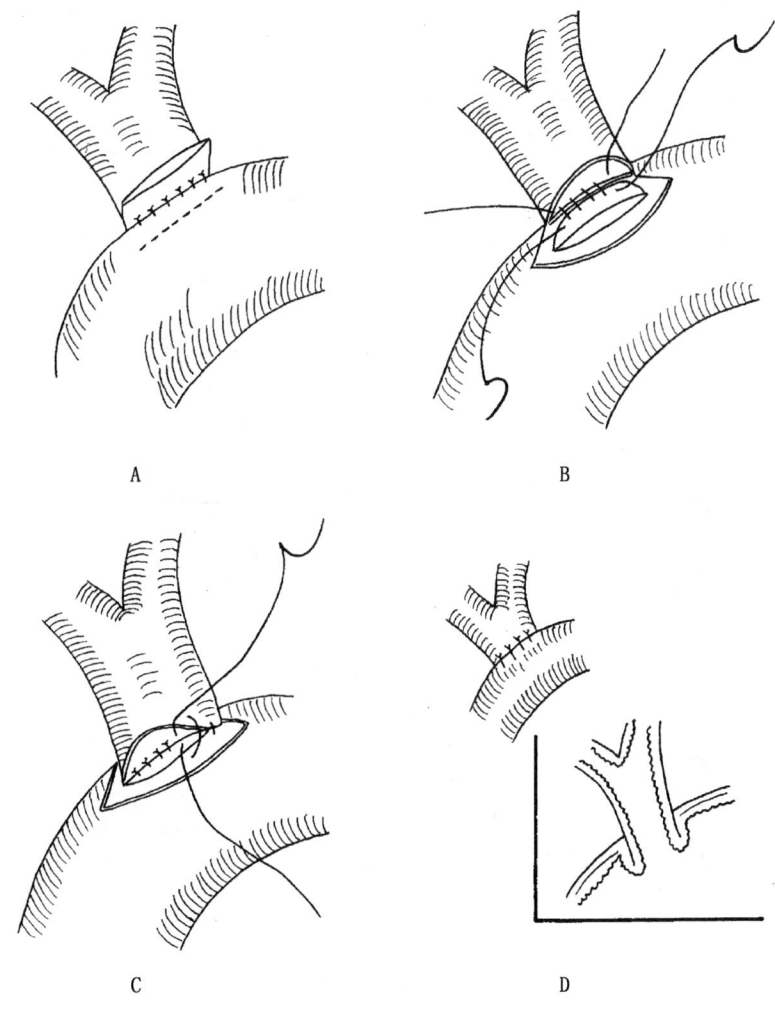

**图 4-5-27 肝管十二指肠吻合黏膜乳头成形术**

A. 肝管十二指肠浆肌层缝合　B. 肝管后壁全层与十二指肠黏膜缝合
C. 肝管前壁全层与十二指肠黏膜内层缝合　D. 吻合完毕乳头形成

此手术的关键在于切开十二指肠浆肌层时切勿切破黏膜。游离十二指肠黏膜要有足够的宽度用以包绕肝管。所形成的黏膜乳头其壁较薄,当十二指肠内压力增加时可因压力作用而使乳头开口暂时闭合,起到防反流的作用。

肝管空肠 Roux-Y 吻合术是常用的手术。自十二指肠悬韧带(Treitz 韧带)下 15~20cm 处截断空肠。其远端自横结肠前或自结肠后与肝管作端端或侧端吻合,空肠断端的近端与上提的空肠作端侧吻合形成 Y 型,两吻合口间距离一般 30~40cm。此段空肠称胆支。此术式因有一段较长的胆支,具有一定的防反流作用。但有些人通过长期的观察发现术后可出现下列并发症:①消化性溃疡:由于该术式使胆汁直接流入空肠,改变了正常的生理状态从而改变了生物合成和促胃酸激素的分泌,诱发胃酸分泌增多。同时由于胆汁改道,十二指肠持续性酸性刺激,没有碱液中和,促使溃疡发生。②脂肪吸收障碍:由于该术式胆汁直接流入空肠,对肠腔内的消化时相有影响,对胰腺外分泌功能、空肠胆汁酸浓度均有影响而出现脂肪吸收障碍。

为了更好地防止肠内容物反流入胆支,有很多学者提出了防反流措施。曾宪九提出改良 Roux-en-Y 术式,将远端空肠与近端空肠侧端吻合切口由纵行改横行,使近端与远端空肠吻合后两肠襻形成锐角,并在两肠襻侧作几针浆肌层缝合(图 4-5-28A)。一旦有食物反流可进入近端空肠而不进入胆支。张金哲等设计了在胆支上的矩形瓣用于抗反流。基本做法是把 Y 形吻合的胆支及胃十二指肠支两肠襻并拢,从吻合口处向近端缝合 5cm,将相邻的肠壁缝成一矩状隔。系膜缘及系膜对缘各缝一排缝线,缝合前须将胆管一侧半边肠壁浆肌层剥除,可确保日后缝合处粘连,同时胆支一侧只有黏膜层,失去原有的肠壁弹性。并行缝合后受到胃十二指肠支肠襻的压迫而凹瘪,致使缝合后隔两侧肠腔不等大,当胃十二指肠支肠腔越大则胆支肠腔越瘪,甚至闭合,这样就使缝合的隔成为一矩形瓣(图 4-5-28B),起到防反流的作用。

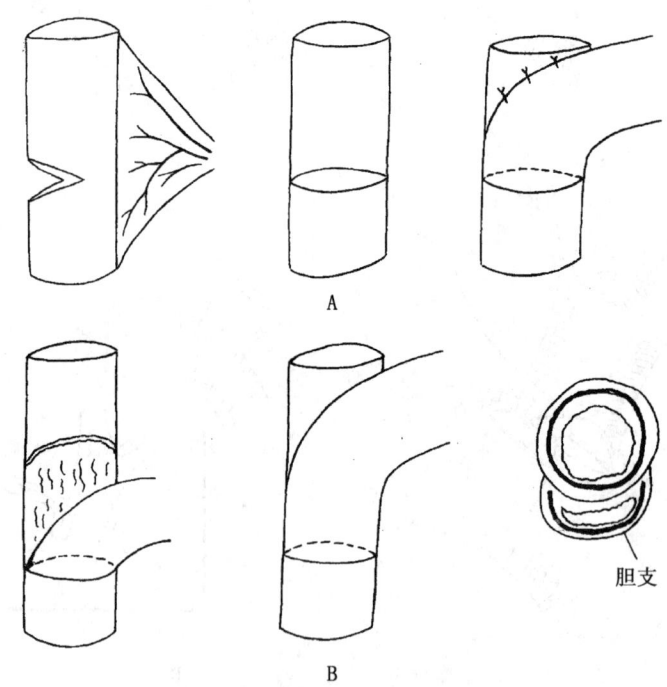

**图 4-5-28　改良的防反流术式(一)**

A. 改良 Roux-Y 吻合术　B. 矩形瓣成形术

他们应用该术式治疗了113例胆总管囊肿患儿,随访2年疗效满意。通过临床观察,矩形瓣不但能防止正常蠕动引起的反流,而且能阻挡机械性肠梗阻时的高压反流。还有人在胆支上作全层人工套叠瓣,使近端肠管套入远端(图4-5-29A),既可保持胆流排出通畅,又可防止肠内容物反流。中条俊夫将长1.5cm肠管去除浆肌层作成套叠瓣以防反流(图4-5-29B)。

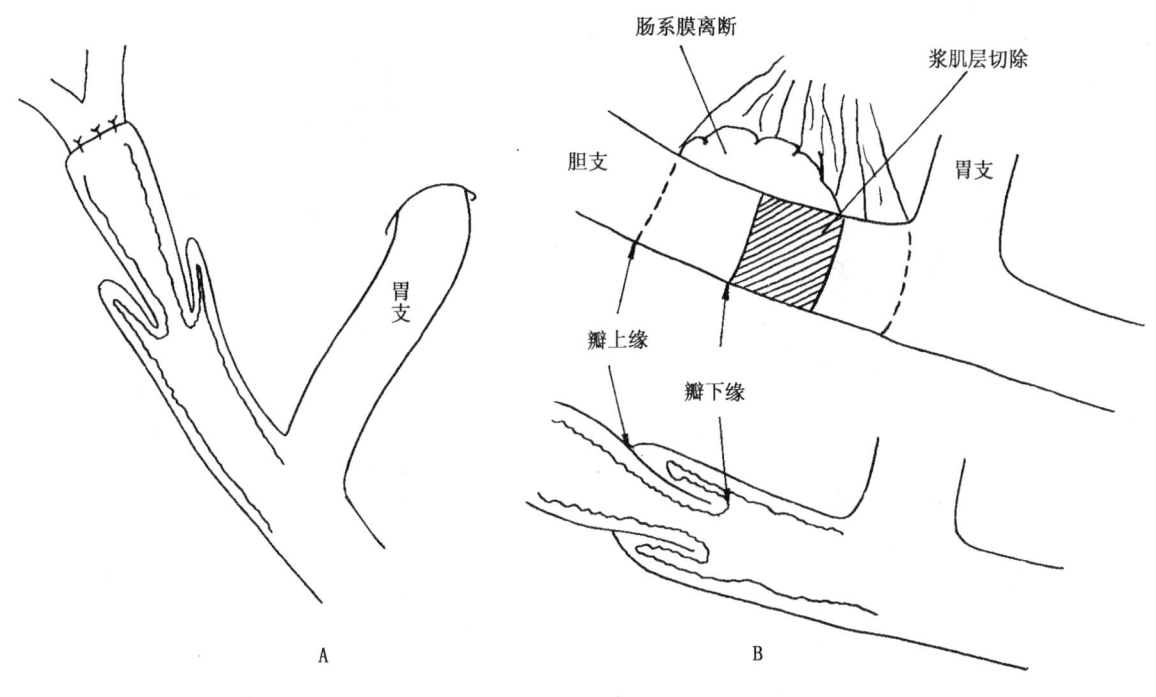

图4-5-29 改良的防反流术式(二)

A.全层肠套叠瓣法 B.黏膜套叠瓣法

(4)囊肿切除胆管重建术 囊肿切除后肝管与十二指肠间间置一段肠管以代替胆总管,保持胆汁直接流入十二指肠的生理状态。

1)空肠间置胆道重建术:Grassi于1971年设计了空肠间置胆道重建术(图4-5-30A)。方法是自十二指肠悬韧带(Treitz韧带)下取15cm左右的带系膜空肠段,通过结肠中动脉的右侧,将游离空肠段提至肝门处与肝总管吻合,另一端与十二指肠吻合。再作空肠与屈氏韧带下空肠端端吻合,恢复肠道的连续性。此种术式虽符合生理状态,但缺乏防反流机制。十二指肠内容物可反流入间置空肠及胆管,仍有发生逆行性胆管炎的可能。因此,Moreno将间置空肠段的长度延长至30cm,取得了效果。他们做了19例,随访6个月~5年,仅有2例在X线检查时腹部加压时造影剂反流到胆管。张金哲等在间置空肠与十二指肠吻合处做矩形瓣以防反流。还有在间置空肠处加套叠瓣者。

2)回盲部间置胆道重建术:Berlafzky于1978年提出利用回盲肠间置胆道重建术,并取得成功。笔者所在医院于1986年应用带蒂回盲部肠段间置术治疗10例胆总管囊肿。术后随访4个月~4年,临床无症状,8例上消化道造影均无钡剂反流。其做法是以回盲血管为蒂,整块切取回盲部(包括回肠10~12cm及升结肠4~5cm),切除阑尾。将回肠与升结肠吻合,恢复肠道连续性。游离回盲血管至肠系膜根,连同切取的回盲肠段顺时针方向旋转180°,使回肠与肝总管行侧端吻合(回肠端封闭),并加Witzel造瘘。再行升结肠与十二指肠降部作端侧吻合(图4-5-30B)。此手术最大优点为利用自体的内在的自然瓣控制反流,不像人工瓣那样术后易形成粘连、瘢痕化而失去防反流功能。通过随访患儿证明,钡剂检查时采用头低、脚高右斜位、仰卧位、俯卧位,并在吻合口附近用机械手加压至 6.7kPa(50mmHg)〔已超过正常肠内压 2kPa(15mmHg)〕,未见反流。此手术缺点为手术时游离回盲部增加了手术的复杂性,切除回盲部失去了其在肠道间的机械作用。

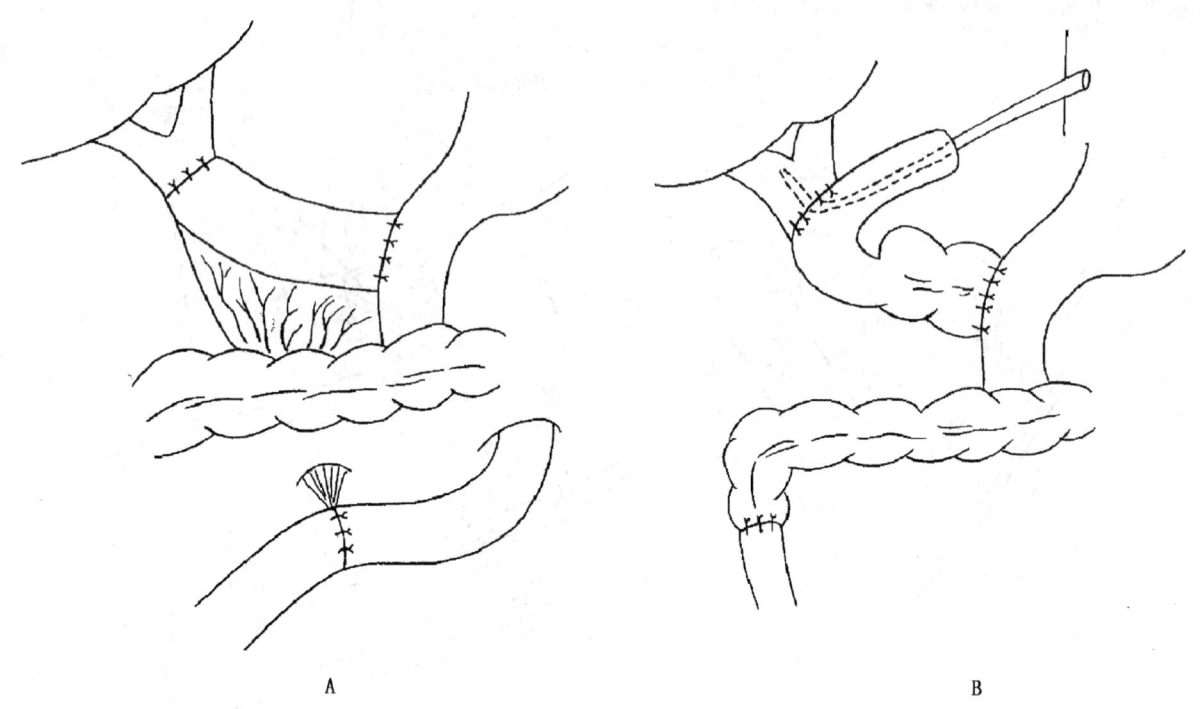

**图 4-5-30 空肠间置胆道重建术**

A.空肠间置胆道重建术　B.回盲部间置胆道重建术

3)阑尾间置胆道重建术:近年来国内、外均有利用阑尾间置于肝管和十二指肠间代胆道的报告。据报道近期效果尚可。

(5)肝切除术　适用于肝内多发性囊肿患儿。肝内囊肿合并感染常反复发作,很难控制,长期得不到控制者可导致肝硬化,且可合并肝内胆管结石。因此,如病变局限于肝的一侧者可行肝叶切除或半肝切除,若为双侧者治疗困难,有人也主张切除肝左叶。右叶巨大单发性囊肿可与空肠作 Roux-Y 吻合术。

(6)脱垂型胆总管囊肿手术　脱垂型胆总管囊肿突入十二指肠腔内,故手术时应于囊肿所在部位纵行切开十二指肠前壁。可见被覆十二指肠黏膜的囊肿,并可找到在囊肿顶部下方有小的开口,是囊肿排胆入十二指肠的出口。自此开口沿囊肿与十二指肠壁交界的囊肿侧剪除囊肿壁,完成"去顶术",再用细丝线缝合囊壁的切缘,使其外层的十二指肠黏膜与其内层胆管内膜对合,然后在囊肿后壁找寻胆管及胰管开口,检查有无狭窄,必要时可加作括约肌成形术以解除狭窄。最后横行缝合十二指肠前壁。

4.手术后近、远期并发症及其处理

(1)腹腔内出血　表现为术后腹腔引流管内引出较多量的血液,严重者可有血红蛋白下降甚至出现失血性休克。主要由于血管结扎不牢或结扎线脱落所致,也可以是胆总管囊肿切除时剥离面广泛渗血,止血不完善的结果。可先用止血药物及输入新鲜血液,如经处理仍不能止血且症状加重,甚至出现休克者应考虑手术探查。根据术中发现,给以相应止血处理。

(2)胆瘘　可以发生在囊肿肠吻合术,也可以发生在囊肿切除胆肠通路重建术术后。一般多发生于术后

3~5日,自腹腔引流管内引出胆汁。主要由于:①胆肠吻合技术不佳,对合不良。②吻合口处胆管或肠壁血循环不良。③吻合口远端有梗阻。发现腹腔引流管内有胆汁引出后,应仔细多次检查腹部是否有腹腔积液和腹膜炎表现。每日详细准确记录引流量。如全身情况良好,无腹膜炎表现,且胆汁引流量逐日减少,多能自行愈合。若全身情况变坏且有弥漫性腹膜炎表现,应及时剖腹探查,根据术中发现予以相应处理。

(3)胰瘘 主要发生在囊肿切除术后。表现为术后腹腔引流管内引流液逐日增多,引流液淀粉酶极度增高。发生胰瘘可由于以下原因:①胰腺剥离面大胰腺损伤。②患儿有胰胆管合流异常,切除囊肿时远端胆管结扎不牢或脱落,胰液反流经胆管残端流入腹腔。③游离胆总管远端时损伤胰管或副胰管。发现有胰瘘者应保证引流管通畅,防止胰液流入腹腔形成弥漫性腹膜炎。静脉给以氟尿嘧啶,以减少胰腺外分泌。根据引流液量及时补充液体以维持水和电解质平衡,并应给予有效抗生素预防感染。经保守治疗,多数患者在2~3周内痊愈。

(4)小肠套叠 术后应激反应异常可引起肠蠕动功能失调。一般肠蠕动功能在术后3日内恢复正常,如果出现术后完全性小肠梗阻症状则应想到小肠套叠的可能。一旦发生经保守治疗多无效果,应尽早剖腹行肠套叠复位术。

(5)术后胆管炎 术后胆管炎是胆管扩张症手术后常见的并发症,多发生在术后不久,有的随时间的延长而加重。临床表现为反复发热、腹痛、黄疸等。胆管炎发作长期得不到控制时可损害肝功能,导致肝硬化。胆管炎的发生有以下原因:①肠内容物经胆肠吻合口反流入胆管。②吻合口狭窄,胆汁排出不畅。③囊肿未切除者残留无效腔,胆汁淤滞。④肝内胆管扩张胆汁滞留,引起继发感染等。可先用消炎利胆药物进行治疗,无效者应进一步作B超、PTC等检查。如证实有残留无效腔、吻合口狭窄者,应再次手术除去残腔,切除胆管狭窄部分,重建胆肠通路,同时根据情况加用防反流术式。

(6)术后吻合口狭窄及胆石形成 术后吻合口狭窄、胆管炎和结石形成三者密不可分。吻合口狭窄如发生在囊肠吻合术后患儿主要是吻合口口径缩小,再加上萎缩囊壁增厚,失去弹性,使排胆不畅而出现临床症状。施行肝管肠吻合的患儿吻合口狭窄多因吻合技术不佳,肝管残端血液循环不良,术后瘢痕挛缩等原因而致。狭窄的结果造成排胆不畅,胆管炎反复感染,久之可继发胆石。因此,术后吻合口狭窄经证实后应再次手术,解除吻合口狭窄,重建胆肠通路。

(7)胆管癌变 胆管癌变是胆总管囊肿施行内引流术后远期严重并发症之一。癌变的发生率可在5%~28%不等。癌肿可以发生在胆管的任何部位,但以囊肿壁最多见。发生癌变后多无特异症状,不易诊断,手术探查时多已有转移,往往于术后半年内死亡。胆总管囊肿患儿胆管癌变率比正常人高20倍。发生恶变的原因可能与以下因素有关:①胆管内慢性炎症刺激。②胆汁淤积,胆石存在。③胆汁内化学致癌物质刺激。④存在胰胆管合流异常,胰液反流入胆道的长期刺激和损害。发生的胆管癌变类型中最常见者为腺癌(70%),还有退行性癌(21%)、鳞癌(9%)。由于发生癌变后治疗效果不佳,因此,多数人主张早期诊断,早期施行囊肿切除术。对已施行内引流术的患儿,如有反复发作胆管炎者,应再次手术切除残留囊肿,可以防止胆管癌变。

### 十九、小儿肝棘球蚴病

肝棘球蚴病是由细粒棘球绦虫(echinococcus granulosus)和泡状棘球绦虫(echinococcus multilocularis)的幼虫寄生于人体肝脏所致的一种寄生虫病,亦称肝包虫病。它是牧业地区常见的一种人畜共患病,由细粒棘球蚴感染引起的是囊型棘球蚴病,多见于我国西北部、北部及东北部地区,并在全国的21个省区都有病例报告,占肝棘球蚴病例的95%以上。由泡状棘球绦虫引起的称泡球蚴病,临床上较少见。

(一)病因

狗是细粒棘球绦虫最主要的终末宿主,羊、牛、马和骆驼等为中间宿主,人也是中间宿主。细粒棘球绦虫的成虫寄生在狗的小肠内,虫卵随粪便排出,污染人所居住周围环境,并常黏附在家畜的毛发上。人由于饮用或食入了被虫卵污染的水或食物而被感染。虫卵在十二指肠内孵化为六钩蚴,并穿过黏膜毛细血管,进入门静脉系统,约75%滞留在肝,15%滞留在肺,其余10%随血液散布到全身,如腹腔、脾、肾、脑、心脏、肌肉等,在体内寄生部位发育为棘球蚴囊肿。

(二)病理

进入肝的棘球蚴,先发育为小空囊,其中不含头节。随着囊体逐渐增大形成棘球蚴囊肿,称为内囊。内囊可分为内、外两层。外层为多层的角皮层,有弹性,呈白色半透明粉皮样;内层为生发层,是棘球蚴的本体,能产生很多头节和生发囊。生发囊脱落后形成与母囊结构相同的子囊,子囊又可产生孙囊。但是并非每个棘球蚴囊都含有子囊。头节绝大部分附着于囊壁或沉积在囊底形成棘球蚴囊沙。棘球蚴囊肿在生长过程中,由人体组织在其周围形成一层纤维包膜,称为外囊。病程甚长的棘球蚴外囊可发生钙化,小儿年龄越小,钙化越少见,而且外囊薄,血液丰富,纤维外囊壁起保护屏障作用。包囊液透明,呈弱碱性,含大量头节和子囊,以及少量无机盐和蛋白质,其主要成分为清蛋白,具有抗原性。囊液渗至囊壁外可为人体吸收,发生过敏反应或休克,甚至造成死亡。头节可在中间宿主机体内播散并生长发育成为继发性棘球蚴囊肿,若被终末宿主吞食,则发育成棘球绦虫成虫。内囊中的生发层、子囊和头节因营养不良、胆汁作用或合并感染后而失去生机,使囊液和生发层变性成为黄色胶样体。一般认为棘球蚴囊肿生长速度每年在0.1~3cm左右。由于小儿肝棘球蚴病程短、棘球蚴活力强、血供丰富、组织结构疏松及含水分多等特点,决定小儿棘球蚴囊生长速度比成人相对快。肝棘球蚴在生长过程中,如破入小胆管形成胆瘘,可发生继发细菌感染,破入大胆管则发生胆道感染或梗阻,甚至形成梗阻性化脓性胆管炎。小儿肝棘球蚴囊肿多发性者约占45%,并且常合并肺棘球蚴、腹腔棘球蚴、脾棘球蚴等(表4-5-5)。

表4-5-5  557例小儿肝棘球蚴囊肿的分布

| 项目 | 病例数 | 百分率(%) |
| --- | --- | --- |
| 肝单发单囊型 | 194 | 34.8 |
| 肝多发单囊型 | 251 | 45.1 |
| 肝多子囊型 | 41 | 7.4 |
| 肝棘球蚴病合并肺棘球蚴病 | 56 | 10.1 |
| 棘球蚴病合并脾内病灶 | 16 | 2.9 |
| 棘球蚴病合并腹腔内病灶 | 32 | 5.7 |
| 棘球蚴病合并其他脏器病灶 | 8 | 1.4 |

注:多子囊型棘球蚴病例数计在两组单囊型病例数中。

## (三)临床表现

肝棘球蚴病患者以学龄儿童为主,发病率随年龄递增(表4-5-6)。初期症状不明显,多为偶尔发现上腹部膨隆而被注意,发展到一定阶段时可出现轻度疼痛或压迫邻近器官所引起的症状。如囊肿压迫胃肠道时可出现上腹不适、食欲减退、恶心呕吐和腹胀等。位于肝顶部的囊肿可使膈肌向上抬高,压迫肺而影响呼吸。位于肝下部的囊肿可压迫胆道引起阻塞性黄疸。压迫门静脉可有脾大、腹水等门脉高压症状。在发病过程中常伴有过敏反应如皮肤瘙痒、荨麻疹等。

表 4-5-6 557例小儿肝囊型棘球蚴病的年龄分布

| 年龄(岁) | 2 | 3~4 | 5~6 | 7~8 | 9~10 | 11~12 | 合计 |
|---|---|---|---|---|---|---|---|
| 病例数 | 3 | 46 | 104 | 118 | 117 | 169 | 557 |
| 百分率(%) | 0.5 | 8.3 | 18.7 | 21.2 | 21 | 30.3 | 100 |

腹部体征可见右肋缘膨出或上腹部有局限性隆起。因囊肿在肝脏内膨胀性生长,使肝向左下移位,触之肝大。囊肿如在肝下缘则可扪及与肝相连的肿块,呈半球形、表面光滑、边缘清楚、可随呼吸而上下移动,一般无压痛(表4-5-7)。

表 4-5-7 557例小儿肝囊型棘球蚴病的主要临床表现

| 临床表现 | 腹部包块 | 肝大 | 腹部胀痛 | 恶心呕吐 | 发热 | 咳嗽 | 营养不良 | 腹部绞痛 | 黄疸 | 脾大 | 皮疹 | 腹水 |
|---|---|---|---|---|---|---|---|---|---|---|---|---|
| 病例数 | 502 | 437 | 291 | 215 | 136 | 101 | 95 | 45 | 32 | 25 | 22 | 9 |
| 百分率(%) | 90.1 | 78.5 | 52.2 | 38.6 | 24.4 | 18.1 | 17.1 | 8.1 | 5.7 | 4.4 | 3.9 | 1.6 |

## (四)并发症

新疆医学院40年收治的557例肝棘球蚴病患儿中发生并发症者有54例,占9.7%左右(表4-5-8),发病年龄主要为5岁以上儿童。并发症多由于囊肿破裂或继发细菌感染而引起,患儿多表现为腹痛、发热、食欲不振、贫血等,可造成患儿营养不良和发育障碍。

表 4-5-8 557例小儿肝囊型棘球蚴病并发症的分布

| 年龄(岁) | 2.5 | 3~4 | 5~6 | 7~8 | 9~10 | 11~12 | 合计(%) |
|---|---|---|---|---|---|---|---|
| 门静脉高压症 | 0 | 0 | 0 | 2 | 3 | 4 | 9(1.6) |
| 囊肿破入腹腔 | 0 | 1 | 2 | 6 | 2 | 5 | 16(2.9) |
| 囊肿破入胸腔 | 0 | 0 | 2 | 3 | 0 | 0 | 5(0.9) |
| 囊肿破入胆道 | 0 | 0 | 5 | 5 | 1 | 7 | 18(3.2) |
| 囊肿继发感染 | 0 | 0 | 4 | 5 | 2 | 4 | 15(2.7) |
| 呼吸困难 | 0 | 0 | 2 | 2 | 3 | 2 | 9(1.6) |
| 过敏性休克 | 0 | 2 | 2 | 4 | 0 | 0 | 8(1.4) |
| 阻塞性黄疸 | 0 | 0 | 2 | 8 | 0 | 5 | 15(2.7) |
| 合计(%) | 0 | 3(0.5) | 19(3.4) | 35(6.3) | 11(2.0) | 27(4.8) | 95(17.1) |

1. 棘球蚴囊肿继发细菌感染　多因胆汁瘘而继发细菌感染,是以厌氧菌为主的混合性感染,临床表现为细菌性肝脓肿的症状。

2. 肝棘球蚴囊肿破裂　棘球蚴囊液、囊内容物进入腹腔,患儿可突然发生腹部剧烈疼痛,腹部肿块骤然缩小或消失,并伴有皮肤瘙痒、荨麻疹、胸闷、恶心、腹泻等过敏反应,甚至出现过敏性休克。进入腹腔内的生发层和头节、子囊,日后逐渐发展成为多发性、继发性囊肿。如囊肿已经合并感染,则破入腹腔后会引起严重的腹膜炎。

3. 棘球蚴囊肿破入胆管　相对较多见。当囊肿破入左、右肝管时,囊液、囊皮可以经肝管进入胆总管,阻塞胆总管下端引起阻塞性黄疸,临床表现为典型的胆管炎或梗阻性化脓性胆管炎。术后T形管造影可显示胆总管与棘球蚴囊腔相通。如果囊液、囊皮排入肠道后则可出现水样便,粪便中有时亦可找到棘球蚴囊皮。

4. 棘球蚴囊肿破入胸腔　比较少见。新疆医学院的557例肝棘球蚴病例中只有5例破入胸腔。患儿可出现高热、呼吸困难、胸痛、胸腔积液、咳嗽等。有1例9岁男孩右肝顶部囊肿破入胸腔并与气管相通,痰中带包囊皮碎片。

(五)诊断

患儿常因右季肋部隆起、右上腹包块、肝大等前来就诊。在新疆医学院医治的557例患儿中,有腹部包块、肝大、腹部胀痛、恶心呕吐、发热及其他临床表现(表4-5-8)。在询问病史时应了解患儿居住地,有无狗、羊等动物接触史,并进行下列检查以明确诊断。

1. 影像学检查

(1)B超检查　是诊断肝囊状棘球蚴病的主要方法,具有定性、定位、定囊肿大小的一种无损伤性检查。典型的棘球蚴囊肿在B超影像中显示类圆形低回声液暗区,"双层壁"征象是区别于其他性质囊肿(如先天性肝囊肿、肝脓肿等)的棘球蚴特征性影像。B超还可对棘球蚴囊肿的内囊破裂、多子囊形成及囊壁钙化等作出明确诊断。若棘球蚴囊肿破入胆道时,B超可显示外囊壁有缺损而且与邻近的胆道有交通形成,囊内坏死的组织向瘘口集中并涌入相交通的胆管内呈层状排列,瘘口较大者可观察到囊内容物随呼吸而移动。这种声像图中的特征性改变为临床诊断、用药和手术治疗提供了重要根据。

(2)X线检查　对诊断肝棘球蚴病具有一定价值,腹部平片在肝区可显示出圆形、密度均匀、边缘整齐的阴影或有弧形钙化囊壁影,还可见肝阴影和右下胸廓扩大、肋间隙增宽等影像。钡剂透视可发现胃肠道左移和(或)胃小弯有弧形压迹。

(3)CT检查　显示肝轮廓增大,肝内呈囊性占位病变,CT值5～20HU,增强扫描时囊肿CT值不增加。其"双层壁"征象,囊内蜂窝状排列为多子囊型、弧形、棘球蚴外囊壁钙化等均具有确诊意义。

(4)MRI检查　其特征性表现为病灶有连续、光滑、均匀的低信号强度的囊壁,亦可清晰显示多房性的子囊。尤其适合了解病灶与血管和心脏的关系,以及心脏棘球蚴病的诊断。

(5)放射性核素检查　肝脏外形扩大,肝内囊性病灶可显示稀疏缺损区,目前应用价值较小。

2. 免疫学检查　棘球蚴病诊断的血清测定方法有:间接血凝试验(IHA)、补体结合试验(CFT)、乳胶凝集试验(LA)、间接荧光补体试验(IFA)、酶联免疫吸附试验(ELISA)、免疫电泳试验(IEP)、对流免疫电泳试验(CIEP)、弧5双向扩散试验(DDS)和斑点免疫吸附试验(DIBA)等。棘球蚴病3项试验即卡松尼皮内试验、IHA和IEP为主要免疫诊断方法,综合3项指标的检测敏感性高于90%,诊断特异性亦可达80%以上。20世纪80年代以来,应用部分纯化自然抗原(弧5、抗原B、Em2和EmGII)和分子生物学方法人工合成抗原(抗原 B 和抗原 II/3~10)以及自然结合人工合成抗原(Em2$^{plus}$)等,明显提高了对棘球蚴病诊断的特异性和敏感性(例如:Em2$^{plus}$-ELISA 对棘球蚴病诊断率可达 95% 以上)。Em18 抗原带诊断泡型棘球蚴病尤其在鉴别囊虫病和囊型棘球蚴病更具优越性。$IgG_1$ 和 $IgG_4$ 是棘球蚴病血中 IgG 主要成分,并且在反映棘球蚴病程、疗效判断和血清学随访等方面初步表现出优于传统的 IgG 总体监测的价值。

基于上述免疫诊断水平提高,学者们认为应终止使用卡松尼皮内试验,其理由是该试验假阳性甚高,可能导致个别过敏性休克的发生,并干扰其他免疫诊断方法使用,尤其是影响了对治疗后患儿的免疫跟踪随访和疗效判断。新疆医学院从 20 世纪 90 年代初用 DIBA 取代了卡松尼皮内试验,进一步提高了免疫诊断质量。此外,"组合抗原 DIBA 法"和"组合抗原 ELISA 法",将会进一步提高本病免疫诊断的水平。值得强调的是,小儿免疫系统尚未发育完全,因而患儿机体产生的特异性抗体水平相对低,其血清反应比成年患者相对弱,这一点在分析免疫诊断结果时应该给予充分考虑。

肝棘球蚴囊肿一旦诊断确定后,应检查身体其他部位,特别是肺部、腹部有无病灶存在。小儿肝棘球蚴囊肿应与先天性胆总管囊肿、先天性肝囊肿、肾盂积水等鉴别。出现黄疸的患儿应与黄疸型肝炎,或者其他原因引起的阻塞性黄疸相鉴别。并发感染的棘球蚴囊肿常被误诊为细菌性肝脓肿。

### (六)治疗

目前对肝棘球蚴病的治疗以手术为主(表 4-5-9)。小儿肝棘球蚴病的手术率为 99%。手术方法简便、安全、可靠(表 4-5-9)。国外 Chaovachi 和 Gahukamble 等报道 500 多例小儿肝棘球蚴病以内囊摘除等保守术式治疗效果满意,死亡率仅为 1.4%。手术前后抗棘球蚴病药物治疗可以减少术后复发率。

表 4-5-9 小儿肝囊型棘球蚴病手术治疗资料统计

| 治疗单位 | 病例数 | 内囊摘除术加 ||||| 外囊环切术 | 肝切除术 | 死亡率(%) |
||||||||||
| | | 外囊缝合 | 外囊置管外引流 | 外囊大网膜充填 | 外囊部分切除 | 外囊开放 | | | |
| 兰州医学院第一附属医院 | 103 | 17 | 77 | 0 | 0 | 0 | 9 | 0 | — |
| 兰州医学院第二附属医院 | 124 | 69 | 4 | 51 | 0 | 0 | 0 | 0 | — |
| 新疆自治区区人民医院 | 43 | 21 | 0 | 0 | 0 | 22 | 0 | 0 | — |
| 新疆医学院第一附属医院 | 539 | 454 | 77 | 3 | 0 | 0 | 0 | 5 | 0.02 |
| 新疆医学院第二附属医院 | 70 | 68 | 0 | 0 | 0 | 0 | 2 | 0 | — |
| 利比亚 | 30 | 0 | 0 | 0 | 29 | 0 | 0 | 1 | — |
| 突尼斯医院 | 486 | 486 | 0 | 0 | 0 | 0 | 0 | 0 | 1.4 |
| 合计 | 1395 | 1115(79.8%) | 158(11.2%) | 54(3.8%) | 29(2.0%) | 22(1.6%) | 11(0.8%) | 6(0.4%) | |

注:新疆医学院第一附属医院 1 例患儿死于过敏性休克,454 例内囊摘除手术未以外囊处理分类,故列入外囊缝合计。"—"表示文献未明确报道。

1. **手术治疗** 摘除棘球蚴内囊,严防囊液和头节外溢,缩小外囊残腔,预防感染。根据囊肿有无并发症和囊肿大小、部位和分布范围不同而采用不同的手术方式。棘球蚴内囊摘除及外囊缝合术是临床最常用的基本手术方式,此方法操作简便,可以最大限度地保留正常的肝组织,因而利于患儿术后生长发育。此外,尚有肝棘球蚴包囊完整切除术及肝叶切除术等。

(1)内囊摘除 切口应根据棘球蚴部位而选择显露充分的切口,一般采用右上腹经腹直肌切口或肋缘下斜切口。手术操作时应充分显露肝表面,见到呈白色的纤维结缔组织,触之硬韧、压之有弹性即为棘球蚴的外囊壁。用厚纱布垫严密保护切口与周围器官,以防子囊、头节在腹腔内种植形成继发性棘球蚴囊肿,避免囊内容物污染腹腔或周围脏器,形成感染和脓肿。在负压条件下用16号粗针穿刺,尽量吸尽囊液,切开外囊壁,直视下观察囊内有无感染、胆瘘,并向内囊腔注满20%高渗盐水,维持至少10分钟以杀死头节,再用吸引器将内容物吸尽,使塌陷的内囊易与外囊分离。如果囊内容物过于黏稠或有大量子囊难以吸出,可再适度切开外囊壁,用匙掏尽。摘除内囊,并用浸有20%高渗盐水纱布反复清洁外囊壁,以破坏可能残留下来的生发层、子囊和头节。再用生理盐水冲洗残腔。

(2)残腔处理　①外囊残腔内翻缝合:若无胆瘘、感染等情况,外囊壁可行一期内翻缝合。术后如果无复发则愈后良好。②外囊残腔置管外引流:主要用于有明显胆瘘或可疑胆瘘、囊内容物感染的病例。该方法虽然解决了棘球蚴残腔感染问题,但大量电解质丢失,可造成营养障碍。对此类胆瘘亦可采用缝合或用胶黏堵法处理,放置细观察管(术后暂不开放引流),7日内若管内无胆汁,患儿又无明显感染征象,即可拔管,从而明显缩短术后恢复时间。③外囊残腔大网膜充填术:可达到尽早缩小或消灭残腔的目的,适用于位置低或病灶位于肝下缘的病例。④外囊残腔开放:在彻底杀灭头节,清除囊内容物后,剪除部分外囊壁,不予缝合,使残腔向腹腔直接开放。通过腔内渗液随时在腹腔内吸收而达到消灭残腔的目的。但必须在无胆瘘或感染情况下选择使用,否则将会导致较严重后果。

(3)棘球蚴囊肿完整切除术(亦称外囊环切术)　该方法是将纤维外囊壁从肝组织中剥离出来,实际手术操作中不但创伤大、渗血多,而且也具有术中不慎破坏棘球蚴囊肿而导致腹腔播散的可能性,故在临床中较少采用。

(4)肝叶切除术　在下列情况下可考虑采用该术式:①手术后囊腔长期不闭合或残留胆瘘。②多个囊肿局限于肝的一叶或巨大囊肿并将该叶肝组织严重破坏。③局限肝左外叶、囊壁坚厚或钙化而不易塌陷的较大囊肿或囊肿继发感染形成厚壁肝脓肿等。

2.棘球蚴囊肿并发症的手术治疗

(1)囊肿合并感染　感染后子囊和头节均死亡,可切开外囊壁,清除所有内容物,摘除内囊后用双套管负压吸引外引流及术后应用抗生素治疗。

(2)囊肿破入腹腔　应尽量吸除腹腔内的囊液和囊内容物,并放置橡皮管盆腔引流数日。术后酌情口服阿苯达唑10～15mg/(kg·d),分2次服,可连续用1～3个月,术后行B超及免疫随访以便尽早治疗可能复发的棘球蚴囊肿。

(3)囊肿破入胆管　应切开胆总管,清除棘球蚴囊内容物,并做胆总管T形管引流。手术中同时应探查肝脏,找寻棘球蚴囊肿原发灶及多发性囊肿并给予处理。

3.棘球蚴病的再次手术　一次手术不能达到彻底治疗,有时就需要二次手术,甚至3～5次手术。再次手术的原因如下:①原位复发。②手术造成的播散和种植:子囊、头节外溢污染腹腔,从而形成了继发、多发性棘球蚴囊肿。③多发性或多器官的棘球蚴囊肿:第一次手术遗留下小的囊肿,以后生长为较大囊肿。④棘球蚴囊肿残腔的继发感染:可导致肝脓肿甚至腹膜炎,常为厌氧和需氧菌的混合感染。预防手术后复发应从下列几个方面采取措施:①严格认真遵循肝棘球蚴病手术原则和操作规程进行,最大限度减少腹腔播散的可能性。②合理选用和正确使用手术中局部杀虫剂。10%甲醛溶液可造成硬化性胆管炎而且杀头节作用并不完全,故废弃不用。1996年WHO棘球蚴病治疗指导纲要中推荐20%高渗盐水和70%～95%酒精为局部杀虫剂治疗棘球蚴病。杀虫剂作用时间不足10分钟,是造成棘球蚴病原位复发或腹腔播散的原因之一。③力求对多发囊肿做到一次性根治,故术前对多发囊肿要明确诊断,必要时术中行B超探查进行手术。④术后应用

"组合抗原DIBA法"、"组合抗原ELISA法"和$IgG_1/IgG_4$亚型抗体水平监测,结合定期B超随访,及早发现复发病例,施行综合治疗,可以减低再次手术率。

4. 药物治疗 自1975年Heath报道甲苯达唑治疗细粒棘球蚴动物实验获得疗效后,近20年来以甲苯达唑(Mebendazole)和阿苯达唑(Albendazole)为主的棘球蚴病化疗已获得可喜的成绩。手术前后化疗对治疗各种复杂棘球蚴病或多次手术患儿已表现出其综合治疗的优越性。1997年Horton博士总结全球1448例阿苯达唑治疗棘球蚴病结果表明:临床治愈448例(30.9%),临床改善612例(42.3%)和临床无改变及临床恶化344例(23.8%)。新疆医学院先后采用甲苯达唑、吡喹酮、阿苯达唑联合药物治疗以及中医治疗棘球蚴病获得令人鼓舞的动物实验和临床治疗效果。

**附:肝泡球蚴病**

肝泡球蚴病(alveolar echinococcosis)是泡状棘球绦虫的幼虫寄生肝脏所致。其终末宿主为狐以及狗或猫等,中间宿主为野生啮齿类动物,人作为中间宿主也可能感染发病,儿童罕见。Shinohara 1989年报道3例,他认为12岁以下的肝泡球蚴病例早期行肝切除可获得较好疗效。该病在肝内呈外生浸润性生长,主要是直接侵犯附近脏器和周围血管,也可有肺和脑的转移。囊肿在肝表面呈灰白色或黄色,质地坚硬,周围无包膜,与正常肝组织无明显界限,由无数小囊泡汇集而成的葡萄状凹凸不平肿物,外观较难与肝癌鉴别。95%以上的病例对棘球蚴病免疫试验都有较强的抗体应答,加之B超、CT、MRI等影像学检查等都具有特异性影像表现。临床上若对该病有一定的认识,还是比较容易与肝内其他占位性病变鉴别。临床治疗为肝叶切除与药物联合治疗,尤其是早期病灶根治性切除可获得较好效果。

## 二十、胆道蛔虫病

胆道蛔虫病是指蛔虫窜入胆管后引起剧烈腹痛的一种疾病。本病多发生在广大农村中的学龄期儿童。

(一)病因病理

蛔虫进入人体后寄生于小肠中段,在高热、驱虫不当、饮食不节、胃酸过低、肠蠕动紊乱等情况下,虫体受到刺激,可逆行向上窜至胃和十二指肠。有钻孔习性,在胆道口括约肌松弛的情况下,易于进入胆管,胆管内存留的蛔虫多寡不等,多为1~2条,有时可达十多条。进入胆管内的蛔虫,可继续向上窜至肝内胆管(以左侧肝胆管较为常见),临床上出现剧烈的"钻顶样"腹痛。临床症状消失后,通过静脉胆管造影证实有1/3的患儿蛔虫仍留在胆管内,随后虫体死亡并逐渐解体,并形成胆石的核心。雌性蛔虫在胆管内仍可继续排卵,因而可以在引流的胆汁中找到蛔虫卵。

胆道蛔虫病若未能得到及时处理,可并发胆管的梗阻和感染,常见的有急性梗阻性化脓性胆管炎、胆管周围炎、肝脓肿、胆管结石、胆管出血、蛔虫性肉芽肿等。少数胆总管或肝管内蛔虫可穿破胆总管或肝包膜进入腹腔内,引起胆汁性腹膜炎。亦可穿透胃壁引起反复胃出血,或并发急性胰腺炎。

(二)临床表现

多典型,有排蛔虫或呕吐蛔虫史。

1. 症状

(1)上腹痛 常突然发病,在剑突下或右上腹发生,阵发性"钻顶样"绞痛,疼痛可向右肩部位放射,为虫突然钻入胆总管或虫体嵌顿于Oddi括约肌处,引起胆管口括约肌强烈痉挛所致。疼痛时患儿呈强迫体位,弯背曲膝,辗转不安,或翻滚乱动。患儿面色苍白,哭闹尖叫,大汗淋漓,严重者四肢厥冷。虫体安静不动,Oddi括约肌松弛,疼痛可突然停止,患儿安静如常。数分或数十分钟后又突然剧烈绞痛,呈间歇性发作,在虫体死亡或退出胆管后疼痛可消失。如胆管并发轻度炎症,仍有轻度上腹疼痛。

(2)恶心、呕吐 几乎所有的患儿在疼痛发作时均有恶心、呕吐,呕吐物为胃十二指肠内容物,约2/3的病例能吐出活蛔虫,对诊断有帮助。

(3)发热 体温多在38℃以下,但在并发胆管炎时可出现寒战、高热和不同程度的黄疸。

2.腹部体征 腹部体征不明显,常与阵发性剧痛不符合,无压痛或腹壁肌紧张,偶有剑突下偏右侧深部的局限性压痛。如发病时间长,引起胆管继发感染时,则上腹压痛明显,并有腹肌紧张。

(三)实验室与影像学检查

1.实验室检查 多数病例白细胞总数可达$(10\sim20)\times10^9/L$,嗜酸性粒细胞占1‰~3‰或更高。十二指肠引流液镜检有蛔虫卵。

2.影像学检查

(1)B超检查 显示胆总管扩张和胆囊肿大,并可判断蛔虫在胆总管、胆囊或肝胆管内的位置、数量、蠕动或死亡情况,并可提供有无结石、炎症、肝脓肿等发并症。其超声图像特点为:①蛔虫的长轴呈两条连续或断续的平行亮线,宽度为4~5mm,此是蛔虫体壁的回声,亮线带之间暗区带为蛔虫原体腔。②蛔虫的横断面为圆形,显示为两条平行的短线。③胆管内有多条蛔虫则显示为多对长短不等的短线或扭曲成团而模糊不清。④活体蛔虫可见到有蠕动、回缩和蜷曲等动作。⑤钻入胆囊的蛔虫或呈现各种蜷曲状态,蠕动的幅度也较大。⑥胆总管扩张可达10~29mm。

(2)纤维内镜检查 纤维十二指肠镜可插到十二指肠降段内侧,在乳头开口处可看到钻入胆总管而部分外露的蛔虫体,并可用圈套器将蛔虫直接取出。

(3)静脉胆管造影 可以看到钻入胆管内的蛔虫影,此法不常用。

(四)诊断与鉴别诊断

胆道蛔虫病有便虫或呕吐蛔虫史,早期典型的右上腹剧烈的疼痛,呈间歇性发作,腹部体征与剧痛症状不符合,即可作出临床诊断。并发胆管感染时腹部体征加重,并出现高热、黄疸、胆囊和肝脏增大。B超检查在胆管内有虫体影像或蛔虫来回游动,静脉胆管造影可显示胆总管内有蛔虫影,十二指肠引流液镜检有蛔虫卵等有助于诊断。

胆道蛔虫症是儿童常见的急腹症,应与胃痉挛、急性胰腺炎、胆石症、肝脓肿、肠梗阻、急性阑尾炎、肠痉挛、急性心包炎和胸膜炎等疾病进行鉴别。

(五)治疗

胆道蛔虫病的治疗绝大多数用保守疗法,仅少数病例才需手术取出蛔虫治疗。不同类型的胆道蛔虫病其治疗方法亦各有异。①单纯性胆道蛔虫:多为疾病早期,呈间歇性阵发剧烈腹痛,体检仅在剑突下有压痛。其治疗重点是解痉、止痛、驱虫。②炎症性胆道蛔虫:阵发性腹痛,发作时间延长,伴有低热或高热,局部压痛范围扩大,血白细胞总数增高,中性粒细胞比例增高并有核左移。其治疗重点是解痉、止痛、消炎利胆。③出现并发症的胆道蛔虫:表现为急性胰腺炎、急性化脓性胆囊炎、胆囊坏死、胆囊穿孔、化脓性胆管炎、胆管出血、肝脓肿和胆汁性腹膜炎等。上腹部压痛范围扩大,有明显反跳痛及肌紧张等腹膜炎体征,甚至中毒性休克,出现肝大、黄疸等。其治疗是加强抗感染和支持疗法的同时,应及时考虑行手术治疗。

1. 非手术治疗　包括解痉、利胆、镇痛、驱虫,抗炎和补液等。

(1)解痉、镇痛、利胆　可以止痛,改善胆汁淤积、减轻感染,松弛胆管口括约肌,有利于蛔虫排出。

1)镇痛、解痉:可用哌替啶 0.5～1mg/kg 和阿托品 0.1mg/kg,或氯丙嗪和异丙嗪各 1mg/kg,每 4～6 小时交替使用。山莨菪碱(654-2),可使平滑肌松弛,并有镇痛作用,毒性小,儿童每次可给 0.5～1mg/kg,每日 3～4 次,肌内注射。静脉注射可以每次 0.5～2mg/kg。

2)利胆:硫酸镁口服后可使胆总管括约肌松弛,缓解痉挛,改进胆囊排泄,起到冲排胆管蛔虫的作用,每次 2～3g,每日 3 次,饮前或两餐间服用。

3)维生素 K 应用:维生素 K 止痛、解痉作用较阿托品可靠,可用维生素 $K_1$ 10mg 或维生素 $K_3$ 4mg 肌内注射或维生素 $K_3$ 4～8mg 加入 50% 葡萄糖 20ml 静脉缓慢注射,镇痛作用可持续 1～6 小时。但应注意维生素 $K_3$ 有引起溶血性贫血的不良反应,用量不宜过大。

(2)针刺疗法　针刺有解痉、止痛和利胆作用。针刺穴位有:巨阙、内关、足三里、中脘、合谷、肝俞、胆俞、阳陵泉等,此法主要用于单纯性胆道蛔虫症。

(3)驱虫治疗　目的是驱除胃肠道内的蛔虫,使退出胆道的蛔虫不再重新钻入。

1)驱虫药:可用哌嗪(驱蛔灵),剂量为 0.15g/kg,分 2～3 次饭前 1 小时或晚睡前服,连服 2～3 日。亦可用四咪唑(驱虫净)、噻嘧啶(抗虫灵)、左旋咪唑或用中药乌梅丸和复方苦楝皮煎剂等。

2)氧气驱虫:放置胃管注入氧气,氧气量按年龄计算,每岁 100～150ml,注入速度不宜太快,总量在 10～20 分钟内注入,必要时隔日可重复注入。

3)可在胃管内注入植物油 20～30ml,便于排出蛔虫。

(4)抗感染治疗　引起胆道感染的病原菌最常见者为大肠杆菌、变形杆菌。阿米卡星、青霉素和甲硝唑等抗生素能起到消炎抗感染作用。

2. 手术治疗

(1)手术指征　①经过非手术治疗 3 天以上症状不能缓解,仍有剧烈腹痛。②有明显胆管感染症状,并有体温升高,白细胞增多。如急性胆囊炎或急性化脓性胆管炎等。③胆管内蛔虫死亡,残体不能排出。④腹膜刺激征明显。⑤合并肝脓肿或急性胰腺炎疑有胰管蛔虫者。⑥有胆道出血。

(2)手术方法　开腹切开胆总管,取净蛔虫,并应探查肝管及肝实质内有无遗留的蛔虫。用胆管探子探查胆管是否通畅,反复冲洗胆管后置 T 形管引流。术后通过 T 形管还可注入驱虫药。发现严重并发症,应作相应的处理,胆囊无明显病变者不需切除。

(3)内镜下取虫术　在 B 超引导下通过内镜将圈套器插入胆总管下端,张开后向前推进数厘米,套住蛔虫收紧圈套器后取出。

## 第六节 胰腺疾病

### 一、小儿胰腺损伤

小儿胰腺损伤比成人少见,占腹部脏器伤的4%。胰腺固定于腹膜后,前有腹肌、胃和结肠遮盖,一旦胰腺外伤,说明暴力大,损伤严重。胰腺损伤常并发周围脏器多发性损伤,其症状与体征易被掩盖,缺乏典型的临床表现,故早期诊断困难。如延误治疗,死亡率高达20%~50%。

(一)病因病理

小儿胰腺外伤的原因,多由于自行车把或棍棒等硬物突然撞击于剑突下,或从高处坠下上腹部被地面凸出物顶撞等引起腹部的钝挫伤。小儿因枪弹、弹片、锐器引起的穿透伤较少见。医源性损伤如胆胰管合流异常、胃及十二指肠或脾等手术时误伤胰腺组织或胰管,是可以避免的。

胰腺损伤的病理改变,与损伤的原因、暴力的大小、撞击的部位有关。外力撞击右剑突下易引起胰头、十二指肠等损伤,常并发肝损伤。暴力正对剑突下及脊柱,易致胰腺和胰管横断。剑突左下常伤及胰尾和脾。轻度挫伤,表现为胰腺及周围组织局限性水肿、淤血,少量腺泡和胰管细小分支破裂,有少量胰液渗出。重度挫伤,胰腺组织和小叶间导管破裂,甚至胰腺和主胰管横断,大量胰液外溢,胰酶被激活,腐蚀胰组织、周围组织和血管,引起胰腺坏死和血管破裂出血,导致大网膜、肠系膜和胰腺周围脂肪坏死,形成广泛的皂化斑,腹腔内有大量血性积液,成为典型的出血性坏死性胰腺炎。由于水、电解质和血液大量渗入腹腔,大量坏死分解产物的吸收,出现中毒性休克。若伴有周围脏器的严重损伤,全身情况更加恶化。

(二)临床表现

轻度挫伤,出现上腹部疼痛和不适,有轻度压痛和肌紧张,1~2周后自愈。或在禁食、静脉输液后治愈,称创伤性胰腺炎。严重损伤者发生剧烈上腹痛,胰液刺激膈肌致腹痛向肩部和腰背部放射,伴腹胀、恶心及频繁呕吐。血性胰液经网膜孔或破裂的小网膜进入腹腔后,则出现弥漫性腹膜炎体征,如全腹压痛、肌紧张和反跳痛,出现移动性浊音、肠鸣音消失等。一些患儿可有脐周围皮肤变色(Cullen征)或腹部皮肤出现淤斑(Turner征),是胰腺外伤腹膜后出血和皮下淤血的体表征象。如出现脉快、呼吸急促、皮肤苍白、出冷汗等则为休克现象。若伴有肝、脾或十二指肠等损伤,则病情更加凶险。

如为穿透性胰腺伤,腹壁有创口,流出胰液腐蚀皮肤,并有上述临床表现。若上述临床症状出现于胆胰管合流异常、胃十二指肠或脾手术等后,应想到胰腺损伤的可能。

(三)实验室与影像学检查

1. 血常规检查 白细胞计数和中性粒细胞比例增高。如有腹腔大出血,则红细胞计数和血红蛋白降低。
2. 淀粉酶测定 血清淀粉酶于伤后4小时始逐渐升高,48小时后降至正常。尿淀粉酶于伤后12小时始升高,持续时间长。两者结合及动态检测可助诊断。若抽出血性腹水中含有大量淀粉酶,高于血清量的2倍以上,即可诊断。如早期腹水少,可用腹腔灌洗法抽出的腹腔灌洗液进行胰酶测定,可做到早期诊断。但有些患儿血清或腹腔穿刺液淀粉酶测定正常,其临床症状疑诊急性胰腺炎,应密切观察,并应多次复查淀粉酶,以免延误治疗。

3.影像学检查

(1)腹部 X 线平片  可见胃和上腹部致密阴影、横结肠两端积气和移位、肠间隙增宽、盆腔积液等间接征象。如膈下有游离气体则合并胃肠破裂。

(2)B 超检查  可以发现腺体肿胀、密度不均,小网膜囊积液、胰腺周围有积液暗区。若有局限性强回声则为血肿的影像,有助于胰腺外伤的诊断。此外 B 超引导下对积液区穿刺抽液,并进行酶学检查,诊断意义更大。对胰外伤后并发的假性胰腺囊肿、胰腺周围脓肿、膈下脓肿或血肿等诊断有帮助。

(3)逆行性胰胆管造影  逆行性胰胆管造影(ERCP)是指将十二指肠纤维内镜插至十二指肠降部,在内侧壁上找到乳头,逆行插入导管注入造影剂,可以显示胰管全貌及受伤情况。如患儿全身情况能够耐受,可行急诊检查。Rescorla 对 6 例患儿进行此项检查,发现均有主胰管横断,并经手术证实。此法可以诊断胰管横断的部位和类型。

(4)超选择性动脉造影  可以显示胰腺出血部位及周围血管出血的情况。胰腺周围血管或脏器被推移,则可助诊胰腺外伤后的并发症为胰腺假性囊肿、胰腺脓肿等。

(5)放射性核素检查  可助诊伤后并发症,如胰腺假性囊肿、胰腺脓肿等。

(四)诊断与鉴别诊断

1.诊断

(1)上腹部有外伤史和具有上述临床表现者,应想到胰腺外伤。

(2)血、尿或腹水中测淀粉酶高于 150U/L(Somogyi 法)为疑诊,大于 300U/L 即可确诊,如进行动态检测则更可靠。

(3)特殊检查中,B 超可为首选,或辅以 CT 检查,必要时可采用其他特殊检查。

(4)剖腹探查时,必须打开小网膜囊和向左翻转胰头等做全面检查,以免漏诊。

2.鉴别诊断

(1)外伤性肝脾破裂  其临床表现与胰腺外伤相似,但 B 超和 CT 可示肝、脾损伤影像。血、尿淀粉酶正常。腹腔抽出不凝血液,其淀粉酶测定正常。

(2)外伤性消化道穿孔  腹部立位 X 线片可见膈下游离气体。

但剖腹治疗上述外伤时,必须检查胰腺,了解有无并发伤。

(五)治疗

1.保守治疗  适用于轻度胰腺外伤。方法为:①禁食、静脉输液,维持水和电解质平衡。②应用抗生素预防感染。③腹胀、恶心、呕吐者应行胃肠减压。④静脉应用西咪替丁抑制胃液分泌,使用抑肽酶抑制胰液分泌。⑤定时检查腹部和反复作 B 超检查,动态检测血、尿淀粉酶,严密观察伤情变化,轻者经上述保守疗法多数逐渐好转、治愈。

2.手术治疗

(1)手术适应证  ①腹部穿透性胰腺伤。②出现腹膜炎症状和体征。③保守疗法无效者。④并发严重肝、脾破裂或胃、十二指肠损伤者。⑤腹腔内大出血。

(2)急诊手术原则 ①进入腹腔后应探查全部内脏受伤情况。②若遇大出血要立即止血和快速输血,防治休克。③对其他脏器损伤要分轻重缓急作相应处理。④全面探查胰腺,根据伤情选择术式。

(3)手术方式的选择

1)胰腺组织挫伤:仅出现水肿、淤血,无明显胰管损伤时,只行网膜腔和腹腔引流。

2)胰腺组织裂伤:可用丝线褥式缝合胰腺组织和被膜,胰体部置管引流。

3)胰尾严重挫伤:可作胰尾切除保留脾脏,如脾严重裂伤无法保留时,则行脾切除同时行脾片自体移植术。

4)胰腺断裂伤:如胰头、十二指肠和胆总管下端损伤,可行十二指肠憩室化手术,如胰头、十二指肠切除术。如胰腺中部完全断裂,则行胰腺两断端与空肠Y形吻合。

5)并发胰腺周围脓肿:应切开引流。

6)并发胰腺假性囊肿:早期行保守治疗或B超引导下穿刺置管引流,囊肿形成6周后再作内引流术。

7)并发胰瘘:保持胰体部充分外引流多数均能自愈,如长期不闭合的胰瘘需行内引流术。

## 二、低血糖症

低血糖症是由各种原因引起血糖降低而发生临床症状的一种综合征。小儿低血糖的诊断标准依年龄段而异。足月新生儿生后第1周的正常血糖范围为1.7~5.6mmol/L。此时,如检查2次血糖皆低于1.7mmol/L称为低血糖。低出生体重儿血糖范围在1.1~6.2mmol/L,血糖低于1.1mmol/L时,称为低血糖。在婴儿和儿童期,如有2次血糖低于2.2mmol/L,即为低血糖。应该注意,在同一标本中,血浆的血糖含量比全血的血糖含量要高12%~15%。引起低血糖的原因大致可分为功能性、肝源性和胰岛器质性功能亢进3种,后者属外科范畴。其他引起低血糖的外科原因还有胰外肿瘤和多发性内分泌腺瘤。

胰岛器质性功能亢进在小儿很少见。其病理特点在1岁以内多为胰岛细胞增殖症,而1岁以上多为腺瘤。由于其发病特点是以精神神经症状为主,所以常误诊为癫痫、癔病甚至精神病等。

(一)病理生理

胰腺的B细胞分泌胰岛素,这类细胞发生肿瘤或增殖则引起高胰岛素血症,刺激肿瘤细胞或增殖的B细胞后大量释放胰岛素,使血浆中的胰岛素含量显著升高,从而引起低血糖。大脑缺乏葡萄糖和糖原供给的能量代谢,损害脑组织,可引起抽搐、昏迷。这种状况如果持续3~20日,将导致患儿大脑退化、运动失调、半瘫痪,甚至死亡。而反复的低血糖发作,可产生各种广泛的神经系统后遗症。早期诊断和及时治疗是防止这些不可逆变化的有效方法。

胰岛器质性功能亢进,在病理上有3种类型:

1.胰腺腺瘤 占胰岛素瘤的绝大多数,肿瘤呈棕红色或灰白色,直径从0.3~4cm不等,大多在1~2cm之间,可分布在胰腺的任何部位。一般肉眼可见,但有时埋在腺体内,需仔细寻找。

2.胰岛细胞增生 为胰岛细胞增多、增大,胰岛素分泌亢进。肉眼不能辨认,组织学可以鉴定。

3.胰岛细胞增殖症 为分散在胰腺组织内,围绕小腺管壁,与胰岛细胞不相连而单独存在的细胞群,细胞核肥大,是细胞分化异常所致。一般组织学检查不能辨认,需用免疫组织化学方法才能识别。这些分散在胰腺内的 B 细胞有自主分泌功能而不需血糖的反馈控制。

胰岛素瘤多数为良性，少数为恶性。但单从形态上很难确定是良性或恶性。诊断恶性胰岛素瘤的最可靠指标是转移瘤的存在。

(二)临床表现

主要表现为低血糖危象发作。

1. 脑组织缺乏葡萄糖引起的症状　患儿可发生全身抽搐、惊厥和昏迷，双侧巴氏征阳性及瞳孔散大，可有神经反射消失。有的患儿只有深度昏睡，可被强刺激唤醒。较大儿童可有凝视、淡漠、反应迟钝、注意力不集中等。个别患儿可发生精神异常症状。婴儿则可见上肢震颤、发绀及窒息。

2. 低血糖诱发的儿茶酚胺释放反应　常在昏迷、惊厥前出现，如恶心、呕吐、腹痛或苍白、出汗、脉快等。

(三)实验室检查与影像学检查

1. 血糖测定　发作时血糖低于 2.2mmol/L(成人为 2.8mmol/L)。

2. 周围血胰岛素的测定　本症分泌过量的胰岛素等活性物质，因此空腹或发作时周围血中免疫反应性胰岛素(IRI)水平是诊断高胰岛素血症的直接依据。正常值为 30mU/L。

3. L-亮氨酸刺激试验　亮氨酸可刺激胰岛 B 细胞分泌胰岛素，口服 150mg/kg 或静脉注入 75mg/kg 的亮氨酸，于注射前和注射后 15、30、45、60、90、120 分钟分别取血测定血糖和胰岛素，血糖下降最低值为试验前 50% 即为阳性，可以确诊为高胰岛素血症。试验时应密切观察，如有低血糖惊厥和昏迷出现要及时处理。胰岛素腺瘤患儿可出现亮氨酸刺激试验假阴性结果。

4. 血酮体测定　正常儿童空腹时可有血糖降低和酮体出现，但胰岛素分泌减少。发生高胰岛素血症时，虽血糖降低，但无血酮体增高，因高胰岛素能抑制酮体生成。

儿童一般不做甲苯磺丁脲(D860)试验，因发生低血糖昏迷的危险性较大。

5. B 超检查　与 CT 显示胰岛细胞瘤的阳性率相近。曾有报告，B 超可发现 7mm 左右的胰岛细胞瘤。B 超可作为首选检查方法并可重复应用。

6. CT 检查　大多数胰岛细胞瘤在 1~2cm 之间，而且肿瘤类似于正常胰腺组织，有的有包膜，有的无包膜，这些均使 CT 定位发生困难。但 CT 显示的病变解剖关系明确，因此仍有较大的应用价值。

7. 选择性动脉造影　选择腹腔动脉造影可使其显影而达定位目的。其准确率高于 B 超和 CT，但血管造影操作技术复杂，有一定危险性及并发症，而且可能出现假阴性。

8. 经皮经肝门静脉内置管测门静脉中胰岛素含量　将导管顺门静脉逆行放到肝静脉起始部，然后自左向右拔出导管，每拔出 1cm，抽血测血清胰岛素一次。在胰岛素瘤的部位，其反流静脉中的胰岛素含量必高，可在相应的肝静脉中出现高峰，达到定性和定位的作用，且可发现多发性胰岛细胞瘤。但其方法复杂，有创伤性，婴幼儿门静脉系统较细，因而限制了它的实用性。

9. 超声内镜检查　用于定位胰腺内分泌肿瘤，阳性率为 79%~90%，是敏感而价廉的实用技术。

10. 腹腔镜 B 超检查　在腹腔镜下通过胃后途径将超声探头直接接触胰腺表面，可准确定位胰岛素瘤。

11. 术中超声应用　术中不能触及的肿瘤，如胰头及钩突深部的小肿瘤，此法可使术中定位准确性提高。

婴幼儿的低血糖症是由胰岛细胞增生和胰岛细胞增殖症引起者，临床诊断和鉴别诊断困难。因此术中仔细探查和取病理冷冻才能确诊。

(四)诊断与鉴别诊断

1.诊断 ①禁食或劳累后低血糖症状突然发作。②发作时血糖低于2.2mmol/L(成人为2.8mmol/L)。③口服或静脉注射葡萄糖后症状迅速缓解。这是诊断胰岛素瘤的重要依据。在症状发作时立即抽血,才能测得低血糖,否则会影响检查结果。有时采用饥饿激发试验,即禁食24～72小时后诱发三联征,但应密切观察及时处理。

低血糖与高胰岛素浓度同时存在,并且周围血胰岛素浓度与低血糖的比值大于0.3,可作为本症的诊断指标。本方法有一定特异性。影像学检查对胰岛素瘤可作定位诊断,但对胰岛细胞和胰岛细胞增殖症无效。

2.鉴别诊断

(1)胰外肿瘤 自发性低血糖症偶见于胰腺以外的巨大肿瘤。低血糖的原因可能是肿瘤产生胰岛素样物质,或对内生性胰岛素过度敏感,或是由于巨大肿瘤消耗葡萄糖过多所致。还有人认为是肿瘤中亮氨酸进入患者的血流,刺激胰岛分泌胰岛素引起低血糖发作。手术切除肿瘤后,低血糖症状消失。文献报告引起低血糖的胰外肿瘤有纤维肉瘤、间皮瘤、网状细胞肉瘤、肾畸胎瘤、肾上腺肿瘤及胆管癌等。

(2)多发性内分泌综合征 是一种少见的、独立的疾病,通常累及3个以上腺体,临床上常有两个内分泌腺功能亢进的症状。多数累及甲状旁腺、垂体、肾上腺等,少数累及胰腺B细胞。

(3)激素缺乏 常有生长障碍及其他内分泌功能不足的表现。如下丘脑-垂体功能不足,肾上腺皮质功能不足可有艾迪生病,或先天性肾上腺皮质增生症的临床表现。可根据体格异常、骨龄落后及血中生长激素、皮质醇或尿中排出激素水平降低等诊断。

(4)肝脏酶缺陷 常有肝大及肝功能异常,甚至出现黄疸。出现低血糖的同时,常有血乳酸、酮体、游离脂肪酸、丙酮酸、丙氨酸的增高。低血糖的发作可与进食乳类、淀粉类食物有关。

(5)酮症性低血糖 低血糖同时出现尿酮体阳性,血酮体升高。是婴幼儿和学龄儿童低血糖常见的原因之一。症状多起始于1.5～5岁,至9～10岁后大多自行缓解,多见于男孩。延长空腹时间或给予低热量、高脂肪、低糖饮食可诱发症状出现。其病因尚不清楚。

(五)治疗

1.低血糖发作时的治疗 低血糖发作时要立即静脉注射葡萄糖或肌内注射胰升血糖素,使血糖升高。婴儿低血糖急性发作时给予25%～50%葡萄糖注射液,以0.5～1.0g/kg量立即静脉推注,或以10%葡萄糖注射液与等量生理盐水静脉滴注。可应用胰升血糖素15μg/kg,肌内注射。必要时每30分钟1次,共用2～3次。

2.手术治疗 胰岛素瘤长期反复发作低血糖,可致不可逆性中枢神经损害,大量使用葡萄糖治疗,可使患儿肥胖,以及肿瘤恶变等,故一旦确诊,应尽早手术治疗。

(1)术前准备 应从静脉给患儿足够的葡萄糖以维持血糖的正常,并连续监测血糖。

(2)手术方式及适应证 大致有3种方式:

1)腺瘤摘除术:适用于肉眼可见的腺瘤。

2)胰腺次全切除:约切除80%～90%的胰腺,一般认为切除胰体尾部达肠系膜上血管为标志。适用于胰体、胰尾发现肿瘤者。

3)胰腺近全切除:仅保留胆总管周围和十二指肠内侧壁上的少量胰腺组织。适用于弥漫型胰岛细胞增殖症和胰岛细胞增生。

(3)肿瘤的切除方法　肿瘤在胰腺表面的可行单纯摘除术,应紧贴肿瘤包膜,不宜连带胰腺组织做楔形切除,以免发生胰瘘。在胰腺体尾实质内的肿瘤,宜作胰远端切除术。胰头部肿瘤尽可能作肿瘤摘除术。胰十二指肠切除术只有在恶性者才考虑。经充分探查仍找不到肿瘤的"隐匿型"胰岛素瘤,可实行肠系膜上血管左侧胰腺部分切除,切下标本立即做连续切片病理检查,同时行术中血糖测定。若标本中找不到肿瘤,半小时后血糖也无反跳性升高,则肿瘤可能在胰头,应做胰腺近全切除,只保留胆总管周围的胰腺。这对胰岛细胞增生和胰岛细胞增殖症也是适用的。具体步骤是,谨慎小心地分离胰十二指肠血管的各个分支,保留十二指肠和它的血液供应。用钝性和锐性分离的方法将胰头与胆总管分开,仅在胆总管周围的十二指肠壁保留一些残余的胰腺组织。在操作中注意保护脾血管以达到保存脾脏的目的。为了减少对脾血管和肠系膜血管的损伤,从胰尾部开始解剖相对容易,并可使胰腺整块切除。婴儿也能很好地耐受这种手术。有文献报告,最小17天,最大17个月的4例小婴儿做了胰腺近全切,没有一例发生死亡和严重并发症。

(4)术中注意事项

1)探查胰腺各部要彻底:胰岛素瘤大多较小,常埋藏在胰腺腺体内,有人统计在胰头、体、尾的分布基本相等,因此对胰腺的每一个部位都要仔细探查。探查时应充分暴露胰腺,切开胰腺上下缘被膜,以手指前后扪摸胰体尾;切开十二指肠右侧腹膜,分离胰头深面,直至下腔静脉内侧,向后下分离,前面显露肠系膜上血管,深面游离到十二指肠第三段。仔细检查胰腺钩突部,因其较厚,容易遗漏。肿瘤部位硬韧、饱满,要反复触摸,仔细比较。发现一个肿瘤后还应继续探查。有人统计,有10%为多发,1%为异位。因此探查还应包括十二指肠,空肠上段,脾门,胃窦及胃周围韧带等部位。

2)术中要连续测定血糖:对证实肿瘤是否完全切除很有帮助,且可及时处理低血糖的发生。在所有功能过高的胰岛细胞完全切除后30分钟内,血糖即反跳性升高。若1小时后血糖仍持续低下时,则有肿瘤组织残存的可能,必须继续探查,以免肿瘤残留。但也有人认为,术中血糖监测并不能完全代表手术成功与否。

(5)手术后处理　术后应密切监测血糖,并静滴葡萄糖液。在切除胰腺75%的患儿,胰腺的内分泌和外分泌功能都是正常的;切除胰腺95%的患儿胰酶活性可降低一半,但内分泌功能仍是令人满意的;在胰腺近全切的患儿,有些可出现暂时性糖尿病,需要补充胰岛素。由于残余胰腺的再生作用,最终血糖会恢复正常。

在胰腺肿瘤摘除术和胰腺部分切除术的患儿如再出现低血糖症,可考虑再次手术做胰腺近全切。如患儿情况不适于再手术,可用药物治疗。常用药物为二氮嗪(diazoxide)5~10mg/(kg·d),分2~3次口服。其作用是抑制胰岛素的分泌。此药还可用于恶性胰岛细胞瘤的长期治疗。不良反应有液体潴留、胃刺激和白细胞减低等。其他还有生长抑素(Somatostatin)等类似药物可酌情使用。

## 三、胰腺假性囊肿

胰腺假性囊肿实质上是一种主要位于小网膜囊内的胰腺周围的包裹性积液。它与发生在胰腺内的囊壁内面有胰腺上皮覆盖的真性囊肿——先天性囊肿或潴留囊肿不同,在其囊壁内面无上皮覆盖,故称之为胰腺假性囊肿。

(一)病因

成人的胰腺假性囊肿约70%~80%的病例由急性胰腺炎引起,其余由慢性胰腺炎或胰腺外伤引起,小儿的胰腺假性囊肿有50%～60%的病例是由胰腺外伤引起，其余由各种胰腺炎引起。小儿胰腺外伤一般系腹部钝挫伤（如腹部碰及自行车扶手）所致，少数病例系腹部手术所致。小儿在胰腺外伤后，20%～87.5%的病例将发生胰腺假性囊肿。

胰腺外伤或胰腺炎使胰腺实质、胰管损伤，外溢之胰液、血性和炎性渗出液以及坏死组织等便积聚在小网膜囊内，刺激周围器官的腹膜，引起纤维组织增生，逐渐形成囊肿。有时由于胰腺损害的部位、范围和程度呈多样性，致使在小网膜囊内有一处以上的包裹性积液，故可有多个胰腺假性囊肿同时存在。

（二）病理

胰腺假性囊肿一般为单房，囊肿仅有部分后壁与胰腺相连，囊壁的其余部分由腹后壁腹膜、肝胃韧带、胃后壁、脾胃韧带、横结肠以及横结肠系膜等组织所构成。囊肿形成的时间一般在2周以上，囊壁成熟则需4～6周，囊壁的厚薄一般与时间成正比。囊肿的大小与原来胰腺受伤或炎症的程度以及胰管梗阻的程度有关，有的囊液可达数千毫升。囊壁由成熟程度不同的肉芽组织及纤维蛋白等所构成，部分病例的囊壁有钙化灶，囊壁内面无胰腺上皮细胞覆盖。囊液常混浊，且因囊壁新生毛细血管破裂出血而常呈棕褐色。液内含有蛋白质、炎性细胞、坏死组织、纤维素、胆固醇等，常呈碱性。近70%的囊肿与胰腺管道系统相通，故囊内液淀粉酶含量一般很高，常高于3000U/L（Somogyi法）。

（三）临床表现

1.症状　在胰腺外伤或急性胰腺炎之后，经过十数日至数月不等的潜伏期，可出现下列症状：

（1）假性囊肿本身所产生的症状　出现上腹部肿块，腹部有饱胀感、囊内炎症所引起的持续性疼痛以及囊肿牵涉腹膜和刺激腹腔神经所引起的季肋部、腰、背部或左肩部的牵涉性痛。

（2）压迫周围器官引起的症状　如囊肿压迫胃及十二指肠，可引起的上腹部不适和饱胀感，且在进食后加重。恶心呕吐则系囊肿进一步压迫胃肠道或由于囊肿周围炎症刺激胃肠道所引起。邻近胰腺头部的囊肿可压迫胆总管下端，引起黄疸。囊肿压迫下腔静脉或门静脉系统，可分别引起下肢浮肿或腹水。囊肿压迫局部的脾静脉，甚至引起脾静脉栓塞可导致胃脾区静脉高压，即节段性胰源性门静脉高压，引起脾功能亢进、胃底食管静脉曲张及出血。

（3）囊肿化脓、出血、破裂引起的症状　囊肿化脓时，实质上是胰腺脓肿，因细菌多来自肠道，故可出现严重的败血症。囊肿继发感染时，尚可侵蚀囊内血管而引起囊内大出血，表现为囊肿突然增大，压迫症状加重，甚至引起出血性休克。囊肿向腹腔破裂时，引起急性弥漫性腹膜炎或胰源性腹水；囊肿向胸腔破裂时，引起急性胸膜炎和胸腔积液；囊肿向腹壁外破裂时，引起外胰瘘；囊肿破入肠道时，引起内瘘。这时肿块突然变小或消失，但以后可因瘘口缩小而致囊肿复发或引起逆行感染。

（4）消耗性症状　有的患儿可有间歇性发热、消化不良、消瘦等症状。

（5）胰腺功能不足引起的症状　少数患儿可因胰腺功能不足而出现糖尿病、脂肪腹泻。

2.体征　腹部检查时，一般可于上腹部扪及一个圆形或椭圆形、境界不清、不能推动、表面光滑、压之有囊性感的肿块，深压之可引起疼痛。

3.实验室检查　血常规往往有白细胞增高。绝大部分患儿的血清淀粉酶值升高，可达正常值3倍以上。尤其在囊壁未成熟以前，囊液内含量很高的淀粉酶，大量被吸收到血液中。

### （四）诊断

对有腹部外伤或胰腺炎病史的患儿，经过一段潜伏期后，再出现前述上腹部囊性肿块及相关的症状者，尤其是在患急性胰腺炎后，血清、尿淀粉酶增高的水平未降至正常者，应高度考虑患本病的可能。但有些病例的腹部创伤或急性胰腺炎的症状较轻，易被忽略，故需耐心询问这类病史。影像学检查对诊断本病有很大的参考价值。

1. X线检查  腹部立位平片可见胃和结肠内的气泡影移位，偶尔还可见到胰腺部位及其附近有钙化影。胃肠钡餐造影可见胃、十二指肠、横结肠移位，胃后壁有凹陷性充盈缺损，十二指肠框可能增宽，十二指肠后部可有受压或梗阻。钡灌肠可发现横结肠后部的凹陷性充盈缺损及结肠向前、向下移位。上述两种钡剂检查所充盈器官之间的阴影区，即为胰腺假性囊肿。

内镜胰胆管造影，可发现造影剂充盈囊腔，阳性率可高达70%，其余的病例则常有胰导管阻塞现象。

2. B超检查  可确定肿块的囊性、大小和位置。

3. CT检查  除能显示肿块的囊性、与周围器官的解剖关系外，还可了解胰腺被破坏的情况。

### （五）治疗

由于胰腺假性囊肿的自然消失率可达20%，尤其是小儿外伤性胰腺假性囊肿约一半病例可逐渐吸收。故对小的或增大不显著且不干扰胃肠等器官功能的囊肿、囊壁未成熟且未并发严重感染的囊肿、胰腺外伤6天后才出现的囊肿且血淀粉酶升高较轻者，可以定期动态检测血淀粉酶。由B超和CT观察假性囊肿的大小，若假性囊肿逐渐变小，血淀粉酶值亦随之逐渐降低，则吸收、消失的可能性较大。在保守治疗的过程中，还可酌情试服活血化淤、理气开郁、通里攻下的中药治疗。

由于胰腺假性囊肿的位置深在、囊壁血供丰富、与周围组织的粘连致密、交界面不清，故一般不宜行囊肿切除术。但对位于胰尾部粘连不严重的小囊肿或多房性囊肿，可在不切除脾脏情况下将其摘除。

对于囊壁已成熟的所谓慢性胰腺假性囊肿，因不易自行消散，而且可能发生囊内化脓、出血、破裂，对邻近器官或血管的压迫性干扰等，一般宜在囊肿形成6周后酌情施行外引流或内引流术。

1. 外引流术  此法虽简单，但弊病较多，易引起水与电解质丢失。囊液常腐蚀引流口周围的皮肤，尤其是难免形成胰瘘或囊肿复发。故本法只适用于感染的囊肿、易破裂的薄壁囊肿、囊内化脓、囊内出血、囊肿已破裂或患儿全身情况衰竭等情况。

(1) B超引导下的经皮穿刺抽液或插管引流术  可作为病情严重者的临时治疗措施。

(2) 袋形引流术  切开腹壁，在直视下抽出囊内液体后，切开囊壁5～6cm，将囊壁切口缝于腹膜及皮肤上，再在囊内置入引流管，于是囊肿可逐渐缩小，乃至消失。如果术后胰瘘长期不愈，经半年左右后需再行内引流术。

2. 内引流术  适用于未并发感染的囊壁较厚的病例，根据囊肿的不同位置而选择不同的术式。

(1) 囊肿胃吻合术  适用于囊肿位置较高且囊壁与胃后壁粘连、胃大弯又与囊肿底部在同一水平者。手术时，沿胃长轴先切开胃前壁，再在相当于囊肿最低部位切开胃后壁而进入囊腔。切口至少长4cm，吻合口只需作一层间断胃黏膜、囊壁缝合。

对于不能耐受剖腹手术的患儿，如果条件适宜，可在胃镜指示下，用激光行囊肿胃吻合术。

(2) Roux-Y空肠囊肿吻合术  此为最常用的内引流方法，一般采用结肠前吻合。术中切除囊壁最低部一小条呈椭圆形,长度在 4cm 以上,将切口与空肠吻合,达到充分引流囊肿的目的。此外,引流肠襻至少长 30cm,并将空肠-空肠端侧吻合的交界处作防反流瓣,以免肠内容物逆行至囊腔内而致感染。

(3) 囊肿十二指肠吻合术　小儿胰腺假性囊肿仅涉及胰腺头部者很少见,故囊肿十二指肠吻合术很少应用。

行开腹手术时,应注意有无多个囊肿同时存在,以作为拟订下一步治疗方案的参考。

(六) 预后

若依据上述的治疗原则,及时选用恰当的治疗方法,胰腺假性囊肿的治疗结果是良好的。行内引流后,囊肿因有效减压而迅速缩小,纤维囊壁随之塌陷致吻合口封闭而愈合。只有部分患儿长时间有内瘘存在。行内引流后一般不会因胃肠内容物进入囊腔,导致持续感染或影响囊肿与胰管间的引流而出现临床症状。行外引流后,囊肿虽会迅速缩小,但囊肿复发率高达 80%,需再次行内引流治疗。至于囊肿化脓、囊肿腐蚀邻近组织而引起出血、囊肿向腹腔破裂而引起腹膜炎等危急情况下,虽及时行紧急手术治疗,其死亡率常达 50% 以上。

### 四、胰腺囊肿和肿瘤

(一) 胰腺囊肿

胰腺囊肿(pancreatic cyst)在临床上比较少见,是由多种原因引起的,确诊后应早期手术,以免并发症的发生。Fallis 和 Barron 于 1953 年在 6.5 万例住院患者中统计到胰腺囊肿有 21 例。Welch 于 1986 年报告波士顿儿童医院 300 例小儿胰腺疾病患者中有 24 例胰腺囊肿,仅 1 例有外伤史。

胰腺囊肿根据其囊肿内壁上有无上皮细胞覆盖分为真性与假性两大类,目前多数仍参考应用 Howard 等人的分类方法。

1. 病因分类及病理　胰腺囊肿分为真性囊肿与假性囊肿两大类。

(1) 真性囊肿　从胰腺实质内发生,逐渐向周围扩展增大,囊内壁上有上皮细胞覆盖,常来自胰腺管或腺泡上皮组织。

1) 先天性:①单纯性囊肿。②多囊肿瘤。③纤维囊性病。④皮样囊肿。

2) 后天性:①滞留性囊肿:包括炎症性、外伤性囊肿,继发于蛔虫等寄生虫等。②寄生虫性:由细粒棘球绦虫、猪肉绦虫所致。③肿瘤性:包括良性肿瘤如囊腺瘤、血管性囊肿,以及恶性肿瘤如囊腺癌、畸胎瘤等。

以上真性囊肿系由先天性胰管阻塞,或炎症、腺癌等使胰管阻塞,液体滞留,胰管扩张形成椭圆形、圆形囊肿,也可由肿瘤细胞形成多房性囊肿。

(2) 假性囊肿　囊肿内壁没有上皮细胞覆盖,液体为淡黄色或白色透明黏液,混有白色脂状物,能检出胰酶,可证实来源于胰腺。

1) 感染后(20%~30%):①急性胰腺炎。②慢性复发性胰腺炎。

2) 外伤后(60%~70%):①闭合性腹部损伤。②腹部贯穿伤。③手术损伤。

3) 其他:新生物、寄生虫、特发性,共占 5%~10%。

以上由于外伤炎症而使局部组织坏死、溶解,血液、渗出液、胰液等外溢,后由周围纤维组织包围而形成囊肿。时间一般在2~4周。该囊肿多位于胰腺体部及尾部。

2.临床表现 90%以上的胰腺囊肿患儿可扪及上腹部偏左侧肿块,囊性感,呈圆形或椭圆形,有轻压痛及不适感,边界较模糊,小囊肿无症状,大囊肿压迫症状明显。腹痛为间歇性,如并发囊内出血、炎症,囊肿突然增大,引起剧烈疼痛,并向肩背部放射。囊肿压迫周围脏器时,可引起胃肠道不适、上腹饱胀、恶心、呕吐、厌食、水电解质失衡、体重下降等。囊肿继发感染可发生高热、败血症等。若破裂出血,可导致休克、腹膜炎。压迫胆总管可引起黄疸。病程长久者可导致胰功能减退,发生脂性痢疾及糖尿病。

3.检查

1)X线检查:腹部X线平片可显示钙化灶,钡剂检查可见不同程度的胃十二指肠受压移位。

2)B超检查:上腹部可探得一位置固定、范围明确的液性暗区,亦可探得催平段。

3)CT检查:可测得囊肿位置、大小、与邻近器官的关系,有助于囊肿与实质肿瘤区别。

4)MRI检查:可显示扩张的胰管。

5)ERCP检查:可表现有囊肿充盈、胰管梗阻、胆管受压移位或囊肿与胰管交通,而实质性肿瘤可不与胰管交通。血管造影示假性囊肿无血管区,而肿瘤性囊肿可见有丰富的血管包绕瘤体。

6)肿瘤标记物检测:癌胚抗原(CEA)在良性囊肿小于$25\mu g/L$,而恶性囊肿大于$25\mu g/L$,可鉴别囊肿性质。

7)淀粉酶检查:假性囊肿淀粉酶浓度明显增加,肿瘤性囊肿淀粉酶浓度正常或偏低。

8)病理组织学检查:假性囊肿示慢性炎症肉芽组织,而肿瘤性囊肿可示肿瘤组织。

9)放射性核素检查:$^{75}$Se-蛋氨酸可见肿瘤区有放射性稀疏冷区。

4.诊断与鉴别诊断 根据上腹部囊性肿块,伴腹胀、腹痛、厌食、恶心、呕吐等症状,结合部分实验室检查资料全面分析,不难作出诊断。

小儿腹部肿块较多,需与胰腺囊肿鉴别。小儿腹部肿块的特点多数是无痛性肿块,结合临床与实验室检查项目(如CT、IVP)可鉴别。实质性肿瘤有肝母细胞瘤、肾母细胞瘤、神经母细胞瘤、畸胎瘤、淋巴肉瘤。囊性肿块有肾盂积水、多囊肾、肠系膜囊肿、大网膜囊肿、卵巢囊肿等。结合临床实验室和某些特殊检查可以区别。

5.治疗 真性囊肿属肿瘤性质者,应尽早完整切除,如与胰组织不能分离者,应与局部胰组织一并切除。非肿瘤囊肿也应切除,如继发感染、破裂,患儿不能耐受完整切除者,可作引流术,以后再行根治术。

假性囊肿能完整切除者很少,多数行内引流术。如继发感染、穿破、全身和局部病变不宜内引流术者,只能先行外引流术。

胰腺棘球蚴囊肿等寄生虫性病变,可参照肝棘球蚴囊肿等处理。

(二)胰腺肿瘤

小儿胰腺肿瘤(tumor of the pancreas)少见,据Welch 1984年报告小儿胰腺疾病300例中有30例胰腺肿瘤,占10%。胰腺具有内分泌和外分泌功能,其肿瘤来源于不同组织细胞,故肿瘤性质不同。

胰腺内分泌肿瘤起源于胰岛细胞,一般是指有功能性的肿瘤(表4-6-1)。

表 4-6-1　胰岛肿瘤的分类

| 胰岛肿瘤 | 细胞类型 |
| --- | --- |
| 胰岛素瘤(insulinoma) | B 细胞 |
| 胰高血糖素瘤(glucagonoma) | A 细胞 |
| 生长抑素瘤(somatostatinoma) | D 细胞 |
| 肠肽瘤(vipoma) | $D_1$ 细胞 |
| 胃泌素瘤(gastrinoma) | $A_1$ 细胞 |
|  | 胃肠道 G 细胞 |

胰腺外分泌肿瘤是指胰岛细胞以外的胰腺组织肿瘤,其中以胰腺导管上皮细胞发生的腺癌最多,占 85% 左右。

1.胰腺癌(carcinoma of the pancreas)　小儿时期较少见。Welch 收集小儿胰腺癌 62 例,男占 44%,女占 56%,诊断时年龄从 3 个月～18 岁,平均为 9.2 岁。近年来随着检验技术、影像学、免疫学等方面发展,已有可能对胰腺癌作出早期诊断。

(1)病因病理　病因尚未阐明。胰腺癌可发生在胰头、胰体、胰尾及全胰,胰头部较多,约占 70%。病理组织类型以胰管细胞癌最多见,占 80%～85%。由胰腺导管上皮细胞发生,肿瘤切面呈灰色纤维化硬结,出血处呈棕红色,胰腺包膜薄,很易侵及周围组织及胃后壁、十二指肠内侧、横结肠、胆总管,可引起梗阻、黄疸。如侵及门静脉、腹腔神经丛可导致腹水、腹痛等。转移途径主要由淋巴、血行转移,直接向周围组织浸润。远处转移可至肝、肺等处。

(2)临床表现　胰腺癌早期症状不明显,常见的症状是上腹部疼痛和不适。根据 Welch 62 例小儿胰腺癌分析,上腹部肿块 31 例,腹痛 26 例,其余为厌食、黄疸、呕吐、体重减轻、贫血等。患儿食欲减退、厌食腹泻多因胰腺外分泌功能受损所致。腹痛可向锁骨上、腰背部放射。胰头部癌可导致进行性无痛性黄疸,血清胆红素和碱性磷酸酶上升。

(3)诊断　胰腺癌早期诊断较困难,一旦发现病情已较晚。早期的症状如腹痛、消瘦、胃肠道症状等对诊断有价值。

1)肿瘤标志物检测:约 80% 胰腺癌患者癌胚抗原(CEA)可升高。CEA 正常值小于 $2.5\mu g/L$(RIA 法),胰腺癌可增至 $20\mu g/L$ 以上。胰胚抗原(POA)阳性率可达 56.5%,可作为手术前后动态观察。

2)B 超检查:B 超检查为胰腺癌首选检查方法,可以显示胰腺肿块的大小、位置以及和周围器官的关系。如超声示胆囊肿大,同时临床上出现无痛性黄疸,此称为 Courvoisier 征,有助诊断。

3)CT 和 MRI 检查:CT 能发现肿瘤轮廓,直径 1cm 大小的肿瘤即可发现。MRI 能更清晰看到胰管扩张情况。

4)钡剂上消化道检查:可发现十二指肠圈扩大、胃肠移位情况。

5)数字减影血管造影(DSA):能早期发现肿瘤大小、范围,特别是血管分布与肿瘤及大血管关系,对诊断有帮助。

6)逆行性胰胆管造影(ERCP):内镜下插管能检查到胆管、胰管以及十二指肠壶腹部癌肿浸润的病理改变,同时可作胰液细胞学检查。此外,有经皮或剖腹作胰腺肿瘤细针穿刺细胞学检查方法。

7)放射性核素检查:$^{75}$Se-蛋氨酸可显示放射性稀疏区。

以上检查方法可根据具体条件选择使用。

临床上鉴别论断较困难,胰头部慢性炎症与胰头癌、胆总管下段或十二指肠乳头部肿瘤很难区别,可用ERCP协助鉴别。因有些病例如阻塞性黄疸、腹痛症状有时相类似,最终需要剖腹探查,冷冻切片病理组织学检查才能确诊。

(4)治疗 胰腺癌的治疗目前仍以手术切除为最有效的方法。胰头部肿瘤应用胰头十二指肠切除术,可应用 Whipple 或 Child 术,手术范围包括胰头肿瘤、胃部分切除,胆总管下段、十二指肠全部切除术,空肠上段以及附近淋巴结一并切除,再作胆道空肠、胃空肠、胰腺与空肠吻合术,重建消化道。胰体、胰尾部肿瘤,可将胰体尾部切除和脾切除,残端与空肠作 Roux-Y 型吻合术。

化疗可以作为手术前后的辅助疗法,常用药物有环磷酰胺、长春新碱、丝裂霉素和氟尿嘧啶等。

2. 胰岛素瘤(insulinoma) 少见,可发生于小儿任何年龄。90%为良性肿瘤,无明显男女性别差异。主要由胰岛的 B 细胞组成,分泌大量胰岛素进入血液,引起低血糖。

(1)病因病理 胰岛素瘤是由胰岛 B 细胞组成的肿瘤,通常很小,直径约 2cm,有报告最小肿瘤的直径为 0.1cm。肿瘤在胰头、胰体、胰尾均有发生。肿瘤单发性多见,少数为多发性。胰岛素瘤呈圆形或椭圆形,周围境界清楚。瘤细胞与正常胰岛细胞相似,呈多形性,排列成带状,很难从形态上判断良恶性。恶性胰岛素瘤好发于胰体和胰尾部,有淋巴结转移是惟一指标。细胞呈圆锥形、多边形。

(2)临床症状 胰岛素瘤患儿主要表现为发作性低血糖症状。发作时间常在空腹、清晨、运动时或精神紧张时,表现为头昏、乏力、困倦、面色苍白、心悸、出汗、有饥饿感等,有时可突然出现四肢抽搐、大小便失禁,进食或静脉注入葡萄糖后迅速好转。若发作时间过久,脑组织对糖代谢不够,可留有痴呆等后遗症。

(3)诊断 胰岛素瘤临床病程缓慢,易误诊为精神分裂症、神经紊乱等。发作时测定血糖低于 2.8mmol/L(50mg/dl),whipple 三联征对诊断具有重要意义:①空腹劳累后发作。②血糖低于 2.8mmol/L。③注射或口服葡萄糖症状迅速缓解。在无自发性发作时可采用饥饿激发试验以诱发症状发作。

1)免疫反应性胰岛素(IRI)测定:正常血清 IRI 在 25mU/L 以下,而胰岛素瘤患者 IRI 水平往往升高。由于肝肾功能基础不一样,可影响 IRI 水平,故测定门静脉血胰岛素含量有重要价值。胰岛素瘤定位诊断在治疗中具有主要意义,近年来术中定位发挥了主要作用。

2)B 超对大肿瘤的发现和定位有价值,并且无创伤性,可重复检查。主要是大部分胰岛素瘤体积小,直径小于 2cm,密度相似,故诊断有一定困难。

3)CT 和 MRI 可作参考。

4)经皮经肝门静脉置管(PTPC)分段取血测定胰岛素:对定位有价值。

5)血清 C 肽测定及抑制试验:胰岛 B 细胞同时分泌胰岛素和 C 肽,因此 C 肽浓度的变化不受全身胰岛素代谢的影响,可真实地反映胰岛 B 细胞的分泌功能。正常人空腹血清 C 肽为 0.3~0.6nmol/L,患者可明显升高。

6)放射性核素扫描:对肿瘤的定位和大小有诊断价值。

7)选择性腹腔动脉及肠系膜上动脉造影:对肿瘤定位诊断有一定帮助。

(4)治疗 手术是惟一有效的办法。胰岛素瘤一经确断,应争取尽早手术,以彻底切除肿瘤。术中探查时应注意异位胰腺的好发部位。对多数单个肿瘤可作肿瘤切除术。对多发性肿瘤有时可作胰体尾切除,个别胰头的肿瘤可作胰十二指肠切除术。对无法切除的胰岛素瘤可用二氮嗪(diazoxide)5~10mg/(kg·d)静脉注射,以抑制胰岛素的分泌功能。肾上腺皮质素 ACTH 等有拮抗胰岛素、使血糖升高的作用。恶性瘤或有转移者,可应用链脲毒素,氟尿嘧啶等药物。

3. **胃泌素瘤**(gastrinoma)　较常见,发病率在胰岛细胞瘤中仅次于胰岛素瘤。1955年Zollinger-Ellison首先详细描述此病,故命名为卓-艾综合征(胰源性溃疡综合征)。此病以分泌大量促胃液素、高促胃液素血症、大量胃酸分泌和上消化道难治性溃疡为特点。

(1)病因病理　胃泌素瘤来源于胰岛$A_1$细胞和消化道G细胞,是能分泌促胃液素的肿瘤。近年来已从患者的胰岛细胞瘤中分离出具有强刺激酸性胃液分泌的促胃液素,即为本病的主要原因。

肿瘤以胰头和胰尾多见,胰体部较少,少数见于异位胰组织中。肿瘤大小不等,大多数小于1cm。60%～70%为恶性,早期可转移至局部淋巴结和肝。光镜下检查,肿瘤很像类癌,癌细胞排列成行,有时难以区别良性及恶性,少数含有颗粒细胞。如应用放射免疫方法测促胃液素含量,测得肿瘤内有高浓度的促胃液素即可肯定。20%胃泌素瘤患儿可同时伴有甲状旁腺、肾上腺等腺瘤。

(2)临床表现　胃泌素瘤患儿由于大量胃酸分泌,90%可产生胃十二指肠溃疡,引起上腹部疼痛,易并发溃疡出血、穿孔等。腹泻导致严重水样便,可产生低钾、脱水等水和电解质紊乱。由于脂肪不能分解,发生脂肪痢。

(3)诊断　顽固性胃十二指肠溃疡或其他部位溃疡,易并发出血、穿孔。大量胃酸刺激小肠可引起腹泻,胰酶被胃酸激活可导致脂肪痢。临床上出现上述症状时应考虑胃泌素瘤的可能。血清促胃液素大于250～500μg/ml,门静脉插管测定各段中促胃液素水平有助诊断。临床上可应用钙及铃蟾肽激发试验来协助诊断。B超和CT检查诊断率不高。

(4)治疗　如无禁忌证应手术探查,有条件的可进行胃大部及全胃切除手术,可解决溃疡病。如已有肝转移,若能切除原发病灶,亦可延长生命。胃近端迷走神经切断术可减少胃酸分泌。应用$H_2$-受体阻滞剂对解除胃泌素瘤引起的症状有效。

4. **胰高糖素瘤**　多为恶性,可分泌过多的胰高糖素,使血糖升高,发生糖尿病,产生一系列临床症状。

(1)手术适应证

1)血浆高糖素超过500ng/L。胰泌素激发试验,血浆胰高糖素迅速升高。

2)定位检查,B超、CT、MRI明确诊断。

(2)手术治疗　诊断明确后手术切除是惟一有效方法,如晚期患者无法切除,可考虑全身化疗。

5. **血管活性肠肽瘤**　主要表现为水样腹泻、低血钾及无胃酸,又称为WDHA综合征。

手术适应证为:经过血浆测定VIP浓度高于150pmol/L,B超、CT定位诊断明确。

手术为惟一治疗方法,术中尽量将肿瘤切除,术后可辅以化疗。

6. **生长抑素瘤**　极少见,50%发生在胰腺,90%为恶性,通常位于Vater壶腹部,易引起黄疸及肠梗阻,诊断明确可早期手术切除。

## 五、急性胰腺炎

小儿时期急性胰腺炎(acute pancreatitis)较少见,发病原因多,发病机制复杂,尚未完全阐明。小儿急性胰腺炎可发生于任何年龄。近年来随着检验学、影像学、免疫学等方面发展,已有可能对胰腺炎作出早期诊断。

(一)病因

胰腺炎的病因比较复杂,目前一致的认识是胰腺遭受任何损害后,胰腺内部的酶被激活,使胰腺组织发生自体消化。

1. 细菌或病毒感染　急性流行性腮腺炎、伤寒、败血症均可并发急性胰腺炎。1994 Haddock 报道 49 例急性胰腺炎,感染引起的有 20 例(40.8%),其中病毒性腮腺炎引起的有 18 例。

2. 外伤　可引起胰腺包膜、胰管破裂,胰酶原外溢,并被激活而发生自体消化。

3. 先天性解剖畸形　如胰管狭窄、胰腺分离症和胰胆合流异常,可使胰液、胆汁逆流。

4. 特发性胰腺炎　1984 年 Wilch 收集 300 例胰腺疾病的患儿中胰腺炎 135 例(45%)、特发性急性胰腺炎 56 例(41%),未找到任何原因。

5. 高钙血症　由于甲状旁腺功能亢进所致。钙离子能激活胰酶原,可引起急性胰腺炎。

6. 高脂血症　特别是家族性高脂血症。胰腺血管被凝聚的血清脂质颗粒栓塞,腺泡细胞的急性脂肪浸润,使血清甘油三酯释放大量游离的脂肪酸,引起血管的微血栓或破坏微血管壁。

7. 胰管阻塞　蛔虫、胆道结石、水肿痉挛为常见原因,使胰管纤维化,胰管阻塞。

8. 药物　如磺胺类药物、噻嗪类利尿剂、吲哚美辛、激素、免疫抑制剂可直接损伤胰腺组织,引起急性胰腺炎。

9. 组织炎性介质　近年来研究认为,组织炎性介质在急性胰腺炎发病中起一定作用,如氧自由基、血小板活化因子(PAF)、前列腺素(PG)、肿瘤坏死因子(TNF)等,起着相当重要的介导作用,从而促进了急性胰腺炎的发生发展。

(二)病理

急性胰腺炎病理变化一般有两种类型,水肿型和出血坏死型胰腺炎。

1. 急性水肿型胰腺炎　胰腺呈弥漫性或局限性水肿,肿胀变硬,表面可有充血。光镜下检查腺泡及间质水肿,炎细胞浸润。腹腔有少量清亮渗液。病变以胰体尾部较多见。1 周左右炎症消退,预后佳。临床上易误诊。

2. 急性出血坏死型胰腺炎　胰腺有明显充血、水肿,有出血点呈暗紫色。腹腔内有大量血性渗液,很快发展为坏死型胰腺炎,有黑绿色坏死灶散在胰腺各部。腹腔内液体含大量消化酶。光镜下可见胰腺组织坏死,动脉血栓形成。如引起更广范围的坏死,肠浆膜网膜上可有灰色皂化斑。部分病例发展为急性化脓性病灶,要及时引流。

(三)临床表现

临床症状与病理改变程度有密切关系。剧烈腹痛为急性胰腺炎主要症状,腹痛多数发生在中上腹及左上腹,呈持续性,伴有畏寒、发热、恶心呕吐等症状。胰头部炎症有时可压迫胆总管引起黄疸。病程进展严重时,出现休克。腹部检查有上腹部压痛、肌紧张,甚至出现腹膜炎体征。可有呼吸急促、神志淡漠或烦躁、低血压等。少数病例两侧腹壁出现淤斑(Groy-Turner 征),脐部呈蓝色(Cullen 征)。

(四)诊断与鉴别诊断

1. 诊断

(1)小儿上腹部持续性疼痛,不能以胆道疾病来解释的要想到急性胰腺炎。

(2)测定血、尿和腹腔内渗液的淀粉酶含量　发病 2~3 小时后血淀粉酶开始升高,正常值为 40~150U/L,

如高于300U/L即有诊断价值,淀粉酶值愈高,诊断愈有意义。尿淀粉酶升高较晚,一般在发病后12～24小时开始上升,如超过250～300U/L有意义。腹腔穿刺渗出液淀粉酶升高,而血淀粉酶不升高。

(3)急性胰腺炎时肾血清淀粉酶清除率增加,而肌酐清除率不变,比值范围为1.5%～5.5%(正常值平均为3%)。其他急腹症一般不升高。

(4)B超检查 急性水肿型胰腺炎时,胰腺呈均匀肿大;而出血坏死型胰腺炎则表现为组织回波不均匀,胰腺周围有渗液积聚的液暗区。

(5)CT检查 水肿型胰腺炎时可见胰腺增大增厚,周围不规则。出血坏死型胰腺炎可见胰周围区消失、周围组织增厚,腹腔积液。

(6)X线检查 腹部平片可见横结肠明显充气,十二指肠小肠节段性麻痹扩张,腹膜炎时腹脂线消失。

(7)ERCP检查 逆行胰管造影可明确胰导管及胆道病变。

(8)血常规检查 白细胞计数升高,中性粒细胞比例上升。

2.鉴别诊断

(1)消化性溃疡穿孔 起病突然,有溃疡史。有腹肌强直,肝浊音界消失。腹部平片示膈下有游离气体,血清淀粉酶轻度上升。

(2)急性胆囊炎 疼痛位于右上腹部,程度较剧烈,可向右肩放射,Murphy征阳性。B超检查可提示胆囊炎、胆石症。

(3)急性肠梗阻 有脐周围阵发性腹部剧痛,腹胀,呕吐后腹胀减轻,可见肠型及蠕动波,可闻及气过水声。立位腹部X线片,可见多数阶梯状液气面,血清淀粉酶可轻度升高。

(五)治疗

按病理类型决定治疗方案。急性水肿型胰腺炎应用非手术治疗,急性出血坏死型胰腺炎伴感染者应手术治疗。非手术治疗包括禁食、解痉镇痛、胃肠减压、扩容、静脉营养、全肠外营养、维持水和电解质平衡、应用广谱抗生素等。并应用胰酶抑制剂抑肽酶,每日1万～5万U,连用1周,可减轻休克及中毒症状。解痉镇痛忌用吗啡类药物。

手术治疗指征:①诊断为急性出血坏死型胰腺炎的患儿病情不稳定时。②弥漫性腹膜炎腹腔穿刺有血性液体。③诊断不明,不能排除其他严重的外科急腹症。④非手术过程中阻塞性黄疸加重者。⑤高热中毒症状严重,有休克者。手术目的是清除胰内、腹腔内的渗出物及坏死组织。用包膜切开引流、脓肿引流、腹腔灌洗引流等。

## 六、小儿胰腺疾病的外科治疗

(一)胰腺外伤的手术疗法

小儿胰腺损伤约占腹部脏器伤的1%～3%,儿童多见,多数并发于腹部钝性损伤,少数并发于腹部贯通伤。胆总管、十二指肠或脾等手术可能引起医源性胰腺损伤。胰腺外伤时,90%并发肝、胃、十二指肠、大血管、小肠、结肠或肾等损伤。

胰腺外伤可分为挫伤、浅表裂伤、横断伤伴胰管裂伤、胰头和十二指肠撕裂伤、胰尾和脾撕裂伤等。

胰腺外伤后常引起胰腺出血坏死、急性腹膜炎、急性胰腺炎、胰瘘、胰腺脓肿和假性胰腺囊肿等并发症。

1. 急症手术适应证

(1) 上腹部外伤后出现弥漫性腹膜炎的表现。

(2) 血、尿淀粉酶高于正常,腹腔穿刺抽出血性液体且淀粉酶明显升高。

(3) B 超和 CT 显示胰腺肿大、密度不匀和胰腺周围渗液积聚等。

(4) 肝、脾、十二指肠或横结肠外伤等需剖腹检查,必须同时探查胰腺有无损伤。

2. 手术前准备

(1) 输血输液,防止休克。

(2) 胃肠减压。

(3) 应用抗生素,防止腹腔感染。

(4) 继发急性胰腺炎时,应用抑肽酶或氟尿嘧啶等抑制胰酶的释放。

3. 手术方法　手术的目的是止血、清创、控制胰液外漏和处理合并脏器伤。根据损伤类型适当选择或联合应用下列手术方法:

(1) 胰腺探查术　取上腹部正中切口或肋缘下横切口,在探查胰腺的同时探查肝、胃、十二指肠、结肠等周围脏器。如大网膜和肠系膜根部有充血、脂肪坏死、皂化斑和血肿等,可以判断有胰腺外渗,立即剪开小网膜囊,切开胰腺上、下缘被膜减压。暴露整个胰腺进行检查,如怀疑胰头背侧也有损伤,用 Kocher 方法,切开十二指肠外侧腹膜,游离十二指肠和胰头背侧直至肠系膜上动脉,向右翻转胰头进行检查。

(2) 胰腺清创术　如有局限性胰腺坏死、胰腺血肿等,应清除坏死组织,剖开血肿充分止血,更重要是检查有无主胰管损伤。如无胰管损伤,于损伤处留置一至多根双套管负压引流。套管必须留置在胰体部,若放在胰头、胰尾周围,日久会产生粘连,导致引流不畅。凡胰腺手术均需胰体部引流。

(3) 胰腺裂伤缝合术　适用于胰腺裂伤而无主胰管损伤者。用 1 号丝线作平行于胰腺裂口的褥式缝合(胰腺手术均需用不吸收缝线),严密对拢裂口,达到充分止血和防止胰液外渗的目的。网膜囊胰体处置双套管引流。如不能明确有无主胰管损伤,应在正常的胰组织内注入亚甲蓝 1～2ml,观察裂口内或断面有无亚甲蓝溢出的断裂胰管。也可纵行切开十二指肠降部,由乳头插管向胰管内注入亚甲蓝或造影剂,摄 X 线片,了解有无胰管损伤。

(4) 胰腺空肠 Roux-Y 吻合术　对肠系膜上血管右侧的胰体和胰管横断伤,作近侧胰管结扎、远侧胰管空肠 Roux-Y 吻合术。胰管端端吻合术常并发狭窄,不宜应用。胰腺断端空肠 Roux-Y 术的方法为横行切除近侧断裂周围的挫伤部分,电凝止血。胰管断裂较近侧胰腺断面留长 0.5cm,便于丝线结扎。近端胰腺断端褥式缝合。在游离胰腺背侧时应防止损伤肝门静脉、脾动脉、脾静脉,以及肠系膜上、下静脉和动脉等。胰腺远侧断端清创止血后,与一经横结肠后"Y"形空肠襻端端吻合,吻合口两层缝合。吻合后远侧胰腺断端被套入空肠腔内。该吻合口距被截断重建的空肠端侧吻合口 30cm,空肠端侧吻合口距 Treitz 韧带 10～15cm。亦有将胰腺两断端与空肠侧方行 Roux-Y 吻合术(图 4-6-1)者。术毕双套管胰肠吻合口附近引流。

(5) 十二指肠憩室化术　1968 年 Berne 首先应用,后经 Jordan 改良,仅适用于胰头、胆总管和十二指肠均有严重挫伤者。Berne 法为横行切断胃窦部,空肠与胃窦部行结肠前侧端吻合。切断迷走神经,十二指肠置管引流,胆总管 T 形管引流,胰损伤区双套管引流(图 4-6-2)。Jordan 法为不横断胃窦部,改为纵行切开胃窦部前壁,在其腔内以吸收线缝合关闭幽门,1 个月后缝线吸收,幽门重新开放。胃窦部切口与空肠侧侧吻合。切断迷走神经。十二指肠造口,胆总管 T 形管引流,伤区双套管引流(图 4-6-3)。

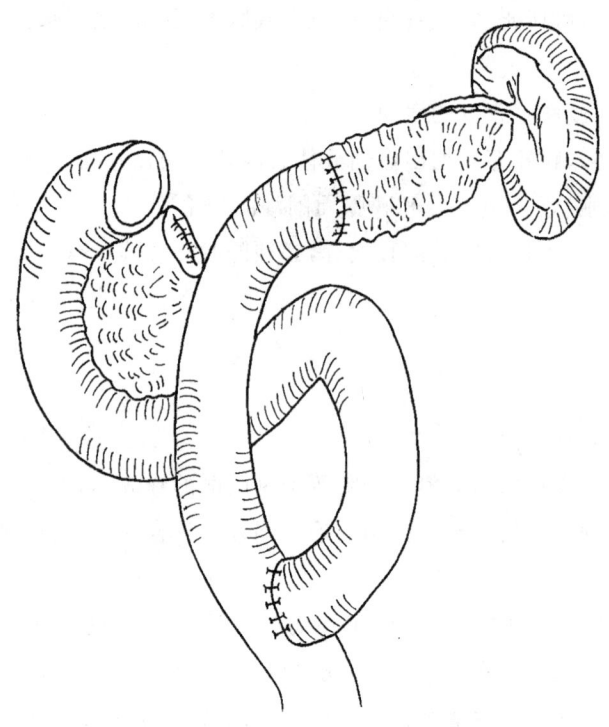

图 4-6-1　胰腺空肠 Roux-Y 吻合术

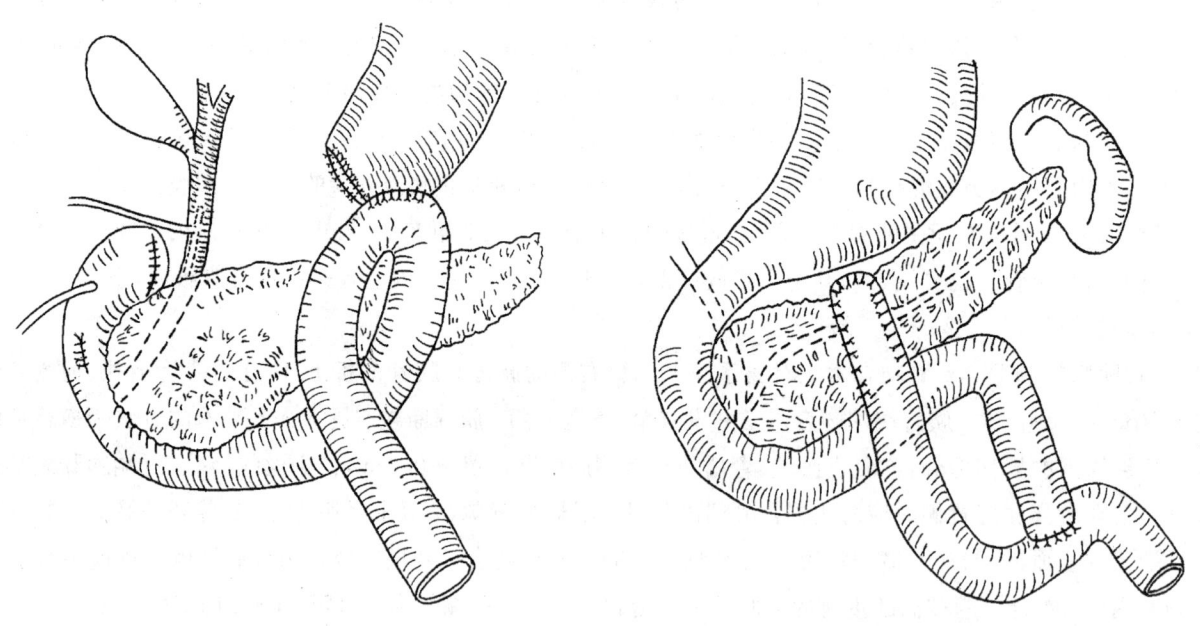

图 4-6-2　十二指肠憩室化术　　　　　图 4-6-3　空肠两侧同时与胰腺两断端 Y 型吻合

(6)胰腺部分切除脾脏保留术　适用于胰体、胰尾和胰管横断伤。切除严重受伤的远侧胰体、胰尾,近侧胰管结扎(参考胰腺部分切除术)。如脾无损伤,可保留之,以防止小儿脾切除后暴发性感染。若脾有严重伤,只能一并切除,行脾移植术。术后需长期应用抗生素,预防术后暴发性感染(手术方法参照胰腺部分切除术)。

(7)胰十二指肠切除术　适用于胰头、胆总管和十二指肠严重伤而无生机者(参考胰腺部分切除术)。很少应用,死亡率很高。

4.手术后处理

(1)胃肠减压,静脉补液,纠正贫血和低蛋白血症,应用 TPN 支持。

(2)继续防治休克和 ARDS 等严重并发症。

(3)应用抗生素,防止感染。

(4)如术后血、尿淀粉酶很高,可给予胰酶分泌抑制剂。

(5)每日测定双套管持续负压吸出的液体量,并静脉补充等量的电解质。如腹腔引流量很小,术后3～5天拔除引流管。若引流量多而持久为胰瘘形成,需引流6～8周以上,待其自愈后方可拔管。

(6)十二指肠憩室化术后,伤区双套管引流时间较长,如引流量很少,可以拔管。十二指肠引流管也应持续负压吸引,术后14天,经T形管造影,如胆总管远端无梗阻,十二指肠引流量很少,夹闭1～3天,无不适后,再引流1～2天后拔去T形管。

5.手术后并发症的预防及处理

(1)胰瘘是胰腺外伤术后最多见的并发症,坚持双套管负压吸引,加强营养,全身情况好转,术后6～8周多数能自愈,少数胰瘘持久不愈,影响生长发育者,应再次手术行胰瘘空肠 Roux-Y 吻合术。如胰瘘并发大出血者应急诊手术处理。

(2)并发胰腺脓肿,抗生素不能控制者,应切开引流。

(3)并发急性胰腺炎者,按急性胰腺炎处理。

(4)并发胰腺假性囊肿,参见胰腺假性囊肿的治疗。

(二)急性坏死型胰腺炎的手术疗法

小儿急性坏死型胰腺炎比较少见,是一种死亡率很高的急腹症,由肠道寄生虫、胆石或胰胆管畸形等引起。表现为突发性上腹部剧烈疼痛、恶心、呕吐、腹胀伴有腹膜刺激征,经检查可以排除胃肠道穿孔、绞窄性肠梗阻等。具有下列特点:①血、尿淀粉酶高于128～256U/L(Winslows 法)或500U/L(Somogyi 法)。②腹腔穿刺抽出血性液体,其中淀粉酶达1500U/L(Somogyi 法)并有大量细菌、脓细胞。③足量扩容后休克仍无好转。④B超或CT检查显示胰腺肿大,质不均,胰腺外有浸润积液等需急症手术治疗。

1.手术前准备

(1)防止休克　急性坏死性胰腺炎最初8小时可能丢失体液的20%～30%,故应立即输液输血扩容,输入量应多于丢失量。

(2)纠正酸碱失衡　在补液同时,立即测定血电解质含量、作血气分析,参照其结果进行纠治。

(3)防止呼吸窘迫综合征(ARDS)。

(4)防止心力衰竭和胆源性急性胰腺炎引起的肝功能衰竭。

(5)选用合理的抗生素,防止感染。

(6)应用肾上腺皮质激素抗休克和稳定细胞内溶酶体。

(7)胃肠减压,消除腹胀和减少胰腺的外分泌。

(8)防治低血钙和高血糖。

2.手术方法

(1)坏死胰组织清除术　剖腹后若有胰腺坏死,立即打开小网膜囊,切开胰被膜,清除坏死的胰腺组织。

若胰头坏死,用 Kocher 法翻转十二指肠和胰头,以利引流和清除胰头背侧的坏死组织。

不能明辨胰腺是否坏死,应暂时保留,待观察其变化后,作相应处理。应彻底冲洗坏死的胰组织创面,切除坏死的大网膜。

(2)腹腔灌洗术　该术可以单独应用于胰腺坏死而无感染、腹腔渗液较多的患儿,将双套管留置于网膜内持续冲洗引流即可。对渗出多、感染严重、估计清除坏死组织后胰继续坏死者,于胰头、胰体、胰尾等处留置 2～3 根双套管,自两侧腹壁另做小切口引出体外,术后进行灌洗。

(3)后上腰腹膜后引流术　用于胰腺广泛坏死,清创术后仍有继续不断的胰腺组织坏死。腹部操作如坏死胰组织清除术,切开相应侧的肾前筋膜。腰部切口起自骶棘肌外缘,经第 12 肋下缘作 5～7cm 长斜切口,依次分开背阔肌、腰背筋膜和腹内斜肌,切开肾后筋膜进入肾囊与腹部切口相通。胰体部留置双套管和烟卷式引流条,自腰部切口引出,形成低位通畅的引流道。术后斜坡仰卧位,负压吸引引流管。

(4)"三造口"术

1)胆总管 T 形管引流:因胆道蛔虫病、胆总管结石等胆源性病因引起的急性坏死型胰腺炎,需切开探查胆总管。为了减除水肿胰头引起胆总管下端梗阻,需行 T 形管引流。

2)胃造瘘:急性坏死型胰腺炎常伴有长期的胃滞留,故需行胃造瘘引流术。

3)高位空肠造瘘:适用于 15 天或更长的时间不能饮食的患儿。由造瘘口滴入高能营养液,进行术后支持,同时还能起到减少胰腺分泌的作用。亦可根据病情选用 1～2 个造瘘口,不必均作"三造口"。

(5)经腹腔镜清创和灌洗术　此术创伤小,可吸出腹腔渗液,清除坏死胰组织,置管灌洗,且可重复应用。

3.手术后处理

(1)继续防治休克及水和电解质失衡。

(2)有胰腺引流管者,可用林格液灌洗。每升林格液加入氨苄西林 1g,液温 34～37℃,滴入速度为每 2 小时 30～50ml/kg,每日 4 次,使灌入与排出量相等。持续应用至液清亮、胰腺炎控制为止。灌洗液也可按下列配置:每升液体中含钠 130mmol、镁 6～7mmol、钙 2.2mmol、钾 4mmol、乳酸 45mmol、氯 45mmol、多西环素(doxycycline)25mg、葡萄糖 15g。

(3)定时测定创面蛋白质的损失量和血浆蛋白的量,根据需要及时补充。

(4)定时作腹腔引流液和血液的细菌培养、药敏试验,选用有效的抗生素。

(5)空肠造口者可滴注要素饮食,也可合理应用全胃肠外营养(TPN)进行支持疗法。

(6)继续应用抑制胰酶药物。

(7)禁食,胃肠减压,静脉补液。胃造瘘和 T 形管引流者应注意引流通畅。如胰腺炎已被控制,引流超过 15 天,夹管后无不适,经 T 形管造影正常者即可拔管。

(8)腹部应定时体检并监测血、尿淀粉酶,配合 B 超或 CT 了解胰腺有无继续坏死并作相应处理。

4.手术后并发症的预防及处理　急性坏死型胰腺炎术后并发症高达 53%～89%。常见的并发症及其防治如下:

(1)防治 ARDS 和诱发多器官功能衰竭。

(2)出血　胰腺创面出血时,术中应充分止血。术后应警惕大出血,出血时及时补充液体,大出血时应再次手术止血。

(3)胰腺继续坏死　充分的腹腔灌洗和抑酶剂的应用可以阻止其发生。如有大量坏死应再次手术清创。

(4)胰腺周围感染或残余脓肿形成　充分的腹腔灌洗和抗生素的合理应用,常可制止其发生。一旦脓肿形成,必须手术引流。

(5) 真菌感染　发生率在 15%~20%,多为后期发生。应定时检查咽部分泌物、尿和渗出液。一旦发现真菌感染,可用两性霉素 B 治疗。

(6) 胰瘘　发生率为 20% 以上。引流管不能过早拔除,至少需留置 10~15 天。一旦发现胰瘘,坚持通畅的引流 6~8 周,可以自愈,很少需要再次手术。

(7) 远期可能并发糖尿病、切口疝和慢性复发性胰腺炎等。

(三) 胰腺发育异常的手术疗法

胰腺发育异常包括:胰芽发育不良(pancreatic bud agenesis)、胰腺分离症(pancreas divisum)、主胰管和(或)副胰管开口狭窄、主胰管和副胰管融合异常、主胰管狭窄、环状胰腺或胆胰管汇管异常等,常为复发性胰腺炎的病因,亦可能是上述多种畸形联合所致,必须手术治疗才能奏效。手术方法有胰管开口成形术和改良 Puestow 胰管空肠吻合术等。

单纯胰管开口狭窄,首选 ERCP 并在内镜直视下用球囊扩张胰腺开口,若不成则切开狭窄处,取胰石或蛋白栓。如失败再选用剖腹行胰管开口成形术。

1. 胰管开口成形术　主胰管开口狭窄和(或)副胰管开口狭窄是急性胰腺炎、假性胰腺囊肿或胰性腹水的病因之一。其病变可以由 ERCP 发现开口狭窄和胰管扩张,或术中切开十二指肠降部探查乳头时发现。

(1) 手术方法

1) 主胰管开口成形:右上腹经腹直肌切口,Kocher 法充分游离十二指肠降部,纵行切开十二指肠降部前壁约 5cm,于十二指肠内后壁找到黏膜突起的十二指肠乳头,在其两侧各缝一针牵引线,将预先准备好的距顶端 2cm 纵行劈开的 6 号导管,经乳头插入胆总管内,撑开劈开的导管(图 4-6-4A),在乳头开口的 11 点处平行导管切开十二指肠乳头括约肌 1cm,不可过长,否则有引起十二指肠漏和出血的危险。将切口两边乳头黏膜与十二指肠黏膜用 5-0 丝线间断缝合,于壶腹内胆总管开口的内下方 4~5 点处找到主胰管开口,可见胰液流出。如无胰液流出,肌内注射促胰液素 5U,促使胰液排出,便可找到胰管开口。若开口狭窄可用泪道探子插入探查。在胰管开口的 3 点处,在泪道探子上作平行于胰管切开狭窄的开口 5mm(图 4-6-4B)。切口两边各用 5-0 丝线间断缝合一针,扩大胰管开口(正常胰管直径约为 3mm)。若胰管口为胰石或蛋白栓阻塞

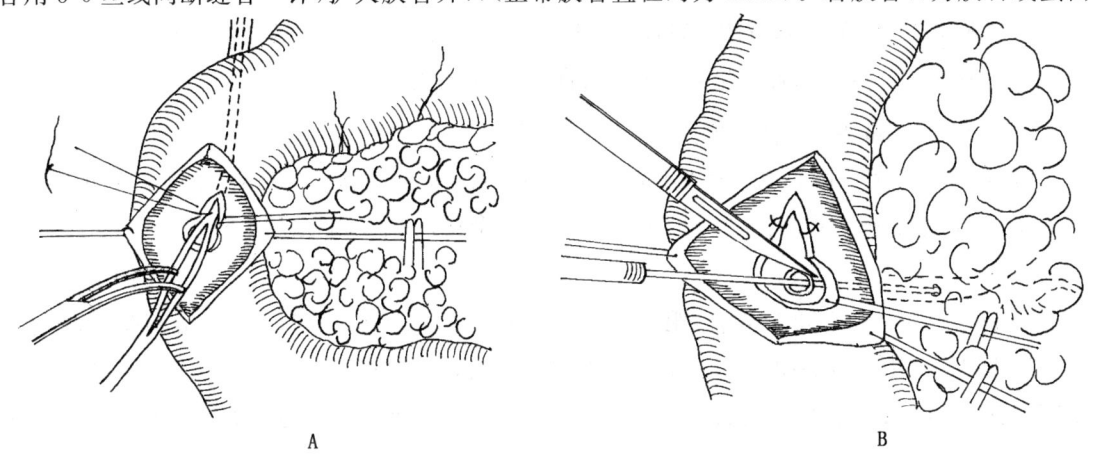

图 4-6-4　胰管开口成形术

应随手取出。由胰管开口插入硬膜外麻醉导管直至胰尾,经导管缓慢低压注入50%胆影葡胺或泛影葡胺2～3ml,立即摄X线片造影,了解胰管全貌。如无狭窄,新建的胰管开口内插入4～5mm长的细硅胶管支架,一端外露于十二指肠腔内,用5-0肠线将此支架管缝合固定于Oddi括约肌上。

2)副胰管开口成形术:若上述手术中于胆总管壶腹内找不到主胰管开口,应在十二指肠乳头上方2cm左右找到副胰管开口,有时其开口狭窄仅能通过最小号的泪道探子,在开口的4～5点处,与泪道探子平行作5mm长切口,两边以5-0丝线各缝一针,进行胰管造影,若无狭窄,开口内置细硅管支架。若术中在十二指肠腔内找不到乳头和副乳头,可在胰体相当扩张的胰管处,用22号针穿刺胰管抽出胰液2～3ml并等量注入造影剂,摄X线片,了解胰管及乳头病变,作相应手术处理。胰管开口成形后,用1-0丝线间断两层纵行缝合十二指肠壁切口。

(2)手术后处理

1)禁食,胃肠减压。

2)静脉补液,如禁食时间长可行TPN。

3)急性胰腺炎发作行胰管开口成形术时,如同急性胰腺炎手术前后的防治。

4)应用抗生素预防感染。

5)十二指肠处留置烟卷或双套管引流,引流液很少时,在术后3～4天拔除引流管。

(3)手术后并发症的预防及处理

十二指肠瘘:切开壶腹乳头,胰管开口和副胰管开口不能过长,以免切开十二指肠壁全层。缝合十二指肠前壁切口后,应将十二指肠降部翻转,由胃管注气观察壶腹、胰管和副胰管开口切口处有无渗漏,如有渗漏应及时缝合修补。术后十二指肠瘘时,表现为体温升高、右上腹疼痛并有腹膜刺激征,引流管有肠内容渗出。一旦发现十二指肠瘘,应及时再手术修补,行十二指肠减压、高位空肠造瘘,进行TPN支持疗法。

2.改良Puestow胰管空肠吻合术

(1)手术适应证

1)ERCP发现胰腺分离症或环状胰腺引起的胰管近侧段狭窄、远侧段扩张,并有急性胰腺炎的反复发作。

2)ERCP发现胰管内多发性胰石或多发性蛋白栓,胰管呈串状扩张,胰腺炎反复发作。

3)B超、CT或ERCP发现胰管扩张并发胰腺假性囊肿、胰性腹水。

(2)手术方法 作上腹部正中切口或双侧肋下横切口。

1)探查胰管,暴露全部胰腺腹侧。于胰体部相当于胰管处穿刺胰管做低压造影。证实胰管扩张并有串珠状狭窄等病变。在胰管表现处,平行胰管切开胰组织和胰管全长,止血。用探条探查胰管,清除管内结石和蛋白栓等。

2)胰管空肠侧侧吻合和空肠Y吻合,距十二指肠悬韧带(Treitz韧带)10～15cm处切断空肠,远侧空肠断端用1-0丝线双层间断缝合关闭。带血管蒂,通过横结肠后,提至胰腺表面,空肠断端对胰尾并固定两针,在空肠对系膜缘与胰管切开长度等长,纵行切开空肠全层,将切开胰管的全长与切开空肠的全长,行双层侧侧吻合(图4-6-5)。

距空肠胰腺吻合的头侧30～40mm处,行空肠、空肠端侧吻合,完成Roux-Y式胰腺空肠吻合术。双套管引流,预防胰瘘。

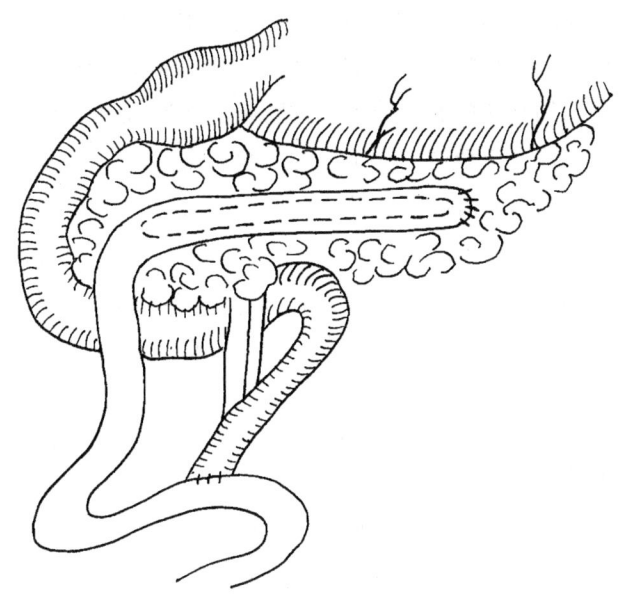

图 4-6-5 改良 Puestow 胰管空肠吻合术

(四)胰腺近全切除术和胰腺部分切除术

1.胰腺次全和近全切除术 胰腺切除术中切除胰腺达 60%~90%或切除胰十二指肠血管左侧全部胰腺,即为次全切除术。但胰岛细胞增殖症(nesidioblastosis)和胰岛细胞增多症(islet cell hyperplosia)侵及全胰的胰岛素瘤等,必须切除胰腺的 95%才能奏效,即切除大部分胰头、全部钩突、胰体和胰尾,仅在胆总管下端周围和十二指肠内侧壁上保留薄片胰组织。在小儿还必须保留脾,否则易引起死亡率高达 80%以上的脾切除术后暴发性感染(overwhelming postsplenectomy sepsis)。若必须将脾切除,应行自体脾移植术,术后适当应用长效抗生素。

(1)胰腺次全切除保留脾术 适宜于胰体胰尾的良性肿瘤、胰腺癌和胰体胰尾坏死等病变。作上腹部横切口探查腹腔内各脏器,了解腹腔有无其他病变。然后切开胃结肠韧带,进入网膜囊,探查整个胰腺,了解病变性质和范围。切取病变组织,行快速冷冻病理切片检查,决定手术方案。若决定行胰腺次全切除术时,自脾动脉起点切开胰腺上缘被膜,向左分离暴露出脾动脉全长。结扎、切断其进入胰腺的分支胰背动脉、胰大动脉和胰尾动脉,保留其进入脾的主干及分支。在脾动脉起点向下分离胰腺背侧和后腹壁之间疏松组织,直至胰腺下缘成隧道,同时注意防止胰背沟槽中的脾静脉损伤。在肠系膜上血管左侧切开胰腺下缘被膜,自下向上在胰腺背侧和后腹壁之间分离,与自上向下分离的隧道沟通。在隧道的上、下端和该处胰腺腹侧逐步横断胰腺,并小心保护脾静脉将其从胰背的沟槽中向左右分离出 3cm 长,然后在其腹侧完全横断胰腺。将胰腺近侧断端翻向右侧,结扎切断胰头背侧进入肠系膜上静脉的 4 个小分支。分离胰腺达胰十二指肠上血管左侧,再横断胰腺。主胰管应比胰断面长 0.5cm,结扎切断,近侧胰断面腹背褥式缝合。将隧道处横断的胰腺远侧翻向左侧,与后腹壁分离达脾蒂并分离出胰尾。分离过程中保护脾静脉及其入脾分支、肠系膜下静脉、胃网膜左和胃短血管免受损伤,在胰十二指肠血管左侧切除胰体胰尾保留脾。

(2)胰腺近全切除术 适用于胰岛细胞增殖症、胰岛细胞增多症、侵及全胰的多发性胰岛素瘤、胃泌素瘤等。术前应用二氮嗪者,继续应用,控制血糖浓度在 2.8mmol/L(40mg/dl)以上,术中定时监测血糖浓度,如低于 2.8mmol/L(40mg/dl)，应静脉补充 25％的葡萄糖液，防治低血糖。

按胰腺次全切除方法，切除左侧胰体胰尾后，横断胰体近侧，翻向右侧，暴露出腹主动脉、肠系膜上动脉及肠系膜上静脉、肠系膜下静脉，结扎切断胰头背侧进入肠系膜上静脉的 4 条小静脉。在结扎切断分离钩突时，切断腹腔神经丛分布来的小分支，但要细心保护由肠系膜上血管分出的胰十二指肠下动静脉主干。切开十二指肠外侧腹膜、充分游离十二指肠和胰头，在胰头背侧，在手指的引导下保护胰十二指肠上下血管主干，在十二指肠内侧壁上和胆总管下端周围保留薄片胰组织的情况下，边切边止血，切除大部分胰头、全部钩突和近侧胰体，结扎切断主胰管和副胰管以防胰瘘，仅保留 5％的胰腺组织。在操作中应特别注意防止损伤门静脉、肠系膜上血管、脾动脉、脾静脉、胆总管下端和十二指肠内侧壁，并需保留脾。

2.胰腺部分切除术

(1)胰腺胰尾切除、保留脾术　参照胰腺次全切除术，将横断胰体远侧，在其背面分离并渐向左翻转，此时应特别小心将脾静脉自胰背的沟槽中分出。分出肠系膜下静脉。小心分离结扎和切断自胰腺进入脾静脉的 4～5 条小静脉，继续向左分离达胰尾时，要谨慎保留脾动脉进入脾门的脾支、胃网膜左血管和胃短血管，将胰尾自脾蒂分出连同胰体切除。万一损伤脾血管，也不要急于切除脾。因有胃网膜左血管、胃短血管和脾周围的侧支循环，并不影响脾的血供。文献报道，损伤脾血管时仍可保留脾脏。若脾脏血供极差，不能保留时，在小儿切脾后应行自体脾移植。

(2)分段切除术　多发性胰岛素瘤切除时，若术中不能完全找到瘤体，可先分段切除胰尾和胰体，送快速冷冻病理切片检查，同时测血糖含量。若肿瘤已完全切除，血糖应在 30 分钟内升高达正常水平。如血糖低于 2.8mmol/L(40mg/dl)，冷冻切片也无肿瘤，再向胰腺近侧分段切除和进行上述检查，直至血糖水平上升和病理检查证实切尽肿瘤为止。

手术后处理：

1)胃肠减压，静脉输入液体和应用抗生素。

2)术前患低血糖症者，术后定时监测血糖含量。如血糖高于正常，要暂时应用胰岛素治疗。如血糖低，可静脉注射 25％葡萄糖液，适当用二氮嗪。

3)术前和术后经病理检查是胃泌素瘤，应定时监测血清促胃液素含量。若超过 200～500μg/ml，并有严重胃溃疡者应行全胃切除术。

4)腹腔双套管接负压吸引，直至无渗液拔管。

5)因手术打击较大，监测生命体征，防治休克。

(3)胰十二指肠切除术　适用于胰头癌，胰头、十二指肠和胆总管下端严重外伤无生机者等。美国波士顿儿童医院 1986 年报道手术成功者最小年龄为 15 个月，中国医科大学儿外科手术成功者最小年龄为 2 岁。

对胰头癌或其他胰头部的恶性肿瘤，应先行快速冷冻病理检查证实后，方可进行本手术。手术方法为上腹部横切口，充分游离十二指肠、胆总管下端和胰腺肠系膜上血管右侧，严防损伤门静脉，作 Whipple 术。手术切除范围包括胃窦部、胆总管下端、十二指肠全部、胰头、胰钩突部、空肠上端，如为胰头癌还应包括周围的淋巴结。为了重建消化道，恢复正常生理，必须先将空肠近端和胰腺断面、胆总管断端吻合，以后再行胃、空肠吻合。胰液、胆汁流经胃空肠吻合口，可防该处溃疡发生。胰腺断端必须套入空肠内吻合，主胰管内用细硅胶支架，如此才能预防胰瘘和保证胰管的通畅(图 4-6-6)。

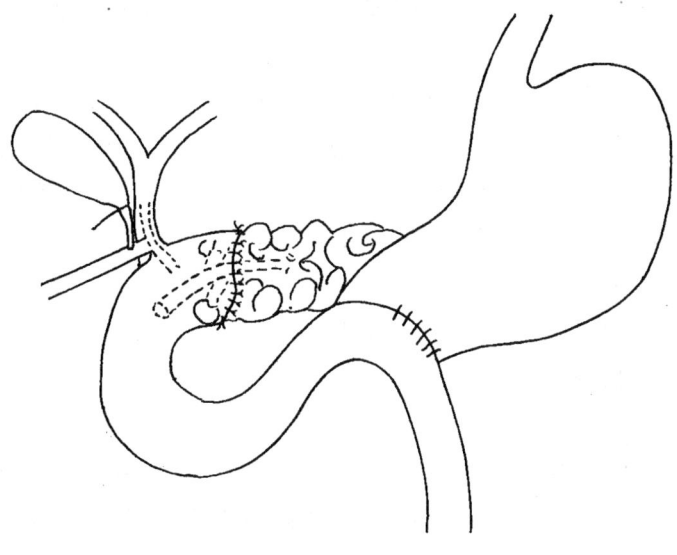

图 4-6-6　Whipple 术

### (五)胰腺囊肿的手术治疗

胰腺囊肿分为假性囊肿和真性囊肿。假性囊肿临床上较多见,由急性胰腺炎引起约占75%,由胰腺损伤或胰腺手术后引起约占25%。胰腺炎并发的假性囊肿,有人报告约10～30%可自行吸收,不需手术。但有人认为假性囊肿易发生并发症,如囊肿感染、破裂出血、黄疸,其危险性大,故主张有准备进行择期手术。在何时手术为宜,一般囊肿壁纤维形成时间,经过动物实验观察,最短时间为1个月,因此手术至少在囊肿形成后一个月才能手术。从临床角度来看,胰腺炎急性发作一个半月后手术为佳,安全性高,死亡率可下降;但亦应根据患者的具体情况而定。如有并发症发生,B超,CT复查囊肿增大,2个月后囊肿未被吸收,均有手术指征。

小儿真性胰腺囊肿一般多为先天性囊肿,是由于先天胰腺导管腺泡发育异常,由各种原因引起胰管阻塞,使胰液积留所致。一般认为有下列情况可作为手术指征:①真性囊肿经非手术治疗无效。②有并发症:感染,中毒症状严重,败血症,或囊肿穿孔、出血。③囊肿增大有恶变,压迫症状明显。

手术治疗一般有3种方法:

1. 胰腺囊肿外引流术　患儿情况严重,全身情况差,囊肿并发感染、穿孔、出血。术前若有低蛋白血症、贫血可给予输血及血浆,纠正水电解质紊乱;感染严重者应用广谱抗生素。手术应根据肿块部位,选用上腹部横切口,进入腹腔后探查囊肿大小及与周围关系,抽吸囊内液体,切开囊壁约4cm,将囊壁切缘缝合在腹膜和皮肤上,放置橡皮管或纱布条引流。根据时间延长囊肿逐渐缩小而愈。

外引流后胰瘘发生率高,如半年后仍不愈合,可行胰瘘切除术,或改作内引流手术。

2. 胰腺囊肿内引流术　囊肿体积大,病程较长,囊壁厚,在改善全身情况后进行手术。探明囊肿部位与周围解剖关系,选用囊肿胃吻合术,囊肿十二指肠吻合术,囊肿空肠吻合术(Roux-Y)。

3. 囊肿切除术及胰腺部分切除术　适用于真性囊肿,胰腺囊腺瘤和囊腺癌,或边缘性小囊肿。术后主要并发症为胰瘘和术后胰腺炎。如有坏死出血化脓,即要手术引流,腹腔冲洗。

### (六)胰腺癌的外科治疗

小儿胰腺癌由于对放疗、化疗敏感性差,治疗仍以手术切除为主。选用那一种手术应视肿瘤病儿具体情况而定。能切除者多选用胰十二指肠切除术；对不能耐受胰十二指肠切除者，或远处有转移者可选用短路手术。

自1941年Whipple报告一期手术胰十二指肠切除术以来，已成为治疗胰腺癌的基本术式。我国1953年曾宪九首先开展Whipple手术，继而在国内得到较普遍的开展。美国波士顿儿童医院1986年报告小儿胰腺恶性肿瘤7例，年龄最小为15个月，平均年龄为8.7岁。7例中5例进行手术，其中行Whipple手术3例，局部切除2例。病理组织学检查：3例为胰管细胞腺癌，2例为胰腺泡腺癌，1例为乳头状囊性腺癌，另1例为没有内分泌作用的胰岛细胞癌。中国医科大学儿外科于1996年报告7例胰腺肿瘤，其中最小年龄为2岁，平均为7岁，全部进行手术治疗；其中Whipple手术3例、肿瘤摘除1例、胰尾切除1例、内引流1例、手术探查1例；病理诊断恶性肿瘤4例，良性肿瘤3例。

1. 手术适应范围

(1) Whipple手术　凡诊断明确的胰头部癌、壶腹部及十二指肠乳头癌，此为小儿首选手术方法。

(2) 胰体胰尾部肿瘤　根据情况可将胰体胰尾部全切除和脾切除。胰尾部肿瘤可将胰尾部和脾脏切除术。

(3) 全胰腺切除术　适应于胰腺弥漫性癌，但在小儿应少用、慎用，应权衡利弊。原则上在尽量切除肿瘤的基础上，最大限度保存胰腺功能。

2. 手术前准备　术前对胰腺癌患儿肝肾功能、心脑肺全面检查，有无远处转移及肺部并发症、营养不良、低蛋白血症，凝血酶原时间是否延长，应高度重视加以纠正，术前给予全肠外营养(TPN)、维生素$K_1$，少量输血及血浆，降低血清胆红素，术前72小时预防性应用抗生素。

3. 手术　胰腺癌由于部位不同，选择方法也不一样，其主要手术步骤系在全身气管插管麻醉下进行。目前多数采取上腹部横切口，暴露好，进腹后进行探查，检查盆腔内有无转移肿瘤结节，左右结肠肝脾曲处，及肝脏肠系膜大网膜上有无肿瘤结节，再将胃结肠韧带打开，进入网膜囊，探查胰腺，触摸胰腺部位。肿瘤呈坚硬，高低不平，有时难与慢性胰腺炎区别，应用细针穿刺取局部活体组织做冷冻切片检查，确诊后如为胰头部肿瘤，游离十二指肠，充分暴露胰腺，行胰头十二指肠切除术，切除胆囊，切断肝总管或胆总管、胃远端、胰腺和空肠上段，最后完全切除胰腺钩突，将病变整块切除，重建消化道，按胆、胰、胃顺序与空肠吻合。如为胰体尾部肿瘤可将胰体尾切除，残端胰与空肠作Roux-Y吻合术。为防治胰瘘发生，胰十二指肠切除术在胰管内应置支撑导管，埋入空肠内吻合。胰体尾部切除，近侧断端应作鱼口状对掌吻合，埋入空肠内缝合。为防止术后吻合口溃疡发生，手术中将胃窦部切除，加选择性迷走神经切除术，术后加用$H_2$受体阻滞剂甲氰咪胍(tagamet)、呋喃硫胺素(TTFD)。对远处转移已不能切除的胰腺癌应做姑息手术，可行胆囊空肠或胆总管空肠Roux-Y手术。

Tsuchicla等报告的24例小儿胰腺癌中，少数病例应用环磷酰胺、长春新碱、丝裂霉素，没有明显价值。

(七) 胰腺内分泌肿瘤的外科治疗

胰腺内分泌肿瘤主要是有功能性胰岛细胞肿瘤，包括胰岛素瘤、胰高糖素瘤、胃泌素瘤、舒血管肠肽瘤等。随着放射免疫及定位诊断、B超、CT、MRI等的应用，目前已能对这些功能性胰岛细胞瘤作出早期诊断及手术治疗。

1.胰岛素瘤 胰岛素瘤占内分泌瘤之首位。

(1)手术适应证

1)有 Whipple 三联症及实验室检查明确诊断者。

2)经药物治疗无效者。

3)反复发作影响神经系统损害者。

4)B 超、CT 或 MRI 检查,定位诊断明确有肿瘤存在。

(2)手术方法

1)摘除术:适用于单个肿瘤,沿肿瘤包膜分离挖除术,仔细剥离,以不损伤胰管及血管为宜。

2)局部切除术:要损伤一部分肿瘤周围的胰腺级织,易发生并发症。左半胰切除术适应于胰腺体尾部肿瘤。

3)胰腺次全切除后仅留下胰头部腺体,此术适用于剖腹中未找到肿瘤,而采用先切除胰尾,作病理冷冻切片组织检查,如无肿瘤再作胰体切除,送病理检查,如仍没有肿瘤,再作胰体切除术,留下胰头部分残端与空肠行 Roux-Y 吻合。

4)胰头部肿瘤进行胰头十二指肠切除术(Whipple 手术)。

5)全胰切除术适应于多发性肿瘤分布于整个胰腺。

2.胃泌素瘤 在胰腺内分泌肿瘤中处于第二位,外科治疗为有效方法。

(1)手术适应证

1)诊断明确的胃泌素瘤。

2)应用 $H_2$ 受体阻滞剂对此肿瘤有暂时效果,但停药后又复发,药物可产生耐药性,短期控制可以,但仍应进行手术治疗。

(2)手术方法 由于肿瘤是多发生的,且大部分为恶性,有时可与胰岛细胞增生同时存在,其手术方法与胰岛素瘤方法一样。术中监测胃酸分泌情况。如胃酸不下降,可考虑胃部迷走神经切断,或胃大部切除术,如胃酸下降手术即终止。

(八)急性胰腺炎的外科治疗

急性胰腺炎一般分为两型:(1)单纯水肿性胰腺炎:90%患儿用非手术治疗病情可好转。约10%患儿病情加重,得不到有效控制,需外科治疗。(2)急性出血坏死性胰腺炎:病理变化急剧,病情严重,常伴有休克早期改变,有时不能与消化道穿孔、肠梗阻坏死等区别,急需外科手术治疗。

1.外科手术适应证

(1)急性胰腺炎有弥漫性腹膜炎体征,又不能排除其他急腹症、胃肠穿孔、肠坏死等。

(2)急性出血坏死性胰腺炎有严重感染,中毒休克状态,腹腔穿刺有血性液体。

(3)并发假性囊肿、脓肿、化脓性腹膜炎。

(4)急性胰腺炎内科治疗无效,病情恶化。

(5)反复发作胰腺炎。

(6)合并胆道结石,急性化脓性胆管炎。

2.手术方法 有引流术、减压手术、切除手术等,可根据不同情况加以选择。

(1)引流术 可分为腹腔引流、胰被膜切开腹腔引流、胰床广泛引流、腹腔灌洗引流。其目的可引流出大量的含有各种胰酶、坏死组织、细菌及毒素等液体,减少吸收,提高治愈率,减少死亡。适用于出血坏死性胰腺炎及水肿性胰腺炎。

腹腔灌洗引流,剖腹后,胃结肠韧带打开,暴露胰腺,将胰周腹膜切开,放置2根进水管,接腹腔外透析液瓶,灌入透析液500~1000ml,每次30~60分钟,一日4次。可应用标准透析液灌洗后,从下腹部腹腔排出管排了。此法可持续7天左右。

(2)减压手术 包括胆囊及胆总管手术、三重造瘘术(胆囊造瘘、胃造瘘、空肠饲养性造瘘术),因胰腺炎有一部分是由胆道病变引起,由胆囊、胆总管结石炎症引起。三重造瘘术对严重出血坏死性胰腺炎适用,可使胆道减压,胃十二指肠减压,补充空肠造瘘处营养物质,可提高治愈率。

(3)切除手术 ①胰腺坏死灶清除:尽可能肉眼所见坏死灶清除。②规划性胰腺切除术:该手术能彻底清除病灶,效果较好,如患儿不能耐受胰十二指肠切除术,则可行三重造瘘术。

## 第七节 脾疾病与门静脉高压症

### 一、小儿脾脏的解剖与生理

(一)解剖

脾形似蚕豆,位于左季肋部第9~11肋之间,前端达腋中线,后距正中线3~5cm。可分为脏、膈两面和前、后两缘。膈面呈凸形,与膈肌相邻。脏面凹陷,近中央处为脾门,是血管、淋巴和神经出入处。前缘较锐,有1~3个切迹,称脾切迹,当脾大时可作为确认脾的依据。据统计,中国人新生儿脾重为7.4~7.9g,1~11岁期间,每年增加3.3~5.2g左右,12~20岁每年增加6.6~9.7g。脾脏先天性缺如罕见,而副脾存在率为10%~40%,其位置多在脾门及脾周围等处,常为1个,亦可有多个。

脾属腹膜内器官,除脾门以外,表面皆被覆以致密结缔组织和间皮细胞构成的腹膜。其腹膜皱襞形成膈脾肾韧带、脾肾韧带、脾结肠韧带和脾胃韧带。脾借助上述韧带支持而固定。脾被膜从四周向实质内伸入形成许多粗细不等的索条状小梁,构成脾的支架,小梁之间为脾髓,可分为白髓和红髓两部分。白髓主要由T淋巴细胞和B淋巴细胞组成。红髓主要由脾索和脾窦构成,脾索由网状细胞及网状纤维组成多孔隙支架。脾窦是一种多孔的血窦,窦壁由一种长条状的内皮细胞平行排列而成。此外,还有上述两者间的移行部分称为边缘区。

脾由腹腔动脉最大的分支脾动脉供血。该动脉由腹腔动脉发出后,向左行于胰腺上后方的胰沟内,沿途分胰支和胃支,达脾门处分出2~3个末支入脾(图4-7-1)。约有2/3的人有1~2支不经脾门入脾的血管,多在脾的上、下极穿入脾内,称为脾极动脉。脾极动脉可发自脾动脉的脾支或胃网膜左动脉等处。脾极动脉可作为保留部分脾脏的脾次全切除术的供血动脉。脾动脉分2支入脾的占84%,3支入脾的占16%。

脾动脉由脾门入脾后分支进入脾小梁,并随小梁的分支而分支,称小梁动脉。穿入白髓后称为中央动脉,中央动脉的主干在穿行白髓后,分成若干小分支入红髓,总称为笔毛动脉。

脾静脉源于脾窦,汇合后与动脉同名,并和同名动脉伴行于肠系膜上静脉,汇合成门静脉。

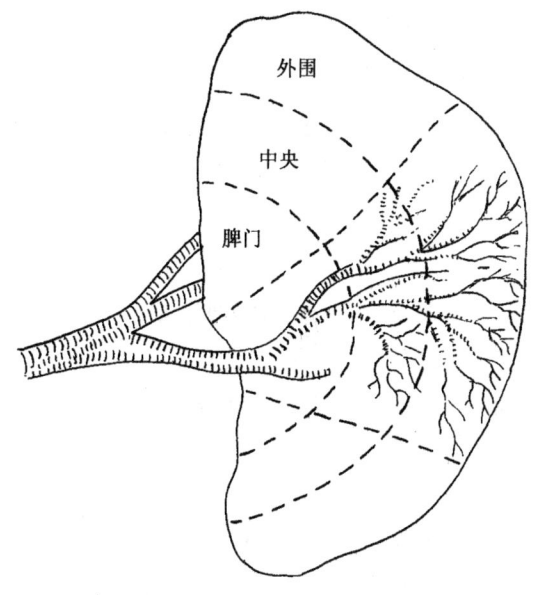

图 4-7-1 脾内血管分布图

(二)生理

脾是体内最大的淋巴器官,具有造血、储血、滤血、毁血和免疫等重要功能。

1. 造血功能　在胚胎初期,脾内干细胞可分裂、分化成血液中的红细胞、白细胞和血小板,具有重要的造血功能。在胚胎第 5 个月,脾的造血功能逐渐由骨髓代替,其淋巴组织成分开始逐渐增多,由髓样器官变为淋巴器官。

2. 储血功能　正常情况下脾窦内储存一定的血液,其储血量的多少随年龄增长脾增大而增加,成人储血量可达 200ml。当体内循环血量减少时,引起小梁内平滑肌收缩,使血液进入循环中,增加了有效循环血量。此外,脾还储存大量的血小板,可达全血中的 1/3。

3. 滤血功能　脾脏可称为血液的过滤器,每分钟约有 5% 的血量流经脾内,其中 10% 的脾动脉血直接汇入静脉窦,90% 的血流经过红髓。

4. 毁血功能　脾脏是清除衰老红细胞的主要场所。当脾增大时,血流经脾时缓慢,而影响红细胞的代谢,导致红细胞葡萄糖的缺乏,高能磷酸减少,细胞代谢衰减。故脾大时脾功能亢进而引起贫血。而脾切除术后,由于其毁血功能丧失,会出现血小板增多,循环中衰老和畸形的红细胞也增多。

5. 免疫功能　小儿脾有大量的免疫活性细胞,是免疫应答的主要场所之一,在非特异性(天然性)免疫和特异性(获得性)免疫中皆起重要作用。

脾在抗感染中主要有两种功能,即吞噬作用和产生抗体。在脾切除后,失去了脾的滤过作用,吞噬细胞也相应减少,吞噬作用降低。尤其血液中的 IgM 和 IgG 含量显著下降,以及参与免疫的补体系统及细胞因子合成障碍,而导致免疫功能低下,易致脾切除术后暴发性感染。此外,临床观察与文献报道皆可见脾切除术后易发生切口感染、肺炎和尿路感染等。因而近年来开始采用了保留脾功能的手术,即脾部分切除术、脾次全切除术等。

## 二、游走脾

脾脱离正常的解剖位置而垂于腹腔其他部位，称脾脱垂或异位脾。既脱垂又能复位呈游动状态者，称为游走脾。

### （一）病因

正常脾借助于周围韧带的支持，使其固定在正常的解剖位置上，如支托脾的韧带因先天性发育异常而松弛，或异常肿大的脾使韧带拉长，可引起脾蒂过长，而失去对脾的固定作用，使其处于游动状态而成为游走脾。小儿游走脾多是由于脾的支持韧带先天性发育缺陷所致，而成人则多见于脾肿大患者。

### （二）病理

游走脾通常较正常脾大，其原因可能是脾蒂拉长后，脾静脉亦变长使血液回流阻力增大，或因静脉折角及脾旋转使血液回流受阻，因而发生充血性脾大。游走脾的活动范围与脾蒂的长度有关，脾蒂越长则活动范围越大。重者可达到盆腔。由于脾处于游动状态，易发生扭转。腹肌收缩、肠管蠕动及体位改变等皆是促成脾扭转的诱发因素。扭转多为顺时针方向，扭转的程度不等，一般为2～3周。脾扭转后是否发生循环障碍及障碍程度与脾蒂的长度及扭转的角度有关，脾蒂短而旋转角度大则血液循环障碍严重。同时与扭转发生的急缓有关，缓慢发生扭转则血液循环障碍轻。手术中曾见到扭转达4周，而仍无明显脾缺血改变者。而急性扭转只有360°亦可出现明显的脾循环障碍。

脾扭转初期，脾静脉因扭曲而管腔狭小，静脉回流不畅，脾出现淤血性增大，但尚能维持血液回流。若持续时间较长，脾蒂水肿则进一步加重脾淤血，则诱发脾纤维组织增生。亦可因淤血性脾大，而出现脾功能亢进。当扭转达到动脉血流受阻时，可出现脾缺血性炎症渗出，而导致渗出性腹膜炎，常与周围组织发生粘连而呈固定状态。若急性扭转的脾动脉血流完全中断，可发生脾坏死。慢性进行性脾扭转可引起脾萎缩或纤维化。

### （三）临床表现

小儿游走脾临床上常无明显症状，多是无意中偶然发现腹部肿块，或患其他疾病体格检查时发现。少数患儿可因脾肿大重力的牵拉或慢性扭转使脾供血不全而出现症状，多表现为腹部不适、隐痛、恶心、食欲不振等，常在卧床时症状减轻或消失，站立及剧烈活动时症状出现或加重。小儿游走脾产生压迫症状的较少见，偶有慢性扭转与周围组织粘连而出现胃肠道压迫症状。若为急性脾扭转，绞窄性脾坏死，可表现为剧烈腹痛、恶心呕吐，出现腹部压痛及反跳痛，严重者可出现休克。

### （四）诊断

对无症状的腹部移动性肿块，若触及到形似脾切迹样实质性光滑的肿块，有较大的推动性，甚至可由下腹部推移到上腹部乃至于触不到时，且脾区叩诊浊音界消失，皆可作为游走脾诊断的佐证。B超和CT检查脾区探不到脾，在腹腔其他部位探及到实质性肿块，可根据其形态及密度确诊为游走脾。选择性脾动脉造影是诊断游走脾最确切的方法，既可显示脾的形态，又可显示其所在位置。但因操作复杂且为创伤性检查，而不宜常规选用。

小儿急性脾扭转以急腹症而就诊者诊断较为困难。由于脾缺血性坏死，腹腔内常有血性渗出液，而表现为急性腹膜炎症状,除腹部有压痛、反跳痛及肌紧张外,常无其他阳性所见。因触不到肿块加之本病少见,临床医生很难想到本病。B超和CT检查虽可探及到肿块,但结合腹膜炎症状亦难断定是脾脏。但若在脾区探不到脾脏,尚可明确诊断。

(五)治疗

对于脱垂较轻的游走脾,可采用复位固定的手术方法。若单纯脾韧带缝合固定不稳定,则可采用大网膜包被与侧腹壁作缝合固定。亦可将侧腹壁的腹膜切开,将游离脾包埋于腹膜外,可获满意的治疗效果。对已有脾萎缩或纤维化,且与周围粘连并产生压迫症状的游走脾,可行脾切除或脾次全切除术。对急性脾扭转导致严重坏死者,术中复位后观察血液循环,如无改善而又无生机的脾应行脾切除术。若复位后血液循环改善,亦应行复位固定术。

### 三、脾脓肿

脾的血液循环十分丰富,每分钟就有全身血液的5%流经脾。而且红髓内含有大量的巨噬细胞,作为血液中微生物的高过滤器,可吞噬杀灭细菌,具有很强的抗感染能力,因而临床上脾脓肿(abscess of spleen)极为罕见。

(一)病因

脾的化脓性感染多属继发性病变,在原发灶的细菌大多经血液流入脾内。当少量的细菌进入脾后,则被巨噬细胞吞噬而杀灭;若大量细菌侵入,尤其在机体抵抗力低下的情况下,菌栓停留在脾的某一部位,在局部形成炎症病灶,因炎症坏死而进一步形成脓肿。脾脓肿的前驱病变多为葡萄球菌感染性败血症或脓毒血症,其次是伤寒、细菌性心内膜炎、产褥热以及疟疾等。邻近组织化脓性感染直接侵入脾而形成脓肿者极少发生。脾外伤性血肿和脾棘球蚴病亦可继发感染而形成脾脓肿。亦有报道门静脉高压症合并脾脓肿的病例,可能与脾淤血、血流缓慢有关。

(二)病理

由于脾脓肿的感染途径多是经血行侵入,因而脓肿可为单发或多发。脾脓肿的病理改变与其他部位的脓肿无大差异。当细菌侵入后,首先是急性脾炎的病理改变,主要过程为炎细胞浸润,浆液渗出,细胞变性、坏死,组织溶解而形成脓肿。因脓液内含有溶解的脾组织,脓汁呈棕褐色而且较黏稠。早期病灶较局限时与周围组织多无粘连或轻微粘连,当病程发展,炎症已侵及到脾表面时,则常与周围组织形成广泛性紧密粘连。若病变发展迅速,脓肿急剧增大,可出现自发破溃,脓汁流入腹腔而形成泛发性腹膜炎,亦可穿通膈肌形成胸腔脓肿,若穿破周围脏器则形成各种内外瘘。

(三)临床表现

小儿脾脓肿大多有某种先驱感染史。在病初脾炎症阶段表现为寒战、高热、盗汗、倦怠、周身酸痛等全身炎症反应症状。当炎症侵及到脾被膜时可出现局限性腹膜炎,表现为脾区疼痛。亦可因膈肌受刺激而产生左肩部放散痛。随着脓肿增大,脾张力增高及脾周围炎时,则出现左上腹剧痛,腹式呼吸受限,咳嗽时加重。巨大的脓肿则出现左季肋部膨隆,局部有明显触痛和叩击痛,有时左侧腰部亦可出现叩击痛。病程较长者脾区可出现皮下组织水肿。有渗出性腹膜炎患儿或脓肿破溃入腹腔者,则可表现全腹压痛及反跳痛。无腹膜炎时左上腹季肋部常可触及肿块,因多有触痛后肌紧张,而触不清波动感。

实验室检查白细胞增高,伴有核左移。X线检查可见左侧膈肌抬高、膈肌活动受限、脾区阴影增大、胃泡移位等影像。B超可探查到脾内液性暗区,脾脏因脓肿挤压而变形。CT扫描可见低密度占位性阴影,同时可证实是单发或多发病灶。

(四)诊断

小儿脾脓肿多有前驱症状,且局部常有疼痛,易引起临床医生注意,而较其他原因的脾内占位性病变易于发现。但发病早期仅有全身症状,尤其是幼儿又不能正确表达症状,早期诊断较为困难。

对患有全身其他部位感染,尤其是败血症的患儿,当出现左季肋部疼痛、左肩部放散痛及局部膨隆触痛时,应想到脾脓肿的可能,及早采用各种物理诊查方法。X线检查左膈肌抬高,脾区阴影增大可对本病的诊断提供重要线索,进一步采用B超或CT检查,皆可发现脾脓肿影。结合白细胞增高、核左移改变,则可明确诊断。在B超引导下行脾穿刺,一经抽吸出脓汁即可明确诊断,是一种确切的诊查方法。但该法有使脓液流入腹腔,感染扩散的危险,因而不宜常规应用。若详尽了解病史,仔细地体格检查、结合辅助检查结果,大多可明确诊断。

(五)治疗

脾脓肿如单纯采用抗生素治疗,多难以使脓肿全部吸收,但对控制炎症发展仍是不可缺少的环节。而尽快排出脓液或去除病灶则是治疗本病惟一有效的方法。由于脓肿的大小、部位及病理改变不同,而选择不同的治疗方法。

对较小的单发性脓肿,可选择经皮脾穿刺抽吸排脓的办法,穿刺应在B超引导下进行。若脓汁较黏稠,可用盐水冲洗脓腔,待脓汁排出后再用抗生素液冲洗。如一次不能治愈可反复穿刺几次。同时应全身应用大剂量抗生素。

若为较大的单发性脓肿,病程较长,且B超提示脾与周围组织粘连较明显,或患儿全身情况差,而难以耐受手术时,应选择置管引流术。通过B超定位选择脓肿与侧腹壁最薄的部位。先用穿刺针试穿,抽吸出脓汁后,按其穿刺针的方向,皮肤戳一小口后送入胶管。可选择多孔双腔管,易于冲洗脓腔和充分引流。置管引流方法简单易行,对机体损伤小,是治疗本病的一种理想方法。

脾切除术可迅速去除病灶,作为一种根治性治疗手段,适合于多发性脓肿。若脓肿偏于脾的上、下极,可采用脾次全切除术。该术式既可去除病灶,又可保持脾的免疫功能。若术中见脾与周围组织形成广泛而致密粘连时,难以行脾切除手术,应选择切开排脓引流手术。术中应注意保护腹腔,尽可能减少或避免脓液污染腹腔。术后除大剂量应用抗生素外,对病程长、全身衰弱的患儿,应静脉或肠道应用营养液。

**四、脾棘球蚴病**

脾棘球蚴病为细粒棘球绦虫的幼虫期棘球蚴寄生于脾脏引起的一种脾囊肿性病变。多流行于畜牧区,在我国甘肃、新疆和内蒙古等地区多见。据资料统计,人体棘球蚴病中肝占75%～78%,肺占8.45%～14.5%,脾占1.28%～2.71%,肾占0.32%～0.31%,脑占0.2%～0.32%。小儿棘球蚴病以男孩多见,可能与犬接触多有关。

## （一）临床表现

小儿脾棘球蚴囊肿的临床症状可归纳为3个方面：

1. 变态反应症状　当六钩蚴穿过肠壁随血流入脾后，在囊肿发育过程中，机体不断吸收少量囊液，作为抗原而引起变态反应。患儿可表现为低热、食欲不振及皮疹等症状。亦可因囊肿破溃，大量囊液流入腹腔吸收入血，引起过敏性休克。因而，在本病流行地区，若疑诊本病时，不宜作诊断性穿刺，以免囊液流入腹腔，发生过敏性休克的危险。

2. 全身中毒症状　人体长期吸收寄生虫的代谢产物，可产生一系列全身中毒症状。患儿常有恶心、呕吐、厌食、消瘦，严重者可出现贫血、发育障碍或恶病质。

3. 肿块压迫症状　由于棘球蚴囊肿增长缓慢，感染后可持续数年乃至数十年才出现临床症状。多是因肿块巨大，脾被膜张力增高或囊肿继发感染而产生疼痛，或出现压迫症状后才就诊，若向上挤压膈肌使其活动受限，可出现呼吸困难。若压迫胃肠道可表现为食欲不振和饱胀感。

## （二）诊断

小儿脾棘球蚴病临床罕见，且无特异性临床表现，易延误诊断。诊断要点为患儿居住在棘球蚴病流行地区，且与犬有密切接触史。体检触及到脾脏囊性肿块，Casoni棘球蚴皮内试验或棘球蚴补体结合试验，前者阳性率为90%，后者为80%。CT扫描对诊断本病具有特异性，当母囊内出现子囊时，悬浮于囊液中，呈"水上荷花"征。多个子囊充满母囊内，呈多房状改变。B超还可探到脾内液性暗区。

## （三）治疗

手术是治疗脾棘球蚴病惟一有效的方法。若囊肿较小，位于脾的一侧，可行囊肿与脾部分切除术。如囊肿巨大，脾受其挤压而甚薄，无法保留部分脾时，则应行脾切除术，有条件的可行脾片自体移植。对已有钙化的包囊，可行包囊剥离囊肿切除术。若囊肿与周围组织粘连较重，切除困难或患儿全身情况差，难耐手术打击者，在吸出囊液后，囊内先注入20%的盐水，经10分钟后吸出，再用10%~20%的甲醛溶液涂抹囊壁，可杀灭幼虫和虫卵。然后内翻包埋缝合囊壁，以消灭残腔。亦可用大网膜填塞囊腔。术后口服吡喹酮可巩固疗效，进一步杀灭囊内残留的幼虫。

## 五、脾结核

临床上单独发生于脾脏的原发性结核罕见，而全身性结核病或其他脏器的结核累及到脾脏者较多。据国外大量结核病患者尸检发现，累及脾脏的结核达40%以上，但临床上确极少能诊断出脾结核。小儿脾结核多发于10岁以内儿童。

### （一）病因病理

脾结核主要为血源性感染，结核杆菌随血流或吞噬细胞到达脾后，其病理改变可分为3个阶段，即渗出期、增生期和干酪坏死期。脾结核可根据不同阶段及病理改变分为4型：即粟粒型、干酪坏死型、纤维硬化型和钙化型。粟粒型为病变初期，脾结核性炎症反应阶段。干酪坏死型为炎症阶段和出现脾的灶性坏死。后2型则是病变开始进入稳定期，脓肿与干酪、坏死逐渐吸收而形成纤维化，最终在病灶部位形成钙化。

### (二)临床表现

小儿脾结核初期多无特异性临床症状,常表现为结核中毒症状。轻者表现为低热、夜间盗汗、疲劳、乏力、精神倦怠及食欲不振,重者可出现高热、恶心及呕吐。病程较长者常伴有消瘦和贫血。若脾大较重或合并感染时,则出现脾区胀痛。若已形成巨大的结核性脾脓肿,可表现为腹胀。因向上挤压膈肌,使其抬高,而限制膈肌运动,可出现呼吸急促甚至呼吸困难。压迫胃肠道时可有胃肠功能紊乱。若有肠粘连时,可表现为完全性或不完全性肠梗阻症状。亦有个别结核性脾大导致脾功能亢进的报道。

体格检查可见左季肋部膨隆,腹式呼吸减弱或消失。脾区可有压痛及叩击痛,并可触及脾表面大小不等凹凸不平的结节。若已形成脓肿时可扪及波动感。

实验室检查白细胞增高,在分类中以淋巴细胞增高为主。X线检查见脾阴影增大、膈肌抬高、呼吸运动受限,有时可见钙化影。CT扫描可见脾区破坏灶、脓肿的低密度影及钙化灶。B超可探及到脾破坏区及液性暗区。诊断性穿刺可抽吸到结核性脓液。

### (三)诊 断

由于小儿脾结核罕见,临床上无特异性症状,且医生对其缺乏认识与警惕,即使有低热、盗汗及脾大,亦难联想到脾结核。但若仔细询问病史,详细地体格检查,再结合辅助诊查手段,即可获得诊断。

### (四)治 疗

鉴于脾结核常合并其他脏器的结核,因而在治疗上应全面考虑。若结核尚属活动期,术前至少要应用抗结核药物治疗1个疗程,待结核中毒症状基本消除后,再行脾切除术。若结核处于稳定期,全身情况良好,应及早采用手术治疗。由于脾结核大多皆侵及到整个脾脏,而无法选择保留脾组织,多需行脾切除术。若结核位于脾的一侧,且病灶较为孤立,可行病灶与脾部分切除术。若合并其他多脏器结核,且全身情况较差,脾切除术仍不能做到结核的根治性治疗,则不宜手术治疗。如结核性脓肿较小,亦可采用抽吸脓液,脓腔内注入抗结核药物的办法,亦有采用置管引流的报道。但这两种方法皆无法消除脓腔内的干酪样坏死组织,而难以达到治愈的目的。除非脓肿巨大产生压迫症状,且全身情况极差,而难耐手术打击时,方可考虑作为一种应急措施采用。

此外,在术前、后应用抗结核药物的基础上,应进行全身支持疗法。必要时可静脉或肠道内应用营养液,间断少量输入新鲜血,以提高机体抵抗力。

## 六、脾囊肿

小儿脾囊肿罕见,多是在体格检查做B超或CT检查时意外发现。虽然大多数脾囊肿源于胚胎期,但因其发展缓慢,常在成年后才出现腹块或产生压迫症状而就诊。

### (一)病因病理

Fowler根据囊肿的病因,将本病分为寄生虫性脾囊肿和非寄生虫性脾囊肿。Rapport按囊肿的病理结构,将非寄生虫性脾囊肿分为真性(原发性)囊肿和假性(继发性)囊肿。前者囊肿壁内衬有内皮或上皮组织,包括皮样囊肿、表皮样囊肿、血管瘤性囊肿、淋巴管瘤囊肿及浆液性囊肿。假性囊肿壁内仅有纤维组织,多为脾外伤后血肿液化而形成。此外,亦有报道脾紫癜性囊肿,脾异位胰腺致胰源性囊肿。

脾囊肿可发生在脾内任何部位,据报道脾下极较多见,约占75%。单发性脾囊肿占80%,囊壁有钙化的为10%。真性脾囊肿与假性脾囊肿之比为4:1。

### (二)临床表现

真性脾囊肿早期大多无临床症状,当囊肿增大到已发现腹块或出现压迫症状时,多在成年以后。仅个别病例因囊内出血,囊肿突然增大,可表现为左上腹隐痛,时有左腰部胀痛,伴有食欲减退、疲倦乏力、消化不良、低热及腹胀等症状。体检时左季肋部膨隆,可触及波动性肿块。有囊内出血时囊肿急剧增大或继发感染,可有脾区压痛及叩击痛。若囊肿自发性破裂则可造成腹膜炎,全腹有压痛与反跳痛,脾浊音界扩大。

实验室检查可有轻度贫血。腹部X线检查可见左侧膈肌抬高,呼吸运动受限,脾区阴影增大,有时可见囊壁斑点状钙化影、胃泡位置右移等改变。B超可探及脾内低回声液性暗区,脾受囊肿压迫而变形。CT扫描可见低密度囊性病变影。

无腹块的早期真性脾囊肿,多是在体检做B超或CT扫描时意外发现。当已出现腹块时,借助于高科技诊查手段,作出诊断并不困难。

### (三)治疗

本病一经诊断,应及早治疗。手术切除囊肿是治疗本病惟一有效的方法。近年来对脾脏的免疫功能研究发现,脾切除术后易出现暴发性感染,尤其婴幼儿更易发生,因而,手术应在切除病灶的同时考虑到保留脾的免疫功能。若囊肿较小且局限于脾的某一侧,可行囊肿切除术。若囊肿较大或多发性囊肿可行脾次全切除术。如为巨大囊肿且已侵及脾门而无法选留脾的某一部分,可行脾切除脾片自体移植术。

## 七、脾肿瘤

脾是由间胚叶组织形成的,因而可在脾内发生脾淋巴网织细胞、血管平滑肌细胞、成纤维细胞以及脂肪组织的肿瘤。除平滑肌肿瘤外,其他上述成分的肿瘤文献皆见报道。此外,还有脾软骨瘤的报道。

发生于脾淋巴网织细胞的恶性肿瘤称为恶性淋巴瘤。非淋巴网织细胞的恶性肿瘤罕见,包括血管内皮肉瘤、纤维肉瘤及梭形细胞肉瘤。良性肿瘤包括脾错构瘤、血管瘤、淋巴管瘤、脂肪瘤和皮样囊肿。

### (一)恶性淋巴瘤

小儿脾恶性淋巴瘤在脾肿瘤中最为多见,一般认为30%~40%的霍奇金病累及到脾。Aisenberg在25例霍奇金病剖腹手术中,发现有13例脾受累。同时认为霍奇金病患儿的脾是最早受累的器官。而单独发生于脾的原发性恶性淋巴瘤极为罕见。

恶性淋巴瘤的病理分类尚未完全统一,通常分为霍奇金病与非霍奇金病两大类。后者根据肿瘤细胞的形态又分为淋巴肉瘤和网状细胞肉瘤。

原发性脾恶性淋巴瘤早期多无症状,当肿瘤增大到一定程度时,可出现左季肋部膨隆、胀痛而发现肿块。晚期可出现贫血、消瘦及恶病质。体格检查可触及左季肋部肿块。CT扫描和B超检查是本病的主要诊查手段,有90%的患者可经此项检查发现脾肿块,同时可依据肿块的境界、大小及脾门部有无肿大淋巴结作出初步定性诊断。

鉴于脾恶性淋巴瘤常为全身多发性肿瘤的局部病变,因而应对腹腔淋巴结及其他部位淋巴组织作全面的了解,若证实为霍奇金病累及多处淋巴组织,应首先采用化疗。因本病对化疗及放疗皆较敏感,经1~2个疗程化疗后再行手术,既利于脾切除,减少术中出血,又可提高疗效。对单独发生于脾脏的原发性恶性淋巴瘤,则应以脾切除术作为本病的主要治疗手段,术后进行放疗化疗以巩固疗效。

（二）脾错构瘤

小儿脾错构瘤是由数量异常和排列杂混的正常脾组织构成的肿瘤样畸形,可能源于脾脏始基局灶性发育障碍,使脾正常成分的组合比例与结构发生紊乱。瘤体多呈球形、边界清楚、没有包膜的孤立性团块。在瘤结节中有较多的血窦样杂乱的管腔,含血量较多,与正常脾窦相比其轮廓欠清楚。本病临床上多无症状,常在体格检查做B超或CT扫描时偶然发现。CT扫描呈密度高低不等的病灶,以低密度区为主。脾错构瘤通常较小,可采用肿瘤切除术。

（三）脾血管瘤

脾血管瘤(hemangioma of spleen)罕见,文献报道中皆为海绵状血管瘤。一般认为脾血管组织胚胎发育异常是脾血管瘤形成的基础。出生后这些异常的血管组织不断地增生、扩张而逐渐形成杂混的血管瘤团。病理分类为结节型和弥漫型。结节型中可呈单发结节或多结节的较小病灶,常无明显包膜,有时可发生瘤内出血,当血块液化后则形成一囊腔,亦被视为脾囊肿。弥漫型则广泛侵及整个脾脏或脾的大部分。

小儿脾血管瘤多是在体检做B超或CT扫描偶然发现。CT扫描特点为病灶部显示低密度影,应用造影剂后密度增强,有时增强CT扫描亦难明确诊断。可采用选择性脾动脉造影检查,则可清晰显示血管团的大小、部位及范围,是诊断本病最确切的方法。较小的血管瘤可单纯行瘤块切除术;较大者应采用脾次全切除术;弥漫型全脾血管瘤应行脾切除术。

## 八、小儿脾部分切除术

（一）手术种类

近年来由于各种原因行小儿脾切除术的病例有所增多。然而在小儿,尤其婴幼儿时期行脾切除后,可引起机体防御功能的改变,表现为对某些抗原免疫功能反应下降,对肺炎双球菌等革兰阳性菌易感性增高,可发生脾切除术后暴发性感染。文献报道,脾切除术后暴发性感染的发病年龄多在5岁以下,特别是2岁以内的婴幼儿,其发生率为1%~8%。75%的暴发性感染发生于脾切除术后2年以内,而一旦发生感染,其死亡率可高达50%~70%,严重威胁患儿生命。因此,小儿脾部分切除术的开展受到小儿外科界的关注。

脾部分切除术一般分为3种:

1. 保留脾上极的部分切除术　对门静脉高压症的患儿,亦可将膈肌切开,把保留脾移至胸腔,建立脾肺分流,形成门静脉侧支循环,既能降低门静脉压力,又能保留脾脏功能(图4-7-2)。亦可将保留脾置于后腹膜间隙,建立脾与肾的侧支循环。

2. 保留脾下极的部分切除术。

3. 保留脾中段的部分切除术　术中切除脾的上、下两部分,保留有血供的中段脾脏,缝合两个脾创面。并需用大网膜袋将保留脾固定,或固定于后腹膜间隙,以防其游走与扭转。

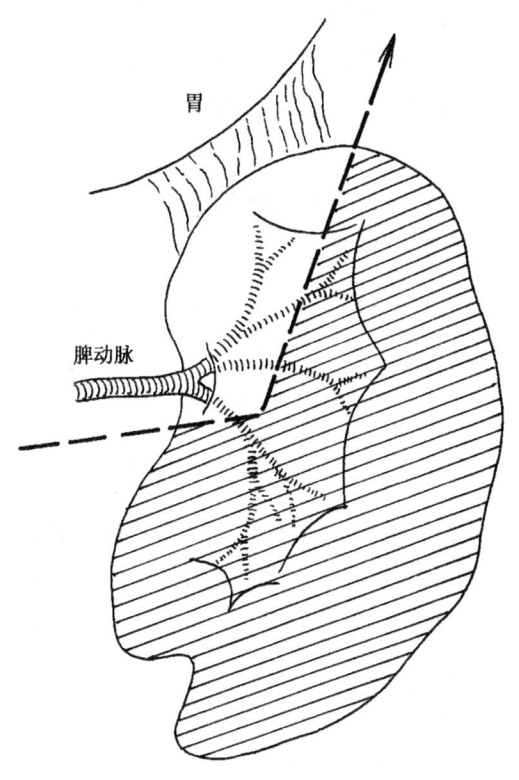

图4-7-2 保留脾上极的脾部分切除术示意图

部分脾切除术手术后主要并发症是出血和膈下感染。术中除彻底止血外,脾床粗糙面的腹膜化很重要。对于脾部分切除者,脾脏残留创面应确切止血,并应用止血物质或网膜黏附;保留脾脏应予固定,避免扭转、梗死、坏死。

(二)适应证及其疗效

小儿脾切除术主要适应证仍为严重的外伤性脾破裂、小儿某些血液疾病、代谢病及脾本身的病变。由于脾是小儿免疫系统中的重要器官,脾切除后可致机体抵抗力下降,易发生致命性感染。因此,小儿脾切除应严格掌握适应证。

1. 严重的外伤性脾破裂　小儿脾外伤较为常见。严重的外伤性脾损伤,可出现失血性休克。进行手术探查,如发现为全脾破裂,或广泛性、复杂性脾实质碎裂,脾脏血液供应中断,脾缝合修补术不能达到有效的止血而威胁生命时,应行脾切除术。

术中见脾裂口深广,出血汹涌时,可先捏住或阻断脾蒂以控制出血,然后快速清除腹腔积血,使术野显露清楚,以便钳夹脾蒂。切忌在血泊中盲目钳夹操作,致使手术中不能及时有效地控制大出血以及造成邻近器官的损伤,危及患儿生命。

2. 血液系统疾病及代谢病

(1)遗传性球形红细胞增多症　又称家族性溶血性贫血,常有明显的家族史。它是一种常染色体显性遗传疾病,是红细胞膜存在内在缺陷所致,表现为末梢血球形红细胞增多,脆性增高,易在脾内滞留,而被巨噬细胞吞噬破坏,产生溶血危象。临床特征为贫血、黄疸、脾大。由于肝脏排泄胆红素增多,易伴发胆石症。

脾切除消除了脾组织对红细胞的吞噬破坏作用,故临床症状明显改善。术后贫血和黄疸很快消失,不再复发,血液中的球形红细胞仍存在。脾切除是惟一有效的治疗方法。手术年龄一般认为4岁以后为宜,过早切脾会影响小儿机体免疫功能,术后易发生感染。若延迟手术可因反复溶血危象而危及生命者,应早期手术。脾切除有效率达100%。

(2)特发性血小板减少性紫癜 本病的发生与自体免疫有关。患儿血小板表面均吸附有免疫球蛋白G,使其在脾和肝内被巨噬细胞吞噬而提前破坏,血小板寿命变短。临床上绝大多数属慢性型,表现为自发性反复出血倾向,如牙龈出血及鼻出血,四肢淤点、淤斑等,偶有消化道出血。患儿有轻度脾大、血小板减少、出血时间延长、血块收缩不良,骨髓中巨核细胞计数增多、成熟障碍。

在治疗上,应先行内科保守治疗。当有下列情况时才考虑脾切除术:①经儿内科治疗无效,或长期药物治疗未取得稳定疗效者。②长期、反复、多次的严重出血、病程超过1年的慢性型患儿。③严重的皮肤、黏膜出血并伴有内脏器官出血的患儿。

(3)自身免疫性溶血性贫血 又称后天性溶血性贫血。系某些药物或细菌代谢产物与体内红细胞膜的蛋白结合形成复合抗原,刺激机体产生抗体,使附有抗体的红细胞在脾和肝内被巨噬细胞所吞噬、破坏。临床上分为急性型和慢性型两种。慢性型以成年女性为多见,急性型多发生于小儿。患儿起病急,有高热、寒战、腹痛、贫血、黄疸和血红蛋白尿,约半数患儿有脾大。

内科治疗以输血、应用肾上腺皮质激素和免疫抑制剂为主,约80%的患儿可缓解症状。如内科治疗无效,或长期依赖大剂量激素治疗的患儿,可施行脾切除术,有效率约为50%。

(4)海洋性贫血 是一种遗传性慢性溶血性贫血。多见于地中海地区,国内的发病率近年也逐渐升高,广东、上海、浙江等地均有报道。其病因是血红蛋白的α链和β链合成障碍所致,临床多见于儿童。严重贫血可导致患儿生长发育障碍,表现为特殊面容、肝脾大和黄疸。血液检查为小细胞低色素性贫血,红细胞呈靶形或环形,红细胞脆性降低,约25%的患儿伴有胆石症。

本病无特殊治疗,输血是急性型患儿的惟一有效疗法。当脾逐渐增大或合并脾功能亢进者,可考虑脾切除术。脾切除后可减轻溶血和减少输血量。

(5)戈谢(Gaucher)病 是一种先天性脂类代谢异常病,即脑苷脂网状内皮细胞病,属常染色体隐性遗传疾病,多见于小儿。临床表现为肝脾大,甚至可呈巨脾,出现脾功能亢进、皮肤色素沉着和神经系统症状。骨髓穿刺涂片找到戈谢细胞即可确诊。

对巨脾、脾功能亢进的慢性型戈谢病,脾切除可改善贫血和临床症状。急性型(婴儿型)预后多不佳。

3.脾功能亢进 主要表现为脾大、全血细胞减少。小儿脾功能亢进分为原发性和继发性两类。

原发性单纯脾功能亢进在切脾后症状消失,恢复正常,预后佳。

继发性脾功能亢进主要由于肝硬化门静脉高压所致。肝炎后肝硬化及晚期胆汁性肝硬化所致的淤血性脾大,切脾后,可减少门静脉血流量及消除脾功能亢进症状,其预后取决于原发病变及肝脏功能。血吸虫病性肝纤维化为肝内窦前型改变,其所致的充血性脾大,切脾后可明显改善临床症状,生存率高达94%。

4.脾本身病变 有游走脾、脾囊肿、脾脓肿、脾肿瘤等。在保守治疗无效时,均可考虑脾切除术。

## 九、门静脉高压症

门静脉高压症是指由某些疾病导致门静脉血液循环受阻,血液淤滞,压力增高而产生的一系列临床综合征。其表现为脾大、脾功能亢进,进而出现食管、胃底静脉曲张,发生呕血、黑便以及腹水等症状。

小儿门静脉高压症临床并不少见,其发病率占门静脉高压症的7%～8.8%。正常小儿安静时,生理性门静脉压力一般在0.49～1.47kPa(50～150mmH$_2$O)之间,最高不超过1.96kPa(200mmH$_2$O)。当门体静脉系统压力梯度差在1.47kPa以上时,门静脉压力升高到1.96～2.45kPa以上,即构成门静脉高压症。

(一)门静脉系统应用解剖

门静脉主干是由肠系膜上静脉和脾静脉汇合而成,后者又收集肠系膜下静脉的血液。脾静脉血流约占门静脉血流的20%～40%。门静脉汇集胃、小肠、大肠、胰、脾等腹腔内脏器官的血流入肝。在肝十二指肠韧带内至肝门处再分为左、右两支,分别进入肝左、右两叶。门静脉系统在解剖上有以下特点:

1.门静脉两端均为毛细血管床。一端是内脏的毛细血管床,即胃、肠、脾、胰的毛细血管网。另一端是肝脏肝小叶内的肝窦(肝的毛细血管网)。肝窦排列错综复杂,彼此交通,汇入小叶中央静脉,再流向肝静脉,进入腔静脉。肝窦内壁有一种特殊的吞噬细胞,称为库普弗细胞,对肝窦内容起免疫监视作用。

2.门静脉及其属支无静脉瓣,门静脉血流可以顺流入肝,也可以逆流离肝。这对门静脉高压症的血流动力学变化有重要意义,也是临床上门体静脉分流术的解剖学基础。

3.门静脉系统与腔静脉系统之间存有4个交通支(图4-7-3)。

(1)胃底、食管下段交通支。

(2)直肠下端、肛管交通支。

(3)前腹壁交通支。

(4)腹膜后交通支。

在正常情况下,入肝血流基本上经肝静脉进入下腔静脉。生理状态下门体循环间的交通支血流量极少,有的交通支如前腹壁交通支的脐旁静脉常无血流通过。门静脉血流占肝脏血流量的3/4,肝动脉血流量占1/4。由于门静脉血流量很大,流速又很快,所以肝内血流的输出道必须十分通畅,才能保证门静脉系统的正常循环。

(二)病因与分类

小儿门静脉高压症依据门静脉受阻的部位可分为肝内型和肝外型(表4-7-1)。Fonkalsrud(1980)收集的340例小儿门静脉高压症中,肝外型门静脉高压症为253例,肝内型为87例。然而近年由于小儿肝炎后肝硬化发生有增多趋势,因而小儿肝内型门静脉高压症发病率亦有升高趋向。临床上肝外型门静脉高压症多在7岁前发病,而肝内型发病时间相对较晚,多在学龄期后发病。

表4-7-1 小儿门静脉高压症病因分类

| 型 别 | | 病 因 |
| --- | --- | --- |
| 肝内型 | 窦前型 | 血吸虫性肝硬化、先天性肝纤维化、特发性门静脉高压症 |
| | 窦后型 | 肝炎后肝硬化、门脉性肝硬化、晚期胆汁性肝硬化 |
| 肝外型 | 肝前型 | 先天性门静脉狭窄闭锁、门静脉血栓、海绵样病变、脐静脉机化过度 |
| | 肝后型 | 肝静脉:布-加综合征、瓣膜狭窄、肿瘤压迫<br>下腔静脉:血栓、缩窄、肿瘤压迫<br>右心:右心衰竭、缩窄性心包炎 |

1.肝内型门静脉高压症

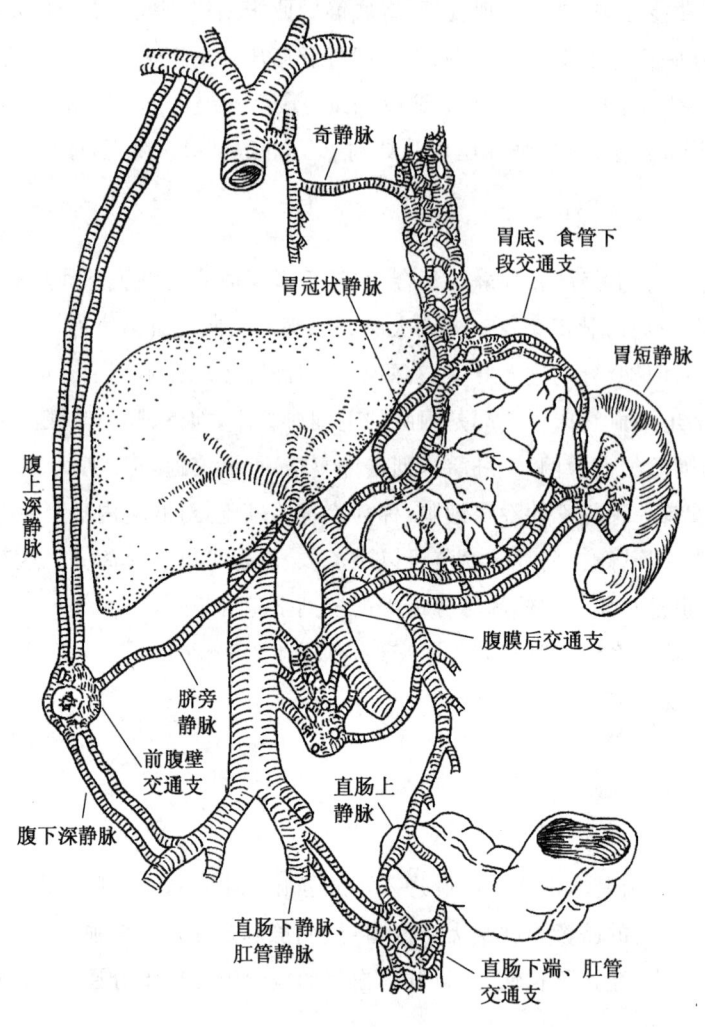

**图 4-7-3　门静脉系和腔静脉系间的交通支**

(1)肝炎后肝硬化　是肝内型门静脉高压症窦后阻塞最常见的病因。由于肝小叶内发生纤维组织增生和肝细胞再生,增生的纤维素和再生的肝细胞结节挤压肝小叶内的肝窦,使其变窄或闭塞。位于肝小叶间汇管区的肝动脉小分支和门静脉小分支之间有较多的动静脉交通支,在生理门静脉压时并不开放,而在肝窦受压和阻塞时即大量开放,以至比门静脉压力高 8～10 倍的肝动脉血流直接反注入压力较低的门静脉小分支,使门静脉压力更趋增高(图 4-7-4)。

(2)胆汁性肝硬化　多发生在先天性胆道畸形的患儿,如先天性胆道闭锁、胆管发育不全、先天性胆管扩张等。在胆道梗阻性病变的基础上导致胆汁淤滞,继而引起门静脉高压症。胆汁性肝硬化约占小儿病例的 10%～15%,多数在表现门静脉高压症时死于肝衰竭。近年来日本学者曾对胆道闭锁的患儿施行 Kasai 手术来治疗,虽有长期存活病例的报道,但其中仍有部分病例发生门静脉高压症。据报道,在存活 5 年以上的病例中,经检查 47% 患有食管静脉曲张。

(3)血吸虫病性肝纤维化　其特点为虫卵栓塞肝小叶汇管区的门静脉小分支,引起其内膜炎及其周围发生肉芽肿性反应,门静脉腔隙变窄,血流受阻,导致门静脉压力升高。血吸虫病性肝纤维化所致门静脉高压症为肝内窦前型改变,因此对肝细胞损害较轻,肝功能相对较好。无论是单纯脾切除,或断流及分流术,其远期疗效均较满意。本病主要发生在长江流域的血吸虫病流行区。

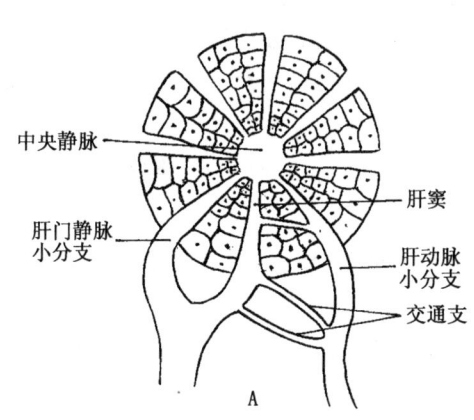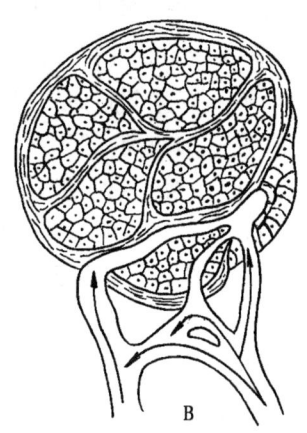

**图 4-7-4　肝门静脉、肝动脉小分支之间的交通支在门静脉高压症发病中的作用**

A. 正常时，肝门静脉、肝动脉小分支分别流入肝窦，它们之间的交通支细而不开放

B. 肝硬化时，交通支开放，压力高的肝动脉血流流入压力低的门静脉从而使门脉压力增高

2. 肝外型门静脉高压症

（1）肝外肝前型门静脉高压症

1）新生儿脐静脉炎、感染性门静脉炎和败血症：分娩过程中脐静脉感染或新生儿腹壁、腹腔内的感染，可促使炎症沿脐静脉波及门静脉系统，引起门静脉内膜炎、静脉纤维硬化，导致门静脉血栓形成，并逐渐蔓延扩展，造成门静脉血流受阻，压力升高。

2）先天性门静脉系统发育畸形：门静脉是由胎生时期的左、右卵黄静脉发育而成。若在胚胎发育过程中正常发育受阻，致使门静脉闭锁、狭窄，血流通过障碍，即可导致门静脉高压症。此外，门静脉主干海绵状瘤样病变亦是引起小儿肝外型门静脉高压症的常见原因。

3）小儿脐静脉插管术后：由于导管消毒不严密或操作过程中发生污染，以及插管本身致静脉内膜的损伤，亦可导致门静脉血栓形成，血流受阻，压力升高。

4）小儿严重脱水，全身性感染，以及少数脾切除患儿，脾静脉结扎后栓塞波及门静脉部位，影响门静脉血流。

5）少数病例因门静脉受外界压迫，使门静脉管腔变狭小，血流受阻，造成门静脉压力升高。多见于门静脉周围的肿物压迫，如肿瘤、增大的淋巴结、先天性胆总管囊肿等。

（2）肝外肝后型门静脉高压症

1）Budd-Chiari 综合征：是由肝静脉流出道梗阻或肝段下腔静脉阻塞病变引起的肝后型门静脉高压症。主要为先天性下腔静脉发育异常，如狭窄、隔膜及闭锁等，其次为肝静脉血栓性病变，致肝静脉流出道梗阻。

2）缩窄性心包炎、充血性心力衰竭等亦可引起肝后型门静脉高压表现。

（三）病理生理

小儿门静脉高压症发生后，可以发生下列病理改变：

1. 脾大、脾功能亢进　门静脉血流受阻，首先出现淤血性脾大，这是本病最常见的体征。近年来发现脾大小与门静脉高压症的压力并不完全成正比。长期的脾窦充血，脾髓压力增加，脾内纤维组织增生及脾髓细胞再生，引起脾破坏血细胞增加。因此，形成淤血性脾大和脾功能亢进。

2. 交通支开放扩张　门静脉血流受阻、淤滞，压力增高，使得门静脉属支血容量增多，交通支代偿性扩张。其中最有临床意义的是食管下段和胃底的交通支迂曲扩张。一方面由于该处黏膜下无支持结构，而且距门静脉主干和腔静脉主干最近，因此其压力差最大，受门静脉高压的影响最早，也最明显。另外，曲张的静脉使其覆盖的黏膜变薄，容易受到粗糙食物和胃酸反流腐蚀所损伤。特别在小儿咳嗽、呕吐、躁动及腹腔内压骤升的情况下，其门静脉压力也随之突然增高，这样就可导致曲张静脉破裂，引起急性大出血。其他交通支也可以发生曲张，如直肠上、下静脉丛曲张引起继发性痔，脐旁静脉与腹壁上、下深静脉交通支曲张引起前腹壁静脉曲张，腹膜后广泛的小静脉也明显曲张充血。

3. 腹水　造成腹水的主要原因是肝硬化后的肝功能减退，致使血浆清蛋白的合成受到障碍，含量降低，引起血浆胶体渗透压降低。再者，肝功能不全的患儿对钠的耐受性差，可能是由于腹水导致有效循环血量减少，继发肾上腺皮质醛固酮和神经垂体抗利尿激素增多，从而引起体内钠和水的潴留。目前研究还证实，腹水的产生与肾功能不全亦有关系。肾功能不全主要由于灌注量减少，可能和肝硬化时代谢失调有关。

（四）临床表现

小儿门静脉高压症并不少见。病情发展多较缓慢，其症状因病因不同而有所差异。但主要表现为脾大、脾功能亢进、消化道出血和腹水等。小儿肝外型门静脉高压症，70%发生在学龄期前，最早有发生在出生后2个月婴儿的报道，而小儿肝内型门静脉高压症（肝炎后肝硬化）发病较晚，多在学龄期后出现症状。

1. 淤血性脾大　脾大是小儿门静脉高压症很常见的体征。轻度增大者可触其边缘，亦不超越腹中线。脾明显增大者，脾内缘接近或超过腹中线，下极可达盆腔，并可触到脾切迹，称之为巨脾。脾大患儿多伴有不同程度的脾功能亢进，表现为全血细胞减少，贫血外观。

2. 呕血（或黑便）　食管、胃底静脉曲张明显者，偶在上呼吸道感染、不适、腹压突然增加的情况下，可致曲张静脉破裂出血。一般呕血量多在50ml以上，急性大出血者，可呕出鲜红色血，一次出血量可在300ml以上，可致失血性休克。肝内型门静脉高压症患儿多有较严重的肝功能损害，可引起凝血功能障碍。又由于脾大和脾功能亢进，导致血小板数量减少，因此出血不易自止。由于反复大量的消化道出血，引起肝脏血液灌注量明显下降，肝组织严重缺氧，而容易导致肝昏迷。或出现离肝性血流，自肠管吸收的物质，不经肝脏直接进入体循环，如氨、蛋白质及毒素随血流进入脑内，出现意识障碍、锥体外系症状等中枢神经系统症状。肝性脑病多发生在肝功能严重受损的肝内型门静脉高压症。

3. 腹水　腹水患儿常有腹部膨隆、腹胀，并伴有呼吸急促、食欲减退。前腹壁交通支开放出现腹壁静脉怒张，直肠静脉交通支开放可继发痔，肝细胞受损严重者可出现黄疸。

（五）诊断

依据病史、典型的临床表现诊断并不困难。为明确肝功能受损程度及是否存在食管静脉曲张等，需选择性地做以下实验室及影像学检查，有助于诊断及选择治疗手段。

1. 血象　表现为全血细胞减少，尤以白细胞和血小板的减少最为明显。

2. 肝功能检查　小儿肝前型门静脉高压症多无肝功能变化，而肝炎后，肝硬化致门静脉高压症的患儿，皆有不同程度的肝功能损害，主要反映在血清转氨酶增高、凝血酶原时间延长、总胆红素量增加、血浆清蛋白下降、球蛋白相对增高等。

3. 食管X线钡剂检查　可显示食管下1/3段静脉曲张，使食管轮廓呈充盈缺损或虫蚀样改变。曲张严重而广泛者，钡剂排空时可见多条相互交错的蚯蚓样或串珠样阴影。有食管下端静脉曲张，即可确诊本病。

4. B超检查　可观察肝、脾的大小及病变程度，测量门静脉走向及其直径，了解腹水的程度。彩色多普勒可观察肝内血管分布，测量门静脉形态以及肝动脉、脾静脉和肠系膜上静脉的直径、血流速度、血流量。

5. 诊断性三腔管压迫止血法  对某些上消化道出血难以诊断的患儿,可试行三腔管压迫止血。如果不是食管胃底静脉曲张出血,应属无效。

6. 光导纤维食管胃镜检查  应在出血后 24～48 小时内进行。有经验的内镜医生确诊率可达 90%～95%。这种方法的最大优点是直接观察出血的部位。一般情况下并不会加重食管静脉曲张出血的程度或使已停止的出血灶再活动。

7. 脾门静脉造影  对诊断有一定帮助。学龄前儿童可在麻醉下进行脾穿刺造影,正常情况下造影剂注入 2～3 秒钟后进入肝脏,仅脾静脉和门静脉显影。如进入肝血流缓慢,或逆流入肠系膜静脉或侧支循环,表示门静脉有阻塞。脾门静脉造影有 2%～5% 发生脾穿刺后出血。故患儿有严重肝损害、血小板低于 $50\times10^9$/L、凝血酶原时间超过 15 秒者,均不适宜做此项检查。

8. 经皮肝穿刺门静脉造影  穿刺针插入肝内门静脉分支,再送入门静脉主干或冠状静脉开口附近注入造影剂。可清晰地显示门静脉及其属支影像,并可同时完成测压。Burcharth 报告 120 例(128 次)造影,年龄最小为 1 个月,其成功率为 96%,未见并发症。

9. 经脐静脉测压造影  Gopzalas(1959)提出此种检查方法。脐静脉直接与门静脉主干相通,与门静脉左支相通者更常见,出生后即闭锁(亦有少数婴儿保持通畅),失去腔隙作用,进而纤维化成条索,但多数可再通。

在脐与剑突间作小切口,在腹膜前脂肪内找到脐静脉,先用扩张器逐渐扩大管径,再插入导管进入门静脉左支后注入造影剂,同时测压。多用于手术后置管监测门静脉压力。

10. 选择性腹腔动脉造影  经股动脉插管进行选择性腹腔动脉造影诊断出血部位曾在国外较广泛采用。选择肠系膜上动脉、脾动脉或胃左动脉插管,以每秒钟 10ml 的速度注入造影剂,连续摄 X 线片,即可准确显示出血部位。本法主要适用于脾切除术后或脾门静脉造影失败的病例。

11. 肝静脉插管测压及造影  经上肢静脉或股静脉插管,导管进入腔静脉嵌入肝静脉分支部。测出嵌入肝静脉压(反映肝窦内压力),正常为 0.49～0.59kPa(50～60mm$H_2O$)。在小儿肝窦前性门静脉闭塞时,肝静脉楔压与门静脉压有明显的差别。如门静脉压力升高而楔压正常,则可能为肝外型门静脉闭塞。此外,通过造影亦可排除 Budd-Chiari 综合征。

(六)治疗

小儿门静脉高压症治疗的主要目的是防治食管静脉曲张破裂出血、脾功能亢进及腹水的产生。包括非手术治疗及手术治疗。

1. 非手术治疗  主要用于肝功能受损严重且伴有黄疸、腹水、出血的患儿,因为这类患儿外科手术死亡率甚高;其次用于没有黄疸、腹水,肝功能在 Child A、B 级的患儿伴有大出血时的手术前准备。主要有以下措施:

(1)输血  对食管静脉曲张破裂出血的患儿应严密监测生命体征。根据血压、血红蛋白的变化调节输血速度和量,如较大儿童收缩压低于 10.7kPa(80mmHg),估计失血量已达全身血量的 1/6 之多,应快速输血。在暂时没有血源的情况下,应输入血浆代用品,在积极控制出血的同时,使血压维持在正常范围。

(2)药物治疗  神经垂体血管加压素具有降低门静脉系统压力,减少曲张静脉血流的作用。多数学者主张在积极止血的同时,配合使用药物治疗是可取的。一般血管加压素为 20U 加入 5% 葡萄糖液 100～200ml 内静脉滴注,在 20～40 分钟内滴完,必要时 4～6 小时后可重复使用。血管加压素可使内脏小动脉收缩,血流量减少,从而减少内脏回流血量,短暂有效地降低门静脉压力,使曲张静脉破裂处形成血栓,达到止血作用。近年亦有人经股动脉插管到肠系膜上动脉,用血管加压素每分钟 0.2U 滴入,24 小时后减为每分钟 0.1U,滴注 48 小时再减为每分钟 0.05U,滴注 12 小时后改用等渗盐水维持,24 小时后如不再出血即可拔管。亦有通过脐静脉插管滴注血管加压素的报道,可使门静脉压力降低约 50%,一般 80%～90% 的患儿可达到止血作用。但血管加压素有较强的抗利尿作用,易发生低钠血症或输液过量水潴留,亦可加重肝细胞缺氧损害,但一经停药即可消除。在小儿门静脉高压症手术前后短期使用血管加压素,可以提高手术疗效。

普萘洛尔(心得安)是一种非选择性 β 肾上腺素拮抗剂,可减少内脏或门静脉的血流量,从而降低门静脉压力。普萘洛尔减少静脉曲张出血的概率约为 30%。

此外,一般止血药物如维生素 $K_1$、卡巴克洛(安络血)、酚磺乙胺(止血敏)、氨甲苯酸(止血芳酸)等,均可在 4～6 小时后重复使用。近年使用的立止血可直接作用于内、外源凝血系统,形成凝血活酶,并可增加血小板的黏附力和凝聚力,从而促进凝血和止血。

(3)三腔管压迫止血　在急性出血期行三腔管压迫止血是一种迅速有效的止血方法。原理就是通过充气的气囊分别压迫胃底和食管下段曲张静脉,以达到止血效果。选择一根适于小儿的三腔管,插入端涂以液状石蜡润滑,从患儿鼻孔或口腔缓慢插入,使圆形气囊送入胃内,充气 100～150ml 后压迫胃底,然后将导管向外提拉,至不能拉动为止。以 0.25～0.5kg 重力床头滑轮牵引后,观察止血效果,如仍有出血,再向椭圆形食管气囊注入 50～100ml 气体。一般多可立即达到压迫止血的目的。放置好三腔管后,应抽出胃内容,并用等渗盐水反复灌洗,观察胃内有无鲜血流出。如无进行性出血,患儿血压、脉搏稳定,说明出血已基本控制(图 4-7-5)。

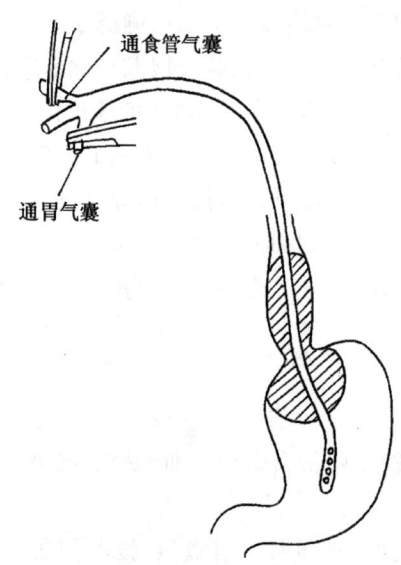

**图 4-7-5　三腔双囊管压迫止血法**

使用三腔管压迫止血需注意:

1)小儿食管壁弹性大,耐压性弱,在压迫止血时应密切观察病情,防止出现压迫性窒息和食管压迫性糜烂、溃疡和坏死。必要时可行气管插管,保证呼吸道通畅。

2)三腔管持续放置时间不宜超过 3～5 天。为防止食管受压后黏膜糜烂、溃疡、坏死,应每 12 小时放气一次,10～20 分钟后如有出血再重新充气压迫。

3)加强护理:患儿侧卧或头部侧转,便于口腔内分泌物排出。维持呼吸道通畅,防止气囊上滑至咽部,造成呼吸道阻塞。

4)三腔管放置 24 小时后,如果出血已停止,可先排空食管气囊,后排空胃气囊,再带管观察 12～24 小时。如出血确已停止,才能将管拔出。

(4)经内镜硬化剂注射治疗 自1959年采用硬化剂注射治疗小儿食管静脉曲张破裂出血以来,此方法的应用日趋广泛。多用1%乙氧硬化醇溶液,从食管下端贲门上方3～5cm处开始,向贲门方向行2～3层次的环形注射。一般情况下,每点注射为1～3ml,总量为10～12ml,隔周1次。平均注射次数为3～5次。注射方法分为曲张静脉内注射和曲张静脉周围注射两种。中心注射时可使曲张静脉内纤维化,血栓形成,血管硬化闭塞;而周围注射可以减少曲张血管的血流来源。若两者配合则能收到更好的止血效果。通常每半年内镜复查一次。Howard统计表明,此治疗方法的再出血率为25%以下,平均成功率在90%以上。对有食管下端静脉曲张而无破裂出血者,是否行预防性硬化剂注射治疗,意见尚不统一。硬化剂疗法并发症有食管下端狭窄和食管溃疡形成,前者可通过食管扩张治疗;后者行保守治疗,应用$H_2$-受体拮抗剂、抗酸药等,预后良好。Johnston报告,硬化剂注射117例,年龄最小者为6个月,有效率为93%。也有作者通过食管镜做电凝或激光方法止血。

2.手术治疗

小儿门静脉高压症手术治疗分为减流术、分流术、断流术及肝移植术。由于患儿半数为肝外肝前型门静脉高压症,肝脏功能基本正常,各种术式的效果均较成人为好。减流术由于降压效果有限,一般只用作分流术和断流术的辅助手术。

(1)减流术 单纯脾切除可减少门静脉血流的20%～40%,从而能不同程度地降低门静脉压力及纠正脾功能亢进。然而单纯脾切除术对已形成门静脉高压的患儿降压效果是有限的,而且由于婴幼儿脾切除术后免疫功能减低,偶有发生暴发性感染之可能。同时,单纯脾切除后又失去了以后利用脾静脉分流的机会。所以,近年来为了既能降低门静脉压力,又能保留脾的免疫功能,完全保留或部分保留脾的门静脉高压症手术方法,已得到小儿外科学界的关注。

(2)门体静脉分流术

1)影响小儿门体静脉分流术的因素:①小儿门静脉高压症类型及肝功能状况:依据1983年4月在武汉召开的第一次门脉高压症专题讨论会的决定,将门脉高压症患者的肝功能分为三级(表4-7-2)。对于肝外型门静脉高压症患儿,如果分流通畅,无术后并发症,即可达到完全治愈。②年龄因素:年龄越小,小儿内脏血管口径就越细,吻合时困难大,术后发生栓塞率就高。但由于近年来纤维外科技术的发展,小儿静脉口径在0.3～0.5cm的吻合,亦收到良好效果。6岁之前脾静脉及肠系膜静脉一般不超过0.6～0.7cm,较大儿童为0.8～1.0cm。③吻合局部情况及手术前、后门静脉压力改变:除分流术的类型及静脉吻合口径外,吻合局部有无张力、成角、扭曲及组织器官压迫也直接影响分流术的效果。分流前、后门静脉压力差是分流术后是否通畅的良好依据。大多数分流成功的病例,术后门静脉压力下降可达0.98～2.45kPa(100～250mmH₂O)。④吻合血管有无解剖变异:如脾静脉在脾门外分支较细小,为保证长度及扩宽吻合口,可利用分支叉部剖开行"裤裆"式吻合。

表4-7-2 肝功能分级标准

| 检查项目 | Ⅰ级 | Ⅱ级 | Ⅲ级 |
| --- | --- | --- | --- |
| 血清胆红素〔μmol/L(mg%)〕 | <21(<1.2) | 21～24(1.2～20.0) | >34(>2.0) |
| 血清清蛋白〔g/L(g%)〕 | ≥35(≥3.5) | 26～34(2.6～3.4) | ≤25(≤25) |
| 凝血酶原时间(s) | 1～2 | 4～6 | >6 |
| ALT(金氏单位) | <100 | 100～200 | >200 |
| ALT(赖氏单位) | <40 | 40～80 | >0 |
| 腹　水 | 无 | 少量,易控制 | 大量,不易控制 |
| 肝性脑病 | 无 | 无 | 有 |

2) 小儿门体静脉分流术的选择:适应证是:①小儿年龄在6岁以上,有食管静脉曲张,经保守治疗门静脉压力无下降者。②有过大量呕血史,脾功能明显亢进者。③反复多次呕血,一般状态较好,肝功能分级在Ⅰ或Ⅱ级者。

分流手术是使压力较高的门静脉血液,通过血管吻合直接分流到腔静脉中去。手术方式甚多,临床常用的术式(图4-7-6)有:①脾肾静脉分流术:脾切除后,将脾静脉断端和左肾静脉行端侧吻合。②脾腔静脉分流术:脾切除后,将脾静脉连同胰尾呈弧形反折与下腔静脉行端侧吻合。③选择性远端脾肾静脉分流术(Warren手术):该术式不切除脾,在脾静脉与肠系膜上静脉汇合前切断脾静脉,连接脾的脾静脉断端与肾静脉吻合。保留肠系膜上静脉入肝血流量、降低了食管下段和胃底血管压力,避免了术后肝性脑病的发生。在小儿门静脉高压症行内镜注射硬化剂治疗失败后,国外首选的治疗方法即为远端脾肾静脉分流术。④肠系膜上静脉与下腔静脉分流术(肠腔静脉分流术):在髂总静脉分叉处上方横断下腔静脉(或右侧髂总静脉横断),和肠系膜上静脉的侧面行端侧吻合。其缺点是术后可出现下肢短暂的水肿和下肢浅静脉的严重曲张。或采用自体右侧颈内静脉一段移植在下腔静脉和肠系膜上静脉之间,即称为桥式或H式肠腔静脉分流术。⑤门腔静脉分流术:将门静脉直接同下腔静脉进行侧侧或端侧吻合,可使进肝血流量减少,门静脉血直接流入体循环,故术后肝性脑病发生率较高。亦可在分流手术后增加促进建立侧支循环的手术,如大网膜包肾、大网膜

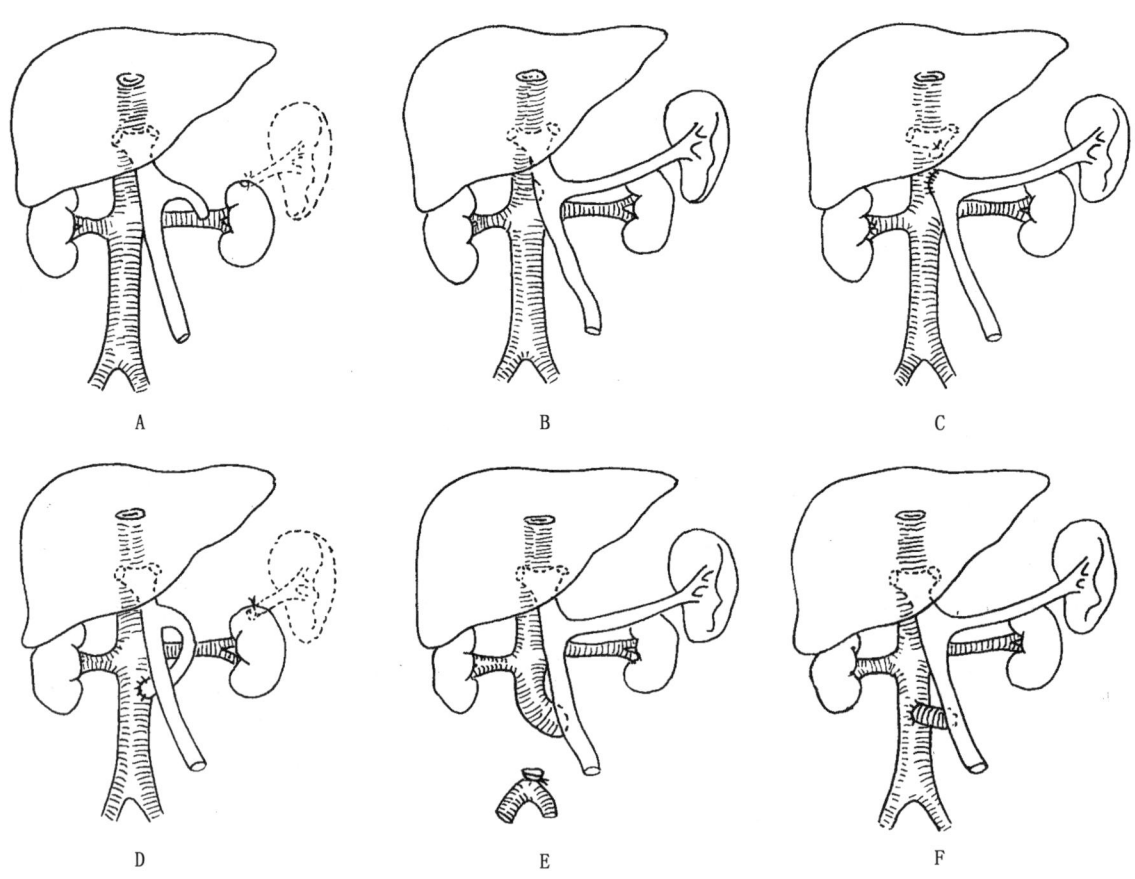

图4-7-6 常用的分流术式

A.脾肾静脉分流术 B.门腔静脉侧侧分流术 C.门腔静脉端侧分流术
D.脾腔静脉分流术 E.肠系膜上、下腔静脉分流术 F.肠系膜上、下腔静脉桥式分流术

包肝、脾肺固定术等。

3)门奇静脉断流术:方法较多,阻断血管部位及范围亦有所不同。Sugnira(1973)首先施行广泛胃底和食管下段血管切断、脾切除和食管下端离断再吻合术,止血迅速,效果较好。Superina 在 Sugnira 手术基础上,经胸腹联合切口,切断食管下段血管达下肺静脉水平,并在距贲门 2cm 处切断食管,用吻合器直接吻合,同时行选择性迷走神经切断、胃底折叠术,以防止胃食管反流。在众多方法中,国内以经腹食管下段、贲门周围血管离断术最为常用。

断流术必须做到完全、彻底。必须结扎、切断门奇静脉之间的全部反常侧支血流,即胃左静脉(冠状静脉)主干和属支、胃短静脉、胃后静脉、左膈下静脉及食管下段周围曲张静脉包括高位食管和异位食管支等侧支。同时结扎、切断与静脉伴行的同名动脉,使食管下段 5~8cm 及上半胃完全呈游离状态。使食管胃底曲张静脉消失,还必须阻断贲门区肌层间及黏膜下层反常血流,使远期再出血率下降(图 4-7-7)。

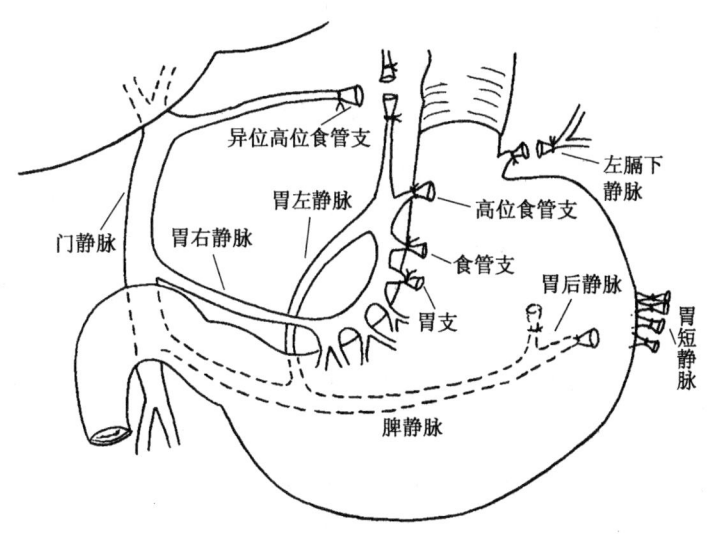

**图 4-7-7　贲门周围血管离断术示意图**

断流术优点在于能够保证肝内足够的血液供应,维持门静脉压力,减少肝性脑病的发生,还能达到有效止血的目的。该方法简便实用,便于基层开展。对于硬化剂注射治疗无效、或年龄较小,不适宜行分流术的患儿更为适宜。

小儿门静脉高压症采用何种手术止血,用分流或是断流,多年来各家学者意见仍不一致。近年来,通过门静脉高压时血流动力学观察,认为肝硬化时门静脉压力升高应该看作是机体的一种代偿功能的表现,是维持门静脉血流向肝灌注的重要保证。然而各种分流术式,既分流了门静脉血流量,也降低了门静脉压力,减少了肝的灌注量,影响了肝的营养与代谢。且由于肠道内的氨被吸收后部分或全部不再通过肝脏解毒,转化为尿素,而直接进入血循环,影响了大脑的能量代谢,可引发肝性脑病,甚至肝昏迷,因此死亡率较高。但在断流手术时,完全彻底离断了食管下段及贲门周围血管,门静脉压则更趋增高,从而保证了入肝门静脉血流量的增加,有利于肝细胞功能的改善,因此,从这个意义上看既要确切地控制曲张静脉破裂出血,又要保证肝脏的血供,食管下段贲门周围血管离断术是比较合理的。对于分流术和断流术远期效果的比较,目前文献报道尚无大的差异。

3. 放射介入治疗　首先由德国 Richter 于 1989 年首次采用经颈静脉、肝内门-腔静脉支架分流术

(TIPSS)治疗肝硬化门静脉高压症报告发表以来,在欧美得到迅速开展和普及。我国1993年由徐克首次报道并逐渐推广。TIPSS的适应证为:①门静脉高压症合并食管胃底静脉曲张大出血。②患者肝功能属于Child分级C级。③外科各种手术后再发出血者。④晚期状态差的门静脉高压症患者。Seen Cao(1997)报告为一例10个月的胆道闭锁婴儿,考虑行肝移植,术前行TIPSS并成功地控制了因曲张静脉破裂而引起的大出血。该手术的并发症有:①腹腔内出血。②胸腔或心包积血。③肝内门体支撑架栓塞或狭窄。该法要求较高的操作技术,要慎重选用。

4.肝移植术　肝移植术适用于伴有门静脉高压症的晚期肝硬化患儿,即适用于Child C级肝功能严重衰竭的病例。Starzl提出,对肝移植技术的改进和环孢素的应用给门静脉高压症晚期患者带来了生存希望。国外已将此列为常规手术。

## 十、小儿 Budd-Chiari 综合征

Budd-Chiari综合征(BCS,布-加综合征)是由肝静脉流出道梗阻或肝段下腔静脉阻塞引起的肝后型门静脉高压症。

(一)病因病理

病因主要有:
(1)下腔静脉先天性发育异常　主要有闭锁、狭窄及隔膜形成。
(2)肝静脉血栓性病变　血液呈高凝状态,引起该段静脉血栓形成、机化、纤维化致肝静脉流出道阻塞。
(3)肝内占位性病变　肿瘤、肝脓肿以及肝外肿瘤压迫,导致肝静脉或肝段下腔静脉梗阻。

临床上,对先天性发育异常及病因不明的BCS称为原发性BCS,而将有明显原因引起阻塞者称为继发性BCS。儿童时期患者绝大多数为原发性BCS。

病理变化主要为肝淤血、肝细胞萎缩、变性以致坏死。此外,还有肝出血,即淤滞在肝窦内的红细胞进入窦外压力较低的肝淋巴间隙(Disse间隙)及萎缩的肝板内,慢性病变发展为淤血性肝硬化。有些病例因肝尾状叶有直接注入腔静脉的小静脉回流,不受或少受影响甚至发生代偿性肥大。

(二)分型

Hirooka将其分为4型:
(1)Ⅰ型　肝段下腔静脉呈膜状阻塞,肝静脉主干通畅或其一分支阻塞。
(2)Ⅱ型　两侧肝静脉主干开口处闭塞,而腔静脉无病变。
(3)Ⅲ型　下腔静脉纤维性狭窄,两侧肝静脉主干通畅。
(4)Ⅳ型　下腔静脉狭窄,肝静脉闭塞。

(三)临床表现

本病发病时表现为缓慢而模糊的上腹部不适和因门静脉高压引起的进行性腹水。少数患儿可出现黄疸及表现缩窄性心包炎的体征,如肝脾大、腹水等。病情发展伴有下腔静脉高压时,则出现胸壁及背部浅表静脉和下肢静脉曲张。门静脉压继续升高时,可导致食管胃底静脉曲张,甚至破裂出血,以及进行性肝脏损害。

## (四)检查

由于近年来高科技诊断技术的应用,正确诊断率已明显提高。

1. B超检查 是诊断本综合征的首选方法,其敏感准确性在85%以上。它可显示肝静脉是否缺如及肝尾状叶是否增大的影像,并确定肝内、外有无占位性病变。

2. CT检查 最易显示肝内异常病变。

3. 肝静脉或下腔静脉血管造影 可显示其梗阻部位及程度。若肝静脉阻塞,则可见到典型的肝内"蜘蛛蹼网"影像。如果可能,则应测量下腔静脉腔内压和肝静脉楔压,以作为选择手术方案的参考。

## (五)治疗

首先应明确病因、静脉流出道阻塞的部位及程度。本综合征自行缓解的可能性极小。

1. 保守治疗 对于临床症状轻、肝功能尚好、肝活检无坏死或纤维化者,血液呈高凝状态时,可给予抗凝治疗和利尿剂,并定期复查。

2. 手术治疗 用于临床表现严重的先天性发育异常所致的布-加综合征。手术方法取决于肝静脉流出道或肝段下腔静脉阻塞部位及程度。对于原发性全肝静脉梗阻而下腔静脉通畅者,可选择门-腔静脉分流术,能明显降低门静脉压力,预防并发症的发生。对下腔静脉阻塞在肝静脉开口平面以上者,以重建腔静脉通道为主要方法。近年来,采用放射介入治疗方法收效良好。即用球囊导管行阻塞段静脉扩张,必要时安放内支撑架。一般以股静脉插入一根小球囊扩张管,到达阻塞部位后,以其金属内心刺破膜状阻塞或通过狭窄,然后对病变部位施行扩张,反复数次。必要时即放置内径适宜的内支架,以保持血流通畅。当阻塞不能被穿破时,不应强行穿破,应择期采用经右心房手指破膜并予扩张。如果应用上述方法,阻塞病变仍不能被穿破时,则应行下腔静脉-右心房人工血管转流术。对伴有肝静脉阻塞的病例,则需行经皮肝穿肝静脉造影,行肝静脉球囊导管扩张和内支撑架置放术。如此术失败,则可行肠系膜上静脉-右心房人工血管转流术。倘若下腔静脉狭窄段广泛,可在低温和心肺转流条件下,用自体心包补片行下腔静脉成形术。若下腔静脉和肝静脉口皆存在梗阻,亦可切除部分肝脏,然后将肝段静脉直接与右心房吻合,使正常肝段静脉直接流注右心房。

3. 肝移植 适用于:①肝衰竭患儿。②慢性肝病终末期患儿。③采用上述方法失败,病情迅速恶化者。国外报道Budd-Chiari综合征肝移植后5年存活率为45%～80%。

## 十一、小儿上消化道大出血

上消化道出血系指空肠上段以上的消化道,包括食管、胃、十二指肠或胆道以及空肠上段病变引起的出血。如果出血量占小儿循环血量的15%以上,临床表现大量呕血和便血,并伴有急性周围循环衰竭者,称之为小儿上消化道大出血。

小儿上消化道出血并不少见,约占上消化道出血性病例总数的4.8%。小儿上消化道大出血发病多急骤,短期内出现反复呕血、便血,患儿状态迅速恶化,病情经过凶险。因此,临床上应尽快作出病因诊断,明确出血病灶的部位,并给予积极有效的止血措施和针对病因的治疗,方能化险为夷,挽救患儿生命。

### (一)病因

1. 门静脉高压症 小儿门静脉高压症为肝炎后肝硬化引起的小儿肝内型门静脉高压症及肝外型门静脉

高压症,均可伴有食管胃底黏膜下层静脉曲张,由于曲张静脉壁较薄,张力较大,故容易受吞咽粗糙食物和胃酸反流的损伤和腐蚀。解剖上又因食管下段、胃底静脉曲张部位距门静脉和腔静脉主干很近,因此其压力差也最大。当小儿剧咳、躁动、频繁呃逆或腹内压骤升时,其门静脉压力也随之骤然升高,就可引起曲张静脉破裂,导致急性大出血。对于肝内型门静脉高压症,常伴有肝功能受损、凝血机制障碍,因此有效的止血常遇到困难。除此之外,小儿先天性胆道发育畸形,如先天性胆道发育不全或闭锁,多在新生儿或婴幼儿期发生不可逆性胆汁淤滞性肝硬化,肝脏功能损害进行性加重,晚期导致很难医治的门静脉高压症,食管胃底静脉曲张破裂出血,常常导致婴幼儿夭折。

2. 消化性溃疡　小儿消化性溃疡病史及临床体征多不典型,溃疡病灶多位于十二指肠球部和胃小弯部位。当出现黏膜受损糜烂、溃疡坏死形成后,若胃黏膜下小动脉被腐蚀破裂,即可发生出血。小儿消化性溃疡并发出血在临床较少见。因小儿内脏血管弹性收缩较好,又多无凝血机制功能障碍,多可经非手术治疗获得治愈。

3. 胆道出血　创伤性胆道出血多发生于较严重的肝挫裂伤或贯通伤,且以肝右叶为多见。感染性胆道出血,常继发于肝内胆系感染、肝脓肿等,由于小血管受侵溃破与胆管穿通,形成肝内胆管血管瘘。因门静脉肝内分支壁薄,常首先受侵,虽然小血管出血,但由于广泛性炎症病灶出血,可汇集成大量出血。当肝内肝动脉分支受侵破溃时,出血量较大,凝血块机化后可形成假性动脉瘤,表现为周期性反复出血。

4. 应激性溃疡(出血性胃炎)　应激性溃疡多发生在伤后72小时之内,好发于胃底部和胃体部,大多为多灶性、范围较广的浅表溃疡,糜烂、腐蚀胃黏膜血管致消化道出血。其原因为外伤性休克后循环血量降低,胃十二指肠黏膜缺血,细胞代谢功能障碍,细胞坏死破坏了黏膜屏障作用,胃内的胃酸对胃壁的腐蚀作用导致溃疡形成,侵蚀血管引起出血。

5. 其他　较罕见的如食管消化性溃疡、肝血管瘤及胃壁血管瘤的破溃,以及空肠上段异位胰腺及肠重复畸形等,偶有出血之可能。此外,剧烈呕吐致食管贲门黏膜撕裂综合征、食管裂孔疝亦偶有呕血,但很少出现大出血。

上消化道出血表现为呕血还是便血,取决于出血部位、出血量及出血速度。上消化道大出血皆表现有呕血,同时伴有便血。由于大量血液流入胃肠道,刺激胃肠蠕动,因此血液在胃肠内停滞时间短,故呕出的血多为鲜红色,便出的血呈暗红或棕褐色。倘若十二指肠或空肠上段出血,出血量不很多,出血速度又不很急,则常以便血为主。这是因为血液在胃肠内停滞时间较长,经胃肠道消化液的作用,便出的血多呈柏油样或紫黑色,呕出的血也多呈棕褐色。

(二) 出血量的估计

主要根据循环血量减少所致的周围循环衰竭的临床表现,特别是生命体征的改变来判断。尤以血压、脉搏的动态监测及输血补液后对血压、脉搏的恢复与稳定情况和血红细胞计数、血红蛋白、血细胞比容变化加以综合分析判断为重要。如有下列情况则应认为有活动性出血:

1. 小儿一般状态差,贫血外观逐渐加重,血压趋于下降,脉搏变细数而弱。
2. 动态监测血红蛋白、红细胞计数及血细胞比容有继续下降趋势。
3. 反复出现呕血及便血,次数增加,量亦多,甚至出血从暗红色变为鲜红色者。
4. 经快速补充足量的血液后,周围循环衰竭状态未见明显好转,或暂时好转后又很快出现继续恶化者。

(三)病因诊断

小儿上消化道出血的病因诊断,须从病史、体检、实验室及影像学检查来综合分析,作出正确诊断。

1. 病史和体征  对小儿上消化道大出血的病因诊断有一定帮助。若小儿既往有肝炎病史,体检时发现有蜘蛛痣、肝掌、腹壁静脉曲张,触诊有肝脾大、腹水等,可诊断为肝内型门静脉高压症,食管胃底曲张静脉破裂出血。倘若患儿在大出血之前曾作过X线检查,证实有食管静脉曲张,而患儿一般状态尚好,无黄疸及腹水,肝功能正常,多可诊断为肝外型门静脉高压症。但是大量出血后,脾可暂时性缩小,因此对肝脾大、触之不明显的患儿,常增加诊断上的困难。

小儿消化性溃疡大出血,因其临床少见,病史及病情经过又不典型,查体缺乏明确体征,因此只靠病史和体检判断多感困难。临床上多从排除鉴别诊断法分析。对近期有肝外伤或有肝内感染、肝脓肿病史的患儿,出现高热、右上腹疼痛、肝区明显触痛,甚至可摸到增大的胆囊时,应多考虑胆道出血的可能。对既往健康小儿因严重创伤或大面积烧伤后,短期内表现上消化道大出血,应考虑应激性溃疡的可能。

2. 实验室检查  有两个目的:①血常规系列的动态监测有助于了解小儿贫血程度及有无活动性出血。②肝功能及生化学检查对于食管胃底静脉曲张出血的病例,有助于对门静脉高压症病因类型的鉴别。

3. 辅助检查

(1)双气囊三腔管检查  将小儿三腔管插入胃内,在胃气囊充气100~150ml后,夹住导管再向外轻轻提拉三腔管,至不能拉动为止。再将食管气囊充气50~100ml,以重力(0.25kg)做床头牵引。然后用等渗盐水经第三腔管将胃内血液冲洗,吸出。如果持续吸引没有血液,则可认为食管胃底曲张静脉破裂出血,同时达到了有效止血目的。如果吸出的胃液仍含有鲜红血液,则可排除食管胃底静脉曲张出血,在无外伤史及感染的情况下,则多考虑小儿胃、十二指肠溃疡出血。

(2)上消化道钡剂检查  多用于出血稳定后的病因诊断。急诊行上消化道钡剂检查,有助于发现食管静脉曲张或胃及十二指肠病变。当食管中下段为钡剂充盈时,曲张的静脉使食管的轮廓呈虫蚀状改变,排出钡剂时,曲张静脉表现为蚯蚓样或串珠样充盈不全影。但对较小的胃溃疡病灶,可能由于胃内血块的存在,一般较难发现龛影,应行胃镜检查。

(3)纤维胃十二指肠镜检查  应视为对某些急性上消化道出血的首选诊断方法,对病因诊断和出血部位的判断阳性率为61%~92.7%。武汉同济医院对68例年龄在3~13岁的患儿检查结果,76.2%的病例发现病变。检查距出血时间愈近,诊断阳性率就愈高,如果超过48小时检查则很难发现出血病灶。急诊内镜检查的优点还在于对急性胃黏膜病变、贲门黏膜撕裂症、异位胰腺、血管瘤、胃十二指肠肿瘤等少见疾病致上消化道出血病因及出血部位做出诊断。检查时亦应注意有无多源性出血病灶。内镜检查可以查明出血部位、病变性质及范围,有助于选择合理的治疗方法。

(4)选择性血管造影  小儿上消化道出血经X线钡餐和内镜检查,仍不能确定出血部位者,可行选择性血管造影。常用的是选择性腹腔动脉和肠系膜上动脉造影,适用于活动性出血病例,且出血量大于每分钟0.5~2.0ml者。出血量愈大,造影检查的阳性率就愈高。从造影剂溢出的部位来判明出血病灶,诊断的准确率为71%~95%,尤其是对胆道出血的诊断,是一种最可靠的方法。对急性出血病例,可以显示出血部位及病因。选择性血管造影除具有诊断价值外,还可以同时进行栓塞治疗控制出血。目前采用数字减影血管造影(DSA),是将血管造影与电子计算机相结合的一种方法,它的特点是减少或消除骨骼和其他干扰阴影,突出血管图像。

(5) 放射性核素检查　当纤维胃镜和选择性血管造影仍不能发现出血部位和病因时，采取放射性核素检查，具有一定诊断价值。只要出血速度在每分钟 0.1ml 即能检出，即在活动出血部位外渗的核素出现积聚"热点"，而有助于诊断。对 83%～100% 的活动性出血病例可发现出血部位，但不能确切定位并明确出血病变的性质。常用的放射性核素为 $^{99m}$Tc-硫体胶或 $^{99m}$Tc-红细胞。

(6) B 超及 CT 检查　是两种非创伤性影像学检查方法。虽然不能直接提示出血部位及病因诊断，但对小儿上消化道大出血的鉴别诊断有一定意义。如果疑诊肝外伤胆道出血，可提示肝脏损伤的部位及程度。

## (四) 治疗原则

小儿上消化道大出血的治疗包括建立有效的静脉通道，纠正失血性休克，做好生命体征的监测，维持正常呼吸循环功能。尽快判明上消化道大出血的病因及部位，针对不同情况有目的地采取有效的止血措施。

1. 一般处理　上消化道大出血使小儿有效循环血量锐减，应及时开放静脉通道补液和输血，扩充血容量，纠正和预防失血性休克。入院后应首先滴注平衡盐溶液或等渗盐水。在此同时应立即作血常规、血型，并交叉配血。在暂时无血源的情况下，可补充 6% 右旋糖酐或血浆代用品，但输入同型新鲜血是纠正上消化道大出血、补充血容量的根本措施。应加强血压、脉搏、尿量、血细胞比容、中心静脉压等监测，并观察周围循环情况作为输血补液的依据。每 15～30 分钟测血压、脉搏，观察生命体征改变。若患儿皮肤口唇苍白、手足湿冷、表浅静脉塌陷，则输血补液的速度应加快，维持患儿血压在 12.0kPa(90mmHg) 以上，脉搏在每分钟 120次以内。对已出现休克的患儿，应同时给予吸氧、留置导尿管，并记录每小时尿量及比重，有条件者应测中心静脉压。在抗休克治疗的同时，应尽快查明出血的部位及病因。

2. 非手术止血措施　近年来由于新设备的出现，有效止血药物的应用，通过非手术措施可取得良好的止血效果。对必须手术治疗的病例，暂时止血可以充分赢得术前准备时间，从而提高疗效。

(1) 药物止血　通常先给予一般止血药物，如维生素 $K_1$ 10mg、卡巴克络 10mg 或酚磺乙胺 0.25～0.5g 肌内注射或静脉滴注，氨甲苯酸 100mg 静脉滴注。以上止血药物均可在 4～6 小时重复使用。近年来引进的巴曲酶(又名立止血、蛇毒凝血酶)，可直接作用于内、外源凝血系统形成凝血活酶，并可增加血小板的黏附力和凝聚力，从而促进凝血和止血。较大儿童剂量为每次 1kU，可肌内注射或静脉滴注，必要时可重复使用。

对急性胃黏膜病变、消化性溃疡出血，采用 $H_2$ 受体阻断剂，$H^+-K^+$-ATP 酶抑制剂，均有明显抑制胃酸分泌的作用，可阻止胃蛋白酶原转化成胃蛋白酶，从而促进溃疡愈合，并制止出血。常用药物为西咪替丁。近年应用的生长抑素奥曲肽是一种肽类激素，具有选择性收缩内脏器官，有效地降低内脏器官的血流量和门静脉压力的作用，并能抑制胃肠道激素的释放。对急性胃黏膜病变、溃疡以及门脉高压食管胃底曲张静脉破裂出血有很好的止血效果。亦可在留置胃管排空胃内容物及清洗出胃内积血后，注入冰盐水、止血药物和血管收缩剂。如去甲肾上腺素 4～8mg，溶于 100ml 冷盐水中，加入胃管内滴注，或使用氢氧化铝凝胶每小时 5～10ml 滴入，可能使胃黏膜血管收缩，胃酸分泌减少，对应激性溃疡能起到止血作用。

对食管胃底曲张静脉破裂出血，采用神经垂体素和生长抑素，可使内脏小动脉收缩，选择性减少内脏血流量及降低门静脉压力的作用。较大儿童神经垂体素剂量为 20U 加入 5% 葡萄糖 200ml 中，在 30 分钟内滴完，必要时每 4～6 小时可重复使用。去甲肾上腺素、凝血酶亦可使局部血管收缩和血液凝固，达到局部止血的目的。

(2) 三腔气囊管压迫止血　对控制食管胃底曲张静脉破裂出血仍然有效，即时止血率达 80% 以上，但拔管后再出血率为 21%～46%。

(3) 经内镜止血

1) 硬化剂注射止血：应用于食管曲张静脉破裂出血。将硬化剂注入曲张静脉内或其周围的黏膜下，能达到暂时止血效果。常用的硬化剂有1%乙氧硬化醇、5%鱼肝油酸钠、5%氨基乙醇油酸酯。

2) 喷洒止血：主要应用于急性胃黏膜病变渗血的止血。经内镜向出血区域喷洒去甲肾上腺素溶液或5%孟氏液，可起收缩血管，血液凝固止血作用。

3) 激光止血：通过内镜使用高能激光对出血血管和组织产生凝固作用止血。主要用于急性胃黏膜病变及消化性溃疡止血。

4) 电凝止血：经内镜电灼，利用高频电的热效应，使组织蛋白变性而止血。

(4) 选择性动脉插管栓塞法止血　常选用明胶海绵作栓塞剂。将明胶海绵剪成2mm×5mm大小，放入造影剂或生理盐水中，一次注入4~5块，直到出血被控制，其作用可维持1~2个月。用金属线圈、聚乙烯醇等做栓塞材料，其栓塞呈持久性且无毒性反应。近年开展经皮肝穿刺选择性胃左静脉或胃短静脉栓塞术，经肝门静脉栓塞胃冠状静脉或脾静脉，治疗食管胃底静脉曲张出血。超选择性肝动脉插管栓塞，对胆道出血有肯定疗效。

3. 手术治疗　小儿上消化道大出血的手术方法应根据病变部位、性质及患儿的具体条件而定，应避免盲目性探查。上消化道大出血急诊手术指征：①出血量大，短期内出现休克，难以通过输血补液纠正者。②大量输血，24~48小时后血红蛋白、红细胞数仍不见上升者。③有反复大出血病史，近期又有出血者。手术治疗除止血目的外，亦应针对病因予以治疗。

(1) 小儿门静脉高压症引起的食管胃底曲张静脉破裂大出血　首先要区分肝前型或肝内型门静脉高压症。经积极术前准备后采取手术治疗。

(2) 小儿消化性溃疡大出血　虽然临床少见，但偶有遇到。因小儿血管口径相对细小，弹性收缩力又较好，无凝血功能障碍，因此多经非手术止血治疗可以控制。倘若在较大儿童溃疡病史较长，呈慢性溃疡反复出血，非手术疗法无效者，应采取手术治疗。考虑小儿身体处于生长发育时期，尽量减少对营养物质的消化吸收与代谢紊乱，行胃段切除或胃大部分切除。

(3) 应激性溃疡（出血性胃炎）引起的上消化道大出血　最有效的是治疗原发病、去除病因、止血、纠正休克和控制感染。本病的病死率可高达50%。通过胃管排空胃内容物，将反流入胃的胆汁、胰液排出，减轻对胃黏膜的化学性刺激和损害。排空胃内容物后，注入冰盐水、止血药物和血管收缩剂。血管收缩剂多用去甲肾上腺素6~8mg溶于100ml冰盐水中，可使胃黏膜血管收缩，胃酸分泌减少。它在胃内被吸收后，在肝内灭活，因此不产生升高血压作用。使用抗酸剂及$H_2$受体阻断剂，如西咪替丁或生长抑素，静脉注射以抑制胃酸分泌而达到止血目的，效果较好。如果仍不能止血者，可采用胃大部切除术，但在小儿应慎用。对较小儿童可采用迷走神经切断加幽门成形术，或采用胃内出血点缝扎术，方法简便、创伤小，再出血率为2.5%~9.5%。亦有经选择性动脉插管，胃左动脉注入血管加压素或栓塞剂堵塞，取得疗效的报道。

(4) 胆道出血　对轻症胆道出血采用止血药物及抗感染措施。当有下列情况者应采取手术治疗：①胆道系统病变严重，出血量较多者。②经积极非手术治疗出血未能控制，全身状态无明显改善者。③反复发作的胆道出血。手术应在出血期进行，便于确定出血部位、性质，必要时术中行胆管逆行造影或胆管镜检查都有助于确定出血部位。手术应根据出血部位、病变性质和范围，以及患儿状态选择手术方法。结扎肝动脉分支或固有动脉较结扎肝动脉为好，但肝动脉的变异较多，只结扎肝固有动脉不能控制胆管门静脉瘘的出血，亦不能控制异位肝动脉的出血，且易使肝严重缺氧、缺血，止血效果不理想。有效的止血方法为肝叶切除术。有报道,3例小儿右肝严重挫裂伤经修复术后10天左右发生反复性胆道出血,最后皆行肝叶切除术获得治愈。

对临床上病因不清、出血部位不明的小儿上消化道大出血,经过积极的非手术止血仍然无效者,也应早期行剖腹探查,以期找到原发病变,进行有效的止血及病因治疗。

## 第八节　胃和十二指肠疾病

### 一、胃和十二指肠外科急腹症

由胃十二指肠疾病引起的需外科处理的急腹症称胃十二指肠外科急腹症。其诊断、治疗与手术适应证因疾病而异,不能一概而论。现将有关的急腹症分别介绍如下。

（一）胃、十二指肠溃疡穿孔

是常见的急腹症,也是溃疡病的严重并发症之一。虽然成人多见,也可发生于儿童,甚至发生于新生儿。小婴儿和新生儿的胃十二指肠溃疡穿孔可独立存在,也可合并溃疡出血。据资料统计,小儿十二指肠穿孔远比胃穿孔多见,约4:1～8:1。穿孔一般为单发,也可多发。遵义医学院近20年来有2例儿童发生胃与十二指肠溃疡双穿孔。溃疡穿孔后胃十二指肠内高度酸性或碱性液溢入腹腔,引起化学性腹膜炎,继而发生细菌感染,形成严重的弥漫性腹膜炎。如果感染局限则形成膈下、盆腔或肠间隙脓肿。

1.诊断　胃十二指肠穿孔发病急,可引起剧烈腹痛,持续性阵发加重,腹痛始于上腹之后扩散到全腹,伴恶心呕吐。在儿童有全腹压痛与肌紧张,而小婴儿与新生儿仅有腹部膨隆,肌紧张不明显。体格检查有腹内积气,肝浊音界消失。移动性浊音阳性,肠鸣音消失。婴幼儿可发生早期休克。实验室检查可见白细胞与中性粒细胞计数增高。腹部X线平片见膈下游离气体。腹部B超示腹腔积液。具以上典型的临床征象者术前可获得诊断,但也有些病例症状不典型,尤其是新生儿胃十二指肠溃疡穿孔往往在术中才能确诊。

2.治疗　一旦确诊均应手术治疗,中西医结合非手术疗法不适用于小儿。术前应胃肠减压、纠正水电解质紊乱与酸中毒。应用抗生素。对出现休克的患儿应在抗休克的同时进行手术。手术方式的选用:①高选迷走神经切断术加穿孔修补术:据国外报道对成人有较好的疗效,但不适用于小儿。因为手术复杂,可加重小儿术中负担。此外,由于要显露胸腔内的食管下段才能找到食管旁的迷走神经分支,易将腹腔内的炎症向上扩散,引起纵隔炎症或脓胸。②胃大部切除术:由于小儿正处于生长发育期,切除50%以上的胃,会出现胃纳差、营养不良与贫血,影响小儿的生长发育,对婴幼儿胃十二指肠溃疡穿孔不宜采用。对儿童胃十二指肠溃疡穿孔如果术中情况允许可以采用。遵义医学院对12例胃十二指肠溃疡穿孔的儿童行胃大部切除术经21～24年随访发现对生长发育无影响,但有轻度贫血,需适当补充铁、钙、叶酸与维生素$B_{12}$。③穿孔修补术:较适用于小儿,手术简单。据国内外资料介绍术后很少复发。

（二）急性胃扭转

是指胃的全部或部分绕胃的纵轴或横轴扭转180°或以上,使胃的大、小弯位置发生变换,胃大弯由下方转至上方,胃小弯则由上方转至下方;或胃大弯由左侧旋至右侧,胃小弯由右侧旋至左侧者。

1. 分型　根据胃扭转方式的不同,可分为2种类型:

(1)器官轴型　多见。以胃的纵轴为中心,胃大弯绕纵轴向上旋转。

(2)网膜轴型　少见。胃体旋向右而胃窦旋向左。根据起病急或慢又可分为急性胃扭转与慢性胃扭转2种,以慢性胃扭转多见。急性胃扭转虽常见于成人,亦可发生于小儿。遵义医学院近20年来发生小儿急性胃扭转4例,年龄均在5岁以下。

2. 病因　小儿急性胃扭转的发病原因与先天性发育异常有关。胃的位置由周围韧带包括胃膈韧带、胃脾韧带、胃肝韧带和胃结肠韧带等固定。这些韧带解剖上的异常如韧带松弛、过长、缺失或薄弱等均可导致胃扭转。膈肌发育不良也是引起胃扭转的原因,如先天性膈膨升、食管裂孔疝或食管裂孔松弛、食管旁疝与膈疝等均有报道发生小儿急性胃扭转。腹内压突然增高如过饱饮食、剧烈呕吐,胃肠功能紊乱如饮食不洁,胸内压骤然降低如剧烈咳嗽前大口吸气等,都可以是发生急性胃扭转的诱因。少数由胃内肿瘤诱发胃扭转。

3. 诊断　突然出现上腹部剧痛、哭闹不止、呕吐,吐物量少不含胆汁,继而出现难以忍受的干呕,即进食后立即吐出。上腹部进行性膨胀,试插胃管,不能经食管下段进入胃内。严重者伴休克。腹部X线平片示胃影明显扩张,充满气体或液体,胃体向右上腹或向后,位置较固定。钡餐检查于器官轴型可见食管黏膜与胃黏膜有交叉现象,胃大弯位于小弯之上,幽门窦部高于十二指肠球部,幽门近端梗阻,钡剂呈鸟嘴状,食管与胃交界角位置降低。在网膜轴型可见胃黏膜十字交叉,胃体与胃窦前后重叠。如发现有膈肌发育异常如膈膨升、食管裂孔疝等可协助诊断。由于小儿急性胃扭转较少见,人们对其认识不足,甚至术中还未能识别,容易误诊。

4. 治疗　急性胃扭转一旦获得诊断均应手术治疗。器官轴型胃扭转因扩张的胃体嵌顿于扭转的无效腔内,会引起胃壁坏死而发生休克,剖腹后膨胀的胃体影响视野很难判定胃扭转的位置,应先在胃内插入套管针急速减压,排出胃内气体与液体,弄清解剖关系,使扭转复位,再行胃固定术。如果胃体有严重炎症,可于胃切开减压后作暂时性胃造瘘。如果胃壁缺血坏死则行坏死胃壁切除修补或胃部分切除、胃空肠吻合术,术中检查有膈肌缺陷或膈疝者作相应处理。术后持续胃肠减压,应用中西药物早日使胃肠功能恢复。新生儿与小婴儿胃扭转多数为慢性胃扭转,采用体位疗法,改善喂养是可以获得痊愈的。

(三)急性胃扩张

是指胃十二指肠急性极度扩张,大量气体、液体与食物在胃体内急性潴留者。急性胃扩张以成人多见,亦可发生于小儿。小儿发生急性胃扩张后很快出现严重脱水、低氯性碱中毒、低钾、急性尿闭,最后全身衰竭死亡。

1. 病因　引起小儿急性胃扩张的原因很多,如暴饮暴食、严重感染或休克。腹部大手术前与麻醉过程中哭闹吞入大量空气,腹腔手术过度牵拉胃体,术后持续性胃幽门痉挛,或腹腔内脏神经受到强烈刺激引起胃壁反射性抑制,胃壁肌肉松弛以及术后低钾等均可导致小儿急性胃扩张。

2. 诊断　有引起急性胃扩张的原因,早期发生上腹部胀痛,之后出现上腹与脐周膨胀,不自主的无力呕吐,开始少量、频繁,之后量大,并呕出棕褐色或咖啡样液体,呈酸臭味。上腹叩诊呈鼓音或实音,并有振水音。患儿很快出现脱水、碱中毒、尿闭与休克。腹部X线平片示胃极度扩张,有巨大胃气液平面。插胃管可抽出大量气体与液体。

3. 治疗　应积极采取以下措施:插胃管持续胃肠减压,如胃内容物黏稠不易抽出可用温盐水洗胃。纠正脱水、碱中毒与低血容量性休克,补充足量维生素。手术适应证:①胃腔内有大量食物残渣,插胃管与温盐水洗胃均不能吸出胃内容物者应剖腹手术,切开胃壁减压,冲洗胃腔后再缝合胃壁,术后持续胃肠减压。②对已并发胃壁坏死与穿孔的患儿应在作好术前准备后及早手术,根据胃壁坏死的范围作相应处理。

(四)急性感染性胃炎

系指化脓性细菌侵入胃壁引起胃壁严重感染的一种少见的急腹症,可发生于小儿。常见的病原菌为溶血性链球菌、金黄色葡萄球菌与大肠杆菌等,致病菌可由扁桃体炎性病灶或败血症等侵入胃壁。遵义医学院遇到2例由于败血症引起的胃壁急性感染。其中1例胃壁坏死穿孔于术中确诊,另1例误诊为胆道感染剖腹手术,术中得到诊断。

1. 诊断　患儿有上腹部疼痛、恶心、呕吐,吐物含脓性胃内容物,并有寒战、高热及全身中毒表现。胃壁坏死穿孔可出现腹膜炎体征。本病少见,极易与其他急腹症混淆,如果术中所见不能用术前的临床表现解释,应注意探查胃、十二指肠,以免漏诊。

2. 治疗　积极纠正水、电解质紊乱与酸碱平衡失调,输血。根据胃液和血培养作细菌药敏试验。选用有效的与足量的抗生素。并发急性胃穿孔或肝脓肿时作相应处理。

## 二、先天性幽门前区闭锁

本病少见,发病率约占所有胃肠道畸形的1‰,亦有统计发病率是1/10万。文献报道其属常染色体隐性遗传疾病,发病有家族倾向。半数患儿的孕母有羊水过多史。

(一)病因病理

幽门闭锁可能与肠闭锁一样,是胚胎第5~7周肠管空化不全或血管意外栓塞所致。Gerber复习文献,将其分为幽门与胃窦(距幽门近端约1cm)闭锁,又可分为膜式闭锁、腔内实性闭锁及条索状闭锁,以膜式闭锁多见。武汉儿童医院近30年收治6例均为膜式闭锁,4例与先天性幽门肥厚性狭窄并存。

(二)临床表现

患儿生后症状出现时间根据闭锁程度而定。完全闭锁者生后即有呕吐,内容物为白色,不含胆汁。少数有面唇发绀、呼吸困难或口腔分泌物多。膜式闭锁中央有小孔相通者,呕吐出现晚,有上腹胀,可排大便,应与先天性幽门肥厚性狭窄鉴别。腹部X线平片上腹可见大胃泡影,泛影葡胺20ml造影可显示梗阻及胃外形扩大。

(三)鉴别诊断

主要与幽门肥厚性狭窄鉴别,有时两者可并存。武汉儿童医院曾收治2例幽门肥厚性狭窄行幽门环肌切开术后仍有呕吐,再次探查发现幽门隔膜。故目前幽门环肌切开后,最好常规由胃管注气检查通畅情况,以免漏诊。

(四)治疗

本病需手术治疗。术前应用胃管减压,适当补液,纠正水、电解质失衡,给予维生素K等准备。经右上腹(剑突与脐中点下方)横切口或右腹直肌切口。膜式闭锁于胃管通过受阻处,纵行切开胃前壁,环形切除隔膜,行横形双层缝合幽门成型,效果良好。为彻底减压,武汉儿童医院常将胃管剪多个侧孔置入十二指肠。国外有人在内镜下切除隔膜或作球囊扩张成形的报告,但新生儿期少有应用。胃十二指肠吻合术适用于索状或盲端闭锁,而胃空肠吻合术可能并发边缘溃疡及盲襻综合征,多不主张应用。

### 三、新生儿胃自然穿孔

新生儿胃自然穿孔占新生儿胃肠道穿孔发病的首位,男性与女性发病比约为 3∶1,多为早产或低体重儿,常合并畸形。

(一)病因

病因迄今仍不明,有作者认为是先天性胃壁肌层发育缺损,或胃酸过多、胃膨胀,在产程中受压等。1955年 Kiesewetter 等提出本病是围生期缺氧的应激反应,选择性器官血液重新分配,使肠系膜、肾及周围毛细血管收缩,以集中供应脑及心脏的氧消耗,是人体保护脑及心脏重要生命器官的主要、暂时性自我调节措施。肌层小动脉收缩最主要的地方是胃肠道,此时血流淤滞,毛细血管内红细胞及血小板淤积,管壁水肿。一旦循环恢复,反跳性充血使血管内压突然增加,致使受损的毛细血管壁破裂,胃肠壁黏膜发生缺血性坏死,此乃80%的胃、肠穿孔与坏死性肠炎发病的共同原因。尤其是激活下丘脑-垂体-肾上腺轴调节机制,使胃壁软化而穿孔。文献报道尸检发现胃壁缺血性坏死不仅限于穿孔处,也可在他处发生。

患儿出生时常有产程长、窒息或羊水吸入史,复苏过程中面罩加压呼吸压力过大,使胃壁急剧扩张,上胃管及鼻导管吸痰时用力过猛等,均可促使胃壁撕裂或穿破。

(二)病理

穿孔最常见部位是胃大弯处胃前壁,甚者致胃壁撕裂,长者可从食管胃连接直达幽门。胃壁肌层常有坏死、缺如,黏膜出血、水肿,毛细血管壁水肿,管内白细胞、血小板积聚,且常合并心血管系统不稳定或其他畸形。文献曾有报道,一例十二指肠闭锁的男婴在机械辅助呼吸中发生胃穿孔。

(三)临床表现

发病时间为生后 12 小时至 8 天,平均约 4 天。患儿突起腹胀,呈进行性加重,甚至呼吸困难;反应差,哭声微弱,体温低或不升;可呕吐胆汁,有胎便或黑色大便。体征有面色苍白、四肢冰凉、末梢青紫;心音弱而低钝;腹部呈球形膨隆,压痛明显,腹壁充血、水肿,甚至发亮,腹壁静脉怒张;肠鸣音减低或消失,肝浊音界消失,可出现移动性浊音。晚期有脱水、电解质紊乱和休克。

(四)诊断

新生儿,尤其是早产儿,生后突然出现进行性腹胀,伴呼吸困难、肝浊音界消失,应高度怀疑本病。

X线检查可确诊,直立、仰卧或侧卧位平片见膈下或腹腔内有大量游离气体,膈肌抬高。腹脂线消失,胃泡影消失或缩小。肠管胀气或有少量液平面,肠间隙增宽。腹腔穿刺可有大量高张气体。腹腔液涂片见白细胞,培养有大肠杆菌、金黄色葡萄球菌及厌氧菌生长。本病需注意与胎粪性腹膜炎伴发肠穿孔相鉴别。后者X线片胃泡影显示正常,常有钙化灶。

## （五）治疗

1. 术前准备　保暖，补充血容量，纠正水电解质失衡及酸中毒，彻底胃管减压，应用抗生素及维生素K。术前可先作腹腔穿刺抽气，使呼吸困难及发绀得以改善。

2. 手术步骤　作剑突与脐中点的右上腹横切口，必要时可以向左侧延长。此切口能同时探查他处肠管。腹腔液体作一般培养及厌氧培养。注意勿遗漏小肠及结肠等合并畸形或多发穿孔。切除穿孔边缘血供不好的组织，直到见有鲜红血液溢出处，以丝线双重内翻缝合。新生儿期除非胃壁广泛坏死，肌层大部缺如不得已情况下，一般不主张作胃大部切除术。根据局部血液循环及修补情况，必要时作胃造瘘术。腹腔污染重者，以温生理盐水冲洗，吸尽后放置腹腔引流。

3. 术后处理　继续保暖、吸氧或辅助呼吸，彻底胃管减压，适量补液、补钾。按所需热量给予静脉高营养。根据腹腔液培养结果及药物敏感试验选用抗生素。循环功能差者，加用多巴胺等药物辅助。并发新生儿硬肿症者必要时可应用肝素治疗。

## （六）预后

虽然对新生儿疾病的诊断、治疗及术后监护水平都在不断提高，但本病的治疗结果仍不理想，死亡率较高。其预后与患儿孕龄、出生体重、原发病因、治疗迟早、有无合并畸形及并发症密切相关。文献报道，男婴、血清钠小于130mmol/L，pH小于7.3者，提示预后不良。自发性穿孔死亡率为10%，胃管损伤穿孔可达50%。应警惕少数病例因局部病变继续发展，再发穿孔。曾有1例女婴生后3天行胃修补，术后2天进行性腹胀，胃管减压呈黄色粪状，探查发现修补远端胃壁再发穿孔，再次作胃修补术，术后恢复顺利。门诊随访至10岁，生长发育良好。

## 四、十二指肠梗阻、闭锁、狭窄及环形胰腺

### （一）病因病理

肠闭锁发病占活产婴的2.25/1万，其中50%为十二指肠闭锁。本病有家族遗传倾向，同胞兄弟及双胎发病率高。文献报道，父子均患环形胰腺及十二指肠壶腹以上狭窄，时隔30年由同一外科医生施行手术治愈。本病1/3病例的孕母有羊水过多史，1/3患儿合并21-三体综合征，染色体畸形者约占18%。

本病可分为腔内梗阻及腔外梗阻。腔内梗阻是胚胎发育过程中，肠腔完全闭塞或隔膜阻塞所致。Tandler认为其原因乃十二指肠腔内黏膜增生及空化不全所致。胚胎5～6周时，肠腔因黏膜增生而阻塞，继之出现空泡，互相融合再形成管腔，此步骤在第8～10周完成。此期间如发育受阻则形成闭锁或狭窄，甚至肠重复畸形。本病患儿病理切片上，可观察到闭锁处肠腔狭窄，管径仅1.8mm，腔内填满上皮及黏膜，或仅具腔隙。隔膜样闭锁的两端肠管内见多个空化不全的竹节状隔膜。闭锁远端肠腔内仅有少量陶土状、未染胆汁的分泌物。腔内梗阻有以下分型：①肠腔内闭锁，肠管仍连续。②闭锁远近端由纤维索条连接。③闭锁远近盲端完全分开，其间的血管亦缺如。④膜状闭锁。又分为膜中央有小孔交通，以及十二指肠内环形隔膜，形如风袋状向远端突出。腔外梗阻是外在因素压迫，如异常腹膜带、环形胰腺、十二指肠前门静脉等。胰腺的腹侧始基未旋转至十二指肠的右侧与胰的主体融合则形成环形胰腺。梗阻部位多数在壶腹远端，可分为部分或完全梗阻，常与十二指肠腔内阻塞同时发生。

Muller F 发现羊水内的 γ-谷氨酸转氨酶及肠碱性磷酸酶与消化道畸形有一定关系。孕妇停经 12 周前未发现此酶的活性,咽及肛膜均完整,13~14 周酶突增高,16~18 周达高峰,此期相当于咽及肛膜开口,胎儿有吞咽活动。18 周以后酶水平进行性下降,22~24 周几乎测不出酶活性的存在。故认为酶活性异常与消化道畸形有关。尤其是十二指肠闭锁病例,酶活性 100% 增加,其机制不详,可作为产前诊断参考。

(二)临床表现

完全梗阻者出生后数小时即有高位肠梗阻症状,频繁呕吐胆汁样物,迅即出现脱水、电解质紊乱及低氯血症。梗阻在胆道壶腹以上者,呕吐物呈清亮、黄色,患儿不排胎便或有少量灰白色便。膜式闭锁常为部分梗阻,在生后一岁或十余岁,甚至成年才出现呕吐症状,或有间歇性呕吐及慢性营养不良表现。

患儿应摄直立位胸、腹部 X 线平片。胸部 X 线片可排除肺部病变或其他并存畸形。腹部 X 线片见扩张胃内的大液平面,及十二指肠上部气体所形成的"双泡征"。有时因扩张的胃发生不同程度的扭转,使胃窦与胃体形成两个液平面,呈现"三泡征"X 线表现。部分梗阻者扩张的胃及十二指肠以下有气体,此时少量钡剂检查,可明确梗阻部位。但新生儿时期钡餐检查应慎重,或在密切观察下,应用少量稀钡并及时抽出,以免呕吐误吸。笔者所在医院曾收治 1 例生后反复呕吐,疑为溃疡病,钡餐证实为十二指肠升部梗阻所致巨十二指肠症。目前对慢性不全梗阻亦有用内镜辅助诊断者。

(三)诊断

生后有胆汁状呕吐,腹不胀或上腹轻度胀气,腹部 X 线平片见"双泡征"多可确诊。发病时间晚,呈高位不全梗阻表现者,钡剂检查能明确梗阻部位,必要时作钡灌肠。

目前国外产前 B 超检查普遍使用,尤以羊水穿刺消化酶增加及染色体异常者,十二指肠闭锁发病率高,故主张早期产前超声诊断,以及时治疗。Lee A 报道应用三维 B 超检查发现胎儿十二指肠闭锁及尿道下裂畸形。新生儿术前应作心脏及腹部 B 超检查,排除心、肾器官多发畸形。

(四)鉴别诊断

1. 先天性幽门肥厚性狭窄　典型症状为生后 2 周左右出现进行性加剧的呕吐,内容物为白色奶汁,偶带少量血丝。右上腹肋缘与腹直肌连接处可触及橄榄状肿物。左上腹膨胀,见胃蠕动波。钡餐显示幽门管延长,钡剂排空延迟。B 超检查,90% 病例可发现有幽门部肥厚肿物。

2. 幽门闭锁　梗阻部位在十二指肠壶腹部以上,出生后呕吐白色奶汁。X 线腹部平片见左上腹大液平面,下腹无充气影。有文献报道,幽门闭锁与部分环形胰腺同时存在的病例。

3. 肠旋转不良并发中肠扭转　十二指肠水平部被未旋转的盲肠或异常腹膜带(Ladd's band)压迫所致高位不全梗阻,常合并中肠扭转。其发病时间迟早根据梗阻程度而不同,重者出生后不久即呕吐黄色胆汁样物,并发肠扭转者,有血便或呕吐少量血性液,腹部不胀。X 线腹部平片见肠气减少,或如毛玻璃状。需注意的是约半数病例两者同时存在,术中应仔细检查,以免遗漏。尤其是肠旋转不良矫治后,应常规检查是否合并十二指肠腔内闭锁。

4. 十二指肠前门静脉　出生后或晚期出现高位梗阻症状,应注意此病常与十二指肠闭锁、肠旋转不良或胆道畸形同时发生。

## （五）治疗

1. 术前准备　本病一经明确诊断，宜酌情积极准备 12～24 小时。术前纠正脱水及电解质紊乱，保暖，胃管减压，应用维生素 K 及抗生素。麻醉及输血会使血胆红素水平增加，故对黄疸较重病例，除补液纠正脱水外，必要时应用光疗，使血胆红素降至 171μmol/L 以下。病程长，有慢性脱水及营养不良的患儿，应适当准备，在补液及少量多次输血，一般情况改善后再行手术。

2. 切口选择及术中注意事项　可选用右侧腹直肌切口或右脐上横切口，后者可充分显露十二指肠及全部小肠和右半结肠，减少术后切口裂开。进入腹腔后，检查有无肠旋转不良及十二指肠前腹膜带，游离十二指肠直达 Treitz 韧带或其痕迹。检查胆囊发育情况以及有无十二指肠前门静脉、十二指肠球部有无环形胰腺。在胃管内注气，排除幽门前隔膜。将胃管置入十二指肠，以发现腔内闭锁或膜式闭锁。各种术式肠吻合完毕最后一针打结前，常规注水检查远端肠管有无多发闭锁（据统计，其发生率为 15%）。

3. 手术方式

（1）隔膜切除十二指肠纵切横缝术　隔膜附着处常可见环形迹，局部略增厚，胃管下置受阻。此处作标志牵引线，横行切开肠管约 1.5～2.0cm，即可见膜样物。轻挤胆囊，检查十二指肠壶腹部，明确胰胆管开口部位。直视下环形或"V"形切除部分隔膜，边缘以 5-0 丝线部分间断缝合，以减少出血或粘连。注意不得损伤或误缝胰胆管开口，以防术后胆道梗阻。十二指肠切口用 5-6-0 丝线单层间断内翻缝合，最好将胃管剪多个侧孔置于吻合口以下，以彻底减压。

（2）十二指肠十二指肠吻合术　此术式符合生理，适用于完全闭锁或环形胰腺，闭锁两端距离较近者。于胃管下置受阻处或盲端扩张段作标志线，充分游离右半结肠，暴露十二指肠达 Treitz 韧带，至十二指肠及空肠起始部成直形，使其下的十二指肠能无扭转、无张力地与近端十二指肠并列。于远近端分别作长约 2cm 的平行横切口，使吻合口大小为远端肠管横径的 2 倍。目前多主张作菱形或所谓"金刚钻式吻合"，即近端作长约 2cm 的横切口，远端肠管作相应长度的纵切口，分别于切口两端及中点各作牵引线，缝合时互相对合，以 5-6-0 丝线间断单层内翻缝合。后者的优点是吻合口功能恢复快，可减少术后晚期盲襻及吻合口狭窄等并发症。

（3）十二指肠空肠吻合术　常用结肠后顺蠕动，侧侧吻合，输入肠襻尽可能短，以 10～15cm 为宜。吻合完毕后，应将十二指肠前壁与横结肠系膜窗固定，以防止日后结肠重力牵拉，使空肠成角致梗阻。

（4）胃空肠吻合术　空肠近端与胃窦大弯侧吻合。此方法操作简单，但不符合生理，术后有呕吐、吻合口出血及营养不良现象，现已不主张应用。

（5）空肠造瘘术　术前空肠造瘘可作为术前对重危、濒临死亡的低体重、早产儿的抢救措施，或术后喂养用。

4. 术后处理　手术后应继续注意保暖，密切观察体温、心率、面部与四肢末梢肤色、温度及硬肿情况。适量补液，静脉高营养输入及应用抗生素。术后早期给予开塞露或肛门指检，以促进肠功能恢复。手术后 3～4 天肠蠕动恢复后，可考虑少量饮水，无腹胀及不良反应时，喂以半量牛奶或母奶。

5. 术后并发症　Spigland N 报道 33 例的随访结果，70% 有并发症，可于术后 1 个月至数年出现症状，18% 需再手术。

（1）肠蠕动功能紊乱或低下　由于患儿多系早产儿或低体重儿，肠管发育未完善，术后 15～30 天可能出现呕吐症状，经过再禁食、胃管减压、补液、静脉高营养输入、补钾，或应用理气活血中药胃管注入等处理，常在 5～7 天后渐恢复。笔者所在医院曾有 1 例十二指肠闭锁的低体重儿，手术后 1 个月又反复呕吐，经用上述措施治愈，现已随访 12 年，饮食如常儿，无呕吐，生长发育正常。

(2)巨十二指肠症及盲襻综合征　近端十二指肠淤滞及功能性梗阻是影响本病预后的主要原因。患儿有反复呕吐，钡剂检查可见十二指肠扩张或钡剂滞留。目前多主张将近端巨大肠管修剪成锥状，吻合口呈菱形。非手术治疗无效时，应再次行十二指肠成形术。

(3)胃食管反流或十二指肠碱性反流，胆汁反流性胃炎及溃疡病　对症处理可缓解。

(六)预后

本病患儿死亡率各家报道不一，国外为 5%～43%，国内约 25.3%。近 10 年来，由于诊疗水平及监护设施的不断进步，治愈率明显提高。目前国外影响患儿预后的主要因素为并存严重畸形，国内新生儿时期影响预后的主要因素是就诊时间早晚、分型、合并畸形及早期并发症等。就诊时间早，隔膜式闭锁，预后较好。多发闭锁，合并食管闭锁、短肠、先天性心脏病及先天性愚型，或手术前后并发肺炎、硬肿症、败血症或颅内出血等，则死亡率达 50% 以上。国内马氏报道 11 例，7 例于 1 周内就诊，行隔膜切除、肠管纵切横缝术。全组治愈 10 例(91%)。术后远期可能出现十二指肠淤滞、巨十二指肠症、反流及溃疡病等并发症，故患儿需密切观察，长期随访。

### 五、先天性肥厚性幽门狭窄

先天性肥厚性幽门狭窄(congenital hypertrophic pylorostenosis)因幽门肌肉肥厚，其腔道狭窄致幽门部机械性梗阻，是新生儿期常见的外科疾病。发病率国内统计占消化道畸形的第三位，仅次于直肠肛门畸形和先天性巨结肠，本病多见于男婴，足月儿男、女之比为 5:1。北京儿童医院在 1972～1996 年住院的新生儿消化道畸形之中，本病占首位，每年收治 40～55 例，近 10 年共收治本病 453 例，男婴是女婴的 5 倍。

(一)病因

本病病因尚不完全清楚，各家看法不一，可归纳为以下几个观点。

1.先天幽门肌层发育缺陷　多数学者认为，在胚胎的第 4～6 周幽门发育过程中，肌肉发育过度，致使幽门肌尤其是环肌肥厚而致梗阻，其根据是早产死胎或生后不久死亡婴儿尸检中可见到本病。

2.西班牙 Maria J 研究认为，胃生长抑素浓度降低，是对幽门肥厚性狭窄患儿高胃泌素血症的一种反应，实验结果显示两者均对本病的发生具有一定作用。

3.英国 Abel RM 研究人类胎儿组织和动物(鼠)模型幽门处肽能神经支配的发育变化。结果显示幽门肥厚性狭窄在孕第 12 周时一种宫内损伤，在人类为一氧化氮的减少，在鼠类表现为酶活性降低。而幽门肌间神经节中血管活性肠道多聚肽的增加，是引发幽门狭窄的内在原因。

4.法国 Wenderwinden JM 研究星形胶质细胞(Cajal 细胞)与胃肠道平滑肌之间有密切关系，称之为起搏器细胞。结果显示幽门肥厚性狭窄者，C-Kit 免疫活性下降，间质细胞仅在肌肉内层、黏膜下边缘及胃窦部，而幽门处缺乏间质细胞，并导致肌肉动力紊乱。

5.据加拿大 Langer JC 研究，本病的抑制神经系统存在显著结构异常，取 5 例幽门肥厚性狭窄及 3 例正常幽门肌肉，结果显示幽门肥厚性狭窄的肌细胞处于早期增殖相，平滑肌细胞间、间质细胞间很少有间隙相接。环形肌层含有较大颗粒囊泡，神经纤维缺乏，肌间神经丛只有很少的神经细胞体，神经节总数也少，间质细胞几乎没有。

以上几种观点仍需进一步研究。

(二) 病理

幽门呈棘核状或橄榄状,肿物表面光滑、色白、坚似软骨,扪之有弹性,一般长 2～3.5cm,直径 1～1.5cm,肌层厚 0.4～0.6cm。约 4 个月以后,肿物可自行消失而自愈。幽门壁各层组织均肥厚增大,尤以环肌为主。幽门部明显增大,使幽门管狭窄和增长,致幽门梗阻,胃扩张、排空时间延长,胃壁增厚,蠕动增强。肥厚的肌肉逐渐向正常胃壁移行,在十二指肠侧肥厚的肌肉可突然终止在十二指肠的起端,界限明显。故手术切开肌层时,如稍不慎易造成十二指肠损伤。胃黏膜可以发生充血、水肿、糜烂及溃疡。本病早期幽门部黏膜尚无明显充血及水肿,故生后 2～3 周内梗阻症状不显著,随着以上病理变化,梗阻近于完全,出现呕吐,但尚有少量奶水通过,可延缓病情进展。

(三) 临床表现

1. 呕吐　为早期症状,多在生后 2～3 周出现。北京儿童医院统计 453 例患儿有 318 例在此时出现呕吐,占 70%,部分婴儿生后即吐或生后 1～2 个月才呕吐。开始为食后溢奶,日见频繁,几乎每次吃奶后立即呕吐或数分钟后吐出,逐渐发展成喷射样呕吐,可喷至 1 米以外。有时喂奶 2～3 次不吐,当再吐时会将前几次残奶全部呕出,吐出物均为奶水而不含胆汁,严重患儿因胃黏膜出血,吐出物呈咖啡色。患儿在吐奶后有强烈的食欲,再吃奶仍用力吸吮。由于呕吐,入量不足,体重不增或逐渐消瘦,呈脱水及营养不良状态,小便减少,大便量少,几天才有 1 次。由于大量胃酸丧失,可导致低氯低钾性碱中毒,血中游离钙离子降低,临床表现呼吸浅且慢,重者出现喉痉挛及手足搐搦。晚期患儿因脱水严重,肾功能低下,酸性代谢物潴留体内,部分碱性物被中和而呈代谢性酸中毒。

近几年来,由于本病就诊早,诊断水平提高,慢性脱水及营养不良的患儿较少,前述 453 例中体重大于 3kg 者占 80%。

2. 胃型及蠕动波　上腹部可见胃型及自左肋下向右上腹移动的蠕动波。本组 453 例中阳性率为 95%,多在喂奶或饱食后看到。

3. 右上腹肿物　是本病特有体征,患儿在安静状态下,于右上腹或偏中扪及典型的肿物,呈枣核状或橄榄状,可活动,有弹性,约 2cm×1cm 大小,但扪及的大小只是实际肿物的 1/4 或 1/5。北京儿童医院 453 例中约 95% 可扪及肿物。检查者要有耐心和经验,有时肝大覆盖肿物扪及有困难。

4. 黄疸　个别患儿术后出现黄疸,可自行逐渐消退,分析原因与胃肠道梗阻致肝细胞内葡萄糖醛酸转移酶活力下降或肝肠循环增多有关。

其他常见并发症包括肠旋转不良、泌尿系梗阻及食管闭锁等。

(四) 诊断与鉴别诊断

绝大多数患儿根据典型病史及体检,诊断并不困难。小儿生后 2～3 周开始呕吐,呈喷射状,并有进行性加重,呕吐物为奶水,不含胆汁,几天才排大便 1 次,且日见消瘦等应想到本病的可能。一旦扪及右上腹肿物,诊断即可确定。

如肿物扪及不清,诊断有困难,传统做法是选择上消化道钡剂检查。胃有不同程度的扩张、胃排空时间延长,幽门管细长,仅1～3.5cm,内径0.5cm。幽门前区呈"鸟嘴征",十二指肠球部压迹呈"蕈征"、"双肩征"等,是本病典型X线钡餐所见。

近年来开展B超检查,可免去患儿接受放射线。专业医师需有丰富经验及耐心细致的观察。美国波士顿医院Levine D在幽门肥厚性狭窄B超检查中发现变异的解剖关系,即拉长的幽门挤压十二指肠与胆囊紧邻并位于其下,连续观察10例都有此征象,并认为这个征象有助于本病的诊断。

鉴别诊断如下:

(1)喂养不当吐奶　属于生理性呕吐,婴儿虽有呕吐,但体重正常增长,与喂奶次数过频过急、喂奶量多或奶瓶倾斜,气体吸入胃内及奶后平卧有关。仔细询问喂养情况分析呕吐原因,嘱家长定时喂养,饱食后轻拍背使积在胃内气体排出,可改善吐奶状况。

(2)幽门痉挛　生后即吐,呈间歇性、非喷射状,患儿体重减轻,但无脱水。偶见胃蠕动波但无上腹部肿物。X线钡餐见幽门梗阻,而无典型幽门狭窄征象,每次喂奶前15分钟服数滴1:5000阿托品,效果良好。

(3)胃扭转　生后即吐奶,不含胆汁,偶呈喷射状,腹部无阳性体征。X线钡剂可见胃大弯位于小弯之上,双胃泡和双液平面。这是一种暂时性胃变位扭曲,随年龄增长可自愈。治疗采用体位疗法,喂奶后头抬高半卧位或右侧卧位。必要时喂稠奶(健儿粉加入牛奶配成)。

(4)贲门松弛及胃食管反流　生后即有非喷射状呕吐,体重不增。新生儿由于食管下括约肌发育不完善,可致生理性胃食管反流。一般生后5～7周胃食管顺应性成熟,极少数发展成病理性。治疗为逐渐加稠奶,奶后采用半坐立位。

(5)先天性幽门闭锁或幽门前瓣膜　为少见消化道畸形,国内在新生儿期发病报道过数例,钡剂或泛影葡胺造影呈幽门完全梗阻,无幽门管。

(五)治疗

本病绝大多数需外科手术,极少数患儿因发病晚,例如3个月开始呕吐,不严重,可保守治疗或伺机手术。

1908年及1911年分别由Frede及Ramstedt首创幽门环肌切开术,方法简单,疗效满意。已被广泛采用。北京儿童医院统计过去手术死亡率约为2%～3%,这10年来453例手术无死亡。国外报道229例,死亡率为0.4%。

1.术前准备　入院后纠正脱水和碱中毒,补充液体。例如体重3kg的婴儿有5%脱水,应补给液体150ml,其中生理盐水75ml,10%葡萄糖液75ml,一般需输液2～3日纠正脱水,并经生化检查证实。营养不良者给完全胃肠道外营养,近几年多采用中长链脂肪乳、氨基酸、清蛋白、微量元素及多种维生素,从周围静脉输入,使用输液泵24小时均匀滴入。贫血者术前少量输血,每次25～30ml。肺炎则静脉滴注抗生素,多用第三代头孢菌素,如头孢哌酮钠等。

2.手术操作　选用硬膜外麻醉,切口选择应从美观及愈合两方面考虑。取右上腹直肌切口、右上横切口或脐上弧形切口均可,进入腹腔提出幽门至切口上外固定,幽门前上方无血管区纵行切开浆膜及浅肌层,其长度向胃端延长0.5cm,而十二指肠端决不可切过,以免造成穿孔。用幽门钳插入轻轻分开肥厚肌层,直至黏膜向外膨起达浆膜。多数无须止血,切口皮内缝合可用可吸收线。

3.经腹腔镜手术　国外有逐渐普及之势,有采用本法70例的报道。一般作两个腹壁小切口,一个放置腹腔镜,一个放置特别肠钳或切开刀(配合电凝止血),实施黏膜外幽门切开术。本法术后恢复快、不留瘢痕,与传统手术比较，手术时间及安全性方面并无差异。

4. 术后处理　无须胃肠减压，一般禁食6~8小时后即可少量喂水，如不吐即可给奶，并逐渐加量喂养。个别婴儿术后仍吐，估计是胃幽门部黏膜水肿，会逐渐好转而不需要再手术。静脉滴注抗生素2~3日，必要时采用全胃肠外营养。

5. 手术并发症　北京儿童医院453例中伤口裂开6例（其中脐上弧形切口裂开2例），切口疝2例，切口感染2例，总计2.2%。裂开多在术后3~4日，需再次手术缝合切口。分析其原因与缝腹膜时带上大网膜、滑结及针距宽等有关，术者只要认真细致操作，可避免发生。

本病远近期疗效满意，不留任何后遗症。Barrios-Fontoba JE的B超结果显示，术后4周以内所有数据均恢复正常。

### 六、消化性溃疡

消化性溃疡（peptic ulcer）主要是指发生在胃和十二指肠的溃疡，在小儿并不少见，可发生于小儿时期的任何年龄，以学龄儿童发病率最高，男女发病比例约为2∶1。婴幼儿十二指肠与胃溃疡的发生率无明显差异，年长儿多为十二指肠球部溃疡。本病发病与胃酸及胃蛋白酶分泌增高和幽门螺杆菌关系密切。近年来由于小儿内镜诊疗技术的进展和本病治疗新药的不断出现，使本病诊断和治疗效果有了明显提高。

（一）病因与发病机制

本病由多种病因和发病机制综合所致。经过多年来的经验验证，胃酸、胃蛋白酶和幽门螺杆菌是本病发病的两大主要因素。

1. 胃酸与胃蛋白酶　1911年Schwatz提出"无酸即无溃疡"。当儿童胃及十二指肠黏膜的自身屏障防御机制减弱，加上胃酸及胃蛋白酶致溃疡作用增强时可导致对黏膜的消化作用而形成溃疡。已知胃酸过多和胃蠕动过度，对儿童溃疡的发病较成人重要得多。

2. 幽门螺杆菌（Hp）感染　1982年Warren等从胃窦幽门附近黏膜分离出这种细菌。近年来大量研究已肯定，Hp与胃炎（多为消化性溃疡前奏）和溃疡两者的发病关系密切。Hp易于穿过胃十二指肠壁黏液层，并通过与黏膜表面相应物质的作用达到持续定居，其产生的尿素酶、蛋白酶和细胞毒素可引起黏膜的非特异性炎症反应，再加上胃酸及胃蛋白酶等因素的作用导致溃疡形成。Hp在我国感染率约占50%~90%。

3. 其他因素　本病由多种病因和多种发病机制综合所致。已知本病与遗传、药物、血型、饮食习惯、情绪紧张、气候异常、胃肠动力异常、感染、免疫等有关。病毒感染如Ⅰ型单纯疱疹病毒可引起急性溃疡。应激状态（如新生儿期的应激溃疡）、年长儿饮酒吸烟对溃疡发病也有一定影响。再如Zollinger-Ellison综合征等特定疾病所致溃疡在小儿也有报道。

（二）临床表现

儿童消化性溃疡的表现不如成人典型，且其症状随年龄不同而有很大的差异，现按年龄期分别叙述如下：

1. 新生儿期　多为伴其他疾病的应激性溃疡，起病急，多以出血或穿孔等并发症的形式出现。虽有本期慢性溃疡报道但除非发生以上并发症一般难以确诊。出血多数是较大量呕血或便血，或呕血和便血同时发生，以致产生休克，可能导致死亡。穿孔可单独发生，亦可伴有出血，引起腹膜炎和休克。在新生儿腹膜炎时，没有儿童或成人表现的腹壁强直症状,而仅表现为腹部膨胀和呼吸困难。X线直立位检查,显示膈下游离气体。

2. 婴儿期　在此年龄阶段一般不如新生儿时期发病急骤。患儿常有呕吐、食欲不佳、体重增长缓慢,呕吐物中往往带血,便血也相当多见。婴儿可有模糊的腹部疼痛和不适,但由于年龄关系,很难明确其性质。有人报告一种婴儿贫血病例,表现为面色苍白,甚至有间歇性晕厥倾向,消化系统症状极其轻微。贫血是由于长期隐性出血所引起,婴儿每天出血2ml即可导致贫血,但是不伴有黑便。溃疡穿孔和急性大出血(呕血和柏油样大便)也是此年龄组中主要的并发症。

3. 幼儿期　主要表现为消化不良。小儿诉述腹部不适,模糊持久的饱胀、隐痛、沉闷感觉,常位于上腹部,但小儿经常指点脐孔。疼痛没有放射,一般在食后即刻出现,有时伴有嗳气、反酸、恶心,小儿食欲较差,少数病例可有夜间痛。这种小儿的全身情况均受到影响,在症状出现时期,可于一二个月发生显著消瘦,生长发育也较一般同龄者为差。偶尔可有低热,这可能与伴发的十二指肠炎、淋巴结炎有关。在此年龄阶段,出血、穿孔和幽门狭窄3种并发症均可遇到。

4. 少儿期　其临床症状与成人相似,主要表现为上腹部疼痛,疼痛与饮食时间的关系不如成人明显,仅部分病例在餐后固定时间、下午放学或半夜疼痛。进食可能减轻疼痛,但有时反可使疼痛加重,季节周期性也较成人少见。在成人呕吐多能使疼痛减轻或终止,而在少年则不经常如此。可发生出血和穿孔等并发症,幽门梗阻较年幼者为多。此年龄组十二指肠溃疡明显多于胃溃疡,约为5:1。

(三)诊断

小儿消化性溃疡的诊断较成人困难,主要是因症状不典型和病史不清,故容易被误诊为消化不良、肠道蛔虫病等其他疾病。小儿消化性溃疡并非少发疾病,故如有以下表现应考虑到本病:①与饮食有关的反复呕吐。②发生在夜间或清晨的反复腹痛又无寄生虫感染者。③大便潜血阳性的贫血患儿。④具有模糊不清的胃肠症状且有家族性溃疡病史。⑤原因不明的呕血、便血和穿孔。

胃酸分析结果对儿童消化性溃疡诊断帮助不大,但有助于与反流性食管炎鉴别。X线检查行钡剂或气钡双重对比上消化道造影无创易行,有助于诊断。但小儿典型龛影发现率较成人为低,十二指肠激惹、球部变形、透视下压痛等有助于诊断。近年来纤维胃镜已广泛使用于小儿。可藉表面麻醉或全身麻醉进行。检查前应向小儿详细解释以取得其合作和消除恐惧心理。胃镜溃疡检出率可达90%~95%,可同时取活组织标本送病理及Hp检查,且可同时进行烧灼及止血等操作。也可局部注射药物治疗。

(四)治疗

主要包括内科及手术治疗两大方面。

1. 内科治疗　包括生活护理、饮食治疗(如有规律,勿饱食,不吃零食,禁酸、辣、刺激性食物及饮料酒精等)、去除不良心理精神因素,再配合抗酸、胃黏膜保护,及抗幽门螺杆菌(Hp)治疗。抗酸治疗包括抗酸剂(如氢氧化铝)、$H_2$受体阻断剂(如西咪替丁)、质子泵抑制剂(如奥美拉唑)。黏膜保护剂可选用硫糖铝及胶体果胶铋。抗Hp可选用枸橼酸铋钾颗粒剂、甲硝唑、阿莫西林或呋喃唑酮等。长期正规疗程治疗时应监测某些药物浓度以防止药物对小儿生长发育的不良影响。如有出血等并发症可在禁食、胃肠减压及输液输血的同时密切观察病情变化,同时进行药物治疗。

2. 手术治疗

(1) 手术适应证 ①消化性溃疡合并穿孔。②消化性溃疡合并大出血或反复出血经治不愈。③消化性溃疡合并幽门梗阻。④经住院正规内科治疗后疼痛持续无好转，影响患儿的生活和营养发育的慢性溃疡病患者。

(2) 手术方式 ①溃疡穿孔单纯修补加大网膜覆盖术：因小儿溃疡修复能力强，单纯修补以后加用药物治疗多有治愈的机会。此法安全可靠，术后对患儿营养和发育多无影响。②胃部分切除术：该手术对小儿营养发育易有影响，除非溃疡的并发病非常严重而其他手术方法不能治疗时才采用。③迷走神经切断术：尤其是高选择性迷走神经切断术效果较佳。为防止幽门痉挛形成梗阻，须附加幽门成形术。其他术式如胃空肠吻合术因易有吻合口溃疡的危险，已不主张单独施行此术。

## 七、胃内异物和胃石症

### (一) 胃内异物

胃内异物(foreign bodies in the stomach)常发生在小儿。多因小儿将异物放入口内玩耍误吞引起。偶见医源性(如口内注射时针头脱落)。

1. 病因病理 异物如能通过食管入口下方第一狭窄部则多可到达胃内。入胃异物95%左右可顺利通过胃肠道从肛门排出，一般很少发生症状故无须特殊治疗。异物过长不易通过十二指肠曲。异物较大可引起痉挛性腹痛甚至胃幽门梗阻。有毒或腐蚀性异物可能引起有关症状。尖锐的异物可擦破胃黏膜引起出血，也可扎在胃壁上甚至扎穿胃壁后进入腹腔。但异物穿孔多与周围大网膜、脾或其他脏器互相粘连而防止了尖锐异物或感染性物质漏入腹腔，因而穿孔时腹膜炎特征不十分显著。

2. 临床表现与诊断 多可采集到异物吞咽史。吞下异物后一般很少发生症状。少数较大异物可致上腹不适、痉挛性疼痛和腹胀、呕吐、胃型、包块等幽门梗阻症状和特征。尖锐异物可引起腹绞痛和消化道出血。体检时应轻柔，勿加重损害。有毒或腐蚀性异物应警惕其相关症状。如疑有胃内异物可行X线检查，常需拍摄正侧位片定位。如异物透光，可于摄片前吞服含棉花纤维的钡剂往往可因纤维附着于异物处而显影。胃镜检查既可诊断亦可同时取出异物，现已较广泛地在各级医院使用。

3. 治疗 一般可在密切观察下等待异物自行排出。不宜使用泻剂或改变食谱，以免因增加肠蠕动而使异物嵌顿或胃肠穿孔。理论上高纤维食物可对尖锐异物引起一定的保护作用，石蜡油等可帮助异物顺利排出，这些均应在严密观察下试用。有下列情况应考虑经胃镜或胃切开取异物术：①尖锐或较长的异物(如长针)停滞不前，疑有穿孔者。②异物巨大估计不能通过幽门者。③毒性、腐蚀性异物(如含铅异物，纽扣电池等)。④有梗阻、出血、穿孔等并发症。

术前应再次X线定位以确定异物位置。胃镜检查时应让患儿保持安静，可在表面或全身麻醉下进行。如为金属磁性异物，可试用胃镜磁吸出法。检查后应注意患儿生命体征及腹部体征变化。术后禁食1~2天再继以牛奶或流质饮食。

胃切开取异物术可经上腹部切口直接切开胃壁取出异物。取异物时应尽量减少手术污染。如取直针时可试将针由胃壁刺出以减少胃内容外溢。异物伴有出血、穿孔、梗阻、腹膜炎等并发症者尚需对此类并发症进行相应的治疗。

### (二) 胃石症

胃石症(gastric bezoar)亦称胃结块症,是由于吞下不消化物质后,在胃内形成胃石,影响正常消化功能,发生症状,以致引起小儿营养不良及其他并发症。

1. 病因　按胃石的组成内容分为:植物石、毛石、植物毛石、乳酸石、医源性胃石、虫胶石等类型,其中以植物石最为常见。天津市儿童医院近十年内共收治小儿胃肠结石症9例,其中植物石占7例,均与进食黑枣及柿子有关。因柿子与黑枣中含有丰富的果胶和鞣酸,遇胃酸易凝固结块。毛石或植物石多见于女孩,常见于智力低下或心理障碍者。

2. 临床表现　小儿常诉从吃大量柿子或黑枣后有胃部不适,上腹呈持续性轻度疼痛,进食后加重。疼痛时恶心、呕吐,吐出清液及食物残渣,由于食欲减退,进食不足而日渐消瘦、无力、贫血。体格检查由于小儿消瘦可于上腹中部或偏左触及活动的坚硬块,有轻度压痛,由于胃石对局部黏膜造成的刺激和损伤,患者可并发胃炎、胃溃疡甚至出现出血、穿孔和腹膜炎,如胃石堵住胃的出口或脱落入小肠可引起幽门梗阻或肠梗阻。

3. 诊断　根据病史和典型的临床表现,结合X线检查及胃镜检查即可确诊。常规腹部透视及平片不易发现胃石,如检查前空腹胃内注气能更清楚地显示胃石的轮廓。钡剂检查胃石症显示有充盈缺损,结块周围与胃壁之间可被钡剂充盈。改变体位时结块之充盈缺损可上下移动,可与胃肿瘤鉴别。胃镜检查可见胃石及胃黏膜充血、糜烂和溃疡。B超也有助诊断。

4. 治疗和预防　胃石症治疗目的包括去除胃石和预防复发两方面。治疗方法的选择取决于胃石的性质和大小、症状的轻重以及有无并发症。胃石不大,症状不显或轻微者可酌情用促胃肠动力药(如甲氧氯普安、多潘立酮等)。也可用2%碳酸氢钠溶液反复洗胃溶解结块。也可根据胃石不同成分选用胃蛋白酶、纤维素酶、稀盐酸等进行胃灌洗。中医治疗原则多半以温化寒湿、消积散结为主。胃石结块过大可先将其弄碎后分次取出。胃镜取石可用特制的网、篮、钩、钳将胃石分块取出,尤在成人病例多有报道。对内镜治疗失败,或患儿已出现需要手术处理的并发症时需行手术治疗。手术时应注意胃、肠结石可同时存在。

预防复发十分重要。避免空腹进食大量柿子、黑枣,不进食未加工,尤其是不成熟的柿子。食柿时应去皮并充分咀嚼。少吃含纤维素多的食物,养成细嚼慢咽的习惯,克服嚼食毛发的怪癖,积极治疗胃肠动力障碍性疾病以防胃石再形成。

## 八、先天性肠回转不良

先天性肠回转不良(congenital malrotation of intestine)系胚胎肠管发育过程中,肠管以肠系膜上动脉为轴的正常回转运动发生障碍,使肠管位置变异,肠系膜附着不全和异常腹膜索带,导致十二指肠、空肠受压和肠扭转等病变,是婴儿先天性肠梗阻常见的病因。

肠回转不良发病率居婴儿十二指肠梗阻病因的首位。在小儿胃十二指肠需手术治疗的疾病中,其发病率仅次于先天性肥厚性幽门狭窄。

### (一) 胚胎学

正常胚胎发育第6周时,由于肠管生长快于腹腔,腹腔不能容纳全部消化道,中肠被挤入脐腔内,形成生理性脐疝,中肠在脐腔内呈矢状面圆弧形排列。卵黄蒂以上中肠将来发育为十二指肠、空肠和近侧回肠。卵黄蒂以下中肠将来发育为远侧回肠、盲肠、升结肠和横结肠近侧2/3。在脐腔内,十二指肠、空肠在上,盲肠、结肠在下呈重叠状(图4-8-1A)。

在胚胎第6~8周,脐腔内中肠迅速增长,卵黄蒂以下出现盲肠突。与此同时中肠以肠系膜上动脉为轴,逆时针旋转90°,十二指肠、空肠位于肠系膜上动脉右侧,盲肠、结肠位于肠系膜上动脉的左侧(图4-8-1B)。胚胎第10周,腹腔迅速增大,中肠退回腹腔,脐腔闭锁消失。中肠退回腹腔时近端空肠领先,盲肠、结肠随后,再逆时针旋转180°,十二指肠、空肠绕过肠系膜上动脉的后方,转至其左侧(图4-8-1C),形成十二指肠、空肠曲,由十二指肠悬韧带(Treitz韧带)固定于第1腰椎左侧,空回肠跟随旋转后,位于腹腔中部。盲肠、结肠逆时针旋至右上腹部肝下方(图4-8-1D)。妊娠终止前,盲肠降至右髂窝,后肠发育为降结肠、乙状结肠,位于左腹腔。在中肠回转完毕后,升结肠系膜与右侧后腹壁固定,降结肠系膜与左侧后腹壁固定,小肠系膜自十二指肠悬韧带始斜向右髂窝,固定于后腹壁,具有宽阔的小肠系膜根部(图4-8-1E、F),完成肠管发育的全部过程。

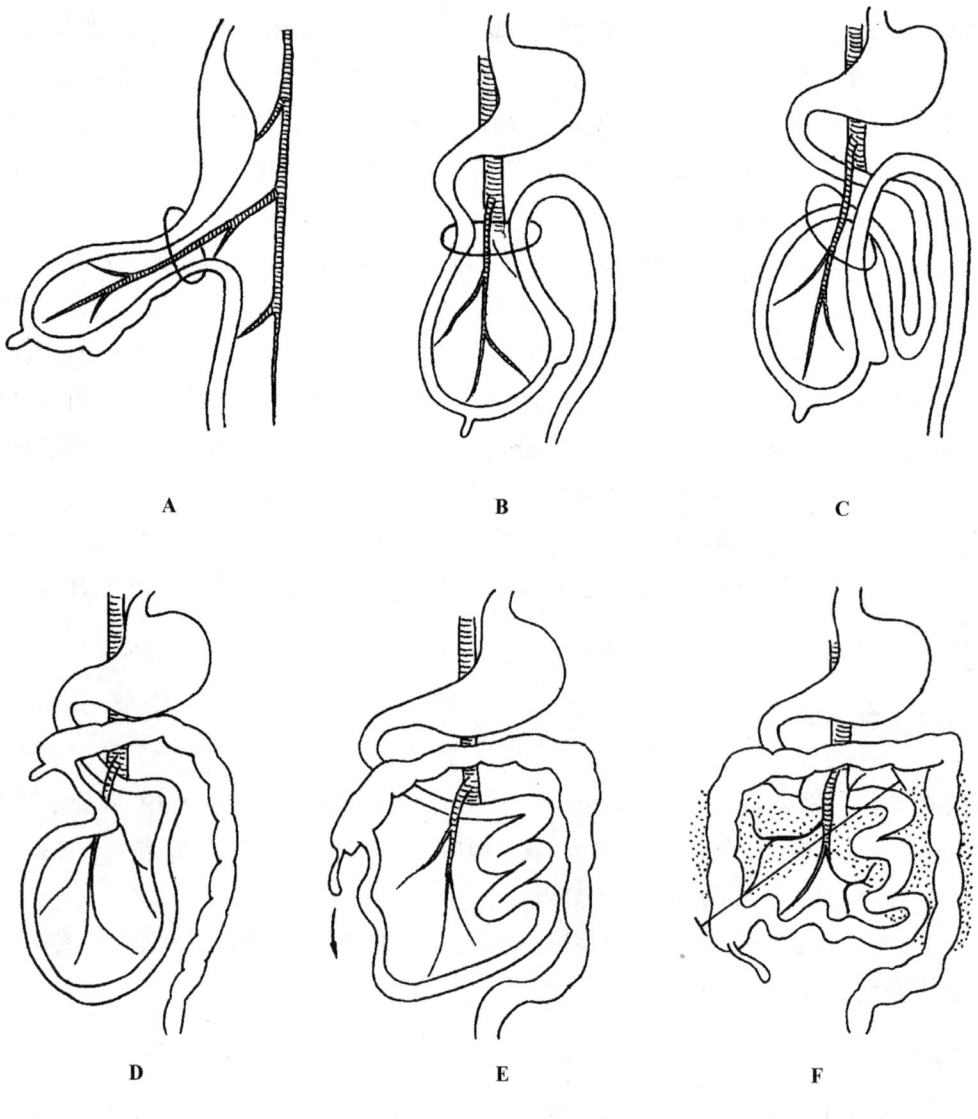

**图4-8-1 肠的胚胎发生**

(二)病理类型

胚胎期由于肠管发育障碍,脐孔过大和中肠回转不良等,导致肠管在腹腔内位置异常、肠管和肠系膜附着不全,以及异常腹膜索带的发生,故肠回转不良的病理变化很复杂。根据肠管位置的异常、肠系膜固定不全和异常腹膜索带,将肠回转不良分成3种类型。

1. Ⅰ型　中肠未旋转和肠扭转。中肠在腹腔内未旋转,其系膜未固定于后腹壁,以狭窄面悬挂于肠系膜上动脉根部前面。十二指肠降部和横结肠中段平行靠拢,并以浆膜互相愈合,将肠系膜上动脉和静脉包裹在肠管后面成蒂状(图4-8-2),以此为轴心,极易引起中肠扭转。临床最初表现为十二指肠梗阻,严重时引起肠系膜血管梗死和中肠坏死。该型肠扭转的75%发生在新生儿期。胸腹裂孔疝、腹裂、脐膨出和Prune-belly综合征,常并发Ⅰ型肠回转不良。

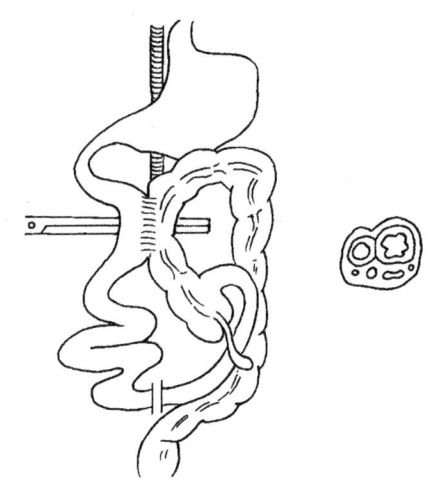

**图4-8-2　Ⅰ型肠回转不良**

2. Ⅱ型　十二指肠空肠襻旋转异常。结合结肠的旋转不同,可以分为3个亚型。

(1) ⅡA型　十二指肠空肠襻未旋转和结肠旋转正常。十二指肠空肠襻在肠系膜上动脉右侧垂直下降,结肠旋转和固定正常,但有异常索带跨越和压迫十二指肠(图4-8-3A),表现为十二指肠部分梗阻。该型少见,婴儿或儿童期发病。

(2) ⅡB型　十二指肠和结肠均反旋转,简称中肠反旋转。中肠以肠系膜上动脉为轴顺时针方向旋转270°,肠系膜上血管位于横结肠前并压迫横结肠中段,十二指肠空肠襻位于肠系膜血管前(图4-8-3B)。中肠反旋转发生率占本病的1%,儿童和青少年时期才出现横结肠不完全梗阻,肠梗阻逐渐严重,至成人时才完全梗阻。钡灌肠能够明确诊断。

(3) ⅡC型　十二指肠空肠襻反旋转和结肠旋转正常,形成十二指肠旁疝或"右肠系膜袋"。发生机制为十二指肠空肠襻顺时针方向旋转至肠系膜上血管前方(图4-8-3Ca),盲结肠逆时针方向旋转,经过十二指肠和小肠前面,盲结肠及其系膜包裹十二指肠和小肠并向右牵拉(图4-8-3Cb)。随着盲肠下降和右侧结肠固定于右侧后腹壁而形成"右肠系膜袋"(图4-8-3Cc)。袋内肠管受压而形成肠梗阻,也可能发生肠扭转。

3. Ⅲ型　十二指肠空肠襻旋转正常而结肠旋转异常。也可形成4个亚型。

(1) ⅢA型　十二指肠空肠旋转正常和结肠未旋转。十二指肠空肠襻,经肠系膜上动脉后并位于其左侧,导致十二指肠、横结肠中段和肠系膜上血管包绕在一起,类似Ⅰ型,形成狭窄的蒂柄,以此为轴极易引起

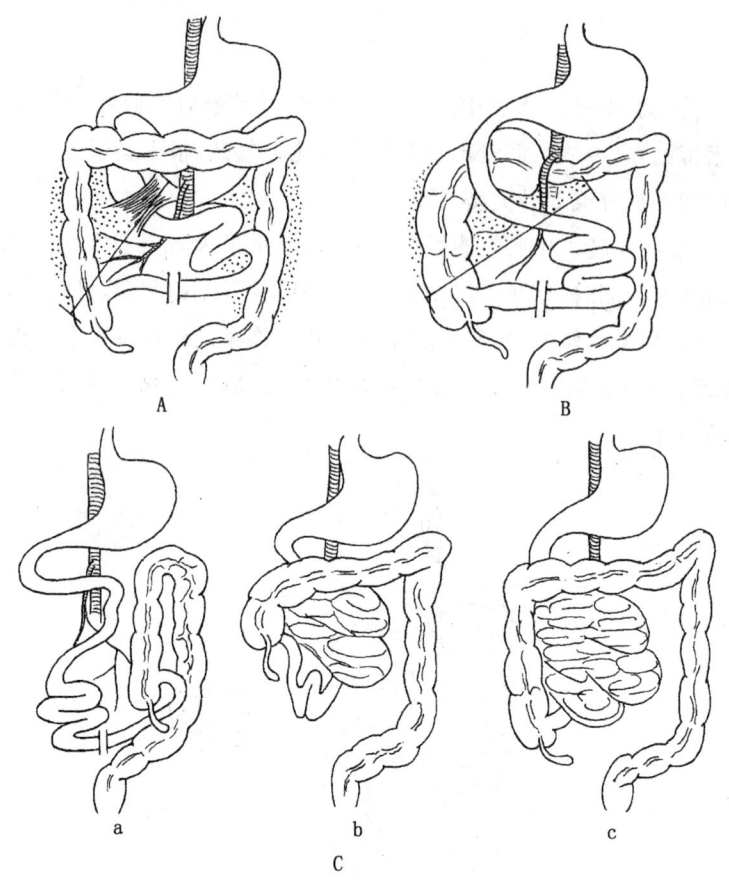

**图 4-8-3 Ⅱ型肠回转不良**

A. ⅡA型　B. ⅡB型　C. ⅡC型

中肠扭转(图4-8-4A),临床表现和Ⅰ型相似也是多见的类型。

(2) ⅢB型　右半结肠固定不良和Ladd索带压迫十二指肠。十二指肠位置正常,结肠位置亦正常,但结肠肝曲发出Ladd索带跨越并压迫十二指肠,固定于右侧后腹壁(图4-8-4B)。

常在婴儿期发病,患儿向左侧卧时,由于结肠小肠向左移,使Ladd索带紧张压迫,导致十二指肠梗阻,呕吐胆汁胃内容,向右侧卧呕吐症状消失,呈间歇性十二指肠梗阻。此型还可能引起腹泻。

(3) ⅢC型　盲肠未固定。中肠旋转正常,回肠末端、盲肠和升结肠未固定于后腹壁(图4-8-4C)。人群中10%~20%有这种异常,临床很少发病,成人因盲肠积粪,重力下垂,少数人可能引起盲肠扭转。

(4) ⅢD型　十二指肠旁疝和其他类型内疝。十二指肠旁疝是先天性内疝中最常见者,发病率约占本病的1%~9%,左侧疝是右侧疝的3~4倍。发生机制推测为左结肠系膜未完全固定于后腹壁,留有间隙。小肠由此间隙进入左结肠系膜后而成左十二指肠旁疝,疝囊口在横结肠下开向右侧,疝囊前壁为左结肠系膜,后壁为左侧腰大肌、左肾和输尿管,疝囊口的前缘有左结肠动静脉(图4-8-4D)。右结肠系膜和小肠系膜与后腹壁未完全固定,留有间隙,小肠由此间隙进入右结肠和小肠系膜后,则成右十二指肠旁疝,疝囊口开向左侧,疝囊口前缘有肠系膜上动静脉或回结肠动静脉(图4-8-4D),此类型与ⅡC型的"右肠系膜袋"易混淆。左右十二指肠旁疝在任何年龄均可发病,但多数在青少年或成年时以小肠梗阻发病。其他尚有盲肠旁隐窝、十二指肠悬韧带旁隐窝或乙状结肠旁隐窝等,均为肠系膜未完全固定引起,小肠进入后均可引起相应的内疝,导

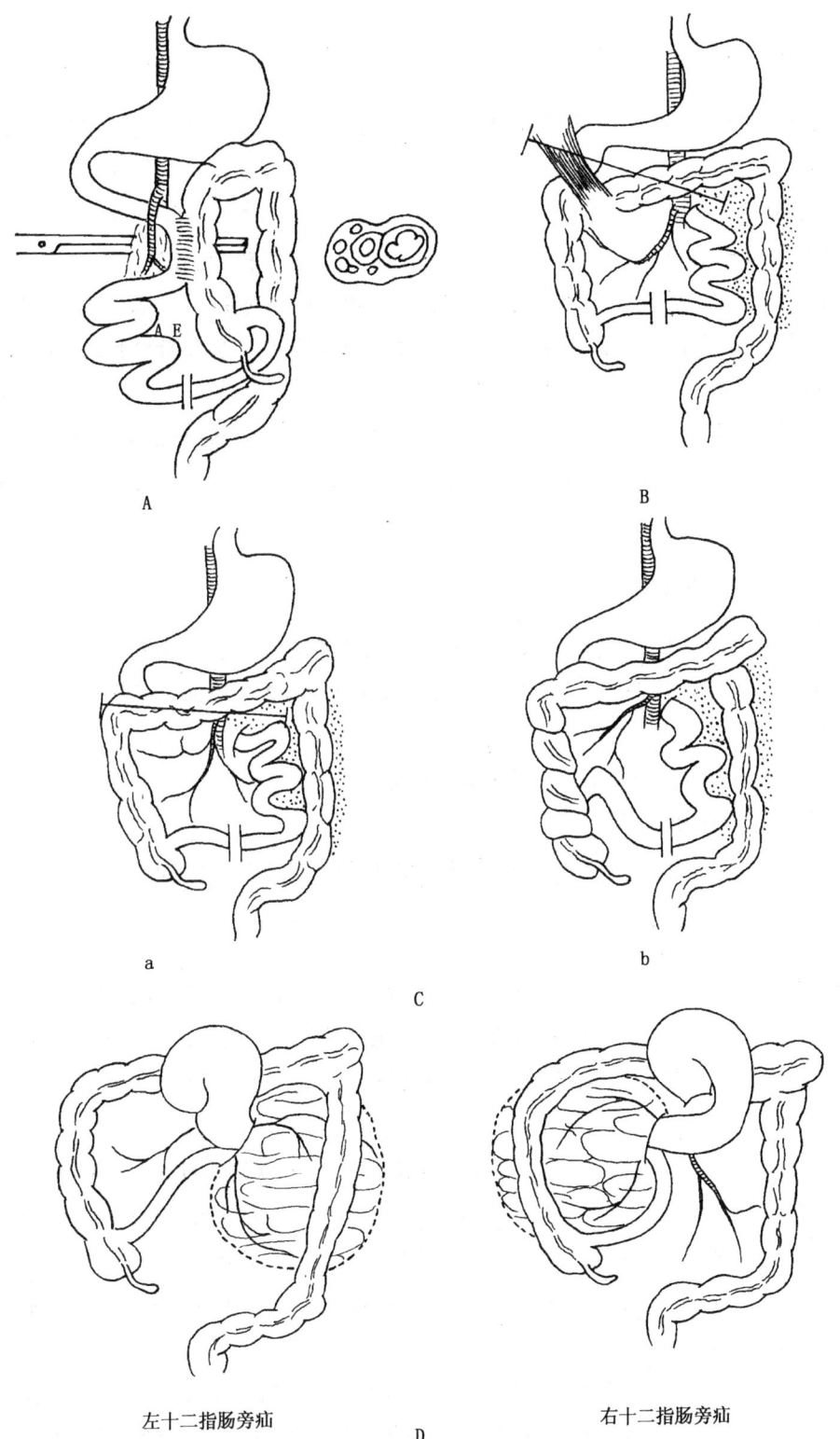

左十二指肠旁疝　　　　　　右十二指肠旁疝

图 4-8-4　Ⅲ型肠回转不良

A.ⅢA型　B.ⅢB型　C.ⅢC型　D.ⅢD型

致肠梗阻。

(三) 发病机制

1. 十二指肠受压　肠回转不良的各种病理类型几乎均有十二指肠受压,是结肠肝曲及其腹膜索带(Ladd 韧带)压迫所致,受压部位在十二指肠水平部或(和)降部,多为不完全性十二指肠梗阻。

2. 肠扭转　由于中肠肠系膜根部固定狭窄,如病理Ⅰ型、ⅡA 型和ⅡC 型等,以肠管蒂为轴心极易引起顺时针方向的肠扭转。若盲肠、升结肠游离,也参与肠扭转,即为中肠扭转。肠扭转的发病率约占肠回转不良的 25%~65%。肠扭转的度数为 90°~720°或更多。因扭转度数不同和松紧不一,病变也不相同,轻度肠扭转能自行整复,并反复发作,重度扭转则引起肠系膜血管梗死。故肠扭转有不完全性肠梗阻、完全性肠梗阻或绞窄性肠梗阻等不同表现。肠扭转引起肠坏死的发生率为 25%~45%。

3. 空肠近端屈曲和腹膜索带压迫　其发病率约占肠回转不良的 1/3。腹膜索带压迫和屈曲引起空肠近端梗阻,多见于Ⅰ型、ⅡA 型、ⅡC 型和ⅢA 型等病理类型。若剥离该处索带损伤淋巴管或乳糜管,术后能并发乳糜腹。

(四) 其他解剖异常的临床意义

1. 盲肠位置正常而仍有肠回转不良的病变　约占肠回转不良的 6%,如ⅡA 型、ⅡB 型、ⅡC 型、ⅢB 型和ⅢC 型等,也有膜状索带压迫十二指肠空肠襻,或引起盲肠扭转。若单纯以钡灌肠作为惟一诊断方法,可能导致诊断困难和手术失误。

2. 盲肠、升结肠游离　可致盲肠升结肠扭转或发生肠套叠。

3. 盲肠异位　异位阑尾炎使阑尾炎诊断发生困难等。

4. 中肠单一肠系膜　以狭窄蒂悬挂在肠系膜上动脉根部,肠管位置虽正常,但有发生肠扭转的危险。

(五) 临床表现

肠回转不良任何年龄均可发病,临床表现随年龄不同而异。新生儿出现肠梗阻症状者占全部肠回转不良有症状患儿的 40%~74%。年长儿症状不典型,常被延误诊断。其他腹部疾病剖腹探查发现无症状的肠回转不良约占本畸形的 25%~30%,还不包括先天性膈疝、脐膨出、腹裂等畸形并存的肠回转不良病例。少数患者可能终身无症状。

1. 新生儿期肠回转不良　多数表现为急性完全性高位肠梗阻,其病理基础为十二指肠受压和中肠扭转并存。生后吃奶正常,排正常胎粪。约 3/4 的患儿在生后 3~5 天突然呕吐大量含胆汁的胃内容,每日呕吐 3~5 次。少数患儿在第一次喂奶后即呕吐胆汁,故呕吐是本病最突出的症状。若肠扭转超过 360°而且很紧,则成绞窄性肠梗阻,患儿呕吐持续、频繁,呈喷射状,吐出咖啡性液体,伴有便血,如并发肠坏死、肠穿孔,则出现腹胀、高热、脱水和中毒性休克等。

腹部检查,多数患儿因大量呕吐,上腹部膨胀并不明显,个别患儿偶尔可见上腹部自左到右的胃蠕动波。肠扭转轻的患儿直肠指检为正常粪便。肠扭转严重,造成闭襻性肠梗阻,肠腔内细菌大量生长,产生大量气体,全部肠管充气扩张,出现弥漫性腹胀。绞窄性肠梗阻或肠坏死时,全腹膨胀、腹肌紧张、腹部压痛、肠蠕动音消失,直肠指检可能有血性粪便。发生酸中毒,甚至出现苍白、呼吸困难、心音弱、昏迷等中毒性休克体征。

新生儿期并发黄疸约为 1%~4%,其原因可能是胃或右侧十二指肠旁疝压迫胆道,也可能是十二指肠扭转,引起胆道下端梗阻,使血中直接胆红素升高。也可能是门静脉、肠系膜静脉受压,血流减少,未处理的间接胆红素经肝动脉回流增加。又因门静脉供血不足,肝细胞缺氧,酶活性减低,使血中间接胆红素升高。新生儿胆红素代谢尚未完善,故并发黄疸者年龄均较小。

2. 婴儿和儿童期肠回转不良　该年龄阶段发病时症状不典型,表现为间歇发作,时隐时现,轻重不等,常被延误诊断。临床表现可分为4种情况:

(1)新生儿期曾有轻而短暂的呕吐胆汁史,或无任何症状。在婴儿或儿童期,突然剧烈腹痛,频繁呕吐胆汁而来急诊。也可能在慢性腹痛和间歇呕吐的基础上,突然发生急性腹痛和剧烈呕吐。此为中肠扭转突然发作的临床表现,发生率约占本年龄组的20%~60%,肠坏死发生率为5%~10%,必须立即处理。

(2)慢性间歇性腹痛　病程很长,仅有轻度营养不良和生长发育迟缓,常被误诊为神经性呕吐、神经性腹痛等心理疾患,可能是轻度十二指肠受压和轻度肠扭转的临床表现。此类患儿约占该年龄组患儿的20%~75%。

(3)营养不良和生长发育障碍　50%以上患儿有不同程度的蛋白质热量营养不良(PCM),其病理生理基础为长时间的轻度肠扭转引起肠系膜静脉和淋巴管回流障碍,静脉和淋巴管淤滞,肠壁缺血水肿,影响肠黏膜对营养物质的吸收和运转,导致PCM的发生。肠黏膜IgA分泌量减少,局部免疫力降低,肠道大量细菌滋生和毒素吸收,使机体呈慢性营养不良和中毒现象。这类患儿约占该年龄组患儿的25%。若肠系膜淋巴管或乳糜管因梗阻、管内高压,可致管壁破裂,导致乳糜腹。肠回转不良患儿5%可并发乳糜腹。

(4)慢性腹泻　约5%~10%患儿有此症状,同时有营养不良,常被误诊为消化不良或脂肪痢,直至出现腹痛才被重视。发生机制为轻度肠扭转,导致肠淋巴管高压,大量蛋白质渗入肠腔,引起渗透性腹泻。因此对长期保守疗法无效的消化不良或脂肪痢患儿,应想到本病。

(六)并发畸形

肠回转不良可能是多种脏器发育不良的一个部分,也可能与其他先天性畸形的形成有因果关系,故肠回转不良可以并发各式各样的先天性异常,常见的并发畸形有:

1. 胚胎早期体腔和腹壁发育与肠管发育密切相关,两者发育不良互相影响,故脐膨出、腹裂、先天性膈疝和Prune-belly综合征等,均可并发肠回转不良。

2. 胚胎早期肠扭转因血供障碍可能引起十二指肠、空肠闭锁或狭窄。肠壁血供障碍也可影响肠壁神经发育,可能导致肠神经节细胞缺如症或先天性巨结肠。

3. 胚胎早期心血管瓣和中肠旋转同步发生,可能受同一机制控制,因此内脏异位综合征,有先天性心脏病或多脾、无脾症等,常并发肠回转不良。其他尚可并发肾畸形、脊柱骨骼畸形、胆道闭锁、胃食管反流(GER)、先天性肥厚性幽门狭窄、胎儿水肿、梅克尔憩室(Meckel憩室)或IgG缺乏症等多种先天性畸形。

(七)诊断

1. 立位腹部X线平片　新生儿期多数显示胃和十二指肠扩张,呈"双泡征",小肠内有少量积气,结合临床表现应考虑本病,但不能和环状胰腺、十二指肠狭窄鉴别。生后24小时小肠仍无气体应考虑十二指肠闭锁。婴儿、儿童仅有少数病例呈现"双泡征",故腹部平片可以提供线索,不能决定诊断。肠扭转晚期,肠襻内大量积气,是肠缺乏生机的象征。

2. 钡灌肠检查　此法尤其适用于新生儿期肠回转不良。若显示盲肠位于右上腹、剑突下或盲肠在左腹部,对本病的诊断具有重要意义。钡灌肠对本病的确诊率为80%～85%,国外学者多数认为本法不如上消化道造影准确。如盲肠位于右下腹,并不能排除肠回转不良,6%的肠回转不良患儿盲肠位置正常,但存在着十二指肠受压和空肠近端屈曲粘连。此外,新生儿、婴儿正常盲肠多数游离,活动范围较大,可能随体位变化或钡灌肠操作而变位,因此不能把钡灌肠作为惟一的诊断手段。钡灌肠显示横结肠被压中断引起的横结肠近端梗阻,是中肠反向旋转的X线表现。钡灌肠显示升结肠或降结肠被集团状多数含液气面的小肠肠曲推向前或推向外侧,应考虑ⅡC型或ⅢD型肠回转不良的可能。

3. 钡剂检查 对本病的确诊率为80%。服钡后显示十二指肠扩张,腔内淤积钡剂,钡剂通过十二指肠非常缓慢。有时钡剂通过十二指肠和空肠上端呈屈曲细流状或十二指肠经小肠垂直而下、小肠肠曲集中在右腹部等均为肠回转不良表现。若钡剂通过十二指肠空肠曲呈细流螺旋状或呈"鸟嘴"状进入小肠,此为肠扭转的X线征。新生儿行钡餐检查有吸入肺部的危险,故作钡剂检查应先插入胃管,经胃管缓慢注入钡剂造影,检查终止前应抽尽胃内钡剂。有人建议应用水溶性造影剂作上消化道造影,是避免吸入肺部的良好方法。若造影剂在十二指肠左或右有集聚的小肠肠曲,比较固定而不能散开,是十二指肠旁疝现象。

4. 其他影像检查 选择性肠系膜上动脉造影发现肠系膜上血管梗阻曲张,周围有扩张屈曲的侧支循环。CT可以显示肠系膜上动脉曲张和小肠肠襻呈螺旋状。彩色多普勒超声检查可见螺旋状透明层肠管和曲张的肠系膜上血管及其侧支循环相互混合等均可协助诊断。有人主张对症状不典型的肠回转不良应行彩色多普勒超声检查和CT检查。

(八)鉴别诊断

肠回转不良与下列疾病的临床表现相似,应进行鉴别诊断。

1. 先天性十二指肠、空肠闭锁 为完全性十二指肠梗阻。患儿生后一天内即呕吐胆汁,呕吐频繁持续,不缓解。肠回转不良,十二指肠、空肠狭窄,环状胰腺均为不完全性梗阻,故生后3～5天才呕吐胆汁。十二指肠、空肠闭锁患儿出生体重低于2500g,肠回转不良体重在2500g以上。腹部X线平片如见小肠积气就可排除十二指肠、空肠闭锁。但肠回转不良、十二指肠狭窄和环状胰腺三者仅靠腹部X线平片不易鉴别。口服水溶性造影剂,若发现十二指肠、空肠呈螺旋状或小肠肠曲集中在右腹部就可排除十二指肠和空肠闭锁、狭窄和环状胰腺。

2. 新生儿坏死性小肠结肠炎(NEC) 肠回转不良并发严重的肠扭转、肠绞窄或肠坏死时,两者均有呕吐胆汁、腹膜炎的表现。但新生儿坏死性小肠结肠炎(NEC)多见于早产儿,出生时有窒息和呼吸窘迫综合征史,体重低于2500g,发病急骤,高热、腹泻、便血、腹胀均很严重。血常规检查可有血小板减少。腹部X片可见肠壁积气等特点,可与肠回转不良的肠绞窄鉴别。

3. 先天性肥厚性幽门狭窄 肠回转不良的腹膜索带压迫在十二指肠壶腹以上,呕吐不含胆汁时应与先天性肥厚性幽门狭窄鉴别。幽门狭窄的小儿生后2～3周才出现进行性呕吐大量奶汁,上腹部可见胃蠕动波。右上腹可以扪及肥大的幽门肿块。X线钡餐检查可见幽门呈"鸟嘴"状及细长幽门管等可资鉴别。

4. 肠系膜上动脉压迫综合征 与儿童期肠回转不良临床表现相似,有食后上腹不适,呕吐含胆汁的内容物,均可呈间歇性呕吐。但动脉压迫综合征在俯卧位、胸膝位时,因肠系膜上动脉与腹主动脉角度增加,对十二指肠压迫减轻或消除,呕吐停止,故呕吐与体位有关。钡剂造影可见十二指肠横部远侧外界有线状斜行压迹,该处以上钡剂淤滞,可见钡剂逆蠕动和通过压迹缓慢。钡剂俯卧位通过较快,仰卧位通过缓慢等可供鉴别。

5.十二指肠前门静脉 本症压迫十二指肠上部,导致十二指肠梗阻,与肠回转不良的临床表现类似。十二指肠前门静脉的患儿,呕吐无胆汁的内容物,钡剂造影见十二指肠上部前壁有右上斜向左下的线状压迫可供鉴别。在剪开分离Ladd索带时,应防止误伤该静脉。

6.新生儿肠回转不良并发黄疸时应与新生儿高胆红素血症、新生儿肝炎、胆道闭锁等鉴别。

(九)治疗

有症状的肠回转不良患儿应采用手术疗法。无症状患儿应严密观察,一旦发生肠扭转应急诊手术。

1.Ladd手术 1932年由Ladd创用,是目前国内外普遍应用而疗效满意的手术方法。

(1)手术步骤

1)切口:作右上腹旁正中切口或脐上横切口。

2)整复肠扭转:进入腹腔后,将暗红淤血的全部扭转肠管,轻柔地托出腹腔外,才能发现肠扭转的部位。需逆时针方向旋转整复扭转的肠管(图4-8-5A),直至肠系膜根部平坦、肠管恢复正常血供为止。

3)解除十二指肠受压:因肠回转不良均有结肠肝曲起始的腹膜索带(Ladd索带)附着于右侧后腹壁,跨越和压迫十二指肠下部。应彻底剪断腹膜索带,解除对十二指肠的压迫(图4-8-5B)。有时盲肠、升结肠直接压迫十二指肠前壁,应充分游离。完全分开十二指肠和横结肠的粘连,解除十二指肠梗阻,并注意防止肠系膜上血管的损伤。使完全游离的盲肠、结肠置于左腹部,常规切除阑尾。

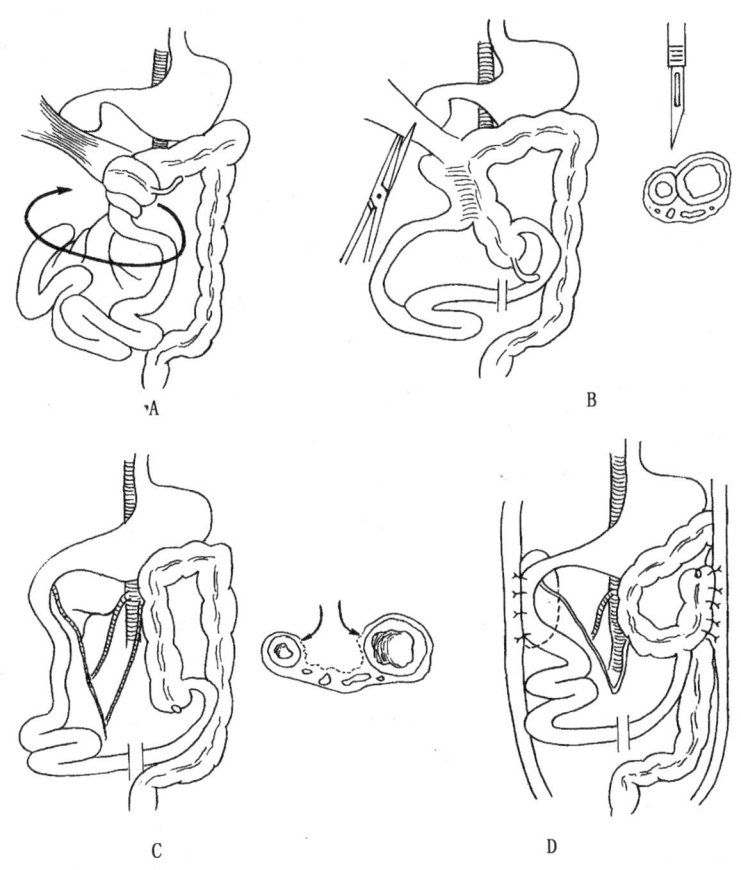

图4-8-5 Ladd手术

4）松解空肠近端索带压迫和屈曲：全部结肠置于左腹部后，将全部小肠推向右腹。暴露肠系膜上动脉根部，分清该动脉与十二指肠空肠襻的关系，辨明肠回转不良的病理类型。多数患儿为Ⅰ型或ⅢA型，空肠屈曲，应彻底剪断膜状索带，使空肠完全伸直，并推向右侧与十二指肠成一直线。解除十二指肠空肠襻梗阻，并与下端小肠连接畅通无阻，完成Ladd手术（图4-8-5C）。

5）坏死肠管的处理：如肠管肯定坏死，行坏死肠管切除，正常肠管端端吻合术。对肠管是否坏死不能确定者，国外有人应用多普勒彩超检测肠管血供，协助诊断。若仍不能判定，先将生机可疑肠管置于腹腔外，暂时全层缝合周围腹壁，积极抢救，改善全身情况后，于第一次手术后24~48小时，再次剖腹视肠管生机情况作相应处理。近来有人应用硅橡胶涤纶做成口袋，将生机可疑肠管纳入袋内置于腹腔外，袋口与腹壁切口筋膜缝合固定，既可预防肠管外置丢失水分和感染，又可随时观察肠管血供，根据肠管病变情况行二期手术。若肠坏死超过肠管全长1/2以上，坏死肠管切除后，必须行TPN和其他短肠综合征的治疗，然后逐渐过渡到经口饮食。若小肠全部切除必须行小肠移植术。

（2）Ladd术后并发症

1）并发粘连性肠梗阻：发病率为6%~11%。术后肠梗阻不缓解，除考虑粘连性肠梗阻外，还需想到第一次手术未彻底解除十二指肠空肠梗阻，少数病例需二次手术治疗。

2）肠扭转复发：Ladd术后肠扭转复发率为4%~17%，故Bill主张作Ladd手术同时施行肠固定术，预防肠扭转复发，Bill发现术后肠扭转复发死亡病例，均为未行肠固定组的患儿。术后并发粘连性肠梗阻或发生间歇性腹痛、便秘病例，未行肠固定者的发生率也明显高于施行肠固定组的患儿。但也有人观察Ladd术后患儿，肠固定疗效不如未固定者。肠固定术（图4-8-5D）包括十二指肠空肠襻和盲肠升结肠襻的固定术。方法为将十二指肠空肠襻缝合固定于右肾区后腹壁，盲肠升结肠缝合固定于脾下方侧腹壁，在肠管与后腹壁之间不能留有间隙，防止内疝形成。

2.肠系膜上动脉后横结肠的手术处理　即中肠反回转，手术方法有两种：

（1）若肠系膜上静脉淤滞，将十二指肠空肠襻伸直，连同小肠置于右腹腔。充分游离盲肠、升结肠和横结肠近侧后面，并逆时针旋转360°，使横结肠位于肠系膜上动脉前方，盲肠、结肠固定于右下腹，并防止横结肠对十二指肠空肠襻的压迫。

（2）若无肠系膜上静脉回流障碍，可行升结肠和左侧横结肠侧侧吻合或回肠左侧、横结肠吻合术。也可采用肠系膜上动脉右侧结肠、盲肠切除，行回肠左侧、横结肠吻合术。

3.中肠单一肠系膜的手术处理　随时有发生肠扭转的可能。解除十二指肠和空肠近端可能存在的膜状索带压迫，应将升结肠缝合固定于右后腹壁，回盲部缝合固定在右髂窝。自回肠末端始，依次将小肠系膜向上斜向第1腰椎左侧缝合固定于后腹壁。

4.结肠系膜疝的手术处理　十二指肠旁疝的处理，不能盲目剪开结肠系膜形成的疝囊，因疝囊上分布着肠系膜血管，剪断后必然影响肠管血液循环。正确的方法是轻柔地取出囊内肠管，置于正常部位，然后缝合肠系膜构成的疝囊口。如整复困难，应切开升结肠或降结肠外侧腹膜，游离升结肠和横结肠肝曲或降结肠脾曲，从疝囊内向疝口轻柔挤送整复肠管。

5.并发畸形的处理

（1）十二指肠空肠闭锁或狭窄　肠回转不良患儿中10%~15%并发十二指肠闭锁或狭窄，反之，十二指肠、空肠闭锁或狭窄中30%~50%患儿并发肠回转不良。手术方法为将胃管或Fogarty管插过十二指肠和空肠近端探查，或切开胃窦向远侧插入Forly管，探查有无十二指肠、空肠闭锁或狭窄。对可疑有肠闭锁或肠狭窄者,应切开肠管直视下探查及做相应的手术处理。

(2)内脏异位综合征 有先天性心脏病者,并发急性肠扭转发生率为14%,因此该病在肠扭转发作前必须做消化道造影,了解有无肠回转不良,如并发急性肠扭转,在稳定心功能同时急诊手术,然后纠治先天性心脏病。若肠回转不良很轻,可以先治疗先天性心脏病,后解决肠回转不良。

(3)胃食管反流 肠回转不良常加重其病情,在治疗肠回转不良同时应做Nissen术。

(4)先天性膈疝、脐膨出或腹裂畸形 先天性膈疝术后并发中肠扭转发生率为2.9%,脐膨出术后2.7%患儿死于急性中肠扭转,故上述两病在手术治疗同时必须探查有无肠回转不良,若存在需行Ladd术。腹裂畸形者肠管长时间漂浮在羊水中,肠管水肿,广泛粘连,手术治疗腹裂时,肠管不易辨别和分离,对肠回转不良不作任何处理,术后尚未发现并发肠扭转。

(5)先天性肥厚性幽门狭窄、先天性巨结肠或高位肛门直肠闭锁等 这些需剖腹手术治疗的疾病,均应同时纠正肠回转不良,以防术后发生肠扭转。

(6)因其他腹部疾病剖腹手术发现肠回转不良者 为了防止急性中肠扭转,多数作者主张应作Ladd手术。

6.保守疗法 新生儿期临床症状很轻,保守治疗过程中,肠管虽然有继续旋转和固定到正常位置的可能,但随时有发生急性绞窄性肠扭转的危险,故在新生儿期应严格掌握保守疗法的适应证,并严密观察。

(十)预后

肠回转不良的预后与有无肠坏死、有无其他严重畸形并存和低体重儿密切有关,总的病死率为4%~19%,单纯肠回转不良的手术治愈率在95%以上。并发严重畸形需同时手术矫治者,病死率高达60%以上。肠坏死是肠回转不良的主要死亡原因,其病死率与肠坏死的长度有关。如年龄在3个月以上,无其他严重畸形,肠坏死为肠管全长的10%者病死率小于1%,肠管坏死为全长的50%者病死率为8%,肠管坏死长度是全长的75%者病死率为65%。

Ladd手术后,仍有慢性腹痛、便秘、营养不良和生长发育迟缓、贫血等持续症状,类似慢性肠梗阻或假性肠梗阻,其发病率为10%。有人收集大量假性肠梗阻病例,其中15%是由肠回转不良引起,普遍认为这种持续症状是肠功能不良所致。Coombs随访94例术后患儿,发现新生儿时期手术者,仅有6%的患儿存在轻度的持续症状,1个月~1岁手术者有9%存在持续症状,1岁以上手术者47%存在持续症状,随着手术年龄的推迟,持续症状的发生率亦逐渐增高。该学者又测定4例术后存在持续症状患儿的肠功能,发现肠蠕动功能不良,均需TPN支持,认为非肠管肌肉病变引起,而是肠管神经病变导致。北京儿童医院报告1例肠回转不良经3次手术持续症状存在的患儿,病理检查发现胃、十二指肠神经节细胞缺如。结合本病可能与先天性肥厚性幽门狭窄或先天性巨结肠并存现象,提示肠回转不良有胃神经发育异常的倾向。可以试用西沙必利等促进肠蠕动药物治疗。

## 九、胃肿瘤

小儿胃肿瘤很少见,Mwrpy分析10年中1403例小儿外科胃疾患的病理标本,仅见胃良性肿瘤2例。洛杉矶儿童医院25年仅有8例恶性胃肿瘤,国内文献报道也很少。

小儿胃肿瘤可以分为良性和恶性两大类。良性肿瘤源于胃黏膜者有胃息肉,源于间叶组织者有平滑肌瘤、平滑肌母细胞瘤、纤维瘤、神经纤维瘤、脂肪瘤和血管瘤等，胃畸胎瘤由3个胚层构成。恶性肿瘤源于黏膜组织者有胃癌、类癌，源于间叶组织者有恶性淋巴瘤、平滑肌肉瘤和横纹肌肉瘤等。小儿胃肿瘤和成人不同，以间叶组织肿瘤相对多见，恶性胃肿瘤以恶性淋巴瘤和平滑肌肉瘤多见。因小儿胃肿瘤很少见，常被忽视，术前正确诊断仅有10%。

（一）胃良性肿瘤

1. 胃息肉　有以下几类：①息肉样腺瘤，成人占胃良性肿瘤的3/4，小儿罕见，属癌前期病变。②炎性息肉，黏膜炎性增生而成，非肿瘤性。③各种肉芽肿及黏膜错构瘤等。胃息肉发病年龄最小者为10个月。息肉体积小，位于胃体、胃底者，无症状，不易发现。位于幽门，息肉带蒂阻塞十二指肠或引起幽门十二指肠套叠者，表现为频繁呕吐。息肉表面糜烂则引起呕血、便血和失血性贫血。钡餐造影和纤维胃镜检查可以确定诊断，活体组织检查能够明确病理性质。良性息肉可以镜下灼除或圈套摘除。如为息肉样腺瘤，应灼除息肉及其基底黏膜或手术切开胃壁连同息肉和基底黏膜切除。术中快速冷冻切片证实为恶性者，按恶性肿瘤治疗。此外少见的Peutz-Jegher综合征、Gardner综合征、Cronkhite-Canada综合征和家族性结肠息肉症，均有可能并发胃息肉，此类胃息肉以及胃息肉症均有癌变倾向，应尽早手术治疗。

2. 平滑肌瘤(leiomyoma)　多为单发性肿瘤，少数为多发，大小不等，瘤体自肌层向胃腔内或（和）胃腔外生长，20%有恶变可能。国内报道发病年龄最小者7岁，国外为8岁。多数在青少年发病，随年龄增加而增多。瘤体积小无症状，体积大则有上腹痛、呕吐。肿瘤表面黏膜糜烂或形成溃疡则出现呕血或排柏油样便，偶可触及上腹部肿块。钡剂造影见胃内有半圆形充盈缺损。胃镜可见胃壁局限性隆起，如表面黏膜正常，钡餐和胃镜均不易诊断。胃镜取活体组织行病理学检查，需通过黏膜取深部瘤组织，方能提高确诊率。服液体排尽胃内气体后B超能显示肿瘤大小范围，CT也能清楚地显示肿瘤的界限，内为混合密度阴影，CT值20~40Hu。B超和CT均有助于诊断。

平滑肌瘤与平滑肌肉瘤在临床上很难鉴别。如瘤体直径大于3cm，内有出血、坏死、囊性变，镜检瘤细胞核50个高倍镜视野中有10个核丝状分裂，就可诊断为平滑肌肉瘤，手术时应参照平滑肌肉瘤的手术原则进行，行胃次全切除或扩大根治术。若行肿瘤和附着的胃壁部分切除，术后应长期定时随访，了解有无复发或（和）转移，才能最后作出正确的诊断。

3. 平滑肌母细胞瘤(leiomyoblastoma)　多数为良性，但有恶性潜能。该瘤如并发肾上腺嗜铬细胞瘤和肺软骨瘤，称为Carney三联征。该瘤良性者临床表现类似平滑肌瘤，恶性与平滑肌肉瘤相似。最小发病年龄为1岁7个月，7~15岁多见。目前应用免疫组织化学检测瘤组织结合病理学在高倍显微镜下发现核丝状分裂，作为诊断恶性平滑肌母细胞瘤的依据。但有时临床表现与病理学检查不符合，如Hamazoe收集的文献中3例有转移瘤的患儿中仅有很少或无瘤细胞核丝状分裂。该作者试图测定瘤细胞核内DNA含量，作为良性或恶性的鉴别，但尚需积累资料证明其有效性。治疗时瘤体较小、无溃疡者按良性肿瘤行局部切除，并须长期随访。瘤体较大者参照平滑肌肉瘤手术处理。

4. 胃畸胎瘤　发病率占小儿全部畸胎瘤的1%以下，男性多于女性，女性仅占6%，而其他部位的畸胎瘤女性占68%。胃畸胎瘤多为良性。肿瘤体积均较大，文献报道1例1个月龄婴儿切除的胃畸胎瘤重达1600g。胃畸胎瘤患儿易引起呕吐，多数可以触及肿块，少数伴有呕血、便血史。故多数胃畸胎瘤在出生3个月内被发现，甚至可因肿瘤巨大引起早产、难产者。腹部X线片常显示有钙化组织，钡餐造影示胃内有圆弧形分叶状充盈缺损。手术切除肿瘤应尽量少切除胃壁。术后应随访，定期检测血中AFP，了解有无恶性变和复发。

(二) 胃恶性肿瘤

1. 胃淋巴瘤　源于胃壁淋巴滤泡，占胃肉瘤的多数，占胃肠淋巴瘤的5%。胃内常有多发性肿块，从胃壁内向四周扩展、浸润。肿瘤可侵及胃壁全层，很少超过幽门和贲门。肿瘤可将胃黏膜或（和）浆膜顶起，外观为完整隆起的肿物，瘤体表面黏膜可能形成溃疡，甚至穿孔。肿瘤直接或（和）经淋巴系统转移，以非霍奇金病多见，霍奇金病只占5%。任何年龄均可发病，小儿以8~12岁多发。临床表现为消瘦、上腹痛、呕血和黑便，少数患儿有发热，1/3患儿可以触及上腹部肿块。胃游离酸低或缺如。钡剂造影的典型所见为胃壁有多发性圆形不规则充盈缺损，呈"鹅卵石"样改变，有多发性浅表溃疡龛影，其周围出现巨大黏膜皱襞。胃镜可见多发浅表溃疡，其下为浸润肿块。B超示胃壁结节状增厚，其范围及境界明显。诊断原发性胃淋巴瘤时，必须排除全身其他部位的淋巴瘤。

治疗应采用手术、放疗和化疗等综合疗法。因胃淋巴瘤发展迅速，早期即有转移，故术前就须应用化疗。手术应行胃次全切除或全胃切除，并清扫周围淋巴结。因该肿瘤边缘不明显，最好在瘤体切除边缘行快速冷冻切片作病理检查，了解是否切尽瘤组织，术后尽早应用化疗。若瘤体巨大或有转移，不能彻底切除者，应先化疗，待瘤体缩小，转移灶被控制后再行手术，术后应及时进行有计划地化疗和放疗。其治疗效果优于胃癌，必要时应二次手术。

2. 平滑肌肉瘤(leiomyosarcoma)　单发或多发，大小不一。肿瘤由胃壁向胃腔内或（和）胃腔外生长，呈球形或半球形，表面呈结节状。瘤体内常有出血、坏死和囊性变，常并发溃疡，基底深达瘤体内。转移途径以血行转移至肝多见，其次为肺，也可直接种植于腹腔，淋巴结转移少见。国内报道最小发病年龄为1岁9个月，国外最小发病年龄为2岁6个月，9~17岁小儿患者占80%。临床表现为腹部不适、腹痛，50%~60%的患儿有呕血史，黑便出现率在30%以上，贫血出现率为60%以上。少数患儿因消化道大出血引起休克而急诊。钡餐造影典型表现为胃内结节状圆形充盈缺损，病变处可能有"脐样"或"憩室样"深层溃疡龛影，周围有粗大皱襞，胃壁僵硬。如向胃腔外生长，胃腔受压变形移位。胃镜可见胃腔内隆起肿物，表面黏膜正常或有深层溃疡，或可见胃腔受压变形，需取肿块深部活体组织病理检查才能确诊。因平滑肌肉瘤对放疗和化疗不敏感，故以手术疗法为主，以胃次全切除或扩大根治术切除，5年生存率可达50%，预后优于胃癌。

3. 胃癌　小儿原发性胃癌占小儿肿瘤发病率的0.05%，最小发病年龄为20个月。临床表现为腹部肿块、上腹痛、上消化道出血，常误诊为胃溃疡或胃炎。对钡剂造影进行正确分析，胃镜和活体组织病理检查可以提高其确诊率。治疗与成人胃癌相同。预后与成人胃癌同样严酷。